本書出版得到國家
古籍整理出版專項經費資助

主編　梁峻　李洪曉　胡曉峰　劉從明　鄭蓉

顧問　余瀛鰲

范行準輯佚中醫古文獻叢書（一）

中醫古籍出版社

图书在版编目(CIP)数据

范行准辑佚中医古文献丛书(一)/梁峻等主编.-北京:中医古籍出版社,2007.4
ISBN 978-7-80174-493-7

Ⅰ.范…　Ⅱ.梁…　Ⅲ.医古文-汇编　Ⅳ.R2-53

中国版本图书馆 CIP 数据核字(2007)第 020880 号

范行準輯佚中醫古文獻叢書

主　　編:梁　峻等
責任編輯:鄭　蓉
封面設計:天水工作室
出版發行:中醫古籍出版社
社　　址:北京東直門內南小街 16 號 (100700)
印　　刷:北京财经印刷厂
開　　本:850mm×1168mm　1/16
印　　張:54.25
版　　次:2007 年 4 月第一版　2007 年 4 月第一次印刷
印　　數:0001~2000 冊
ISBN 978-7-80174-493-7
定　　價:100.00 圓

序

追求健康長壽是人類共同的夙願。秦皇漢武雖曾尋求過長生不死之藥，然而，死亡卻公平地對待他們和每一個人。古往今來，人類為延緩死亡、提高生存質量付出過巨大努力，亦留下許多珍貴醫籍。其承載的知識，乃是人們長期觀察積累、分析判斷、思辯應對的智慧結晶，並非故紙一堆，有可利用的一面。

醫籍毁壞的人為因素少。始皇不焚醫書，西漢侍醫李柱國和向歆父子對醫籍都進行過整理，但由於戰亂等各種客觀原因，醫籍和其他典籍一樣忽聚忽散，故有『五厄』、『十厄』等説。宋以前醫籍散佚十分嚴重。就輯佚而言，章學誠認為，自南宋王應麟開始，好古之士踵其成法，清代大盛。然輯佚必須辨僞，即甄别佚文僞誤、訂正編次錯位、校注貼切，否則，會愈輯愈亂。

已故著名醫史文獻大家范行凖先生，生前曾在《中華文史論叢》第六輯發表『兩漢三國南北朝隋唐醫方簡録』一文。該文首列書名，次列書志著録，再次列撰人，最後列據輯諸書，將其所輯醫籍給出目録，使讀者一目瞭然。由於種種原因，范老這批輯稿未能問世。近年，范老之女范佛嬰大夫多次與筆者商討此批輯稿問世問題，筆者也曾和洪曉、瑞賢兩位同事拜讀輯稿併委託洪曉先生撰寫整理方案，雖想過一些辦法，均未果。去年，經鄭蓉博士選題、劉從明社長批準上報申請出版補貼，全國古籍整理出版規劃領導小組成員余瀛鰲先生斡旋得以補貼。於是由余先生擔任顧問，筆者與洪曉、曉峰兩位同事分工核實資料、撰寫解題，劉社長和鄭博士負責整理編排影印輯稿，大家共同努力，終於使第一批輯稿問世了。

本次影印之輯稿，精選晉唐方書十一種二十册，上自東晉《范東陽方》，下迄唐代《近效方》，多屬未刊印之輯復者。各書前寫有解題，説明考證相關問題、介紹内容梗概，提示輯稿價值等。其中《删繁方》、《經心録》、《古今録驗方》、《延年秘録》之解題由梁峻撰寫，《范東陽方》、《集驗方》之解題由李洪曉撰寫，《纂要方》、《必效方》、《廣濟方》、《産寳》、《近效方》之解題由胡曉峰撰寫。爲保持輯稿原貌，卷次闕如、内容散漫者，仍依其舊。所收《删繁方》一書，雖作者謝士泰生平里籍考證不詳，但其内容多引自佚書《華佗録袟》，該書存有中醫理論在古代的不同記載，如皮、肉、筋、骨、脉、髓之辨證論治方法等。現代著名中醫學家王玉川先生曾提示筆者要重視對此書的研究，筆者亦曾研讀，並指導幾位研究生從不同角度開展工作，多有收穫。

范老之輯稿，均很珍貴，具有重要的文獻與研究價值。此次影印出版，定名為《范行準輯佚中醫古文獻叢書》，其他輯佚書籍將陸續影印出版。筆者相信，輯稿影印本問世，對深入研究晉唐方書必將産生重要作用。欣喜之際，謹寫此文為序！

梁峻

二〇〇六年夏於北京

目録

范東陽方

《范東陽方》解題

《范東陽方》又名《范汪方》，方書。編撰者范汪（約公元三〇九至三七二年），字玄平，東晉順陽（河南内鄉）人。宦門出身，曾任東陽太守，故人稱『范東陽』。兼通醫術，是當時有名的醫家。《太平御覽》稱其『性仁愛，善醫術，常以拯恤為事，凡有疾病不限貴賤，皆為治之，十能愈其八九。』該書在唐以前被視為必讀方書，《隋書·經籍志》著為一〇五卷。《舊唐書·經籍志》著為一七〇卷，伊穆撰，名《雜藥方》。《新唐書·藝文志》著為一七〇卷，伊穆纂，名《范東陽雜藥方》。早佚。

范行凖先生輯復之稿本，卷一為序例、藥品、日神與中風。卷三列痔、脱肛、穀道生瘡、陰頹、陰腫、陰縮、陰瘡與陰蝕瘡方治。卷四為霍亂方治。卷七為勞傷與腰痛方治。卷八為轉筋方治。卷十為跌撲方治。卷十二載一物栢枝散等三方。卷十三列積聚、胸痹、胸痛與奔豚等方。卷十四為疝、蛊毒、中惡、猝死、魘死、鬼擊、客忤、屍厥、屍注與縊死方治。卷十五為腹痛、下痢、淋、不得小便、小便血與小便黄白方治。卷十六為淡飲與大便下血方治。卷十七為小便數、遺尿方治。卷十八為心痛、心疝方治。卷十九為九蟲方治。卷二十收栝蔞湯方治。卷二十一為胃反、嘔吐方治。卷二十八為水腫方治。卷三十列桂枝湯、四逆散、秦皮湯、通草湯與白頭翁湯等十八方。卷三十一為傷寒方治。卷三十三為天行等方。卷三十四為男子陰易、黃疸方治。卷三十五為水癥、水瘕方治。卷四十一為癰疽方治。卷四十二為五邪五癲與癭、瘤、瘰癧及胡臭方治。卷四十五為水氣方治。卷五十收喉痹、咽喉癰腫與肺痿肺癰方治。卷六十八為失精方治。卷九十一為火灼瘡、爛瘡與代指、手足皸裂、疣目及滅瘢方治。卷九十五為金瘡、箭傷等方治。最後為未分卷，載治瘧、消渴、屍疰、目中生翳、鼻中息肉、口生瘡、齒痛、耳聾、癲、癬與美色及婦人、小兒等諸方。其他卷次闕如。全書以載方為主，間有少量醫論，共收茯苓理中湯、六生散、當歸生薑羊肉湯、黃連湯、一物桂心散、麝香散、小柴胡湯、茵陳湯、王不留行散與甘草湯等七五〇余方（法）。

范老輯復之稿本，根據資料內容的差異，擇善而從，作了不同的取捨。資料來源主要為《外臺秘要》與《醫心方》兩部醫籍，兼取《太平御覽》、《肘後方》等書文字。並與《諸病源候論》、《必效方》、《本草和名》、《醫略抄》與《經史大觀本草》等書相關文字作了校勘。對底本之訛字與同一方劑中的不同藥名、劑量等，大多出校注加以說明。其學術價值與意義主要有以下幾點：（一）在現階段，該稿本較全面地蒐集了原書之方劑，並有序加以排列、校勘，雖然由於資料原因，離恢復全書原貌還有很大距離，但仍然為今人學習、研究《范東陽方》創造了條件。（二）從中醫方劑學史研究的角度而論，該稿本為研究東晉時期中醫方劑的主治、組成、配伍、劑量與服（用）法及禁忌等問題提供了便利。（三）從中醫古籍整理之輯佚學、校勘學的角度分析，范老在書中寫的校語從文獻與方法上，豐富、發展了這些學科的內容。（四）范老之稿本用小楷書寫，字體工整流暢，不僅使人閱讀東晉中醫方劑，還能使人瞭解范老嚴謹的治學態度與熱愛中醫古籍整理這一事業的精神。

范東陽方卷一

序例

有巴豆勿食蘆筍羹及猪肉已上本草經同食之使人綿産飲不下病不除已上本書 有黃連桔梗勿食猪肉已上本草經同食之精漏少子已上本書 有半夏昌蒲勿食粘糖及羊肉已上本草經同令人病不除已上本書 有細辛勿食生菜已上本草經同食之病增已上本書 有甘草勿食三日菘病不除已上本書 有藜蘆勿食狸肉已上本草經同食之使人水道逆上成腹脹已上本書 有牡丹已上本草經同一日勿食葫病增已上本書 有恒山勿食生葱菜已上本草經同食之增病已上本書

康頼醫心方卷一服藥禁物第四葉二十五上

皆當去末、則濁難飲不除令人煩悶醫心方卷一合藥料理法第六葉三十二

乃著察擣之醫心方卷一合藥料理法第六葉三十三 本十黍粟為一銖

二麻子為一小豆三小豆為一梧實廿黍粟為一簪三簪頭為一刀圭三刀圭為一撮三撮為一寸匕五撮為一夕行準據卿字十夕為一合

附子一累或如干者以大小重八銖為正

凡元生薑可用干薑一兩當二兩

桂一尺若五寸者以廣六分厚三分為正

甘草一尺若五寸者大小以徑一寸為正

麻黃若他草一者以重三兩為正

膠一廷如三指大長三寸者一枚是也醫心方卷一藥斤兩升合法第七葉三十八至四十

水銀煞金毒藥樊石鉛為之使 礬石甘草為使 栀子惡白菊 析蓂子細辛為使 辛嚴畏壅蘗 白斂惡烏頭 癧畏蠡蘆頭又殺火毒 杏核猪骨為使醫心方卷一藥畏惡相反法第九葉四十一至四十七

藥品

玉屑者白虎精也日本深江輔仁撰本草和名卷上玉石上葉二

丹砂者日精也本草和名玉石上葉二

空青者天精也同上葉二

曾青者龍精也同上葉二

雲母者星精也又云月精也同上葉三

石鍾乳者石精也同上葉三

赤脂者朱雀精也同上葉四

雄黃者地精也同上葉六

戎塩者月精同上葉九

石灰一名白灰同上葉十

昌蒲者水精也同上葉十三

菊花者天精也同上葉十五

人參者藥精也同上葉十五

石斛者山精也同上葉十五

菟絲子者人精也同上葉十八

肉從容者地精也同上葉十九

忍冬一名較中藤同上葉十九

景天一名火草同上葉二十一

續斷即是馬薊與小薊葉相似但大於小薊耳葉似旁翁菜而小厚兩邊有刺〻人其花紫色太平御覽止此與今越州生者相類而市之貨者亦有數種少能辨其麁良醫人用之但以節〻斷皮黃皺者為真耳柯刊經史大觀本艸卷七續斷條圖經引葉廿四下　涵芬樓影印宋刊本太平御覽卷九百八十九藥部六續斷條葉八上

衍準案自與今越州生者以下疑為蘇頌案語今姑系於上以待考

徐長卿一名龍銜根一名青陽日本本草和名卷上葉二十三

鬼督郵一名餘盡同上葉二十五

玄參者玄精也同上草中葉二十八

女菀一名白菀同上草中葉三十二

百部一名伯父根同上葉三十三

陟釐水中石上生如毛綠色者大觀本草卷九陟釐條唐本注引葉五十三上

芫華芫根是芫花根也本草和名卷上草下葉三十九

羊蹄一名蓄根同上葉四十四

烏韭一名烏葫同上葉四十五

股戌本作胕

馬鞭草一名穰草同上葉四十六

獨行根一名鶡翹草同上葉四十八

松實又松子者木精也同上葉木上葉五十一

荊實者死人精同上葉五十二

五茄者草精也同上葉五十三

蝸牛一名水中生羸本草和名卷下蟲魚葉二十四

香薷一名栟薷卷下葉三十八

日神

凡月生一日蝦蟇生喙人氣在足少陰蝦蟇經云蝦蟇生頭喙人氣在足心

二月蝦蟇生左股人氣在股裏蝦蟇經云蝦蟇生左肩人氣在內踝後

三日蝦蟇生右股人氣在足踝後蝦蟇經云蝦蟇生右肩人氣在股裏

四日蝦蟇生左脇人氣在腎中蝦蟇經云蝦蟇生左脇人氣在腎輸

五日蝦蟇生右脇人氣在舌本蝦蟇經云蝦蟇生左脇人氣在形腨舌本

六日蝦蟇生後左股人氣在足大陰蝦蟇經云蝦蟇生左股人氣在大衝

七日蝦蟇生後右股人氣在口中蝦蟇經云蝦蟇生右股人氣在足內踝

八日蝦蟇生大形人氣在腰中蝦蟇經云蝦蟇生尻身人氣在魚際

九月兎生頭人氣在尻上蝦蟇經云兎生頭人氣在三陰交脉

十日兎生左股人氣在肩中蝦蟇經云兎生左肩人氣在趺上五寸腰同

十一日兎生右股人氣在鼻上蝦蟇經云兎生右肩人氣在鼻柱

十二日兎生左脇人氣在髮際蝦蟇經云兎生左脇人氣在人迎

月中人神所在法
廿九日神在鼠
僕環陰氣街　醫心方卷六
治編病方第十二葉
廿一下、書眉注引

十三日兔生右脇人氣在股本　蝦蟇經云兔生右脇人氣在頸當兩乳間
十四日兔生後左股人氣在人迎　蝦蟇經云兔生左股人氣在陽陵胃管
十五日兔生身人氣在胃管　蝦蟇經云兔生肩身人氣在巨虛上下廉
月毀十六日蝦蟇始省頭人氣在胸中　蝦蟇經云蝦蟇始省頭人氣在目眥
十七日蝦蟇省左股人氣在大衝　蝦蟇經云蝦蟇並省肩人氣在脊膂
十八日蝦蟇省右股人氣在右脇裏　蝦蟇經云蝦蟇省右肩人氣在腎蟇下處
十九日蝦蟇省後左股人氣在四脉　蝦蟇經云蝦蟇省左脇人氣在委陽
廿日蝦蟇省後右股人氣在足闕下　蝦蟇經云蝦蟇省右脇人氣在外踝後京骨
廿一日蝦蟇省左脇人氣在足小指次指　蝦蟇經云蝦蟇省左股人氣在目外眥及耳後
廿二日蝦蟇省右脇人氣在足外踝上　蝦蟇經云蝦蟇省右股人氣在缺盆掖下

廿三日蝦蟇省身成人氣在足外踝　蝦蟇經云蝦蟇省尻身人氣在胸獻
廿四日兔省左股人氣在腰脇　蝦蟇經云兔省頭人氣脚外踝
廿五日兔省右股人氣在兒骨　蝦蟇經云兔省左肩人氣在大陰絶骨
廿六日兔省左脇人氣在胸中　蝦蟇經云兔省右肩人氣在大敦叢毛
廿七日兔省右脇人氣在膈中　蝦蟇經云兔省左脇人氣在內踝上
廿八日兔省後左股人氣在陰中　蝦蟇經云兔省右脇人氣在脚內廉
廿九日兔省後右股人氣在內榮　蝦蟇經云兔省左股人氣在鼠僕環陰氣街
卅日兔省身盡人氣在踝上　蝦蟇經云兔省右股身形人氣在關元
右卅日人氣所在不可灸刺　蝦蟇經同之　醫心方卷二人神所在法第八

葉六
十三

中風

治風有十品一日入頭〻重耳塞鼻似目視眩〻二日入肥膚皮膚〻軟疾瘡〻生瘡三日入筋〻急痛四日入脉〻動上下無常五日入骨〻業〻揍脛疼酸不能久立六日入心〻憔悴憔悴悲〻復喜七日入肺令人欬短氣盡羞夜劇八日入肝頭眩目視不明九日入脾令人腸鳴舌上創兩脇下心滿堅閉不利十日入腎令人耳中雷鳴甚則腫〻出治之防風丸方

芎藭分四　蜀椒三分一方无　貝母分三　防風二分一方述九　當歸二分一方

白芷分二一方三分　皂莢分一二方三分　朮二分一方三分

凡八物治下篩丸以蜜如彈丸頓服一丸先食禁食生魚猪肉生菜服藥十三日風當出去當有熱處隨以水洗之大良　醫心方卷三治一切風病第二葉十至十一

下乙〻　治鼻孔偏塞入此

療中風發熱大戟洗湯方

大戟　苦參

右二味等分擣篩藥半升用酢口樂幽宮本作白醉漿一斗煮之三沸適寒溫洗之從上下寒乃止小兒三指撮之醋漿四升煮如上法　外臺卷十四葉十三上

療中風面目相引偏僻牙車急舌不得轉方

牡蠣熬　礬石燒令汁盡　附子炮　竈中黃土

右四味分等擣篩以三歲雄雞冠血和藥傅其急上預
持○案疑有脫誤本作時及水著邊照鏡故○案原脫故字據醫心方本補欲復
故便洗去血不速去便過不復還也外臺卷十四葉二十七右方原出深師云范汪方

治中風口僻喋方
豉五升　茱萸一升
合煮三沸去滓飲汁神驗○醫心方同

又方
兩手又於頭上隨僻左右灸肘頭三四壯醫心方卷三治中風口喎方第九葉二十五上（以上醫心方抄）

口喎不正方
取空青如豆一枚含之即愈外臺卷十四葉二十八右方原出千金云范汪同

治失音大豆紫湯方
大豆一升熬令焦好酒二升合煮令沸隨人多少飲
取令醉醫心方卷三治中風失音方第十一葉二十六至二十七醫心方抄同案外臺卷十四葉三十引肘後又方云煮大豆汁令如飴 又案千金作紫湯 大豆 含之亦佳 或煮飲之 注云范汪同 和益一方

療卒不得語方
以苦酒煮芥子薄頸一周以衣包之○案疑有本作苞之一日
一夕乃解即差外臺卷十四葉二十九至三十右方原出肘後云范汪同

又方
濃煮桂汁服之一升覆取汗亦可末桂著舌下漸漸嚥

下三方 下前

忌生葱 外臺卷十四葉三十右方亦出千金云范汪同

治風舌強不語方

豉煑汁漸服一日可數十過不頻多

又方新好桂削去皮搗下篩以三指撮舌下咽之

又方灸廉泉穴在頰下結喉上舌本 醫心方卷治中風舌強方第十葉二十五

右三方醫心抄治中風舌強方第五

下前

治鼻孔偏塞中有濃血此乃是頭風所作兼由肺疾宜服此散方

天雄炮八分 干薑五分 署預四分 通草六分 山茱萸六分 天门冬八分

凡六物治下篩為散酒服方寸匕日再稍加至二 醫心方卷

全漢三國六朝唐宋醫方　栖芬室

治苦酒煑芥子薄頭 美酒半升中合攪分為再服 外臺

取人乳汁半合以着

衛卒不得語方

三葉二十至二十一

卷十四葉三十一右方原出古今錄驗云范汪同

續命湯治中風痱身体不能自收口不能言冒昧不知人不知痛處或拘急不得轉側方 諸字 行璞案下原有姚云以下當是姚大夫語故刪

甘草炙 桂心 當歸 人參 石膏碎綿裹 乾薑各二兩

麻黃三兩去節 芎藭一兩 杏人四十枚去皮尖兩人

右九味㕮咀以水一斗煑取四升服一升當小汗薄覆

臂疼及坐汗出則愈不更服無所禁勿當風并療但伏不
得臥欬逆上氣面目洪腫忌海藻菘菜生葱。案已上此下古今錄驗云范汪方主病及用藥多少並同是仲景方本欠二味書已上本外臺卷十四葉三十八至三十九

療風痱方風痱者卒不能語口噤手足不隨而不彊直是也方

伏龍肝五升末 冷水八升和攪取其汁飲之能盡佳外臺卷十四葉三十七至三十八右方原出千金云范汪同

療中風壁不能起逐水消食平胃下氣方

百部四分 烏頭炮 牛膝 白朮各一分

右四味擣下篩以酒服方寸匕日三稍稍可至三匕良忌豬肉冷水桃李外臺卷十四葉四十四右方原出第二十卷中

療中柔風身體疼痛四肢緩弱欲不隨獨活葛根湯產後中柔風亦用此方

羌活 桂心 乾地黃 葛根 芍藥各三分 生薑六兩

麻黃去節 甘草炙各二兩

右八味切以清酒三升水五升煮取三升溫服五合日三忌生葱蕪荑海藻菘菜外臺卷十四葉四十五右方原出古今錄驗云范汪同

青龍中司徒吏顏奮女苦風一髀偏枯農積民為穿地作坑取雞矢荊葉燃之令煙內髀坑中視虫出長尺頭尾赤

病愈太平御覽卷三百七十二人事部十三髀股葉三上

范東陽方卷三

痔

療痔下血黃連麴散方。案麴原作麯據聖濟本改下同

黃連二兩 麴一兩七月七日者。案原脫七月七日者五字據宋本聖濟本補

右二味擣篩薄餐漿先食以飲服五分匕日三不知增至方寸匕外臺卷二十六葉十右原本第出卷數

療痔下部癢痛如蟲齧方

以菟絲子熬令黃黑末以雞子黃和塗之外臺卷二十六葉十六右方原出肘後云范汪同

療腸痔方

以蘩蔞燒灰礬石熬和為粉粉之外臺卷二十六葉九右方原出備急云范汪同

脫肛

療卒大便脫肛方

以湯桑枝螺取燒末豬末豬脂和傅。案原作敷之據聖濟本改立縮亦可末以粉之外臺卷二十六葉二十至二十一大觀本草卷二十一葉同

療若腸隨肛出轉廣不可入一尺來者方

擣生栝樓取汁溫服之以豬肉汁洗手隨抑按自得入効外臺卷二十六葉二十一右方原出肘後云范汪同

療脫肛蝕方

全漢三國六朝唐宋醫方 栖芬室

治穀道䘌瘡赤痛又痒方
搗鯉腸塗傅如指以道之虫出 醫心方卷七治穀道䘌瘡方第十三葉十四上
○案䘌原作蠹 據醫寅本改

以女蓑一升以器中燒坐上熏肛門即愈 外臺卷二十六葉二
十右方原出小品云范汪同

治脱肛方

生鐵三斤以水一斗煮取五升鐵以汁洗上日三 醫心方卷七治脱肛方第九葉十一 外臺卷九葉二十二 集驗此方云范汪同而文小異

穀道生瘡方

治下部卒有創若轉深者

烏梅五十枚鹽五合水七升煮取三升分三服

又方

常[illegible]黄檗皮飲之 ○案檗疑為[illegible]檗 醫心方卷七治穀道生瘡方第十二葉十三

全漢三國六朝唐宋醫方 梅芬室

治陰頹

治人諸躄墮重卒得陰頹方

灸兩足大指外向宍際陷中令艾丸半在爪上半在宍上七壯 醫心方卷七治陰頹方第八葉九右方原出葛氏 云范汪方同之

灸卒癩法

以蒲横度口折之一倍增之以布著小腹大横理令度中央上當臍勿使偏僻灸度頭及中央合二處隨年壯好自養勿舉重大語怒言大笑呼喚

又法 ○案法原作方 據醫寅本改

牽陰頭正上行 ○案行原作何 據醫寅本改 灸莖頭所極又牽下向

穀道又灸所極又夆伺左右髀直下行灸所極皆使
正直勿偏四處灸隨年壯佳
又方
灸足厥陰左右各三壯穴在足大指間是也 外臺卷二十六
葉二十五右三方 原出集驗 云范汪同
陰腫
療男子陰腫大如斗核痛人所不能療者方
取莧菜根擣傅之
又方
取蔓菁根擣傅之

全漢三國六朝唐宋醫方　栩芬室

又方
擣馬鞭草傅之 外臺卷二十六葉二十八至二十九右方原出集驗云范汪同
治卒陰腫欲死方急服下藥使大下即佳 又方末烏賊
魚骨粉 又方末蛇床子和鷄子黄傅 醫心方卷七治陰囊腫痛方第四
葉五上
陰縮
療陰卒縮入腹急痛欲死名陰疝方
狼毒四兩 防葵一兩 附子二兩炮
右三味擣篩蜜和丸如梧子酒服三丸日三夜一忌猪
肉冷水○案原脫忌至水五字據世家本補 外臺卷二十六葉二十九右方原出文仲云范汪同

陰瘡

治人陰頭斷生瘡方

蕪菁一把切水煑令熟食之（醫心方卷七治陰瘡方第一葉一至二）

陰蝕瘡

治陰腫生創至盡方

釋胡粉塗良

男子陰頭生瘡積食蠶欲盡方

當歸　夕藥　黄芩　术　麝香　白粉

爲湯一洗之（醫心方卷七治陰蝕瘡第二葉三）

范東陽方卷四

霍亂

白丸療霍亂嘔吐及暴痢良方

半夏洗三兩　附子炮四兩　乾薑炮四兩　人參三兩　桔梗二兩

右五味作散飴糖和之若吐痢不止者以苦酒和之飲服二丸如梧子不差復服耐藥者加之以意下者用蜜和丸亦得忌猪羊肉餳（外臺秘要卷六葉四右二方原出小品方云范汪同）

四順湯與前療同當常用此方

人參三兩（一方二兩○案原脫一至兩四字據宋本與寧本補）　乾薑三兩（一方一兩○案原脫一至兩四字據宋本與寧本補）　甘草三兩（一方一兩炙○原脫一至炙五字據宋本與寧本補）　附子一兩（○案宋本作二兩據宋本與寧本補改）

右四味切以水六升煑取二升絞去滓溫分三服轉筋肉冷汗出喉噦者良忌海藻菘菜猪（已上與小品同）利甚者加龍骨二兩炒（已上九字據本書）

療霍亂臍上築而悸茯苓理中湯方

茯苓大如棗者三枚（一方二兩○案原作二兩據與寧本改補又宋本作大如棗者三枚二兩八字）　甘草三兩炙　乾薑一兩炮　人參三兩　木瓜三兩

右五味以咀以水六升煑取三升去滓適寒溫分爲四服

忌海藻菘菜（○案原脫菘字據與宋本補）酢物（外臺卷六葉六至七）

理中加二味湯療霍亂胸滿腹痛吐下方

全漢三國六朝唐宋醫方　栖芬室

人參三兩 乾薑炮三兩 甘草炙三兩 白术三兩 當歸二兩 芍藥二兩
右六味㕮咀，以水七升煮取三升，絞去滓，溫服一升，日
三。甚良。忌海藻、菘菜、桃李、雀肉等。
主霍亂腹痛吐下方
取桃葉，冬取皮，煎汁服一酒，極有効。外臺卷六葉七
治霍乱吐下不止理中湯方
人參 干薑 白术 甘草各一兩
水三升煮得一升半，分二服。醫心方卷十一治霍亂方第一葉四下
治霍乱腹中脹滿惡盡悶絶不通氣息急危方
生薑一兩 支子十四枚 桂心一兩 香豉五兩

四物搗，以酒二升解之，去滓頓服。醫心方卷十一治霍乱心腹脹滿方第三葉八上
治霍乱歐吐附子湯方
大附子一枚 甘草六銖 蜀椒二百粒
三物水三升煮取一升半，分再服。醫心方卷十一治霍乱嘔吐不止方第六葉十一上
治霍亂嘔噦氣厥不得息方
香豉一升 半夏一兩 甘草一兩 生薑二兩 人參一兩 茈胡一兩
六物以水五升煮取二升半，服七合，日三。
又方

半夏二兩 生薑二兩五
水三升煮得一升二合，分再服。醫心方卷十一治霍亂噦方第七葉十一
治霍乱轉筋方
鼠壤土水和塗其上。又方取醯〇來考注云火号反一名苦酒
合粉小温之塗手摩之。醫心方卷十一治霍亂轉筋方第十葉十五下
又方
轉筋在臍纏腳入腹纏腹厚温熳已向火也。醫心方卷十一治霍亂轉筋方第十葉十五右方據今案語
主轉筋，以鹽一升水一升半作湯洗漬之。大觀本草卷四食鹽湯條葉九
療上吐下痢者名為濕霍亂方。

黃牛屎半大升許，取水一大升煮三兩沸，和牛屎濾取
汁服半升即止。犁牛子屎亦佳，無牛處常將乾者相
隨亦好用。外臺卷六葉十五右方系出必効云范汪同
療卒道中得霍亂無有方藥，氣息危急，醫視捨去，皆云必
死，療之方
蘆蓬蕽一大把，煮令味濃，頓服二升則差。已用有効
食中魚鱠蓄者服之尤良。外臺卷六葉三十七至三十八右方系出小品云范汪同

范東陽方卷七

勞傷

開心署預腎氣丸治丈夫五勞七傷髓極不耐寒眠即臚
脹心滿雷鳴不欲飲食雖食心下停淡不能消春夏手足
煩熱秋冬兩脚凌冷虛多忘腎氣不行陰陽不復絶少老
人服之健中補髓填虛養志開心安藏止淚明目寬胃益
陰陽除風去冷無所不治方

宍從容一兩 山茱萸一兩 干地黃六分○案旁注云代䒟 一方代干薑
遠志六分 蛇床子五分 五味子六分 防風六分 伏苓六分 牛膝六分
菟絲子六分 杜仲六分 署預六分

凡十二物搗下篩蜜丸如梧子服十九至廿九日二夜
一若煩心即停減之只服十九爲度服藥五日莖熾熱
十夜通體滑澤十五夜顏色澤手足熱廿夜雄力欲盛
廿五夜經脈充滿卅夜熱氣朗徹面色如花手文如絲
血心開記事不忘去愁止忘獨寢○案旁注云嚥息寸反溪水也又作溪
不寒止尿洪陰年卌以下一劑即足五十以上兩劑即
足滿七十亦有子婦人斷續○案旁注云似足反㵖也行準又案續蓋緒之誤者
服一劑五十得子無所禁但忌大辛酢○案醫心方卷廿八用藥石方
廿六葉卅一至卅二引此方同文稍異

六生散治五勞七傷五緩六急治寒熱脹滿大腹中風垂

曳消微逐血補諸不足令人肥白方

生地黃根二斤 生薑一斤 生昌蒲根一斤 生苟杞根一斤 生烏
頭一斤 生童陸根一斤

凡六物合七斤歎洗之停令燥粗切之美酒二斗都合
漬三四日出曝之暮輙還著酒中趣令汁盡止搗末下
篩酒服半錢上日三十日之後增至一錢以試有驗○醫心
方卷十三治五勞七傷方第一葉二至三

補養湯主虛勞羸瘦食已少氣方

甘草一兩炙 术四兩 牡厲二兩 大棗廿枚 阿膠三兩 麥門冬四兩去心

凡六物以水八升煑取二升盡服禁生冷○醫心方卷十三治虛勞羸瘦方第二葉七下

宍從容丸治男子五勞七傷陰陽痿不起積有十年癢濕
小便淋瀝溺時赤時黃服此藥養性益氣力令人健合陰
陽陰痿不起起而不堅堅而不怒怒而不決入便自死此藥
補益氣力令人好顏色服白方

宍從容 菟絲子 蛇床子 五味子 遠志 續
斷 杜仲各四分

右七物搗篩蜜和爲丸丸如梧子平旦五丸日再服
東向面不知藥異至七丸服之卅日知五十日陰陽大
起陰弱加床地子不怒加遠志少精加五味子欲令洪

大加縱容腰痛加杜仲欲長加續斷所加者倍之年八十老公服之如卅時數用有驗無婦人不可服禁如常法

遠志丸治男子七傷陰痿不起方

續斷四兩 署預二兩 遠志二兩 蛇床子二兩 宍從容三兩

凡五物下篩和雀卵丸如豆旦服五丸日二百長一寸二百日三寸 醫心方卷廿八用藥石第廿六葉卅二至卅三上

療男子七傷面目黃黑飲食不生肌肉手足惰疼少腹重急小便利方

石斛六分 山茱萸六分 肉從蓉六分 牛膝六分 五味子六分 附子四分炮 遠志六分去心 桂心四分 人參六分 茯苓六分 菟絲子八分酒漬 秦艽四分

右十二味擣篩為散以酒服方寸匕日三食前服之忌猪肉冷水生葱酢物 外臺卷十七葉三十七

大行散 諸主彊中益氣補力不足長養肌肉推○案推原作通據[illegible]宋本改和百脈調利機關輕身潤澤安定五藏彊識不忘方

白防巳二兩 菴閭子五兩 猪苓七兩 六安石斛二兩 占斯四兩一名良無極 鍾乳五兩研 從蓉七兩 麥門冬二兩去心 茯苓五兩 牡丹皮七兩 地膚子五兩 澤瀉二兩 桂心五兩 甘草五兩炙 白朮七兩 胡麻三升熬 全香 當歸五兩 覆盆子 甘草五兩炙 薔薇五兩 牛膝三兩 八角附子三兩炮

右二十一味擣篩蜜一升生地黃汁三斤取汁合令相和微煎以和前藥丸如桐子大暴乾以酒湯飲下三十丸又和暴乾以作散服方匕方云作散即恐不得丸忌猪肉冷水海藻菘菜生葱酢物胡荽桃李雀肉等 外臺卷十七葉三十八至三十九

療男子虛勞陰痿不起無子方

杜仲十分 蛇床子八分 菟絲子五分酒漬 遠志五分去心 茯苓四分 天雄五分炮 澤瀉五分 石斛五分 從蓉四分 五味子四分

右十味擣篩為散酒服方寸匕日再効忌猪肉冷水酢物 外臺卷十七葉五十三

治汗粉藥方

牡蠣二兩 干薑二兩 附子一兩炮

凡三物搗下以藥一合白粉二合摩汗出處 醫心方卷十三治虛汗方第九○(案原作十 葉十八上

治風汗出方

防風一兩 牡蠣一兩 乾薑一兩

凡三物冶篩一升白粉三升合攪以粉之欲粉時於銅銚中熬令小溫良 醫心方卷十三治風汗方第十一葉十九

斑鵲丸 方闕 大觀本草卷十九斑鵲條嘉祐補注本草引葉十三下

全漢三國六朝唐宋醫方 栖芬室

全漢三國六朝唐宋醫方 栖芬室

腰痛

腰疼方

鼈甲一枚炙令黄刮削令淨潔 ○案鼈上原有用字據醫寧本删

右一味擣篩空腹以湯飲酒服方寸匕日三忌人莧菜 ○案莧上原脱人字據醫寧本補 外臺卷十七葉十七至十八右方未示卷數

療腰痛熨法

菊花二升 芫花二升 羊躑躅二升

右三味以醋拌令濕潤分爲兩劑內二布囊中蒸之如炊一斗米許頃適寒溫隔衣熨之冷即易熨痛處定即差 外臺卷十七葉二十右方原出延年云范汪同

腎虛腰痛治之方

牡丹皮二分去心 ○案原作丹據宋本醫寧本改 萆薢三分 白朮三分 桂心三分

右四味擣篩以酒服方寸匕日三亦可作湯服之忌生葱胡荽桃李雀肉等 外臺卷十七葉廿一右方原出小品云范汪同

療腎腰有血痛不可忍者方

桂心

右一味擣末以苦酒和塗痛處乾令人喜臥可勤用之再爲必差

療腎腰方

生地黃

右一味擣絞取汁三升煎得二升內蜜一升和煎之三五沸日服一升亦可一日兵三升以差止甚効 外臺卷十七葉廿三至廿四右二方並未舉卷數

治概腰方

寄生桑上者 鹿茸 桂心 牡丹分等爲散服方寸匕日三 醫心方卷六治概腰痛方第八葉十四上引此方云范汪同 準案外臺卷十七作心錄療 葉二十四

主腎腰痛

鹿茸炙作散酒服方寸匕一味任多少爲之 外臺卷十七葉廿二下右方必効療腎虛腰痛注云范汪亦主腎腰痛

又療腎腰痛方

灸足跟白肉際三丸又方灸腰目十九 醫心方卷六治腎腰痛方第八葉十四

全漢三國六朝唐宋醫方 栖芬室

治腰卒痛拘急不得喘息若醉飽得之欲死大豆紫湯方

大豆一斗熬令焦好酒二斗二物合煑令熟沸隨人多少服令醉 醫心方卷六治卒腰痛方第七葉十三 外臺卷十七葉廿四同 準案此方與外臺

療卒腰痛不得俛仰方

鹿角長六寸燒

右一味擣篩爲末以酒服方寸匕 外臺卷十七葉二十五右方原出文仲

療腰痛及積年痛者方

乾地黃十分 白朮五分 乾漆五分 桂心八分 甘草五分炙

右五味擣末以酒服方寸匕日三忌桃李雀肉生葱海藻菘菜蕪荑等 外臺卷十七葉二十六右方原出小品云范汪同

范東陽方卷八　轉筋

療轉筋方

以塩一升水一升半作湯洗漬良。○案大觀本草卷四食塩條葉九同

療轉筋在兩臂若胸脇者方

灸手掌白肉際七壯 外臺卷十六葉十一下

全漢三國六朝唐宋醫方　栖芬室

范東陽方卷十　跌扑

療從高墮下瀉血及女人崩中方

當歸二分　大黃一分

右二味擣為散酒服方寸匕日三 外臺卷二十九葉一　右方原出千金

蹉跌膏兼療金瘡方

當歸　續斷　附子去皮　細辛　甘草炙　通草　芎藭

白芷　牛膝各二兩　蜀椒二合

右十味㕮咀以豬膏二斤煎以白芷色黃膏成絞去滓日再以摩損處忌生菜豬肉冷水海藻菘菜等○案原脫忌至等十一字據幽寄本補　外臺卷二十九葉十一至十二

全漢三國六朝唐宋醫方　栖芬室

療被打有瘀血方

大黃二兩　桃人去尖皮熬　虻蟲去足翅熬各二十一枚

右三味擣蜜丸四丸即內於○案原脫於字據幽寄本補酒一升中○案原脫中字據幽寄本補煎取七合一○案原脫一字據幽寄本補服之

薑葉切一升　當歸三兩

右二味為末以酒服方寸匕日三 外臺卷二十九葉十二

療若為人所打舉身盡有瘀血方

刮青竹皮二升　亂髮如雞子大四枚燒灰　延胡索二兩

右三味擣散以一合酒一升煎三沸頓服日三四

療被打擊有瘀血在腹內久不消時時發動方

大黃二兩 乾地黃四兩

右二味擣散爲丸以酒服三十丸日再爲散服亦妙 外臺卷二十九葉十二右二方原出肘後云范汪同

凡有瘀血者其人喜忘不欲聞人聲胸中氣塞短氣方

甘草一兩炙 茯苓二兩 杏人五十枚

右三味切以水一斗煮取三升分爲三服

被毆擊損傷聚血腹滿方

豉一升以水二升煮三沸去滓再服不差重服之 外臺卷二十九葉十三至十四右二方原出千金云范汪同

去血湯主腸中傷積血方

煮赤小豆二升合得汁二升以淳苦酒七升合和汁中飲一日盡之狀如熱湯沃雪即消下甚良 醫心方卷十八治被打傷方第廿葉廿一下

范東陽方卷十二

療天氣不和疾疫流行豫備一物柏枝散方

南向社中柏東南枝暴之令乾擣散酒服方寸匕神良 外臺卷四葉三下○案此方程刊外臺誤爲肘後雄黃散方今據宋本補

許季山所撰干敷散主辟温疫疾惡令不相染著氣方

附子一枚一分炮○案原脫一分兩字據宋本補 細辛一分 乾薑一分 麻子一分研 栢子一分

右五味擣篩爲散正旦舉家以井華水各服方寸匕服藥一日十年不病二日二十年不病三日三十年不病受師法但應三日服歲多病三日服之忌豬肉生菜○案原脫忌至菜五字據宋本補 外臺卷四葉六下右方原出古今錄驗云范汪同

療温毒發斑赤斑者五死一生黑斑者十死一生大疫難救黑奴丸方

麻黃三兩去節 大黃二兩 芒消一兩別下○案原脫別下二字據宋本補 黃芩一兩 釜底墨一兩研入○案原脫入字據宋本補下同 屋梁上塵二兩研入

右七味擣末用蜜和如彈子大新汲水五合研一丸服之若渴但與水須臾當寒寒訖便汗則解日移五丈不覺更服一丸此療六日胃中常大熱口噤名壞病醫所不療服此丸多差 外臺卷四葉十一右方原出備急云范汪同

范東陽方卷十三

積聚

破積丸療積聚堅癥方

大黃一斤 牡蠣三兩熬○案原脫熬字據宋本歷寧本補 凝水石一兩 石膏一兩
石鍾乳一兩 理石一兩
右六味擣合下篩和以蜜丸如梧子先食服酒飲任下
三丸日三不知稍增以知為度

順逆丸主久寒積聚氣逆不能食方

大黃十分 黃芩四分 厚朴四分炙 乾地黃四分 桂心四分 滑石四分
熬○案原脫熬據宋本歷寧本補 杏子四分去尖皮熬○案原作二分並脫去至熬四字據宋本
歷寧本改補 麥門冬四分去心 黃連四分
右九味擣合下篩和以蜜丸如梧子服十丸日再服後
食不知稍增以知為度忌蕪荑生葱豬肉

搓鑿丸療腹中積聚邪氣寒熱消穀方

甘遂一分 蕘花一分 芫花一分 桂心一分 巴豆一分 杏人一分 桔梗
一分
右七味蕘花芫花熬令香巴豆杏人去皮熬令變色已
各異擣下細篩擣合丸以白蜜擣萬杵服如小豆一丸
日三行長將服之傷寒增服膈上吐膈下利小兒亦服
婦人弟身亦服名曰搓鑿以消息之忌豬肉蘆笋生葱

外臺卷十二
葉二十四

通命丸療心腹積聚寒中㽲痛又心逼滿○案原作心胃滿歷寧本作心
迫滿今據宋本改脅下急繞臍痛方

大黃四分 遠志四分去心 黃耆四分 麻黃四分去節 甘遂四分熬 鹿茸四分
炙 杏人六十枚去皮尖兩人者熬○案原脫去至熬七字據宋本歷寧本補 豉一合 巴豆
五十枚 芒消三分
右十味擣合下篩和以蜜丸如小豆先食服三丸日再
忌蘆笋野豬肉○案此方原出第十四卷中今以類入此卷

療心腹積聚食苦不消胸脅滿除去五藏邪氣四物丸方

大戟五分㕮咀熬令色變 芫花四分熬 杏人二分去皮尖兩人者熬別擣○案原作一
分並脫去至擣九字據宋本歷寧本改補 巴豆一百枚去皮心湯中煉九沸三易水暴令燥研○案
原作一百枚去皮心熬據宋本歷寧本改補
右藥擣合下細篩以雞子中黃亦可以蜜和丸如小豆
日三日增一丸覺勿復益欲下頓服七丸下以清漆陳
宿水婦人亂有餘疾留飲者下水之後春之勿飲冷水
長將○案原作壯據歷寧本改者服五丸先食忌野豬肉蘆笋 外臺卷十
二葉二十六

匈奴露宿丸療心腹積聚膈上下有宿食留飲神方

甘草三分炙 大黃二分 甘遂二分 芫花二分熬 大戟二分炙 葶藶
子二分熬 苦參一分 消石一分 巴豆半分去心皮熬

全漢三國六朝唐宋醫方 栖芬室

右九味細擣，合蜜和丸，丸如小豆，服三丸，當吐下，不吐下
稍益至五六丸，以知為度。先少起。忌海藻、菘菜、野
猪肉。外臺卷十二第二十六至二十七。右方原出古今錄驗，云范汪同
五通丸，主積聚留飲宿食，寒熱煩結，長肌膚，補不足方
椒目汗，一兩　附子一兩，炮　厚朴一兩　杏子人三兩，熬　半夏一兩，
洗　葶藶三兩，熬　芒消五兩，熬　大黃九兩，炙
凡八物，別擣葶藶、杏人，使熟，合和諸藥末，使調和，以蜜
擣五千杵，丸如梧子，服二丸。
三台丸，主五藏寒熱積聚，臚脹腸鳴而噫，食不生肌
膚，劇者欬逆，若傷寒病已愈，斷令不散，飯已吞五丸，飲多

吞十丸，取大便調利，長宜益氣，補不足，可常服方
大黃十二兩，一方二兩，擣碎，熬令變色　葶藶一升，熬令色變　附子一兩，煴令炘
杏人一升，熬令變色　消石一升　茈胡二兩，一方前胡　厚朴一兩，炙　伏苓一兩
炙　伏苓半兩　細辛一兩　半夏一兩，洗
凡十物，皆擣篩，和以蜜，擣三萬杵，丸如梧子，從五丸起
不知稍增，取大便調利為度
治久寒積聚方
虎杖根一升，許擣之，以酒漬，日三飲一升。醫心方卷十治積聚方第一葉三至四

療癥病丸方
射罔二兩，熬。○案：罔原作图，據宋本毉本改　蜀椒三百枚，去目汗。○案：原作三百粒，汗據宋本毉字本改補
右二味擣末下細篩，以雞子白和丸，丸如麻子，半如赤
小豆。先服如麻子，漸服如赤小豆二丸，不知稍增之，以
知為度。外臺卷十二第二十九下
胸痺
療胸痺，心中痞堅，留氣結於胸中，胸滿，脅下逆氣搶心，枳實
湯方
陳枳實四枚，炙　厚朴四兩，炙　薤白八兩　桂心一兩　栝樓實一枚

右五味，先以水五升煮枳實、厚朴，取二升半，去滓，內餘
藥，又煮三兩沸，去滓，分溫三服。除心氣，良。忌生葱。○案：原脫
忌生葱三字，據宋本毉本補。外臺卷十二第三十九至四十
療胸痺偏緩急，薏苡人散方
薏苡人一千五百枚　附子大者十枚，炮
右二味擣下篩，服方寸匕，日三。不知稍增之。忌猪肉、冷
水。外臺卷十二第四十下。右方原出古今錄驗，云范汪同
胸痺之病，胸中愊愊如滿，噎塞習習如癢，喉中澀，唾燥沫
是也。橘皮枳實湯主之方
橘皮半斤　枳實四枚，炙　生薑半斤

右三味切以水五升煮取三升分再服外臺卷十二葉四十至四十一

右方原出仲景云范汪同

胸痺之病喘息欬唾胸背痛短氣寸脉沈而遲關脉小緊

數者栝樓薤白白酒湯主之方

栝樓實一枚 薤白切半斤〇宋本作切半升搗宋本改

右二味以白截酒七升煮取二升去滓溫分再服外臺卷十

二葉四十一右方原出仲景云范汪同

胸痺不得卧心痛徹背者栝樓薤白半夏白截漿湯主之

方

大栝樓一枚 薤白三兩切 半夏半升洗

右三味以白截漿一斗煮取四升去滓溫服一升日三

忌羊肉餳外臺卷十二葉四十二右方原出仲景云范汪同

小草丸療胸痺心痛逆氣膈中飲不下方

小草三分 桂心三分 蜀椒三分汗 乾薑三分〇宋本作二分據宋本改

細辛三分 附子二分炮

右六味擣合下篩和以蜜丸如梧子大先食米汁服三

丸日三不知稍增以知為度忌猪肉冷水生葱生菜外臺

卷十二葉四十二至四十三上右方原出古今录驗云范汪同

胸痛

療胸痛枳實散方

枳实炙八分 桂心五分

右二擣下篩酒服方寸匕日三忌生葱 外臺卷十二第四十三上

右方未詳書載

奔豚

師曰病者奔豚氣從少腹起上衝咽喉當作欲死復還生皆從驚恐得之

療卒傷損食下則覺胸中偏痛慄慄然水漿下亦爾問病之腎間有膿故也 外臺卷十二第四十四上右方原出小品云范汪同

与相應急作此方

生李根一斤細切之 麥門冬一升去心 人參二兩 桂心二兩 甘草一兩炙

右五味㕮咀以水一斗煮取三升分三服忌海藻菘菜

生葱 外臺○案原脫忌至葱七字據宋本外臺本補 外臺卷十二第四十四右方原出小品云范汪同

賁豚氣在心吸吸短氣不欲聞人語聲心下煩亂不安發

全漢三國六朝唐宋醫方　栖芬室

作有時四肢煩疼手足逆冷方

李根白皮八兩 半夏七兩洗 乾薑四兩 茯苓三兩 人參二兩 甘草二兩炙 附子一兩炮 桂心四兩

右八味切以水一斗煮取三升絞去滓分三服別相去

如人行六七里忌生蔥羊肉餳海藻菘菜豬肉酢物生

蔥粘食

療賁豚氣在胸心迫滿支脅方 ○案脅字原作脇據宋本外臺本補

生薑一斤 半夏四兩湯洗○案原脫洗字據宋本外臺本補 桂心三兩 人參二兩

甘草炙二兩 吳茱萸一兩

右六味切以水一斗煮。宋臣本無煮字 取三升後去滓分溫三服別相去如人行六七里不利。宋本脫不利二字據宋本臣本補 忌生葱豬肉餳粘食海藻菘菜 外臺卷十二葉四十五至四十六右 二方原出廣濟方注同

牡蠣賁豚湯療賁豚氣從少腹起憧胸手足逆冷方

牡蠣熬三兩 桂心八兩 李根白皮切一斤 甘草炙三兩

右四味切以水一斗七升煮取李根皮得七升去滓內餘藥再煮取三升分服五合日三夜再忌生葱海藻菘菜

療手足逆冷胸滿氣促從臍左右起鬱冒者奔豚湯方

甘草炙四兩 李根白皮切一斤 葛根一斤 黃芩三兩 桂心二兩 栝樓二兩 人參二兩 芎藭一兩

右八味切以水一斗五升煮取五升去滓溫服一升日三夜再忌海藻菘菜生葱 外臺卷十二葉四十七至四十八右 二方原出小品方范汪同

華佗太一決疑雙丸方
治八痞五疝積聚伏熱
留飲往來寒熱明汪氏主一齋
刊巢元方諸病源候總論
卷二十五疝候葉三下又
同卷八痞候葉十一下同

寒疝氣腹中虛痛及諸
脅痛裏急當歸生薑等
四味湯主之方○案原脫湯字據宋本與汪本補
當歸 生薑 芍藥各三兩
羊肉三斤
右藥切以水一斗二升煮
肉爛熟出肉內諸藥煮
取三升分溫服七合日三
服數有効外臺卷七葉四十六右方原出小品云范
汪同

疝

寒疝腹滿逆冷手足不仁若一身盡痛灸刺諸藥所不能
治者抵當烏頭桂枝湯主之方
秋烏頭實中大者十枚去皮生用一方五枚○案原脫去至枚八字據宋本悤寧本補 白蜜二斤一方一斤 桂心四兩
右三味先以蜜微火煎烏頭減半去烏頭別一處以水
二升半煮桂取一升去滓以桂汁和前蜜合煎之得一
升許初服二合不知更服至三合又不復知更加至
五合其知者如醉狀得吐者爲中病也忌猪肉冷水生葱
等外臺卷七葉四十五上右方原出仲景云范汪同○案宋本等字下作范汪方云今據程本不改

療寒疝腹中切痛引脅痛及腹裏急者當歸生薑羊肉湯
主之方
當歸三兩 生薑五兩 肥羊肉一斤去脂
右三味切以水一斗合煮取三升去滓溫服七合日三
痛即當心若寒多者加生薑足前成一斤若痛多而嘔
者加橘皮二兩朮一兩合前物煮取三升加生薑者忽
加水五升煮取三升二合服之依前無忌外臺卷七葉四十五右方
原出仲景云范汪同行并案仲景方無無忌兩字
楚王瓜子丸療心腹寒疝胸脅支滿飲食不化寒中腹痛

○業舊本作頸
據宋本照寧本改

反暀痢風痙瘲頸強急不得俛仰方

桂心五分 茱萸三兩 白薇一分 乾薑四分 烏頭二分炮 椒五分熬汗〇李

原作蜀椒並无 𧄗字據宋本改 芎藭四分 防葵二分 白芷三分

右九味末之合搗和為丸如梧子先食服一丸日三不知稍稍增之以腹中溫身中懷懷為度忌生蔥豬肉冷水方中無厌字未詳方名 外臺卷七第四十七右方原出古今錄驗云范汪同

治寒疝腹中痛小柴胡湯方

柴胡半斤 半夏半升洗 黃芩三兩 甘草三兩炙 人參三兩 生薑三兩

大棗十二枚擘

右七物㕮咀以水一斗二升煮得六升去滓服一升日

三 外臺卷十治寒疝方第四葉九下

大茱萸丸療心腹寒疝胸中有逆氣時上搶心痛煩滿不得臥面目惡風悸掉惕惕時驚不欲飲食而嘔變發寒熱方

吳茱萸半升 細辛 芍藥 柴胡一方用前胡 旋覆花 黃芩 紫菀 人參 白朮 茯苓 乾薑 桂心

附子炮 甘草炙 半夏洗 當歸各半兩

右十六味擣篩以蜜和為丸如梧子先食服三丸日三不知稍加忌生蔥羊肉餳酢物桃李雀肉豬肉生蔥菜海藻菘菜除此更無所忌 一方有蜀椒無桂心 又一方有乾地黃無黃芩 外臺卷

解急蜀椒湯主寒疝氣心痛如刺繞臍腹中痛白汗出　七葉四十八上
欲絕方
蜀椒二百枚汗　附子一枚炮　粳米半升　乾薑半兩　半夏十二枚洗　大棗二十枚擘○案原脫棗字據熙寧本補
右六味切以水七升煮取三升澄清熱服一升不差更
服一升數用療心腹痛積微○案原脫積微二字據熙寧本補困急
欲死解結逐寒上下痛良忌羊肉餳海藻菘菜　外臺卷七葉四
十八下右方原出小品有炙甘草一兩云范汪方無甘草無同
療手足熱腹中寒疝不能食飲數心腹痛十一物七熬飯

後丸方
茯苓五兩　乾薑六兩今併十二兩　大黃二斤　柴胡十兩　芎藭七兩　蜀椒
汗一兩　芒消一升重十兩今減五兩　杏人一升去皮尖熬兩人○案原脫兩人熬三字據
本補　虻蟲　葶藶子一升　加桂心五兩　附子三兩炮
右藥乾薑茯苓不熬餘皆熬擣篩以蜜和丸如梧子飲
服七丸日三罷　行準案此下有龍朔元年三月十七日詔書十一物七熬方十七字考龍朔為唐高宗年號不應混入晉人書中疑王燾注文後來混入正書　忌猪肉冷水醋物生葱
外臺卷七葉五十二○案程敬通案云除乾薑茯苓等當九熬今云七者以桂心附子蓋加之
療虛冷心腹寒疝胸脅支滿飲食不消腹中痛久痢頭強
芎藭丸方

芎藭七分　烏頭四分炮　防葵三分　蜀椒九分汗　白薇二分　桂心十分
白芷五分　茱萸六分　乾薑八分
右九味擣篩蜜和丸如梧子飲服二丸日三稍加至五
六丸以知為度忌忌猪肉冷水生葱　外臺卷七葉五十一右方原出深師
七疝丸療疝諸寒臍傍痛上叉○案原作支據宋本改胸中滿少
氣太醫丞樊之方
蜀椒五分汗　乾薑　厚朴炙　黃芩　細辛　芍藥
桂心各四分　桔梗二分　烏喙一分炮　柴胡一分　茯苓一分　牡丹皮一分
右十二味擣篩蜜和丸梧子大先餔以酒服七丸日三
服不知漸加以知為度忌猪肉冷水生葱生菜酢物胡

全漢三國六朝唐宋醫方　栖芬室

荽　外臺卷七葉五十右方原出古今錄驗云范汪同
療久寒三十歲心腹疝瘕積聚邪氣往來厥逆搶心腹
痛久痹○案熙寧本作大痹羸瘦少氣女婦人產乳餘疾胸脅支滿不
嗜食手足悄煩月水不通時時便血名曰破積聚烏頭續
命丸方
食茱萸十分　芍藥五分　細辛五分　前胡五分一云紫胡　乾薑十分　烏頭
炮十分　紫菀　黃芩　白朮　白薇各三分　芎藭　人參
乾地各五分　蜀椒十分汗　桂心十分
右十五味擣篩蜜和為丸如梧子大先食服三丸日三不
知稍加至七丸忌生冷米生葱猪肉冷水桃李雀肉蕪荑

下至二十八止

等外臺卷七葉五十四右方原出古今錄驗云范汪同

蠱毒

療蠱方

皂莢三挺長一尺者炙去皮子美酒一升漬一宿去滓頓服外臺卷二十八葉二十三右方原出小品云范汪同

犀角丸療蠱毒百病腹暴痛飛尸惡氣腫方

犀角末 羚羊角末 鬼臼 桂心各量四錢匕 天雄炮 莽草炙 真珠研 雄黃研各一兩 麝香半兩研 貝齒燒灰五枚 赤足蜈蚣炙五節 射罔如雞子黃三枚○案射罔四字本作闕 巴豆五十枚去皮心熬

右十三味各擣合篩之以蜜和為丸如小豆大服一丸不知增一丸卒得腹中痛飛尸服如大豆二丸若惡氣腫以苦酒和以塗之甚良以絳囊盛藥繫男左女右臂辟惡可以備急療萬病也忌豬雞蘆笋生葱冷水等○案原脫豬雞九字作如常法三字據明宋本改補外臺卷二十八葉二十三至二十四右方原出千金

療中蠱吐血方

麥麴二升熬以水服之令人當下蠱

又方

苦瓠一枚以水二升煮取一升分服當吐蠱如蝦蟆科斗之類苦瓠毒可臨時量用之

又方

全漢三國六朝唐宋醫方 栖芬室

此二方入序例九下

生桔梗擣取汁服二三升日三服牛膝根亦得 外臺卷二十八葉二十六至二十七

療中蠱毒吐血或下血皆如爛肝方

巴豆一枚去心皮熬 豉三粒 釜底墨方寸匕

右三味擣分作三丸飲下一丸須臾當下蠱毒不下更服一丸 外臺卷二十八葉二十六右方原出肘後云范汪同

療中蠱毒方

取牡丹根擣末服一錢匕日三服至良忌胡荽

療中蠱毒孔合方 口崇原作胡洽方據興寧本改

以豬膽導下部至良 外臺卷二十八葉二十六右二方原出古今錄驗云范汪同

全漢三國六朝唐宋醫方　栖芬室

療中蠱毒吐血方

雄黃研 釜月下黃土 獺肝炙各四兩 口崇興寧本作獺狩 斑猫十四枚去之翅熬

右四味擣末以酪漿服之分為三四服則吐蝦蟇 外臺卷二十八葉二十七右方原出文仲云范汪同

五蠱下利去青血赤劚丸方

芫花卅 巴豆一百枚去皮心熬 口崇原脫去皮至熬四字據興寧本補 赤劚一寸方圍

右三味擣篩以蜜為丸更擣丸如胡豆服一丸以下利不止以青粥汁止之不下以增之欵冬除蠱陰不令大下

忌蘆笋豬肉加雜 口崇原脫忌至肉據興寧本補 外臺卷二十八葉三十三至三十四

右方原出古今錄驗云范汪方同

療蠱注百病癥瘕積聚酸削骨肉大小便不利卒忤遇惡風癔脹腹滿淋水轉相注殫門盡戶延及男女外孫醫所不能療更生十七物紫參丸方

紫參　人參　半夏洗　藜蘆　代赭　桔梗　白薇　肉蓯蓉各三分　石膏一分　大黃一分　牡蠣一分熬　丹參一分　蝦蟇灰　烏頭炮四分　狼毒一分　附子炮五分　巴豆七十枚去心皮熬

右藥擣篩，蜜和爲丸，以飲下如小豆一丸，日三服，老小以意減之。蜂蠆所螫，以塗其上，神良。忌豬肉（案原脫豬字據聚珍本補）、羊肉、冷水。一方無蝦蟇，有乾薑四分。外臺卷二十八，葉三十四至三十五

治蠱方

昌蒲二兩　烏賊魚骨二分

右二物擣下篩，以酒服方寸匕，日三。醫心方卷十八療蠱毒方第五十四葉五十七

中惡

療惡中痛欲絕方

釜底墨五合　鹽一撮

右二味和研，以水一升攪調，一服。外臺卷二十八，葉三。右方原出刪繁

卒死

治卒死及心痛腹滿魘忤中惡三物備急丸方

巴豆一分去心皮　大黃二分　干薑二分

凡三物，異搗巴豆，治合丸，以蜜丸如大豆，有急取二三丸，以水和服之。口噤者，後開令藥得入咽中。

又方

取坏水以刀三七刺中，飲之，良。醫心方卷十四治中惡方第二葉五上

療卒死方

擣薤若韭，取汁，以灌口鼻中。

卒死而壯熱者方

礬石半斤，煮消（案原脫消字據聚珍本補），以漬腳令沒踝。外臺卷二十八，葉七右。二方原出文仲，玄晏、范汪同

療卒死而目閉者方

騎牛臨其面，擣薤汁灌耳中，末皂莢吹鼻中。

卒死而口噤不開者方

縛兩手大拇指，灸兩白肉中二十壯。外臺卷二十八，葉七至八右方，原出備急，玄晏、范汪同

療卒死而有脈形候，陰氣先盡，陽氣後竭故也方

嚼薤哺灌之。外臺卷二十八，葉八右方，原出集驗，玄晏、范汪同

魘死

治魘死符法，魘死未久故可治方

書此符燒令黑，以少水和之，置死人口，懸鏡死者耳前，擊鏡呼死人，不過半日即生。魘　魘魘丹書之　外臺卷十　醫心方

四仌魇不寤方 第五葉十一上

療卒魇方

取雄黄如棗核，繫左腋下，令人終身不魇也。外臺卷二十八葉十四上右方原出文仲，云范汪同

療卒魇不覺方

灸兩足大指聚毛中二十一壯。外臺卷二十八葉十五右方原出千金翼

鬼擊

倉公散方

特生礜石燒半日，研。○行準謹案：礬石疑礜石之誤　皂莢去皮子　雄黄研　藜蘆熬

右四味等分，搗為末，主療卒鬼擊、鬼排、鬼刺，心腹痛，下血，便死不知人，及卧魇嚙腳踵不覺者，諸惡毒氣病。取前散如大豆許，以管吹入鼻中，得嚏則氣通，便活；若未嚏，復更吹之，得嚏為度。此藥能起死人方。○案：原脫方字，據幽寫本補

全漢三國六朝唐宋醫方　栖芬室

補漢文帝太倉令淳于意方。○案：原作以字，據幽寫本改；此以下以原作方，據幽寫本改。療如前法。○案：淳原作二霧，據幽寫本改。腠餘方所用諸疾別。○案：所至別五字幽原作恙別疾三字，據幽寫本改。不若玉壺等方。○案：壺下原有九字，方原作法字，並據幽寫本改。外臺卷二十八葉十六至十七右方原出刪繁，云范汪同

客忤

治客忤方

療尸厥方〇案原作厥後又字據要本改熨其兩脇下又取竈中墨〇案原脫又字據要補〇案原脫竈字據要補如彈丸〇案原作桂據要本改以水和飲之〇案以下原作大漿下原脫水字據要本改補須臾三四字據要本改〇案原脫須字據要補度也〇案原脫以字據要本補以竹管吹其耳中〇案以上原有行字吹下原脫其字據要本補今三兩人更互吹之又取梁上塵如小豆許竹管吹入鼻孔中〇案原脫又至中十六字據要本補外臺卷二十八第十八右方並備急云范汪同並此方據與本本移注

取牛子矢半杯以酒三升煮服之 醫心方卷十四治客忤方第四葉九

尸厥

治尸厥方

以梁上塵如豆者著管中吹鼻中與耳同時吹之

又方

生韭汁灌口中 醫心方卷十四治尸厥方第六葉十二下

尸注

治尸注毒痛注來方

髮燒灰杏子中人熬令紫色

丸二物等分蜜和酒服梧子三丸日三 醫心方卷十四治注病方第十

一葉二十四上

縊死

療自縊死方 懸其髮令足去地一時許即活

又方 急手掩其口鼻勿令內氣稍出二時許氣猥〇案原脫猥字據本補至即活

又方 以繩急絞身體令堅以車牛載行三十里許使人於車上行蹋肩引髮如耳〇案如原作吹擾血宋本改

又方 以松子油內口中令得入咽中則便活 外臺卷二十八葉四十右四方並未舉卷數

范東陽方卷十五

腹痛

四味當歸湯主寒腹痛方

當歸 桂心 乾薑各三兩 甘草二兩炙

右切以水八升煮取三升一服一升日三服虛冷激痛甚者加黃耆芍藥各二兩忌海藻菘菜生葱外臺卷七葉二十三行準

案醫心方引此文有異同今錄如下

當歸湯主寒腹痛方

當歸三兩 桂心三兩 甘草二兩 干薑三兩

凡四物水八升煮得三升服一升日三

當歸丸治寒腹痛如刀刺方

當歸三分 芍藥三分 黃芩四分 桂心一分

凡四物治篩和蜜丸如梧子服十丸先食日三右二方出醫心方卷六治腹痛方第四葉八

療腹中寒氣脹雷鳴切痛胷脅逆滿附子粳米湯方

附子一枚炮八破○案原脫八破二字據宋本熙寧本補 半夏半升洗去滑○案原脫去滑二字據宋本熙寧本補 甘草一兩炙 大棗二十枚擘○原脫擘字據宋本熙寧本補 粳米半升

右五味切以水八升煮取米熟去米內藥煮取三升絞去滓適寒溫飲一升日三忌海藻菘菜猪羊肉餳外臺卷七

療五勞五飽食房室傷胃令人大便數至圊而不能便日數十行劇者下血并婦人產後餘疾腹後痛方

附子一枚炮

右一味以猪脂和雞子黃大並附子豚為餅劑去上黑皮擣篩蜜和丸先食服如大豆三丸日三稍加可至十九以長服之亦不瀨忌猪肉〇案原脫忌猪肉三字據興寧本補　外臺卷二十五葉四十二右方出文仲云范汪同　案原脫范汪同三字據興寧本補

下痢

溫中湯療寒下食完出方

甘草炙　乾薑各三兩　蜀椒八十枚汗去閉口及目〇案原脫去至目五字據興寧本補

附子一枚炮四破〇案原脫四破二字據興寧本補

右四味切以水二升煮取一升分為再服若喉肉橘皮半兩小與老皆取服之良忌海藻菘菜猪肉冷水〇案原脫忌至水九字據興寧本改　外臺卷二十五葉四十三上

苦酒白丸療赤白滯下腸已滑日數行者方

女萎　半夏洗各二兩　附子炮　藜蘆炙去頭各一兩

右四味擣合下篩和以十年苦酒頓丸如梧子若有下者飲服三丸日三不知稍稍增之忌猪羊狸肉餳〇案原脫忌至餳六字據興寧本補　外臺卷二十五葉四十三

療滑病羸劣服藥不愈因作腸滑下痢膿血日數日十行復行準案疑作腹中絞痛身熱如火頭痛如破其脈如濇方

黃連四兩　苦參二兩　阿膠一兩

右三味㕮咀以水一斗煮取二升去滓適寒溫服二合日三少少益至半升服湯盡者復合以愈為度曾試驗

忌猪肉冷水〇案原脫忌至水五字據興寧本補　外臺卷二十五葉四十四下右方未舉卷數

烏梅丸治万種利方

干薑 黄連 蘗炙 黄芩 艾各一兩 烏梅卅枚取肉
右六物丸如梧子服十丸日三老少半良驗
治下利日百行師所不治方
麴末服一方寸匕日三以食愈為度當以粟米粥服
之醫心方卷十一治雜利方第十九葉二十四
治寒冷下利方
干薑四兩 人參三兩 桔梗四兩 附子四枚炮 半夏三兩洗
凡五物下篩和丸平旦服五丸如梧子日再漸加勿熱
食
四順湯治逆順寒冷飲食不調下利方

甘草三兩 人參二兩 當歸二兩 附子一兩 干薑三兩
凡五物水七升煮取二升半分三服
四逆湯治下利清穀身反惡寒手足逆冷此為四逆々々
湯主之視病人相應便与之方
甘草二兩 附子一枚 干薑一兩半
凡三物以水三升煮取一升二合分二服醫心方卷十一治泄利方
第卅葉二十六至二十七
治赤白滯下晝夜數十行方
烏梅剝取皮三兩火熬 黄連三兩令干
凡二物冶合下篩和蜜丸如梧子晨服十丸不知稍增
可至二三十丸晝夜可六七服若猶不差可增七八十
丸其間飲食勿与服藥相近无黄連可用干薑三兩代
之醫心方卷十一治白滯下方第廿六葉三十四
治膿血利黄連丸方
黄連三兩 黄芩三兩 龍骨四兩 黄蘗三兩 升麻三兩
凡五物搗下篩蜜和丸如梧子白飲服卅丸日三
治下利赤白膿血桃華湯方
赤石脂二兩搗篩 干薑二兩 附子一兩
凡三物以水五升煮得三升服一升日三一方有粳米无附子
醫心方卷十一治膿血利方第廿七葉三十六

全漢三國六朝唐宋醫方 栖芬室

治息下休下方行準案此句有誤
酸石榴合皮搗取汁服之醫心方卷十一治休息利方第廿九葉三十七下
治腹痛消穀止利服大豆方
取大豆擇見好者服一合所日四五服一日中四五
合飯後輒服雖非飯後可投閒服趣盡四五合欲服
時手接豆令烟々光明若苦堅難小減豆醫心方卷十一治泄
利方第卅葉三十八至三十九
治重下方葵滿一庯口以水三升煮取一升頓服不過再
神良醫心方卷十一治重下方第卅一葉四十下
治大下之後下止嘔噦胸中滿塞水漿不下方

橘皮一兩　人參一兩　香豉一升　桂心二兩　生薑五兩　半夏三兩

甘草一兩

凡七物切以水九升煮豉取七升去滓內諸藥微火上

煮取二升半分三服（醫心方卷十一治利後噦方第卌葉四十五）

治中寒下以後心下逆滿上衝胸中起欲眩頭方

伏苓四兩　桂三兩　白朮二兩　甘草二兩

凡四物以水六升煮取三升分三服（醫心方卷十一治利後逆滿方第卌一葉四十五至四十六）

利穀道痛方

灸枳實熨之（醫心方卷十一治利後穀道痛方第卌二葉四十六）

淋

療淋方

取蘗蔞草〇（蘗蔞原作縷摟，蘗蔞草本改。又肇大觀本草圖經引范汪此方及引外臺秘要此方惟太平御覽作蘗蔞均作蔞）滿兩手把以水煮服之可常作飲勿不飲也（案末句疑有誤。又案此方與大觀本草圖經引及引外臺秘要互有不同，錄以下。太平御覽）

治淋用蘗蔞滿兩手水煮飲之亦可常飲（大觀本草卷二十九蘗蔞條葉十上圖經引范汪）

外臺秘要

治淋取蘗蔞草滿兩手握水煮服之（大觀本草卷二十九蘗蔞條葉十引）

又方

治淋方

灰赤蝸木高食之一頓令盡不過數枚便愈又治淋病（清黎庶昌光緒年刻古逸叢書本隋杜臺卿玉燭寶典卷五葉二十一）

治淋方曰取蘗繅草滿兩手以水煮之亦可常飲（御覽卷一千百卉部葉七十八上）

煮菟絲子服之，如蘇蘘法（○案蘘原作攘，據盛本改）

又方

露蜂房燒，飲服之，取如桃大者妙

又方

雞子二枚，去白黃，以鹽內殼中使滿，以三升水漬一升，煎絞取汁，其（○案其原作取，據盛本改）殼中鹽投汁中，攪令調，盡服之

又方

滑石　海蛤　雞子殼（各等分）

右三味，擣篩為散，以飲服半錢匕，日三服，漸加至一錢匕，甚良

又方

取地麥草，一名地膚草，二七把，以水二升煮之，可長服。一法，旦漬取汁飲之良

療淋利小便葵子散方

葵子（一升）　滑石（二兩）　石南葉（一兩）　地榆（三兩）　石韋（一兩，去毛）　通草（一兩）

右六味，擣篩為散，飲服方寸匕，日三服良

療淋莖中有石方

取雞屎白半升，累乾熬之令香，擣篩為散，以醋（一云酢）漿飲方寸匕，日三服，到一二日當下石，便當於器中

全漢三國六朝唐宋醫方　栖芬室

尿石下為驗（○案當下石下原有即金二字，並原脫便至驗十字，據盛本補改）

療淋師所不能療者神方

取蔥上亭長，生折斷腹，腹中有白子如小米，長二三分，取著白板子上，陰乾燥二三日，藥成。若有人患十年淋，服三枚，八九年以還，服二枚。服時以水著小盞中，水如棗許，內藥盞中，半食頃，以爪甲研，當令扁扁見於水中，仰頭令人寫入咽喉中，勿令近牙齒間，不盡得入咽之也。藥雖微小，下喉自當覺至下焦淋所，有頃，藥作大煩急不可堪者，飲麥乾飯汁，藥勢止也。若無麥乾飯汁，但水亦可耳。老小服三分一耳（○案一耳原作之，據盛本改）。藥當下淋疾（○案原脫疾字，據盛本補），如膿血連連爾，石去者或如指頭，或青或黃，男女服之，皆水道去（○案皆水道去原作皆盡，據盛本改補）。并療婦人產生後餘疾積聚，或成帶下，服之皆愈（○案作亦愈，據盛本改）。此蟲正月二月為芫青，三月為王不留行，四月五月六月為葛上亭長，七月為斑猫（○案斑原作班，據盛本改），九月十月為地膽，隨時變耳。亭長時當赤身黑。若藥不攻（○案原脫藥不攻三字，據盛本補）淋不下（○案原作淋不止，據盛本改），以意節度更增服之（外臺卷二十七葉二至四右，九方原出第六十五卷中）

治淋滑石散方

葵子一升 滑石一兩 通草二兩

右三物治篩酒服方寸匕日三

治淋栝樓散方

石韋二分 通草一分 栝樓二分 葵子四分

右四物治篩先食以麥粥服方寸匕日三無不愈

又方

常以冬葵根作飲良（醫心方卷十二治淋方第四葉九至十）

療淋痛方

葵子五合 茯苓 白朮 當歸各二兩

右四味切以水七升煑取三升分三服忌雀肉桃李酢物等（○案原脫忌雀等八字據幽寒本補 外臺卷二十七葉六 右方亦出千金云范汪同）

療五淋方

䗪蟲五分熬（一作蝱虫） 斑猫二分去翅足熬 地膽二分去足熬 猪苓三分

右四味擣篩為散每服四分匕日進三服夜二服但少腹有熱者去猪苓服藥二日後以器盛小便當有所下肉淋者下碎肉血淋者下血脈（○案原脫脈字據幽寒本補）短繩若丸肉膿氣淋者下如羮上肥石下石或下砂劇者十日即愈禁食羮猪肉生魚葱塩醋以小麥汁服之良

療五淋神良延命散方

滑石 礜石燒半白（○案小島質校白作日未云所據） 石膏 車前子

露蜂房子（炙并白） 貝子（擣著苦酒中二三宿取細者用之） 栢子人 魚齒（擣令熟○案質校云魚齒當是鯉魚齒本草鯉魚齒主石淋下云鯉魚齒集解鯉魚齒） 雞矢白 苦瓠中穰熬 弁子 特牛陰頭毛燒 芒硝熬令汁盡各一分 白雞肶胵裹黃皮熬 婦人陰上毛二分燒（一方本無）

右十四味擣篩為散每服半錢匕加至一錢匕日三夜一服以葵子飲下之三日愈甚者不過六七日愈小便以器盛之當見石及諸物也（外臺卷二十七葉九上至十上）

療石淋方

鼈甲燒灰擣篩為散酒服方寸匕頻服數劑當去石也

全漢三國六朝唐宋醫方 栖芬室

又方

取人家籬墻上連蔓葎閭（行準案程敬通案云本草無葎閭別本作葛葎即葎草也又名勒草又小島氏案云唐本草葎草主五淋利小便俗名葛葎蔓本草和名引稽疑一名葛勒蔓本文云葎閭必是葛葎）擣出見其根挽斷以杯於坎中承其汁服之一升石自當出若不出更服一升

又方

取車前子二升用絹囊盛之以水八升煑取三升去滓頓服之移日又服石當下也宿不得（○案宿原作宿據幽寒本改）食之神良

又方

柏子人　芥子　滑石各等分
右三味擣篩爲散以麥汁飲服方寸匕日三服已効
又方
牛角燒灰服方寸匕日五六服任意飲酒
又方
瞿麥子擣爲末酒服方寸匕日三服到〇案原作至據壁寧本改
一二日當下石小便於器中〇案原脫小至中五字據壁寧本補　又香
蒿擣作屑以酢漿飲服方寸匕日三至二三日當下
石外臺卷二十七葉十下至十一上
療石淋方

鯉魚齒一升貝齒一升擣篩以三歲苦酒和分爲三
服宿不食旦服一分日中服一分暮服一分外臺卷二十七
葉十一下右方原出集驗云范汪同
石淋韋散方
石韋去毛　滑石各三分
右二味擣篩爲散用米汁若蜜服一刀圭日二服
又方
取生辣菜擣絞取汁三升爲三服無苦毒〇案原脫無苦毒三字
據壁寧本補　石自出外臺卷二十七葉十二右方原出古今录驗云范汪同
療血淋不絕雞蘇飲子方

雞蘇一握　竹葉一握切　石膏八分碎　生地黄一升切　蜀葵子四分
末湯成下
右五味以水六升煮取二升去滓和葵子末分溫三服
如人行四五里久進一服外臺卷二十七葉十三右方原出廣濟云范汪同
不得小便
療胞轉不得小便方
用蒲席捲人倒立〇案壁寧本作到立令至地三反則通
又方
雀矢半合　車前子　滑石各四兩　通草　芍藥各二兩
右五味切以水七升煮取三升服五合日二先食服〇案

服壁寧本作便得立愈
療胞轉欲死及失溺方〇案溺宋本作弱
取豆醬清和竈〇案原作灶據宋本改突中黑〇案小島氏云黑當加土旁
如豆大內陰孔中立愈外臺卷二十七葉二十九
治小便不利取白魚二七擣之令糜爛分爲麴丸頓服之
即通也太平御覽卷九百四十六條葉五
治不得小便方曰取螻蛄大者二枚斷取体下以一升水
漬之去皮飲之須臾便通太平御覽卷九百四十八蟲豸部五螻蛄條葉六下
治小便不通方
取陳葵子一升淳酒三升煮之服盡醫心方卷十二治小便不通方

第十七 葉卅上

療胞不得小便方

真琥珀一兩 葱白十四莖

右二味以水四升煑取三升去葱白末琥珀細篩下湯中溫服一升日三服大利○案大利原作佳據醫心方本改

張苗說不得小便者為胞轉或○案醫心方本作為為寒熱氣所迫胞屈辟不得充張津液不入其中為尿及在胞中尿不出方

當以葱葉除尖頭內入莖中孔吹之初漸漸以極大吹之令氣入胞中得脹乘○案原脫脹乘二字據醫心方本補津液得○案得字原脫據醫心方本補入便愈也朱郁用此藥療郭康將十五歲男用

葵子一升 通草 甘草各二兩炙 石韋一兩去毛 滑石四兩 榆皮二升

右六味以水一斗煑取三升分服外臺卷二十七葉四十右二方原出古今錄驗云范汪同

小便血方

治小便血方 烏芋根五升擣取汁服一升醫心方卷十二治小便血方第廿二葉卅四下

療小便血菟絲丸方

菟絲子 蒲黃 乾地黃 白芷 荊實 葵子 敗醬 當歸 茯苓 芎藭各二兩

右十味合擣為末以白蜜和丸如梧子大飲服二丸日三服不知加至五六丸劉洪祀方已効常服忌酢物蕪荑外臺卷二十七葉四十一右方原出小品云范汪同

療小便出血方

龍骨末二方寸匕溫酒一升服之日三服

又方

當歸四兩酒三升煑取一升頓服之外臺卷二十七葉四十二下右二方原出文仲云范汪同

全漢三國六朝唐宋醫方 栖芬室

小便黃白方

治小便利多而或白精從溺後出方

栝樓各三分 滑石各二分 石韋各一分

三物為散麥粥服方寸匕日三

治小便白濁而多方

桑耳各三分 甘草各五分 二物為散以漿酢服方寸匕日三

治虛羸小便青黃白黑白九米汁方

白善各六分 龍骨各五分 牡厲各二分 小豆熬三兩 土瓜根各二分

凡五物冶篩以酒服一方寸匕日三醫心方十二治小便黃赤白黑方第廿一葉卅三至卅四

范東陽方卷十六

淡飲

薑椒湯主胃中積聚淡飲（○案原作痰飲，據宋本改）飲食減少，胃氣不足，欬逆吐嘔方

半夏（三兩，洗） 生薑汁（七合） 桂心 附子（炮） 甘草（炙） 茯苓 桔梗（各一兩） 蜀椒（二合，汗） 橘

右九味，切，以水七升，煮取二升半，去滓，內薑汁，煮取二升（○案原作四升，據宋本、醫心方改），分三服，服三劑佳。若欲服大散，并諸五石丸，必先服此方，及進黃耆丸輩，必佳。忌海藻、菘菜、羊肉、餳、生葱、豬肉、冷水、酢物。

白朮茯苓湯主胸中結淡飲（○案原作痰飲，據宋本改）癖結，臍下弦滿，嘔逆不得食，亦主風水方

白朮（五兩） 茯苓（三兩） 橘皮 當歸 附子（炮，各二兩） 生薑 半夏（各四兩，切） 桂（四兩） 細辛（四兩，一作人參）

右九味，切，以水一斗，煮取三升，分三服，服三劑良。忌羊肉、餳、桃李、雀肉、豬肉、冷水、生葱、生菜、酢物等。

旋復花湯主胸膈痰結，唾如膠，不下食者方

烏頭（五枚，去皮，熬） 旋復花 細辛 前胡 甘草（炙） 茯苓（各二兩） 半夏（一兩，洗） 生薑（八兩） 桂心（四兩）

右九味，切，以水九升，煮取三升，分為三服。忌羊肉、餳、海藻、菘菜、生葱、酢物、豬肉、冷水等。（外臺卷八葉四至五）

大甘遂丸療久澼留水澼飲方

芫花（熬） 甘遂 葶藶子（熬） 大黃 苦參 大戟 芒消 貝母 桂心（各一兩） 杏人（三十枚，熬。○案原脫熬字，據宋本補） 巴豆（三十枚，去心皮，熬） 烏喙（三分，炮令拆。○案拆原作折，據宋本改）

右十二味，擣篩，其巴豆、杏人擣如膏，合以蜜和丸，如大豆許。服二丸，日三服，不知稍加，以意將息之，大佳。療大水飲病。忌食蘆笋、豬肉、生葱等。（外臺卷八葉六上）

溢飲者，當發其汗，大青龍湯主之方

麻黃（六兩，去節） 桂心（二兩） 甘草（炙，二兩） 生薑（三兩） 石膏（如雞子一枚） 杏人（四十枚，去雙人尖皮。○案原脫雙人兩字，據宋本、醫心方補） 大棗（十枚，擘。○案原脫擘字，據宋本補）

右七味，㕮咀，以水九升，先煮麻黃減二升，乃內諸藥，煮取三升，絞去滓，適寒溫服一升，溫覆令汗，汗出多者，溫粉粉之。一服汗出者，勿後服，汗出多亡陽，逆虛惡風，煩躁不得眠。脈微弱、汗出惡風不可服，服之則厥逆、筋惕肉瞤，此為逆也。忌海藻、菘菜、生葱。（外臺卷八葉七上）

病支飲，不得息，葶藶大棗瀉肺湯主之方

葶藶（熬令紫色，冶合自丸，丸如彈丸） 大棗（廿枚）

以水二升，煮棗令得一升，去棗，內藥一丸，復煎得一升，頓服之。（醫心方卷九治淡飲方第

全漢三國六朝唐宋醫方　栖芬室

七葉十七至十八海藻丸療腹中留飲方
海藻 木防己 甘遂 茯苓 椒熬○案原作蜀椒去汗據宋本
與寧本改芫花熬 葶藶子熬各一兩
右七味擣篩蜜和為丸如梧子服十丸不差稍增之外臺
卷八葉十一大觀本草卷九海藻條葉十一下因注引此方未載藥品
癭酒方用海藻一斤絹袋盛以清酒二升浸春夏二日秋
冬三日一服兩合日三酒盡更合飲之如前滓乾暴
末服方寸匕日三不過兩劑皆差大觀本草卷九海藻條因注引葉十一
千金丸療心腹留飲宿食方

全漢三國六朝唐宋醫方　栖芬室

沙參 丹參 苦參 桂心各二分 石膏五分研 人參一分
大黃一分 半夏五分洗 乾薑五分 戎鹽一分 巴豆六十枚去皮心以湯百煉
之後熬令黃色別研之○案原脫以至之十三字據宋本與寧本補 附子一分
右十二味皆擣合以白蜜和如小豆大令一丸日再令人
先食服一丸不知稍益以知為度忌豬肉冷水羊肉餳
蘆筍生葱
療留飲宿食槀耳丸方
槀耳二兩 巴豆一兩去皮熬蒸五升米下○案原脫熬至下六字據宋本與寧本補
主留飲宿食芫花丸方
芫花一兩熬 大黃 甘遂 黃連 麻黃去節 杏人去尖皮兩
人熬各二兩○案原脫兩至兩六字據宋本與寧本補 甘草炙 附子炮令坼各一兩○案
原脫坼字據與寧本補 巴豆五十枚去皮心湯濯百遍令黃色○案原脫湯至色七字據宋本與
寧本補
右九味擣篩杏人巴豆別擣如膏合和以蜜丸如小豆
先食服一丸日再不知稍增以知為度忌海藻菘菜豬
肉冷水蘆筍等
順流紫丸療百病留飲宿食心下伏痛四肢煩疼男子五
勞七傷婦人寡有餘疾等方
當歸 代赭各一分○案原作代赭據宋本改 茯苓 烏賊魚骨
桂心各三分 肉蓯蓉各二分 藜蘆五分小熬 巴豆六十枚去心皮熬○案原脫熬

全漢三國六朝唐宋醫方　栖芬室

字據宋本與寧本補
右八味擣篩白蜜和丸先食服如小豆一丸日再不知
增之微下佳服之別擣巴豆令如膏忌生葱狸肉酢物
野豬肉蘆筍等○案原脫等字據與寧本補外臺卷八葉十三至十四
病淡飲者○案淡原作痰據宋本改下同當以溫藥和之療心腹虛冷遊
淡氣上胸脅滿不下食嘔逆胸中冷半夏湯方
半夏洗一升 生薑一斤 橘皮四兩
右三味切以水一斗煮取三升分三服若心中急及心
痛內桂心○案原作桂枝據與寧本改四兩若腹痛內當歸四兩羸
瘦老小者服之佳忌羊肉餳

又方

半夏湯洗卅 生薑一斤 桂心三兩 甘草炙三兩

右四味切以水七升煮取二升半分三服忌海藻菘菜羊肉餳生葱 外臺卷八葉十九至二十

療大便難方

單用豉清醬清羊酪土瓜根汁並單灌之立出 外臺卷二十七葉二十下 右方原出千金云范汪同

不得大便或十日一月方

葵子二升水四升煮取一升去滓一服不愈重作服

良忌蒜炙肉 外臺卷二十七葉二十一 右方原出備急云范汪同

療卒大便閉澁不通方

穿豬膽一枚內下部中倒瀉之 外臺卷二十七葉二十四 右方原出備急

治大便不通方

用豆醬內下部中則通

又方

醬中菜切令如指長三寸內大孔中 醫心方卷十二葉十八大便不通方第十三 葉十九

療下部閉不通方

取烏梅五顆著湯漬須臾出核取熟搗之丸彈丸內下部中即通也

又方

取蒴藋根一把擣末水和絞去滓強人服一升數用有効兼療腳氣

療大小便不通三陽實大便不通方

榆白皮三兩 桂心二兩 滑石六兩 甘草炙三兩

右四味以水一斗煮取三升分三服忌海藻菘菜生葱 外臺卷二十七葉二十五至二十六

治大小便不出方

豆醬內下部中令人吹則通小便以塩內莖中則利

良 醫心方卷十二治大小便不通方第十二葉十八下

大便下血方

治下血方

干地黃五兩 膠炙三兩

凡二物冶簁分三服

又方

干地黃下篩以酒服方寸匕日三

治大便血諸血衄血方

烏賊魚骨五分 桑耳一分

凡二物冶篩酒服方寸匕日三 醫心方卷十二治大便下血方第十六葉廿六

范東陽方卷十七

小便數

療小便數而多方

黃連二分 苦參二分 麥门冬去心一兩 土瓜根 龍膽各一分

右五味擣篩以蜜丸如梧子每服十丸加至二十丸良

一方無苦參有黃芩

又方

栝樓汁十分 黃連五分

右二味擣篩為散每服方寸匕日三良

又方

瞿麥二兩 滑石一兩 葵子一升 黃芩 甘草炙各一兩

右五味切以水六升煮取三升去滓一服六合

又方

桃仁一味㕮咀酒一升煮三沸去滓分為三服強人一服盡之 外臺卷二十七葉四十三至四十四

治小便一日一夜數十行方

昌蒲 黃連

二物分等冶篩酒服方寸匕

又方

石膏半斤㕮咀以水一斗煮取五升稍服 醫心方卷十二治小

便數方第卅九 葉卅一上

療小便數而多方

羊肺羹內少許羊肉合作之調和鹽為常食之法多少任意不過三具效 外臺卷二十七葉四十四 右方原出集驗云范汪同

遺尿

治人喜遺尿方

防己 防風各三分 葵子仁二分

冶末服方寸匕一方防己三升

又方

礬石 牡蠣分等冶合以黍粥服方寸匕日三 醫心方卷十二治遺尿方第卅三 葉三十五至三十六

療遺尿方

取雄雞腸燒灰為末用三指一撮服之朝暮服當愈

外臺卷二十七葉三十六 右方原出集驗云范汪同

全漢三國六朝唐宋醫方 栖芬室

范東陽方卷十八

心痛

療心痛黃連湯方

黃連八兩

右一物㕮咀以水七升煑取一升五合絞去滓適寒溫
飲五合日三忌猪肉冷水外臺卷七葉三右方原出古今錄驗云范汪同

療心切痛引背胸下畜氣在胃○案畜原作蓄並脫在字據與寫本改中有
宿食茱萸丸方

成擇吳茱萸一升勺㕮咀○案原脫成擇及勺㕮咀三字據宋本與寫本補擇與寫本作擇

蜀椒五升勺㕮咀○案原脫勺㕮咀三字據宋本與寫本補　甘草二兩炙㕮咀○案原脫㕮

咀二字據宋本與寫本補　乾地黃一斤㕮咀○案原脫㕮咀二字據宋本與寫本補

右四味以清酒三升漬三宿絞取汁銅器中煎令沸麥
門冬五升去心乾漆一斤㕮咀○案原脫㕮咀二字據宋本與寫本補內
置中色黃絞去之內成擇六安○案原脫成擇六字據宋本與寫本補與
寫本擇作擇石斛五兩阿膠一斤白蜜六斤凡九味以湯置
令可丸取如大豆大含稍稍咽之日三甚者日五六服藥
溫中下氣積益體中病○案原脫藥至病十字據宋本與寫本補膝脛重
痛者加石斛少氣加麥門冬服藥五日氣當下癥忌海
藻菘菜蕪荑等奉車都尉陳蓋試有驗○案奉至驗九字據宋本大書

芫花湯主卒心痛連背背痛徹心心腹并懊痛如鬼所刺
絞急欲死者方

芫花十分　大黃十分

右二味擣下篩取四方寸匕著二升半苦酒中合煎得
一升二合頓服盡須臾當吐吐便愈老小從少起此療
強實人良若虛冷心痛恐未必可服外臺卷七葉十一至十二

心痛徹背背痛徹心烏頭赤石脂丸主之方

烏頭二分炮去皮○宋本作一分　附子一分炮去皮　赤石脂二分　乾薑二分

蜀一分汗

右五味擣篩蜜和丸先食服如麻子大一服三丸少少
加之忌猪肉冷水外臺卷七葉十一右方原出仲景云范汪同
全漢三國六朝唐宋醫方　栖芬室
療卒心痛方

白艾成熟者三升以水三升煑取一升去滓頓服之
若為客氣所中者當吐蟲物出外臺卷七葉十二右方原出肘後云范汪同

治卒心痛一物桂心散方

桂心一兩為散溫酒服方寸匕日三不飲酒以米飲
服之○案外臺卷七葉十三至十四引集驗此方云范汪同藥同而文異

備急丸方

巴豆仁一分　大黃二分　干薑二分　搗篩異治巴豆合丸如大豆
有急取二三丸以水服之醫心方卷六治心痛方第三葉六上

療心卒痛方

苦酒一升破雞子一枚著中合攪飲之好酒亦佳外臺

卷七葉十四右方原出張文仲云范汪同

療胸中寒熱心痛清唾滿口數數欲吐食不化乾薑丸方

乾薑六分 桂心六分 礬石一分熬令汁盡 半夏一分湯洗○案原脫湯洗二字據必寧本補 蜀椒一分去閉口者及目汗○案原脫去至汗七字據宋本必寧本改宋本無目字據必寧本補

右五味擣篩蜜和丸如大豆許服二丸日三不知稍加以知為度忌生葱羊肉餳外臺卷七葉十六至十七

心下懸痛諸逆大虛者桂心生薑枳實湯主之方

桂心三兩 生薑三兩 枳實五枚炙破四片○案原脫破四片三字據宋本必寧本補

右三味切以水六升煮取三升去滓溫分三服忌生葱外臺卷七葉十七右方原出仲景云范汪同

療久心痛烏頭赤石脂丸方

赤石脂 乾薑 桂心 椒汗去閉口及目○案原脫去至目五字據宋本必寧本補 烏頭炮

右五味分末之蜜和丸如梧子服三丸日三以知為度赤石脂當取斑斑赤中者忌豬肉冷水生葱外臺卷七葉二十上

療心痛冷熱方

取伏龍肝末煮水服之方寸匕若冷以酒和服外臺卷七葉二十二

心痛

療心痛後繞臍痛上支脅心下痛方

芍藥 桔梗 細辛 蜀椒汗 桂心 乾薑各三分 附子一分炮

右七味末之合蜜和為丸如梧子服七丸以酒下日二服忌豬肉冷水生葱生菜等

療三十年心痛神方

真射菌醱者 好新好茱萸一名殺子

右二味等分擣篩蜜和丸服如麻子二丸日三藥勢盡乃热食良秘○案原脫秘字據必寧本補已用得差劉國英所秘

□心痛方

灸兩足大指甲宍○案原作寅據必寧本改下甲宍各半炷隨年壯

庚○案程敬通案云寅當作肉行準案宍原為六朝以來肉字之俗體至唐宋猶然或作宍醫心方卷十六諸痛方第二葉七云治心痛灸法兩足大指甲本甲宍之際甲內各半主隨年壯其文稍異

心痛發時心腹痛欲死方

灸足心及足大指甲後橫理節上及大指歧間白黑肉際百壯則止已上醫心方卷十六諸痛方第二葉七同足之心者在足下偏近大指本節際不當足心中央也外臺卷七葉五十五

范東陽方卷十九

九蟲

療長蟲雜方

取楝實以淳苦酒中漬再宿以綿裹內下部中令人三寸許一日易之 外臺卷二十六葉三十九 右方原出集驗云范汪同

貫衆丸主療九蟲動作諸■病方

貫衆熬 石蠶熬五分 狼牙四分 藜蘆二分 雚蘆〇案原作雚蘆非藜蘆〇 宋本脱藜蘆二字 據宋本補此字本見藜蘆兩事餘同 蜀漆炙六分 殭蠶熬三分 雷丸六分 蕪荑四分 厚朴三分 檳榔六分

右十味擣篩蜜和爲〇案原脱和爲二字據此宋本補 丸空心煖漿水服三十丸日三不知稍稍加之白蟲用榧子湯服 外臺卷二十六葉三十六 右方原出集驗云范汪同

蛔蟲攻心腹痛方

取薏苡根二斤剉以水七升煮取三升先食盡服之蟲死盡出 外臺卷二十六葉四十 右方原出集驗云范汪同

療白蟲橘皮丸方

橘皮四分 牙子 蕪荑各六分

右三味擣篩蜜丸如梧子以漿水下三十丸先食日再服

又方

狼牙五兩

右一味擣篩蜜丸如麻子大宿不食明旦空腹以漿水下一合服盡差

又方

橘實〇案原作楝實據宋本此字本改 破其上取皮中子擣合蜜丸如梧子宿不食旦以醋漿水若米汁下三百丸然食〇案原脱然食二字據此宋本補 並死下〇案原脱下字據此宋本補 或以糜㸐皮亦可丸服八十丸忌如常法 外臺卷二十六葉四十三

療白蟲方

淳漆三合 猪血三合

全漢三國六朝唐宋醫方 栖芬室

右二味相和微火上煎之不著手成宿勿食空腹旦先吃肥香脯一斤服如大豆許一百丸日中蟲悉出亡主蚘蟲 外臺卷二十六葉四十二 右方原出肘後云范汪同

療白蟲方

取茱萸北陰根洗去土切以酒一升漬一宿平旦去滓分再服凡茱萸皆用細根東北陰者良若指以上大者皆不佳用之無力 外臺卷二十六葉四十五 右方原出千金云范汪同

療蟯蟲芫花散方

芫花 狼牙 雷丸 桃人去皮尖熬各三分〇案原脱熬至分四字據宋本此字本補

右四味擣散宿勿食平旦以飲服方寸匕當下蟲也

巴豆白膏療蟯蟲方

巴豆一枚燒令烟斷去心皮　桃人四枚熬令黑去皮

右二味合擣作三丸大人清旦未食以漿水○案原脫水字據此宋本補服盡少小服一丸若不下明旦更復作服外臺卷二十六葉四十六

療蟯蟲在胃中漸漸羸人方

淳酒　白蜜　好漆各一升

右三味合銅器中微火上煎之令可丸丸如桃核大一枚宿勿食空腹溫酒下蟲不下再服之外臺卷二十六葉四十六右方

原出千金云范汪同

治蟯蟲方

練實淳苦酒中再宿以綿裹之塞穀道中令入二寸

醫心方卷七治蟯日易虫方第卅葉二十四

療虫方○案此宋本作療之方

取七月七日蒺蔾子陰乾燒作灰先食服方寸匕一服三日止

又方

以好鹽末二兩淳酒半升於銅器中煮令數沸宿勿食清旦溫○案此宋本溫作沸空腹頓服之外臺卷二十六葉四十七右二

呑

方原出陶氏云范汪同

療三蟲白歛丸方

白歛　狼牙　雚蘆　桃花　貫衆各三分　橘皮二分

蕪荑仁一分

右七味搗篩蜜丸如小豆大宿勿食旦以漿水服一剂日中乃食三下男子病大腹面黃欲食肉服此藥下赤蟲如筍莖者一尺所有頭目百餘枚病愈又九江謝丘病齊下有積大如杯小腹亦堅伏痛上下移咽逆喜噎心下常痛欲食肉服此藥下蟲無頭足赤身有口尾二百餘枚得愈又九江陳防痛大腹煩滿常欲食生菜服

全漢三國六朝唐宋醫方　栖芬室

此藥下白蟲大如臂小者百餘枚立差姙身婦人不得服之

療三蟲竹節丸方

燒竹節　雷丸各三分　錫屑二分　橘皮一分半

右四味擣下○案原脫下字據此宋本補篩蜜丸如梧子大一服八九日三服三日斷口也○案原脫三至也五字據宋本此宋本補

療三蟲蕪荑散方

蕪荑　雷丸　桔梗　白芷各四分

右四味擣散以饔飲若酒或米汁服方寸匕日三服又可□□□□○案此據宋本空四字位用蜜丸如梧子各十三丸出當

稍稍下不見盡○案原脫見字據照寧本補更○案照寧本无更字服一劑外臺卷二十六葉四十八下至四十九下

療三蟲方

真珠一兩研　亂髮如雞子大燒末

右二味內苦酒中旦空腹頓服之令盡外臺卷二十六葉四十八上右方原出肘後云范汪同

療三蟲方

藿蘆四兩炙　乾漆二兩熬　吳茱萸四兩

右三味為末依前先嚼脯以粥清服方寸匕日一服秘要法○案原脫秘要法三字據照寧本補外臺卷二十六葉四十九下右方原出備急云范汪同

范東陽方卷二十

栝樓湯主渴飲方

栝樓根內黃脉少者三兩

右一味切以水五升煮取一升分二服先以青沒竹瀝一升合水二升煮好銀二兩減半去銀先與病人飲之訖須臾後乃服栝樓湯其銀汁須次服外臺卷二葉十七至十八

全漢三國六朝唐宋醫方　栖芬室

後三方入此

范東陽方卷二十一

療胃氣虛不欲食四肢重短氣調和五藏并療諸病調中湯方

薤白一斤切 枳實六枚炙 橘皮三枚 大棗十二枚擘○肇原脫擘字據醫心方補 粳米三合 香豉六合

右六味切枳實橘皮炙以水六升先煮薤得四升內諸藥煮取一升半適寒溫服中分服之良一方生薑四分

胃反

外臺卷八第三十六

全漢三國六朝唐宋醫方　栖芬室

治胃反不受食食已嘔出四物當歸湯方

白蜜一升 當歸二兩 人參二兩 半夏一升

凡四物㕮咀以水二斗合蜜揚百遍卅過內藥銅器中煎得六升分再服加至一時復盡

橘皮湯治嘔吐反逆食飲不下方

人參一兩 橘皮二兩 白朮一兩 生薑三兩 甘草二兩炙

凡五物切以水一斗煮取三升先食服一升日三　醫心方卷九治胃反吐食方第九葉二十一

嘔吐

半夏湯治胸中乏氣而歐欲死方

以下三方入胃反之前

人參二兩 伏苓二兩 生薑三兩 白蜜五合 半夏三升洗
凡五物以蜜內六升水中撓之百過以餘藥合投中煮
得三升分四服禁冷食治干欲亦用此（醫心方卷九治歐吐方第十六葉三十）

治卒干歓煩悶方
用甘蔗擣之取汁溫服一升日三（醫心方卷九治干歓方第十七葉三十一下）

治腹痛消穀亦利服大豆方
取大豆蔄擇兒好者服一合日四五服一日中四五
飯後輒服雖非飯後可投間服趣盡四五合欲服時
手挼豆令熅熅光明若苦堅難小減豆

全漢三國六朝唐宋醫方　栖芬室

治食生冷之物或寒時衣薄當風食不消或夜食以臥不
消化心腹煩痛脹急或連日不化方
燒地令熱以薄席布上臥上厚覆取汗愈（醫心方卷九治宿食不消方第十葉二十二至二十三）

治久寒不欲飲食數十歲方
茱萸八合 生薑一斤切 消石一升
凡三物清酒一升水五合煮取（令）得四升後去滓溫飲二
升病即下去勿復服也（醫心方卷九治寒冷不食方第十一葉二十四下）

水腫

黄帝問曰水与膚脹鼓脹腸覃石瘕何以别之岐伯對曰水始起也目裹。案原作裹據凞寧本改上微腫如新臥起之状頸脉動時欬陰股間寒足脛腫腹乃大其水已成也以手按其腹随手而起如裹水之状此其候也膚脹者寒氣客於皮膚之間鼕鼕然不堅腹大身盡腫皮厚按其腹陷而不起腹色不變此其候也鼓脹者腹脹身腫大与膚脹等其。案原脱其字據凞寧本補色蒼黄腹脉起此其候也腸覃者。案腸凞寧本作膓寒氣客於腸外与衛氣相薄正氣不得營因有所繫癖。案癖凞寧本作瘕而内著惡氣乃起息肉。案原作瘜肉據凞寧本改乃生其始生也。案凞寧本无生字大如雞卵稍以益大至其成也若懷子之状久者離歲月按之則堅推之則移月事不以時下此其候也石瘕者生於胞中寒氣客於子門子門閉塞不得通惡血當寫不寫衃不。案凞寧本作衄以留止日以益大状如懷子月事不以時下皆生於女子可導而下曰膚脹鼓脹可刺耶對曰先寫其脹之血絡後調其經亦刺去其血脉師曰病有風水有皮水有正水有石水有黄汗風水其脉自浮外證骨節疼痛其人惡風皮水其脉亦浮外證胕腫按之没指不惡風其腹如鼓。案凞寧本作致不满不渴當發其汗正水其脉沈遅外證自喘石水其脉自沈外證腹满不喘黄汗其脉沈遅身体發熱胸满四肢頭面腫。案凞寧本无頭股兩字久未愈必致癰膿外臺卷二十第二右文原出甲乙經辛卷之乙匝經同

療水腫方

葶藶子一兩熬黑　甘遂一兩熬　吴茱萸四兩

右三味別搗異下篩和以蜜丸如梧子服可至五丸晩

葶藶丸療水腫方

葶藶一升熬　吴茱萸一升

右二味各別搗篩合以蜜和更搗二萬杵藥成飲服二丸如梧實不知增之當以小便利及下爲候若下者但可清旦一服若不下但小便利者日可再三服常將服腫消耳一名二利丸

利小便消水腫李核丸方

郁李核人三分。案凞寧本作郁李中人　松蘿三分　海藻二分　桂心二分　大黄五分　葶藶五分熬　黄連二分　通草一分　石韋一分去毛

右九味搗合下篩和以蜜丸如梧子先食飲服七丸日二稍增以知爲度外臺卷二十第二至三

療水病方

黄連末

右一味以蜜和搗萬杵丸如梧子飲服二丸可至三四丸

全漢三國六朝唐宋醫方　栖芬室

禁飲水并治物

又方

以苦酒一升飲之一方取塩豉各一撮以飲之之一

方取角木葉滿手口擣取汁飲之 外臺卷二十葉七

療治十種水腫丸方

第一之水先從面目腫遍一身名曰青水其根在肝大書大戟主之

第二之水先從心腫名曰赤水其根在心葶藶主之大分

第三之水先從腹腫名曰黃水其根在脾甘遂主之大分

第四之水先從脚腫名曰白水其根在肺藁本主之

第五之水先從足趺腫名曰黑水其根在腎連翹主之

第六之水先從面腫至足名曰玄水其根在膽芫花主之

第七之水先從四支起腫滿大身盡腫名曰風水其根在胃澤漆主之　第八之水四支小其腹腫滿獨大名曰石水其根在旁光桑根白皮主之　第十之水乍盛乍虛乍來乍去名曰氣水其根在大腸赤小豆主之　凡十病藥皆主之分等所病形同倍之治合白蜜丸如小豆先食服一丸日三欲下病服三丸人弱者以意節之治宿食流飲寒溫病禁辛菜豬肉生魚不禁欬之 醫心方卷十治十水腫方第廿葉三十 外臺卷二十葉十至十一云右方系出古今录驗云范汪同

療十水大黃丸方

大黃一分 消石一分 大戟一分熬 甘遂一分熬 芫花一分熬 椒目一分 葶藶一分熬 ○案原脱熬字據延享本補

七右味擣合下篩以蜜和丸如小豆先食飲服一丸日再漸增以知為度 外臺卷二十葉十一

療卒腫滿身面皆洪大方

用大鯉魚一頭以淳苦酒三升煮之令苦酒盡訖乃食魚勿用醋及塩豉他物雜也不過再作愈

又方

車下李核中人十枚研令熟粳米三合研令破以四升水中煮作粥令得一二升服之日三作未消更增核 外臺卷二十葉十七至十八

治卒腫大戟洗湯方

大戟四兩 莽草二兩 茵芋二兩 大黃二兩 黃連二兩 芒消二兩 葶藶二兩 皂莢二兩

凡八物皆㕮咀以水一斗五升煮得一斗絞去滓洗腫上日三

治諸卒腫風擊痛方

末芥子溫湯和塗布上以粘爍復易不堪其痛熱者小塗之已試良 醫心方卷十治身面卒腫方第卅三葉三十三至三十四

療卒腫滿身面皆洪大方
商陸根一斤刮去皮薄切之煮令爛去滓内羊肉一
斤下蔥鹽豉如常作臛法隨意食之腫差後亦可
宜作此可常搗商陸與米中拌蒸作餅子食之忌犬
肉（外臺卷二十葉十七右方原出肘後云范汪同）
療祖承郎水腫遍身（○案原作通身據此宋本改）衆醫不能療得此湯
一劑一夜小便五六升即差療水氣逆氣通身流腫短氣
腹滿晝夜（○案此宋本作晝夜）倚壁不得臥喉中水雞鳴白前湯方
白前（六分）紫菀（二兩）半夏（五合洗之三十遍）又方（四兩）生澤漆根（七合）一方
三兩

右四味切以水一斗内藥刻誌水度復加水七升微火
煎令至刻去滓次内藥七種白朮二兩吳茱萸五合桂
心三兩人參一兩乾薑一兩或生薑五兩栝樓五合或
六合六物微火煮取三升半分三服小便當利或當溏
下勿怪氣即低腫減呂計方經傳楊氏有驗忌羊肉餳
桃李雀肉生蔥（外臺卷二十葉二十二右方原出古今錄驗云范汪同）
療大水腫腹如鼓堅如石方
葶藶（熬）一升 椒目一升 芒消（六兩）水銀（十二兩）
右四味以水煮鍊水銀三日三夜數益水要當令黃白以
合搗藥六萬杵自令相和丸如梧子先食服一丸日三日

增一丸至十丸不知更從一丸始病當從小便利當飲
好牛肉羊羹晝夜五飲當令補養禁豬肉生魚菜勿忘
飲漿水渴飲羹汁少少善鄰夫人常服（○案原脫鄰至服八字據此宋本補）（外臺卷二十葉二十四右方原出古今錄驗云范汪同）
皮水一身盡腫面目悉腫甘草麻黃湯主之方
甘草（二兩炙㕮咀之○案原脫㕮咀之三字據此宋本補）甘草（四兩寸折去節○案原脫寸折二字據此宋本補）
右二味以五升水先煮麻黃再沸去上沫乃内甘草煮
得一升絞去滓適寒溫先服一升重覆之日移二丈所
當汗出汗出勿復服不汗乃復服當慎護風寒數日乃

全漢三國六朝唐宋醫方 栖芬室

出入忌海藻菘菜（外臺卷二十葉二十九）
皮水越婢湯加朮主之方
麻黃（六兩去節）大棗（十二枚擘）白朮（四兩）生薑（三兩切）甘草（二兩炙）
石膏（半斤碎綿裹○案原脫碎綿裹三字據此宋本補）
右六味㕮咀以水七升煮麻黃一二沸去上沫乃内餘
藥煮取三升去滓適寒溫服七合日三忌海藻菘菜
桃李雀肉等（○案原作忌同前脫海藻等九字據此宋本補改）（外臺卷二十葉二十九右方原出古今錄驗云范汪同）
療水腫從足始轉上入腹則殺人豚肝方
一生豬肝一具煮熟食方一物（○案原作煮熟食法並脫一物二字據此宋本）

補
細切頓食令盡不得用鹽可用苦酒豬重五六十
斤以上肝者一頓噉盡百斤以上豬中分服再食○案
原作猪者分兩服據醫寧本改補
若但兩足腫者方
剉蔥葉煮令爛以漬之日三四度良也外臺卷二十葉三十下
治身體流腫心下脹滿短氣逆害飲食方
大豆一斗以水三斗煮之令得一斗七升去滓內一
斗好酒合煎之令得一斗七升服一升日三醫心方卷十治
通身水腫方第十九葉二十六至二十七
療身體暴腫如吹方
巴豆三十枚合皮㕮咀
右一味以水五升煮取三升綿內汁中以拭腫上隨手
減矣日五六拭勿近目及陰外臺卷二十葉三十三右方不出集驗云范汪同
療久腫新腫方
黑大豆一斗清水一斗煮之令得八升去豆以八升
清酒投中更微火上煎令得八升一服之為佳不能
者案醫寧本不作石亦可分再三服通腫當隨小便去腫除
後渴雖甚要不可飲慎之外臺卷二十八葉三十八
療男女新久腫得惡○案醫寧本惡作無暴風入腹婦女新產上圊
○案醫寧本作圊風入藏中如馬鞭者噓吸短氣欬嗽大豆煎方

大豆一斗擇令淨以水五斗煮取一斗三升澄清內
釜中以一斗半美酒內汁中更煎取九升宿勿食○案
醫寧本作切食旦服○案醫寧作且服據一本改三升溫覆取汗兩食頃
當下去風氣腫減慎風冷十日平復也除日合服之
若急不可待逐急合服無令六畜婦人見之腫差
更服三升若醒醒差○案醫寧脫更至差八字今據醫寧本補勿服之神
驗也亦可任性飲之常使酒氣相接外臺卷二十葉三十八右引
出千金翼云范汪同

全漢三國六朝唐宋醫方 栖芬室

若若

范東陽方卷三十

桂枝湯療太陽中風陽浮陰弱陽浮者熱自發陰弱者汗自出嗇嗇惡寒淅淅惡風翕翕發熱鼻鳴乾嘔方

桂枝 芍藥 生薑各三兩 甘草二兩炙 大棗十二枚擘

右五物○案原作味據宋本敔寧本改切薑擘棗次切餘藥以水七升煮棗令爛去滓乃內諸藥水少者益之煮令微微沸得三升去滓服一升日三小兒以意減之初一服便得汗出者後服小小闊其間不得汗者小小促之令其藥勢相及汗出自護如服六物青散法若病重者宜夜服○案宜原作晝據宋本敔寧本補改特須避風若服一劑晬不解病重證不變者當更服之至有不肯汗出服二三劑乃愈服此藥頃亦當飲熱粥以助藥力者初得病甚便以火發汗火氣太過汗出不解煩躁不得寐因此湯加龍骨牡蠣各三兩減桂心生薑各一兩不用芍藥若虛勞裏急腹中痛者取前桂枝湯二升加膠飴音夷餳也○案原脫音至也四字小注據宋本寧本補一升適寒溫分再服若得大汗出者取前桂枝湯二兩發汗後重發汗亡陽讝語○案讝原作諓據宋本改其脈反和者不死發汗已解半日所○案所原作許據宋本改重發煩其脈浮數可復發汗宜桂枝湯方忌海藻生蔥菘菜等物○案原脫物字據宋本敔寧本補 外臺卷二第二至三右方原出仲景

駃豉丸療傷寒留飲宿食不消一名續命丸方

黃芩五兩 大黃五兩 梔子人一十六枚大○案原脫一大二字據宋本敔寧本補 黃連五兩去毛 豉一升熬 甘遂三兩太山者 麻黃五兩去節 芒消二兩 巴豆一百枚去皮心熬研

右九味擣篩白蜜和丸如梧子服三丸以吐下為度若不吐利加二丸一本有杏人七十枚 外臺卷二第二十右方原出深師云范汪同行准案枚下原有忌豬肉冷水蘆筍等八字據宋本刪 宋本范汪同三字在枚字下

續命丸療傷寒及辟實痰癊○案原作飲據宋本敔寧本改百病方

大黃五兩 黃連二兩 麻黃五兩去節 甘遂三兩熬 黃芩二兩 芒消二兩 研杏人七十枚去皮尖熬 巴豆一百枚去心熬研 豉一升熬

右九味擣篩蜜和丸得傷寒一日服一丸如小梧子大二日二丸至六七日六七丸但吐下得汗愈若水澼及痰實服三五丸日二 外臺卷二第二十下右方原出古今錄驗云范汪同

療傷寒熱病手足腫欲脫方

生牛肉裹之腫消痛止 外臺卷二第二十四

療毒熱攻手足腫疼欲脫方

濃煮虎杖根適寒溫以[redacted]漬手足入至踝上一尺 外臺卷二第二十四下右方原出集驗云范汪同

又方

酒煮苦參以漬之 外臺卷二葉二十四至二十五 右二方原出集驗云范汪同

療毒熱病攻手足腫疼痛欲脫方

煮馬糞若羊糞汁漬之豬膏和羊糞塗之亦佳

又方

取常思草絞取汁以漬之 一名蒼耳 外臺卷二葉二十五右二方原出千金云范汪同

療少陰病四逆其人或欬或悸 其季反○案原脫其季反三字據宋本巡本補 或小便不利或中腹痛或泄利下重四逆散方

甘草十分炙 枳實十分炙 柴胡十分 芍藥十分

右四味擣細篩白飲和服方寸匕日三服欬者加五味子乾薑各五分并主下利胸中悸者加桂心五分小便不利者加茯苓五分腹中痛者加附子一枚泄利下重者先以水五升煮薤二升取三升以散三方寸匕內湯中煮之取一升半分再服忌海藻菘菜 外臺卷二葉三十右方原出千金翼云范汪同

療傷寒腹中微痛不止下利 ○案宋本作痢 秦皮湯方

秦皮三兩 黃連四兩 白頭翁二兩 阿膠三兩

右四味㕮咀三味以水八升煮得二升絞去滓內膠令烊適寒溫先食飲七合日三 ○案原作二據宋本改 服忌豬肉冷水

致薤湯療傷寒暴下及滯利 ○案宋本作痢 腹痛方

致一升 薤白一把寸切

右二物以水三 ○案宋本作二 升煮令薤熟漉去滓分為再服不差復作

蕙草湯療傷寒除熱止下利方 ○案利宋本作痢

蕙草二兩 黃連四兩 當歸二兩

右三味切以水六升煮得二升適寒溫飲五合日三忌豬肉冷水等物

療傷寒下利 ○案宋本作痢 脈微足厥冷通草湯方

通草一兩 乾薑一兩 枳實四兩炙 人參一兩 附子一枚炮令裂破

右五味切以水六升煮取二升適寒溫飲五合日三不差稍加至七合忌豬肉 外臺卷二葉三十二至三十三

療傷寒若下膿血者赤石脂湯方

赤石脂二兩碎 乾薑二兩切 附子一兩炮破

右三味以水五升煮取三升去滓溫分三服後臍下痛者加當歸一兩芍藥二兩用水六升煮忌豬肉 外臺卷二葉卅四

白通湯療傷寒泄痢不已口渴不得下食虛而煩方

大附子一枚生削去黑皮破八片 乾薑半兩炮 甘草半兩炙 蔥白十四莖

右四味切以水三升煮取一升二合去滓溫分再服湯徹喉心下停水者一方加犀角半兩大良忌海藻菘菜

豬肉外臺卷二葉三十一至三十二右方原出肘後云范汪同

療傷寒後下利○案宋本作痢膿血蘗皮湯方

黃蘗二兩 黃連四兩 梔子人十四枚 阿膠一兩炙

右四味切以水六升煮三味取二升去滓內膠令烊溫分再服忌豬肉冷水外臺卷二葉三十三至三十四右方原出集驗云范汪同

熱利○案宋本作痢下重白頭翁湯主之方

白頭翁二兩 黃蘗三兩 黃連三兩 秦皮三兩切

右四味切以水七升煮取二升去滓分服一升不愈更服忌豬肉冷水外臺卷二葉三十四右方原出千金翼云范汪同

療傷寒後赤白滯下無數阮氏桃華湯方

赤石脂八兩次多白滯者減四兩○案原作加四兩據宋本熙寧本改 粳米一升 乾薑四兩次多白滯者加四兩切

右三味切以水一斗煮米熟湯成去滓服一升不差復作熱多則帶赤冷多則帶白外臺卷二葉三十四右方原出崔氏云范汪同

全漢三國六朝唐宋醫方 栖芬室

范東陽方卷三十一 按此原為第卅二卷今改作三十一卷

傷寒

黃帝問於岐伯曰人傷於寒而得病何以反更為熱岐伯曰極陰變陽寒盛則生熱熱盛則生寒諸病發熱惡寒脈浮洪者便宜發汗當發汗而其人適失血及大下利如之何岐伯答曰數少與桂枝湯使体潤漐汗纔出連日如此自當解也外臺卷一葉五

傷寒四五日身熱惡風頸項強脇下滿手足溫而渴者小柴胡湯主之方

柴胡半斤 栝蔞根四兩內少黃腡者○案蔞宋本作樓又原脫內至者五字據宋本熙寧本補 桂心三兩 黃芩二兩○案原作三兩據宋本改 牡蠣二兩○案原作三兩據宋本改 甘草二兩炙 乾薑二兩○案原作三兩據宋本改

右七味切以水一斗二升煮取六升去滓更煎取三升溫服一升日三服初服微煩溫覆汗出者便愈也忌生葱海藻菘菜外臺卷一葉十一右方原出仲景云范汪同

療傷寒不大便六七日頭痛有熱與承氣湯其人小便反清一本作大便反青○案原脫一至青七字小注據宋本補者知不在裏仍在表也當須發汗若頭痛者必衄○案衄下原有血字據宋本刪宜桂枝湯方○案此下[redacted]提行原有桂枝湯方四字據宋本刪

桂枝三兩○案原脫三兩二字據宋本補 芍藥三兩○案三上原有各字據宋本刪 甘

全漢三國六朝唐宋醫方 栖芬室

草炙二兩 生薑三兩○案薑原作姜據宋本改 大棗十二枚擘

右五味切以水七升煑取三升去滓溫服一升須臾啜稀粥一升助藥力覆取微汗忌生葱海藻菘菜外臺卷十一葉十二右方原出仲景云范汪同

療傷寒七八日不解默默煩悶腹中有乾糞譫語○案譫原作讝據宋本改大柴胡湯方

柴胡半斤 半夏八兩湯洗 生薑四兩 知母 芍藥 大黃 甘草炙 萎蕤各二兩○案萎蕤原在甘草之上據宋本改移 一方加大黃四枚 黃芩二兩 人參三兩○案原作四兩據宋本熙寧本改

右十一味切以水一斗煑取三升去滓溫服一升日三服忌海藻菘菜羊肉餳外臺卷一葉二十至二十一右方原出集驗云范汪同 加人參三兩餘並

療少陰病二三日至四五日腹痛小便不利下利不止而便膿血桃華湯方

赤石脂一斤一半全用一半篩末 乾薑一兩切 粳米一升

右三味以水七升煑取米熟去滓服○案米原作取據宋本熙寧本改七合內赤石脂末一方寸匕日三服外臺卷一葉二十五右方原出千金翼云范汪同

傷寒脉浮發熱無汗其表不解者不可與白虎湯渴欲飲水無表證者白虎湯主之方

知母六兩 石膏一斤碎綿裹 甘草炙三兩 粳米六合

右四味切以水一斗二升煑取米熟去米內藥煑取六升去滓分六服日三服忌海藻菘菜已上千金翼同 兼療天行之病外臺卷一葉二十七右方原出千金翼云諸家兼療天行之病

療傷寒或始得至七八日不大便或四五日後不大便或下後秘塞者承氣湯方

厚朴炙 大黃三兩 枳實六片炙

右三味切以水五升煑取二升体強者服一升羸者服七合得下必效止外臺卷一葉三十一右方原出崔氏云范汪同又參同卷葉卅錄文仲方

療傷寒二三日以上至七八日不解者可服小柴胡湯方

柴胡半斤 人參 甘草炙 黃芩 生薑各三兩○案原作各二兩據宋本改 半夏五合洗 大棗十二枚擘

全漢三國六朝唐宋醫方 栖芬室

右七味切以水一斗二升煑取三升分三服微覆取汗半日便差不差更服一劑忌羊肉餳海藻菘菜

瓜蒂散主傷寒胸中痞塞宜吐之方

瓜蒂 赤小豆各一兩

右二味擣散白湯服一錢匕取得吐去病差止外臺卷一葉三十四至三十五右方原出張文仲云范汪同

療傷寒五日以上宜取下利

大黃四兩 厚朴二兩炙

麥奴丸療傷寒五六日以上不解熱在胸中口噤不能言唯欲飲水為敗傷寒醫所不療方

麻黃去節 大黃 芒消 竈突中墨 黃芩各二分 麥奴
梁上塵 釜底墨各一分
右八味擣篩蜜和爲彈丸以新汲水五合研一丸病者
渴欲飲水但極飲冷水不節升數須臾當寒寒訖汗出
則愈若日移五丈不汗依前法服一丸以微利止藥勢
盡乃食當冷食以除藥勢一名黑奴丸小麥黑勃名爲
麥奴是也外臺卷一葉三十八右方原出古今錄驗六花經同
療傷寒勑色頭痛頸強賊風走風黃膏方
大黃 附子 細辛 乾薑 蜀椒去目 桂心各一兩
巴豆好者五十枚去皮
右七味各切以淳苦酒漬藥一宿以臘月豬脂一斤煎
之調適其火三上三下藥成傷寒勑色發熱酒服如梧
桐子許又以摩身數百過兼療賊風絕良風走肌膚追
風所在摩之已用有効此道家方忌野豬肉生蔥生菜
蘆省
療傷寒白膏摩體中手當千過藥力乃行〇案乃原作方據宋本改
并療惡瘡小兒頭瘡牛領馬鞍皆療之先以鹽湯洗惡瘡
布拭之著膏瘡腫上摩向火千過日再自消方
天雄 烏頭炮 莽草 羊躑躅各三兩
右四味各以苦酒三升漬一宿作東向露竈又作十二

全漢三國六朝唐宋醫方 栖芬室

二聚溼土各一升許成煎豬脂三斤著銅器中加竈上
炊以葦薪爲火令膏釋內所漬藥炊令沸下著土聚上
沸定頃上火煎如此十二過令土之發聚足過藥成從去
滓傷寒頭痛酒服如杏核一枚溫覆取汗咽痛含如棗核
日三咽之不可近目
崔文行解散療傷寒發熱者方一名度瘴散〇案度原作皮據宋本改
烏頭一斤燒 桔梗 細辛各四兩 白朮八兩
右四味擣散皆令丹若中寒服一錢匕覆取汗若不覺
復少增服之以知爲度時氣不和旦服錢五匕辟惡氣
欲省病服一服皆酒服忌生菜豬肉桃李雀肉等
六物青散〇案物原作味據宋本改療傷寒勑色惡寒者方勑通作赤
烏頭炮 桔梗 白朮各十五分 附子炮五分 防風 細辛〇案此二味缺分兩小島氏校云千金防風細辛各十八銖
右六味擣篩爲散溫酒服錢五匕不知稍增服後食頃
不汗出者飲薄薄粥〇案原作溥溥據宋本改一升以發之溫汗出
濈濈可也勿令流離勿出手足也汗微出勿粉若汗大
出不止溫粉粉之不得汗者當更服之得汗而不觧當
服神丹丸忌生菜豬肉桃李雀肉等〇案神丹丸方外臺引出崔氏見下
療傷寒勑色惡寒發熱體疼發汗神丹丸方
人參五分 烏頭炮四分 半夏洗五分 茯苓五分 朱砂研一分 附子

炮四分
右六味擣為末蜜和丸如大豆每服三丸生薑湯下發
汗出令体中漐漐然如汗未出更以熱粥投之令汗出
若汗少不解復如前法若得汗足不解者服桂枝湯此
藥多毒飲水解其熱愈周護軍子期自說天行用之甚
良故記之忌豬羊肉大酢生血等物○案照寧本无物字外臺卷一葉二
十九至三十右方原出崔氏云范汪同
服桂枝湯大汗出後脈洪大者与桂枝湯如前法若形如
瘧一日再發者汗出便解屬桂枝二麻黃一湯主之方
桂心一兩十七銖 杏人十六枚去尖皮 芍藥一兩六銖○案銖原作節據宋本照寧
本補麻黃一十六銖去節 生薑一兩六銖切 甘草炙一兩二銖 大棗五枚擘
右七味切以水五升先煑麻黃一兩沸去掠沫乃内諸藥
煑得二升去滓溫服一升日再本云桂枝湯二分麻黃
湯一分合為二升分再服今合為一方忌海藻菘菜生
葱
療傷寒及天行瓜蔕散吐方
赤小豆一兩 瓜蔕一兩
右二味擣作散溫湯二合服一錢匕藥下便臥若吐便
且急忍也候食頃不吐者取錢五匕散二合湯和服之
便吐矣不吐復稍增以吐為度吐出青黃如菜汁者五

升以上為佳若吐少病不除者明日如前法復服之可
至再三不令人虛也藥力過時不吐服湯一升助藥力
也吐出便可食無復餘毒若服藥過多者益飲冷水解
之○案外臺卷一葉三十四引張文仲云范汪同推文脫
療傷寒熱病辟毒氣疫癘病七物赤散方○案物原作味據宋本改
朱砂 烏頭炮各二兩 細辛 躑躅 乾薑 白朮各一兩
栝樓一兩半
右藥擣散服半錢匕用酒調服汗出解不解增至一錢
匕除邪氣消疫癘忌桃李雀肉生菜豬肉生血物等○案
物等原作等物據照寧本改 外臺
卷一葉三十九至四十二

全漢三國六朝唐宋醫方 栖芬室

范東陽方卷三十三

治傷寒五六日嘔而利者黄芩湯方

黄芩三兩 半夏半升 人參二兩 桂心二兩 干薑三累 大棗十二枚

凡六物水七升煮得二升分再服醫心方卷十四治傷寒五日方第卌葉四十五

治傷寒六七日不大便有瘀血方

桃人廿枚熬 大黄三兩 水蛭十枚 蝱蟲廿枚

凡四物搗篩爲四丸牟服當下血不下後服醫心方卷十四治傷寒六日方第卌一葉四十五

治熱病唾血方

白茅根一物搗下篩爲散服方寸匕日三亦可絞取汁飲之醫心方卷十四治傷寒唾血方第卌葉四十九

療傷寒心中懊憹下利穀道中爛傷當服懊憹散以塞藥内穀道中懊憹散方

雚蘆十分 乾漆二分 萹蓄二分

右三味各異擣篩粉粥飲服一錢匕先食日再服

療䘌懊憹麝香散方

麝香一分研 雄黄一分研 丹砂一分研 犀角一分屑 羚羊角一分屑○案屑原作研據宋本醫心方改 青葙子一分 黄連一分 升麻一分 桃人一分熬 貝齒一分

右十味並擣合下篩先食以小麥粥服錢五匕服藥訖復以錢五匕綿裹以導穀道中食頃去之日三忌豬肉冷水生血物等○案原作等物據宋本照寧本改外臺卷二葉三十七

治大孔中癢方

取女萎治下篩綿絮裹著大道中癢絶乃出藥醫心方卷十四治傷寒後下部癢痛方第五十六葉五十八

天行

療二三日以上至七八日不解者可服小柴胡湯方

柴胡八兩 人參三兩 甘草三兩炙 黄芩三兩 生薑三兩 半夏半斤洗○案原作半升據宋本改 大棗十二枚擘

右七味切以水一斗二升煮取六升去滓更煎取三升分三服微覆取汗半日便差如不除更服一劑忌海藻菘菜羊肉餳外臺卷三葉五右方原出肘後云范汪同

凝雪湯療天行毒病七八日熱積胸中煩亂欲死起死擒青塔○案原脫青塔二字據宋本照寧本補湯方

芫花一斤○案原作一升據宋本照寧本改

右一味以水三升煮取一升半漬故布薄胸上不過再三薄熱則除當温四肢護厥逆也外臺卷三葉七至八右方原出千金云范汪同

全漢三國六朝唐宋醫方 栖芬室

此方入下頁第三方下

水道散療天行病煩熱如火狂言妄語欲走方

白芷一兩 甘遂二兩熬

右二味擣篩以水服方寸匕須臾令病人飲冷水腹滿則吐之小便當赤也一名濯腹湯此方療大急者外臺卷三葉三十三右方原出千金云范汪同

療天行病毒熱攻手足疼痛赤腫欲脱方

鹽豉及羊肉一斤以來

右三味以水一斗煮肉熟以汁看冷煖漬手足日三度差外臺卷三葉三十四右方原出肘後云范汪同

療天行熱毒下痢赤白久下膿血及下部毒氣當下細蟲如布絲縷大或長四五寸黑頭銳麝香丸方

麝香一分 附子二分炮 雄黃 丹砂 乾薑各二分

右五味各擣下篩訖後更合冶之蜜和為丸如小豆大飲下一丸老小半之○案小原作少據宋本與事本改文驗忌猪肉生血物○案原脫物字據宋本補外臺卷三葉三十七

療天行下部瘡爛方

烏梅二七枚去核 大蒜二七枚 屋塵半升篩取細者

右三味擣篩為散苦酒一升和調於銅器中煎成丸作長挺內下部外臺卷三葉三十七右方原出深師云范汪同

療人下部中痒方

並煮取膏以水銀熟研丸之令相得長二三寸以綿
薄裹內大孔中蟲出差

療穀道中瘡方
以水中荇葉細擣綿裹內下部日三

療天行䘌蟲食下部生瘡雄黃丸散方
雄黃半兩 青葙子三兩 苦參三兩 黃連三兩 桃人一兩半去皮尖及兩人
右五味合擣篩綿裹如半棗核大內下部亦可米汁服
方寸匕日三服忌豬肉冷水及熱麵炙肉蒜等物

桂枝湯療天行䘌瘡方
桂心二兩 小藍二兩
右二味㕮咀以水一斗煮取二升半內豬肝十兩去上
膜細研著湯中和令相得臨時小溫若蟲蝕在腹內者
服之在下部者三分藥中用一分竹筒內下部中服藥
一時間當下細蟲如髮大五六升小兒半作之忌生葱
外臺卷三葉三十八

療天行病䘌下部生瘡方
濃煮桃皮煎如糖以綿合導下部中若口中生瘡含之
外臺卷三葉三十八右方系出文仲引姚氏云范汪同

療丈夫得婦人陰陽易病若因〇宋本无因字房室及諸虛勞少腹

墜沒烏梅白梅大蒜枚〇也 病陰痛因爲狐惑方
灸陰頭一百壯便差可至三百壯皆無良無比後生
子如故無妨〇外臺卷三葉四十右方原出深師云范汪同

辟溫

許季山所撰干敷散主辟溫疫疾惡令不相染著氣方
附子一枚一分炮〇葉原脫一分兩字據宋本補 細辛一分 乾薑一分 麻子一分研 柏子一分
右五味擣篩爲散正旦舉家以井華水各服方寸匕服
藥一日十年不病二日二十年不病三日三十年不病
受師法但應三日服歲多病三日服之忌豬肉生菜〇案原脫忌至菜五字據宋本補 外臺卷四葉六下右方原出古今錄驗云范汪同

故督郵顧子獻得病已差未健詣華旉視脉旉曰雖差尚虚未平復陽氣不足勿爲勞事也餘勞尚可行準案湖北崇文書局本作男勞尚可外臺引千金作集驗作餘勞尚可女勞即死臨死當吐舌數寸獻婦聞其差從百餘里來省之住數宿止交接之間三日死巢氏病源卷八葉十二至十三局刻本葉十二行準案千金卷十勞復第二葉八引此不注出處外臺卷二葉四十引千金無顧子獻名外臺卷三葉四十引集驗文略與千金同惟均未言與范汪方同故今但錄巢源之文他不復載

豭音加雄鼠也下同○案原脱音至同七字據宋本臣寧本補鼠糞湯療傷寒病後男子陰易方

薤一大把　豭鼠糞十四枚

右二味以水五升煮取二升盡飲之温卧汗出便愈○理勞復豭鼠屎兩頭尖者是也

丹米湯療傷寒病已後男子陰易方

丹米○案原有三兩二字據宋本臣寧本删

右一味末以薄酒和盡飲之温覆汗出便愈○隨人大小不必三兩自以意消息之○案小島氏校云案丹米疑是丹黍米也本草丹黍米條引傷寒類要載此方

療交接勞復卵行準案卵當作卵腫腹中絞痛便絶死竹皮湯方

刮青竹皮一升

右一味以水三升煮五六沸絞去滓頓服立愈

療陰陽易栝樓湯方

栝樓根二兩

右一味以水五升煮取一升分二服先以青淡竹瀝一升合水二升煮好銀二兩減半去銀先與病人飲之訖須臾乃服湯小便利即差栝樓湯銀汁須冷服外臺卷二葉三十九至四十右四方並未著卷數

療婦人得温病雖差平復未滿一百日不可與交合交合爲陰易之病、必拘急手足拳皆死丈夫病以易婦人名爲陽易速當療之可差滿四日不可療也宜服令此藥方

全漢三國六朝唐宋醫方 栖芬室

乾薑四兩

右一味擣末湯和一頓服温覆汗出得解止手足伸遂愈外臺卷二葉三十九右引原出深師云范汪同

療傷寒病差語言書疏坐起行步勞復方

劖青竹皮行準案小島氏校云劖字有誤傷寒類要又載此方作刮竹皮今案坊間石印本正作刮青竹皮蓋因劖而闇誤者多多煮之令濃服三升汁則愈

傷寒已愈食飲多勞復大黄豉湯方

豉五合　甘草二兩炙　桂心二兩　大黄四兩　芒消半升

右五味㕮咀以水六升煮得二升去滓先食適寒温飲

一升日再忌海藻菘菜生葱等物

療傷寒差已後飲食勞復梔子湯方

梔子十四枚 豉一升 桂心二兩 麻黃二兩 大黃二兩

右五味㕮咀以水七升先煮麻黃掠去沫內餘藥更煮取二升去滓溫服一升日再服當小汗及下利忌生葱

療大病已差勞復者枳實梔子湯方

枳實三枚炙 梔子十四枚擘

外臺卷二葉四十二至四十三

右二味以酢漿一斗先煎取六升煮藥取三升內豉一升煎五六沸去滓分再服覆取汗若有宿食者內大黃如棊子一枚

外臺卷二葉四十四右方亦出千金亦在注同

療傷寒已愈食飲多復發者方

豉五合綿裹 甘草二兩炙 大黃四兩 芒消半兩

右四味切以水九升煮取三升去滓飲一升日再 ○案原書以下有忌[redacted]菘菜海藻等六字據宋本范注同三字在再字下故删

外臺卷二葉四十五右方原出古今錄驗亦范汪同

療傷寒差令不復白芷散方

白芷十二分 白朮十分 防風八分 栝樓五分 桔梗四分 細辛三分

附子二分炮去皮 乾薑二分 桂心二分

右九味擣篩為散以粳米粥清服一錢匕食已服二錢

全漢三國六朝唐宋醫方　栖芬室

一下六十三卷

小兒服一錢，常以鷄子作羹與粳米飯多少與病人食之，亦未必常有。(案宋本鷄子羹粳米飯亦服藥無有字)訖，即扶起令行步，仍搦頭痛洗手面，食輒服之，勞行如前則不復浩云數用佳。(案宋本佳下范汪同三字在佳字下，原書此下有忌猪肉桃李雀肉胡荽蒜青魚鮓生葱生菜十七字，今據宋本删。外臺卷二葉四十五葉至四十六)右二方原出古今錄驗云范汪同

許季山所撰干敷散，主辟溫疫疾惡，令不相染著氣方

附子一枚(一分)，炮(○案原脱一分兩字，據興寧本補)　細辛(一分)　乾薑(一分)　麻子(一分)　研栢子(一分)

右五味，擣篩為散，正旦舉家以井華水各服方寸匕，服藥一日，十年不病，二日，二十年不病，三日，三十年不病。受師法，但應三日服，歲多病，三日服之，忌猪肉生菜。(○原脱忌至菜五字，據興寧本補，外臺卷四葉六下。右方原出古今錄驗云范汪同)

療溫毒發斑，赤斑者五死一生，黑斑者十死一生，大疫難救，黑奴丸方

麻黃(三兩，去節)　大黃(二兩)　芒消(一兩，別下○案原脱別下二字，據興寧本補)　黃芩(一兩)　釜底墨(一兩，研入○案原脱研入字，據興寧本補)　屋梁上塵(二兩，研入○案原脱入字，據興寧本補)

右七味，擣末，用蜜和如彈子大，新汲水五合研一丸服

之若渴但與水須決當寒、訖便汗則解日移五丈不
覺更服一丸此療六日胃中常大热口噤名壞病醫所
不療服此丸多差 外臺卷四葉十一右方原出備急云范汪同

黄疸

諸黄猪膏髮煎主之方
猪膏八兩 亂髮大如雞子一枚
右二味内髮膏中煎之髮消盡研絞去膏細滓分二服
病從小便去也 外臺卷四葉十五右方原出仲景云范汪同

療天行毒热通貫藏腑沈鼓骨髓之間或為黄疸黑疸赤
疸白疸穀疸馬黄等疾喘急須臾而絶瓜蒂散方

瓜蒂二七枚 赤小豆二七枚○案原作三七枚據明抄本改 秫米二七粒
右三味擣篩為散取如大豆粒吹於兩鼻之中甚良不
差間日復服之 外臺卷四葉十五右方原出删繁云范汪同

療黄疸散方
取瓠子白瓤及子熬令黄擣為末服半錢匕日一服
十日愈用瓠子數數有吐者當先詳之 外臺卷四葉二十一

黄疸茵蔯蒿五苓散主之方
茵蔯蒿末十分 五苓散五分
右二味和先食白飲和方寸匕服之日三忌大酢桃李
雀肉生葱 ○案原脫忌至葱九字據明抄本補

五苓散利小便治黄疸方
猪苓三分去皮 白术三分 茯苓三分 澤瀉五分 桂心二分
右五味擣篩和合白飲和服一方寸匕日三多飲煖水
以助藥勢汗出便愈忌大酢生葱桃李雀肉等○案原脫忌至
等十字據明抄本補 外臺卷四葉二十右方原出仲景云范汪同

療黄疸方
取生小麥苗擣絞取汁飲六七合晝夜三四飲三四
日便愈無小麥苗穬麥苗亦得已上千金同 用小麥勝也
見上本書外臺卷四葉二十一

療黄疸年六十以上方

茅根一把細切○案原脫細切二字據明抄本補 猪肉一斤
右二味合作羹盡一服愈当灸臍上下兩邊各一寸半
百一壯手魚際白肉側各一灸隨年壯 外臺卷四葉二十二右方原出
崔氏云范汪同

黄家腹滿小便不利而赤身汗出者表和裏實也宜下之
大黄黄蘗皮梔子消石湯方
大黄四分 黄蘗四兩 梔子十五枚 消石四兩
右四味切以水六升煮三物得二升半去滓内消石更
煎取一升先食頓服盡 外臺卷四葉二十七右方原出仲景云范汪同

黄疸小便色不變欲自利腹滿而喘者不可除其熱熱除

必噦、者小半夏湯主之

半夏五兩炮　生薑八兩

右二味以水六升煮取一升半去滓分溫三服忌羊肉餳外臺卷四第二十七右二方原出仲景云范汪同

師曰黃汗爲病身體腫發熱汗出而渴狀如風水汗沾衣者色正黃如蘗汁脈自沉也○案原脫者字據照寧本補問曰從何得之師曰以汗出水入汗孔水從外入而得之宜黃耆芍藥桂心酒湯主之方

黃耆五兩　芍藥三兩　桂心三兩

右三味切以苦酒一升水七升和煮取三升去滓溫服

一升正當心煩也至六七日稍、自除其心煩不止者以苦酒阻故也阻一作口○案照寧本酒下阻作咀小注咀一作阻

一方用美清醯○案照寧本作醯代酒忌生蔥

凡黃汗之病兩脛自冷假令發熱此屬歷節食已則汗出又身常夜臥盜汗出者此勞氣也若汗出即發熱者久久身必甲錯也發熱不止者必生惡瘡也若身重汗出已輒輕者久久必身瞤、則胸中痛又從腰以上必汗出下無汗腰寬○案寬原作髖據照寧本改弛痛如蟲在皮中狀劇者不能食身疼重煩躁小便不利者名曰黃汗桂枝湯加黃耆五兩主之方

桂心三兩　芍藥三兩　甘草二兩炙○案原作三兩據照寧本改　生薑三兩　大棗十二枚擘○案原脫擘字據照寧本補　黃耆五兩去皮○案原脫去皮二字據照寧本補

右六味切以水八升微火煎取三升去滓溫服一升覆取微汗須臾間不汗者食稀熱粥一升餘以助湯力若不汗者更服湯也忌海藻菘菜生蔥外臺卷四第二十八右二方原出仲景云范汪同

黃家日晡發熱而反惡寒此爲女勞得之膀胱急小腹滿身體盡黃額上反黑足下熱因作黑瘅大便必黑腹臚脹滿如水狀大便黑溏者此女勞之病非水也腹滿者難療消石礬石散主之方

消石熬黃　礬石燒令汁盡

右二味等分擣絹篩以大麥粥汁和服方寸匕日三重衣覆取汗病隨大小便去小便正黃大便正黑也大麥則須是無皮麥者外臺卷四第二十九右方原出仲景云范汪同

療黃疸變成黑疸者多死急治之方

取土瓜根汁服一小升平旦服至食時病從小便去則愈不忌先須量病人氣力○案人照寧本作兒不得多服力衰則起不得外臺卷四第三十右方原出肘後云范汪同

治黃疸茵陳湯方

茵陳蒿六兩　大黃二兩　支子十四枚

九三物水一斗二升先煮茵陳蒿減六升去滓内大
黄支子煮取三升分三服之醫心方卷十治黄疸方第廿五葉三十五下
灸黄疸法
灸脊上下兩邊各一寸半二百壯醫心方卷十治黄疸方第廿五葉三十七
治飲酒得黄病方
蘇生麥心井華水絞取汁頓服三升先食日三有驗
醫心方卷十治酒疸方第廿八葉三十八
茵陳湯主黄疸（酒疸）酒癖身體面目盡黄方太醫校尉史脱處
○案小島氏云案黄疸遍身方引崔氏載此方注云千金同
茵陳三兩大黄二兩方一兩一梔子二七枚擘○案崔氏脱擘字據巡本補黄芩
三兩一方用一兩人參半兩一方用一兩黄連二兩一方用一兩甘草一兩炙
右七味切以水一斗煮取三升分為三服忌猪肉冷水
海藻菘菜外臺卷四葉三十二右方原出千金云范汪同
療穀疸茵陳湯方
茵陳四兩切以水一斗煮取六升以汁煎大黄二兩
梔子七枚得二升分為三服黄從小便去病出立愈
外臺卷四葉三十三下右方原出第十四卷中

范東陽方卷三十五
水癥
療水腫大腹水癥丸方
礬石熬十分躑躅花十分細辛十分半夏洗十分藜蘆十分丹參
十分承露十分承露是落葵巴豆十枚去心皮熬苦參十分雄黄十分大黄
十分芒消十分大戟十分烏頭二十分炮狼毒十分野葛二分
右十六味擣下篩蜜和藥成以置腫上并服丸黍米三
丸日三欲取下者服五丸禁食生魚生菜肥肉千金不
傳謂之千金丸外臺卷二十葉三十一
療水癥○案巡宋本作癥水腹内胷脅牢強通身腫不能食海藻丸
方
海藻洗一兩水銀一兩椒目一兩芒消一兩葶藶熬一兩大黄一兩
甘遂熬一兩杏人三十枚去尖皮熬桂心一兩附子炮一兩茯苓一兩
大戟一兩松蘿一兩乾薑一兩巴豆三十枚去心皮熬
右十五味下篩蜜和服如小豆二丸日三不知稍稍加
之忌猪肉大酢生葱蘆笋外臺卷二十葉三十一右方原出古今録驗云范汪同
水瘕
治水瘕病心下如數斗油囊裹水作聲日飲二三斗不用
食但欲飲久病則瘕堅有蝦蟆鼈治之方
萆麻熟成好者廿枚去皮杯中研令熟不用擣水解

全漢三國六朝唐宋醫方　栖芬室

得三合宿不食清旦一頓服盡日中許當吐下清黃
汁葵汁當囊結裹若病不盡却三日更增服卅枚葵
麻如上法若病故後不復增十枚服如上法其以盡
病為限棄但去病不令人悶亂下病之後慎不可飲
當五日斷飲白糜䅟高方已試神良醫心方卷十治水腫方第十四
葉二十一至二十二　外台卷二十葉三十二
按右方原出古今錄驗云范汪同

此條删

黄帝曰夫子言癰疽何以别之岐伯荅曰榮衛稽留於經脉之中則血泣而不行不行則衛氣從之從之而不通壅遏不得行故曰熱。案原脱曰字據幽寧本補又小島氏校云太素無熱字大熱不止熱勝則肉腐肉腐則為膿然不能陷肌。案太素無肌膚二字膚於骨髓骨髓不為焦枯五藏不為傷故命曰癰黄帝曰何謂疽岐伯荅曰熱氣純盛。案太素作淳盛下陷肌膚筋髓骨肉。案肉太素作枯内連五藏血氣竭盡當其癰下筋骨良肉皆無餘。案太素作毋餘故命曰疽疽者其上皮夭瘀以堅。案太素作上之皮夭以堅亦如牛領之皮。案亦太素作上癰者其上皮薄以澤。案上皮太素作皮上此其候黄帝曰善。出太素第十六卷中。案小島氏云十當作廿然萬安方所引亦作十六

𤸷

經言五藏不調致疽六腑不和生癰疽四急者有十一日對疽急者急二三日殺人緩者十餘日二曰𤸷疽急者十餘日殺人緩者一月三曰緩疽急者一年殺人緩者數年四曰水疽所發多在手足數年猶可治疽者有數十種要如此。七醫心方卷十五說癰疽所由第一葉十二。案外臺卷二十四葉引此文稍異

𤸷之疾所發緩地不殺人所發若在險地宜令即消若至小膿猶可治至大膿者致禍矣。案外臺卷二十四葉一引此文稍異惟𤸷之疾上有于氏法三字蓋范注此說或出于氏也

一為腦户○案腦旁注云乃老反外臺引此作腦字在玉枕下一寸○二為舌本
三為縣癰○案外臺作玄癰四為頸節○案外臺作喉節五為胡脈六為
五藏俞七為五鬲○案外臺作五藏鬲八為兩乳九為心鳩尾十為
兩手魚際○案外臺原無際字小島氏引萬安方補十一為腸屈之間十二為
小道之後十三為九孔十四為兩脇腹○案外臺作兩脇腸十五
為神主之舍○案外臺𨳝注云一本云主客之舍凡卌五處○案外臺作十五處是
不可傷而況於癰乎若癰發此地遇良醫能令不及大膿
者可救至大膿者害及矣○案外臺无者字外臺卷二十四葉一至二引集驗云
癰疽脈洪麁難治○案麁旁注云皮膚弦也脈微濇者易愈諸浮數之
脈應當發熱而反惡寒癰也○外臺卷二十四葉三作于氏論夫癰疽脈洪麁難療云云至也字下有或附骨以有膿也八字

全漢三國六朝唐宋醫方　栖芬室

癰起於節解遇頑醫不能即消令至大膿者宜膏藥可得
生復醫心方卷十五說癰疽形由第一葉十二至十三○案外臺引集驗此條作趙仍言說文解頰并次后
趙乃言無塞勞腹中疾或發無癰癀癀○案醫寧本无下癀字狀
壇又吻切○案原脫又吻切三字據醫寧本補起頭墨正尒置不當灸療之
火熨便焦爛剝刮去焦痂則血泄不可禁必死癰起於
節解遇頑醫不能即消令至大膿者宜膏藥可得復生
乎○案以下外臺不引亦皆趙說
發癰堅如石走皮中無根瘰癧也久不消因得他熱之疾
時有發為癰也
發癰至堅而有根者名為石癰療之法當服酒○案酒血字本作也

非酒即藥勢不宣但當稍飲取令相得和散便止凡癰腫
有肥人用貼宜栝樓根和平體宜赤小豆貼散方
以赤小豆五合內苦酒中熬之畢擣為散以苦酒和
之塗抹紙上貼腫從發腫兩頭以下
少小有渴年四十以外多發癰疽有膈痰而渴者年盛必
作黃疸年衰必發癰疽也○外臺卷二十四葉三至四右方并論並出集驗云云注同
黃帝曰願聞癰疽之形與其期日岐伯曰略說癰疽之極
者十八種
癰疽發咽名曰猛疽猛疽不療則血化為膿膿不寫塞咽
半日死其化膿者寫已則含豕膏○案含豕膏寧本作含無冷食三日

全漢三國六朝唐宋醫方　栖芬室

而已一云無食○案云原作去據醫寧本改
發於股脛名曰股脛疽其狀不甚變而癰腫膿搏骨不急
療三日十死
發於脇名曰改訾改訾者女子之疾也久之其狀大癰膿
其中乃有生肉大如赤小豆療之方
剉連翹草及根各一升以水一斗六升煮令竭取三
升即強飲厚衣坐釜上令汗出至足已
發於尻者名曰兑疽○案原作鋭疽據醫寧本改其狀赤堅大急療之
不療三十日死
發於脛者名曰兔囓其狀赤至骨急療之不療害人

○案外臺无在○至寸六字

發於足上下者名曰四淫其狀大如癰不急療百日死
發於肩及臑者名曰疵疽其狀赤黑急療之此令人汗出
至足不害人五藏癰發四五日逆爇之
上灸百壯石子當碎出也不可益壯
石癰者始發皮核相親著不赤頭不甚堅微痛熱熱漸自
歇便堅如石故謂之石癰難消又不可得自熟○案塾原作熟據醫心方本作熟
結筋癰也發癰狀如蛇○案蛇原作蚖據醫心方本改雖極大此肉瘤非
縱愈皆百餘日也又發癰兩頭尖而傍推無根者又不痛
癰也腫一寸至三寸癤也三寸至五寸癰也五寸至一尺
癰疽也一尺至三尺名曰竟體疽腫成膿九孔皆出諸氣
憤鬱不遂志欲者多發此疾癰及疽血瘤鼠乳石癰結筋
瘰癧○案原作瘤癧據醫心方本改皆不可就針角針角少不及禍者
凡癰疽之疾未見膿易療之當上灸三百壯四邊間子灸
各二百壯實者可下之虛者可補之有氣者下其氣服占
斯內塞散得愈後勞三年凡癰瘡當知膿者破之皆當近
下邊膿出後當青藥見之當使開潤勿令燥合也若其人
羸勿一頓盡膿徐徐令後稍出乃盡癰方潰其上皮薄人
者當上破之此法不愈當下破之乃得膿耳勿要其皮厚
也凡癰有膿當破無膿但氣腫若有血慎不可破針灸也
按之四邊堅中軟此為有膿潰也一邊軟亦有膿都堅者

全漢三國六朝唐宋醫方 栖芬室

此疽核或但有氣也都軟者此爲有血血瘤也當審堅軟虛
實爲要若堅疽○案原作疽據醫心方本改積久後若更變熟偏有軟處
當軟之○案原脫當軟之三字據醫心方本補不可破者疽當溫○案疽原作疽並脫溫字
據醫心方本改補膿裏置耳若灸刺破療必暴劇不可救及結筋腫
馳切偽肉鼠乳皆不當療也又服內塞散不與他療相害晝
夜十餘度服散當以酒
凡發於腋下堅赤者名曰米疽療之用砭石欲細而長疎
啓之塗以豕膏六日已勿裹其癰堅而不潰者爲馬刀挾
纓急療
發於股陰者名曰赤弛不急療六日死在兩股之內○案股陰
醫心方本作股之內不可療一云六十日死
發於膝者名曰疵疽其狀大癰色不變寒熱如堅石○案醫心方
本如作而並無石字勿石石之者死須其柔色異乃石之者生○案石鍼之柔乃
破之準例砭之也○案原脫砭字據萬安方補又小島氏
校云揭上善太素注云勿石之者準例皆砭之此唯曰石
之口次石鍼之所以堅而不石
以其實恐結聽柔乃石之
諸癰腫之發於節而相應者不可療
發於陽者百日死
發於陰者三十日死
發於踝者名曰走緩疽○案原脫疽字據醫心方本萬安方補其狀肉色不變
數石其輸數○案原脫數字據醫心方本補而止其寒熱不死

發於足傍者名曰厲疽其狀不大初從小指發急療之去
其黑者不消輒益不療百日死
發於胸者名曰背疽〇（案葛安方作井疽 程氏引靈樞亦同）狀如大豆三四
日起不早療下入腹入腹不療十日死
發於足指者名曰脫疽其狀赤黑死不療不赤黑可療〻
不衰急斬去之得活不去者死
發於膺者〇（案葛安方膺作膺）名曰舌疽〇（案葛安方作甘疽 葛安方孟據靈樞改）其狀
如穀實瓜蔞常苦〻熱急療之去其〻熱不療十歲死〻
後出膿
發於頸者名曰夭疽其狀大而赤黑不急療則熱氣下入
淵腋前傷任脈內熏肝肺十餘日死一云發頸（外臺卷二十四葉四）
（至七右十八種並出集驗云范汪同〇案原[illegible]脫范汪同等字據與李本補）

下頁眉上補文入此

治癰腫初腫痛急方
以冷鐵熨溫輒易
又方
取梁粉熬令正黑作屑以雞子白和之以塗練上傅
腫上小穿練上作小口以泄氣癰毒便消當數易之
此桑神祕陵方（醫心方卷十五葉十九）
內消散治癰腫不潰
白芷十分　白斂十分　芎〻七分　夕藥十分

の入上ゑ

癰癤腫大按乃痛者病深小按便痛者病淺按之隨不復者無膿按之即復者有膿若當上破者膿出不尽不尽稍深蝕骨○業與宇骨碎也本作食骨以角○業商原作魚攝與宇本改導側際從下頭破令膿出尽出尽則骨生愈矣若惡肉不尽者食惡肉藥去之膏塗之即愈食肉藥方

取白狗屎水淋之煎令如膏用此不宜預作作之十日則歇弃可以去黑子黑子藥注○業注與宇便即拔去本作任不時拔則傷膚又一方以桑皮灰亦妙

凡破諸病厚處患出膿封四面不令瘡披裂系泄便死不可救也外臺卷二十四葉十一至十二右方原出集驗亦以蒲范汪同

林七合　干薑七分　當歸七分　苗草七分

凡八物冶合以酒服五分匕日再 醫心方卷十五治癰未膿方第二葉十五○業右方與醫心方引千金方內消散稍異

治癰疽創潰已退膿血不止瘡中空虛疼痛排膿內塞散方

防風一兩　伏苓一兩　白芷一兩　桔梗一兩　遠志一兩　甘草一兩　桂心二分　人參一兩　芎藭一兩　當歸一兩　附子二枚炮　厚朴二兩　龍骨一兩　黃耆一兩　赤小豆五合熬

凡十五物冶下篩溫酒服方寸匕日三夜一 醫心方卷十五治癰疽有膿方第三葉廿三

全漢三國六朝唐宋醫方　栖芬室

瘡癧疽著手足肩背累累如米起色白刮之汁出愈復發方

黃耆六分　款冬花二分　升麻四分　附子一分炮　赤小豆一分

右五味下篩酒服半錢匕漸增至一錢日三服忌豬肉冷水○業原脫忌至水五字據匠宇本補 外臺卷二十四葉二十五右方原出千金三卷注方亞若天有赤小豆

飛黃散療緩疽惡瘡食惡肉方

取丹砂著瓦盆南　雌黃著中央　磁石北　曾青東　白石英西　礬石上　石膏次　鍾乳下　雄黃覆　雲母布下　各二兩先搗下篩　以瓦盆中以一盆覆上羊毛泥令厚作三

下頁五方夲

陽竈燒之以陳葦一日成取其飛者使之甚妙

療瘺疽以飛黃散食惡肉令其作土窠臾之方

雄黃一兩 雌 白礬一兩 藜蘆一兩 丹砂二兩 乾鰻鱺魚一兩

右五味擣下篩青布裹之熏住三日乃止止果要以蚰

衙膏摩之良 棪范汪方無蚰衙膏今棪崔氏方附於後○ 行準案此小注當是王燾原注惟汪書既無

蚰衙膏一方故不倚入又案檢興字本作簡又原脫今 棪二字據興亞本補 外臺卷二十四葉二十九右二

方原出第三十一卷 中令入此卷

治發背及諸癰腫已潰未潰方

擣豉小和水令如強泥作餅可腫大厚三分乖若有

創孔空遺之勿覆令汁得出以艾羅灸豉上欲燋若

•豉則易令大熱剝爛皮也癰尋當消減便得安為炙

或有一日二日三日創孔中當汁出

治癰腫王不留行散方

王不留行二升成末 甘草五兩 冶葛二兩 桂心

四兩 當歸四兩

凡五物冶合下篩以酒服方寸匕日三夜一 醫心方卷十五治癰

發背方第四 葉卅八

療癰疽潰漏發背及小小瘡癤李根散方

李根 半夏洗 栝樓各一 甘草二兩炙 葛根三兩 桂心四兩

當歸二兩 通草一兩 芎藭生一兩 白斂一兩 桔梗二兩 厚朴炙

以下五方入上頁方一方下

黃芩各一兩　芍藥四兩　附子一兩炮

右十五味爲散，酒服方寸匕，日三，瘥大困者夜再服。有

患發背骨出，夕有三十餘癰癤，服此差。忌羊肉、餳、海藻、

菘菜、猪肉、冷水、生葱。外台卷二十四葉三十二。太方亦出千金，云范汪同。

內補散，主癰疽發背已潰，排膿生肉方

當歸　桂心　人參各二兩　芎藭　厚朴炙　桔梗　甘

草炙　防風　白芷各一兩

右九味爲散，酒服方寸匕，日三夜再，瘥未合句服停。忌海

藻、菘菜、生葱。○案原脫海至葱六字，據外台本補。外台卷二十四葉三十三。右方亦出千金。

療癰腫發背虎牙散方。○案小高氏校云：唐本注虎牙主丈夫陰瘡及疽瘻。

虎牙炙　乾薑　附子炮　當歸　甘草炙　防風　桂心

王不留行　茯苓各一兩

右九味擣下篩，服方寸匕，日三，飲服之。忌海藻、菘菜、猪

肉、冷水、生葱、酢物。○案三下原脫飲服之三字，忌下原脫海至物十二字，作條同前二字。

今並據外台本改補。

療癰發背，排膿內補鐵屑散方

當歸　人參　細辛　甘草炙　蓯蓉　黃耆　桂心

防風　黃芩　鐵屑　芎藭　芍藥

右十二味各等分，合擣爲散，服方寸匕。忌海藻、菘菜、生

葱、酢物。○案原脫海至物十字，作忌同前三字，今據外台本改補。

療癰腫牢核發背成膿芥草膏方
芥草 芍藥○案似為芎藭之誤 當歸 細辛 附子炮 黄
芩 烏頭炮 牛膝 躑躅 野葛 茯苓 防風
杜蘅各一兩 猪脂二斤
右十四味切用猪肪合煎去滓傅瘡上日再忌猪肉冷
水生葱大酢○案原脫猪至酢八字作忌同前三字據小品本改補
卓氏白膏療癰疽發背金瘡已壞○案原作壞據小品本改及未敗火
瘡諸病疥患療之方
當歸 附子炮 細辛 芎藭 續斷 牛膝 通草
甘草炙 白芷各二兩 蜀椒三合 芍藥 黄耆各一兩

右十二味㕮咀以猪膏二升煎之微火上以白芷色黄
藥成絞去滓以傅瘡上日三過○案原脫過字據小品本補忌海藻
菘菜猪肉○案原脫海至肉六字作忌同前三字據小品本改補
療發背發乳房及諸惡瘡膏方
黄連 當歸 馬齒 芎藭 薯蕷各一兩 珍珠十四枚○
案小品本作珣珠 礬石燒半兩 黃蘗半兩○案蘗原作檗據小品本改 石韋三分
生竹皮去毛三合 猪肪一斤
右十一味㕮咀之○案原脫之字據小品本補 細切肪向○案原脫向字據小
品本補 美酒一升中○案原脫中字據小品本補 合煎石韋焦膏成去
滓有瘡稍稍傅上亦校○案校原作可據小品本改 可酒服棗核大一

枚忌猪肉冷水○案原脫猪至水四字作忌同前三字據小品本改補
療發背及婦人發乳及腸癰木占斯散方
木占斯 厚朴炙 甘草炙 細辛 栝樓 防風 乾
薑 人參 桔梗 敗醬草各一兩
右十味為散酒服方寸匕日七夜四以多為度病在上
當吐病在下當下膿血此謂腸癰之屬凡癰腫即可服單
療諸疽痔若瘡已潰便早愈發背無有不療長服去敗
醬亦療婦人諸產癥瘕益良外臺卷二十四葉四十七 右方原出文仲云是和涓
子方范汪同
癰瘡初生可灸其頭數百壯即愈

全漢三國六朝唐宋醫方 栖芬室

癰瘡初生尚微者取如雞子大石若瓦十餘枚燒以布帛
累熨之重安令極熱熱徹者輒易二三十枚則消 醫心方卷十五
治癰瘡方第七 葉卅五上
治久疽衆醫所不能治方
沸飴灌創中三灌即愈
治久疽惡創連年不差方
黄連二分 赤小豆二分 附子炮半分
凡三物各搗為屑合藥之若創有汁以屑傅之無汁皆
以猪膏和屑銅器中火上使一沸以傅之 醫心方卷十五治久疽方
第九葉卅八

此方入外臺十卷[illegible]又見肺癰門

諸癰潰及内有刺不出者取楸葉十重貼之大觀本草卷十四陳藏器本草拾遺楸木陸葉五十二上

治腸癰方

大黃一斤金色者 大棗十六枚

凡二物以水一斗煮取三升宿勿食服一服須臾攻痛如火燒之癰壞血即隨大便出醫心方卷十五治腸癰方第十二葉四十二下

治肺癰方

用薏苡一升㕮咀淳苦酒三升煮得一升適寒溫一服有膿血當吐之醫心方卷十五治肺癰方第十三葉四十三下

療卒狂言鬼語方

灸其足大拇指爪甲下三壯即止外臺卷十五葉一右方原出肘後云范汪同

同集此方按與李李改補

五邪湯療五邪氣入人體中鬼語諸妄有所語悶亂恍惚

不足意志不定發作往來有時方

人參　白朮　茯苓　菖蒲　茯神各三兩

右五味切以水一斗煮取三升先食服八合日三忌桃

李雀肉羊肉餳酢物外臺卷十五葉十下〇案醫心方引此方文藥各有出入今并存之

伏神湯療五邪氣入人體中鬼語妄言有所見聞說心悸

慟恍惚不定發作有時方

伏神三兩　昌蒲三兩　赤小豆卌枚　人參三兩　伏令三兩

凡五物水一斗煮取二升半分三服醫心方卷三治中風言語錯亂

方第卅一葉三十八

邪入於陽則為癲長安李府君女得癲病募治愈者賞百

萬鄭那縣卒自言能不敢求錢但願為門下卒服藥即愈

太平御覽卷九百三十九疾病部二癲條葉九下引范汪秘方今備錄於此

治五癲方〇東[illegible]

鐵精一合　芎藭一兩　蛇床子五合　防風一兩

凡四物合和擣下篩日三服日用一錢有驗即愈〇外臺卷

十五葉二十二吉今云驗引此方云范汪同文稍異例不重復

又方

灸尺澤穴在肘後中動脈（醫心方卷三治中風癲病方第廿二葉三十九）

療五癲牛癲則牛鳴馬癲則馬鳴狗癲則狗鳴犬羊癲則羊鳴雞癲則雞鳴五癲病者腑臟相引盈氣起寒厥不識人氣爭瘈瘲（○案瘈原作瘛據醫心方本改）吐沫久而得蘇雄黃丸方

鉛丹（○古今錄驗云二兩熬成屑）　真珠　雄黃（研）　水銀（熬）　雌黃（一○方無各二兩）　丹砂（研各五兩○古今錄驗云半兩）

右六味擣和以蜜又擣三萬杵乃丸先食服胡豆大三丸日再小兒三丸如小豆（○案小豆至豆上七字據本書外臺卷十五葉二十三右方）

原出古今錄驗云范汪同各鷩癇六畜良忌生血物

五兩小兒三丸如小豆

療大人風引少小驚癇瘈瘲日數十發醫所不能療除熱鎮心紫石湯方

紫石英　滑石　白石脂　石膏　寒水石　赤石脂（各八兩）　大黃　龍骨　乾薑（各四兩）　甘草（炙）　桂心　牡蠣（熬各三兩）

右十二味擣篩盛以韋囊置於高涼處大人欲服乃取水二升先煮兩沸便內藥方寸匕又煮取一升二合濾去滓頓服之少小未滿百日服一合熱多者日二三服每以意消息之紫石湯本（○案本上原有一字據醫心方本刪）無紫石英紫石英貴者可除之永嘉二年大人小兒頻行風癇之病得發倒不能言或發熱半身掣縮或五六日或七八日死張思惟合此散所療皆愈已漏藻救菜生葱（外臺卷十五葉二十六至二十七右方）

原出崔氏云范汪同

療風熱衝頂熱悶方

訶梨勒（大者一枚取）　芒消（三合）　醋（一升）

右三味擣訶梨勒爲細末并芒消於醋中攪令消摩塗熱處日五一二度（外臺卷十五葉三十一至三十二右方原出近効云張文仲處范汪同）

瘰

療瘑瘡百療不差方

全漢三國六朝唐宋醫方　栖芬室

黃連　芒消（各五兩）

右二味以水六升煮取四升去滓洗之日四五度良忌猪肉冷水

又方

蛇床子（二升）　防風（三兩）　生蒺藜（二斤）

右三味切以水一斗煮取五升漬綿拭之日四五

又方

苦參　蒴藋　茺蔚子　礬石　蒺藜　茵芋　羊桃　萹蓄（各二兩）

右七味切以酢漿水二斗煮取一斗二升內礬石洗之

○案此事本无内字 日三 外臺卷十五葉四十一至四十二右 註方原出千金 云范汪無馬蘭

療三十歲癮㽲耳目皆合春秋輒發方

於南屋東頭第一梁壁外以細灰厚布地大小足容

兩脚蹋灰上訖使病人徑去勿反顧灸脚十指間灸

灰上隨病人年為壯數東瑗通方已試神良 外臺卷十五葉三十二至三十三右方 原出古今錄驗 云范汪同

療風搔身體癮㽲粉散方

烏頭炮 桔梗 細辛 白朮各一兩

右四味擣篩以鉛朱為色粉四味和令調以粉身 外臺卷十五葉四十四右方 原出深師 云范汪同

癧瘍

療癧瘍方

苦酒於瓦甌底磨硫黃令如泥又取附子截一頭又

磨硫黃上使熟將卧先以布拭瘍上數過乃以藥傅

之即愈 外臺卷十五葉五十右方 原出集驗 云肘後同

治飼面方

桑柴灰以酒和塗之不過三

又方

擣生莧菜取汁塗之不過三 皆蓋醫心方卷四治飼面方第十七葉十二上

瘿

治瘿昆布丸方

昆布八兩 海藻八兩洗

凡二物擣下篩和以蜜丸先食含如半棗大稍稍咽之

日五服不知稍增以知為度 醫心方卷十六治瘿方第十四葉廿五

療瘿方

小麥卅一

醇苦酒一升，漬小麥令釋，漉出暴燥，復漬，使苦酒盡，暴

麥燥，擣篩。以海藻三兩別擣，以和麥末令調。酒服方寸

匕，日三。禁鹽、生魚、生菜、豬肉。外台卷二十三第二至三右方原出小品，云范汪同

療癭酒方

是水雨後露出柳根三十斤

右以水一斛煮得五斗，同米三斗釀之，酒成，先食服一

升，日三。外台卷二十三第三右方原出集驗，云范汪同

凡水癭、氣癭可差，石癭不可治。療氣癭方

海藻二兩 洗

右一味，以清酒四升漬二宿，濾去滓，細細煖含咽之，盡即更造，取差為度。外台卷二十三第八右方原出崔氏，云范汪同

療五癭方

昆布三兩 洗　海蛤二兩 研　松蘿二兩　海藻三兩 洗　通草　白蘞

桂心各二兩

右七味作散，酒服方寸匕，日三。外台卷二十三第九右

瘤

瘊腫都軟者，血瘤也。瘊腫狀如蚖。○案眉注云本草云蚖熟一名蚖短土色而文

又下注云蚖蚕也，食槲葉為蠶也。又旁注云蝪素反，蝶

蚖，蜥蜴也，一名守宮，字林云在壁蝘蜓，湖蜥蜴

雖極大，此實瘤，非癰也。醫心方卷十六治瘤方第十五葉廿七

瘰癧

治瘰癧朝夕發熱，龍骨散方

龍骨七分　牡蠣三分　一方分等

凡二物，治合下篩，先食服五分匕，日三。醫心方卷十六治瘰癧方第十三葉廿三

療寒熱瘰癧散方

貍骨五兩 炙　烏頭七分 炮　黃連七分 ○案原脫作六分，據此書本改

右三味擣下篩，先食以酒服一錢匕，日三。忌豬肉、冷

水。外台卷二十三第二十五右方原出劉涓子，云范汪同

療鼠瘻瘰癧方

取臘月豬膏、正月鼠頭燒令作灰，以膏和傅之。行準案大

觀本草卷十八豚條引范汪此方云療鼠瘻瘰癧，取臘月豬膏調塗之，愈。若不差者

瘰癧右灸右肩頭三指度以下指灸，炷皆以雞子大

良。若不能堪者，可以中黃亦可。已試有良驗

療頸鼠瘻累累者方

貝母　乾薑　藁本　桂心　蜀椒各一分 汗

右五味，擣下篩，先食吳茱萸一分，以酒服一撮。忌生葱

行準案醫心方引此方文有異，今錄於下

治頸鼠瘻累累方

貝母二分　干薑一分　桂心一分　蜀椒一分　吳茱萸一分　藁本一分

全漢三國六朝唐宋醫方　栖芬室

凡六物冶下篩先以酒服一撮良（醫心方卷十六治鼠瘻方第十六葉卅五）

療鼠瘻瘰癧身熱方

猪椒二十斤

右一味以水淹足煎熬去滓置甕中覆瓶口以瘡當上

熏之條熱極乃止痛膿血鼠當從瘡出便愈

寒熱鼠瘻瘰癧散方

狸骨炙 龍骨各五分 蜀椒半兩 鼠粘子 當歸 王不留行 土瓜根兩各一

右七味搗合篩先食酒服方寸匕日再夜一（外臺卷二十三葉三十四至三十五）

療鼠瘻及瘰癧膏方

白馬牛羊猪雞等矢屑各一斤（一斤据宋本改） 漏蘆 藁本各二斤（日本本各作各）

右七味並於石上燒作灰研絹篩之以猪脂一升三合

煎亂髮一兩半令沸髮盡乃内諸藥屑微火上煎五六

沸藥成先去瘡上痂以鹽湯洗新綿拭瘡令燥然後傅

膏若無痂猶以鹽湯洗日再若著膏當以帛覆無令風冷

神驗瘰癧以膏傅上六日再

療寒熱瘰癧散

白蘞 青葙各半兩 當歸 防風 栝樓根 芍藥 黄耆

狸骨炙 甘草二兩炙各 細辛 乾薑 露蜂房炙各一兩炙 礬石燒半日 大附子炮 茯子各半兩 斑猫去翅足熬 芫青去翅足各五枚熬

右十六味搗下篩為散以酒服一錢匕日再忌猪肉冷

水海藻菘菜（外臺卷二十三葉三十一至三十二 右出集驗方范汪同）

療鼠瘻瘰癧差後復發及不愈出膿血不止方

以不中水猪脂㕮咀生地黄内脂中令其脂與地黄

足相淹和煎六七沸去滓桑灰汁淨洗瘡去惡汁以

地黄膏塗上日一易

療鼠瘻方

全漢三國六朝唐宋醫方 栖芬室

得蜘蛛所吞口中鼠燒末服方寸匕日再不過三服

此大驗但難遇耳（○案醫寫本无但并傳瘡中字 遇作過）

療鼠瘻方

死鼠一枚中形者 亂髮如雞子一枚

右二物以臘月猪膏令淹鼠髮煎之令其鼠髮都盡消膏

成分作二分一分稍稍塗瘡一分以酒服之即愈矣鼠

子當從瘡出神良秘不傳（外臺卷二十三葉三十九至四十 右二方出千金方范汪同）

胡臭

治腋臭方

干薑 白芷 胡粉 白灰

錢汁傳方
錢二七文
右以酢石磨令平以傳腋下神良外臺卷二十三葉五十五右方原出千金方集驗云范汪同

凡四物分等合粉腋下○案外臺卷二十三葉四十九集驗引此方云范汪同无白芷僅三味

又方青木香散

青木香二兩 附子一兩 白灰一兩 礬石半兩

凡四物合搗著粉中汁出粉粉之○醫心方卷四治胡臭方第廿四葉廿八

胡臭漏腋有天生胡臭有為人所染臭者天生者難療為人所染者易差然須五年○案原作三年據醫心方本改傳白礬散勿止并服五香丸乃可得差勿言一度傳藥即差止一傳藥時得一度差耳凡胡臭人通忌食芸薹○案醫心方本作芸薹五辛療之終身不差胡臭方

辛夷 芎藭 細辛 杜衡 藁本各三分○案醫心方本作二分

全漢三國六朝唐宋醫方 栖芬室

右五味㕮咀以苦酒漬之一宿煎三日取汁傳之欲傳臨時○案原脫欲至時四字據醫心方本補以差為度外臺卷二十三葉四十九右方原出千金

治腋漏掖下及足心手掌陰下股裏恒如汗濕致臭者六物胡粉膏方

干商陸一兩 干苟杞白皮半兩 干薑半兩 滑石一兩 甘草半兩

胡粉一兩

右六物治末以苦酒和塗掖下微汗出易衣復更著之不過三便愈或、一歲復發、、復塗之不可多塗与傷人掖也○案醫心方卷四治胡臭方第廿四葉廿七右方引集驗原出小品云范汪同之○案外臺引集驗此方云范汪同之文藥互有異同今錄於下

瘑漏腋々下及足心手掌陰下股裏常如汗濕臭六

物胡粉傳方

乾枸杞根半兩 胡粉一兩 乾商陸根一兩 滑石一兩 乾薔薇根兩半 甘草一兩炙

右藥擣下篩以苦酒和塗腋下當微汗出易衣復塗著

藥不過三傳便愈或更發復塗之不可多傳傷人腋餘

處亦塗之外臺卷二十三葉五十六右方亞出集驗方范汪同

漏腋方

正旦朝以小便洗外臺卷二十三葉五十六右方亞出經心錄方范汪同

令人體香方

白芷 薰草 杜若 杜蘅 藁本等分

右五味末之蜜和旦服如梧子三丸暮服四丸三十日

足下悉香

又方

甘草炙 瓜子 大棗 松根皮等分

右四味擣下篩食後服方寸匕日三二十日覺效五十

日身體並香百日衣服床幃悉香外臺卷二十三葉五十七右二方亞出肘

後方范汪同

後大拮拮方入此

范東陽方卷四十五

水氣

療風虛水氣腫豆酒方

大豆一升

右一味以水四升煮取二升去豆汁內美酒一升合煎取
一升能隨意飲之日三常令有酒氣當清酒作之

療通身腫皆是風虛水氣亦療暴腫蒲黃酒方

蒲黃一升 小豆一升 大豆一升

右三味以清酒一斗煮取三升去豆分三服

療腫患下水氣四肢腫聶聶動木防己湯方

木防己三兩 甘草二兩炙 桂心二兩 茯苓六兩 黃耆三兩 生薑二兩
白朮三兩 芍藥二兩

右八味切以水八升煮取三升二合分為四服有人患
下是胃寒加當歸三兩 人參二兩半 龍骨二兩 水一斗
煮取三升二合分四服相去二十里頃服不下即不須
內此三物也忌海藻菘菜桃李雀肉生葱大酢外臺卷二十
二十七

療水腫大檳榔丸方

檳榔三兩 桂心三兩 附子二兩炮 栝樓三兩 杏人三兩熬 乾薑一方無
二兩 甘草二兩炙 麻黃三兩去節 耆黃三兩 茯苓三兩 厚朴二兩炙 葶

蔥豉三兩 椒目三兩 吳茱萸五合 白朮三兩 防己二兩

右十六味下篩蜜和服如梧子大二丸日三不知稍增至四丸不知又加二丸不下還服四丸得小下為驗此療老小水腫虛腫大病後客腫作喘病療之佳忌海藻菘菜豬肉冷水生蔥桃李雀肉大酢 外臺卷二十葉三至四

范東陽方卷五十

治喉痺方

燒稱錘令赤著一杯酒沸止出錘適寒溫盡飲之

又方

杏人三分熬 桂二分 合末著穀囊中含之稍咽其汁 醫心方卷五治喉痺方第七十葉五十二下

療喉痺者喉裏腫塞痺痛水漿不下入七八日即殺人療之方

巴豆一枚開其口

右一味以綿裹極堅令有繩出外以巴豆內鼻中隨腫左右時時吸氣半日許即差無巴豆用杏人以塞耳如之

又方

熬杏人熟擣蜜丸如彈子含咽其汁亦可擣杏人末帛裹含之 外臺卷二十三葉十五右二 方原出肘後云范汪同

療卒喉中塞痛不得飲食方

取敗筆一枚燒屑以漿飲服一方寸匕良驗 外臺卷二十三葉二十二右 方原出第十五卷中亦入此卷 行字要 書大觀本草卷十七引范汪此方文稍異兼以左

治喉中腫痛不得飲食燒筆頭灰漿飲下方寸匕 大觀本草

全漢三國六朝唐宋醫方 栖芬室

卷十七第頭灰 倲葉廿六上

咽喉卒癰腫食飲不過方

用薤一把擣傅腫上冷復易之用苦酒亦佳 外臺卷二十三

葉二十一右方原出肘後云范汪同

療咽喉不利下氣方丸

射干根 口案原脱根字據幽齋本補 附子炮 杏人 去皮尖熬各一分 口案原脱去

至熬四字據幽齋本補

右四味合擣下篩蜜丸如梧子含一丸咽汁日三夜一

忌豬肉冷水

療口中咽喉不利當歸含丸方

當歸末二兩 杏人一兩熬去皮尖 口案原脱熬至尖四字據幽齋本補

右二味擣合下篩以蜜和爲丸如梧子二丸含漸漸咽

汁日三夜耳

療咽喉中痛不利丸方

升麻 甘草炙 鬼臼 射干根 口案原脱根字據幽齋本補 丹砂各一兩 雄黃一兩

杏人一十枚去皮尖 口案原脱去皮尖三字據幽齋本補 麝香半兩

右八味擣下篩和以蜜丸如梧子飲服一丸日三漸加之

酒下亦得咽痛失聲不利用良忌海藻菘菜 外臺卷二十三葉二

十三

治咽方曰咽鸕鷀喙即愈

以次の方入
下卷七頁八第三方

治鯁大鸕鷀羽水服半錢即下若呼鸕鷀〻〻亦有下者

太平御覽卷九百二十五羽族部十二鸕鷀條葉七上

治欬紫芽上丸（苑）

紫菀一分 方一兩 一乾薑一分 一附子一分 一桂心一分 一款東花一分 一細辛

一分

凡六物治篩和蜜丸如小豆先食以二丸著牙上稍咽

日再不知稍增

殺杯湯治久欬上氣匈中寒冷不能得食飲臥不安床牽

繩而起咽中如水雞聲方 ○ 集驗下注云水雞似鴨色黑而小恒在水中見人即入後即

出也又名鸊鴨其鳴聲似欬欬也

款東花卅枚 方卅枚 一細辛一兩 一紫菀二兩 方一兩 一甘草二兩 方一兩 一五

味半兩 一方大棗二十枚 行準棗味下脫子字 杏人卅枚 一半夏半升洗 一方三兩

桂心二兩 一麻黃二兩 方四兩 一干薑二兩

凡十物㕮咀以水八升煮得二升先食適寒溫再服溫

臥汗出即愈 醫心方卷九治欬嗽方第一葉四

苗詭士孫粟男兒四歲極啼已多飲水得上氣喘息欲死

師灸之与五味湯不差苗與合此殺杯湯兒不能飲母稍

〻含之一夜至明盡得愈 已上本書

治嗽味上氣呼吸擧肩息欲死殺杯湯方

全漢三國六朝唐宋醫方 栖芬室

麻黄四两 甘草二两 干薑二两 桂肉二两 贝母二两
凡五味㕮咀以水八升煮取二升再服即愈 已上㨿小品方 外臺
卷十葉三十四右 今案聡引此方云范汪同
僧惟案雖同而更方後主治欬此為繁今不具錄 醫
心方卷九治咳欬方第一葉五上
療（灸欬唾法）肺瘻欬唾涎兩乳下黑白宍文百壯即愈 醫心方卷九治欬嗽法第
一葉七右方出 備急方云范汪同
療（肺瘻）欬嗽吐涎沫心中溫溫咽燥而渴者方 一云不渴
生天门冬擣取汁一升 酒一升 飴糖一斤 紫菀末四合
右四味合銅器中於湯上煎可丸服如杏人一丸日三

忌鯉魚 外臺卷十葉二右 方出肘後 云范汪同
療肺瘻欬唾涎沫不止咽燥而渴方 一云不渴
生薑五兩 人參三兩 甘草二兩炙 大棗十二枚擘
右四味切以水五升煮取一升半分再服忌海藻菘菜
療肺瘻欬嗽涎沫心中溫溫咽燥而渴方 一云不渴
生薑五兩 甘草二兩炙 大棗十二枚擘
右三味切以水五升煮取一升半分再服 一方乾薑三
兩代生薑 忌海藻菘菜 外臺卷十右二方原出集驗云范汪同
療肺瘻涎唾多出心中溫溫液液甘草湯方
甘草二兩炙

右一味切以水三升煮取一升半分溫三服忌海藻菘
菜
療肺瘻吐涎沫桂枝去芍藥加皂莢湯方
桂心三兩 甘草二兩炙 大皂莢一挺去皮子炙 生薑三兩 大棗十二枚擘
右五味切以水七升微火煮取三升分三服忌生葱海
藻菜 外臺卷十葉三至四右 方原出千金 云范汪同
療胸中滿而振寒脈數咽燥而不渴時時出濁唾腥臭久久
吐膿如粳米粥是為肺癰桔梗湯方
桔梗二兩 甘草二兩炙
右二味切以水三升煮取一升分再服朝暮吐膿血則差

外臺卷十葉十三右 方原出集驗 云范汪同
療欬有微熱煩滿胸心甲錯是為肺癰黃昏湯方
黃昏手掌大一枚是合昏木皮 ○案原作黃昏即合歡木皮據此章本改
右一味切以水三升煮得一升分再服
肺癰喘不得臥葶藶大棗瀉肺湯主之兼療胸脇脹滿一
身面目浮腫鼻塞清涕出不聞香臭酸辛欬逆上氣喘鳴
迫塞方
葶藶三兩熬令色紫 ○案三下疑有脫字
右一方擣令可丸以水三升煮取擘大棗二十枚得二
升內藥如彈丸一枚煎取一升頓服 外臺卷十葉十三至十四右二方原

外臺第十二卷肺癰入此

肺癰

出千金云范汪同○○

療肺癰方

薏苡人一升 醇苦酒三升

右二味煑取一升温令頓服有膿血當吐

療肺癰薏苡湯方

剉葦一升 薏苡人半升 桃人五十枚去尖皮兩人者 瓜瓣半升

右四味㕮咀以水一斗先煑葦令得五升去滓悉內諸藥煑取二升分再服當吐出膿 外臺卷十葉十四至十五 右二方並出古今録驗云范汪同

上氣二物散 本司馬大將軍方

全漢三國六朝唐宋醫方 棲芬室

麻黄一斤去節 杏人一百枚去尖皮双人熬○案各本脫去至熬六字據外臺補

右藥各別擣合和下篩為散上氣發時服方寸匕可至三方寸匕以氣下為候不必常服 外臺卷十葉二十一右 方亦出古今録驗云范汪同

療卒上氣鳴息便欲絕方

麻黄去節 甘草二兩炙各

右二味切以水三升煑取一升半分三服 外臺卷十葉二十二右方出備急引葛氏云范汪同

沃雪湯療上氣不得息卧喉中如水雞聲氣欲絕方

麻黄四兩去節 細辛二兩 五味子半升 桂心 乾薑各一兩 半夏如博棊子八枚洗去滑 一方四兩 案各本脫如至四兩據外臺補

右六味切以水一斗煮取三升汶去滓適寒溫服一升
投杯則臥一名投杯麻黃湯令人汗出不得臥勿怪六
可從五合不知稍增日再凡煮麻黃先煮二沸去上沫
又內餘藥忌生葱生菜羊肉餳 外臺卷十葉二十九至三十 右方原出古今錄驗
三味備急散本療卒死感忤宮泰以療人卒上氣呼吸氣
不得下喘逆差後已為常用方
巴豆　乾薑　大黃
右藥等分巴豆小熬去心皮合搗下篩服半錢匕得吐
下則愈忌野猪肉蘆笋 外臺卷十葉三十至三十一 右方原出古今錄驗云范汪同

此方入臥
療大走馬奔走喘乏便飲冷水冷飲因得上氣發熱方
竹葉三斤　橘皮三兩切
右二味以水一斗半煮取三升去滓分為三服三日服
一劑良 外臺卷十葉三十一 右方原出肘後云范汪同
此方入角
三味吐散宮泰以療上氣呼吸喘逆方
瓜蒂三分　杜蘅三分　人參一分
右藥搗篩為散以溫湯服一錢匕老小半之 外臺卷十葉三十一
右方原出古今錄驗云范汪同

范東陽方卷六十八

失精

療男子虛失精三物天雄散方

天雄三兩炮 白朮八分 桂心六分

右藥擣下篩服半錢匕日三稍稍增之忌猪肉冷水桃
李雀肉生葱 外臺卷十六第四十六至四十七

療虛損失精黃耆湯方

黃耆 當歸 甘草炙各二兩 桂心六兩 茯苓 石斛各三兩

乾棗百三十枚 白蜜二升

右八味切以水一斗煮取四升內蜜煎取三升分為四
服日三夜一以食相間忌海藻菘菜生葱 外臺卷十六第四十七右
方原出古今录驗云范汪同

療男子尿精方

栝樓根 澤瀉 土瓜根各二兩

右三味擣合下篩以牛膝和為丸如梧子先食服五丸 用四分
○案深師作先食服三丸良 外臺卷十六第四十七下

桂心湯療虛喜夢與女邪交接精為自出方 一名喜湯

桂心 牡蠣熬 芍藥 龍骨 甘草各二兩炙 大棗三十枚一
方十枚○案三十枚原作三七枚據宋本與章本改

右七味㕮咀以水八升煮取三升去滓溫分三服忌海
藻菘菜生葱 外臺卷十六第五十一右方原出深師云范汪同

薰草湯療夢失精方

薰草 人參 乾地黃 白朮 芍藥各三兩 茯神

桂心 甘草二兩炙各 大棗十二枚擘

右九味切以水八升煮取三升分為二服五服如人行
四五里一方又有茯苓三兩忌桃李雀肉大酢海藻菘
菜生葱 一本無薰草人參又有薰草人參龍骨別是一方 外臺卷十六第五十二右方原出小品云
范汪同

灸丈夫夢泄法

灸足內踝上一寸一名三陰交二七壯兩腳皆灸內
踝○案下踝字作七 大脈並四指是 外臺卷十六第五十二右方原出集驗云
范汪同

范東陽方卷九十一

療湯火灼瘡方

破雞子取白塗之

又方

以豆醬汁塗之 外臺卷二十九葉三十五上

治火爛瘡蜜膏方

食蜜一兩 烏賊魚骨二銖

凡二物冶烏賊魚骨下篩蜜中攪令相得薄塗瘡上日二 醫心方卷二十八治湯火燒灼方第一葉四十五

療火爛瘡膏方

栢白皮 生地黃研各四兩 苦竹葉 甘草各四兩

右四味切以豬脂一斤煎三上三下藥成濾去滓以摩瘡上日再摩 外臺卷二十九葉三十三右 方原出集驗云范汪同

火瘡敗壞方

栢白皮切臘月豬膏合淹相和煮四五沸色變去滓塗瘡 外臺卷二十九葉三十三至三十四右 方原出千金云范汪同

治灸瘡腫痛方

取薤搗以厚上以火炙令热入瘡中日三 醫心方卷十八治灸創腫痛方第三葉又下

治灸瘡出血不止方

蓮子草汁注中止冬月末干者付之 醫心方治灸瘡血出不止方第四葉七

代指

療代指方

以指刺炊上熱飯中七過 ○案過原作遍據明宋本改 外臺卷二十九葉四十四右 方原出肘後云范汪同

療手指忽腫痛不已者名為代指方

和泥泥指令遍周匝厚一寸許差 ○案原脫差字據明宋本補

以熱灰中炮之令燥視皮皺即愈不皺者更為之良 外臺卷二十九葉四十四右 方原出備急云備急同

全漢三國六朝唐宋醫方 栖芬室

療手足皸裂方

手足皸裂

蜀椒四大合汗以水一升煮之七沸 ○案宋本作七沸 去滓漬之半食頃出令燥須臾復浸塗羊豬髓腦尤妙 外臺卷二十九葉四十九右 方原出深師云范汪同

取葱葉萎黃葉煮以漬洗之良 醫心方卷八治手足皸裂方第廿葉三十一 外臺卷二十九葉四十七集驗引[illegible]方云范汪同

療人脚無冬夏常坼裂名曰尸脚此因履蹹洗尸水及惡物故也方

取雞屎一升以水二升煑數沸待小冷以漬腳半日不過三四度差 外臺卷二十九葉四十八右方原出集驗云范汪同

療手足指逆臚方

真珠一分 乾薑二分

右二味擣末以粉瘡指上 ○案粉原作塗據與事本改 日三 外臺卷二十九葉四十八右方末事卷數

治疣目方

月晦夜於廁前取故草二七枚枚二七過砂分目上記祝曰今日月晦犬驚或明日月朔了 ○案朔旁注云朔欤 取亡人枕若席二七拭之愈 作準案外臺卷二十九葉四十八肘後引此方次同

又方

杏人燒令黑研塗良 醫心方卷四治疣目方第廿二葉廿五上

療去疣目方

七月七日以大豆一合拭疣目上三過訖使病疣目人種豆著南向屋東頭第二霤中豆生四葉以熱湯沃殺疣目便去矣

又方

作艾炷著疣目上灸之三炷即除 外臺卷二十九葉四十九右二方原集驗云范汪同

療手足忽生疣目方

蒴藋赤子挼使壞疣目上令以塗之即去 ○案原脫令以三字據與事本補 外臺卷二十九葉五十右方原出張文仲云范汪同

手足忽發胝方

手足發胝

取粱米粉鐵鐺熬令赤以眾人唾和之以塗上厚一寸即消 醫心方卷八治手足發胝方第廿一葉三十二右方原出葛氏方云范汪同之

去黑子及贅方

去黑子及贅方

生藜蘆灰五升 生薑灰五升 石灰二升半

右三味合和令調蒸令氣溜取甑下湯一斗從上淋之盡湯取汁於鐵器中煎減半更閘火煎以雞羽插中即然斷藥成放去黑子疣贅先小傷其上皮令裁破以藥點之此名三灰煎秘方不傳 ○擇擲此不傳二字據外臺補 外臺卷二十九葉五十一右方原出集驗云范汪同

全漢三國六朝唐宋醫方 栖芬室

下以

滅瘢方

滅瘢

禹餘糧 半夏

右二味等分末以雞子黃和之先以新布拭瘢上令赤以塗之勿令見風二十日滅矣十年瘢無不愈平復故

故外臺卷二十九葉五十六右
方原出必効方亦同

治創瘢方

以人精和鷹矢白傅之醫心方卷四治創瘢方第卅三葉卅六下

范東陽方卷九十五

療金瘡內塞止痛地榆散方

地榆根 白斂各二分 附子炮一分 當歸四分 芎藭 白芷

芍藥各三分

右七味搗散以酒飲服方寸匕日三服忌猪肉冷水○案原脫猪至水四字據此宋本補

金瘡內塞逐痛方

黃芩 當歸各三兩 甘草炙二兩 細辛 烏頭炮各二兩

乾薑一兩 白芷四兩

右七味搗篩以酒飲服一錢匕日三可至二錢匕忌生菜海藻菘菜猪肉冷水等○案原脫生至等十一字作忌同前方據此宋本改補

金瘡止痛方本作上○案此與宋

馬蹄燒灰三指撮以酒和服之外臺卷二十九葉二十至二十一右三方並出第十九卷中今入此卷

療金瘡內塞止痛生肌肉散方

當歸 甘草炙 肉蓯蓉 芎藭 芍藥 蜀椒汗

吳茱萸 乾薑 桂心 白及 黃耆 厚朴炙

人參

右十三味等分搗為散以酒飲服一方寸匕日三服忌

海藻菘菜生蔥等○案原脱海至等七字作忌同前方攝照本改補

療金瘡生肌白膏方

白芷一兩六銖 乾地黄一兩半 芎藭一兩六銖 甘草炙半兩 當歸

白斂 附子各十八銖去皮 蜀椒二合出汗

右八味㕮咀以猪脂五斤合煎三上三下藥成去滓塗

瘡上日再忌海藻菘菜猪肉冷水蕪荑○案原脱海至蕪荑十字作忌同

前方攝照本改補 外臺卷二十九葉二十一至二十二

凡裹縛金創用故布帛不急亦繫衣帶 醫心方卷十八治金創方第五葉八

治金創出血

療卒被毒箭方以白灰厚裹之 醫心方卷十八治金創血出不止方第九葉十二下

療箭傷

全漢三國六朝唐宋醫方 栖芬室

治毒箭所傷方

搗葛根食之如常食法務多爲佳

又方

干薑藍青鹽分等搗和傅創上毒皆出

又方

末雄黄傅瘡上當沸汗流便愈 醫心方卷十八治毒箭所傷方第十四葉十五六

療卒被毒箭方

搗藍青絞取汁飲之並傅瘡上若無藍取青布漬之

絞取汁飲之亦以汁淋灌瘡中

又方

乾薑鹽等分搗末敷瘡上毒皆自出 外臺卷二十九葉二十六右二

方原出肘後云范汪同

療被毒箭傷方

食麻子數升愈搗飲其汁亦佳 外臺卷二十九葉二十七右方原出小品

療毒箭方

煮蘆根汁飲一二升 外臺卷二十九葉二十七右方原出集驗云范汪同

竹木刺

竹木刺不出方

鹿角燒灰末以水和塗之立出久者不過一夕 外臺卷二十九葉二十七右方原出刺消子云范汪同

全漢三國六朝唐宋醫方 栖芬室

療刺壯○案壯原作莿攝照本改在肉中不出方

用牛膝根莖合搗以敷之即出縱瘡合其刺猶自出 外臺卷二十九葉二十八右方原出集驗云范汪同

療竹木刺不出方

刮象牙屑水和塗刺上立出 外臺卷二十九葉二十八右方原出文仲云范汪同

被打傷

去血湯主腸中傷積血方

煑赤小豆二升合得汁二升以淳苦酒七升合和汁

中飲一日盡之狀如熱湯沃雪即消下甚良 醫心方卷十八

治被打傷方第廿葉廿一下

范東陽方未分卷　治瘧方

治瘧方曰蝙蝠七枚合擣五百發雞鳴服一丸禺中一丸過發乃與粥清一升耳（太平御覽卷九百四十六蟲豸部三蝙蝠條葉二下）

治瘧方

臨發時搗大附子下篩以苦酒和之塗背上（醫心方卷十四葉二十八治諸瘧方第十二）

治鬼瘧方

丹書額言戴九天書臂言抱九地書足言履九江書背言南有高山上有大樹下不流之水中有神虫三頭九尾不食五穀但食瘧鬼朝食三千暮食三百急急如律令書背言上高山望海水天門亭長捕瘧鬼得便斬何問罪急急如律令

平旦發者市死鬼恒山主之服藥訖持刀

食時發者縊死鬼蜀木主之服藥訖持索

日中發者溺死鬼大黃主之服藥訖持盆水

晡時發者舍長鬼麻黃主之服藥訖持磨衡

黃昏發者婦人鬼細辛主之服藥訖持明鏡

夜半發者厭死鬼黃芩主之服藥訖持車軟（口案注云軟疑）

夜半發者小兒鬼附子主之服藥訖持小兒墓上折草

全漢三國六朝唐宋醫方　栖芬室

朮

凡七物各一分治下篩發時加所主病藥一分當黃昏日從旦至發時溫酒服方寸匕三服服訖必持所主物病甚良有効

旦平作者客死鬼也先作時令病者持衣女（如）辭去言欲遠行立愈

食時作者客死鬼也先作時令病者辭言欲歸之大禺中作者市死鬼也先作時令病者因詰械北向吐道上橋梁下逃之埋以垛

日昳作者（行寧案昳當作昳）亡死鬼也先作時令病者人言吏捕汝庭中

日中作者溺死鬼也先作時令病者取盆水著中庭南向坐擊以垛

晡時作者自經死鬼也先作時令病人當棟下臥以繩索繫病者頭

日入作者人奴舍長死鬼也先作時令病者磨碓間逃之

黃昏作者盜死鬼也先作時令病者踰墻去遠亡無令人知其家

全漢三國六朝唐宋醫方　栖芬室

噦

喘逆

陽逆湯治胃中有熱噦逆

肩息方 治喘作聲息餘

半夏 人參兩 石膏如雞子者一枚

生薑四兩 飴四兩

凡五物以水一斗五升煮得七升服一升日三夜二 醫心方卷

三消冬集方

第廿五葉四十五

人定作者小兒鬼也先作時病者取小兒墓上折草

本立愈

夜過半作者因死鬼也先作時死司實 案旁注云空欲 械塋

案旁注云空欲 令病者持之囚從出可榜笞汝者

夜半作者寒死鬼也先作時令病者溫衣砦以埃持

桃枝飲食逃內中無人知見處此次上

鷄鳴作者乳死鬼也先作時令病者把稾席之菰目

庭令持桃枝砦以埃 醫心方卷十四治鬼瘧方第十四葉二十九至三十一

治瘧淡實不消恒山湯方

恒山六分 甘草四分 知母三分 麻黃三分 大黃四分

凡五物切以水五升煮取二升分三服至發時令盡

醫心方卷十四 治淡實瘧方第十七葉三十三

治連年瘧不差牛膝酒方

牛膝草一把好酒三升

凡二物牛膝內酒中一宿明旦分三服 醫心方卷十四 治連年瘧方第

廿一葉三十六

噦

療卒噦方

枳實三枚炙去核㕮咀之以三家乳一升以羊脂五

兩並枳實令沸復以內乳令沸去滓含咽之 外臺卷六葉四

十一右方原出集驗云范汪同

治消渴

治消渴湯方

麥門冬一兩 土瓜根二兩 竹葉一把

凡三物㕮咀水七升煮取令得三升分再服神有驗醫心方卷十二治消渴方第一葉五

治渴日飲一斛小便亦如之栝樓湯方

栝樓二兩 黃連一斤 甘草二兩

凡三物水五升煮取二升半分三服醫心方卷十二治渴利方第二葉七

神方消渴人宜常服之

乾地黃八兩 署預四兩 茯苓三兩 山茱萸五兩 澤瀉四兩 牡丹皮

三兩 附子炮三兩 桂心三兩

右藥擣篩蜜和丸如梧子大酒下服十丸少少加以知

為度忌豬肉冷水蕪荑胡荽酢物生葱○案宋本葱下有與字 外臺

卷十一葉三十一右方原出肘後云范汪同

解五蒸湯方

甘草炙一兩 茯苓三兩 人參二兩 竹葉二把 葛根 乾地黃各三

兩 知母 黃芩各二兩 石膏五兩碎 粳米一合

右十味切以水九升煮取二升半分為三服一方以水

三升煮小麥一升乃煮藥忌海藻菘菜蕪荑大醋○案兩原作

大醋攄與宋本改　外臺卷
十三葉四右方原出小品千金錄云范汪同

療骨蒸狸骨丸方

貍骨　連翹各五分　土瓜　山茱萸　玄參　胡鷰屎

黃芩　丹砂　馬目毒公　鳶尾各二分　黃連　芍藥

雄黃　青葙子　龍膽　桔梗各三分

右十六味擣篩蜜和丸如梧子先食服三丸日三不知

稍稍增之以知為度禁食生魚菜猪肉黃黍米生血物

外臺卷十三葉四十九
右方未平卷敘

尸疰

全漢三國六朝唐宋醫方　栖芬室

凡九十種寒尸疰此病隨月盛衰人有三百六十餘脈走

入皮中或右或左為人所剌遂致於死死尸相注或滅門

太平御覽卷七百十三疾病
部六注條葉一下

治盜汗麻黃散

麻黃根三分　故敗扇燒屑一分

凡二物冶篩以乳服三分匕日三大人方寸匕日三　醫心方卷十三小品治虛盜汗
方第十二葉二十上

療目中風腫痛方

取雞卵刀截仍以膚上令遍漢皆善雞野辛痛者止

之　外臺卷二十一葉十六　大觀本草卷[illegible]十八雞條葉八　同
右方原未平卷敘

治目冥茫茫方

蕤核三分　黃連二分　干薑　細辛各一分

凡四物以咀盞三合水三合漬之一宿盡與得二合取米

注目眥中，日三四。醫心方卷五治目不明方第十三葉十一

治目有熱卒生翳方

取書中白魚曝令干，末少少注翳上，一注便愈。

又方

搗枸杞汁洗翳上，日五六，良。醫心方卷五治目膚翳方第十七葉十五至十六

治目卒生珠管方

以蠶塗目中，作臥，須臾當汁出，隨拭去之，半日乃可。

塗之生蠶尤良

又方

鯉魚若鯖魚膽注眥中，以少真丹和膽傅，尤佳。醫心方卷

五治目珠管方第十九葉十七下

治目赤痛方

干薑二分　黃連四分

凡二物，冶，合，以乳汁和，以汞末注四眥，晝夜無所在。

又方

黃連一兩　丁香卅枚

以水八合漬之三日，去滓，洗眼。醫心方卷五治目赤痛方第廿二葉二十至二十一

治目淚出不止方

燒馬矢細末，綿篩，以少少傅眥中。醫心方卷五治目淚出方第廿不葉二十四下

主目中淚出不得開即刺痛方

以鹽如大豆許，內目中，習習去鹽，以冷水數洗目，差。

大觀本草卷四食鹽條葉九上

治目為物所中傷有熱痛而闇方

以水和雀矢，以筆注之。

又方

乳汁和胡粉注目五。醫心方卷五治目為物所中方第廿七葉二十五右二方並出

葛氏云已上前注方同之

稻麥芒入目方

取麥汁注目中。醫心方卷五治稻麥芒入目方第廿九葉二十五

全漢三國六朝唐宋醫方　栖芬室

治目眯不去生淫膚方

瞿麥　干薑　凡二物，分等，為散，以井花水服一刀圭，日三。醫心方卷五葉第廿芒草沙石入目方第卅葉二十六　醫心方卷五治目草沙石不出方入芒草沙同

治鼻中多清涕方

細辛二分　椒二分　干薑二分　皂莢一分　桂心二分

凡五物，冶，篩，和以青羊脂，裹以帛，塞鼻中，良。醫心方卷五治鼻塞淚出方第卅一葉二十七下

治鼻中息肉通草散方

通草半兩　礬石一兩　真朱一銖

凡三物合治下篩底綿囊裹核取藥如小豆著綿裹內

鼻中日再醫心方卷五治鼻中瘡內方第卅二葉二十八

卒衄血出不止方

書額上作由字○醫略抄治卒鼻衄方第九葉四同

又方

潰豬膝〻髖髁烊血斷已用良

熱病衄鼻多者出血一二斛方

蒲黃五合水五升和飲一頓盡不差醫心方卷五鼻衄方第卅六葉三十一上

治人口生瘡方

杏子一枚黃連一兩甘草一寸

凡三物治下篩綿裹之內著口中含之含汁稍咽之

已用驗醫心方卷五治口舌生瘡方第卅三葉三十五

治吐血下血不止方

生地黃一升㕮咀清酒五升微火上合煮取得二升半

去滓強人頓服老少分再服醫心方卷五治吐血方第卅七葉三十七至八

治口中爛傷喉咽不利方

攀石二兩黃連一分治篩以大豆二枚置口中含劇

上小兒攀石如小豆日三醫心方卷五治口中爛痛方第卅九葉三十九下

懸癰卒長方

釜底墨以酒和塗舌上下即愈

又方

以鹽注其痛即自消醫心方卷五治懸癰卒長方第五十六葉四十四

治風齒痛根空腫痛引耳頰晝夜啼無聊賴方

獨活四兩切以清酒三升器中熱灰炮之令稍〻沸

含得一升半嗽含之輒吐神良醫心方卷五治風齒痛方第五十七葉四十四

治齲齒方

有孔取細鐵大小如孔中也曲鐵頭火燒令熱以內

孔中不過四五便痛止醫心方卷五治齲齒痛方第五十八葉四十五至五十

治齲齒方

細辛一兩攀石半兩桂心一兩方分等

凡三物以水三升煮取一升五合細〻嗽口吐之醫心方卷

五治齲齒痛方第五十八葉四十五上右方

原出刪繁論云今案右方以細辛代攀石〻

治齒根動欲脫方

取生地黄根肥大者一節咽其汁日三其日即愈可
數十年不復發醫心方卷五治齒動欲脫方第六十一葉四十七上

耳大論 耳聾有五種風聾者掣痛癆聾者黄汁出乾聾者耵聹出
虛聾者蕭蕭作聲聤耳者膿汁出治之方已上摘葛氏方備
鯉腦竹筒盛塞頭蒸令烊以灌耳醫心方卷五治耳聾方第一葉二

治耳聾方鷄子一枚漬苦酒七日塞耳當取其黄汁用注
中神良

又方
以淳苦酒漬附子五六宿削令可入耳中果以絮

全漢三國六朝唐宋醫方　栖芬室

塞耳醫心方卷五治耳聾方第一葉三

蟲入耳方 水根行准案根乃銀之誤如大豆量耳中須臾令耳向
下以銅器敲擊數十即出

又方
擣韭菜以汁灌之醫心方卷五治百虫入耳方第六葉七至八

癩

療癩方
取馬新蒿一名馬矢蒿一名爛石草擣末服方寸匕
日三百日如更赤起一年都差平復

又方

灸兩手約指中理左右及手足指虎口中隨年壯

療癩身體面目有瘡必死方

水銀研 蘭茹 藜蘆 真珠研 丹砂研 雄黃研

右六味各一斤皆研如粉以三歲苦酒三石五斗於瓮中漬諸藥令耗七日於淨溫密室中漬皆始從足漸至腰浸之日一以綿拭面目訖以水洗兩目勿令入目也可七日乃之勿令冷神効忌狸肉生血等外臺卷三十葉九左引古今錄驗

出深師方 卷同

治大風癩瘡方

取蒴草一擔二石水煮取石汁以漬創不過三漬愈

一 醫心方卷三治中風癩病方第廿葉三十七

烏癩白癩丸方

猬皮炙 魁蛤 蝮蛇頭炙 木虻四枚去足翅 虻蟲去足翅熬 蠐螬炙一枚 鯪鯉甲去頭足炙 葛上亭長七枚炙 斑猫七枚去翅足炙 蜈蚣去頭足炙 附子炮去皮各一枚 蜘蛛五枚炙 水蛭一枚 雷丸三十枚 巴豆十五枚去皮心熬 水銀研 大黃 真丹 桂心 射罔各一兩〇案因宋本作周據照寧本改 黃連一兩 石膏研二兩 蜀椒汗三分 芒硝一分 石研 龍骨三分 甘遂熬 礬石燒半日〇案宋脫半日二字據照寧本補 滑石一

右二十八味擣篩蜜和丸如胡豆服二丸日三加之以知為度忌豬肉冷水生葱此方與兩方不同乃是古方傳寫差錯若臨用時即以意量之一方有七虫無木虻斑猫蜈蚣蜣螂作蝎蛇外臺卷三十葉十左方有出集驗古今錄同

療在身白屑瘙之或啼作白癩方

苦參五斤 露蜂房炙五兩 猬皮一具炙剉之 麴三升

右四味切以水三斗五升合藥漬四宿去滓炊米二斗釀如常法酒熟食後飲三五合漸增之以知為度外臺卷三十葉十一右方未本較卷

療白癩方

乾艾葉濃煮以漬麴作酒如常法飲之令醺醺集

全漢三國六朝唐宋醫方 栖芬室

又方

大蝮蛇一枚乾者并頭尾全〇案照寧本全作完勿令欠少炙〇案宋脫炙字據照寧本補以酒漬之大者一斗小者五升以糠火溫令酒盡稍稍取蛇一寸許以臘月豬膏和傅瘡上忌小麥熱麵外臺卷三十葉十一至十二右二方引古今錄驗文仲方范汪同

療癘瘡方

苦酒一升溫令沸以生韭一把內中以薄瘡上即差

又方

雄黃研一 黃連各二兩作屑〇案宋脫作屑二字據照寧本補 松脂二兩 熔灰汁九

丸大

右四味以白蜜與松脂合擣以敷瘡上〇案此與鬼遺方黃連同黃芩餘同

又方

亂髮頭垢等分〇案原作等按照原本改 螺殼二十枚燒以臘月猪脂和以淘泥以傅之〇案傅原作敷按照原本改

又方

羊躑躅花三兩以水漬之半月去滓以汁洗瘡一方炙作鮓以敷瘡上虫當出也

又方

桃花鹽等分熟擣以醋和敷之

又方

皂莢十枚苦酒四升煮之去滓煎如飴以敷瘡上

又方

穀木白汁一合 苦酒二合 小蒜一合 釜月下土一合

右四味和以洗以上塗瘡裹之〇案原脫以上及瘡裹之四字據照原本補 乾復塗之〇案原脫之字據照原本補 外臺卷三十葉四十一至四十二右七方原出集驗云范汪同

治癬濕方

取羊蹄根細剉數升以桑柴灰汁煮四五沸挍去滓以汁洗創 醫心方卷十七治癬瘡方第二葉九至十

療燥癬方

水銀和胡粉研令調以塗之

又方

以雄雞冠血塗之 外臺秘要三十葉四十七右二 方本出肘後云范汪同

療乾濕癬神方

取狼毒末以苦酒磨之以墨注先洗刮令傷以敷之

不用太塗壞人肉 口案塗下原有重字據宋本刪 外臺秘要三十葉四十七右 方本出深師云范汪同

治白丹方

破生鯉魚血傅之良 醫心方卷十七治丹毒瘡方第一葉六

治疥水銀膏方

水銀一兩二分 一方二兩 黃連一兩 黃蘗炙一兩 藍柒一兩 乱髮二分燒成灰

凡五物搗下篩和以神明膏三合合相得塗瘡上日三

神良

又方

羊蹄搗根猪脂和塗或少与塩 醫心方卷十七治疥瘡方第三葉十三

療疥方

療疥方

擣羊蹄根和猪脂塗上或著少塩佳 外臺秘要三十葉五十一右

方本出集驗云范汪同

又方

療瘑瘡方

取楝根削去上皮切皂莢去皮子分等○案原作等分據醫宋本改熬擣下篩脂膏和擣痏○案原作痏據醫宋本改去痂以塗之

護風勿使女人小兒雞犬見之 外臺卷三十葉三十一 右方原出備急引

葛氏云范汪同

治惡創中生惡肉梃出方

末石留黃傅之有汁著末无汁以唾和傅之 醫心方卷十七治惡創方第四葉十五上

治王爛瘡方

大麻子大豆分等並角中肉之熬末並爲頭取汁塗

創上再過愈 醫心方卷十七治王爛瘡方第八葉二十一

治月蝕創諸惡創方

燒仇道末傅之傅創无汁者膏和塗之亦可以蝦蟇膏塗之 醫心方卷十七治月蝕瘡方第十葉二十三

治柒瘡方

芒消二合 一方五兩 以水一升漬自消色潔以洗之 醫心方卷十七治柒瘡方第十二葉二十六

治疽創方用

胡粉以猪膏和如泥傅瘡上良 醫心方卷十七治疽創方第十四葉二十九

治諸創因風致腫方

取楝木根但刮取皮卅斤剉煮令熟內藍一把 一方塩一升令溫溫𣏾清創膿血當出日日爲之則愈 醫心方卷十七治疽創方第十四葉三十二

王子喬服菊增年變白方

菊以三月上寅日採名曰玉英○案原作五英據宋本醫心方改六月上寅日採名曰容成九月上寅日採名曰金精十二月上寅日採名曰長生者根莖也陰乾百日取等分以成日合擣千杵下篩和以蜜丸如梧桐子日三服七丸百日身体潤一年白髮變黑二年齒落復生

全漢三國六朝唐宋醫方 栖芬室

三年八十者變童兒

染髮方

胡粉一分白灰一分

右二味以鷄子白和先以泔搦洗令淨然塗之○案然原作後據宋本醫心方改即急以油帛裹之一宿以澡豆洗却黑軟不絕甚妙 外臺卷三十二葉三十八 右方原未著卷數

美色

治面無色令易澤肥白方

紫菀三分 一方五分 白朮五分 細辛五分

凡三物爲散酒服方寸匕十月○案月旁云日知之

令人面目肥白方

乾麦門冬一升 心去 杏人八百枚 去皮生用

凡二物為丸先食酒服如杏人二丸日三十日知之

令人嫵媚白好方

蜂子三升 婦人乳汁三升

二物以竹筒盛之熟和埋陰垣下廿日出以傅面百日

如素矣

令人潔白方

瓜瓣分四 桃花分四 橘皮分一 白芷分二 薜米分二

五物下篩蜜和丸梧子大酒服五丸日三卅日知百日

白矣

全漢三國六朝唐宋醫方　栖芬室

令人面及身體悉潔白方

七月七日取烏雞血塗面上便白遠至再三塗此御

方也身体悉可塗之

令人妙好老而少容方

天门冬分二 小麦種分一 車前子分一 瓜瓣分二 白石脂分一

細辛分一

六物別治下篩候天無雲合攪(和)之当三指撮飲後服旬

絶十日身輕卅日焦理中百日白髮黑落齒生老者復

壮少者不老東海小童服之傳與盧王夫人年三百歳

恒嫣好女神秘　醫心方卷廿六美色方第二葉十一至十二

婦人

療乳癰三物桂心貼方

桂心三分　甘草二分　烏頭一分

右搗散以苦酒和塗腫上以小紙覆濡其上將乳居其中

以乾布置乳下須臾布當濡有膿水也佳　外臺卷三十四葉十右

方原出集驗　云范汪同

此方退後

產後諸痢宜煮薤白食之惟多益好用肥羊肉去脂作炙

食之或以羊腎脂炒薤白食尤佳　大觀本草卷二十八薤條葉八上

治婦人乳癰方

全漢三國六朝唐宋醫方　栖芬室

大黃治蒜和生雞子傅腫上燥復更傅不過三愈

又方

竈中黃土以雞子黃和塗之

又方

旋粉水和傅之

又方

大黃　鹿角　二物分等燒鹿角與大黃篩以雞子白和

帖之　醫心方卷廿一治婦人乳癰方第五葉五下

治乳熱腫方

燒石熨之差

南京又此↑

入心

入南

又方

取朱書乳作魚字驗醫心方卷廿一治乳癰方第五葉六　右方原出此门方之意法方同之

婦人

治乳諸生氣出汁痛方

鹿角二分燒　甘草一分　治合和鷄子黃置煻灰上

令温日二傅之醫心方卷廿一治婦人乳創方第六葉七

婦人陰癢方

地榆二分　甘草一分　水煮適寒温洗之良醫心方卷廿一治婦人陰癢方第十葉十

小兒

療少小腦長頭大顋開不合臂脛小不能勝頭三歲不合

全漢三國六朝唐宋醫方　栖芬室

熨藥方

半夏　芎藭各一銖　細辛二兩　桂心三尺　烏頭十枚

右五味切以淳酒五四升漬之晬時温之以絮熨兒顋門

上朝暮各二■三二十日自強急外臺卷三十六葉二十五　右方未一平悬敖

治少小斷齒間血出斷皆赤黑色方

取生雀割之以血塗斷上及齒間便愈有驗醫心方卷廿五治小兒齒間出血方第五十不葉卅四

師手左持火杭右持刀子正面於北兒曰北斗七星主知

一切死生之命屬北斗之君王公甲病瘫句令流行論三

遍訖禹步就病兒前令視坑中師則吐呵以其持刀刺坑

中兒影急々如律令勿令及顧甚秘驗過病者後取刀子
醫心方卷廿五治小兒魔病方第九十五葉五十二下　右方亦出處同之　音注亦注之

治小兒卒死方　燒馬矢一丸絞取汁吞兒下喉愈　醫心方卷廿五治小兒卒死方第九十七葉五十三

療小兒府瘡雄黃膏方

雄黃研　雌黃研各一兩　烏頭一枚　松脂一雞子許　亂髮一雞子許　猪脂一升半

右六味和煎之候髮消烏頭色黃黑膏成去滓以敷之熟塗之　外臺卷三十六葉四十三　右方取宋本卷數

治小兒頭面創面上有創日月益甚方

黃連　赤小豆熬分等作屑和猪膏塗之　醫心方卷廿五治小兒頭面身體瘡方第廿六葉廿五又同上治小兒頭面身體瘡方第廿七間

治小兒丹瘡方

以生魚血塗之　醫心方卷廿五治小兒丹瘡方第百廿五葉又十五　匡明抄治小兒丹瘡方第四十四葉十五

治小兒惡瘡久不差方

燒鷄屎○集屎旁注云屎或 付之　醫心方卷廿五治小兒惡瘡久不差方第百卅四葉七十三

蟲傷

治青蛙蛇螫人方　行準案蛙旁注云蛙疑亦非蓋蛙字也外共有青蛙蛇

雄黃干薑末付瘡良　醫心方卷十八治青蛙蛇螫人方第卅七葉卅九

全漢三國六朝唐宋醫方　栖芬室

青龍湯治中水寒熱方

升麻二兩　龍膽一兩　萎蕤一兩　大青一兩

凡四物㕮咀以水四升煮取二升分作再服不靜復作

加小附子一枚四破之分作三服良

治水中下部創𤺺洞醫不能治方

灸窮骨五十壯良　醫心方卷十八治水毒方第五十二葉五十二

避蛇

好麝香內管中帶之　醫心方卷廿六辟虫蛇方第廿五葉三十六下

全漢三國六朝唐宋醫方　栖芬室

集验方

《集驗方》解題

《集驗方》為我國歷史上有一定學術地位的經驗方書，北周·姚僧垣（公元四九九至五八三年）撰。姚氏字法衛，吳興武康（浙江德清）人。出身仕宦兼醫學世家，少年博洽多聞，二十四歲傳父業，曾歷任太醫正、太醫下大夫等職，並相繼進爵長壽縣公、北降部公，故世稱之姚大夫或姚公。其書久佚，據《北史》、《周書》姚僧垣傳俱為十二卷，或云十卷，原始卷目已無從詳考。該書對晉唐醫學有較大影響，王燾《外臺秘要》、孫思邈《千金要方》、張文仲《隨身備急方》等書均有引録，日本丹波康賴《醫心方》、丹波雅忠《醫略抄》和朝鮮許浚《東醫寶鑒》中亦多有徵引。日本文武天皇大寶元年（公元七〇一年）制定《大寶律令》，其中《疾醫令》規定日本醫生必須兼習《集驗方》，可見影響廣泛。

范行準先生輯復之稿本，卷一列心腹痛、疰、猝死、猝魘、屍厥、中蠱、自經、中暍、溺死與凍死方治。卷二為傷寒、天行與諸疸方治。卷三截瘧、鬼魅、風狂、風癲、諸風、風熱、風氣方治。卷四收霍亂、干嘔、噦、噫酢、宿食、咳嗽、肺痿、肺癰、肺氣不足、肺脹、賁豚、癭、洩利方治。卷五列淡飲、噎、哽、誤吞、夢洩精、腰痛、腰脚痛、虛勞、瘰癧、五淋、大小便難、遺尿、小便數多方治。卷六載疝、癖、癥瘕、水腫、眼、耳、齒、唇、口、舌、喉方治。卷七為飛屍、白駁與中惡方治。卷八收癰疽、湯火、癩、惡瘡、丹毒、疥、沐頭去風、白禿等方治。卷九載瘰瘍、瘻、胡臭、止汗、痔、脫肛、陰瘡、陰癢、九蟲、金瘡、漆瘡、月蝕瘡、代指、手足皸裂、疣目、黑子、獸傷、蟲傷等方治。卷十一為婦人、産後方治。卷十六為胃反與五隔方治。最後為未分卷，收消渴、偏正頭痛、急救與小兒諸方。其他卷次闕如。全書載方為主，兼有醫論。共收桂枝湯、升麻湯、青箱子丸、九物牛黄丸、理中湯、瓜蒂散、桔梗湯、黄連阿膠湯與黄芪建中湯等七〇〇余方（法）。

范老輯復之稿本，資料來源主要為《外臺秘要》、《醫心方》與《大觀本草》三部醫籍，除互校外，還取《醫略抄》等書相關文字作了校勘。對底本之訛字與同一方劑中的不同藥名、劑量等，大多出校注加以説明。其學術價值與意義主要有以下幾處：（一）該稿本比較集中地蒐集了原書之方劑，並有序加以排列、校勘，雖然由於資料原因，離恢復全書原貌還有很大距離，但仍然為今人學習、研究《集驗方》提供了便利。（二）從中醫古籍整理之輯佚學、校勘學的角度分析，范老在書中寫的校語從文獻與方法上，豐富、發展了這些學科的内容。（三）范老之稿本用小楷書寫，字體工整流暢，不僅使人閲讀北周中醫方劑，還能使人瞭解范老嚴謹的治學態度與熱愛中醫古籍整理這一事業的精神。此外，該書建國後出版有輯佚本。

集驗方卷一

心腹痛

卒心痛桂心湯方○案醫心方作治卒心痛方

桂心八兩

右一味以水四升煮取一升半分二服忌生葱 明程衍道餘居刊本外臺秘要卷七葉十三至十四 醫心方作桂心八兩以水四升煮取一升半分再服 醫心方卷六治心痛方第三葉五至六

療心痛方

桂心末溫酒服方寸匕須臾六七服乾薑依上法服之亦佳忌生葱 外臺卷七葉二右方原出備急云集驗同

療卒暴心痛或中惡氣蠱痛不可忍方

大黃四兩 芍藥四兩 升麻三兩 黃芩三兩 鬼箭三兩 鬼臼二兩 桂心二兩 桔梗三兩 柴胡四兩 朱砂二兩別研 朴消二兩

右十一味切以水九升煮取二升七合分三服先分朱砂作三分一服內一分攪朱砂調服之此湯快利若痛不止宜服後方忌豬肉生葱生血物

又方

赤芍藥六兩 桔梗五兩 杏人五兩去尖皮兩人碎○案原脫兩人碎三字據宋本與审本補

右三味切以水六升煮取二升半分三服日三忌豬肉 外臺卷七葉十五至十六

療心痛唾多似蟲者方

取六畜心隨得生切作四臠刀縱橫各一割破之內少真朱砂著中平旦吞之蟲死愈矣無真朱砂可用雄黃麝香也 外臺卷七葉十七上

療卒腹痛葛氏方

桂末三匕酒服人參上好乾薑亦佳忌生葱

又方

食塩一大把多飲水送取吐 外臺卷七葉二十四

療胷滿有氣心腹脹中冷半夏湯方

全漢三國六朝唐宋醫方 栖芬室

半夏一升洗○案原脫洗字據宋本與审本補 桂心四兩 生薑八兩切

右三味切以水七升煮取二升絞去滓適寒溫飲七合忌羊肉餳生葱等 外臺卷七葉三十二右方原出第六卷中

療腹中冷氣脹雷鳴切痛胷脇逆滿附子粳米湯方

附子一枚炮八破○案原脫八破二字據宋本與审本補 半夏半升洗去滑○案原脫洗去滑二字據宋本與审本補 甘草一兩炙 大棗十枚擘○案原脫擘字據宋本與审本補 粳米半升

右五味切以水八升煮米熟去米內藥煮取三升絞去滓適寒溫飲一升日三忌海藻菘菜豬羊肉餳 外臺卷七葉三十四右方原出范汪云集驗同

半夏茯苓湯療胸膈心腹中淡水（○案原作痰水，据宋本照寫本改）冷氣心下汪洋嘈煩或水鳴多唾口清水自出脅肋急脹痛不欲食此皆胃氣弱受冷故也其脈喜沈弦細遲悉主之方

半夏（五兩洗） 生薑（五兩） 茯苓（三兩） 旋覆花（一兩） 陳橘皮 人參 桔梗 芍藥 甘草（炙各二兩） 桂心（一兩）

右十味切以水九升煮取三升分三服欲得利者加大黃須微調者用乾地黃病有先時喜水下者加白朮三兩除旋覆花去下便調善也（○案去至也六字原作若大便不調五字据宋本照寫本改）補宜加大黃及乾地黃者（○案原脫者字据照寫本補）並用三兩忌也（○案原脫忌也二字据照寫本補）忌羊肉餳酢物生蔥豬肉海藻菘菜（外臺卷七葉四十二至四十三　右方原出小品方集驗同）

療遁尸心腹刺痛不可忍

桂心（一兩一尺準） 乾薑（三兩） 巴豆（二枚去皮心熬）

右三味合擣下篩以好苦酒和之如泥以塗痛處燥即易之忌野豬肉蘆筍（外臺卷十三葉二十八上）

疰

療江南疰病凡有九十九種寒熱尸疰此病隨月盛衰人有三百六十脈走入皮中或左或右或裏或表如刀錐所刺乍寒乍熱喉咽如鯁食如噎胸中痛繞臍苦痛食不知味腰中難以俛仰兩膝屈伸痛或黃或青或白或黑至死

更相注易方

取桑根白皮切三升暴燥作湯淋取汁浸小豆二升如此取汁盡蒸豆熟作羊鹿肉羹啖此豆（外臺卷十三葉三十三）

（醫心方卷十四治病注方第十一葉二十三云治注病方取桑根白皮切二斗曝燥燒作灰湯淋取汁浸小豆二斗如此取汁盡蒸豆熟作羊鹿羹啖此豆）

治兒注病相染易盡門方

獺肝一具乾之下篩服方寸匕日三神方（醫心方卷十四治注病方第十一葉二十三）

金牙散主邪魅心腹刺痛病狀與前方同（行準案謂与本草一方桑根白皮方同）

金牙（別研） 雄黃（研） 丹砂（研） 礜石（燒一日） 寒水石 芫青 巴豆（去皮心熬） 朴消 桔梗 茯苓 人參 貫衆 附子（炮） 蜀椒（去目汗） 露蜂房（炙） 龍骨 乾薑 牡桂 烏頭（炮） 石膏（研） 莽草（炙） 菝葜 大戟 芫花（熬） 防風 鯉魚骨（炙） 商陸根 大黃 細辛 蛇蛻（炙） 玉支（一作玉泉○案照寫本元一至泉也四字） 貝母（一作牙子即狼牙也○）

右三十二味等分下篩酒服五分匕日三忌豬肉冷水生菜生血肉大酢蘆筍（外臺卷十三葉三十三至三十四　右方原出崔氏方集驗同）

中惡蠱

崔氏療中惡蠱毒食不能復孔見腸方

[illegible]

第七頁第八
一二三兩方缺

卒死

甲乙經云黃帝問於岐伯有卒死者何邪使然答曰得三虛者暴疾而死得三實者邪不能傷也黃帝曰願聞三虛答曰乘年之衰逢月之空失時之和因爲賊風所傷也願聞三實答曰逢年之盛遇月之滿得時之和雖有賊風邪氣不能傷也有卒死不知人有復生何氣使然陰氣先竭陽氣未入故卒死而不知人氣復則生 外臺卷二十八葉四至五右文

原出甲乙經

治□集驗同

卒死或方

取牛馬矢汁飲之無新者水和乾者取汁

又方

取竈突中墨如彈丸漿和飲之須臾三四服之

又方

取梁上塵如大豆一粒著竹筒中吹鼻中與俱一時吹之

又方

灸臍中穴

又方

取竹筒吹其兩耳不過三 醫心方卷十四治卒死方第一葉三至四

卒死或先有病痛或居常倒仆 肘後作寢卧○案原肘至卧五字小注據熙寧本補

卒忽而絶皆是中惡之類（○案類原作顙，據興寧本改）療方

取葱中央心（○案原脫中央心三字，據興寧本補）刺鼻令入七八寸（○案七八寸原作數寸，據興寧本改）無苦（○案無苦二字原作須字，據興寧本改）使目中出血乃佳。一云耳中血出佳。此扁鵲法，同後云吹耳中葱（○案云原作氏，據興寧本改）吹鼻別為一法（○案小島尚校云：按前文引肘後此冠又字，則知所引猶是肘後，而方下稱肘後同，則所引似非肘後，必有誤錯）

又方

以葱刺耳，耳中鼻中血出者勿怪，無血難療之，有血者是活候也。其欲蘇時，當捧兩手莫放之，須臾死人自（○案原作目，據宋本改）當舉手撈人，言痛乃止。男刺左鼻，女刺右鼻孔，令入七寸餘，無苦，大良（○案原脫大良二字，據興寧本補）。立效。亦療自縊死。此扁鵲法

又方

以人小便（○案原脫人字，據興寧本補）灌其面，數過即能活。此扁鵲法（○案扁上原脫此字，法下原有也字，據興寧本刪補）（外臺卷二十八葉五至六右三方原出肘後方集驗同行淮案右三方下並有稱肘後同知均有誤）

療卒死方

濕牛馬糞絞取汁，以灌其口中，令入喉，若口已噤者，以物強發，若不可強發者，即折齒下之，若無新者，以水若人尿和乾者絞取汁。扁鵲法（明卷二十八葉六右原出文仲）

下二方入卒
五頁甲乙化下

又方

擣薤若韭取汁以灌口鼻中行準案此方下云張文仲同六字有誤

又方

猪膏如鷄子大苦酒一升煮沸灌喉中外臺卷二十八葉六至七

右三方並出文仲云集驗同

療卒死無脉無他形候陰陽俱竭故也方

牽牛臨鼻上二百息又灸熨斗以熨兩脅下鐵兩間

使各百餘息灸人中

療卒死而有脉形候陰氣先盡陽氣後竭故也方

嚼薤哺灌之外臺卷二十八葉八上

療卒死而目閉者方

騎牛臨其上面擣薤汁灌耳中末皂莢吹鼻中外臺卷二十八葉七右方原出備急云集驗同

卒魘

療卒魘方

以鹽湯飲之多少在意並嚙其足大指爪際痛嚙之

即起也

又方

以其人置地取利刀畫地從肩起男左女右畫地令周遍

訖以刀鋒刺病人鼻下人中令入一分急持勿動其

人當鬼語求去乃具問阿誰以何故來自當乞去乃

以指滅向所畫地當肩頭數寸令得去不可具詰問

之矣〇案原脫不至矣七字據熙寧本補

又方

雄黃細篩管吹兩鼻孔中佳外臺卷二十八葉十二〇土十三大觀本草崔氏雄黃條葉

治卒魘寐死方

擣生韭汁灌鼻孔中劇者並灌兩耳醫心方卷十四治魘不寤方第四葉九下

治魘不寤方

雄黃如棗大係左腋下令人終身不肯魘同上葉十右方原出千金

療卒魘寐不寤方〇案寐原作寐據熙寧本改云集驗方同外臺卷二十八葉十四文仲肘後方云集驗同

以毛筩刺兩鼻孔男左女右展轉進之取起也

又方

擣薤取汁吹兩鼻孔冬日取韭絞汁灌口中外臺卷二十八葉十二右二方原出肘後云集驗同

療卒魘方

尸厥

張仲景云尸厥病〇案原脫病字據熙寧本補脉動而無氣氣閉不通

故靜然如死耳方〇案原作故靜而死也治方據熙寧本改

以菖蒲末吹入兩鼻孔中〇案原作菖蒲屑納鼻兩孔中吹之令人據熙寧本

改又以桂末著舌下云扁鵲療楚王法○案原作以桂著舌下下原脫又字及云至法七字據醫心方本改補 外臺卷二十八葉十七右方原出張仲景云集驗治卒魘 行準案原脫集驗治卒魘五字 今考醫心方治尸厥方引葛氏無此方云扁鵲法同 其文稍異錄於下

以菖蒲屑著鼻兩孔中吹之令入以桂屑著舌下云扁鵲治楚王法也醫心方卷十四治尸厥方第六葉十二右方原出葛氏云集驗方同之

療尸厥方○案此方原作張仲景又方今據醫心方本改補

剔左角髮方寸燒灰○案剔原作取字灰原作末字寸下原有匕字並據醫心方本刪改

以酒和灌令入喉中立起○案原脫以字中字據醫心方本補 外臺卷二十八葉十七下

治尸厥死如尸不知人心下餘氣扁鵲灸法

以繩圍病人臂腕男左女右申繩從大椎上度下之

灸繩下頭脊上五十壯醫心方卷十四治尸厥方第六葉十二

灸陰囊下去大孔一寸百壯若婦人者灸兩乳之中間醫心方卷十四治尸厥方第六右方原出葛氏云集驗方同之

尸厥之病卒死而脈猶動是也

療尸厥方○案原作肘後又方據醫心方本改補

熨其兩脇下又取竈中墨如彈丸○案原脫又字竈作灶墨下有大字據醫心方本改 以漿水和飲之○案以原作大字漿下原脫水字今並據醫心方本補

須臾三四度也○案原脫須至也六字據醫心方本補 以竹管吹其耳中○案原作以管吹耳中據醫心方本改補 令三四人更互吹之又取梁上塵如小豆許竹管吹入鼻孔中○案原脫又至中十六字據醫心方本補 外臺卷二十八葉十八右方原出備急云集驗同○案此方原在肘後又方又脫集驗同三十字並據醫心方本補

又方

灸膻中○案原作灸膻中據醫心方本改 季肋間二七壯也同上原出備急云集驗同

中蠱

治下部若蠱食從後孔見腸方

蝦蟇青背長身者　烏雞骨去燒作屑分等合之以吹下部孔中大良

治卒中蠱下血如鷄肝者晝夜去石餘血四藏悉壞唯心未毀或乃鼻破待死者方

桔梗搗下篩以酒服方寸匕日三

又方

蘘荷根搗取汁二升分三服桔梗苗也　醫心方卷十八辟蠱毒方第五十四　葉五十六

療中蠱毒諸方人有養畜蠱以病人凡診法中蠱狀令人心腹切痛如有物齧或吐下血不即療之食人五藏盡則死矣欲知是蠱與非者令病人唾水沉者是浮者非也　外臺卷二十八葉二十二右　方原出肘後　云集驗同

療中蠱孔合方○案原作胡洽方據醫宗本改

以豬膽導下部至良　外臺卷二十八葉二十六　右方原出古今錄驗　云集驗同

療中蠱毒吐血或下血皆如爛肝方

巴豆一枚去心皮熬　豉三粒　釜底墨方寸匕

右三味擣分作三丸飲下一丸須臾當下蠱毒不下更服一丸　外臺卷二十八葉二十六　右方原出肘後　云集驗同

療中蠱吐血方

羖羊皮方三寸得敗鼓皮亦佳○案寸下原脫得字據醫宗本補　苦參　蘘荷根三兩　黃連二兩

右五味切以水七升煮取二升分三服忌豬肉冷水○案原脫忌至水五字據醫宗本補

又方

取桑木心剉一斛於釜中以水淹之令上有三寸煮取二斗澄取清又微火煎得五升宿勿食旦服五合則吐蠱毒　外臺卷二十八葉二十七右　二方原出文仲　云集驗同

療中蠱吐血方

雄黃研　丹砂研　藜蘆炙各一兩

右三味擣篩為散旦以井花水服一刀圭當吐蠱毒忌生血物狸肉　外臺卷二十八葉二十七至二十八　右方原出崔氏　云集驗同

療鬼注蠱注毒氣變化無常鮫魚皮散方

鮫魚皮炙　龍角炙　斑皮炙是○案斑原作鯢據醫宗本改　犀角屑○案原脫屑字據醫宗本補

麝香研　龍骨　丹砂研　雄黃研　蘘荷根○案根原作葉據醫宗本改

故鹿角炙各一分　去足炙一枚　梔子一分　乾薑一分　貝子十枚

雞舌香一分

右十三味擣篩為散空心酒服一錢匕日三服忌生血物○案原脫忌至物四字據醫宗本補　外臺卷二十八葉三十五

療蠱似蚘方

雄黃研　麝香研

右二味以大豆許取生羊肺如指大以刀開取雄黃

全漢三國六朝唐宋醫方　栖芬室

菁末以胳鼻香之　外臺卷二十八葉三十六　右方系出小品云集驗同

自縊

治自縊死方

搗皂莢細辛屑取如胡豆吹兩鼻孔中亦單用皂莢亦好　醫心方卷十四治自縊死方第十葉十七至十八

又方以蔺衣若氈毯厚纏物覆其口鼻抑之令兩人極力吹其兩耳一炊頃可活也　外臺卷二十八葉三十九　右方系出備急云集驗同

中暍

夏月中熱暍死凡中暍死不可使得冷得冷便死療之方

以屈草帶繞暍人臍使三四人溺其中令溫亦可用泥土屈草亦可扣瓦椀底若脫車釭以著暍人臍上取令溺不得流去而已此謂道路窮急無湯當令人溺其中仲景云欲使多人溺其取令溫若有湯便可與之仲景云不用泥及車釭恐此物冷暍既在夏月得熱土泥暖車釭亦可用也　外臺卷二十八葉四十一　右方系出肘後云集驗同

溺死

治溺水死方

熬沙以覆死人使上下有沙但出鼻孔口中溫沙濕須易之　醫心方卷十四治溺死方第七葉十四上

療溺死一宿者尚可活方

煖

倒懸解衣去臍中垢極吹兩耳即活　外臺卷二十八葉四十三

右方系出肘後云集驗同

療溺死人方

屈死人兩腳著人肩上以死人背向生人背負持走吐出水便活　外臺卷二十八葉四十四　右方系出備急云集驗同

凍死

療冬天墮水凍四肢直口噤裁有微氣出方

以大器中多熬灰使暖盛以囊薄其心上冷即易心煖氣通目則得轉口乃開可溫尿粥清稍稍含之即活若不先溫其心便持火炙其身冷氣與火相搏則死　外臺卷二十八葉四十五　右方系出肘後云集驗同

集驗方卷二

傷寒

療傷寒不大便六七日頭痛有熱与承氣湯其人小便反清一本作大便反青。案原脫一至青七字據宋本補者知不在裏仍在表也當須發汗若頭痛者必衄。案衄下原有血字據宋本刪宜桂枝湯方。案原有桂枝湯方四字剔提一行今據宋本刪

桂枝三兩。案原脫三兩二字據宋本補　芍藥三兩。案三上原有各字據宋本刪　甘草炙二兩　生薑三兩。案薑原作姜據宋本改　大棗十二枚擘

右五味切以水七升煮取三升去滓溫服一升須臾啜稀粥一升助藥力覆取微汗忌生葱海藻菘菜外臺卷一葉十二右方原出張仲景傷寒論云集驗同

療傷寒時氣溫疫頭痛壯熱脉盛始得一二日者方

真丹砂一兩末。案宋本无末字

右一味以水一斗煮之取一升頓服之覆取汗忌生血物。案血原作瓷據宋本改

療疫氣傷寒三日以後不解者方

好豉一升綿裹　葱白切一升

右二味童子小便五升煮取二升分再服覆取汗神效

療傷寒五六日斑出以後湯方

豬膽三合　雞子一枚　苦酒三合

右三物合和煎令三沸強人盡服之羸人煎六七沸分為兩服取汗出為效

療傷寒七八日不解默默煩悶腹中有乾糞讝語。案讝原作譫據宋本改大柴胡湯

柴胡半斤　半夏湯洗八兩　生薑四兩　知母　芍藥　大黃　甘草炙　葳蕤各二兩。案葳蕤原在甘草上據宋本移一方加枳實四枚。案原作四兩據宋本熙寧本改　黃芩二兩

右十味切以水一斗煮取三升去滓溫服一升日三服忌海藻菘菜羊肉餳

療傷寒熱病十日以上發汗不解及吐下後諸熱不除及下利不止斑出方

大青四兩　甘草炙二兩　阿膠炙末二兩。案末原作珠據宋本熙寧本改　豉一升綿裹

右四味切以水八升煮二物。案物原作味據宋本熙寧本改取三升半去滓內豉煮三沸去滓乃內膠令烊。案烊原作溶據宋本熙寧本改分溫服三欲盡更作常使有餘。案常原作當據宋本熙寧本改渴者當飲但除熱止吐下無毒忌海藻菘菜外臺卷一葉二十至二十一

療傷寒溫病等三日以上胸中滿陶氏云若傷寒溫病已三四日胸中惡欲令吐者服酒膽方

苦酒半升　豬膽一枚

其

右二味兵和服之○案兵和原作和兵據宋本改吐則愈神驗支云毒
氣妙外臺卷一葉三十四右方原出張文仲云集驗同
陰毒者或傷寒初病一二日便成陰毒或服湯藥六七日
以上至十日變成陰毒身重背強腹中絞痛喉咽不利毒
氣攻心心下強短氣不得息嘔逆脣青面黑四支厥冷其
脈沈細緊數此陰毒候身如被打五日可治七日不治方
甘草二分炙升麻二分當歸二分蜀椒一分鼈甲四分
凡五物㕮咀以水五升煑取二升半分三服行五里復
服溫覆中毒當汗汗則愈若不汗病除重服醫心方卷十四治傷
寒陰毒方第卅五葉四十七○案外臺卷一葉三十七古今錄驗引此方云集驗同而文稍異不錄

陽毒者或傷寒一二日便成陽毒或服藥吐下之後變成
陽毒身重腰背痛煩悶不安面赤狂言或走或見鬼或下
利其脈浮大數面斑斑如錦喉咽痛下膿血五日可治七
日不治方
甘草二分炙當歸一分蜀椒一分去目升麻二分雄黃二分桂心一分
凡六物㕮咀以水五升煑取二升半分三服行五里須
復服溫覆手足中毒則汗汗則解不解重作令世有此
病此二方要未經用醫心方卷十四治傷寒陽毒方第廿六葉四十七下
大汗出後脈猶洪大形如瘧日一發汗出便解方
桂心一兩十六銖芍藥一兩生薑一兩炙甘草一兩炙大棗十四枚

麻黃一兩去節杏人廿三枚
凡七物切以水五升先煑麻黃再沸下諸藥煑得一升
八合服六合醫心方卷十四治傷寒汗後不除方第卅七葉四十一○案外臺卷十一葉四十一范汪引此方云
集驗同而文異今不具錄
桂枝湯療太陽中風陽浮陰弱陽浮者熱自發陰弱者汗
自出嗇嗇惡寒淅淅惡風翕翕發熱鼻鳴乾嘔方
桂枝三兩芍藥三兩生薑各三兩甘草二兩炙大棗十二枚擘
右五物○案物原作味據宋本改切薑擘棗次切餘藥以水七
升煑棗令爛去滓乃內諸藥水少者益之煑令微微沸
得三升去滓服一升日三小兒以意減之初一服便得

全漢三國六朝唐宋醫方　棲芬室

汗者出後服小小闊其間如不得汗者小小促之令其
藥勢相及汗出自護如服六物青散法若病重者宜夜
服○案宜原作盡據宋本改特須避風若服一劑晬時不解病
證不變者當更服之至有不肯汗出服二三劑乃愈服
此藥食頃亦當飲熱粥以助藥力若初得病甚便以火
發汗火氣太過汗出不解煩躁不得寐因此湯加龍骨
牡蠣各三兩減桂心生薑各一兩不用芍藥若虛勞裏
急腹中痛者取前桂枝湯二升加膠飴音夷餳也○案原脫音至也四
字小注據宋本補一升適寒溫分再服若得大汗出者只
用桂枝二兩發汗後重發汗亡陽譫語○案譫原作讝據宋本改其

脉和者反不死發汗已解半日所（の集原作許　梅案本改）重發煩

其脉浮數可復發汗宜桂枝湯方忌海藻生葱菘菜等

物（口集原脫物字據宋本與宋本補　外臺卷二葉二至三右方原出仲景云集驗同）

治傷寒熱病口干善唾方

干棗廿枚擘　烏梅十枚碎

二物合擣蜜和含杏核大咽其汁（醫心方卷十四治傷寒口干方第卅九葉四十九）

療亡熱傷病喉中痛閉塞不通烏扇膏方

生烏扇一斤切　豬脂一斤

右二味合煎烏扇藥成去滓取如半雞子薄綿裹之內

口中稍稍咽之取差忌酒蒜等物

牡厲湯方

牡厲三兩　通草四兩　射干二兩　羚羊角三兩屑　芍藥三兩　生蘆根

切一升

右六味切以水七升煮取二升半去滓分為三服徐徐

服（外臺卷二葉十四右方原出第三卷中）

療傷寒、大病差後小勞便鼻衄牡蠣散及丸方

左顧牡蠣十分熬　石膏五分

右二味擣末酒服方寸匕日三四亦可蜜丸如梧子大

酒服十五丸（外臺卷二葉十六右方原出肘後云集驗　醫心方卷十四治傷寒鼻衄方第卅八）

按全引此方云集驗方同之

唯文有異今不更录

治の瞖（二字據本書）

冷水漬青布以掩目上（已傳）

葛氏方

若生瞖者燒豉二七枚

末內管中以吹瞖上（醫心方卷十四治傷寒病後目病方第五十一葉右方原出葛氏云集驗方同之）

療傷寒後結熱在内煩渴青葙子丸方

青葙子五兩 龍膽三兩 黄芩一兩 梔子人一兩 苦參一兩 黄蘗二兩

栝樓一兩 黄連二兩

右八味擣篩為末蜜丸先食服如梧子七丸飲下日三

不知稍增忌豬肉冷水 外臺卷二葉十八上右方原出千金云集驗同

療毒熱攻手足腫疼欲脱方

濃煮虎杖根適寒温以漬手足入至踝上一尺 ○案醫心方引此方文稍異今錄於下

治毒熱病攻手足腫疼痛欲脱方

濃煮虎杖根以漬手足 醫心方卷十四治傷寒手足腫痛欲脱方第五十四葉五十七

全漢三國六朝唐宋醫方 栖芬室

又方

酒煮苦參以漬之 ○案醫心方 外臺卷二葉二十四至二十五醫心方卷十四治傷寒手足腫痛欲脱方第五十四葉五十六同

療傷寒手足熱疼欲脱方

取羊屎煮汁以淋之差止亦療時疾陰囊及莖腫亦

可黄蘗洗之 外臺卷二葉二十四右方原出崔氏云集驗同

療毒熱病攻手足腫疼痛欲脱方

煮馬糞若羊糞汁漬之豬膏和羊糞塗之亦佳

又方

取常思草絞取汁以漬之一名蒼耳 外臺卷二葉二十五右二方原

千唯上方入此

出千金云集驗同

療熱病手足腫欲脫者方案主天行

以稻穰灰汁漬之佳外臺卷二葉二十五右方 原出備急云集驗同

療傷寒虛羸少氣氣逆若嘔吐方◯案若原作苦 據宋本改

石膏一升碎綿裹◯案升原作斤 據宋本改 竹葉二把◯案原作一把 據宋本改 麥門冬一升去心 人參二兩 半夏一升洗 生薑四兩 甘草二兩炙

右七味切以水一斗二升煑取六升去滓內粳米一升米熟去米飲一升日三服忌海藻菘菜羊肉餳◯案此方原出第三卷中 今入此卷

生地黃湯療傷寒有熱虛羸少氣心下滿胃中有宿食大便不利方

生地黃三斤 大黃四兩 大棗二十枚擘 甘草一兩炙 芒消二合

右五味合擣令相得蒸五升米下熟絞取汁分再服忌海藻菘菜外臺卷二葉二十五至二十六

治傷寒吐虛羸欲死方

雞子十四枚以水五升煑取二升乃內豉四合後煑兩三沸去豉分再服醫心方卷十四治傷寒吐方共十卌一葉四十九下 外臺卷二葉二十六張文仲引此方云集驗同 兩文異今不重錄

療傷寒後下利◯案宋本作痢膿血蘗皮湯方

黃蘗二兩 黃連四兩 梔子人十四枚擘 阿膠一兩炙

全漢三國六朝唐宋醫方　栖芬室

下方入上頁
傷寒吐……方
復

人

右四味切以水六升煮三味取二升去滓内膠令烊温

分再服忌豬肉冷水 外臺卷二葉三十三至三十四

療傷寒䘌瘡王叔和云其候口唇皆生瘡唾血上唇内

有瘡如粟者則心中懊憹痛如此則此蟲在上乃食五藏

若下唇内生瘡其人喜眠者此蟲在下食下部方

取雞子一枚扣頭出白與漆一合熟和令調如漆還

内殼中仰吞之食頃或半日或下蟲或吐蟲劇者再

服乃盡熱除病愈凡得熱病腹内熱食少三蟲行作

求食食人五藏及下部人不能知可服此藥不爾䘌

蟲殺人 外臺卷二葉三十七至三十八 右方原出文仲云集驗同

全漢三國六朝唐宋醫方　栖芬室

治傷寒後干嘔不下食方

生蘆根切一升　青竹茹一升　粳米三合　生薑切二兩

以水七升煮取二升隨便飲不差重作 醫心方卷十四治傷寒後嘔方

第卅三葉 五十上

傷寒差後更頭痛壯熱煩悶方

服黃龍湯五合日三 醫心方卷十四治傷寒後頭痛方第卅八葉五十三右方原出

千金云集驗方同之

療勞復大青湯方

大青四兩　甘草炙二兩　阿膠炙二兩　香豉二兩

右四味切以水一斗煮取三升去滓溫服一升日五六

斷温方
正月旦取東行桑根
大如指懸门户上又人
人帶之醫心方卷十四辟傷寒病方第廿五
葉四十二
斷温病令不相染著法
斷汲水便長七寸盜
著病人卧席下同上葉四十三
右方原出葛氏云集驗方同之

欲盡後作常使有湯渴便飲無益除熱止吐下傷寒一
二日上至十數日困篤發汗熱不解吐下後熱不除止
下痢甚良先煮大青甘草取四升去滓内膠致膠消乃
便漉去勿令致壞當預漬膠令釋也忌菘菜海藻外臺卷二
葉四十一右方原出深師之集驗同
療大病已差勞復者枳實梔子湯方
枳實三枚炙 梔子十四枚擘
右二味以酢漿一斗先煮取六升煮藥取三升内豉一
升煮五六沸去滓分再服覆取汗如有宿食者内大黃
如碁子一枚外臺卷二葉四十四右方原出千金云集驗同

全漢三國六朝唐宋醫方　栖芬室

天行
阮河南療天行七八日熱盛不解艾湯方
苦酒三升 葶藶子二合熬擣 生艾汁一升無生艾熬艾乾艾亦可用無艾可艾根擣取汁
右三味煮得一升頓服之若有牛黃内一刀圭尤良此
宜療内有大熱也阮河南曰療天行凡除熱解毒無過
苦酢之物故醫心方卷十四治傷寒困篤方第廿六 [illegible]卷十四云凡除熱解毒無過苦酢之物多用苦參青葙艾葶藶苦酒烏梅之屬此
其要也夫熱盛非苦酢之物則不能救之熱在身中既不
時治之又不用苦酢之藥此救火不以水必不可得
脱免也又曰今諸療多用辛甘薑桂人參之屬此皆貴

價難得常有比行求之輔以失時而苦參青葙葶藶子
艾之屬所在盡有除熱解毒最良勝於向貴價藥也前
後數參並用之得病內熱者不必按常藥次也便以青
葙苦參艾苦酒療之但稍與促其間耳無不解 外臺卷三葉十
右方原出崔氏 亦集驗同
療天行後氣膈噦逆不下食生蘆根湯方
燈心仁一 生麥門冬十二分去心 人參四分切 生蘆根一大握切
右四味以水一大升煎取八合去滓分溫三服 外臺卷三葉二十三
右方原未著卷數
療天行熱病口瘡升麻湯方

升麻二兩 通草四兩 射干二兩 羚羊角三兩屑 芍藥三兩 生蘆根切一升
右六味切以水七升煮取三升分為三服如人行五里
更服
療天行熱病口苦下氣除熱喉中鳴石膏蜜煎方
石膏半斤碎 蜜一升
右二味以水三升煮石膏取二升乃內蜜復煎取一升
去滓含如棗核許盡更含 外臺卷三葉二十七
療天行病上氣欬嗽多唾黏涎日夜不定生薑煎方
生薑三兩去皮切如豆粒大

頓 消 下

右一味以餳半斤和微煎令爛每日無問早晚少少含
仍嚥薑滓一時嚥之 外臺卷三葉二十九 右方未著卷數
療天行病腹脹滿大小便不通滑石湯方
滑石十四分研 葶藶子一合紙上熬令紫色搗 大黃二分切
右三味以水一大升煎取四合頓服兼搗葱傅小腹乾
即易之效 外臺卷三葉三十六 右方未著卷數
治天行蟨瘡燒馬蹄灰以猪脂和傅日五六用 大觀本草卷十七白馬條
葉三上
凡熱病新差及大病之後食猪肉及腸血肥魚油膩等必
大下痢醫不能療也必至於死若食餅餌粢黍飴餔鱠炙

寒栗諸果及堅實難療之物胃氣尚虛弱不能消化必更
結熱適以藥下之則胃中虛冷大利難禁不必死下之
後危皆難救也熱病之後多坐此死不可不慎也病新差
但得食糜粥寧可少食令飢○案宋本作肌慎勿飽不得他有所
食雖思之勿與引日轉久可漸食羊肉糜若羹汁兔雉
鹿肉慎不可食猪犬肉也新差後當靜臥慎勿令人梳頭
洗面非但體勞亦不可多言語用心使意勞凡此皆令勞
復故督郵顧子獻得病已差未健詣華旉視脉旉曰雖差
尚虛未復陽氣不足勿為勞事餘勞尚可御內即死臨死
當吐舌數寸其妻聞其夫病除從百餘里來省之止宿交

溫病

辟溫氣太乙流金散方○案辟溫氣三字原無散字下重有方字均據醫心方卷十四補

雄黄三兩研○案原脫研字據醫心方補 雌黄二兩研入○案原脫研入二字均據醫心方卷十四補 礬石一兩半燒令汁盡○案原脫燒令汁盡四字據醫心方補 鬼箭羽一兩半○案原作一兩據醫心方改 羖羊角二兩燒○案原脫燒字並脫二字

右五味擣篩為散○案擣原作治下一字並脫為散二字據醫心方補 三角絳囊盛一兩○案囊原作帶據醫心方改 帶心前并門戶上○案并字下原有掛字據醫心方刪 若逢大疫之年月初日○案月初日以月旦 青布裹一刀圭中庭燒之溫病人亦燒熏之 外臺卷四葉二右方原出廣濟云肘後同○案本方原出肘後據醫心方改

殺

前

接中间三日發病舌出數寸而死病新差未滿百日氣未平復而以房室者畧無不死也○案也字本作者 蓋正疾今愈後六十日已能行射獵以房室則吐涎而死及热病房室名為陰陽易之病皆難療多死近者有士大夫小得傷寒發汗已十餘日能乘馬行來自謂平復故以房室則小腹急痛手足拘拳而死 外臺卷三葉四十一至四十二 又案外臺卷四葉十三千金引此方云集驗同

療重病新差早起勞及飲食多致復欲死方

燒鼈甲末飲○案原無飲字據千金補 服方寸匕忌莧菜 外臺卷四葉十三右方原出千金云集驗同

諸疸

療天行热毒通貫藏腑沈鼓骨髓之間或為黄疸黑疸赤疸白疸穀疸馬黄等疾喘息須臾而絶水葥散方

水葥二七枚 赤小豆二七枚○案原作三七枚據醫心方改 秫米二七粒

右三味擣篩為散取如大豆粒吹於兩鼻之中甚良不差間日復服之 外臺卷四葉十五右方原出刪繁云集驗同

療黄疸方

取生小麥苗擣絞取汁飲六七合晝夜三四飲三四日便愈無小麥苗穬麥苗亦得范汪云用小麥勝也 外臺卷四葉二十一右方原出千金云集驗同

療黄疸百藥不差者方

驢頭一枚煑熟以薑虀啖之并隨多少飲汁 外臺卷四葉二十

療黃疸身體面目皆黃大黃散方 ○案小島氏校云千金作三黃散

大黃四兩 黃連四兩 黃芩四兩

右三味擣篩爲散先食服方寸匕日三服亦可爲丸服 外臺卷四葉二十三十四

療黃疸變成黑疸者多死急治之方

取土瓜根汁服一小升平旦服至食時病從小便去則愈不忌先須量病人○案幽本作病宪氣力不得多服力衰則起不得 外臺卷四葉三十右方原出肘後云集驗同

療勞疸穀疸丸方

苦參三兩 龍膽草一兩○案幽本原有草字據幽本刪

右二味下篩牛膽汁和○案[illegible]和丸先食以麥粥飲服如梧子大五丸日三不知稍增 外臺卷四葉三十四○案大觀本草圖經引集驗此方文稍異錄以下

穀疸丸

苦參三兩 龍膽一兩

二物下篩牛膽和丸先食以麥飯飲服之如梧子五丸日三不知稍增 大觀本草卷六龍膽條圖經引葉七十二

集驗方卷三

瘧

黃帝曰夫瘖瘧皆生於風夏傷於暑秋爲痎瘧問曰瘧先寒而後熱何也對曰夫寒者陰氣也風者陽氣也先傷於寒而後傷於風故先寒而後熱也問曰先熱後寒者何對曰先傷於風而後傷於寒故先熱而後寒也名曰溫瘧其但熱而不寒者陰氣先絕陽氣獨發名曰癉瘧治之方已上

醫心方卷十四治諸瘧方第十三葉二十七

夫瘧必從四末始先其發時一食頃用細左索繩堅束其手足十指過時乃解○案外臺引本書此方文稍異錄如左

夫瘧必從四肢始療方

先其時一食頃用細左索繩緊束其手足之十指過發時乃解之 外臺卷五葉二十七

又方

取大蜘蛛一枚內蘆管中密塞管口繩係以綰頸過發時乃解去

又方

桃葉二七枚安心上 艾灸葉上十四壯 醫心方卷十四治諸瘧方第十三葉二十七

又方

先作羊肉臛餅飽食之其進少酒隨所能令其欣欣
有酒氣入一密室裏然炭火厚覆取大汗則差燕國（已上別抄第二卷中）
公說此方常見用有驗○（案下二方原未舉卷數）
療溫瘧勞瘧烏梅飲子方
烏梅七顆 桃柳心各七莖 葱白七莖 豆豉一合 甘草四分 柴胡四分
知母四分 大黃三分
右八味各細剉以童子小便兩茶椀宿浸明日（○案日原作旦據興寧本改）
早晨三兩沸去滓頓服差未差更作服三服永
差忌海藻菘菜
療溫瘧痰瘧久不差黃連散方

宣州黃連一兩（○案原作二兩據宋本興寧本改）
右一味擣篩末以濃酒一盞調三錢空心頓服相次更
服三錢更飲三兩盞酒任意醉卻睡使過時方得食如
渴枳實煎湯併三日服差忌豬肉冷水（外臺卷五葉二十七至二十八）
療諸瘧方
牛膝莖葉一把切以酒三升漬一宿分三服令微有
酒氣不即斷更作不過三服止（外臺卷五葉四右方原出肘後云集驗同）
麻黃湯療瘧須發汗方
麻黃四兩去節 大黃四兩 栝樓四兩 甘草一兩炙
右四味切以水七升煮取二升半分三服未發前食頃

蔔

服臨發更服服後皆覆取汗忌海藻菘菜（外臺卷五葉六右方原出千金云集驗同）
蜀漆丸主嶺南瘴氣發作熱冷積勞似瘧皆主之（行準案此下原有千金翼方云云當係王燾所加故刪）
蜀漆 知母 升麻 白薇 地骨皮 麥門冬各五
分 烏梅肉 鱉甲炙 萎蕤各四分 石膏八分 甘草三分炙 常
山六分 豆豉一合熬
右十三味擣篩為末蜜和丸如梧子大飲下十丸日再服
加至二十丸此方用無不差加光明砂一兩神良忌海
藻菘菜人莧生葱生菜（外臺卷五葉二十右方原出延年云集驗同）
全漢三國六朝唐宋醫方 栖芬室
療一切瘧勞瘧無問年月深遠阿魏散及丸方
阿魏 安息香 蘿蔔子各二兩 蕪荑一合
右四味擣篩為散以煖水服半錢匕不能散服蜜熟丸
水下三十丸須臾吐忌冷水如吐不止喫蒜韲餺飥仍
以胎子成散一錢（○案成原作盛據宋本改）男左女右繫臂上立
差（外臺卷五葉三十二）
治勞瘧積時不斷衆治無效此方治之
生長大牛膝一大虎口切以水六升煮取二升分再
服第一服取未發前一食頃第二服取臨發（醫心方卷十四治勞瘧方第十八葉三十三下）

治瘧或間日發或夜發者方
粇米百粒 石膏八兩碎 恒山三兩 竹葉三兩
凡四物切以水六升清藥一宿明旦煮取二升分
三服取未發前一食頃第一服取臨欲發第二服當一
日勿洗手足面及嗽口勿進食飲取過時不發乃澡洗
進食也并用餘藥汁塗五心及胸前頭面藥滓置頭邊
此方從來舊用神驗 醫心方卷十四治間日瘧方第廿葉三十五 外臺卷五葉三
十三 敍急引此方云集驗療瘧間日或夜發云云其文有異今不更錄

鬼魅

療男子得鬼魅欲死所見驚怖欲走時有休止皆邪氣所

為不能自絕九物牛黃丸方
荊實人精也研 曾青蒼龍精也研 玉屑白虎精也研 牛黃土精也研 雄黃
地精也研 空青天精也研 赤石脂朱雀精也 玄參真武精也 龍骨水精也 各一兩
凡九物名曰九精上通九天下通九地
右擣下篩蜜和丸如小豆先食吞一丸日三稍加以知
為度忌羊血 外臺卷十三葉四十三下

療卒中邪魅恍惚振噤之方
灸鼻下人中及兩手足大指爪甲本令艾丸半在爪
上半在肉上各七壯至十四壯不止便愈 外臺卷十三葉四十
二 右方原出肘後云集驗同

此方入作

風狂

療卒狂言鬼語方

卧其人著地以　淋其面終日淋之

又方

燒蝦蟇擣末服方寸匕日三服外臺卷十五葉二〇　右二方原脫據盈宋本補

風癲

論曰凡癲病發則仆地吐涎沫無知若強掠如狂及遺糞者難療無方外臺卷十五葉十八下

諸風

西州續命湯療中風痱身體不自收口不能語冒昧不識人不知痛處但拘急中外皆痛不得轉側悉主之方

麻黃六兩去節　石膏四兩碎綿裹　桂心　當歸　甘草炙各二兩

芎藭　乾薑　黃芩各一兩　杏人四十枚去皮尖兩人

右九味切以水一斗九升先煮麻黃再沸吹去沫後下諸藥煮取四升初服一升猶〇案猶原作稍據盈宋本改能自覺者勿熟眠也可卧厚覆小小汗出已漸漸減衣勿復大覆不可復服差〇案差盈宋本作矣前服不汗者更服一升汗出即愈汗後稍稍五合一服飲食如常唯忌生葱海藻菘菜

外臺卷十五葉三十八右方　原出古今錄驗五集驗同

西州續命入此

治中風口喎僻不正方

取空青如来者着口中含咽之即愈（醫心方卷三治中風口喎方第九葉二十五）

治卒不得語方

煑大豆取汁稍含咽之

又方

取桂一尺水三升煑取一升頓服之（醫心方卷三治中風舌強方第十葉二十六上）

療卒暴風口面僻半身不隨不轉竹瀝湯方

竹瀝（三升）　防風　防己　升麻　桂心　芎藭　羚羊

角（二兩）麻黄（四兩去節）

全漢三國六朝唐宋醫方　栖芬室

右八味切以水四升合竹瀝煑取二升半分爲三服三

日服一劑常用忌生葱（醫心方卷三第十四葉三十四右引原出千金方集驗同）

治風頭眩欲倒眼旋屋轉頭腦痛防風枳實湯方

防風（三兩）枳實（三兩炙）伏神（四兩）麻黄（四兩去節）細辛（二兩）芎藭（二兩）（三）

前胡（四兩）生薑（四兩）半夏（四兩洗）杏人（三兩）竹瀝（三升）

十一物切以水六升合竹瀝煑取二升合分三服頻服

兩三劑尤良（醫心方卷三治頭風方第七葉二十）

蛻

風熱

治風熱心躁口乾狂言渾身壯热及中諸毒龍腦甘露丸

寒水石半斤燒半日淨地坑内盆合四面濕土擁起候經宿取出入甘草末天竺黃各二兩龍腦二分糯米膏丸彈子大蜜水磨下（大觀本草卷四凝水石條葉二十六下）

風氣

治風氣客於皮膚瘙痒不已

蜂房炙過蟬蛻等分為末酒調一錢匕日三四服（大觀本草卷二十一露蜂房條葉四上）

治風氣客於皮膚瘙痒不已蟬蛻薄荷葉等分為末酒調一錢匕日三服（大觀本草卷二十一蚱蟬條葉九上）

絞

集驗方卷四

霍亂

歐而吐利此爲霍亂也（醫心方卷十一治霍乱方第一葉三）

霍亂臍上築者腎氣動也先療氣理中湯去术加桂凡方内加术者以内虛也加桂者恐作奔豚也理中湯方

人參三兩（口案原作二兩據宋本醫心方改）　甘草三兩炙　白术三兩　乾薑三兩炮

右四味切以水八升煮取三升去滓溫服一升日三夜一若臍上築者腎氣動也去术加桂心四兩吐多者去术加生薑三兩若下多者復用术悸者加茯苓二兩若痛（口案原脫痛字據宋本醫心方補）先時渴喜得水者加术合前成四兩半若腹中痛者加人參合前成四兩半若惡寒者加乾薑合前成四兩半若腹滿者去术加附子一枚炮去皮破六片服湯後一食頃飲热粥一升許汗微出自溫勿發揭衣被也忌海藻菘菜桃李雀肉等（外臺卷六葉六右方原出仲景云集驗同）

治霍亂而渴者理中湯主之（外臺卷十一治霍乱煩渴方第九葉十三）

理中湯療霍亂吐下脹滿食不消心腹痛方

人參三兩　白术三兩　甘草三兩炙　乾薑三兩

右四味以水六升煮取三升絞去滓溫分三服不差頻

進兩三劑遠行防霍乱作丸以梧子服二十丸散服方
寸匕酒下得若轉筋者加石膏三兩忌海藻菘菜桃李
雀肉等外臺卷六葉七至八右原出千金云集驗同

霍亂蠱毒宿食心腹痛冷氣鬼氣方
極鹹塩湯三升一味霍乱心腹暴痛宿食不消積冷
煩滿者熱飲一升以指刺口令吐宿食使盡不盡更
刺吐訖復飲三吐住靜止此法大勝諸藥俗人以為
田舍淺近法鄙而不用守死而已凡有此疾○案疾原作疾據宋本與寧本改
即須先用之外臺卷六葉十五至十六右方原出千金云集驗同

療兩脚及胷脅轉筋者方
煮苦酒三沸浸氈裹脚筋上令○案令原作合據宋本與寧本改少
粉尤佳又以綿纏膝下至足

若轉筋入腹中如轉者方○案原脫如字據宋本補
取雞屎白一方寸匕水六合煮三沸溫頓服勿令病
者知外臺卷六葉二十右方原出肘後云集驗同

霍亂轉筋入腹不可奈何方
極鹹作塩湯於槽○案原作糟據宋本與寧本改中煖漬之則差

又方 之 搨 蓋脫之字
以醋煮青布搨○案原作搶據宋本與寧本改補脚膝冷復易之外臺
卷六葉二十至二十一右二方原出千金云集驗同

療卒道中得霍亂無有方藥氣息危急醫視捨去皆云必
死療之方
蘆蓬茸一大把煮令味濃頓服二升則差已用有効
食中魚蟹毒者服之尤良外臺卷六葉三十七八右方原出小品云集驗同

乾嘔
療病人乾嘔方
取羊乳汁飲一杯

療吐逆乾嘔生薑湯方
生薑四兩　澤瀉三兩　桂心二兩　橘皮三兩　甘草二兩　茯苓四兩　人參
一兩　大黃四兩
右八味切以水七升煮取三升服五合日三忌海藻菘
菜醋物生葱外臺卷六葉三十八至三十九

治干歐或噦手足逆冷方
橘皮四兩　生薑六兩
切以水六升煮取三升服一升醫心方卷九治干嘔方第十七葉三十一下

噦
療卒噦方
枳實三枚炙去核㕮咀之以三家乳一升以羊脂五
兩並枳實令沸後內乳令沸去滓含咽之外臺卷六葉四十一
右方原出千金六卷中入本卷

全漢三國六朝唐宋醫方　栖芬室

四丁草又卷

食不消

治凡所食不消方

取其餘類燒作末酒服方寸匕便吐去宿食即差陸

光錄說有人食桃有不消作病時已晚無復桃就樹

間得槁□ 案槁旁注云玉口老反 燒也枯也行準案疑与槁通 桃子燒服之登

吐出病即差 醫心方卷九治宿食不消方第十葉二十二

治久寒胸脇逆滿不能食吳茱萸湯方

吳茱萸一升 人參一兩 生薑八兩 小麥一升 甘草一兩 桂心一兩

半夏一升 大棗廿枚

凡八物㕮咀以清酒五升水三升煮取三升絞去滓適

寒溫飲一升日三 醫心方卷九治寒冷不食方第十一葉二十五上

噫酢

人食畢噫酢及酢心方

人參二兩 茱萸半升 生薑三兩 大棗十二枚 水六升煮取二升

再服之 醫心方卷九治噫酢方第十五葉二十八 右方原出葛氏方 集驗方同 之□案

外臺引延年此方云 集驗同 文稍異 第八右

療食訖醋咽多噫吳茱萸湯方

吳茱萸五合 生薑三兩 人參二兩 大棗十二枚破 □案原脫破字 據[illegible]本補

右四味切以水六升煮取二升絞去滓分為三服無

服相去十里久或中間令時復然服一劑銷淡破冷口案原脫或至冷十四字據寧本補　外臺卷六葉四十九下右方原無出處今集驗同

宿食

療宿食結實及淡澼口案淡原作痰宋本與寧本改澼實瓜蒂散方

瓜蒂一兩　赤小豆四兩

右二味擣篩溫湯三合以散一錢匕投湯中和服之須臾當吐不吐更服半錢湯三合令吐以吐不已飲冷水外臺卷八葉二十至二十一上

欬嗽

治忽暴氣味奔喘坐臥不得并喉裏呀聲氣欲絕方

麻黃三兩去節　杏人四兩去皮　干薑葉二兩　紫胡四兩　橘皮二兩

切以水六升煮取二升半分三服醫心方卷九出欬嗽第一葉六

療久患氣嗽發時奔喘坐臥不得并喉裏呀聲氣欲絕方

麻黃去節　杏人去尖皮兩人者碎　紫菀各三兩　紫胡　橘皮各四兩

右五味切以水六升煮取二升半去滓分三服一劑不差頻兩三劑從來用甚驗外臺卷九葉二十五

療冷欬嗽上氣胸滿喉腥膿血四味石鍾乳散方

鍾乳研碎　白礬石煉　款冬花　桂心各一分

右四味擣合下篩以筒吸之如大豆許一匕聚先食日二不知稍增之數試有驗當作七即遍吸之忌生蔥外臺

丁前

醫心引方引此

卷九葉三十五至三十六右
方原出古今錄驗云集驗同

肺痿

療肺痿欬唾涎沫不止咽燥而渴方 一云不渴

生薑五兩 人參三兩 甘草二兩炙 大棗十二枚擘

右四味切以水五升煮取一升半分再服 忌海藻菘菜

療肺痿欬嗽涎沫心中溫溫咽燥而渴方 一云不渴

生薑五兩 甘草二兩炙 大棗十二枚擘

右三味切以水五升煮取一升半分再服 一方乾薑三兩代生薑 忌海藻菘菜

療肺痿時時寒熱兩頰赤氣急方

童子小便每日晚取之去初末少許小便可有五合

全漢三國六朝唐宋醫方 栖芬室

取上好甘草量病人中指節男左女右長短截之炙令熟破作四片內小便中置於閑淨處露一宿器上橫一小刀明日平旦去甘草頓服之每日一劑其童子勿令喫五辛 忌海藻菘菜熱麪 外臺卷十葉二至三

治肺痿欬唾涎沫不止咽燥而渴不方

生薑五兩 人參三兩 甘草四兩炙 大棗十五枚擘

右四物以水七升煮取三升分三服 醫心方卷十三治肺痿方第十五葉

三十下

肺癰

療胸中滿而振寒脈數咽燥而不渴時時出濁唾腥臭久久
吐膿如粳米粥是爲肺癰桔梗湯方
桔梗二兩 甘草二兩炙
右二味切以水三升煮取一升分再服朝暮吐膿血則
差 外臺卷十葉十三 大觀本草引此方文捐異錄以後
療胸中滿而振寒脈數咽燥不渴時時出濁唾腥臭久
久吐膿如粳米粥是肺癰治之以桔梗甘草各二兩炙
以水三升煮取一升分再服暮朝吐膿血則差也
大觀本草卷十桔梗條圖經引 葉二十一上

肺氣不足

補肺湯療肺氣不足欬逆短氣寒從背起口中如含霜雪
語無音聲而渴舌本乾燥方
五味子 白石英末綿裹○案末原作研據此宋本改 鍾乳末同上○案原脫末字據此宋本補
桂心 橘皮 桑根白皮各三兩 粳米三合 茯苓
竹葉 款冬花 紫菀各二兩 大棗五十枚 杏人五十枚去兩人
夬皮 蘇子一升 生薑五兩 麥門冬四兩去心
右十六味切以水一斗三升先煮桑白皮粳米熟去
滓內諸藥煮取四升分三服日三夜一服○案原脫服字據此
宋本補 忌大酢生葱 外臺卷十葉九至十

肺脹

治欬嗽氣急結脹
乾薑爲末熱酒調一錢服 大觀本草卷八乾薑條葉一下
療肺脹欬嗽上氣咽燥脈浮心下有水麻黃湯方
麻黃去節五兩○案原脫去節二字據此宋本補 細辛
桂心各三兩 半夏洗碎 石膏四兩碎綿裹○案原脫碎綿裹三字據此宋本補
五味子半升
右八味切以水一斗煮取三升分三服忌生葱羊肉餳
生菜 外臺卷十葉十一右方 原出千金云集驗同

沃雪湯療上氣不得息臥喉中如水雞聲氣欲絕方

麻黃去節四兩 細辛二兩 五味子半升 [illegible]
[illegible] 桂心 乾薑各一兩 半夏如博棊子八枚洗去滑 一方四兩
右六味切以水一斗煮取三升絞去滓適寒溫服一升投
杯則臥一名投杯麻黃湯令人汗出不得臥勿怪亦可
從五合不知稍增日再凡煮麻黃先煎二沸去上沫又
內餘藥忌生葱生菜羊肉餳 外臺卷十葉二十九右方 原出古今錄驗云集驗同

肺熱悶不止胸中喘急悸客熱往來欲死不堪服藥泄胸
中喘氣
用桃皮芫花各一升 二物以水四升煮取二升五合

去滓以故布手巾內汁中薄揩溫四肢不盈數刻即

歇大觀本草卷二十三桃核條 圖經引第二十七上

賁豚

賁㹠茯苓湯療虛氣〇案原作短氣據宋本改五藏不足寒熱厥逆腹

脹滿奔走衝胸膈發作氣欲絕不識人氣力羸瘦少腹起

騰踊如㹠子走上走下馳往馳來寒熱拘引陰器手足逆

冷或煩熱者方

茯苓四兩 生葛八兩 甘草二兩炙 李根白皮切一升〇案原缺一字據宋本補又此藥原在芎藭下今據宋本移此 生薑五兩 半夏一升湯洗 人生三兩 人參

三兩 芎藭二兩

右九味切以水一斗二升煮取五升服一升日三夜二

服忌羊肉餳海藻菘菜酢物等。案醫心方引此方藥有異今錄於下

賁㹠伏苓湯治治虛氣五藏不足寒氣厥逆腹滿氣奔

衝胸膈發作氣欲絕不識人氣力羸劣小腹起騰踊如

㹠子走上走下方

、生葛八兩 甘李根白皮切一升 生薑五兩 伏苓四兩 半夏一升

洗 人參三兩 甘草三兩 當歸二兩 芎二兩 肥㹠一頭卅斤

者逐走令口中沫出剝取血以治㹠如食法以水

二足淹㹠、熟出之澄取清汁吹去上肥得一斗二

升酒二升并血合煮諸藥取五升服八合日三醫心

廣方下此

方卷九 治賁豚
方第六葉十三至十四

療奔豚氣上衝胸腹痛往來寒熱奔豚湯

甘草二兩炙 芎藭二兩 當歸二兩 半夏四兩湯洗 黃芩二兩 ○案原作三兩據宋本改 生葛五兩 芍藥三兩 生薑四兩 甘李根白皮切一升

右九味切以水二斗煮取五升去滓溫服一升日三夜二服忌海藻菘菜羊肉餳等 外臺卷十二葉四十六至四十七

全漢三國六朝唐宋醫方 栖芬室

療奔豚氣從下上者湯方

生葛五兩 甘李根白皮五兩切 ○案此藥原在半夏下今從宋本移此 半夏五兩洗 黃芩二兩 桂心二兩 芍藥三兩 人參二兩 生薑五兩

右八味切以水一斗五升煮取五升去滓溫分為五服日三夜二服忌羊肉餳生葱 外臺卷十二葉四十七下

泄利

黃帝曰人苦濡泄下利者何對曰春傷於風夏生濡泄腸澼久風為濡泄 ○案外臺引此云黃帝問曰人若濡泄下痢者何也對曰春傷於風夏生濡泄腸澼久風為濡泄也 外臺卷二十五葉二

論曰泄凡有五種各不同胃泄者飲水不化色黃言下食之物皆完出不消也脾泄者腹脹滿泄注食即歐逆言下利猶如注水不可禁止也大腸泄者食已窘便白色腸鳴切痛食訖即欲利言痛如刀切其腸也小腸泄者而便膿血少腸痛也小腸處在腹故令少腸痛大瘕泄者裏急後重數至而不能便莖中痛也瘕者結也小腹有結而復下

利者是也 醫心方卷十一治泄利方第卅葉三十八下

療熱水穀下痢黃連阿膠湯方

黃連 阿膠炙各二兩 梔子三十枚擘○案原脱擘字據醫心方本補 烏梅二十枚碎○案原脱碎字據醫心方本補 黃蘗一兩

右五味切以水七升煮取二升半分爲再服神良

又方

黃連一升金色者打碎○案原脱打碎二字據醫心方本補 陳米五合

右二味以水七升煮取二升分再服 外臺卷二十五葉二至三

蜀沙門傳水痢以訶梨勒三顆麪裹煻灰去麪取訶梨勒皮搗爲末飯和爲丸米飲空腹下三七丸已百人見效 大觀本草卷十四訶梨勒條葉九

療下赤痢方

秫米一把 鯽魚鮓二臠細切 薤白一虎口細切

右三味以○案原脱以字據醫心方本補 合煮如作粥法啜之 外臺卷廿五葉二十下

療卒下血不止方

草龍膽一虎口○案原作一握據醫心方本補

右一味切以水五升煮取二升半分爲五服如不差更服 外臺卷二十五葉二十三下

治暴下赤白方

治血痢神妙 乾薑急於火內燒黑不令成灰瓷椀合放冷爲末每服一錢米飲調下 大觀本草卷八乾薑條葉一下

葛氏療卒下血方

小豆一升

右一味搗碎水三升和絞取汁飲之 [illegible] 立止

又方

黃連半兩 黃蘗兩 梔子二兩擘○案原脱擘字據醫心方本補

右三味切以酒二升漬一宿去滓煮三沸頓服之忌蒜豬冷水○案以字脫忌生水五字據醫學本補

外臺卷二十五葉二十四上

按右二方原在第十六卷中據於集驗方第試脹方下彭兩集驗香引集驗今為集驗者二附入本方

香豉一升 薤白一把

凡二物以水三升煮取頓服之 醫心方卷十一治赤白利方第廿四葉三十二

治赤白滯下久不斷穀道疼痛不可忍宜服溫熨熬鹽熨之 醫心方卷十一治利後穀道痛方第卅二葉四十六

結腸丸療熱毒下不斷不問久新悉療之方

苦參 橘皮 獨活 阿膠炙 芍藥 乾薑 黃蘗

甘草炙 鬼臼各四分

右九味搗篩蜜與膠共烊以和丸併手捻作丸如梧子暴燥以飲服十丸日三不知稍加此方亦療諸痢下及卒下恙効忌海藻菘菜等○案原脫忌至等六字據醫學本補

建脾丸○案原作神脾丸據醫學本改 療脾滑胃虛弱泄下不禁飲食不消雷鳴絞痛方

附子炮一兩 蜀椒汗一兩 桂心二兩 赤石脂 黃連 人參

乾薑 茯苓 大麥蘗 陳麴熬○案熬原作炒據醫學本改

石斛 當歸各二兩 鍾乳三兩研

右十三味搗篩蜜和以酒服十丸如梧子日三稍稍加之忌豬肉冷水生蔥酢○案原脫忌至酢八字據醫學本補

外臺卷二十五葉四十一至四十二

治久新寒冷下利臍內不安食輒注下令人羸肉烏梅丸方

丁十五 泄利上

烏梅三百六十枚去核熬令可擣 附子四兩炮 黃連十二兩 乾薑四兩

凡四物擣下篩蜜丸飲服如梧子十丸日再 神丸 醫心方卷十一治泄利方第廿二葉十七至二十八

療下痢腸滑飲食及服藥皆完出肝猪丸方

猪肝一斤熬令乾○案原作煮焙乾擣篩字本改 黃連 阿膠炙 烏梅肉 熬各二兩○案脫熬字據篩本補 胡粉七棊子

右五味擣下篩蜜和酒服十五丸如梧子日三稍加之可散服 外臺卷二十五葉四十三下

瘻

療瘻酒方

全漢三國六朝唐宋醫方 栖芬室

星水雨從霰出柳根三十斤

右以水一斛煮得五斗同米三斗釀之酒成先食服一升日三 外臺卷二十三葉三十上

療瘻方

小麥一升

醇苦酒一升清小麥令釋漉出曝燥復清使苦酒盡暴麥燥擣篩以滋藻三兩別擣以和麥末令調酒服方寸匕日三禁鹽生魚生菜猪肉 外臺卷二十三葉二至三 右方原書小品方集驗同

療瘻方

小麥三升

右以三年米酢三升漬麥葉乾乾更浸任盡酢又暴乾擣
篩爲散別擣昆布爲散每服取麥散二匕昆布散一匕
旦飽食訖清酒和服之若不能飲酒者以水和服亦得
服盡即差多服彌善無禁忌但不用舉重及悲啼煩惱
等事 外臺卷二十三葉四右 方原出文仲方集驗同

集驗方卷五

淡飲

痰飲積聚嘔逆兼風虛勞陰疝方
霜後蒺藜苗子擣汁一石先以武火煎減半即以文
火煎攪勿停手候可丸止空腹酒下梧子大三十丸
煎服亦得 外臺卷八葉十四下

療痰澼心腹痛兼冷方
鱉甲炙 柴胡 赤芍藥各八分 甘草炙 枳實炙 生薑
白术各六分 檳榔七箇末湯成後下○集原脫末至下五字據宋本醫寧本補
右八味切以水六升煮七味取二升半去滓內檳榔末
分服八合當利忌海藻菘菜莧菜桃李雀肉等 外臺卷八葉十六

全漢三國六朝唐宋醫方 栖芬室

治胸中淡飲腹中水鳴食不消嘔吐水湯方
大檳榔卅口 半夏八兩 生薑四兩 杏人四兩 白术四兩 伏苓五兩 橘皮三兩切
水一斗煮取三升分三服 醫心方卷九治淡飲方第七葉十七

療卒頭痛如破非中冷又非中風其病是胸膈中淡○集原作痰據宋本改厥氣上衝所致名爲厥頭痛吐之則差方
但單煮茗作飲二三升許適冷煖飲三升須臾適吐適
吐畢又飲能如此數過劇者須吐膽汁乃止不損人
渴而則差 外臺卷八葉二十三右 方原出千金云集驗同

噎

療氣噎煎方

寒酥 薑汁各一升

右三味合和微火煎五六大沸取如大棗二枚內酒中飲之直抄服之亦好

通氣噎湯方

半夏洗，三兩 桂心三兩 生薑八兩 羚羊角三兩

右四味切以水八升煮取三升分服半升日再服忌羊肉生葱餳 外臺卷八葉四十三至四十四右千方原出第四卷中今移入此卷 又案此方醫心方引三之方藥有異录如下

通氣噎湯方

半夏洗，八兩 桂心三兩 生薑八兩

凡三物以水八升煮取三升服半升日二 醫心方卷九治氣噎方第五葉十二

療噎方

取頭垢如棗大以漿若粥水和服之 外臺卷八葉四十六右方原出第十卷中今移此卷

理諸噎方

炭末細羅蜜丸如彈子大含少細細咽津即下 外臺卷八葉四十六右方原出千金云集驗同

療卒食噎方

舂杵頭糠置手巾角以拭齒立下 外臺卷八葉四十七右方原出肘後

療醋噎方

羌活五兩

擣用水一升浸三宿每日溫服五合差

療氣噎不下食兼嘔吐方

半夏洗，四兩 生薑三兩，切

右二味以東流水二大升煎取一升去滓溫服三合日三服 ○案此章本作五日服 忌羊肉餳 外臺卷八葉四十八上

半夏湯千金作乾薑湯主飲食輒噎方

乾薑 石膏各四兩 桔梗○案千金作桔梗根 人參 桂心各二兩

半夏一升 吳茱萸二升 小麥一升 甘草一兩 赤小豆三十粒

右十味㕮咀以酒五升水一斗煮棗二十枚去滓合煮取三升分三服 日本覆刻北宋本千金方卷十六葉十二林億等校引作 進案此即外臺卷八葉四十六下 半夏湯方多大棗一味為十一味 惟外臺未云集驗 寔同也

療卒食噎不下方

取蓍含之則下 外臺卷八葉四十八右方原出備急云集驗同

噎塞不通方 ○案小島氏校云噎上恐有脫字

蓍實根十二分

右一味擣為散酒下方寸匕日三服 外臺卷八葉四十九至五十

哽

療哽方　凡書文曰天有門地有根諸家入口者皆得當吞　外臺卷八葉五十二右方原出深師方集驗同

療哽方　取鹿筋漬之濡索之大如彈丸持筋端吞之候至哽處徐徐引之哽著筋出

又方　末虎骨若狸骨服方寸匕

又方　服瞿麥末方寸匕

又療諸哽方　鸕鷀屎末服方寸匕　外臺卷八葉五十二至五十三右四方原出千金云集驗同

療食諸魚骨哽方　小嚼薤白令柔以繩繫中央持繩一端吞薤到哽處引哽當隨出

療魚骨哽在喉中衆法不能去者方　取飴糖丸如雞子黃大吞之不去又吞之漸大作丸比用得効也○案原脫亦至九五字又比原作此並據醫心方本補改

療食中吞髮哽不去繞喉者方　取梳頭髮燒灰飲服一錢匕　外臺卷八葉五十三至五十四右三方原出文仲

誤吞

療誤吞睹眯噹錢方　擣火炭服末方寸匕則出　外臺卷八葉五十六右方原出文仲云集驗同

療誤吞銀鐶及釵者方　取飴糖一斤一頓漸漸食之多食之鐶及釵便出　外臺

療誤嚥鐵方　取精吸鐵磁石末○案精原作真據醫心方本改　酒白服一方寸匕　解曰磁石特能吸取鐵雖云令吞鐵哽在喉中而服磁石末入腹卽若含磁石口中者或吸鐵出耳○鐵醫心方本作錢　二理詳取其義焉　外臺卷八葉五十六右二方原出古今錄驗云集驗同

全漢三國六朝唐宋醫方　栖芬室

夢泄精

治夢泄精方　韭子一升熬　一物擣篩酒服一方寸匕日再神効　醫心方卷十三治虛勞夢泄精方第三葉十上

灸丈夫夢泄法　灸足內踝上一寸一名三陰交二七壯兩腳皆灸內踝匕○案匕原作踝據醫心方本改踝卽卽則作踝是　大脈並四指是　外臺卷十六葉五十二下

腰痛

腎主腰腳腎經虛損風冷乘之故腰痛也又邪客於足少
陰之絡令人腰痛引少腹不可以仰息診其尺脈沈主腰
背痛寸口脈弱腰背痛尺寸俱浮直下此為督脈腰強痛
凡腰痛有五一曰少陰少陰腎也十月萬物陽氣皆衰是
以腰痛二曰風痹風寒著腰是以腰痛三曰腎虛役用傷
腎是以腰痛四曰臂腰○案原腎腰據巢本改墜墮傷損腰是以腰
痛五曰寢臥濕地是以腰痛其湯熨鍼石別有正方補養
宣導今附於後養生方云飲食了勿即臥久作氣病令人
腰痛疼又曰大便勿強努令人腰疼目澀又笑過多即腎

轉動令人腰痛又云人汗出次勿企牀懸腳久成血痹兩
足重腰痛導引法云凡學將息人先須正坐並膝頭足初
坐先足指相對足跟外扒坐上少欲安穩須兩足跟向內
相對坐上足指外扒覺悶痛漸漸舉身似款便坐足上待
共內坐相似不痛始雙立○案立原作豎據巢本改足跟向上坐上
足指並反向外每坐常學去膀胱內冷風膝冷足疼上氣
腰疼盡自消適外臺卷十七葉十七右方原出病源云集驗同

療風濕客於腰令人腰痛獨活湯方

獨活三兩 生薑六兩 乾地黃五兩 芍藥四兩 防風三兩 桂心三兩
栝樓三兩 甘草二兩炙 麻黃二兩去節 乾薑三兩

右十味切以水八升酒二升煮取三升分三服不差重
作忌海藻菘菜蕪荑生葱外臺卷十七葉十九至二十

療腰痛熨法

菊花二升 芫花二升 羊躑躅二升

右三味以醋拌令濕潤分為兩劑內二布囊中蒸之如
炊一斗米許頃適寒溫隔衣熨之冷即易熨痛處定即差
外臺卷十七葉二十右方原出延年云集驗同

療腰卒然痛杜仲酒方

杜仲半斤 丹參半斤 芎藭五兩 桂心四兩 細辛二兩

右五味切以酒一斗浸五宿隨多少飲之延年忌生葱

生菜外臺卷十七葉二十四

治腎藏風壅積腰膝沈重威靈仙末蜜和丸梧桐子大初服
溫酒下八十丸平明微利惡物如青濃桃膠即是風
毒積滯也如未動夜再服一百丸取下後喫粥藥補
之一服月仍常服溫補藥大觀本草卷十一威靈仙條葉六下

腰痛不可忍用橘子人炒研為末每服一錢酒一盞煎至
七分和滓空心服大觀本草卷二十三橘條葉六下

腰腳痛

秦艽散療風冷虛勞腳腰疼痛諸病悉主之方

秦艽四分 白朮十四分 桔梗四分 乾薑五分 附子三分炮 牡蠣熬

防風六分 人參四分 茯苓四分 栟子仁二分 黃芩三分 桂心五分

細辛三分 甘草三分 杜仲三分

右十五味擣篩為散以酒服方寸匕日再服一方加鍾

乳粉一兩忽好忌桃李雀肉生葱生菜豬肉冷水 外臺卷十

七葉二十七下

虛勞

淮南五柔丸療虛勞不足飲食不生肌膚三焦不調大便

秘澀此藥和腸藏并療癖飲百病方

大黃一斤 前胡二兩 茯苓一兩 細辛一兩 茯蓉一兩 半夏一兩湯洗

當歸一兩 葶藶子一兩熬 芍藥一兩

右九味擣篩蜜和擣萬杵丸如梧子食前以湯飲下五

丸日再服加至十丸忌生菜酢物羊肉餳蕪荑 外臺卷十七葉三十

七至三十八上

療虛勞裏急諸不足黃耆建中湯方

黃耆三兩 桂心三兩 甘草三兩炙 芍藥二兩 生薑四兩 大棗十二枚擘

飴糖一斤

右七味切以水一斗二升煮取六升去滓內飴糖令消適

寒溫服一升間日可作嘔者倍生薑腹滿者去棗加茯

苓四兩忌生葱海藻菘菜 外臺卷十七葉四十四上

枸杞湯療虛勞口中苦渴骨節煩熱或寒方

虛癆方八号

枸杞根白皮切五升 麦门冬一升去心 小麦二升洗

右三味以水二斗煮麦熟药成去滓分服一升差止外台

卷十七叶四十六

疗虚烦闷不得眠千里流水汤方口案照宋本无流字

半夏洗三两 生姜四两 麦门冬三两去心 酸枣人二两 甘草二两炙

桂心三两 黄芩三两 萆薢二两 人参二两 茯苓四两 秫米一升

右十一味切以千里流水一斛煮米令蟹目沸扬之万

遍口案遍原作遍宋本照寅本改擿澄清一斗煮诸药取三升分三服

忌海藻菘菜羊肉饧酢物生葱

烦闷不得眠方

生地黄五两 香豉五合绵裹 人参二两 粟米三合 茯苓四两 知母四两

麦门冬三两去心 前胡三两 甘草二两炙 枸杞根皮五两

右十味切以水八升煮取二升七合去滓分四服忌海

藻菘菜酢物外台卷十七叶四十七至四十八右二方系未亲卷数

温胆汤疗大病后虚烦不得眠此胆寒故也宜服此汤方

生姜四两 半夏二两洗 橘皮三两 竹茹二两 枳实二枚炙 甘草一两炙

右六味切以水八升煮取二升去滓分三服忌羊肉海

藻菘菜饧外台卷十七叶四十九下

五淋

五淋者石淋气淋膏淋劳淋热淋也石淋之为病小便茎

中痛尿不得卒出時自出痛引少腹膀胱裏急氣淋之爲病小便雖常有餘瀝膏淋之爲病尿似膏自出 ○案自原作白據宋本改 本與常少腹膀胱裏急勞淋之爲病倦即發痛引氣衝小便不利熱淋之爲病熱即發其尿血後如豆汁狀畜作有時五淋各異療方用雖故不載也 外臺卷二十七葉八至九

治五淋苦杖不計多少爲末每服二錢用飯飲下不拘時候 大觀本草卷十三虎杖條葉四十六

療淋方

以比輪錢三百文以水一斗煮取三升飲之千金不傳 ○案原脫千金不傳四字據與常本補 神効 ○醫心方引集驗此方云卒得淋方取作得金下有秘字元神効二字餘同

又方

取牛耳中毛燒灰服半錢匕立愈 ○醫心方卷十二治諸淋方第四葉十卒得淋方已作上餘同 大觀本草卷十七犍牛條葉引集驗此方云治淋取牛耳中毛燒取半錢水服差

又方

燒頭髮灰服之良 外臺卷二十七葉五

療石淋方

鯉魚齒一方貝齒一味擣篩以三歲苦酒和分爲三服宿不食旦服一分日中服一分暮服一分 外臺卷二十七

下頁二方入此

一葉十
下

大小便難

療脾胃不和常患大便堅強難方

大[redacted]黃 芍藥 厚朴二兩炙各 枳實炙六枚 麻子別研五合

右五味擣篩入廄子蜜和為丸如梧子桐大每服十丸

日三服稍稍增之以通利為度可常將之 外臺卷二十七葉二十右

方承出肘後 云集驗同

治久不得大小便方

猪脂如雞子著一杯酒中煮之令沸頓服

又方

煮葵根汁服除佳 醫心方卷十二治大小便不通方第十二葉十八

治大便難窘腹埶連日欲死方

白蜜三升於微火上煎之使如強餔 口案書眉注云 餔薄故反 又

作粈此字 半塗不明 以投冷水中須臾當凝出丸丸如口女手指大

長六寸內穀道中即得通

不得大便十日或一月煩滿欲死方

葵子㊀二升水四升煮取一升去滓頓服之 醫心方卷十二

治大便難方 第十四葉廿三

治淋小便不利陰痛石葦散方

石葦二兩 瞿麥一兩 滑石五兩 車前子三兩 葵子二兩

凡五物下篩先食服方寸匕日三（醫心方卷十二治小便不通方第十七葉廿九　外臺卷二十七葉三十三至三十四引集驗此方石韋二兩下有去毛二字餘同）

療小便難淋瀝湯方

滑石八兩　石韋三兩去毛　榆皮一斤　葵子一斤　通草四兩

右五味切以水一斗[illegible]煮取三升分三服一方加黃芩三兩（外臺卷二十七葉三十二下○案此方亦在石韋散之上　二方並出千金方卷中）

療大小便不通三陽實大便不通方

榆白皮三兩　桂心二兩　滑石六兩　甘草三兩炙

右四味以水一斗煮取三升分三服忌海藻菘菜生葱（○案原脫忌生葱七字據明宋本補　外臺卷二十七葉二十六右方原出范汪方集驗同）

療關格之病腸中轉痛不得大小便一日一夜不差欲死方

芒硝三兩紙三重裹於炭火內燒令沸安一升水中盡服之當先飲溫湯一二升以來吐出乃飲芒硝汁也（外臺卷二十七葉二十六　右方原未標卷數）

遺尿

療遺尿方

取雄雞腸燒灰為末用三指一撮服之朝暮服當愈（外臺卷二十七葉三十六上○案大觀本草引集驗此方文）

治遺尿取雄雞腸燒末三指撮朝服暮愈

治尿床雞膍胵一具并腸服之男雌女雄 右二方並出大觀本草卷十九丹雄雞條葉五

小便數多

療小便數而多方

羊肺羹内少許羊肉合作之調和塩豉常食之法多少任意不過三具效 外臺卷二十七葉四十四下

療瘰癧 以下入九又、五淋□上

療寒熱瘰癧散方

連翹 土瓜根 龍膽草口案宋本无草字 苦參 黃連 栝樓 芍藥 常山皮各一兩口案宋本脫一字據宋本補 雞頭骨一枚炙

右九味擣下篩酒服五分匕日三忌豬肉冷水 外臺卷二十三葉二十六 右方亦出千金文集驗同

療寒熱瘰癧散方

連翹六分 土瓜根四分 龍膽草五分 黃連四分 苦參六分 栝樓四分 芍藥五分

又方

陵鯉甲二十一枚燒擣末傅瘡上效 外臺卷二十三葉二十九至三十 右二方並未本卷載

療鼠瘻及瘰癧膏

白馬牛羊豬雞等矢屑各一斤 漏蘆 藁本各二斤口案二泉作一據宋本改

右七味並於石上燒作灰研絹篩之以豬脂一升三合並亂髮一兩半合沸髮盡乃内諸藥屑微火上煎五六沸藥成先去瘡上痂以塩湯洗新綿拭瘡令燥然後傅膏若無痂猶須湯洗日再若著膏當以帛覆無令風次神驗療瘰癧以膏傅上六日再

療寒熱瘰癧散方

白曾青半兩 當歸 防風 栝樓根 芎藭 黃耆 狸骨炙 甘草炙各二兩 細辛 乾薑 露蜂房炙各一兩 礬石燒半日 大附子炮 茬子各半兩 斑貓去首足熬 芫菁去首足羽熬各五枚

右十六味擣下篩為散以酒服一錢匕日再忌豬肉冷水海藻菘菜

療鼠瘻方

蛇腹中鼠蝦蟇燒末酒服方寸匕甚效

又方

以槲葉擣末傅腫上熱炒塩熨之即消良效 外臺卷二十三葉三十一至三十二

全漢三國六朝唐宋醫方 栖芬室

集驗方卷六

疝

療寒疝氣來往衝心腹痛桂心湯方

桂心四兩 生薑三兩 吳茱萸二兩

右三味切，以酒一大升煎至三合，去滓，分溫三服，如人行六七里一服。忌生葱。

療寒疝下牽少腹痛附子丸方

附子二兩，炮，去皮。○案：原脫「去皮」二字，據宋本、壓寧本補。 桃人三兩，去皮尖、兩人熬。○案：原脫「兩人熬」三字，據宋本、壓寧本補。 蒺藜子一升，去角尖，熬。

右三味擣篩，末蜜和丸梧子大，空腹酒下十丸，漸加至十五丸及二十丸，日再服。忌生菜、熱麵、炙肉、笋、蒜、猪魚。

療積年腹內宿結疝冷氣及諸癖瘕等香豉丸方

香美爛豉暴乾，微熬令香即止 小芥子揀去土石。○案：原脫「揀」字，據宋本、壓寧本補。微熬令赤即止 各一斤

右二味擣篩，蜜和丸。○案：此下原有「梧」字，據宋本、壓寧本刪。大空腹酒服二十丸，漸加至三十丸，日二服。初服半劑以來，腹中微覺痛，勿怪之，是此藥攻病之候。

療疝瘕冷氣方

採鼠李子日乾，九蒸九暴，酒漬服三合，日兩服，漸加至三服。能下血及碎肉積滯物。外臺卷七葉四十六至四十七 右四方前二方云出第六卷中，後二方未著卷數

埻

療卒疝暴痛方

灸大敦，男左女右，三壯，立已。穴在灸經圖上。外臺卷七葉四十九上

疝氣桃人湯方

桃人去皮尖及雙人。○案：原脫「及雙人」三字，據壓寧本補。 吳茱萸 橘皮 海藻各三兩 生薑 茯苓 羌活 蒺藜子去角，各三兩

右八味切，以水三升，大煮取九合，分為三服，空心服。忌酢物。外臺卷七葉五十一 右方未著卷數

全漢三國六朝唐宋醫方 栖芬室

療寒疝不能食方

取馬藺子一升，每日取胡桃許，以麵拌熟煮吞之，然後依常飯，日再服，服盡必愈。亦除腹內一切諸疾，消食肥肌。仍時燒擣熱，以羖羊毛作氈裹，卻氈上熨之，日一度，尤佳。外臺卷七葉五十二 右方未著卷數

療腎冷及疾疝氣滯後灌方

鹽花一大合 大憭水半大升

右二味和，煖灌下部，少間即下膿，日一度，再灌之，即止。外臺卷七葉五十四 右方未著卷數

癖

療心堅丶久癖實不能飲食心○案原脫飲食心三字據宋本補醫心方本有飲食二字食
下虛滿如水狀方 下一字難辨

前胡四兩 生薑四兩 枳實三兩炙 半夏四兩洗 白朮三兩 茯苓四兩

甘草二兩炙 桂心二兩

右八味切以水八升煮取三升分三服忌羊肉餳桃李雀肉生蔥醋物海藻菘菜○案原脫忌至菜十六字據宋本醫心方本補 外臺卷十二葉六

癥瘕

治凡所食不消方

取其餘類燒作末酒服方寸匕便吐去宿食即差已上

全漢三國六朝唐宋醫方 栖芬室

外臺引集驗此方 餘類作餘類餘同 陸光祿○錄外臺作祿說有人食桃有不

消作[illegible]病○案外臺不上无 消作作消化 時已曉無復桃○案外臺作時

桃無就樹間得槁○案槁旁注云五口反燥也枯也 外臺作槁行準案槁疑與槁通

桃子燒服之○案外臺作就林間得槁桃子燒服之登吐出病即差

○案外臺作登時吐病即差又案醫心方陸光祿以下外臺作小注今故從醫心方錄入 醫心方卷九治宿食不消方第十葉二十二 外臺卷十二葉十八右方原出第六卷中

療心下有物大如杯不得食者方

葶藶二兩熬○案原脫熬字據宋本醫心方本補 大黃二兩 澤漆四兩洗

右三味擣篩蜜和擣千杵服如梧子二丸日三不

知稍加○外臺卷十二葉十九右方原出肘後云集驗同○案醫心方引千金云集驗方同之而文小異

並宋小者

治癥堅心下如杯不食則腹滿心絞痛腹方

葶藶子二兩 大黃二兩 澤漆四兩

三味各異擣五百杵下篩治葶藶子令膏下二物散

擣五百杵和以蜜服如梧子二丸不知稍增以知為

度 醫心方卷十治癥瘕方第六葉十五右方原出千金云集驗同

療心腹宿癥及卒得癥方

取雄雞一頭飼之令肥丶後餓二日以好赤朱溲飯

極令朱多以飼雞安雞著板上取糞暴燥末溫清酒

服五分匕可至方寸匕日三若病困急者晝夜可五

全漢三國六朝唐宋醫方 栖芬室

六服一雞少更飼餘雞取之 外臺卷十二葉三十

治卒暴癥腹中有物堅如石痛如刺晝夜啼呼不治之百

日死方

取牛膝根二斤㕮咀令小干以酒一斗漬之密塞器■

口舉著熱灰中溫之令味出先食服五六合至一升

以意量多少○案外臺引肘後云集驗同其文有異今並錄於下

療卒暴癥腹中有物堅如石痛如刺晝夜啼呼不療之

百日死方

取牛膝根二斤㕮咀暴令極乾

右一味酒一斗浸之密器中○案密醫心方本作蜜封口舉著熱

灰中温之令味出先食服五六合至一升以意量多少又用葥蘿根亦准此大良外臺卷十二葉三十右方原出肘後云集驗同

又方

用葥蘿根亦如此尤良○案此方外臺引之与前方并一條

又方

多取常陸根搗蒸之○案常陸注云商陸以新布藉腹上以藥披著布上以衣覆上冷復易之晝夜勿息肘後三方卷十治暴癥方第七葉十六右三方原出葛氏云集驗方同之又案此方外臺引千金翼云集驗同文小異並錄之

療卒暴癥方

商陸根搗蒸之以新布藉○案原作藉據醫寄本數腹上以藥鋪布上以衣覆冷即易之晝夜數日之中晨夕勿息外臺卷十二葉三十一右方原出千金翼云集驗同

療鼈癥伏在心下手揣見頭足時時轉者并心腹宿癥及卒得癥方

白雌雞一雙絕食一宿明旦以膏熬飯飼之取其屎無問多少以小便和之於銅器中火上熬令燥搗篩服方寸匕日四五服消盡乃止常飼雞取屎差畢殺雞單食外臺卷十二葉三十三上○案大觀本草引集驗此方文較簡錄次下

主鼈癥及心腹宿癥及卒得癥

以白雌雞屎無多少小便和之於器中火上熬令燥末服方寸匕多服不限度以膏熬飯飼雞彌佳大觀本草卷十九黃雌雞條葉五下

黃帝問於岐伯曰水與膚脹鼓脹腸覃石瘕石水何以別之岐伯曰水之起也目果上微腫如新臥起之狀頸脈動○案頸注或作頸時欬陰股間寒足脛腫腹乃大其水已成也以手按腹隨手而起如裹水之狀

膚脹者寒氣客於皮膚之間鼓鼓然不堅腹大身盡腫皮厚案其腹、陷而不起腹色不變

鼓脹者腹身皆腫大大與膚脹等也其色蒼黃腹脈起

腸覃者寒氣客於少腹外與衛氣相搏氣不得營因有所繫瘕而內著惡氣乃起息肉乃生始也大如雞卵稍以益大至其成也若懷子之狀久者離歲月案之則堅推之則移月事時下

石瘕者生於胞中寒氣客於子門子門閉塞氣不得通惡血當寫不寫衃以留止日以益大狀如懷子月事不以時下皆生於女子可導而下今案石水之證無本方病源論云石水者四支小腹獨大其根在膀胱[illegible]卷十水病證候第十七葉二十三

療水腫方

黃犍牛尿一飲三升若不覺更加服之以得下為度

療老小者寧從少起，飲半亦可，用後方

療水腫方

猪腎一枚（分爲七臠）甘遂一分（末之，以粉腎，微火炙令熟，食之，至三四臠乃可止，當覺腹中鳴，腎攻兩脅下，小便利去水，即愈。若三四臠不覺，可食七臠令盡）（外臺卷廿葉五）

療大水腫，腹如鼓，堅如石方

葶藶（一升，熬）椒目（一升）芒消（六兩）水銀（十二兩）

右四味，以水煮鍊水銀三日三夜，數益水，要當令黃白，以合擣藥，六日，藥成，令相和，如梧子，先食服一丸，日三，日增一丸，至十丸，不知，更從一丸起，病當從小便利。當飲好牛肉、羊羹，晝夜五飲，當令補養。禁猪肉、生魚、菜，勿忘飲漿水，渴飲羹汁，少少善。鄒夫人常服（◎案原脫「少」至「服」八字，據宋本補）（外臺卷二十葉二十四）

右方原出古今錄驗，云集驗同

若但兩足腫者方

剉葱葉，煮令爛，以漬之，日三四度，良也（外臺卷二十葉三十右方）

原出范汪方，云集驗同

膀胱石水，四肢瘦，腹腫方

大豆（五升）防己（四兩）桑根白皮（切，三升）白朮（四兩）澤漆葉（切，三升）射干（四兩）穀白皮（切，四兩，一云三兩）

右七味，切，以水一斗半，煮取六升，去滓，內好酒三升，更煎取五升，分五服，日再夜一，餘宜明日服之。忌桃李、雀肉等。（◎案原脫「忌」至「等」六字，據宋本補）（外臺卷二十葉三十二至三十三）

療石水痛引脅下脹，頭眩痛，身盡熱灸法

灸關元

又灸石水法

灸章門、然谷（外臺卷二十葉三十三）

療暴患遍身腫滿方

大豆（撻去黑皮）（◎案原脫「撻」至「皮」四字，據宋本補）

右一味，擣篩爲散，粥清服三方寸匕，日再，甚良驗

療卒體暴腫如吹方

巴豆（三十枚，合皮㕮咀）

右一味，以水五升，煮取三升，綿內汁中，以拭腫上，隨手減矣，日五六拭，勿近目及陰（外臺卷二十葉三十三下）

葱豆洗湯，療虛熱及服石熱，當風露臥，冷濕傷肌，熱阻在表，發熱風水病，心腹腫滿，氣急不得下，頭小便不利，大便難，四肢腫，如皮囊盛水，晃晃如老蠶色，陰卵堅腫如升，莖腫生瘡，甚如死狀，此皆虛損，脅中有熱，強取風冷濕痺故也。內宜依方服諸利水藥，外宜以此湯洗四肢訖，以葱豆膏傅之，別以猪蹄湯洗瘡爛處及卵腫也方

赤小豆一升 葱一升合青白切 〇案原脱白字據醫心方補 蒺藜子一升碎

菘菜子一升熬碎 蒴藋一升切 巴豆一百枚去心皮熬令破

右六味以水一石二斗煮取四斗以淋洗身腫處

猪蹄洗湯療丈夫服石有壅困苦損熱盛當風臥傷於風濕身變成熱風水腫病腹滿氣急四肢微腫小便不利陰卵堅腫若腫生瘡赤爛哭欲死腫名水疽以湯洗之方

猪蹄一雙 黃蘗五兩剉 蒴藋根三升切 葶藶子五合 蒺藜子一升

右五味以水三斗煮取二斗淬以洗之日三 外臺卷二十葉三十六至三十七上

葱白膏方療与前煮豆湯同

全漢三國六朝唐宋醫方 栖芬室

葱青白一升切 菘菜子半升 葶藶子半升破 蒴藋半升切 青木香二兩切 莽草一兩切 丹參半兩切 生蛇銜半升 蒺藜子一升破

右九味以猪肪五升煎之三沸令水氣竭去滓傅痛處 外臺卷二十葉三十七右方原出古今录驗國六集驗同

附子粳米湯主腹中寒氣脹滿腸鳴切痛胸脇逆滿嘔吐方

附子一枚 半夏半升 粳米半升 甘草一兩 大棗十枚 乾薑二兩

右六味㕮咀以水八升煮米熟去滓一服一升日三

[illegible]味 千金方卷十六葉十五下右方原出千金宋臣校云集驗加乾薑二兩今據以增入此卷

療水腹大臍平者法 〇案大臍疑字本作火臍

（文見末頁）

灸臍中腹無文理者不可療

水腹脹〇案脹恐寧本作腫皮腫怗

灸三里風水灸解谿外基卷二十葉四十至四十一

眼

療目赤痛方

甘竹葉二七枚烏梅四兩碎大錢三文

右三味以水二升洗漬藥半日早向東竈煮之三沸三

上三下取二合汁以注目眥

療目赤痛洗眼方

蕤核人二十枚碎苦竹葉一把細辛半兩切〇案原脫切字據寧本補

右三味以水三升煮取半升以洗眼日三五度甚妙忌

生菜〇案原脫忌生菜三字據寧本補外基卷二十一葉七八又案外基輯集驗日鈔引此方卷數右方未詳

療目中腫痛方

擣枸杞汁洗之日六七度外基卷二十一葉十六右方未詳卷數

明目令髮不落方

十月上巳日取槐子內新甕中封口三七日洗去皮

〇案七原作十據寧本改初服一枚再服二枚至十日服十枚

滿十日卻從一起外基卷二十一葉十八右方未詳卷數

療目中風寒淚出皆赤癢乳汁煎方

黃連三銖蕤人二銖乾薑四銖

右三味擣散以乳汁一升漬藥一宿明旦於微火上煎
得三合綿濾去滓 ○案濾原作絞據血本改 取如米粒內眥中 外臺卷二
十一葉三十三 右方未本卷數
治目不明苦淚出方
用烏雞膽臨臥傅之良
又方
擣小酸棗葉汁注四眥數數為之 醫心方卷五治不明方第十三葉十一下
蕪菁一升水煮 同上葉十一上
療眼闇熱病後失明方
以羊膽傅之暮各一 外臺卷二十一葉三十七 右方未本卷數
~~洞白翳覆瞳子黑精龍骨散方~~
熱病差後百日食五辛者必目暗鯽魚作臛熏之 大觀本草卷二
十鯽魚條葉十九上
治白翳覆瞳子黑精龍骨散方
龍骨一分 貝齒三枚燒 礬石一分燒
凡三物治下篩著眥頭日三 醫心方卷五治目膚翳方第十六葉十六上
治目卒生浮膚赤白膜方
搗枸杞汁洗之日五六 醫心方卷五治目赤白膜方第十七 右方原出葛氏
治目痛卅年方
取生螺一枚以水洗之內燒杯中使螺口開以黃連

一枚內螺口中螺飲黃連〻〻若螺吐汁以綿注眥
中 醫心方卷五治目赤腫方第廿二葉二十一
治目中卒癢痛方
削干薑令圓滑內目中眥有頃復內之辛竭者更易
醫心方卷五治目癢痛方第廿四葉二十二上
療風眼爛眥者方
竹葉四分 柏白皮六分 黃連四分
右三味切以水二升煎取五合稍〻滴兩眥日三度忌
豬肉 外臺卷二十一葉三十七 右方未本卷數
治雀目如神黃蠟不以多少器內熔成汁取出入蛤粉相
和得所成毬每用以刀子切下二錢以豬肝二兩批
開挾藥在內麻繩扎之水一碗同入銚子內煮熟取
出乘熱熏眼至溫冷并肝食之日二以平安為度 大觀
本草卷二十白蠟條葉五下
耳
療耳聾不聞人語聲方
杏人去皮尖熬 葶藶子熬 鹽末各等分
右三味擣研以少許豬脂和合煎以綿裹塞耳
又方
附子炮 瓜子 杏人去皮熬各等分

右三味擣以綿裹塞耳中　外臺卷二十二葉二　右二方未舉卷數

療聤耳出膿水散方

礬石　烏賊魚骨　黃連　龍骨

右四味擣末以棗核許綿裹塞耳中日再　外臺卷二十二葉十二右　方未舉卷數

療蜈蚣入耳方

炙猪肉掩耳即出　外臺卷二十二葉十五下　右方見千金蜈蚣云集驗同

齒

療齒痛方

雞屎白燒灰末以綿裹置齒痛上咬咋之差

又方

芎藭　細辛　防風　礬石燒令汁出　附子炮　藜蘆

莽草

右七味各等分擣篩為末以綿裹彈丸大酒漬熨所患處含之勿嚥汁

又方

獨活三兩　黃芩　芎藭　當歸　蓽撥各二兩　丁香一兩

右六味切以水五升煮取三升去滓微微含漱良久吐

卻更含

又方

含白馬尿隨左右含之不三五口差　外臺卷二十二葉二十八至二十九上

治牙痛方

取枯竹燒一頭以桂鐵上得汁以著齒上即差　醫心方卷五治牙齒痛方第六十六葉四十九下

療齲齒方

取松脂銳如錐注齲孔內須臾齲蟲緣松脂出

又方

煮雞舌香汁含之差　外臺卷二十二葉二十五　右二方並未舉卷數

療風齒疼腫悶方

莽草二兩

右一味以水五升煮取三升含漱之勿嚥汁

又方

椒二十粒　松根皮　莽草　細辛　菖蒲　牛膝各二兩切

右六味切以水四升煮取二升去滓細細含之以差為度未差更作取差　外臺卷二十二葉三十七　右二方並未[illegible]卷數

療蟲痛齒方

生地黃　桂心

右二味合以含嚥咽汁無妨　外臺卷二十二葉四十七至四十八右　方未舉卷數

脣

療瀋脣緊脣方

以青布卷燒炷著斧上取汁塗之良

又方

取亂髮蜂房六畜毛燒作灰以豬脂和以膏傳

又方

鼈甲及頭垢燒灰末傳之 ○案灰下原脫末字據醫心方補

又方

礬石燒末和胡粉傳之差 外臺卷二十二葉五十一 上右四方並未詳卷數

口

療口瘡方

升麻 黃蘗 大青

右三味切以水煮含之冷吐差止

又方

蘆根四兩 黃蘗 升麻各三兩 生地黃五兩

右四味切以水四升煮取二升去滓含取差含極冷吐

却更含之 外臺卷二十二葉五十二 右二方並未詳卷數

治口中生瘡方

取黃蘗削去皮作如鴨舌含之咽汁訖好審慎含亦

佳 醫心方卷五治口舌生瘡方第卅三葉三十五下

治口中臭散方

甘草五兩 芎藭四兩 白芷三兩

凡三物治下篩酒服方寸匕日三 醫心方卷五治口臭方第四十二葉四十一

舌

治舌上忽出血如簪孔者亦治小便出血 已上宋臣校千金方引

燒亂髮灰水服方寸匕日三 已上千金方同 千金方卷十二葉十三下

治重舌方

以鈹針刺舌下腫者令血出愈勿刺大脈也 醫心方卷五治重舌方第五十五葉四十三下

喉

全漢三國六朝唐宋醫方 栖芬室

治喉痺方

㕮咀常陸根苦酒熬令熱以薄喉上冷復易 醫心方卷五治喉痺方第七十葉五十二上

治纏喉風及喉痺牙宣牙癰口瘡并小兒走馬疳蚕退紙 ○走原作赤據政和本改

不計多少燒成灰存性右鍊蜜和如雞頭大含化嚥

津牙宣牙癰搯斷上口瘡乾傳患處小兒走馬疳入

麝香少許貼患處佳 大觀本草卷二十一原蠶蛾條葉十六下 四部叢刊本政和本草卷二十一原蠶蛾條葉十七上

治中惡方
中惡

集驗方卷七

飛尸

療飛尸瓜蒂散方

瓜蒂　赤小豆各一分　雄黃二分研

右三味擣下細篩一服五分匕稍增至半錢匕以酪服

藥（外臺卷十三葉二十六上）

白駮

療頸項及頭面上白駮侵淫漸長有似癬但無瘡可療之方

乾鰻鱺魚脂以塗之先洗拭駮上外把刮之使磣痛

拭燥然後以魚脂塗之一塗便愈難者不過三塗之

○案大觀本草引集驗此方文較簡今並录於下

治頸項及面上白駮浸淫漸長有似癬但無瘡可治鰻

鱺魚脂傅之先拭剝上刮使燥痛後以魚脂傅之

一度便愈甚者不過三度（大觀本草卷二十一鰻鱺魚條葉十三下）

又方

取蛇蛻皮熟摩之數百過棄皮置草中

療身體白駮方

取木空中水洗之擣桂屑唾和傅駮上日三（外臺卷十五葉五十四下）

大豆二七枚以鷄子中黃白酒半升合頓服之

又方

用釜底墨塩三指撮和水服之

又方

周度度其兩乳中央屈之從乳頭向後肋間灸度頭

隨年壯

又方

灸胃管五十壯（醫心方卷十四治中惡方第二葉五左引）

華他療中惡短氣欲絕方

灸兩足大拇指上甲後聚毛中各灸二七壯即愈又

法三七壯（外臺卷二十八葉二右引并出肘後方集驗同）

療中惡遁尸心腹及身体有痛處甚者短氣不語手摸按

之得其痛處則痛色動惡人近刻是痛處方

取艾小葉擣令碎（○案原脫小字今據醫方本補）著痛上厚寸餘

鐺中煑湯和灰作泥令熱（○案作下原脫泥字據醫方本補）薄艾

上冷輙易之不過再著則愈

療中惡心痛胸脅㽲痛喘急湯方

桃東行枝白皮一握　真珠一兩碎（○案原脫碎字據醫方本補）　梔子人十四枚　生薑二兩　當歸　桂心各三兩　附子一兩炮　香豉五合

吳茱萸五合

右九味切以水八升煑取二升去滓內真珠分二服忌

猪肉生葱生血物。案原脱猪至物七字，依忌以字注據聖濟本段補

又方

仰卧，以物塞兩耳，以兩個竹筒內死人鼻中，使兩人痛吹之，塞口傍，無令氣得出，半日所死人即噫噫，勿復吹也。

又方

擣皂莢細辛屑，取如胡豆大，案原脱取至大五字，據聖濟本補 吹兩鼻孔中。單用皂莢末亦佳。外臺卷二十八第二至三，右四方第一方出第七卷，餘三方並出第四卷中，今并入此卷。

之

集驗方卷八

癰疽

黃帝曰：夫子言癰疽何以別之？岐伯曰：榮衛稽留於經脉之中，則血泣而不行，不行則衛氣從而從之而不通，壅遏不得行，故曰熱。案脱原曰字，據聖濟本補，又太素无熱字 大熱不止，熱勝則肉腐，肉腐則為膿，然不能陷肌膚於骨髓。案太素陷下无肌膚二字 骨髓不為焦枯，五藏不為傷，故命曰癰。黃帝曰：何謂疽？岐伯答曰：熱氣純盛，案太素作淳盛 下陷肌膚筋髓骨肉。案肉太素作枯 內連五藏，血氣竭，尽當其癰下，筋骨良肉皆無餘。案無太素作毋 故命曰疽。疽者其上皮夭瘀以堅。案太素无其字，瘀皮上有之字 上如牛領之皮。太素亦作上 癰者其上皮薄以澤。案太素上皮作皮上 此其候。黃帝曰：善。

經言五藏不調致疽，六腑不和生癰。一曰熛疽，急者二三日殺人，緩者十餘日殺人；二曰癰疽，急者十餘日殺人，緩者一月死；三曰緩疽，急者一年殺人，緩者數年；四曰水疽，所發多在手足，數千種，可療疽者數十種，要如此。于氏法：癰之疾，所發緩地不殺人，所發若在險地，宜令即外消，若至小膿猶可療，大膿致禍矣。

一為脑尸　二為舌本　三為玄癰　四為喉節

五為胡脈　六為五藏俞　七為五藏繫

全漢三國六朝唐宋醫方　栖芬室

八為兩乳　九為心鳩尾　十為兩手魚際○案際字原脫據萬安方補　十一為腸屬之間　十二為小道之後　十三為九孔　十四為兩脇腸　十五為神主之舍一本云主客之舍

凡十五處不可傷而況於癰乎○案萬安方无而字若癰發此地遇良醫能不及大膿者可救至大膿者皆及矣

候賊風證但夜痛骨不可按抑不得迴轉痛處不壯熱體亦不乍寒乍熱但覺體痠痠然○案痠痠與宋本作瘰瘰程敬通云一作索冷欲得熱熨痛處即小寬○案熨疑作熨時有汗此是賊風證也宜即得針灸服療風藥溫也方在療風候上大法宜知二候如此也

初得附骨疽即服漏蘆湯下之傅小豆薄得消也

下利已腫處未消者可除大黃用生地黃及乾地黃隨時也熱漸退餘風未歇者可服五香連翹湯除大黃餘熱未消可傅羝屎膏佳若失時不消成膿者用火針膏散如療癰法又有膈必忽切下同○案原脫必至同五字據宋本補疾者著四肢其狀赤脈起如編繩急痛壯熱其發於腳者喜從鼠蹊起至踝赤如編繩之謂膈病也

其發於臂者喜腋下起至手也皆由四肢苦熱氣盛為涼濕所折風結筋中成此疾也不即療取消潰去膿則筋攣縮也其若但置不消復不潰其熱歇氣不散喜變作膈也

療之宜服漏蘆湯今下外以鋒針針去血氣針石為上法脈處傅小豆薄則消也皆可依療丹法消之及潰成膿出火針傅膏散如療癰法也

亦用甘蕉根傅之善

癰發腫高者病源淺○案病與宋本作疾下同腫下者病源深大熱者易療小熱者難療初便大痛傷肌晚乃大痛傷骨都堅者未有膿半堅半軟者有膿發腫都軟者血瘤也非癰發腫以漸知長引日月亦不大熱時時牽痛瘤也非癰吳音曰謂諸氣結亦有腫久久不消成癰療之宜散氣氣已散

若初腫處有浮氣年氣皆發癰療之宜及年盛鍼析散熨可無此憂

于氏法夫癰疽脈洪麤難療脈微濇者易療諸浮數之脈應當發熱而反惡寒者癰也此或附骨以有膿也

趙乃言無虛勞腹中疾或發血瘤瘰○案與宋本无下瘰字狀墳父吻切○案原脫父吻切三字據宋本補起頭暈紫置不當灸療之火熨便焦炯剝刮去焦痂則血出不可禁必死癰起於節解遇預醫不然即消令至大膿者皆難可得復生乎

發癰堅如石走皮中無根瘰癧也久不消因得他熱之疾時有發為癰也

發癰至堅而有根者名為石癰療之法當服酒○案酒與宋本作也

非酒即轉勢不宜但當稍飲取令稠得和散便止凡癰腫
有肥人用貼宜栝樓根和平體宜赤小豆貼方
以赤小豆五合内苦酒中熬之畢擣為散以苦酒和
之塗拭紙上貼腫從發腫兩頭以下
少小有渴年四十以外多發癰疽有膈痰而渴者年盛必
作黃疸年衰必發癰疽也
黃帝曰願聞癰疽之形與其期日岐伯曰略說癰疽之極
者十八種
癰疽發咽名曰猛疽猛疽不療則血化為膿膿不寫塞咽
半日死其化膿者寫已則合豕膏○案合幽寧本作含無冷食三日
而已一云無食○案云原作去據幽寧本改
發於股胻名曰股脫疽其狀不甚變而癰腫膿搏骨不急
療三十日死
○下敗字幽寧本无
發於脇名曰敗疵敗疵者女子之疾也久之其狀大癰膿
其中乃有生肉大如赤小豆療之方
剉連翹草及根各一升以水一斗六升煮令竭取三
升即強飲厚衣坐釜上令汗出至足已
發於尻者名曰兌疽○案原作銳疽據幽寧本改其狀赤堅大急療之
不療三十日死
發於脛者名曰兔嚙其狀赤至骨急療之不療害人

發於足上下者名曰四淫其狀大如癰不急療百日死
發於肩及臑者名曰疵疽其狀赤黑急療之此令人汗出至足不害五藏癰發四五日逆焫之
上灸百壯石子當碎出也不可益壯
石癰者始發皮核相親著不赤頭不甚堅微痛熱熱漸自歇便堅如石故謂之石癰難消又不可得自熟○案熟小葛校作熱縱愈皆百餘日也又發癰兩頭尖而傍推無根者又不痛結筋非癰也發癰狀如蚰○案原作蚘據幽寧本改蜒極大此肉瘤非癰也腫一寸至三寸癤也三寸至五寸癰也五寸至一尺癰疽也一尺至三尺名曰竟體疽腫成膿九孔皆出諸氣

憤鬱不遂志欲者多發此疾癰及疽血瘤鼠乳石癰結筋瘰癧○案原作瘤癧據幽寧本改皆不可就針角針角少不及禍者
凡癰疽之疾未見膿易療之當上灸三百壯四邊間子灸各二百壯實者可下之虛者可補之有氣者下其氣服占斯內塞散得愈絕房三年凡癰瘡審知膿者破之皆當近下邊膿出後當著藥兑之常使開潤勿令燥合也若其人羸勿一頓盡膿徐徐令後稍出乃盡癰方潰其上皮薄人熹者上破之此經不愈當下破之乃得膿耳勿要其皮厚也凡癰有膿當破無膿但氣腫若有血慎不可破針灸也按之四邊堅中軟此為有膿潰也一邊軟亦有膿都堅者此為蒩核或但有氣也都軟者此為有血血瘤也當審堅軟虛實為要若堅蒩○案原作疽據幽寧本改積久後若更變偏有軟處當軟之○案原脫當軟之三字據幽寧本補不可破者蒩當溫○案蒩原作疽並脫溫字據幽寧本改補暖柬宜耳若炙刺破療必暴劇不可救及結筋腫馳偽肉鼠乳皆不當療也又服內塞散不與他療相害晝夜十餘度服散當以酒
發於腋下堅赤者名曰米疽療之用砭石欲細而長疏啓之塗以豕膏六日已勿裹其癰堅而不潰者為馬刀挾纓急療
發於股陰者名曰赤弛不急療六日死在兩之股內○案股幽

寧本作脛之內不可療一云六十日死
發於膝者名曰疵疽其狀大癰色不變寒熱如堅石○案幽寧本如作而並无石字勿石石之死須其柔色異乃石之者生砭石熨之柔乃破之准例砭之也○案原脫砭字據萬安方補又小島氏按云揚上善太素注云勿石之者準例皆砭之此唯曰石之口砭石熨之所以堅而不石以其寒聚結聽柔乃石之
諸癰腫之發於節而相應者不可療
發於陽者百日死
發於陰者三十日死
發於踝者名曰走緩疽○案原脫疽字據幽寧本萬安方補其狀肉色不變數石其輸數○案原脫數字據幽寧本補而止其寒熱不死

發於足傍者名曰厲疽其状不大初從小指發急療之去
其黑者不消輒益不療百日死
發於肯者名曰肯疽〇案萬安方作井疽程氏引靈樞亦同状如大豆三四
日起不早療下入腹入腹不療十日死
發於足指者名曰脫疽其状赤黑死不療不赤黑可療之
不衰急斬去之得活不去者死
發於膺者〇案萬安方膺作膺名曰舌疽〇案萬安方作甘疽萬安方蓋據靈樞改其状
如穀實𤬪蔞常苦寒熱急療之去其寒熱不療十歲死〻
後出膿
發於頸者名曰夭疽其状大而赤黑不急療則熱氣下入

淵腋前傷任脈内熏肝肺十餘日死一云發頸外臺卷二十四葉一上至七上〇案原脫筆出弟八卷中等字據延寧本補入
療癰癰腫大按乃痛者病深小按便痛者病淺按之處陷不
復者無膿按之即復者有膿若當上破者膿出不盡不盡
稍深蝕骨〇案蝕延寧本作食骨碎出當以角〇案角作魚據延寧本改導側
際從下頭破令膿出盡出盡則骨生愈矣若惡肉不盡者
食惡肉藥去之膏塗之即愈食肉藥方
取白斂灰小淋之煎令如膏此不宜預作〻之十日
則歇并可以去黑子黑子藥注便即拭去〇案注延寧本作任
不時拭則傷膚又一方以桑皮灰亦妙

凡破諸痈肉厚處當先廣封四面不尒瘡披裂氣泄便死
不可救也有久癰餘瘡為敗癰深疽有胚間喜生瘡中外
惡瘡霜寒凍不差經年成骨疽亦名胵瘡深爛青黑四邊
堅強中央膿血惡汁出百藥療不差汁漬好肉處〇案漬延寧本作潰皆腫亦有碎骨從中出者可溫赤龍皮湯洗之夏月
日日洗之冬月〇案月原作日據延寧本改三日四日一洗潰肉多者
可時傅白蘭茹散食去之可一日之中三四傅之止後長
傅家猪屎散〇案熙寧本無屎字得差也〇案此條小島氏據千金方校其異同
取猪矢燒作灰下絹篩以粉疽敗瘡中令滿汁出
脫去便傅之正傅須差也若更生青肉復著白蘭茹
散〇案散原作微據延寧本及千金改如前法也外臺卷二十四葉十一至十二

全漢三國六朝唐宋醫方 栖芬室

療癰及癤如結 赤熱者方
以水磨半夏塗之燥復更塗得流便消也出草中可
自掘生半夏乃佳此療神驗〇案延寧本无驗字勿不信也外臺
卷二十四葉十九下
堅如石核復大色不變或作石癰療之鍊石散方
單磨鹿角半夏塗〇外臺卷二十四葉十八右方原出千金云集驗同
療石癰堅如石不作膿者若腫至堅而有根者名曰石癰也方
灸腫上百壯〇案上原作二據延寧本改當石子破碎出如不出
益壯乃出其癰疽石癰結筋瘰癧皆不可針角針角

殺人外臺卷二十四葉十九右 方原出備急云集驗同
論曰胷中痛少氣急入闇中以手掩左眼竟視右眼見光
者皆中結癰也若不見光瘭疽内發若吐膿血此不療之疾
宜以灰掩膿血上不尔著傷人也又凿閉臭熱血出是瘭
疽也七日死療所不差宜以灰掩地血瘭疽害著指与代
指相似人不別者亦呼作代指不急療其毒逐脈上入藏
殺人也南方人得此疾皆斬去指恐其毒上攻藏故瘭疽
著指頭者其先作黯疱然後腫赤黑黯瘀痛入心是也外臺
卷二十四葉二十四

論曰有緩疽者初結腫形似癰回回無頭尾其色不異但
痛深有根核又與皮肉相親著外耳一名肉癰○案原作肉癰據改
審本改其有大者如拳小者如桃李狀積日不消喜變紫色
黯黑久即皮肉○案肉原作内據血审本改俱爛如牛領瘡狀便通體
遍青黯色而不作頭穿潰出膿初作服五香連翹湯鑱去
血以小豆薄塗之其間數針鑱去血又薄之取消也若消
色未變青黯者以鍊石薄之若失時不得療已爛者猶服
五香連翹湯及漏蘆湯下之隨熱多少投方也外以北麻
湯搨洗之薄北麻膏膏若生臭惡肉者可以單行一物白
蘭散傅之青肉去盡便停也好肉既生但傅北麻膏良不
生單傅一物黃耆散也若傅白蘭茹散積日青惡肉不盡

者可漆頭赤皮薗茹取半錢匕○案匕政和本作上三大錢匕○案
匕政和本作上 白薗茹散中合和傅之惡肉去盡還以淳用白薗
茹散也視好肉欲可傅黃耆散也黃耆散方白薗茹散方
漆頭薗茹散方並一味單行隨多少擣篩為散外臺卷二十四葉二
十八至二十九

治發背以蝸牛一百箇○政和本草作二百箇 案 活者以一升淨瓶入
蝸牛用新汲水一盞浸中封繫自晚至明取出蝸牛
放之其水如涎將真蛤粉不以多少旋調○案旋政和本草作
旋 傅以雞翎掃之瘡上日可十餘度其熱痛止瘡
便愈大觀本草卷二十一蛞蝓條葉十八上

此方以下六病
宋本有之下

五香湯主惡氣毒腫方
沉香 青木香 雞舌香各一兩 薰陸香一兩 麝香半兩
右五味切以水五升煮取一升半分三服外臺卷二十四葉四十四
右方原出千金翼云集驗方用雞舌香一兩不用丁香

治癰一切腫未成膿拔毒
牡蠣白者為細末水調塗乾即塗○案政和本草作畫更塗 大觀本
草卷二十牡蠣條葉七上

治癰瘡膿血不止瘡中空虛疼痛排膿內補散方
防風一兩 遠志一兩 當歸二兩 黃耆一兩 白芷一兩 甘草一兩 桔梗
一兩 通草一兩 厚朴二兩 人參一兩 桂心一兩 附子一兩 赤小豆五合

治腫柳枝如脚指大長三尺二十枚水煮令極熱以故布裹腫處取湯熱洗之即差 醫心方卷十六治腫方第十四 葉十一

敖芎二兩 一伏苓一兩

凡十五味治合篩未食温酒服方寸匕日三夜一 醫心方卷十三治癥瘕有腸方第三葉廿三

癥瘕血氣否滿而不生也 日本源順倭名類聚抄卷二 癥瘕頁二〇八

代指無毒由筋骨中熱盛所生也 同上葉二一七

治腸癰湯方

薏苡人一升 牡丹皮三兩 桃人三兩 冬瓜人一升

凡四物以水六升煮取二升分再服 醫心方卷十五治腸癰方第十二葉

四十二

治風勢毒腫結赤夜干膏方

全漢三國六朝唐宋醫方　栖芬室

夜干二兩 常陸一升 切 防己四兩 升麻三兩

四物以猪膏三升微火煎常陸小焦黃绞去滓以摩病上 醫心方卷十六治毒腫方第三葉十

蒺梨薄方

蒺梨子二升下篩以麻油和如泥熬令燋黑以塗細故鮫布上剪如腫大勿開頭濤之蒺梨可舂小豆下篩雞子白和塗腫上乾復塗之並得消也 醫心方卷十六治氣腫方第七葉十四下 右方原出小品方 云集驗方同之

有氣痛病身中忽有一處痛如打棵之狀不可堪耐亦左右走身中發作有時痛發時則小熱痛靜時便覺其處如

冷水灑霜雪亦加此皆由冬時受溫風至春後暴寒涼來折
之不成溫病乃變作氣痛也
宜先服五香連翹湯數劑及竹瀝湯摩丹參膏又以白酒
煮楊柳樹皮暖熨之有赤氣點點見處宜鑱去血也其間
將白薇散
小竹瀝湯治氣痛方
淡竹瀝二升 夜干二兩 杏人二兩 芎藭半兩 黃芩半兩 白朮二兩
木防己二兩 防風二兩 秦膠二兩 伏苓三兩 麻黃一兩 獨活二兩
枳實二兩 芍藥二兩 甘草二兩
凡十五物㕮咀以水九升煮藥折半乃可內竹汁煮取

三升分四服少嫩人分作五服
白薇散治風熱相搏結作氣痛左右走身中或有惡核瘰
起者積服湯餘熱未平復宜此白薇散以消餘熱方
白薇六分 萎蕤四分 當歸四分 麻黃三分 秦膠五分 天門冬四分
蜀椒二分 木防己四分 紫胡三分 甘草二分 獨活四分 枳實四分
烏頭二分 杏人六分 人參四分 夜干六分 山茱萸四分 青木香四分
防風六分 白芷三分
凡廿物擣下篩酢漿服方寸匕漸至二匕日三少
嫩人隨長少減服之蓄微者可用酒也 醫心方卷十六治氣痛方第八
葉十五至十六右四方 原出小品 云集驗同之

治惡脈病方
宜服五香連翹湯及竹瀝湯鑱去惡血傅丹參膏積
日則差亦以白雄雞屎塗之 醫心方卷十六治惡脈病方第十一葉廿右方
原出小品云集驗方同之
湯火
療灸瘡痛腫急方
擣竈中黃土末之以水和煮令熱以漬之
療灸瘡薤白膏生肌肉止痛方
薤白 當歸各二兩 白芷一兩 羊髓一斤
右四味㕮咀以羊髓煎白芷色黃藥成去滓以敷瘡上

外臺卷二十九葉三十一〇葉右方 醫心方引之而文有異今錄之于下
治灸瘡薤白膏生肉止痛方
薤白 當歸各二兩 白芷一兩 羊脂一斤
凡四物㕮咀以脂合煎去滓傅之日三 醫心方卷十八治灸瘡不
差方第二 葉六上
凡被火燒者初慎勿以冷水冷物并井下泥火瘡得冷即
氣熱毒更深轉入至骨爛壞人筋攣縮者良由此也
療火被火燒苦劇悶絕不識人方
取新熱小便飲一升及冷水和蜜飲之口噤不開者
可拗開灌之其悶甚然後療外乃善 外臺卷二十九葉三十二下

治湯火燒瘡熟雞子一十箇取黄炒取油入十文膩粉攪勻用雞翎掃瘡上永除瘢痕 大觀本草卷十九雞條葉五下

療火爛瘡膏

栢皮白　生地黄 各二兩　苦竹葉　甘草 各四兩

右四味切以猪脂一斤煎五上三下藥成濾去滓以摩

瘡上日再摩 外臺卷二十九葉三十三下

被湯火熱膏所爆燒不問大小梔子膏方

梔子 三十枚　白斂　黄芩 各五兩

右三味切以水五升麻油一升合煎○案原脫合字今據幽齋本補令

水氣竭去滓冷之以淋瘡令溜去火毒熱肌乃得完也

作二日任用膏准湯散治之 外臺卷二十九葉三十六至三十七

療爲沸湯煎膏所燒火爛瘡方

丹參細切以羊脂煎成膏敷瘡上 外臺卷二十九葉三十六右方原出

集驗 肘後云集驗同

漫淫瘡

療卒毒氣攻身或腫或赤痛或痒并分散上下周匝煩毒

欲死方

取生鯽魚切之如鱠以鹽和擣薄之若通身即多作

遍病上○案擣下原有遍塗瘡上四字脫薄至上十一字據幽齋本刪補 乾後易之

此爲侵淫瘡也 外臺卷二十九葉四十一上　案醫心方引此方文 稍異并錄於左

治卒毒氣攻身或腫或赤或痛或痒淫并分散上下周

匝煩毒欲死方

大瀹漬腫毒升麻湯方

升麻一兩 黃芩三兩 梔子二十枚 漏蘆二兩 蒴藋根五兩 芒硝三兩

右六味切，以水一斗煮取七升，候冷分用，表瀹腫上，常令溫潤即

外臺卷三十葉二十七右 方原出經心錄，今集驗同

治毒氣攻注。集原作瘡腫，此和本草改 足脛久瘡不差，白朮為末，鹽漿水洗瘡乾貼，二日一換，可以負重涉嶮，此年與老小代粮，人不能別，謂之米脯。大觀本草卷六朮條葉卅二下

治毒熱足腫疼欲脫，酒煮苦參以漬之。大觀本草卷八苦參條葉十五上

治腳痛成瘡，先剉水蓼煮湯，令溫熱得所，頻頻淋洗，候乾，自安矣。大觀卷十一水蓼條葉五十九下

取生魚切之，如作鱠，以和薄之。若通身多作，令竟病上。乾復易之。醫心方卷十七治浸淫瘡方第七葉二十

惡瘡 此條入

治惡瘡身體面目皆爛有汁方

取生魚三寸者，并少豉合搗，令燋，以塗之，燥復塗

治惡創方

練子一升 地榆五兩 桃人五兩 苦參五兩

水一斗，煮取四升，溫洗之

惡瘡人不能名者方

取頸垢、豬脂和塗瘡中。醫心方卷十七治惡瘡方第四葉十六至十七

全漢三國六朝唐宋醫方 栖芬室

瀨

癩瀨方

取莽草一擔，以水二石煮取一石，以漬洗瘡，不過三五度。右外臺卷三十葉九 方原未著出處

烏癩白癩丸方

猬皮炙 魁蛤 蝮蛇頭炙 木䖟四枚，去翅足，熬 䗪蟲去足，熬 蠐螬各一枚，並炙 鯪鯉甲去頭足，炙 葛上亭長七枚，炙 斑貓七枚，去翅足，炙 ○案斑原作班，據醫心方本改 蜈蚣去頭足，炙 附子各三枚，炮，去皮 蜘蛛五枚，炙 水蛭一枚 雷丸三十枚 巴豆十五枚，去皮心，熬 水銀研 大黃 真丹 桂心 射罔各一兩 ○案罔原作閉，據醫心方本改 黃連一分 石膏研，二兩 蜀

惡瘡下 ……

外臺卷三十葉卅五引集驗入此論之前

椒汗三分　芒硝研一分　龍膽三分　甘遂熬　礜石燒半日 口案原脫半日二字據

常本補　滑石各一分

右二十八味擣篩蜜和丸如胡豆服二丸日三加之以

知為度忌豬肉冷水生葱此方分兩多不同是古方

傳寫差錯若臨用時即以意量之 一方有七氣無木蟲班猫蠐螬蜣蜋作蛸

蚫外臺卷三十葉十

療白癩釀酒方

苦參二斤　露蜂房五兩炙

右二味切以水三斗漬麴二斤和藥漬經三宿絞去滓

炊黍米二斗釀準常法作酒候酒熟壓取先食一飲一

雞子日三稍稍增之以差為度 一云亦療風癢惡瘡○案風癢原作風瘙據

宋本外臺卷三十葉十至十一

丹毒

論曰丹毒一名天火肉中忽有赤如丹塗大者如手掌甚

者竟身痒微腫又白丹肉中起痒痛微虛腫如吹瘾疹起

亦有雞冠丹赤起大者如錢小者如麻豆粒如雞冠上澀

一名茱萸丹火有水丹由體熱過水濕搏之結丹晃晃黃

赤色如有水在中喜著股及陰處此雖小疾不治令人至

死療之皆用升麻膏

升麻　白薇　漏蘆　連翹　芒硝各二兩　黃芩　蛇

銜　枳實炙各三兩　梔子二十枚　蒴藋四兩〇案藋原作雚據醫心方本改

右九味擣碎令細〻然〇案原脫細然二字據醫心方本補以水三升漬

半日猪脂五升煎之候水氣竭去滓乾淨中收之量取

敷丹毒上數之以差止丹兒毒及熱瘡腫皆用之効〇案丹上

原有凡種二字據醫心方本刪忌如常內宜服漏蘆湯外臺卷三十葉三十二至三十三右方原出千金云文仲備急集驗無白薇集驗亦然〇集驗亦無四字據醫心方本改補

療發足踝方

擣蒜如泥以厚塗乾即易之外臺卷三十葉三十一右方原出肘後云集驗同

治丹若走皮中侵廣者名為大丹入腹殺人治之方

取蠐螬末以塗之

若遍身赤者方

取婦人月布溥之又取汁以浴小兒

又方

搗大黃水和塗之

又方

搗支子水解塗之

又方

水和芒消塗之醫心方卷十七治丹毒療方第一葉六上

單用一物各以薄之方

生虵銜　生地黃　生蒴藋葉　生慎火葉　生菘

此之病
十七頁

茱 生五葉藤 春豆致（行準案致疑豉之誤淳萍）

上八物一一別搗別塗之

大黃 黃芩 支子 芒消

上四物各春水和令塗之（醫心方卷十七治丹毒方第一葉四右方原出小品方今）

（案集驗方同之）

療人面目身体卒赤黑丹起如疥狀不療日劇遍身即殺

人方（○案方原作也據醫宗本改）

煎羊脂以摩之青羊脂最良

又方

以豬槽下土泥塗之（外臺卷三十葉三十四上）

有白丹者肉中起痒痛虛腫如吹癮疹起者（○案癮疹本作斷）

療之亦如赤丹法有雞冠者赤色丹起大者如連錢小者

如麻豆粒也（○案原脫也字據醫宗本補）肉上粟粟如雞冠肌理也方

說一名為茱萸火丹療之如天火法有水丹由体熱過水

濕搏之結丹晃晃黃赤色如有水在其中喜著股及陰處

療之亦如火丹法其水丹著人足趺及踹脛間者作黃色

如火丹狀經久紫色不療皆成骨瘡也無毒殺人疾若成

骨瘡即難差也經言風邪客於肌中則肌虛真氣發散又

被寒氣搏皮膚外發腠理開毫毛淫淫氣妄行之則為痒

也所以有風瘙風癮疾皆由於此有赤胗者（○案胗原作斷據醫宗本）

段忽起如蚊蚤吃頁大痒劇者連、重沓起腫起搔之遂手
有白胗者○案胗原作癬據醫心方本改亦如此證也療之皆如療丹法
也○案已上卅一字據醫心方引千金方集驗同而文較略别录於後療之方
擣白瓷器屑猪和塗之
又方
燒猪矢灰和雞子白塗之外臺卷三十葉三十五右論并二方並未本卷錄
凡赤瘮熱時發冷即止白瘮天陰冷即發方
白瘮以水煮白礬汁拭之又煮蒴藋著少酒以浴又
以酒煮石南拭之又以水煮雞屎汁拭之又枳實汁
拭之所療一如療丹法外臺卷三十葉三十七右方原出千金云集驗同

赤胗者○案胗原作癬據醫心方本改由冷濕折於肌中○案冷原作熱據醫心方本改
甚即為熱、成赤瘮也得天熱則劇取冷則滅療之方
取生蛇銜草擣極爛以塗之最驗
白瘮者由風氣折於肌中熱、與風相搏遂為白瘮也
得天陰雨冷則劇出風中亦劇得晴暖則滅著衣身暖亦
差療之方
水煮枳實拭之佳又擣末敷之青布裹熨之外臺卷三十葉
三十八至三十九右方原出千金云集驗同
、瘑瘡

療瘑瘡方
苦酒一卅溫令沸以生韭一把內中以薄瘡上即差
又方
雄黃一兩黃芩二兩作膚○案原脱作膚二字據醫心方本補松脂二兩髮灰如
丸大
右四味以白膏與松脂合擣以敷瘡上
又方
亂髮頭垢分等○案原作等分據醫心方本改蠮螉二十枚燒以臘
月猪脂和如泥以傅之○案如下原脱泥字以下據醫心方補原作敷並據醫心方本補

又方
羊蹄濁花三卅以水漬之半月去滓以汁洗瘡一方
炙餅以敷瘡上蟲當出也
又方
桃花鹽等分熟擣以醋和敷之
又方
皂莢十枚苦酒四卅煮之去滓煎如飴以敷瘡上
又方
新瓦罐一口○案醫心方本無罐字安雞屎豐酒下著火煎之○案
原脱豐至之七字據醫心方本改一合酒煎成膏塗之

又方

穀木白汁一合　苦酒二合　小蒜半合　金月下土一合

右四味和如泥以上。○案原脫以上二字，據醫心方本補　塗瘡上。○案原脫塗瘡上二字，據醫心方本補　之乾復塗之。○案原脫之字，據醫心方本補　外臺卷三十葉四十一至四十二

療諸癌瘡經年依手拼痂癢引日生不差瘡久則有痂。○案小島氏校云：痂恐是蛆蟲　藜蘆膏方

藜蘆六分　黃連八分　礬石熬汁盡　松脂　雄黃研，各八分　苦參六分

右六味搗以厚絹下之。○案下原作篩，據醫心方本改　用豬脂二升並之候膏成去滓入雄黃礬石末攪令和調待凝以敷之

諸瘡經年或搔之汁出不差加百藥療不差悉主之。癌疥瘡。○案瘡原作癢，據醫心方本改　頭瘡亦効。其瘡者起瘡便生白膿是也。黃爛瘡者起瘡淺但出黃汁若肥瘡是也。侵淫瘡者淺瘡黃汁出兼搔之漫延長不止是也。癌瘡者其著手足相對痛癢折裂春夏隨差。○案折原作析，據醫心方本改　外臺卷三十葉四十三　右方原出廣濟方云集驗同

疥

療疥方

搗羊蹄根和豬脂塗上或著少鹽佳

療疥及風瘙瘡苦癢方

丹參四兩　苦參四兩　蛇床子一升

全漢三國六朝唐宋醫方　栖芬室

右三味切以水六升煎之以洗疥瘡以粉粉身日再為之即差　外臺卷三十葉五十一　右二方並未著卷數

治疥湯方

蜀椒四合以水一斗煮三沸去滓令溫洗疥

又方

大麻子一升搗令碎煮如粥以麹一斤著中塗之治馬疥最良　醫心方卷十七治疥瘡方第三葉十二至十三

面皰

療面上皰皯䵳方

蕤核子　梔子人　豉各一升

右三味搗合如泥以酸漿和如泥臨臥以塗面上日未出便洗差

木蘭散方

木蘭皮一斤

右一味以三年酢漿漬之百日出於日中暴之搗末服方寸匕日三　行準案丁乾匕之誤　外臺卷三十二　右二方原未著卷數

沐頭去風

療頭風方

甘菊花　獨活　茵芋　防風　細辛　蜀椒

皂莢　桂心　杜蘅　莽草

右十味分等水煮以沐頭必効

主頭風沐湯方

猪椒根三兩 麻黄根 茵芋 防風各二兩 細辛一兩〇案原脱一兩二字據醫心方本補

右五味切以水二斗煮取一斗以沐頭甚妙

主頭風搔之白屑起雞子沐湯方

新生烏雞子三枚

右一味以五升沸湯揚之使温温破雞子内中攪令勻分為三度沐令髮生去白屑風痒差 外臺卷三十二葉二十七至二十八

右三方並未出卷數

療頭風痒白屑風頭長髮膏方

蔓荊子 附子炮 細辛 石南草 續斷 皂莢

澤蘭 防風 杏人去皮 白芷 零陵香 藿香

馬鬐膏 熊脂 猪脂各二兩 松葉切半升 莽草一兩〇案原脱一兩二字據醫心方本補

右十七味㕮咀以苦酒漬一宿明旦以脂膏等並微微火三上三下以白芷色黄膏成用以塗頭中甚妙

療頭風痒白屑生髮膏方

烏喙 莽草 石南草 細辛 皂莢 續斷

澤蘭 白朮 辛夷 白芷 防風各三兩 柏葉切三升

全漢三國六朝唐宋醫方 栖芬室

松葉切二升 猪脂四升

右十四味以苦酒浸一宿以脂煎三上三下膏成去滓濾收沐髮了以塗之妙 外臺卷三十二葉二十九 右二方未出卷數

療頭風痒多白屑方

大麻子人三升研 秦椒二升

右並置於泔汁中一宿明旦温之法〇案法字當注云去或滓用已沐髮 醫心方卷四治頭白禿方第七本方出極要方云今集驗方无栢葉作準案醫心方將此方入白禿門今據本方主治入此門

白禿

療白禿方

以羊肉如作脯炙令香及熱以搨上不過三五度即差

又方

以大豆髑髏骨二味各燒末等分以臘月猪脂和如泥塗之立差 外臺卷三十二葉四十四 右二方並未出卷數

集驗方卷九

瘰癧

瘰癧瘻方

苦酒於瓦甌底磨硫黃令如泥又取附子截一頭又磨硫黃上使熟將卧先以布拭瘍上數過乃以藥傅之即愈

又方

硫黃研 礬石研 水銀別研入 竈墨

右四味等分擣下篩内梳子中以葱葉中涕和研之臨卧以傅病上 外臺卷十五第五十

瘻

凡有九種瘻

一曰狼瘻始發於頸頭腫有根起於缺盆上轉連耳本毬大此得之因憂恚氣上不得下其根在肝空青主之商陸為佐

二曰鼠瘻始發於頸無頭尾如鼷鼠瘻核時上時下使人寒热脱肉此得之由食大鼠餘毒不去其根在胃狸骨主之知母為佐

三曰螻蛄瘻始發於頸項狀如螻蛄腫潰連生瘡其汁赤黃得之食瓜螻蛄餘毒及果實不去核其根在大腸茬子主之桔梗為佐

四曰蜂瘻始發於頸瘰癧三四處俱腫起相連潰潰移此得之多飲流水水有蜂餘毒不去其根在脾雄黃主之黃芩為佐

五曰蚍蜉瘻始發於頸初得之如傷寒此得之因飲食中有蚍蜉毒不去其根在腎礜石主之防風為佐

六曰蠐螬瘻始發於頸上下無頭尾如棗核塊塊多在皮中使人寒熱心痛滿此因喜怒哭泣得之其根在心礬石主之白术為佐

七曰浮疽瘻始發於頸如兩指使人寒热欲卧此得之因思慮憂憶其根在 ○案在膽宋本作本 地膽主之甘草為佐

八曰瘰癧瘻始發於頸有根初苦痛瘰癧覺之使人寒热得之新沐頭濕結髮汗流入於頸所致其根在腎雌黃主之芍藥為佐

九曰轉脉瘻始發於頸如大豆浮在脉中濯濯脉轉苦驚惕身如振寒热始得之時驚卧失枕其根在小腸斑猫主之白芷為佐

全漢三國六朝唐宋醫方 栖芬室

療瘻九種方

療 空青研之 鍊商陸根 狸骨炙 知母 茬子 桔梗

雄黃 黃芩 礜石燒 防風 礬石燒汁盡 地膽熬

白朮　甘草炙　雌黃　芍藥　斑猫去足羽熬　白芷各二分

右八味擣其論病者特加其分餘種令分等細篩末空
青最在後內之苦酒服一刀圭日三服三十日知五十
日愈七十日平復病者百日禁食魚肉忌生菜桃李雀
肉海藻菘菜犬肉生血物餘無所忌〇案原脫無所三字據輯本補
二大豆為一刀圭小兒服之半大人全服八歲以下寧
後少起過度令人淋淋即滅之外臺卷二十三葉三十七至三十八

瘰鼠瘻方

死鼠一枚中形者　亂髮如雞子一枚

右二物以臘月豬膏令淹鼠髮煎之令其鼠髮都消盡
膏成分作二分一分稍稍塗瘡一分以酒服之即愈矣
鼠子當從瘡出神良秘不傳外臺卷二十三葉四十右方原出千金云集驗同

治螻蛄瘻方

取螻蛄脂二七枚酒和傅上醫心方卷十六治螻蛄瘻方第十九葉卅六上

蚯蚓瘻方

取螻蛄脂二七枚酒和傅瘡上醫心方卷十六治蚯蚓瘻方第廿七葉四十二

蟻瘻方

半夏一果擣作屑以鴨膏和傅瘡上醫心方卷十六治蟻瘻方第廿八葉四十二上

胡臭

又方
牛脂和胡粉三合煎令可丸塗腋下一宿即愈（外臺卷二十三葉五十一右方亦出千金云）集驗同

治胡臭方

辛夷　細辛　芎藭　青木香

四物等擣篩為散粉之（醫心方卷四治胡臭方第廿四葉廿八至廿九）

療胡臭漏腋有天生胡臭有為人所染臭者天生者難療

為人所染者易差然須五年（○案五原作三據興寧本改）傅白蔡膏勿

止并服五香丸乃可得差勿言一度傅藥即差止可傅藥

時暫得一度差耳凡胡臭人通忌食芸薹（○案芸原作其據興寧本改）

五辛療之終身不差胡臭方

辛夷　芎藭　細辛　杜蘅　藁本各二分（○案二原作三據興寧本改）

右五味以苦酒漬之一宿煎三日取汁傅之欲傅

臨時（○案原脫臨時字據興寧本補）以差為度（外臺卷二十三葉四十九至五十右）

（方出千金　亦集驗同）

療漏腋腋下及足心手掌陰下股裏常如汗濕致臭六物胡

粉傅方

乾枸杞根半兩　胡粉一兩　乾商陸根一兩　滑石一兩　乾薔薇根

一兩半

右六味擣下篩以苦酒和塗腋下當微汗出易衣復塗之

藥不過三傅便愈或更發復塗之不可多傅傷人腋餘

處亦塗之（外臺卷二十三葉五十六上）

漏腋方

正朝旦以小便洗 外臺卷二十三葉五十六上 右方原出經心錄云集驗同

止汗

療止汗粉藥

牡蠣二兩熬 附子半兩炮 麻黃根二兩

右三味擣篩以白粉一升和合粉汗汗止忌豬肉

汗後遂漏不止其人惡風小便難四肢○案肢原作胑據幽寧本改微急難以屈伸桂枝加附子湯方

大棗十二枚擘 附子一枚大者炮去皮破八片○案原脫大至片八字據幽寧本補

芍藥三兩 生薑三兩 甘草二兩炙

右六味切以水七升煮取三升溫服一升忌豬肉冷水海藻菘菜 生菘菜 外臺卷二十三葉五十六 右二方並出古今錄驗

痔

論曰凡痔病有五若肛邊生肉如鼠乳出孔外時時膿血出者名牡痔也若肛邊腫痛生瘡者名酒痔也若肛邊有核痛及寒熱者名腸痔也若大便輙清血出者名血痔也若大便難肛良久肯入者名氣痔也此皆坐中寒濕或房室失節或醉飽過度所得當時不為患久久不差終饒困人別有大方今單行六要便宜依按用之 外臺卷二十六葉一 右方原出崔氏云集驗同

療五痔有氣痔溫寒濕勞即發蛇蛻皮主之牡痔生肉如鼠乳在孔中頗見外妨於更衣鱉甲主之牝痔○案幽寧本作牡痔從孔中起外腫五六日自潰出膿血猬皮主之○案猬原作帽據幽寧本改腸痔更衣挺出久乃縮牡猪左足懸蹄主之脈痔更衣清血蜂房主之方

右所主藥皆下篩等分隨病倍其所主藥為三分旦早以井花水服方寸匕病甚者旦暮服之亦可至四五服忌於食豬肉生魚菜房室○案原脫忌至室十字據宋本幽寧本補唯得食乾白肉病差之後百日乃通房內○案通原作近據宋本幽寧本改內原作室據幽寧本改又用藥內下部有瘡內中無瘡內孔中

又方

野葛燒末○案原脫燒字據幽寧本補

右一味以刀圭內藥中服五日知二十日差三十日愈

又方

煮槐根洗之又煮桃根洗之 外臺卷二十六葉三至四

療五痔散主酒客勞及損傷瘀下部中傍孔起居血縱橫出及肉方○案原脫及肉二字據幽寧本補

赤小豆四分熬 黃耆三分 附子炮 白斂 桂心各一分 芍藥

黃芩各二分

右七味擣為散以酒服方寸匕日三止血大驗

全漢三國六朝唐宋醫方 栖芬室

療五痔大便逆清血出紫參丸療久不差○案原脫久字據聖惠本改
服之無不差方
紫參 秦艽 亂髮灰 紫菀 厚朴炙已上各一兩 藁本
二兩 雷丸半兩 白芷一兩 䗪蟲半兩熬 貫衆三兩去毛 猪後懸蹄甲
十四枚炙 虻蟲半兩去翅足熬 石南半兩炙
右十三味擣篩以羊脊骨中髓合猪脂各半升煎和丸
如梧子未食酒服十五丸日再亦可飲下劇者夜一服
四日肛邊癢止八日膿血盡鼠乳悉愈滿六十日終身
不復發久服益善有痔病十八年肛出長三寸服此方
即愈亦療脫肛有人效可除羊髓以赤蜜代外臺卷二十六葉三
至三右二方原出小品云集驗同

治五痔不以年月日久新枳實為末使末丸如梧子大空
心飲下二十丸大觀本草卷十三枳實條葉廿一下
治痔下血疼痛不止以玩月砂不限多少慢火熬令黃色
為末每服二錢入乳香半錢空心溫酒調服下日三
四服差砂即兔子糞是也大觀本草卷十七兔條葉廿二下
療痔猬皮丸方○案猬原作蝟據聖惠本改下同
槐子三兩 附子炮二兩 當歸二兩 連翹二兩 乾地黃五兩 乾薑二兩
礬石二兩燒令汁盡 續斷 黃耆各一兩 猬皮一具細切熬令焦
右十味擣篩蜜丸飲服十五丸如梧子日再加至三十

丸亦主瘻□案亦下至有可字據醫方本删 常用大驗忌猪肉冷水○案原脱忌至水五字據宋本醫方本補

又方

以生槐皮十兩削去黑皮熟擣丸如彈子綿裹內下部中大效□案右方醫心方引之文有異录如左 治痔方 生槐皮十兩削去上皮一物熟擣丸如彈丸綿裹之內穀道中 醫心方卷七治痔方第十五葉十九上

又方

以槐赤雞一斤爲散飲服方寸匕 外臺卷二十六葉十至十一上

洗痔以連翹煎湯洗訖刀上飛綠礬入麝香貼之 大觀本草卷十一連翹條葉卅五下

療痔下部痒痛如蟲齧方

以菟絲子熬令黃黑末以雞子黃和塗之

又方

以杏人熬令黑擣取膏塗之 外臺卷二十六葉十五至十六右二方系出肘後云集驗同

治蟲食下部方

胡粉雄黃分等末著穀道中 醫心方卷七治穀道蟲痛方第十葉十二

治穀道赤痛方

菟絲子熬令黃黑和以雞子黃以塗之日三

又方

取杏人熟令爛搗作脂塗之（醫心方卷七治穀道赤痛方第十一葉十二下）

療穀道中痒痛痔瘡槐皮膏方

槐皮五兩 甘草 當歸 白芷各二兩 陳豉 桃人五十枚

十粒去皮 赤小豆二合

右七味剉以猪脂二升煎候白芷黃膏成去滓以塗之

日三度（外臺卷二十六葉十八 右方原出小品方集驗同）

療脫肛歷年不愈方 脫肛

以生鐵三斤以水一斗煮取五升以洗之日再（外臺卷二

十六葉二十二右 方原出古今六卷中）

治脫肛歷年不愈以生鐵三斤水一斗煮取五升出鐵以

汁洗之日再（大觀本草卷四生鐵條葉卌二）

療脫肛盡方

以女萎一升以器中燒坐上熏肛門即愈（外臺卷二十六葉廿二

十右方原出小品方集驗同）

療卒大便脫肛方

灸鳩尾骨上七壯（外臺卷二十六葉二十二右 方原出千金 古今集驗同）

癩

療癩方

取柳楊如腳大指長三尺二枚以水煮令極熱以故

陰腫

布軌掩腫處取柳枝更互拄之汁出取差止（外臺卷二十六

葉二十三下）

療癩方

以桃人擣薄之（案薄原作敷據臨本改）亦療婦人陰腫乾即

易（外臺卷二十六葉二十四 右方原出備急 古今集驗同）

灸卒癩法

以蒲橫度口折之一倍增之以布著小腹大橫理令

度中央上當臍（案臍原作臍據宋本改）勿使偏僻灸度頭及

中央合二處隨年壯好自養勿舉重大語怒言大笑

呼喚

全漢三國六朝唐宋醫方 栖芬室

又法（案法原作方據宋本改）

牽陰頭正上行（案行原作向據宋本改）灸莖頭所極又牽下

向穀道又灸所極又牽向左右髀直下行灸所極皆

使正直勿偏回處灸隨年壯佳

又法

灸足厥陰左右各三壯穴在足大指間是也（外臺卷二十六

第二十五）

治卒卯腫方（此方入下）陰腫

搗熟桃人付之燥則易亦治婦人陰腫（醫心方卷七治陰囊腫痛方第五葉七上）

療男子陰腫大如斗核痛人所不能療者方

以雄黃一兩研碎絹裹甘草一尺生用切水一斗煮

取二升以洗之忌酒菘菜

又方

取莧菜根搗薄之

又方

取蔓菁根搗薄之

又方

搗馬鞭草薄之〇案大觀本草卷十一馬鞭草條十九上薄作治餘同　外台卷二十六葉二十八下至二十九上

[illegible]

療男子陰卒腫痛方

雞翮六枚燒床虵子等

右二味為末以飲服少許許隨卵左右取雞羽外台卷二十六葉二十九至三十右方原出備急方集驗同

療陰腫痛如刺汗出如雨方〇案汗出如雨原作汗如雨出據醫事本改

小蒜一斤韭根一斤一楊柳根一斤方無

右三味合燒以酒灌之及熱氣熏之即愈外台卷二十六葉三十二

陰瘡

陰惡瘡方

以蜜煎甘草末塗之良

陰頭生瘡以安石榴花大者如棬方

康牛犀角刀刮末以猪膏煎令變色去滓日三塗

又方

以烏賊魚骨末粉之良

又方

蟹甲燒末以鷄子白傅之 醫心方卷七治陰瘡方第一葉二

陰瘙

治大人小兒陰瘙痒汁出方

取生大豆刮去皮熟嚼塗之 醫心方卷七治陰痒方第三葉五

九蟲

夫九蟲者一曰伏蟲長四寸二曰蛔蟲長一尺三曰白蟲長一寸四曰肉蟲狀如爛杏○案與宋本元如字 五曰肺蟲狀如蠶形六曰胃蟲狀如蝦蟇七曰弱蟲狀如瓜瓣○案原作辯據與宋本改 八曰赤虫狀如生肉九曰蟯蟲蟯音饒○案原脫音饒二字據宋本與本補 至細微形如菜蟲伏蟲群蟲之主也蛔蟲貫心則殺人白虫相生子孫轉大長至四五尺亦能殺人肉虫令人煩滿肺虫令人欬嗽胃虫令人嘔吐胃逆喜噦弱虫又名膈虫○案膈原作隔據與宋本改 令人多唾赤虫令人腸鳴蟯蟲居胴腸 徒棟切 大腸也○案蟯原作燒又原脫徒至也六字小注據與宋本補 多則為痔劇則為癩因人瘡處以生諸癰疽癬瘻瘑疥齲虫無所不為人亦不必盡有之亦不必盡多或偏有或偏無者此諸虫依腸胃之間若腑藏氣實則不為害若虛則能侵蝕隨其虫之動而變成諸患也 外臺卷二十六葉三十六 右文原出巢源云集驗同

貫衆丸主療九蟲動作諸病方

貫衆熬 石蠶熬各五分 狼牙四分 藜蘆二分○案原作雚蘆據宋本與本改 蜀漆炙六分 殭蠶熬三分 雷丸六分 蕪荑四分 厚朴三分 檳榔六分

右十味擣篩蜜和為丸○案原脫和為二字據與本補 空心煖漿水服三十丸日三不知稍稍加之 白虫用榧子湯服 外臺卷二十六葉三十六

療長蟲雞子丸方

雞子白三枚 乾漆四兩熬 臘三兩 粳米粉半斤

右四味内銅器中於微火上煎攪令調内粉令堪可丸置土上才溫乃内雞子攪令相得○案原脫才字據與宋本補 又煎令丸宿勿食以飲下小豆許大一百二十丸小兒五十丸効驗

又方

取楝實以淳苦酒中漬再宿以綿裹内下部中令入三寸許一日易之 外臺卷二十六葉三十九上

蛔蟲攻心腹痛方

取薏苡根二斤剉以水七升煮取三升先食盡服之

虫死盡出 外臺卷二十六葉四十下

療蛔蟲攻心痛如刺口中吐清水方

以雞子一枚開頭去黃以好漆少許內中相和仰頭

吞之虫遂出矣● 外臺卷二十六葉四十右方原出肘後云集驗同

療蟯蟲在胃中漸漸羸人方

淳酒 白蜜 好漆各一斤

右三味合銅器中微火上煎之令可丸丸如桃核大一

枚宿勿食空腹溫酒下虫不下再服之 外臺卷二十六葉四十六右方

原出千金云集驗同

療三蟲方

擣桃葉絞取汁一升

又方

真珠一兩研 亂髮如雞子大燒末

右二味內苦酒中旦空腹頓服之令盡 外臺卷二十六葉四十八右二

方原出肘後云集驗同

治䘌虫杏人湯方

杏人五十枚 苦酒二升 鹽一合

煮取五合頓服之 醫心方卷七治濕䘌方第十三葉十三

治寸白方

取茱萸根洗去土切一升漬一宿平旦分再服取樹

北陰地根

又方

桑根白皮切三升以水七升煮取二升宿無食一頓

服之 醫心方卷七治寸白方第十八葉二十二

墮墜

療從高墮下若為重物所頓笮得瘀血方

豆豉三升沸湯二升漬之食頃絞去滓內蒲黃三合攪

投中攪調頓服之不過三四服神良 外臺卷二十九葉三右方原出肘後云

集驗同

療忽落馬墮車及墜屋坑岸 〇案岸原作崖據醫心方本改 腕傷身体頭

全漢三國六朝唐宋醫方 栖芬室

面四肢內外痛煩躁叫喚不得臥方

急覓鼠矢無問多少燒擣末以豬膏和塗封痛處急

裹之仍取好大黃如雞子大以亂髮裹上如鴨子大

以人所裁白越布衫領巾間餘布以裹髮外乃令火

燒燗斷擣末屑薄以酒服日再三無越布餘布可強

用常當預備此物為要 外臺卷二十九葉六右方原出肘後云集驗同

金瘡

治因瘡腫劇者數日死或中風寒中中水或中狐尿棘刺

方

燒穰草及牛馬尿生桑條趣得多烟者熏之令汁出

則愈醫心方卷十七治諸瘡中風水腫方第十七葉三十三○案外臺卷二十九葉二十五上引備急

此方云集驗同而文較詳今不更錄

金創腸胃脫出欲令入法

取人糞干末以粉腸上即入醫心方卷十八治金創腸出方第六葉十右方

原出小品云集驗同

治兵創醫不能治方

剝桑白皮去黑者以裹之桑白汁入創矣月用桑根皮汁醫心方卷十八治毒箭所傷方第十四葉十六上醫略抄治毒箭所傷方第若

療毒箭方

以鹽滿瘡中灸鹽上三十壯

又方

煮蘆根汁飲一二升

療刀箭瘡有血不止方

以小兒矢塗封之三日即差並不傷人外臺卷二十九葉二十七

治箭金在喉咽胸背腸中及在諸處不出方

取婦人月經衣已污者燒末酒服方寸匕日三立出醫心方卷十八治箭鏃不出方第十六葉十七右方原出小品云集驗方同二十六同醫略抄第

療被毒箭傷方○案傳原作敷據聖濟本改

雄黃末傳之當沸汁出即愈○案原脫當至即五字據聖濟本補外臺卷二十九葉二十七右方原出小品云集驗同

以下入卷

主毒箭以鹽貼瘡上灸鹽三十壯差大觀本草卷四食鹽條葉九下

竹木刺

療刺在肉中不出方○案刺原作藏據聖惠本改

用牛膝根莖合擣以敷之即出縱瘡合其刺猶自出外臺卷二十九葉二十八上

竹木刺不出方

鹿角燒灰末以水和塗之立出久者不過一夕外臺卷二十九葉二十七右方原出劉涓子云集驗同

療竹木刺不出方

取羊糞燥者燒灰和脂塗之刺若未出重傅之○案傳原作敷據聖濟本改乃不覺刺出○案原脫乃至出五字據聖濟本補

全漢三國六朝唐宋醫方　栖芬室

又方

嚼白梅塗之外臺卷二十九葉二十九右方出○案末一方醫心方

又方

王不留行末服之並敷上即出外臺卷二十九葉二十七至二十八右三方原出肘後云集驗同

湯火

治湯火燒瘡瘡熱雞子一十箇取黃炒取油入十文膩粉攪勻用雞翎掃瘡上永除瘢痕大觀本草卷十九雞條葉五下

狐剌

療狐剌方

熱灸汁灌瘡中 外臺卷二十九葉三十上右方未考卷數

柒瘡

治柒瘡洗湯方

蓮葉燥者一斤以水一斗煮取五升洗柒瘡上日二 〇案大觀本草引此方文以異柔不下

治柒瘡取蓮葉乾煮取五升洗瘡上日一再 大觀本草卷二十三藕條葉上四

又方

取猪膏塗之

又方

宜噉肥肉 醫心方卷十七治柒瘡方第十二葉二十六下

療卒得柒瘡方

煮柳葉以雞子湯適寒溫洗之老柳皮尤妙〇案原脫老字據政和本補

又方

濃煮鼠查莖葉洗之亦可擣取汁以塗之 外臺卷二十九葉三十七至三十八右二方原出肘後方集驗同

療柒瘡方

貫眾擣末以塗之上乾以油和塗之

又方

宜噉肥肉 外臺卷二十九葉三十九右二方原出千金翼方集驗同

月蝕瘡

療月蝕瘡方
救月蝕皷皮如手許大一片以苦酒三升漬一宿以
塗瘡上或云燒作灰脂和敷之
又方
虎頭骨二兩碎 浮萍草一兩
右二味以猪脂一斤煎取骨黄成膏以塗瘡上〇案大觀本草引此方無浮萍文稍異並录於下
療月蝕瘡虎頭骨二兩擣碎同猪脂一斤熬以骨黄取
塗瘡上大觀本草卷二十五虎骨條葉二十下
又方

茱萸根 地榆根 薔薇根
右三味各等分為散作湯洗瘡取藥粉瘡上日三〇案粉原作塗據醫寧本改
又方
蜡燭貼瘡使燭熱氣相及瘡即愈外臺卷二十九葉四十三至四十三
療大人小兒卒得月蝕瘡方
五月五日蝦蟇灰以猪膏和塗之差止
又方
於月望夕取兔矢仍內蝦蟇腹中合燒為灰末以敷
瘡上差止外臺卷二十九葉四十二右二方亦出肘後云集驗同

代指
代指方
單煮甘草漬之
又方
用芒消汁漬之醫心方卷八治代指方第廿二葉三十四
療代指方
以指刺炊上熱飯中七過〇案過原作遍據醫寧本改外臺卷二十九葉四十四[redacted]上右方原出肘後云集驗同
手足皸瘃
療手足皸瘃血出痛方
全漢三國六朝唐宋醫方 栖芬室
若涉水霜凍〇案水原作冰據醫寧本改面及手足皸瘃瘃陟玉切又作瘃手足中寒瘡也下同〇案原脫陟玉同十四字據醫寧本補壞取麥窠濃煮汁
及熱以浸洗之
又方
取葱葉萎黄及擇煮以漬洗之
療人脚無冬夏常坼裂名曰尸脚此因侵踏洗尸水及惡
物故也方
取雞屎一升以水二升煮數沸待小冷以漬脚半日
不過三四度差外臺卷二十九葉四十七至四十八
手足凍瘃瘡方

以蔫洋灌之醫心方卷八治手足凍腫創方第十九葉三十一

治手足皸瘃方

蜀椒四升合以水一斗煑三沸去滓以洗漬之醫心方卷八治手足皸裂方第廿葉三十一下

療手足皸裂血出疼痛方

猳猪著熱酒中以洗之即差外臺卷二十九葉四十八右方原出千金云集驗同

疣目

療去疣目方

七月七日以大豆一合拭疣目上三過訖使病疣目人種豆著南向屋東頭第二霤○案二霤醫心方作三流中豆生四葉以熱湯沃殺○案殺醫心方作蝅疣目便去矣○醫心方卷四治疣目方第廿二葉廿五下同

又方

取松柏脂合和塗其上一宿即不知處

又方

作艾炷著疣目上灸之三炷即除

又方

以石硫黃𤷪疣目上○案𤷪原作突據與聖本改此蓋俗字六七過除外臺卷二十九葉四十九右四方本無卷數

更

黑子

去黑子及贅方

生藜蘆灰五升　生薑灰五升　石灰二升半

右三味合和令調蒸令氣溜取甑下湯一斗從上淋之盡湯取汁於鐵器中煎減半更閑火煎以雞羽揷中即然斷藥成欲去黑子疣贅先小傷其上皮令裁破以藥點之此名三灰煎秘方不傳○案原脫不傳二字據與聖本補又案醫心方引此方[redacted]有異今並錄於左

去黑子及贅方

生梨灰五升　石灰二升半　生薑灰五升

凡三物合令調和蒸令氣溜下甑取下湯一升從上淋之盡其汁於鐵器中煎減半更閑火爨以雞羽挑中即集斷藥成欲去黑子若肬贅先小傷其上皮塗之醫心方卷四治黑子方第廿一葉廿三

獸傷

療熊虎傷人瘡方

取蒴藋大一把○案原作一大把據宋本與聖本改剉碎以水一升漬須臾取汁飲之餘滓以傅瘡上○案滓原作滓據宋本改傅原作敷與聖本作薄據宋本改外臺卷四十葉二右方原未著卷數

療凡犬咬人方

以苦酒和灰塗之良外臺卷四十葉三十五 右方原未本卷數
治凡犬咋人方
以火灸騰瀧創中○醫略抄第卅同
又取竈中熱灰粉創中黑傳立愈[redacted]醫心方卷十八治凡犬嚙人方第廿五葉
廿七 醫略抄第卅同
療狂犬咬人若重發者療之方
生食蝦蟆膾絶良亦可燒炙食之不必令其人知初
得嚙便為此則不發外臺卷四十葉三十八右 方原出本草云集驗同
療馬咋及踏人作瘡有毒腫熱疼痛方
割雞冠血點所嚙瘡中日三若父馬用雌雞草馬用
雄雞○案草馬原作母馬據醫心方本改 外臺卷四十葉四十下

治馬嚙人陰卵脫出方
推內之以桑皮細縫之之取烏雞肝細剉塗之且忍
勿即小便小便愈醫心方卷十八治馬嚙人陰卵脫方第廿七葉廿八至廿九
療馬咬人及踏人作瘡毒腫熱痛方
取馬鞭梢三尺○案梢原作稍據宋本醫心方改鼠矢二七枚○案矢原
作屎據宋本醫心方改燒末以豬膏和塗之立愈外臺卷四十葉四十至四
十一右方原出千金云集驗同
療剝死馬馬骨傷人手毒攻欲死方
絞飲其屎矢汁燒末服方寸匕外臺卷四十葉四十一上

療剝死馬馬骨傷人手毒攻欲死方
取死馬腹中屎以塗之即差外臺卷四十葉四十一 右方原出肘後云集驗同
療馬骨所刺及馬血入舊瘡中毒痛欲死方
以熱桑灰汁更番漬之常日為之○案日原作自冷據醫心方本改
即易數日乃愈若痛止而腫不消煮炙石令熱以熨
之炙瘡上亦佳外臺卷四十葉四十一 右方原出肘後云集驗同
治馬血入人瘡中方
以人糞傅瘡中
治馬汗馬毛入人瘡中腫痛欲死方
以水漬瘡數易水便愈醫心方卷十八治馬毛馬血汗垢尖麻入人瘡方第廿九

全漢三國六朝唐宋醫方 栖芬室

葉廿九至卅
療人先有瘡而乘馬馬汗若馬毛入瘡及挿睹著致令腫
痛方
大飲醇酒取醉即愈外臺卷四十葉四十二 右方原出第八卷中
療人體上先有瘡而乘馬馬汗及馬毛入瘡中或但為馬
氣所蒸皆致腫痛煩熱入腹則殺人方
燒馬鞭皮以豬膏和敷之外臺卷四十葉四十二右 方原出肘後云集驗同
療馬汗入人瘡方
燒雞毛末以酒服方寸匕外臺卷四十葉四十二右 方原出千金云集驗同
蠱傷

入山草辟衆蛇方

乾薑　生麝香　雄黃

右三味等分搗以小絳囊盛男左女右○案右下原有帶佩二字據宋本刪

本函寧則蛇逆者辟人爲蛇所中便以療之如無麝香

以射罔和帶之○案罔原作菌據宋本函寧本改療諸毒良外臺卷四十葉四下

療衆蛇螫人方

取紫莧菜搗飲汁一升滓以少水和塗瘡上又搗冬集十二上

瓜根以敷之○案大觀本草卷二十七莧實條圖經引無又搗以下八字餘同

又方

取常思葉搗取汁飲一升以滓敷瘡上又以兔目葉

薄之止痛外臺卷四十葉十至十一

治衆蛇螫人方

搗大蒜塗之即愈醫心方卷十八第卅五葉卅五上○出衆蛇螫人方外臺卷四

十葉十一張文仲引此方作搗大蒜塗之以鹽豉合

搗尤佳

療衆蛇螫方

嚼乾薑薄瘡上不過三四差又煮吳茱萸湯以漬瘡

上立差外臺卷四十葉十一上右方原出文仲云集驗同

治蝮蛇螫人方

令婦人溺所螫上

又方

令婦人坐上醫心方卷十八治蝮蛇螫人方第卅六葉卅七下上

治虺蛇諸毒螫人方

火消蠚以著瘡中同上葉卅七下

治虵卒繞人不解方

以热湯淋之即解若無湯者令人就溺之亦解醫心方卷十八治蛇繞人不解方第卅八葉卅八下右方原出葛氏（集驗方同之）

療蠍（蠚）螫人方

余身經遭此毒手指痛苦不可忍諸法療皆無効有人見令以冷水漬指亦漬手即不痛水微暖便痛即以冷水漬小暖即易之餘處冷水浸故布以搨之此

實大驗○案大觀本草圖經引此文有異錄如左

○曾經蠆毒痛苦不可忍諸法療不効有人令以冷水漬指亦漬手即不痛水微暖復痛即易冷水餘處不可用冷水浸則以故布搨之小暖則易之皆驗大觀本草卷二十二蠍條作圖經引葉廿七上

又方

蠍有雄雌雄者止痛在一處雌者痛牽諸處若是雄者用井底泥敷之温則易雌者用當屋瓦溝下泥傳之○案瓦原作反據宋本改傳原作塗據宋本改若不值天雨泥○案泥字原脫據宋本補與可用新汲水從屋上淋下於下取泥敷之

○案醫心方以（大觀）本草圖經引此文稍異並錄如左

蠍有雌雄雄者痛止在一處雌者痛牽諸處若雄者用井底泥傳之温復易雌者用當屋瓦溝下垽傳之若不值天雨无泥可用新汲井水從屋上淋

治蠼螋方
槐白皮半升切以苦酒二升漬半日刮去瘡處以洗日五六（醫心方卷十七治蠼螋方第十五葉三十一下）

於下取泥傅之（醫心方卷十八治蠍螫人方第卅四葉卅二下）
蠍有雌雄、雄者螫人痛止在一處雌者痛牽諸處
若是雄者用井泥傅之溫則易雌者當用瓦屋溝
下泥傅之或不值天雨泥可汲新水從屋上淋下
取泥用（大觀本草卷二十二蠍條圖經引葉二十六下）

又方

畫地作十字取上土水服五分匕（外臺卷四十第十五右至十六右三）
（方原出第一卷中又案末一方大觀本草卷二十二蠍條圖經引葉廿六至廿七同）

療蠼螋尿瘡方

燒鹿角擣末以苦酒和傅之〇（案傅原作敷據宋本改下同）已有汁

全漢三國六朝唐宋醫方　栖芬室

者燒道邊弊蒲席灰以傅之

又方

槐白皮半斤切　苦酒二升

右二味漬半日刮去瘡〇（案瘡下原有處字據宋本監本刪）以洗日五
六遍末赤小豆和苦酒傅之〇（案傅原作敷據宋本改下同）燥即易之
小兒以水和傅之甚良〇（案醫心方引此文稍異采後）

又方

嚼大麥以傅之〇（案傅原作敷據宋本改）日三

又方

豬脂和鷰窠中土傅之〇（案傅原作敷據宋本改外臺卷四十葉二十一醫心方）

引此文猶異互見九

引此方文稍異别録如右

治蠼螋方

以猪脂鷄窠中土苦酒和以傅之醫心方卷十七治蠼螋方第十五葉三十一下

療射工中人寒熱發瘡○案國作寒上有人字偏在一處有異於常方

取赤莧合莖葉擣絞取汁○案國作擣絞下无取字服一升○案國作服作飲日再三服○案國作日再差大觀本草作日再差卷二十七莧條作國作引葉十一上

又方

犀角 升麻 烏翣根各二兩

右三味以水四升煮取一升半去滓分再服相去一炊久盡更作

又方

取生茱萸莖葉一虎口斷去前後取握中者熟擣以水二升煎取八合頓服之

療射工中人瘡有三種一種瘡正黑如黶子皮周遍悉赤或衣犯之如有刺痛一種作瘡瘡久則穿或晡間寒熱一種如火灼熛起此者最急數日殺人此病令人寒熱方

烏翣根二兩 升麻二兩

右二味切以水三升煮取一升適寒溫頓服之滓薄瘡

全漢三國六朝唐宋醫方 栖芬室

上外臺卷四十第二十五至二十六右四方原出第一卷中右方醫心方引之文較略别録如右

治射公中人寒噤方

烏扇根二兩 升麻二兩

右二物以水三升煮得一升適寒溫盡服之滓薄上醫心方卷十八治射工毒方第五十葉四十八下

治中水秘方

取水萍暴乾以酒服方寸匕

又方

擣梅葉取汁服半杯小兒不能飲傅乳飲之醫心方卷十八治水毒方第五十二葉五十二○案外臺卷四十葉四十二十八下射後引此方云集驗同方有異例不重录

全漢三國六朝唐宋醫方 栖芬室

此文入卷一
性前

集驗方卷十一

婦人

療婦人姙娠惡阻嘔吐不下食湯方

青竹茹　橘皮各五兩　生薑　茯苓各四兩　半夏五兩湯洗十遍

○案原脫十遍二字據與寧本補

右五味切以水六升煮取二升半分三服不差頻作忌羊肉餳酢物等○案醫心方引此方文有異並錄如左

治任身二三月惡爼嘔吐不下食方

青竹茹三兩　生薑四兩　半夏五兩　伏苓四兩　橘皮三兩

凡五物切以水六升煮取二升半分三服醫心方卷廿二治任婦惡阻病方第四葉十七上

療姙娠嘔吐不下食橘皮湯方

橘皮　竹茹　人參　白朮各三兩　生薑四兩　厚朴炙二兩

右六味切以水七升煮取二升半分三服不差重作忌桃李雀肉等外臺卷三十三葉二十一○案醫心方卷廿二治任婦惡阻病方第四葉十七下无不差已下十字餘同

姙娠十月五藏俱備六腑齊通納天地氣於丹田故使關節人神皆備但俟時而生外臺卷三十三葉二十至二十一右方原出千金云集驗同

任身恒苦煩悶者此子煩也治之方

時時服竹瀝隨多少良醫心方卷廿二治任婦悶方第廿六葉十九上

治任身胎動晝夜叫呼口噤脣寒及下利不息方

已冶艾葉一筥以好酒五升煮取四升去滓更煎取一升一服口閉者開口灌之藥下即安（醫心方卷廿二治任婦胎動不安方第七葉廿下）

療姙娠胎動不安腹痛葱白湯方

葱白切一升　阿膠炙　當歸　續斷　芎藭各三兩　銀隨多少

右六味切以水一斗先煮銀取七升去銀內餘藥煎取二升半內膠令烊分三服不差更作

療姙娠二三月上至八九月胎動不安腹痛已有所見方

艾葉　阿膠炙　芎藭　當歸各三兩　甘草一兩炙

右五味切以水八升煮取三升去滓內膠令烊分三服日三（○案醫心方引此方文稍異槧如左）

治任身二三月至八九月胎動不安腰痛已有所見方

艾葉三兩　阿膠三兩炙　芎藭三兩　當歸三兩　甘草一兩半炙

切以水八升煮取三升去滓內膠上火膠消分三服（醫心方卷廿二治婦任胎動不安方第七葉廿至廿一）

療姙娠六七月胎不安常處旋復花湯方

旋復花一兩　厚朴炙　白朮　枳實炙　黃芩　茯苓各三兩

半夏湯洗十　芍藥　生薑各二兩

右九味切以水一斗煮取二升半先食分五服日三夜二忌羊肉餳醋桃李雀肉等（外臺卷三十三葉二十五）

療姙娠動胎去血腰腹痛方

芎藭　阿膠炙　當歸　青竹茹各三兩

右四味切以水一斗半煮銀二斤取六升去銀內藥煎取二升半分三服日再夜一不差更作一劑（外臺卷三十三葉二十七右方原出救急云集驗同）

治任婦腹痛方

赤小豆東向戶中吞二七枚良（醫心方卷廿二治任婦腹痛方第十葉廿一）

治任婦體腫方

小豆五升好豉三升以水一斗煮取三升分上服（醫心

全漢三國六朝唐宋醫方　栖芬室

方卷廿二治任婦體腫方第廿三葉廿九）

療姙婦娠二三月上至七八月頓仆失踞胎動不安傷損腰腹痛欲死若有所見及胎奔上搶心短氣膠艾湯方

當歸　芎藭　甘草炙　阿膠炙　芍藥各二兩　艾葉三兩

乾地黃四兩

右七味切以水五升好酒三升合煮取三升去滓內膠更上火令膠烊分三服日三不差更作忌海藻菘菜蕪荑（外臺卷三十三葉二十七下）

療婦人懷胎不長方

鯉魚長一尺者水漬沒內鹽如棗煮令熟取汁稍稍

飲之當胎所腹上當汗如單狀雖亦有見胎雖不安者
十餘日輙一作此令胎長大甚平安外臺卷三十三葉二十八下

療婦人懷姙數傷胎方

鯉魚二斤 粳米一升

右二味如法作臛少著鹽勿著葱豉醋食之甚良一月
中頓三過作効安穩無忌外臺卷三十三葉二十八右方原出廣濟云集驗同

療姙娠傷寒頭痛壯熱支節煩疼方

前胡 知母各三兩 石膏五兩 大青 黃芩 梔子各一兩
葱白切一升

右七味切以水七升煮取二升三合絞去滓分三服服
別相去如人行七八里再服不利忌熱麪羊肉外臺卷三十三
葉二十九上右方原出廣濟云集驗同

療姙娠患瘧湯方

常山二兩 甘草一兩炙 黃芩三兩 烏梅十四枚擘 石膏八兩

右五味切以水一升半合漬藥一宿煮三四沸去滓初服
六合次服四合後服二合凡三服忌海藻菘菜生菜外臺卷
三十三葉三十上○醫心方引此文有異並錄如下

恒山二兩 甘草一兩 黃芩三兩 烏梅十四枚碎 石膏八兩碎綿裹

凡五物切以酒一升半水一升半合漬藥一宿煮三
四沸去滓初服六合復服四合後服二合三服醫心方卷

全漢三國六朝唐宋醫方 栖芬室

廿二治任婦瘧方第卌葉卌二下

姙娠患瘧方

常山 竹葉各三兩 石膏八兩碎 糯米一百粒

右四味切以水六升煮取二升半去滓分三服第一服
未發前一食久服之第二服取臨欲發一服用塗頭
額及胸前五心藥滓置頭邊當一日勿進水及進飲食
過發後乃進飲粥忌生葱菜外臺卷三十三葉三十下右方原出千金云集驗同

姙娠血下不止名曰漏胞血盡子死方

雞子十四枚取黃以好酒二升煮使如餳一服之

又方

生地黃汁一升酒四合合煮三四沸頓服之不止頻
服外臺卷三十三葉三十三○案醫心方引此之補異並錄如左

治任身血下不止血盡子死方

干地黃擣末以指撮酒服不過再三服醫心方卷廿二治任婦漏
胞方第十二葉廿四上

療姙娠漏胞方

乾地黃四兩 乾薑二兩

右二味擣篩酒服方寸匕日再服外臺卷三十三葉三十三右方原出崔氏

療婦人姙娠手脚皆水腫攣急方

赤豆五升 商陸根一斤切 一方加澤漆一斤

右三味以水三斗煮取一斗常稍稍飲之盡更作 外臺卷三十三葉三十八

療姙娠腹大胎間有水氣生魚湯方

生鯉魚二斤 生薑五兩 白朮三兩 芍藥 當歸各三兩 茯苓四兩

右六味切以水一斗二升煮魚熟澄清取八升內藥取三升分三服忌桃李雀肉酢物等 外臺卷三十三葉三十八右方原出千金

療姙娠體腫有水氣心腹急滿湯方

茯苓 白朮各四兩 旋覆花二兩 杏人去皮尖 黃芩各三兩

右五味切以水七升煮取二升半分二服別温飲之

○案舊脫服別温三字據迪寧本補 忌桃李雀肉酢物等 外臺卷三十三葉三十八

下右方原出崔氏云集驗同

落娠胎墮下血不止方

丹參十二兩

右一味切以酒五升煮取三升分三服 外臺卷三十三葉三十九上右方原出千金云集驗同

產難死生候若母面赤舌青者兒死母活脣口青口兩邊沫出者子母俱死面赤舌青沫出者母死兒活 醫心方卷廿三治產難方第九葉十下右方原出醫門方云集驗同

令夫從外含水著婦口中二七過立出 醫心方治產難方第九葉第十三下

○案外臺卷三十三葉六十四下千金引此方云集驗同文稍異不录

療難產三日不出者方

槐子十四枚 蒲黃一合 內酒中温服須臾不生更服之

又方

吞生雞子黃三枚并少苦酒 外臺卷三十三葉六十一右二方原出廣濟

若日月未足而欲產者方

末知母蜜和兔屎大服一丸痛不止更一丸

又方

取夫衣帶五寸燒作灰酒服立下 外臺卷三十三葉六十二右方原出

第七卷中

療逆產方

燒錢令赤內酒中飲之

又方

夫陰毛二七枚燒以猪膏和丸如大豆吞兒手即持丸出神驗

又方

朱書左足下作千字右足下作黑字

又方

生不出手足先見燒蛇脫皮末服刀圭亦云三指撮

面向東酒服即順

又方

真丹刀圭塗兒腋下

又方

以手中指取釜底墨煤交畫兒足下順出（外臺卷三十三葉六十六）

五十

療逆產方

鹽塗兒足底又可急搔爪之并以鹽摩產婦腹上即愈

又方

又彈丸二枚搗末三指撮溫酒服（外臺卷三十三葉六十四至六十五）

右二方原出小品文集驗同

逆生橫生不出手足先見方

其父書兒足下即順（○匡改杪本卅八同）

又方

以鹽塗兒足底又可急搔之爪之（醫心方卷廿三治逆產方第十葉十三○案此方外臺卷三十三葉六十五小品引此方云集驗同方已見上惟有并以下十字為異）（匡改杪本第三十九同）

治橫生方

菟絲子末若米汁服方寸匕即出（○匡改杪本第卅九同）

又方

車前子服之如上法

燒鐵杵令赤內酒中飲之（醫心方卷廿三治橫生方第十一葉十五）

療橫產逆產方

取車肚中膏畫兒足下及掌心（外臺卷三十三葉六十六右方原出删繁）

療橫產及側或手足先出方

可持麤鍼刺兒手足入二分許兒得痛驚轉即縮自當迴而順（外臺卷三十三葉六十六右方原出小品文集驗同）

療橫生方

取梁上塵三指撮酒服之（外臺卷三十三葉六十六）

療子死腹中方

真珠二兩酒服盡立出

又方

取竈下黃土三指撮酒服之立出當著兒頭上出（○案醫心方卷廿二治子死腹中方第十三葉十[illegible]）

又療胎死在腹方

取三家雞卵各一枚三家鹽各一撮三家水各一升合煮令產婦面東向飲之立出

又方

取瞿麥一斤（○案瞿原作翟以醫心方本改）以水八升煮取二升分再服不出更服

又方

葵子一升　阿膠五兩○案盧本无阿字　水五升，煮取二升，頓

服出，間日又服。外甚卷三十三葉六十七

治產難或半生，或胎不下，或子死腹中，或著脊及在草數

日不產，血氣上蕩心，女面色無氣欲絕方

煎成豬膏一升　白蜜一升　淳酒二升

右三味，合煎，取三升，分五服。極

產難子死腹中，又任兩兒，一兒死腹中，一兒活，腹中死者

出，生者安方

蟹爪一升　甘草二尺，炙　阿膠三兩

右三味，以東流水一斗，煮取三升，內膠令烊，頓服。不能

頓服，分再服。藥入即活。醫心方卷二十三治子死腹中方第十三葉十六至十七○案

此方外甚卷三十三葉六十六至六十七崔氏引之，云集驗同，其文有異，今不更錄

全漢三國六朝唐宋醫方　栖芬室

療子胎在腹內已死方

甘草一尺，炙　蒲黃一合　筒桂四寸　香豉二升　雞子一枚

右五味，切，以水六升，煮取一升，頓服，胎胞穢惡盡去，大

良。外甚卷三十三葉六十八　右方原出崔氏，云集驗同

療子死在腹中不出方

榆皮切一升○案升原作兩，據盟寧本改　熟朱一兩○案熟原作玫，朱據盟寧本改

右二味，以苦酒三升，煮取一升，頓服，死兒立出。外甚卷三十三

葉六十九　右方原出文仲，云集驗同

治胞衣不出方

牛膝半斤　葵子三升　切，以水七升，煮取三升，分三服

又方

男吞小豆七枚，女吞十四枚。醫心方卷廿三治胞衣不出方第十四葉十八

○案醫心方抄第四十一小品方引此方，云集驗方同之

療胞衣不出方

末竈突中土三指撮，以水服之

又方

取夫單衣蓋井上，立出

療胞衣不出方

取苦酒服赤朱一兩○案朱原作米，據盟寧本改

全漢三國六朝唐宋醫方　栖芬室

又方

雞子一枚　苦酒一合　和飲之，即出。外甚卷三十三葉六十九　右四方並

出廣濟，云集驗同

療胞衣不出并兒橫倒，死腹中，母氣欲絕方

半夏洗，二兩　白斂二兩

右二味，擣篩，服方寸匕。小難一服，橫生二服，倒生三服，

兒死四服。亦可加代赭、瞿麥各二兩

又療胞衣不出方

取竈突土當戶前燒之。外甚卷三十三葉七十一　右二方原出救急，云集驗同

療胞衣不出令胞爛牛膝湯方
牛膝四兩 滑石八兩 當歸三兩 通草六兩 葵子一升 瞿麥四兩
右六味切以水九升煮取三升分三服忌牛狗肉
又方
服蒲黄如棗大良
又方
生地黄汁一升 苦酒三合煖服之不能頓服再服之
又方
澤蘭葉三兩 滑石五兩 生麻油二合
右三味以水一升半煮澤蘭取七合去滓內滑石生麻

油頓服之 外臺卷三十三葉七十一至七十二 右四方原出必效方集驗同
產後
治乳無汁方
取栝樓根切一升酒四升煮三沸去滓服半升日三
治產後無乳汁方 第卅六葉卅八下
下乳汁栝樓子淘洗控乾炒令香熟瓦上搶令白色為末
酒調下一匕合面臥少時 大觀本草卷八栝樓條葉十一下
論曰療婦人妬乳乳癰諸產生後宜勤擠乳 ○案擠原作搚據醫心方本改
不宜令汁畜積不去便不復出 ○案脫復字據醫心方本補 惡汁於
內引 ○案醫心方本无引字 熱溫壯結堅掣痛 ○案原脫掣字據醫心方本補 大

渴引飲乳急痛手不得近成妬乳非癰也方
始妬乳急灸兩手魚際各二七壯斷癰脈也 行準案醫心方卷廿一治妬乳方第四葉四始作治癰作寶餘同案此始字於義較長
不復惡手近乳 ○案原脫近字據醫心方本補 近乳汁亦自出 ○案原脫不至出十字據醫心方本補 便可
令小兒手助捋之 ○案捋原作抑據醫心方本改 捋則乳汁大出皆如
膿狀內服連翹湯自下 ○案自上原有汁字據醫心方本刪 外以赤小
豆薄塗之 ○案塗下原有散字據醫心方本刪 癰處當差
產後不自飲兒及失兒無兒飲乳乳畜喜結癰不飲兒令
乳上腫者方
以雞子白和小豆散塗之乳房令消結也 已上醫心方同元文

若飲兒不泄者數捻去之亦可令大者子含 塗下无之字
水使漱口中冷為嗍取乳汁吐之不含水漱熱去喜
○案原脫熱去喜三字據醫心方本補 令乳頭作瘡乳孔塞也
療妬乳乳癰連翹湯方
連翹 升麻 杏人去皮尖 射干 防已 黄芩
大黄 芒消 柴胡各三兩 芍藥 甘草炙各四兩
右十一味切以水九升煮取三升分服忌海藻菘菜
又方
取葵莖燒灰擣散服方寸匕日三即愈 醫心方同 散作篩
療妬乳生瘡方

蜂房猪甲中土車轄中土各等分末苦酒和塗之良

療婦人女子乳頭生小淺熱瘡搔之黃汁出侵淫為長百種○案原脫種字據醫心方本補療不差者動經年月名為妬乳病婦人飲兒者乳皆欲斷世謂苟抄乳是也宜以赤龍皮湯及天麻湯洗之傅二物飛烏膏○案烏原作鳥據醫心方本改及飛烏散佳始作者可傅以黃芩漏蘆散及黃連胡粉散並佳方如左

赤龍皮湯方

槲皮切三升以水一斗煮取五升夏冷用之秋冬溫之分以洗乳亦洗諸深敗爛久瘡洗畢傅膏散

天麻草湯方

天麻草切五升以水一斗半煎取一斗隨寒溫分洗乳以殺痒也此草葉如麻葉冬生夏著花赤如鼠尾花亦以洗侵淫黃爛熱瘡痒疽濕陰蝕瘡小兒頭瘡洗畢傅膏散

飛烏膏散方

用燒朱砂作水銀上黑煙名細香者三兩熬令焦燥○案名至燥十字原作一名細粉者三兩七字據醫心方本改 礬石三兩燒粉

右二味以絹篩了以甲煎和之令如脂以傅乳瘡日三作散者不須和有汁自著可用散亦傅諸熱瘡黃爛侵淫汁瘡蜜瘡丈夫陰蝕痒濕諸小兒頭瘡疳蝕口邊肥瘡蝸瘡等並以此傅之

黃連胡粉膏散方

黃連二兩 胡粉十分 水銀一兩同研令消散

右三味搗黃連為末三物相和合皮裹熟挼之自和合也縱不成一家且得水銀細散入粉中也以傅乳瘡諸濕痒黃爛肥瘡若著甲煎為膏外臺卷三十四葉五至七右九方并論並末卷數○案自療婦人女子乳頭生小淺熱至此方止醫心方引見數方文字較簡今並錄於次

婦人女子乳頭生小淺熱瘡搔之黃汁出浸淫為長百種治不差者經年月名為乳病

宜以赤龍皮湯及天麻草湯洗之傅二物飛烏膏及飛烏散飛烏膏方用燒朱沙作水銀上黑煙名汞粉者三兩○案汞旁注云胡動反盧谷反又眉注云燒時飛著上灰名汞粉礬石三兩熬令焦二物下篩以甲煎和之令如脂以傅乳瘡日三作散不須和有汁自著者可用散亦傅諸熱瘡黃爛浸淫汁瘡蜜瘡丈夫陰蝕痒濕小兒頭瘡月食耳瘡口肥邊瘡蝸瘡悉効

全漢三國六朝唐宋醫方 栖芬室

若始作者可傅黃連胡粉散佳

黃連胡粉膏散方 黃連二兩 胡粉十分 水銀二兩

凡三物末黃連令消以二物相和合皮裹熟挼之自和合也縱不成一家且得水銀細散入粉中也

以傅乳瘡諸溼癢瘡若着甲煎乃膏　醫心方卷廿一治婦人乳創方第六葉七至八

治妬乳方

擣生地黃薄之熱則易　醫心方卷廿一治婦人妬乳方第四葉五上

治妬乳方

黃芩　白蘞　芍藥

三物分等下篩以漿服錢一邊五文上日五服　同上第四右方

原出小品方六集驗方同之

妬乳方

左乳結者去右乳汁右結者可去左乳汁　同上第四下右方原出產經方集驗方同之

療乳癰方

大黃二兩　莽草二兩　伏龍肝十二兩　乾薑二兩

右四味擣末以酢和塗乳上痛即止　○集上下原脫痛字即下原有効字

據此本刪補　一方生薑極驗可用也

又方

取鹿角下篩散以猪頷下清汁服方寸匕不過再服

亦以醋將漿服之良

療乳癰四物膠薄貼方

膠炙　大黃　莽草　細辛

右各等分擣末以雞子白和塗紙上貼腫燥易晝夜貼之剗紙穿以錢大出腫頭

療乳癰三物桂心貼方

桂心三分　烏頭二分　甘草二分

右擣散以苦酒和塗腫上以小紙覆濡其上持乳居其中以乾布置乳下須臾布當濡有膿水也佳　醫心方卷廿一第三十四葉九至十右四方並未本卷數

治療產後心悶煩悶方

取生地黃汁一升酒三合相和微溫頓服之　外台卷三十四葉十七下右方未本卷數

治產後心悶眼不得開方

即當頂上取髮如兩指大強人牽之眼即開　醫心方卷廿三治產後運悶方第廿葉廿七上

大嚴蜜湯療產後心痛方

乾地黃　當歸　獨活　甘草炙　芍藥　桂心　小草　細辛各一兩　吳茱萸一升　乾薑三兩

右十味切以水九升煮取三升分三服　外台卷三十四葉十八上右方未本卷數

治產後腹痛方

當歸一斤切　酒一斗煮取七升以大豆四升熬酒浇

熱、豆去滓隨多少服日二 醫心方卷廿三治產後腹痛方第廿二葉廿九上

療產後卒患淋石韋湯方

榆白皮五兩 石韋去毛 黃芩各二兩○案原作三兩據幽本補 通草三兩

大棗三十枚 葵子一升 白朮一兩

右七味切以水八升煮取二升半分為三四服忌酒麵

桃李雀肉等○案原脱忌至等八字據幽本補 外臺卷三十四葉三十右方未審卷數

產後小便數兼渴栝樓湯方

桑螵蛸炙 甘草炙 黃連 生薑各二兩 栝樓 人參各三

兩 乾棗五十枚

右七味切以水七升煮取二升半分三服忌豬肉冷水

海藻菘菜○案原脱忌至菜九字據幽本補 外臺卷三十四葉三十一右方未審卷數

療產後渴栝樓湯方

栝樓四兩 麥門冬去心 人參各三兩 乾地黃三兩 甘草炙二兩

乾棗二十枚 土瓜根五兩

右七味切以水八升煮取二升半分三服忌海藻菘

菜蕪荑○案原脱忌至荑七字據幽本補 外臺卷三十四葉三十二右方未審卷數

療產後遺糞方

取礬石燒 牡蠣熬各等分○案原脱等字據幽本補 下篩酒服

方寸匕日三亦治男子

療產後遺糞不知出時方

全漢三國六朝唐宋醫方　栖芬室

白斂 芍藥各二

右二味搗為散以酒服方寸匕 外臺卷三十四葉三十七下右方未審卷數

療婦人產後陰道開不閉硫黃洗方

石硫黃研 蛇床子各四 菟絲子五 吳茱萸六

右四味搗散以湯一升投方寸匕以洗玉門瘥止 外臺卷三

十四葉三十八右方未審卷數

療婦人產後陰下脱方

取蛇床子一升布裹炙熨之亦療陰中痛 外臺卷三十四葉三

十八右方未審卷數

治婦人脱肛若陰脱方

蛇床子布裹炙熨之亦治產後陰中痛 醫心方卷廿一治婦人陰脱

方第十八葉十七上

療婦人臍下結堅大如杯升月經不通寒熱往來下痢羸

瘦此為癥氣不可療未生癥者可療方

生地黃三十斤取汁 乾漆一斤熬

右二味搗漆為散內地黃汁中微火煎令可丸酒服如梧

子大三丸至七八丸即止 外臺卷三十四葉四十六至四十七○案醫心方引集驗方卷廿一第廿五葉廿五

云與集驗方同云 文有異今不更錄

治婦人臍下結物大如杯升月水不通發熱往來下利羸

治婦人陰中痒脫下方
取車釭膏傅之即差
醫心方卷廿一治婦人陰脫方第十四葉十四上

療婦人女子忽暴崩中血不斷或如鵝肝者方
小薊根六兩 阿膠炙 當歸 芎藭 續斷 青竹茹各三
兩 竈中黃土綿裹〇案帚彫綿裹二字據此宋本補 地榆根各四兩
生地黃八兩 赤馬通汁一升
右十味切以水八升合馬通汁煮取二升半分為三服
未全止服三四劑後服此丸方
續斷 甘草炙 鹿茸炙 小薊根 丹參各五分 乾地黃
十分 芎藭 阿膠炙 赤石脂 當歸 地榆各六分 柏葉
四分熬 秦牛角鰓炙黃 龜甲炙令焦各十二分
右十四味搗篩蜜丸如桐子以酒服十丸日再加至三

全漢三國六朝唐宋醫方　栖芬室

十九外臺卷三十四葉五十至五十一右方未著卷數
治婦人帶下赤白色益母草花開時採搗為末每服二錢
食前溫湯調下大觀本草卷六茺蔚子條葉卅四下
治婦人漏下不止散方
鹿茸三兩 當歸二兩 蒲黃一兩 阿膠三兩炙 烏賊骨二兩去甲
下篩為散酒服方寸匕日三夜再醫心方卷廿一治婦人崩中漏下方第廿三葉卅三下
療婦人陰中痛生瘡方
羊脂一斤 當歸 杏人去皮尖 白芷 芎藭各一兩〇案原缺一字據此宋本補

治婦人陰中痒如虫行狀方
礬石熬三分 芎藭四分 真丹沙
許少
三物下篩以帛裹內陰中
虫自死醫心方卷廿一治婦人陰痒方第七葉九上
治男女陰蝕略盡方
蝦蟇 菟矢二味分等搗篩
以傳瘡上醫心方卷廿一治婦人陰瘡方
第十葉十至十一右方
原出千金方文集驗方同之

右五味㕮切羊脂和置甑中蒸之藥成取如大豆一枚
綿裹藥內陰中日一度外臺卷三十四葉五十七 右方未本卷數
療婦人陰下脫散方
當歸 黃芩 牡蠣熬各二兩 芍藥一兩半 猬皮一兩熬 切
右五味搗散酒服方寸匕日三服禁舉重良外臺卷三十四葉六
十右方未本卷數
療婦人陰下挺出方
蜀椒 烏頭 白及各五二分
右三味搗篩以方寸匕綿裹內陰中入三寸腹中熱明
旦更著差止外臺卷三十四葉六十一 右方未本卷數
療女人傷於丈夫四體沈重噓吸頭痛方
生地黃八兩 芍藥五兩 香豉一升 葱白一升切 生薑四兩 甘草二兩炙
右六味切以水七升煮取二升半分三服不得重作慎
房事外臺卷三十四葉六十一 本方未本卷數
治女子傷於丈夫四體沈重噓吸頭痛方
生地黃八兩 芍藥五兩 香豉一升 葱白一升切 生薑四兩 甘草二兩炙
切以水七升煮取三升分三服不差重作醫心方卷廿一治婦
人陰大夫傷方第十七葉十六○行準案醫心方卷廿八長婦人傷方第卌葉卌八上引集驗此方切上有各字餘同
療童女交接陽道違理及他物所傷犯血出流離不止方
取釜底墨斷葫蘆以塗之○案醫心方引此方女下有始字及下有爲字无犯

字墨作黑字葫葉四十一法下出離字館同

蘆作葫摩館同又醫心方卷廿八少女痛第廿九

摩作磨

療童女交接陽道違理血出不止方〇醫心方作又方

燒髮并青布末為粉塗之〇案醫心方塗作粉字之下有立愈二字館同醫心方卷廿一治婦人小戶嫁痛方第十六葉十五下又醫心方卷廿八少女痛方第廿九葉卅二上與醫心方卷廿一同

又方

割鷄冠取血塗之外臺卷三十四葉六十二至六十三右三方並未本卷載

又方以麻油塗之醫心方卷廿八治少女痛方第廿九葉卅二上

變女為男法

取弓弦一枚絳囊盛帶婦人左臂醫心方卷廿四變女為男法第四葉十上

集驗方卷十六

胃反

療胃反不受食、已嘔吐大半夏湯方

人參一兩　茯苓四兩　青竹茹五兩　大黃六兩　橘皮　乾薑各三兩

澤瀉　甘草炙　桂心各二兩

右九味切以水八升煮取三升服七合日三夜一已利去大黃用泉水東流水尤佳忌海藻菘菜生葱大酢

療胃反吐而渴者茯苓小澤瀉湯方

茯苓　澤瀉　半夏各四兩洗〇案原脫洗字據證類本補　桂心

甘草炙各二兩

全漢三國六朝唐宋醫方　栖芬室

右五味以水一斗煮取二升半去滓服八合日三忌海藻菘菜羊肉餳生葱酢物等

療胃反朝食暮吐食訖腹中刺痛此由久冷者方

橘皮三兩〇案三兩作一兩據宋本證類本改　白朮　人參各二兩　蜀椒一百二十粒出汗〇案原脫出汗字據宋本證類本補　桂心一兩　薤白一握去青

右六味切以水二升漬一宿内猪肚中縫合三升水煮水盡出之決破去滓分三服忌桃李雀肉生葱

療胃反大驗方

前胡　生薑各四兩　阿膠一兩　大麻子人熬　吳茱萸各五合　桂心三寸　甘草五寸炙　大棗十枚擘〇案原脫擘字據證類本補

右八物切以酒二升水三升煮取一升七合分再服忌

生葱海藻菘菜等物一方有橘皮三兩

療胃反吐食者方

擣粟米作粉水和作丸如楮子大七枚爛煮內酢中

細細吞之得下便已麵亦得用之

又方

好麴十斤 生地黃二斤 二味擣日乾酒服若飲三方

寸匕日三服

主胃反食則吐出上氣者方

灸兩乳下各一寸以差為度

又方

灸臍上一寸二十壯

又方

灸內踝下三指稍斜向前有穴三壯即差

又方

蘆根 茅根各二兩

右二味切以水四升煮取二升頓服得下食外臺卷八葉二十八上至三十上

華他療胃反胃反為病朝食夜吐心下堅如杯往來寒熱

吐逆不下食此為寒癖所作療之神效方

真珠 雄黃 丹砂以上研各一兩 朴消二兩 乾薑十累

右五味擣篩蜜丸先食服如梧子二丸小煩者飲水則

解之忌生血物一方有桂心 外臺卷八第三十頁至三十一右方原出崔氏云集驗同

五膈

凡憂膈氣膈食膈寒膈飲膈五病同藥常以憂愁思慮食

飲而得之若寒食食生菜便發其病苦心滿不得氣息引

背痛如刺之狀食則心下堅大如粉絮大痛欲吐吐則差

飲食不得下甚者乃手足冷上氣欬逆喘息氣短療之丸

物五膈丸方○案摩下之字原作以字據巡宋本改

麥門冬去心 蜀椒汗各三兩 遠志去心三兩 甘草炙五兩 附子一兩炮

乾薑二兩 人參四兩 桂心三兩 細辛三兩

右藥擣篩蜜和微使淳置有蓋器中先食服大如彈子

丸一丸置喉中稍嚥之喉中胸中當熱藥力稍盡復含

一丸日三四夜一二服服藥七日愈二十日平復若不

能含者可一大丸作二小丸以服之唯夏月含乃益麥

門冬甘草人參耳其餘不異神良椒當以銅器熬於火

上○案於嗌宋本作如使極熱下置地內椒器中熟攪之須臾汗

出便擣合同唐為丸名曰起○案合同唐與宋本作名曰起三字極力有熱亦去其毒

非令有熱也忌海藻菘菜豬肉冷水生葱生菜外臺卷八葉三

十八至三十九右方原出延年秘錄云集驗同

全漢三國六朝唐宋醫方 栖芬室

集驗方未分卷

消渴

療腎消渴小便數宜補丸方

黃耆三兩 栝樓三兩 麥門冬三兩去心 茯神三兩 人參三兩 甘草三兩炙

黃連三兩 知母三兩 乾地黃六兩 石膏六兩研 菟絲子三兩○案菟原作兔據醫心方改 肉蓯蓉四兩

右十二味末之，以牛膽汁三合共蜜和丸梧子大，以茅根飲汁○案原脫飲字據醫心方補服三十丸，日漸加至五十丸。一名茯神丸。忌酢物、海藻、菘菜、猪肉、蕪荑。○案原脫忌至蕪荑十一字據宋本脫字林本補

療腎氣不足，虛損消渴，小便數，腰痛，宜服腎瀝湯方

羊腎一具去脂膜切 遠志二兩去心 人參二兩 澤瀉二兩 乾地黃二兩

桂心二兩 當歸二兩 龍骨二兩 甘草二兩炙 麥門冬一升去心 五味子五合 茯苓一兩 芎藭二兩 黃芩一兩 生薑六兩 大棗二十枚去核○案原脫去核二字據宋本醫心方補

右十六味切，以水一斗五升煮羊腎，取一斗二升，內藥，取三升，分三服。忌海藻、菘菜、生葱、酢物、蕪荑。外臺卷十一葉十四

右二方原出千金云集驗同

黃連丸主消渴方

黃連一斤去毛 生地黃十斤

右二味搗絞地黃取汁，漬黃連出曝之，燥復內之，令汁盡，乾搗之，下篩，蜜和丸如梧子，服二十丸，日三服，食前後無在○案原脫食至在五字據醫心方補。亦可散，以酒服方寸匕，日三服，尽更令作，即差。忌猪肉、蕪荑。外臺卷十一葉二十五 右方原出文仲云集驗同

治渴日飲一斛者方

入地三尺桑根白皮，炙令黃黑，細切，以水令相淹，煮之，以味濃為度，熱飲之，勿與鹽，與米非嫌。大驗。醫心方卷十二治消渴方第二葉八上○案右方外臺卷十一葉二十八下附稜引為方云集驗同其文有異例不重錄

全漢三國六朝唐宋醫方 栖芬室

頭目旋眩

治頭旋眼眩立効。大觀本草卷八乾薑條葉一下

偏正頭痛

治偏正頭痛穀精草一兩為末，用白麪調攤紙花子上貼痛處，乾又換。大觀本草卷十一穀精草條葉五十二下

急救

療中諸毒藥及蠱，未死，但聞腹中煩寃，刺如作聲，如腸胃破斷狀，目視一人成兩人，或五色光起，須臾不救方

取新小便和清如久糜一升，絞取汁一升，頓服，氣已絕，但絞口與之，入腹便活也。已死萬一望活，但數與

屎汁也

療中藥毒方

取蓋中當釜月下土末服方寸匕外臺卷三十一葉六十四右二方未本卷載

治服藥過劑煩悶方

研粳米取汁五升服之醫心方卷一服藥中毒方第五葉二十七下

食諸菹臛百味毒若急者方

單飲土漿

又方

單服犀角末方寸匕醫心方卷二十九治飲食中毒方第廿六葉卅五上

全漢三國六朝唐宋醫方　栖芬室

治食魚中毒方

煮蘆根取汁飲之醫心方卷二十九治食魚中毒方第卅二葉卅九下醫心方抄第十三同

食漏脯毒方

擣生韭汁服之多小以意冬月無韭擣根取汁醫心方卷廿九治食諸獸肉漏脯中毒方第卅七葉卅二下

治人大醉欲死恐爛腸胃方

作温湯著大器中漬之冷則易醫心方卷廿九治飲酒大醉方第十八葉卅上

療服金屑死未絕者知金毒方

以水銀一兩寫口中搖動令下咽喉入腹金則消滅

○治小兒眼夜啼方

取空井中草懸戶上勿令母知 醫心方卷廿五治小兒夜啼方第九十二葉五十至五十一

成泥即出可三與服則活 外臺卷三十一葉六十八 右方未本卷數

哽

咽[redacted]哽方傳咒鸕〻鷀〻即下 醫心方卷廿九治食魚骨哽方第卅葉卅五上

治諸魚骨哽方

鸕鷀屎○ 葉葛氏方用羽 燒末水服半錢上 醫心方卷廿九治食魚骨哽方第卅葉卅四上 右方據葛氏方錄 巨吣抄十十九

小兒

○治小兒府氣不可療神效丹

綠礬用火煅過通赤取出用釅醋淬過復煅如此三度細研用棗肉和丸如菉豆大溫水下日進兩三服 大觀本草卷三綠礬條葉卅七

全漢三國六朝唐宋醫方　栖芬室

治小兒盜汗方

麻黃根三分故扇燒作屑一分治合乾汁飲三分匕大人方寸匕日三 醫心方卷廿五治小兒盜汗方第百卅三葉六十三下

療小兒頭瘡月蝕口邊肥瘡蝸瘡悉差黃連胡粉膏散方

黃連二兩 胡粉 水銀研入 各一兩

右三味搗爲散相和水銀研令相得以敷瘡上縱黃汁引成瘡亦以粉之即差一方有白礬一兩燒乾床子一兩末入用亦甚妙至耳邊到項上並用

療小兒耳瘡方

燒馬骨灰粉以傅之○案原脫以字傅原作敷並據聖寧本改補

又方

敷雞屎白佳外臺卷三十六葉二十六上右三方並未著卷數

治少小頭面瘡方

吳茱萸葉以東流水煮以浴良醫心方卷廿五治小兒頭面瘡方第廿七葉廿六上

治小兒聤耳方

桃核中人熟治末熱○案疑本有熱字以裹塞耳常用良醫心方卷廿五治小兒聤耳方第卅一葉廿七下

療小兒癖方

以虵床子末以白膏和傅之亦主瘡妙○案傅原作敷並脫亦至妙四字據聖寧本改補外臺卷三十六葉四十四下右方未著卷數○案醫心方引此方文稍異見下

虵床子末和白膏傅之醫心方卷廿五治小兒癖療方第百卅六葉六十九

又方

水銀合胡粉傅之醫心方卷廿五治小兒癖療方第百卅六葉六十九

治小兒惡瘡久不差方

浣其父褌取汁以浴兒勿令兒及母知大良醫心方卷廿五治小兒惡瘡久不差方第百卅四葉七十二

删繁方

《刪繁方》解題

《刪繁方》是中醫藥發展歷程中一部刪繁就簡的方書。最早著録該書的是《隋書·經籍志》。是書謂：『謝士泰刪繁方十三卷』。《通志·藝文略》作十卷。《舊唐書·藝文志》和《新唐書·藝文志》均載：『刪繁方十三卷，士太撰』。《日本國見在書目》、《和名抄引用漢籍》兩書均稱『刪繁論』，前書記作者是謝士泰。基於上述諸種歧異記載，筆者暫從較早的《隋書·經籍志》之説。關於謝士泰之生平里籍有待今後深入考證。

關於《刪繁方》之内容編次，范老輯稿先列十一卷編次，無卷名，後附未分卷内容。卷一，序例、藥品、傷寒、天行、溫疫、諸疸。卷二，霍亂。卷三，痔。卷四，三焦、上焦、中焦、下焦、霍亂。卷五，未列病證只列四首方藥及其適應證。卷六，瘧、肺虚寒、鬼擊、五絶。卷七，五藏勞論、肝勞論、心勞論並方、脾勞論並方、肺勞論並方、腎勞論並方、痔、婦人。卷八，六極論、筋極論並方、脈極論並方、肉極論並方、氣極論並方、骨極論、髓精極論並方。卷九，五疰、赤疹、瘑瘍、癰疽、墮、筋骨俱傷、金瘡、刺、火傷、漆瘡、丹、瘑瘡。卷十，五屍、中惡、獸傷、蟲傷。卷十一，眼、鼻、齒、口、舌論並方、咽門論。未分卷内容，胡臭、陰瘡、瘕、小兒、乳石。

范老《刪繁方》輯稿，多據宋熙寧本改補，間加行準按校語，表明自己的看法，學術價值很高。另輯稿内容多有獨到之處，如關於六極的論説，閱後耳目一新。這對中醫理論的完善具有重要意義。其他方論亦見解獨到，値得研究。

删繁方卷一

序例

論云凡禁之法若湯有禁服竟五日忌之若丸散酒中有
相違禁必須服藥竟之後十日方可飲啖若藥有乳石復
須一月日外若不如尓唯不得力秪致禍也（日本安政刊本康賴醫心
方卷一用藥節度與此同而文較略別録未以卷中
第三葉二十四又卷十九服鍾乳方第十六葉卅二上）

藥品

酸漿一名酸芳草（日本古典全集本深江輔仁撰本草和名卷上草中葉三十一）
雀麥一名杜姥草（同上葉五十）
本天蓼一名比兒根（本草和名卷下木下葉四日本源順撰倭名類聚抄卷十木部葉一〇〇二同）

全漢三國六朝唐宋醫方　栖芬室

傷寒

療傷寒勅色惡寒發熱體疼發汗神丹丸方
人參五分　烏頭四分　半夏洗五分　茯苓五分　朱砂一分研
附子四分炮
右六味擣為末蜜和丸如大豆每服三丸生薑湯下發
汗出令體中濈濈然如汗未出更以熱粥投之令汗出
若汗少不解復如前法若得汗足不解當服桂枝湯此
藥多毒飲水解其熱愈周護軍子期自說天行用之甚
良故記之忌豬羊肉大酢生血等物（○案與事本无物字外臺卷一葉二
十九至三十右方原出崔氏云删繁同）

麥奴丸療傷寒五六日以上不解熱在胸中口噤不能言
唯欲飲水為敗傷寒醫所不療方
麻黃去節　大黃　芒消　竈突中墨　黃芩各二分　麥奴
梁上塵　釜底墨各一分
右八味擣篩蜜和如彈子丸以新汲水五合研一丸病者
渴欲飲水但極飲冷水不限升數須臾當寒寒訖汗出
則愈若日移五丈不汗依前法服一丸以微利止藥勢
盡乃食當冷食以除藥勢一名黑奴丸小麥黑勃名為
麥奴是也（外臺卷一葉三十六右方原出古今錄驗云删繁同）

續命丸療傷寒及辟實疫癘（○案癘原作疫宋本與事本改）攝百病方
大黃五兩　黃連二兩　麻黃去節五兩　甘遂三兩熬　黃芩二兩　芒消二兩
杏人七十枚去皮尖熬研　巴豆一百枚去心熬研　豉一升熬
右九味擣篩蜜和丸得傷寒一日服一丸如小梧子大
二日二丸至六七日六七丸但吐下得汗愈若水癖及
療實服三五丸日二忌豬肉蘆笋（外臺卷二葉二十右方原出古今錄驗）

全漢三國六朝唐宋醫方　栖芬室

天行

療天行三日外至七日不歇肉熱令人更相染著大青消
毒湯方
大青四兩　香豉八合熬綿裹　乾葛　梔子各四兩　生乾地黃一升
切　芒消三兩

右六味切，以水五升煮諸藥味，取二升五合，去滓，下
芒硝，分三服。忌蕪荑、熱麺、酒、蒜等物。一方有石膏八兩。
療天行五日不歇，未至七日，皮肉毒熱，四肢疼痛強，苦參
吐毒熱湯方
苦參六分 烏梅七枚 雞子三枚，取白
右三味，以苦酒三升煮二物，取一升，去滓，投清下雞子
白攪調，溫去沫，分再服之，當吐毒熱氣出愈。
療天行七日至二七日，藏腑陰陽毒氣，天行病欲歇而未
歇，或因食飲勞復，心下脹滿煩熱，生地黄湯方
生地黄切，一升 黄芩三兩 桂心二兩 甘草二兩，炙 竹葉切，一升 香

豉一升，綿裹 葶藶子一升，熬 芒硝三兩 尖鼠屎三七枚 乾葛一兩 麻黄
三兩，去節 石膏八兩，碎，綿裹
右十二味，切，以水九升煮取三升，去滓，下芒硝，分三服。
忌蕪荑、海藻、菘菜、生葱等。
療天行二七日外至三七日不歇，或寒或熱，來去噏噏音吸，
○案原脱音吸二字，據宋本改本補 四肢羸瘦○案宋本作瘦，飲食不能，腹中虛
滿熱毒不安，生地黄湯方
生地黄汁一升 生麥門冬汁一升 赤蜜一升 人參二兩 白术三兩
桂心一兩 甘草二兩，炙 生地骨皮四兩 升麻三兩 石膏八兩，碎，綿裹
葉心一升

右十一味，細切，以水九升煮諸藥味，取二升，去滓，下地
黄汁、蜜，更煎三兩沸，分溫五服，晝四夜一服。忌蕪荑、生葱、
海藻、菘菜、桃李、雀肉等物。
療天行三七日至四七日，勞痛烏玄反，○案原脱烏玄反三字，據宋本改本補
不歇，熱毒不止，乍寒乍熱，乍劇乍差，發動如瘧，鱉甲湯方
鱉甲三兩，炙 大青二兩 石膏八兩，碎，綿裹 牡丹皮一兩 烏梅肉一兩
常山三兩 竹葉切，一升 牛膝根三兩 甘草一兩 香豉一升，熬，綿裹
右十味，切，以水九升煮取三升，分溫三服，日三。忌生葱、
生菜、鯉魚、海藻、菘菜、莧菜、蕪荑。一方有生天門冬、生地黄各切一升。外其忌
三葉六至七。右五方並未言卷數

全漢三國六朝唐宋醫方　栖芬室

溫疫
辟溫病粉身散常用方
芎藭四兩 白术四兩 遠志四兩 藁本四兩 米粉一升，研入
右五味，擣篩為散，和米粉粉身，若欲多時，加藥增粉
用之，一劑法如此。外臺卷四第四上○案此方原誤作附後藥味主治，今並據宋本補
許季山所撰千敷散，主辟溫疫疾惡，令不相染著氣方
附子一分，炮○案原作一枚，據宋本改 細辛一分 乾薑一分 麻子一分，研
柏實一分
右五味，擣篩為散，正旦以井華水各服方寸匕，服
藥一日十年不病，二日二十年不病，三日三十年不病

療肝臟蘊熱暴氣斑點

香豉湯方

香豉一升熬令黃〇案原脫黃二字據此本補　葱白切四兩　石膏八兩碎綿裹

〇案原脫葉二字據此本補　梔子人三兩擘〇案原脫擘字據此本補　生薑八兩　大青二兩　升麻三兩　芒硝三兩

右八味切，以水六升煮之，取二升五合，去滓，然後下芒硝，分三服　外臺卷四葉十至十一右方原出第十卷中

下以

受師法，但應三日服，歲多病三日一服之。忌豬肉、生菜　〇案原脫忌至菜四字據此本補　外臺卷四葉六右方原出古今錄驗云刪繁同

諸疸

療天行毒熱通貫藏腑，沉鼓骨髓之間，或為黃疸、黑疸、赤疸、白疸、穀疸、馬黃等疾，喘息須臾而絕，瓜蒂散方

瓜蒂二七枚　赤小豆二七枚〇案原作三據此本改　秫米二七粒

右三味搗篩為散，取如大豆粒，吹於兩鼻之中，甚良。不差，間日復服之

又方

瓜蒂二七枚

全漢三國六朝唐宋醫方　栖芬室

右一味，以水一升，煮取五合，作一服之〇案此本無作之又恐脫之字據此本補

又方

鹽一升

右一味，以暴清漬燒之，取通赤，內三升水中攪，令調，手巾濾取度〇案濾此本作煎蓋為濾字之誤　為一服，已前二方服訖並吐出黃汁　外臺卷四葉十五至十六右三方並未本卷敘

療黃疸變成黑疸者多死，急治之方

取土瓜根汁服一小升，平旦服，至食時病從小便去則愈，不忌。先須量病人氣力〇案病人原作病據此本作　不得

一裔

多服力衰則起不得外臺卷四第三十右方原出肘後之 删繁同

療黃疸者通身並黃茵陳湯方

茵陳四兩 柴胡四兩 升麻三兩 龍膽草二兩 黃芩 大黃各三兩

右六味切以水九升煮取三升分三服若身体羸去大

黃加梔子人五六兩生地黃切一升 外臺卷四第二十四右方原出千金卷十

療勞疸穀疸苦參丸方 勞疸者因勞為名也穀疸者因食而勞故曰穀疸

苦參三兩 龍膽草二兩〇[illegible] 梔子人三七枚

右三味搗篩為散若病甚取猪胆和為丸如梧子大一

服五丸日三四服以飲汁下之 外臺卷四第三十四右方原未年卷數○案大

觀本草龍膽條六龍胆佐云治穀疸勞疸同行滯曹語與集驗方

穀疸丸同也用此龍胆加至二兩更增梔子仁三七枚

三物同篩搗丸以猪胆服大如梧以飲下之其說云勞

疸者因勞為名穀疸者因食而勞也又案千金方卷十

第十九上无梔子猪膽

删繁方卷二

霍亂

霍亂吐痢而汗出小便復利或下利清穀裏外無熱脉微

欲絕或惡寒四肢拘急手足厥逆四逆加猪膽湯主之方

甘草二兩炙 乾薑半兩炮 附子一枚生去皮破○案原脫去皮破三字據宋本與寧

猪膽汁半合 本補

右四味切以水二升煮取一升四合溫分再服無猪膽

以羊膽代之強人可與大附子一枚乾薑加至三兩 案

宋本與寧本无加字 若吐之後吸吸少氣者及下而腹滿者加人

參一兩諸藥皆減為一兩如證者亦宜與理厥人參湯

佳忌海藻菘菜猪肉

四順湯與前療同常用此方

人參三兩一方二兩○案原脫一至兩四字據宋本與寧本補 乾薑三兩一方一兩○案原脫一至兩四字據宋本與寧本補 甘草三兩一方一兩炙○案原脫一至炙五字據宋本與寧本補

附子二兩

右四味切以水六升煮取二升絞去滓溫分三服轉筋

肉冷汗出喔噦者良忌海藻菘菜猪肉 外臺卷六第三至四右二方並

出小品云 删繁同

療霍亂後不欲食胃弱吐嘔不止厚朴湯方

厚朴四兩炙 乾葛豆葉二兩○案葛原作扁據宋本改 茯苓三兩 白术五兩

全漢三國六朝唐宋醫方 栖芬室

人參三兩
右五味切以水七升煮取二升分三服忌桃李大醋雀肉等外臺卷六葉十七至十八

治霍亂吐下不止者方已上振匯門方
熟水一升生水一升相和飲之良驗已上本書醫心方卷十一治霍亂方第一葉五至六

論云霍亂轉筋方
取絮巾若綿灸暖以傅筋上醫心方卷十一治霍亂轉筋方第十葉十五下

療霍亂食不消腸鳴腹痛熱不止桔梗湯方
桔梗四兩 白朮五兩 乾薑三兩 茯苓三兩 倉米一升

全漢三國六朝唐宋醫方　栖芬室

右五物切以水八升煮倉米熟去米將汁煮藥取二升絞去滓分服忌桃李雀肉豬肉大酢外臺卷六葉三十八右方未著卷數

療虛寒喘鳴多飲逆氣嘔吐半夏肺痿湯方
半夏一升湯洗四破○案原脫四破二字據匯事本補 母薑一斤 橘皮一斤 白朮八兩 桂心四兩
右七味切以水九升煮取三升去滓分溫三服忌羊肉餳桃李雀肉生葱一方有桑白皮切一升

療凡虛寒肺痿喘氣乾地黃煎方
乾地黃五兩 桑根白皮切三升 芎藭五兩 桂心 人參各三兩

大麻人一升熬研為脂○案原作一升炒熬至脂四字據匯本刪補
右六味切以水九升先煮五味取三升去滓內大麻人煎數沸分三服忌生葱蕪荑外臺卷十葉三

肺癰喘不得臥葶藶大棗瀉肺湯主之兼療胸脅脹滿一身面目浮腫鼻塞清涕出不聞香臭酸辛欬逆上氣喘鳴迫塞方
葶藶三兩熬令色紫○案三下疑有脫誤
右一味擣令可丸以水三升煮擘大棗二十枚得汁一升內藥如彈丸一枚煎取一升頓服外臺卷十葉十四右方見第十金

全漢三國六朝唐宋醫方　栖芬室

療肺脹欬逆大於寸口主大腸熱欬上氣喘鳴心煩麻黃湯方
麻黃六兩去節 芍藥 生薑 半夏湯洗十遍 細辛 五味子各三兩 桂心二兩 石膏八兩碎綿裹○案原脫碎綿裹四字據匯本補
右八味切以水九升先煮麻黃七八沸去沫次下諸藥煎取三升去滓分三服忌羊肉餳生葱生菜等

療大腸熱甚脅滿掌中熱淡竹葉飲泄熱氣方
淡竹葉切三升 橘皮三兩 乾蘇葉三兩 白朮四兩 甘草一兩炙 葱白切一升 桂心一兩 石膏六兩碎綿裹○案原脫碎綿裹二字據匯本補 杏人六十枚去皮尖熬
右九味切以水一斗二升先煮竹葉取一斗去滓澄清取九升下諸藥煮取三升絞去滓分三服若須利下內

芒消三兩 忌海藻菘菜桃李雀肉生葱 外臺卷十葉十七

療大腸虛寒欠呿欬氣短少腹中痛欵冬花丸方

欵冬花七分 桂心 五味子各六分 乾薑 芎藭 甘草炙各五分 附子四分炮 桔梗四分 蘇子熬五合 蜀椒一升 百部汁七合 白蜜一升 乾棗五十枚擘去皮研為脂○案枚下原脫擘字皮下脫研為脂三字並據影宋本補 薑汁一升

右十四味細擣為末將蘇蜜汁和○案蘇原作薑據影宋本改 微火上煎取為丸如梧子每服溫酒下三十丸加至四十丸日再忌海藻菘菜豬肉冷水生葱 外臺卷十葉十八

全漢三國六朝唐宋醫方　栖芬室

刪繁方卷三

大腸腑者主肺也鼻柱中央以為候也肺所以合氣於大腸者大腸為行道傳寫之腑也○案寫原作瀉據影宋本改 號監倉掾重二斤十二兩長一丈二尺六寸廣臍右迴疊積還反十二曲貯水穀一斗二升主十二時定血脉和利精神又曰肺前受病移於大腸肺欬不已則大腸受之大腸欬則遺失便利肺應皮皮厚即大腸厚皮薄即大腸薄皮緩腹裹大者大腸緩而長皮急者大腸急而短皮滑者大腸直皮肉不相離者大腸結 外臺卷十葉十五至十六 右方原出千金云刪繁同

全漢三國六朝唐宋醫方　栖芬室

論曰夫五藏六腑者內應骨髓外合皮毛膚肉若病從外生則皮毛膚肉關格強急若病從內發則骨髓疼痛然陰陽表裏外皮內髓其病源不可不詳之也皮虛者寒皮實者熱凡皮虛實之應主於肺大腸其病發於皮毛熱即應藏寒即應腑 外臺卷十葉十八下

療皮虛主大腸病寒氣關格蒴藋蒸湯方

蒴藋根葉切三升 桃皮葉剉三升 菖蒲葉剉三升 細糠一斗 秫米三升

右五味以水一石五斗煮取米熟為度大盆器貯於上作小竹歷○案原脫歷字據影宋本補 床子罩盆人身坐床中四面

周迴特席薦障風身上以衣被蓋覆若氣急時開孔對
中〇案中原作口據照宋本改洩氣取通身接汗可作兩食久許為
此三日蒸還溫藥足汗周之〇案原脫蓋至之八字據照宋本補若無
裏不過熱無下安炭火也非惟療之但是此層下一切
勞冷並皆療之忌羊肉餳

療皮實主肺病熱氣梔子煎方

梔子　枳實炙　大青　杏人去兩人尖皮　柴胡　芒硝各三
兩　生地黃切一升　石膏八兩碎綿裹〇案原脫碎綿裹三字據照宋本補　竹
葉切一升　生玄參五兩

右十味切以水九升煮取三升下芒硝分三服忌蕪荑

外臺卷十第十八下至十九上　右二方並出千金云刪繁同

〇痔

療虛勞寒下痢不止肛邊時生肉如鼠乳在大孔傍時時
膿血出〇案原脫血字據照宋本補名牡痔鱉甲丸方

鱉甲炙　乾地黃　黃連　連翹各七分　括樓　黃耆
乾薑各六分　蠐螬五枚炙　蝟皮炙　續斷各五分　附子炮　槐子
礬石燒令汁盡各四分

右十三味擣篩以蜜丸如梧桐子大〇案原脫如字據照宋本補飲
下二十丸漸加至三十丸日再以忌常

療腎勞虛或酒醉當風所損腎藏病所為酒痔肛門腫生

〇髓虛

論曰髓虛者腦痛不安髓
實者勇悍凡髓虛實之
應主於肝膽若其腑藏
有病從髓生熱則應藏
寒則應腑外臺卷十六第五至六

療因酒勞傷發瀉清血肛門疼痛蜂房膏方

蜂房三兩，炙　槐白皮一兩　楝實十枚。○案楝原作練，據照宇本改　桃人五十枚　白芷二兩　赤小豆一合，炒　猪膏一升，熬

右七味，㕮咀，綿裹，以苦酒一升漬一宿，下膏，並取酒盡，膏成，去滓，取杏子大，綿裹內肛門中，又酒服一方寸匕。外臺卷二十六第十八至十九

論曰：肛者，主大便道，肺、大腸合也，號為通事令史，重十二兩，長一尺二寸，廣二寸二分，應十二時。若藏傷熱，則肛閉塞，大便不通，或腫縮入生瘡；若腑傷寒，則肛寒，大便洞瀉，肛門凸出，良久乃入。熱則通之，寒則補之，不虛不實，依經調之。○案照宇本與下條連屬，今仍依本書別提

療肛主肺熱，應肛門閉塞，大便不通，腫縮，白蜜兌通之方

以白蜜三升，煎令成乾燥，投冷水中，可得丸，長六七寸許，兌肛門中，側身中向上，入頭向下，停少時，兌烊斯須即通。世　外臺卷廿十六葉二十

療肛門主大腸寒，應肛門寒則洞瀉，凸出，猪肝散方

猪肝一斤，炙燥　黃連　阿膠炙　芎藭各二兩　烏梅肉五兩，熬　艾一兩，熬

右六味，擣篩，平旦空腹溫服方寸匕，日再。若不能酒，白飲服亦得。○案飲原作飯，據宋本照宇本改。外臺卷二十六葉十九至二十

療脾勞有白蟲，長一寸，在脾為病，令人好嘔，而胸中咳，咳一作喀而不出。○案不出原衍吐字，據照宇本刪　前胡湯方

前胡三兩　白朮三兩　赤茯苓三兩　枳實二兩　細辛三兩　旋復花一兩　常山三兩　松蘿二兩　龍膽三兩　竹葉一升，切　杏人三兩，去尖皮

右十一味，切，以水一斗，煮取三升，去滓，分三服。若腹中熱滿，下芒消○案原作芒硝，據宋本照宇本改三兩，梔子三兩○案原脫梔至兩四字，據宋本黃芩三兩，苦參二兩，加水二升，依方煎。照宇本補

忌桃李、雀肉、大酢、生葱、生菜等。○案原脫桃至等十一字，作忌如常，據宋本照宇本補

療脾勞熱，有白蟲在脾中為病，令人好嘔，茱萸根下蟲湯方

茱萸東引根大者一尺，切　大麻子八升　橘皮二兩，切

右三味，切，擣麻子爛，和煎服，或下黃汁。凡合藥，禁聲，勿語道作藥，蟲聞便不下，切須忌之，甚驗。以水煎服，隨時量之効。

療肺勞熱損，主肺。○案主原作生，據照宇本改　蟲形如蠶，在肺為病，令人咳逆氣喘，或謂憂恚氣膈○案原作隔，據照宇本改，下同　寒熱皆從勞

亡所生名曰膏肓鍼灸不著麥門冬五膈下氣丸方
麥門冬十兩，去心 蜀椒四分，汗 遠志 附子六分，炮 乾薑五分
甘草十分，炙 人參七分 細辛六分○案辛原作桂，據熙寧本改 桂心五分
百部根 白朮 黃耆各五分 杏人四十枚，去皮尖兩人者熬○案原脱
"去"至"熬"七字，據宋本、熙寧本補 檳榔五分
右十四味，精搗，蜜丸如彈子許，大含一丸，稍稍嚥汁。忌
豬肉、冷水、海藻、菘菜、生葱、生菜、桃李、雀肉等。○案原脱"豬"至"等"十
七字，據宋本、熙寧本補 外臺卷二十六葉三十六至三十八

療舌強筋縮，卷陰股引胸腹脹痛，霍亂，黃龍藤湯方○案藤原
作藤，據宋本改，下同
黃龍藤切，一升。黃龍藤者，樟木藤也，斷以吹氣從一頭出者好也。○案"黃"至"也"八字原作"樟木上藤也"六字，據宋本、熙寧本作"黃龍藤者樟木上藤也"九字；又"從"裏原作"從中"，據宋本、熙寧本改
右一物，以水四升，煮取八合，為一服，一劑不必更至一
劑良。豁致宿食不消，霍亂，或乾霍亂，或吐痢不止，或不
吐痢，並悉療之。外臺卷六葉二十下

間

刪繁方卷四

三焦

論曰：夫三焦者，一名三關也。上焦名三管反射，中焦名霍
亂，下焦名走哺，合而為一，有名無形，主五藏六腑往還神
道，周身貫體，可聞不可見，和利精氣，決通水道，息氣腸胃
之間，不可不知也。凡上焦三管反射者，通三焦，名中清之
腑也，別號五海，水道出屬膀胱，合者雖合而不同。上中下
三焦同號為孤之腑也，而榮出中焦，衛出上焦。榮者是絡脈之道氣，
衛者是經脈之氣道也。上焦如霧，霧者霏霏，起於胃上管，並咽以上，
貫膈，布胸中，走腋，循足太陰之分而行，還注手陽明，上至
舌，下注足陽明，常以榮衛俱行於陽二十五度，行陰亦二
十五度，為一周，日夜五十周身，而周復始，大會於手太陰、
手少陽也，主心肺之病，內而不出。人有熱則飲食下胃，其
氣未定，汗則出，或出於面，或出於背，或出於身，手皆不循
衛氣之道而出。蓋外傷於風，內開腠理，毛蒸理泄，衛氣走
之，故不得循其道，此氣慓悍滑疾，見開而出，故不得從其
道。○案"得"下原脱"從"字，據宋本補 名曰漏泄。其病則肘臂痛，食先吐而後
下，氣不續，膈間厭悶。○案膈原作腸，據宋本改 所以飲食先吐而後
下也。實則精神不守，泄下便利，語聲不出；若實則上絕於
心；若虛則引氣於肺。外臺卷六葉二十六至二十七

全漢三國六朝唐宋醫方 栖芬室

上焦

療上焦實熱飲食下胃其氣未定汗出面背身中皆熱名曰漏氣通脈瀉熱澤瀉湯方

澤瀉二兩 生地骨皮五兩 甘草一兩炙 半夏二兩洗 石膏八兩碎〇案原脱碎字據宋本幽寧本補 柴胡三兩 茯苓三兩 生薑三兩 竹葉切五合 人參二兩 桂心一兩 蓴心一升

右十二味切以水一斗煮取三升分三服忌海藻菘菜羊肉餳醋生葱

療上焦熱腹滿而不欲食或食先吐而後下肘脅攣痛麥门冬理中湯方

生麥門冬一升 生薑四兩 白朮五兩 甘草二兩炙 上黨人參三兩〇案人上原脱上黨二字據宋本補 茯苓二兩 橘皮三兩 竹茹一升 生蘆根一升 蓴心五合 葳蕤三兩 廩米一升

右十二味切以水一斗五升煮取三升分三服忌海藻菘菜大酢桃李雀肉等

療上焦氣不續膈膈閉厥〇案上膈原作胸據宋本幽寧本改所以飲食先吐而後下半夏理中續膈破寒湯方

半夏四兩洗〇案洗原作數並脱四兩二字據宋本幽寧本補 生薑四兩 麻黄三兩去節 前胡三兩 澤瀉三兩 竹葉切一升〇案原脱切字據宋本幽寧本補 細辛三兩 枳實三兩炙 杏人三兩去尖〇案去下原衍皮字據宋本幽寧本删

全漢三國六朝唐宋醫方　栖芬室

右九味切以水九升煮取三升去滓分三服忌羊肉餳生菜等物

療上焦熱嗽肘攣心痛喘欬短氣動而好唾潤肺止心痛大棗湯方

大棗三十枚去核〇案原脱去核二字據宋本幽寧本補 杏人三兩去皮尖及兩人者〇案原脱及兩人者四字據宋本幽寧本補 人參三兩 紫菀二兩 葳蕤三兩 麥門冬三兩去心 乾百部三兩〇案原脱乾字據宋本幽寧本補 通草三兩 石膏八兩碎〇案原脱碎字據宋本幽寧本補 五味子二兩〇案二兩原作一兩據宋本幽寧本改 羊腎三枚去膏四碎〇案原脱四碎二字據宋本幽寧本補 麻黄三兩去節

右十二味切以水一斗煮取二升五合去滓下蜜三合

全漢三國六朝唐宋醫方　栖芬室

生薑汁三合 淡竹葉瀝三合 更上火煎取三升分三服

療上焦虛冷精神不守泄下便利語聲不出茯苓安心湯方

茯苓三兩 人參三兩 乾薑三兩 桂心一兩 遠志皮二兩 甘草二兩炙

右六味切以水九升煮取三升去滓分三服忌生葱酢物海藻菘菜等物

療上焦虛冷腸鳴不利〇案不利原作下利據宋本幽寧本改心下痞堅半夏瀉心湯方

半夏五兩洗四破〇案原脱四破二字據宋本幽寧本補 黄芩三兩 甘草三兩炙 人參三兩 乾薑三兩 黄連一兩 桂心三兩

右七味以水九升煮取三升去滓分三服忌海藻菘菜
錫羊肉生葱猪肉冷水（外臺卷六第二十七至二十九）
療上焦虛寒短氣語聲不出黃耆理中湯方
黃耆二兩　桂心二兩　丹參四兩（一作人參）　桔梗三兩　乾薑三兩　五味子三兩　茯苓三兩　甘草三兩（炙）　杏人四兩（去皮尖及兩人者○案原脫雙人者三字據宋本照寧本補）　芎藭二兩
右十味切以水九升煮取三升絞去滓溫分三服忌海藻菘菜猪肉生葱大酢
療上焦冷下痢腹內不安食好注下黃連丸方
黃連八兩　乾薑四兩　櫸皮三兩　烏梅肉八兩（○案烏字為烏之誤）　附子四兩（炮）　桂心二兩　芎藭三兩　黃蘗三兩　阿膠四兩（炙）
右九味末之白蜜和爲丸如梧子大飲下二十九加至三十九忌猪肉冷水生葱等
療上焦閉塞乾嘔嘔而不出熱少冷多好吐白沫清涎吞酸厚朴湯方
厚朴四兩（炙）　吴茱萸五合　人參三兩　茯苓四兩　桔梗三兩　生薑八兩　玄參三兩　芎藭四兩　白术四兩　附子三兩　橘皮三兩（去赤脈）
右十一味切以水九升煮取三升絞去滓分三服忌猪肉桃李雀肉大酢（外臺卷六第二十九至三十）

中焦

急

論曰中焦如漚（原作漚據宋本照寧本改）漚者在胃中如嘔也○案嘔起於胃中管在上焦之後此受氣泌糟粕蒸津液化其精微上注於肺脉乃化而爲血奉以養生身莫貴於此故獨得行於經隧名曰榮氣主足陽明陽明別號豐隆在外踝上去踝八寸別走太陰絡諸經之脉上下絡太倉主熟五穀不吐不下實則生熱熱則閉塞不通上下隔絕虛則生寒寒則洞泄便痢霍亂主脾胃之病夫血與氣異形而同類衛是精氣榮是神氣故血與氣異形而同類焉奪血無汗（此是神氣）奪汗無血（此是精氣）故人有一死而無再生也（○案再原作一據宋本照寧本改）猶精神之氣陽絕也若虛則補於胃實則瀉於脾調其中和其源萬不遺一也
療中焦實熱閉塞上下不通隔絕關格不吐不下腹滿膨膨喘息大黃瀉熱開關格通隔絕湯方
大黃三兩（切以水一升五合別漬○案原脫以至合六字據宋本照寧本補）　黃芩三兩　澤瀉三兩　升麻三兩　羚羊角四兩　梔子人四兩　生地黃汁一升　生玄參八兩（○案原脫生字據宋本照寧本補）　芒消三兩
右九味切以水七升先煮七味取二升三合下大黃更煎數沸絞去大黃滓（○案原脫大黃二字據宋本照寧本補）下消分三服忌蕪荑（外臺卷六第二十九至三十　右論并方並未著卷數）
療中焦虛寒四肢不可舉動多汗洞痢方

全漢三國六朝唐宋醫方　栖芬室

灸大横隨年壯大横俠臍傍行相去兩邊各兩寸五分外台卷六葉三十下右方原出千金云刪繁同

下焦

論曰下焦如瀆瀆者如溝水決瀉也起胃下管別廻腸注於膀胱而滲入焉故水穀常并居於胃中成糟粕而俱下於大腸主足陽明灌滲津液合膀胱主出不主入別於清濁主肝腎之病也若實則大小便不通利氣逆不續吐嘔不禁故曰走哺若虛則大小便不止津液氣絶人飲酒亦入胃穀未熟而小便獨先下者何也蓋酒者熟穀之液也其氣悍以滑故後穀入而先穀出也所以熱則泄於肝寒則補於腎

療下焦熱大小便俱不通柴胡通塞湯方

柴胡三兩 黄芩三兩 橘皮三兩 澤瀉三兩 梔子人四兩 石膏六兩碎○案原脫碎字據醫心方補 羚羊角三兩 生地黄一升切○案原脫切字據醫心方補 芒消三兩 香豉一升綿裹○案原脫綿裹二字據醫心方本補

右十味切以水一斗煮九味取三升去滓下芒消分三服忌蕪荑

療下焦熱氣逆不續吐嘔不禁名曰走哺止嘔人參湯方

人參 生蘆根 梔子人 萎蕤 黄芩 知母 茯苓各三兩 白朮四兩 石膏八兩 橘皮四兩

右十味切以水九升煮取三升去滓分三服忌桃李雀肉醋等

療走哺不止或嘔噎熱氣衝心滿悶香豉湯方

香豉一升熬別裹○案原脫熬別裹三字據醫心方本補 生地黄一升切○案原脫切字據醫心方本補 白朮三兩 甘草二兩炙 竹葉切一升○案原脫切字據醫心方本補 石膏八兩 茯苓三兩 葱白一升

右八味切以水七升煮取二升五合去滓分三服須利下芒消三兩○案芒上原有加字據醫心方本刪 忌蕪荑海藻菘菜桃李雀肉酢物等

療下焦熱毒痢血如鷄鴨肝不止升麻湯方

升麻三兩 犀角三兩屑 地榆四兩炙 絳草三兩 蘘荷根四兩 黄芩三兩 巴蕉根一升切 桔梗三兩 梔子人三七枚

右九物切以水九升煮取三升去滓分三服忌豬肉外台卷六葉三十二至三十三

全漢三國六朝唐宋醫方 栖芬室

療下焦熱或痢下膿血煩悶恍惚赤石脂湯方

赤石脂八兩 烏梅肉二十枚去核○案原脫去核二字據醫心方本補 梔子人十四枚 白朮三兩 乾薑二兩 廩米一升 升麻三兩

右七味切以水一斗煮米取熟去米取七升下諸藥煮取二升五合去滓分三服忌桃李雀肉等

療下焦熱毒痢魚腦雜痢鮮血臍下少腹絞痛不可忍欲痢不出香湯方

香豉一升熬 □字原脫據血字本補 梔子四兩 韮切一升 □字原脫據血字本補
黃連三兩 黃蘗三兩 黃芩四兩 地榆四兩 白朮三兩 茜根三兩
右九味切以水一斗煮取三升分三服忌豬肉冷水桃
李雀肉等 外臺卷六第三十三至三十四 右二方原出千金云刪繁同
療下焦虛寒大便洞泄不止蘗皮湯止痢方
黃蘗三兩 黃連五兩 人參三兩 茯苓四兩 厚朴四兩炙 艾葉一升
地榆三兩 櫸皮四兩炙 阿膠三兩
右九味切以水一斗煮取三升去滓下膠煎取二升分
三服忌豬肉冷水醋等
療下焦虛寒津液不止氣欲絕人參續氣湯方

~~療下焦虛寒津液方~~人參 茯苓 烏梅皮 麥門冬去心 黃
耆 芎藭 乾薑各三兩 白朮四兩 厚朴四兩炙 桂心二兩
吳茱萸三兩
右十二味切以水一斗二升煮取三升去滓分三服忌
桃李雀肉生蔥醋物
療下焦虛冷腹中瘀血令人喜忘不欲聞人聲胸中氣
塞而短氣茯苓丸方
茯苓八分 甘草七分炙 杏人五十枚熬令黃去皮尖 □字原脫據血字本補
人參七分 厚朴五分炙 乾薑七分 黃耆六分 桂心四分 當歸八分
芎藭五分 乾地黃八分

右十一味擣篩下蜜和為丸如梧子初服二十丸加至
三十丸日再服清白飲進之忌海藻菘菜生蔥酢物蕪荑
等
療下焦虛寒損或先見血後便轉此為遠血 □字原作近 據血字本
或利或不利伏龍肝湯方
伏龍肝五合 甘草二兩炙 乾薑二兩 黃蘗五兩 黃蘗五兩 黃芩二兩
牛膝根二兩 櫸脉二兩炙 □字原脫 脉字據血字本補 燒頭髮屑二合
阿膠二兩
右九味切以水七升煮取三升去滓下阿膠更煎取膠
烊下髮屑分三服忌海藻菘菜 外臺卷六第三十四至三十六

療三焦虛損或上下發泄吐唾血皆從三焦起或熱損
發或虛寒損發或因勞發或因酒發當歸湯方
當歸三兩 白芍藥四兩 羚羊角屑三兩炙 伏龍肝一丸如雞子 □字原脫 如
雞子三字據血字本補 黃芩二兩 乾地黃二兩 白朮四兩 青竹皮一升
柏枝三兩炙 小薊三兩 阿膠三兩炙 乾薑二兩 甘草二兩 蒲黃五合
亂髮一丸如雞子燒灰 □字原脫 如雞子三字據血字本補
右十五味切以水一斗二升煮十二味取三升五合去
滓下阿膠取膠烊下髮灰蒲黃分三服忌海藻菘菜
蕪荑桃李雀肉等 外臺卷六第三十五至三十六 右方原出千金云刪繁同

升

療胃虛苦饑寒痛人參補虛湯方

人參　當歸　茯苓　桔梗　芎藭　橘皮　厚朴炙，各三兩　桂心　甘草炙，各二兩　白朮五兩　吳茱萸二兩　大麥糵一升，炒

右十二味，切，以水一斗二升，煮取三升，去滓，分三服。忌海藻、菘菜、桃李、雀肉、生葱、豬肉、酢等物。○案此方原出第十一卷中

白朮八味等散方　與前療同

白朮　厚朴炙　人參　吳茱萸　麥糵炒　茯苓　芎藭　橘皮各三兩

右八味，搗篩為散，食前服方寸匕，煖酒進之，隨性服。忌桃李、雀肉、大酢。外臺卷八葉三十六至三十七

膽熱

療膽腑實熱，精神不守，瀉熱梔子煎方

梔子二十一枚　甘竹茹二兩，熬。○二原作一，據幽齋本改。案茹，幽齋本作茹　香豉六合，綿裹，熬　大青一兩　橘皮二兩，去脈　赤蜜各三合

右六味，細切，以水六升，煮取一升七合，去滓，下蜜，更微火上煎兩三沸，分再服。外臺卷十六葉五

痢

療中焦熱水穀下痢藍青丸方

藍青汁三升　黃連八兩　黃蘗四兩　阿膠五兩，炙。○案原脫炙字，據幽齋本補　白朮　地榆　地膚子　烏梅肉各二兩，熬。○案原脫熬字，據幽齋本補

右八味，搗篩為散，用藍汁和，微火上煎取，可為丸，丸乃杏子，清白飲進三丸。○案子下原有大字並脫清白二字，據幽齋本刪補。亦不得停留。忌豬肉、冷水、桃李、雀肉等。○案原脫亦至等十五字，據幽齋本補。外臺卷二十五葉三上

療下焦冷，不調，暴下赤白痢，香豉湯方

香豉一升，熬，綿裹。○案原脫綿裹二字，據幽齋本補　白朮六兩　薤白切，一升　蜀椒二兩，汗

療下焦熱或冷不調暴下赤白痢香豉湯方

右四味，切，以水七升，煮取二升半，分為三服。忌桃李、雀肉等。○案原脫忌至等六字，據幽齋本補。外臺卷二十五葉十七下

療下焦熱，或痢下膿血，煩痛痛惱，或不出。○案原脫煩至出七字，據宋本、幽齋本補　赤石脂湯方

赤石脂八兩　烏梅二十枚，去核　梔子十四枚　白朮　蜀椒汗　升麻各三兩。○案原脫升字，據幽齋本補　乾薑二兩　粟米一升

右八味，切，以水一斗二升，煮米熟，去滓，取七升，下諸藥，煮取五合，服之。忌桃李、雀肉。○案原脫忌至肉五字，據幽齋本補。外臺卷二十五葉二十九上

霍亂　丁中佳

療霍亂洞泄不止，臍上築築，腎氣虛，人參理中湯方

人參　乾薑　甘草炙，各三兩　茯苓四兩　橘皮四兩　桂心三兩　黃耆二兩

右七味切以水九升煮取三升去滓分温三服忌海藻菘菜生葱醋物

療中焦虛寒洞泄人參湯補虛泄方

人參二兩 甘草二兩炙 黄芩二兩 當歸三兩 茯苓四兩 乾薑四兩 厚朴四兩炙 芎藭三兩 粟米二升

右九味切以水一斗五升煮米取熟去米澄取七升下諸藥煮取三升分三服忌海藻菘菜大酢等物

療中焦洞泄下痢或因霍亂後瀉黄白無度腹中虛痛黄連湯方

金色黄連四兩○案原脱金色二字據宋本照寧本補 黄蘗三兩 當歸三兩 厚朴三兩○案原作二兩據宋本改 酸石榴皮四兩○案原脱酸字據宋本照寧本補 乾薑三兩 地榆四兩 阿膠四兩

右八味切以水九升煮取三升去滓下阿膠更煎取烊分三服忌豬肉冷水 外臺卷六葉九

刪繁方卷五

療肺偏損胸中應肺偏痛唾血氣欬款冬花散方

款冬花 當歸各六分 桂心六分 芎藭 五味子 附子炮各七分 細辛 貝母各四分 乾薑 乾地黄各八分 甘草炙 杏人去尖皮各五分 紫菀三分

右十四味擣篩爲散清酒服方寸匕日二服忌生葱生菜桃李雀肉海藻菘菜豬肉蕪荑 外臺卷九葉三十七

療肺熱氣上欬息奔喘橘皮湯方

橘皮 杏人四兩去尖皮 柴胡 麻黄去節各三兩 乾蘇葉二兩 母薑四兩去尖 石膏八兩

右七味切以水九升先煮麻黄兩沸除沫下諸藥煮取三升去滓分三服不差頻以兩劑○案頻以兩劑原作再服據照寧本改 外臺卷十葉四至五

療髓虛腦痛髓酒方

豬肪膏三升 牛髓二兩 油五升 薑汁三升 生地黄汁三升 當歸四分 蜀椒四分汗 吳茱萸五合 桂心五分 人參五分 五味子六分○案原作七分據宋本照寧本改 芎藭五分 乾地黄七分 遠志皮五分

右十四味切擣九味三篩爲散○案三原作下據宋本照寧本改 取膏

全漢三國六朝唐宋醫方 栖芬室

枸

髓等五種汁加水一斗同汁並取水并藥汁俱盡但餘膏在停小㳂下散攪令調火上煎三上三下燥器貯之㳂為餅方寸匕以清酒一升煖下膏取服之晝夜兩服夜一服非但療癖亦主百病忌生葱蕪荑

杞枸子散方

枸杞子不限多少夏採五升赤者○案原脫不至者十字作五升二字據宋本與寧本補 乾薑五兩 白朮五兩 吳茱萸一升 蜀椒汗三合 橘皮五兩

右六味切擣五味三篩下為散取枸杞子燥瓷器貯研暴如作米粉法七日暴之一暴一研取前藥散和之又研隨飲酒食等即便服一方寸匕和酒食進之如此能三年服非但療百病亦長陽氣忌桃李雀肉青魚鮓等○案原脫忌至等九字據宋本與寧本補 外臺卷十二葉七至八

全漢三國六朝唐宋醫方 棲芬室

刪繁方卷六

瘧

療心瘧令人煩心甚欲得清水多寒少熱者常山湯方

常山四兩 淡竹葉切二升 梔子人三七枚擘 石膏五兩碎綿裹 烏梅三七枚擘 鱉甲四兩炙 甘草一兩炙 香豉一升綿裹 蜀漆三兩

右九味以水九升煮取三升分溫三服忌生葱生菜莧菜人莧海藻

療肺瘧痰聚胸中來去不定轉為瘧其狀令人心寒甚即發熱熱間善驚如有所見常山湯方

常山三兩 秫米三百粒 甘草二分炙

右三味切以水七升煮取三升分三服至發時令三服盡忌生葱生菜海藻菘菜等外臺卷五葉十二至十三 右二方原出千金云刪繁同

療胃瘧者令人善飢而不能食四肢脹滿氣喘藜蘆丸方

藜蘆一兩 皂莢一兩去皮子 常山一兩 巴豆三十枚去皮熬 牛膝一兩

右五味熬藜蘆皂莢色令黃合擣為末蜜丸如小豆旦服一丸未發前一丸正發一丸一日勿食飲忌野豬肉蘆筍生葱生菜貍肉等外臺卷五葉十三

肺虛寒

療肺虛寒癘風所傷聲音嘶塞氣息喘憊欬唾酥蜜膏酒

止氣欬通聲方

酥 崖蜜 飴糖 生薑汁 生百部汁 大棗肉研為脂

杏人熬去皮尖研為脂各一升〇案原脫熬字及研至升六字並據巢本補 丹皮 五具未

右八味合和微火煎常攪三上三下約一炊久薑汁并百部汁各減半停下溫清酒一升服方寸匕細細嚥之日三夜一 外臺卷十葉七下

鬼擊

倉公散方

特生礜石燒半日研 皂莢炙去皮子 雄黃研 藜蘆熬

右四味等分擣為末主療卒鬼擊鬼排鬼刺心腹痛下血便死不知人及卧魘嚙腳踵不覺者諸惡毒氣病取前散大豆許以管吹入鼻中得嚏則氣通便活若未嚏復更吹之得嚏為度此藥能起死人方〇案原脫方字據巢本補

漢文帝太倉令淳于意方〇案方原作以字據巢本改 此以療如前源〇案源原作方源原作病據巢本改 膳餘方所用諸疾別〇案所至別五字原作若別疾三字據巢本改 不若玉壺等方〇案壺下原有丸字方字原作法字據巢本改 外臺卷二十八葉十六至十七上

五絶

療五絶死方

一曰自縊二曰牆壁所迮三曰溺水四曰魘魅五曰產乳皆取半夏一兩擣篩吹一大豆許內鼻孔中即活心下溫一日者亦可活 外臺卷二十八葉四十一右方未本卷數

删繁方卷七

五藏勞論

論曰夫五藏勞者其源從藏腑起也鼓生死之浮沈動百病之虛實厥陰陽逆腠理皆因勞瘠而生故曰五藏勞也

肝勞論

論曰凡肝勞病者補心氣以益之心王則感於肝矣人逆春氣則足少陽不生而肝氣內變順之則生逆之則死順之則治逆之則亂反順為逆是謂關格病則生矣所以肝恐不止則傷精精傷則面離色目青盲而無所見毛悴色夭死於秋 外臺卷十六葉一

療肝勞實熱悶怒精神不守恐畏不能獨卧目視無明氣逆上不下胸中滿塞半夏下氣消悶明目吐熱湯方

半夏洗破 生薑各八兩 麻黃去節 芍藥 杜衡 枳實炙

細辛 杏人去皮尖碎 烏梅三兩擘 松蘿二兩 淡竹葉一升切

右〻為三服忌羊肉餳生菜 外臺卷十六葉一至二

療肝勞虛熱兩目赤閉塞不開煩悶宛轉熱氣胸裏炎炎前胡瀉肝除熱湯方

前胡 乾薑 大青 細辛 秦皮 決明子 梔子人 子芩各一兩 淡竹葉切一升〇案據宋本无一升二字 車前子切一升 石膏八兩碎綿裹

全漢三國六朝唐宋醫方 栖芬室

全漢三國六朝唐宋醫方 栖芬室

右十一味切，以水一斗煮取三升，去滓，平旦分為三服。
須利加芒消三兩。忌生菜。

療肝勞熱，悶關格不通，精神不守，氣逆上胸，熱炎炎不止，

柴胡下熱湯方

柴胡　黄芩　澤瀉　升麻　芒消各三兩　玄參六兩
淡竹葉切，一升　生地黄切，一升　乾薑二兩

右九味切，以水九升煮取三升，去滓，下芒消，平旦分三服。忌蕪荑。

療肝勞熱，恐畏不安，精神不守，悶怒不能獨臥，感激惆悵，志氣錯越，不得安守，茯苓安肝定精神丸方

茯苓　遠志去心　防風　人參　柏子人　熟各五分　龍骨七分
牡蠣熬　大棗肉各八分　甘草四分，炙

右九味擣篩，白蜜和為丸，如梧子，初服二十丸，加至三十丸為度，煖清白飲進之，日再服。忌海藻、菘菜、大酢。

鸊鷉療勞邪氣熱眼赤方。○案：鸊原作扁，據宋本改

灸當容百壯，兩邊各爾。當容在眼小眥近後，在耳之前，客主人三陽三陰之會處，以手按之，有上下行脈，則是，與耳相對。外臺卷十六葉二至三

療肝勞虛眩，忌欬唾，憂恚內傷，面離色，目青盲，硫黄丸方

硫黄　乾薑　吳茱萸　人參　當歸　防風各七分

礬石泥裹燒半日　烏頭各八分，炮　桂心　天雄炮。○案：炮原作抱，據宋本改
甘草六分，炙　蜀椒汗　皂莢炙，去皮子　枳實炙，各五分　細辛　甘菊花各四分

右十六味擣篩，白蜜和為丸，如梧子，初服二十丸，次至三十丸，日再，溫清酒進之。忌豬肉、冷水、生葱、生菜、海藻、菘菜。

肝勞虛寒，關格勞澀，閉塞不通，毛悴色夭，豬膏酒方

豬膏二升。○案：原作七升，據宋本改　生薑汁二升

右二味微火煎取三升，下酒五升，和分為三服。

療肝氣虛寒，眼青盲，䀮䀮不見物，真珠散方

真珠四分，研　白蜜二合　鯉魚膽一枚

右三味和合，微火上煎兩沸，綿裹內眼中，眼汁當自出。藥驗。更為之。本方又有鯉魚膽一枚。

療肝虛寒，勞損口苦，骨節疼痛，筋攣縮，煩悶，虎骨酒補勞損骨節疼痛方

虎骨一升，炙取令黄，碎如雀頭　乾薑　芎藭　地骨皮各四兩　白朮　豬椒根　五加皮　枳實炙，各五兩　丹參八兩　乾地黄七兩

右十味㕮咀，以絹袋。○案：袋原作囊，據宋本改　貯，清酒四斗漬四宿，初服六七合，加至一升，日再服。忌蕪荑、桃李、雀肉等。

外臺卷十六 葉三至四

心勞論 并方

論曰凡心勞病者補脾氣以益之脾王則感於心矣人逆夏氣則手太陽不長心氣內洞○案洞原作凋據宋本改順之則生逆之則死順之則治逆之則亂反順為逆是謂關格病則生矣心生竅○案生原作主據宋本巡字本改竅主耳耳枯燥而鳴不能聽遠毛悴色夭死於冬 外臺卷十六葉十二下

療心勞實熱好笑無度自喜四肢煩熱麻黃止煩下氣湯方

麻黃去節 梔子人 茯苓 子芩 白朮各三兩 石膏碎綿裹

桂心二兩 芒消三兩 生地黃切一升 大棗三十枚○案二原作三據宋本改 雞子二枚 甘草一兩 赤小豆二合

右十三味切以水一斗煮和下雞子白攪調去沫下諸藥煮取二升五合去滓下竹瀝芒消煎一沸分為三服忌生葱酢物桃李雀肉海藻菘菜等 前無竹瀝後去下竹瀝恐有之○案後去原作復字之原作失字據宋本巡字本改

療心勞熱口為生瘡大便苦難○案原脫苦字據宋本巡字本改閉塞不通心滿痛少腹熱○案少原作小據宋本改大黃泄熱湯方

大黃 澤瀉 黃芩 梔子人 芒消各二兩○案二宋本作三 桂心二兩 大棗二十一枚擘○案原作三十枚據宋本巡字本改又原脫擘字據巡字本補又宋本此下有通草二兩惟巡字本無且下有九味之語故從原書 石膏八兩碎綿裹 甘草一兩炙

右九味切以水九升先取一升水別漬大黃一宿以餘八升煮諸藥取二升五合去滓下大黃更煮兩沸去大黃滓下芒消分為三服忌海藻生葱菘菜

療心勞熱傷心有長蟲名蠱蟲長一尺周心為病雷丸方

雷丸熬 橘皮 石蠶炙 桃皮五分 狼牙六分 貫眾二枚 蕪荑熬 青葙子 蜀漆各四分 殭蠶三七枚熬 茱萸根皮七分 亂髮如雞子大燒末

右十二味蒸切搗篩白蜜和為丸如梧子清白飲一服

全漢三國六朝唐宋醫方 栖芬室

七丸不覺更加至二七丸為度日再

療心勞熱心主竅竅主耳耳枯焦而鳴不能聽遠磁石湯方

磁石五兩碎綿裹 茯苓 大青 人參 白朮 昌蒲○案昌原作菖據宋本改 芍藥各三兩 竹葉切一升 赤石脂二兩綿裹

右九味切以水九升煮取二升五合去滓分為三服忌羊肉餳酢物桃李雀肉等 本方無芍藥○行準案本方疑一方之誤

療心勞熱不止肉毛焦色無潤口赤乾燥心悶麥門冬飲方

生麥門冬一升去心 陳粟米一升 雞子二七枚取白 淡竹葉切三升

右四味先以水一斗八升煮粟米竹葉取九升去滓澄清接取七升次下雞子白攪五百䈥去上白沫下麥門冬煮取三升去滓分三服外臺卷十六第十二至十四

脾勞論并方

論曰凡脾勞病者補肺氣以益之肺王則感脾是以聖人春夏養陽秋冬養陰以順其根矣肝心為陽脾肺腎為陰一云太陰陽明為根逆其根則伐其本陰陽四時者萬物之始終也

療脾勞熱身体眼目口唇悉痿黄舌本強直不能得咽唾外臺卷十六葉十八下

生地黄煎方

生地黄汁三升　赤蜜一升　石膏八兩碎綿裹　升麻　射干　子芩各二兩　生玄參八兩　梔子人　葳蕤各四兩○案蕤原作蕤據宋本改　甘草二兩炙

右十味切以水七升先煮石膏等取二升去滓下生地黄汁更煎取四升綿捩分為四服若須利泄加芒消三兩分為三服餘一服停下芒消留晚若熱不止更進服之得利泄後一服也忌海藻菘菜蕪荑

療脾勞熱有白蟲長一寸在脾為病令人好嘔胸中塞嘔而不出前胡吐熱湯方

前胡　白术　赤茯苓　枳實炙　細辛　旋覆花　龍膽　杏人去尖皮雙人　常山　松蘿各三兩　竹葉切一升

右十二味切以水一斗煮取三升去滓分為三服若腹中熱滿加芒消山梔子人黄芩各三兩苦參二兩加水二升忌酢物桃李雀肉生葱生菜

療脾勞熱有白蟲在脾中為病令人好嘔茱萸根下蟲酒方

東行茱萸根一尺大者　大麻子八升　橘皮二兩切

右三味㕮茱萸根搗麻子並和以酒一斗漬一宿微火上薄煖之三上三下絞去滓旦平空腹為一服取蟲出便下或死或半爛或下黄汁凡作藥法禁聲勿語道作藥蟲便下驗外臺卷十六葉十八至二十上

療脾勞實熱四肢不用五藏乖反脹滿肩息氣急不安承氣泄實熱半夏湯方

半夏洗　宿薑各八兩　橘皮　芍藥各八兩　茯苓　白术　杏人各三兩去皮尖兩人研　大棗二十枚擘　竹葉切一升

右九味切以水一斗煮取三升去滓分為三服忌羊肉餳大酢桃李雀肉等外臺卷十六葉二十上右方亦出千金云㕮咀四同

療脾勞虛損消瘦四肢不舉毛悴色夭牛髓補虛寒丸方

牛髓　鹿髓　羊髓　白蜜　酥　棗肉研為脂各一升

人參四兩　生地黄十斤切酒二升漬三宿出暴乾還内酒中取盡暴乾　桂心　茯

麥冬各四分 乾薑 白朮 芍藥各五分 甘草六分
右十四味擣篩，內五臟中，微火煎攪，可為丸如梧子，初
服三十丸，加至四十丸為劑，日再服，温清酒進之。忌海
藻、菘菜、生葱、蕪荑、桃李、雀肉、酢。蕪荑字與溪并酢等凡五物未
療脾虛勞，不欲食，食不消，勞倦，氣脹，噫滿，憂恚不解，人參消
食八味等散方
人參 茯苓 陳麴熬 麥蘖熬 白朮 吳茱萸
厚朴炙 橘皮 人炙各八分 合子用
右藥擣篩為散，食後服方寸匕，日再服，清酒進之。忌酢
物、桃李、雀肉等。外臺卷十六葉二十五、二十一

療脾虛寒勞損，氣脹噫滿，食不下，通噫消食方
豬膏三升 宿薑汁五升 吳茱萸一升 白朮一斤
擣茱萸等二物為散，內薑汁、膏中，煎取六升，温清酒進方
寸匕，日再服。醫心方卷六治脾病方第十二葉十七。（二十引千金六脚斛同）○案外臺卷十六葉
肺勞論并方
論曰：凡肺勞病者，補腎氣以益之，腎王則感於肺矣。人
逆秋氣則手太陰不收，肺氣焦滿，順之則生，逆之則死，順
之則治，逆之則亂，反順為逆，是謂關格，病則生矣。外臺卷十六葉
三十二上
療肺勞實熱○案此本無熱字 氣喘息鼻張，面目苦腫，麻黃引氣

湯方
麻黃去節 杏人去皮尖兩人 生薑 半夏洗各五兩 石膏八兩碎綿裹
白前 細辛 桂心各一兩 竹葉切一升 橘皮一升 乾紫蘇四兩
○案原脫四兩二字，據宋本與李本補
右十一味，切，以水一斗煮取三升，去滓，分為三服。忌羊
肉、餳、生葱、生菜。
療肺勞熱損，肺生蟲，形如蠶，在肺為病，令人欬逆氣喘，或
為憂膈、氣膈、恚膈、寒膈、熱膈，皆從勞氣所生，名曰膏盲鍼
灸不著，麥門冬五膈下氣丸方
麥門冬十分去心 椒汗四分 遠志皮 附子炮 細辛各六分
甘草炙十分 乾薑 桂心 人參 百部 白朮
黃耆各五分 杏人四十枚熬去尖皮兩人者
右十三味擣篩，白蜜和為丸如彈子大，將一丸內牙
齒間含，稍稍咽其汁。忌豬肉、海藻、菘菜、生葱、桃李、雀肉
等
療肺勞熱，生肺蟲，在肺為病，桑根白皮煎方。○案原作桑白皮根煎方，據宋本與李本改
桑根東引白皮切一升 狼牙三兩 東行茱萸根皮五兩
右三味切，以酒三升煮取一升，平旦服之，良。
療肺熱不問冬夏老少，頭生白屑，搔之癢起者，然肺為五

全漢三國六朝唐宋醫方 栖芬室

藏之蓋其勞損傷肺氣衝頭頂致使頭皮白屑搔之而起人多患此皆從肺來也呼為頭風也沐頭湯方

大麻人三升 秦椒二兩 皂莢屑五兩

右三味熟研內米泔汁中一宿漬去滓木匕攪之（木七 日塗）三五百遍取勞乃用沐髮燥訖別用（原作米泔椭汁 本照宋本改）皂莢湯洗之通理然後傅膏

療頭風頭中癢搔之白屑起五香膏方

藿香 甘松香 甲香炙 雞舌香 附子炮 續斷 烏喙炮 澤蘭 防風 細辛 白朮各四分 白芷五分 松葉 莽草各七分 柏葉八分 大皂莢二寸炙 甘草三分炙 猪膏四升

右十八味㕮咀綿裹以苦酒二升漬一宿用膏煎之取附子黃為度去滓濾沐頭了將膏傅用手指頭皮令膏翁翁著皮非唯白屑差亦能長髮光黑滋潤（外臺卷十六葉三十二至三十四上）

療肺虛勞寒腹脹彭彭氣急小便數少厚朴湯方

厚朴炙四兩 枳實炙 桂心 橘皮 大黃各三兩 甘草二兩炙 五加皮 生薑各五兩 大棗二十枚擘

右九味切以水一斗二升煮取三升去滓分溫三服忌海藻菘菜生菜

全漢三國六朝唐宋醫方　栖芬室

療肺虛勞寒損則腰背苦痛難以俛仰短氣唾如膿生薑溫中下氣湯方

生薑一斤 大棗三十枚 杜仲皮五兩 萆薢 桂心各四兩 白朮五兩 甘草炙 附子炮三兩

右八味切以水九升煮取三升去滓分溫三服忌猪肉海藻菘菜生葱桃李雀肉等（外臺卷十六葉三十四）

療肺虛勞損腹中寒鳴切痛胸脅逆滿氣喘附子湯方

附子炮 甘草炙各二兩 生薑 半夏洗破各四兩 大棗二十枚擘去皮 白朮三兩 倉米半升

右七味切以水一斗煮取三升去滓分為三服忌猪羊肉餳海藻菘菜桃李雀肉等

建中湯療肺虛損不足補氣方

黃耆 芍藥各三兩 甘草炙二兩 桂心三兩 生薑六兩 半夏五兩洗 大棗十二枚擘 飴糖十兩

右八味切以水八升煮取三升分為三服忌羊肉餳海藻菘菜生葱

療肺虛勞損致腸中生痔名曰腸痔肛門邊有核痛寒熱得之好挺出良久乃縮因生瘡猪懸蹄青龍五生膏方

猪後懸蹄三枚炙 生梧桐白皮四兩 生桑根白皮 龍膽 雄黃研各五分 蛇蛻皮五寸炙 ○棗寸（原作十塊 宋本改） 生青竹皮六分 露

蜂房炙 蜀椒各三分汗 猬皮燒 附子炮各四分 生栢皮炙七分
杏人三十枚去皮尖
右十三味細切綿裹以苦酒二升半淹漬一宿於火上
炙燥擣篩以猪膏三升和微火上煎如薄糖傅瘡并酒
服如棗大 外臺卷十六葉三十四至三十五下

腎勞論并方

論曰凡腎勞病者補肝氣以益之肝王則感於腎矣人逆
冬氣則足少陰不藏腎氣沈濁順之則生逆之則死順之
則治逆之則亂反順爲逆是謂關格病則生矣 外臺卷十六葉三十八
療腎勞實熱少腹脹滿小便黃赤末有餘瀝數而少莖中

痛陰囊生瘡梔子湯方
梔子三兩 子芩四兩 石膏五兩碎綿裹 竹葉切 生地黃切
榆白皮各一升 芍藥 通草 石韋去毛各三兩 滑石八兩碎綿裹
右十味切以水一斗煮取三升絞去滓分爲三服忌蕪
荑 外臺卷十六葉三十八下
療腎虛勞寒關格塞腰背強直飲食減少日月氣力羸人
參補腎湯
人參 甘草炙 桂心 橘皮 茯苓各三兩 杜仲 白
朮各四兩 生各四兩 生薑五兩 羊腎一具去脂四破 猪腎一具去脂四破
薤白切一升

右十一味切以水三斗煮取六升去滓分爲六服晝四
夜二服覆頭眠忌海藻菘菜生葱酢物桃李雀肉等
療腎虛寒損耳鳴好唾欠呿委頓羊腎補腎湯方
羊腎一具細切 磁石碎綿裹 白朮各八兩 黃耆 茯苓 乾薑
各四兩 桂心三兩
右七味切以水三斗煮取七升絞去滓分服一升晝四
服夜三服燥熱酢之六月減水忌生葱桃李雀肉酢等
物 外臺卷十六葉三十九右方原出第八卷中
療勞熱四肢腫急少腹滿痛顏色黑黃關格不通鱉甲湯
方

全漢三國六朝唐宋醫方 栖芬室

鱉甲炙 麻黃去節 升麻 前胡 羚羊角屑各三兩 桑根白
皮五兩 薤白切一升 香豉一升綿裹別 黃芩三兩
右九味切以水一斗煮取三升去滓分爲三服忌莧菜
外臺卷十六葉四十 右方原出第八卷中
療腎勞熱陰囊生瘡麻黃根粉方
麻黃根三兩 石硫黃三兩研 米粉五合
右三味擣下篩合研安絮如常用粉法搨瘡上粉濕更搨
之 外臺卷十六葉四十 右方原出千金云刪繁同
療腎熱四肢腫急有蛲蟲如菜中蟲生在腎爲病貫衆散
方

以痔痢門當入脚氣門

貫衆大者三枚切熬 乾漆熬三兩 吴茱萸五十粒 蕪荑熬 胡粉熬

槐皮四分燒 杏人四十枚去尖皮熬研

右七味擣篩和胡粉研平旦以井花水調服方寸匕外臺卷十六第四十右方原出第八卷中

痔

療五痔桃葉蒸痔方

桃葉一斛 細糠 胡麻各一斗熬

右三味合為一家蒸之取細糠熟為度內小口甕中將肛門坐桃葉○第四字葉原本无葉字氣熏入肛門虫出當死外臺卷二十六第四右方原出第十七卷中

療五痔有氣痔溫寒濕勞即發蛇蛻皮主之牡痔生肉如鼠乳在孔中頗見外妨於更衣鱉甲主之牡痔○第二字原作牡痔據明寧本改從孔中起外腫五六日自潰出膿血猬皮主之○猬原作蝟據明寧本改腸痔更衣挺出久乃縮牡猪左足懸蹄甲主之脈痔更衣出清血蜂房主之方

右件五藥皆下篩等分隨病倍其所主藥為三分旦早以井花水服方寸匕病甚者旦暮服之亦可至四五服忌冷食猪肉生魚菜等○此字原脱忌至室十字據宋本明寧本補唯得食乾白肉病差之後百日乃通房內○○通近房○案字衍

重據宋本與寧本改內原作室據明寧本改又用藥內下部有瘡內中無

療肉孔中外臺卷二十六葉三至四右方崔氏集驗方删繁同

療肺虛勞寒損至腸中生痔名曰腸痔肛門邊有核痛寒熱得之好挺出良久乃縮而療生豬懸蹄青龍五生膏方

豬懸蹄甲三枚炙 生梧桐白皮四兩 生龍膽五兩 生桑白皮五兩 蛇蛻皮五寸 雄黃五分 生青竹皮六分 生柏皮七分 露蜂房炙 蜀椒汗各三分 蝟皮 附子炮各四分 杏人二十枚去皮

右十三味細切綿裹以苦酒二升浸一宿於火上炙燥擣篩以豬脂三升和微火煎之下藥攪傅并酒服如棗核外臺卷二十六葉九〇案大觀本草因證引此方文較略見下

療腸中生痔肛門邊有核者豬懸蹄青龍五生膏中用之行準案所用生梧桐皮也其膏傅瘡并酒服之大觀本草卷十四梧桐條葉廿六下

療痔猬皮丸方〇案猬原作蝟據興寧本改下同

槐子三兩 附子炮二兩 當歸二兩 連翹二兩 乾地黃五兩 乾薑二兩 礬石二兩燒令汁盡 續斷 黃耆各一兩 猬皮一具炙切熬令焦

右十味擣篩蜜丸飲服十五丸如梧子日再加至三十丸六主療〇案亦下原有可字據興寧本改常用大驗忌豬肉冷水〇案原脫忌生水五字據興寧本補外臺卷二十六葉十右方原出集驗

婦人

療女人懷姙胎動不安葱豉安胎湯方

香豉一升熬 葱白切一升 阿膠二兩炙

右三味切以水三升煮二物取一升去滓下阿膠更煎膠烊服一日一夕可服三四劑外臺卷三十三葉二十五至二十六

療婦人懷胎數落而不結實或寒冷熱百病之源黃耆散方

黃耆 吳茱萸 乾薑 人參 甘草炙 芎藭 白朮 當歸 乾地黃各二兩

右九味擣散清酒服一匕半日再服加至兩匕為劑忌海藻菘菜蕪荑桃李雀肉等外臺卷三十三葉四十上

療逆產難產數日不出者方

取桃人中破書一片作可字一片作出字還合吞之

全漢三國六朝唐宋醫方 栖芬室

療逆產方

取車肚中舊膏畫腳下及掌心

療逆產胞衣不出方

取竈屋上墨塵酒服之外臺卷三十三葉六十五至六十六

療或半生胎不下或子死腹中或半著脊及在草不產血氣上盪心母面無顏色氣欲絕方

豬膏一升 白蜜一升 淳酒二升

右三味合煎取二升分再服不能隨所能服之外臺卷三十三葉六十八右方原出文仲云集驗删繁同

療產婦勞虛或本來虛冷或產後血脉虛竭四肢羸弱欲

食減少血脈斷絕。案血脈原作淫水據幽寧本改 斷血脈不通虛羸依
源。案依源原作文錯據幽寧本改 澤蘭補虛丸方
澤蘭葉九分熬。案原脫熬字據幽寧本補 石膏八分研 芎藭 甘草各六分炙
當歸各七分 白芷 防風 白朮 藁本 蜀椒汗。案原
脫汗字據幽寧本補 厚朴炙 乾薑 桂心 細辛各五分
右十四味擣篩蜜丸如梧桐子酒下二十丸至三十丸
日再忌海藻菘菜桃李雀肉生葱等。案原脫海至等十一字作忌如常
法據幽寧本改補 外臺卷三十四葉二十二 右方未本卷
療女子門不閑血聚腹中生肉癥藥之如物此呼為癥氣
藏寒不飲生地黃煎破血丸方

生地黃汁一升 牛膝汁一升 乾漆一斤熬
右三味擣漆為散內地黃等汁中攪微火煎取堪為丸
止停攪丸如梧子一服三丸以酒服日再若覺腹內過
痛食後乃服之 外臺卷三十四葉四十七至四十八 右方未本卷
療婦人崩中泄血不斷淋瀝連年不絕黃癥傷損芍藥散方
芍藥四分 牡蠣熬 乾地黃 白朮 乾薑 烏賊魚骨
附子炮 桂心 黃耆 龍骨各八分研
右十味擣散酒服方寸匕良 外臺卷三十四葉五十 右方未本卷

删繁方卷八

六極論

論

[redacted]曰夫六極者天氣通於肺地氣通於嗌風氣應於肝雷
氣動於心穀素問作谷氣感於脾雨氣潤於腎六經為川腸胃
為海九竅為水注之於氣所以竅應於五藏五藏邪傷則
六腑生極故曰五藏六極也 外臺卷十六葉七

筋極論并方

論曰凡筋極者主肝也肝應筋筋與肝合肝有病從筋生
又曰以春遇病為筋痺筋痺不已復感於邪內舍於肝陽
氣入於內陰氣出於外凡陰氣外出出則虛虛則筋虛
筋虛則善悲色青蒼白見於眼下而傷寒則筋不能動十
指爪皆痛數好轉筋其源以春甲乙日得之於傷風風在
筋為肝虛風也若陽氣內發發則實實則筋實筋實則善
怒嗌乾傷熱則欬欬則脇下痛不能轉側又腳下滿痛故
曰肝實風也然則因其輕而揚之因其重而減之因其衰
而彰之審其陰陽以別柔剛陽病療陰陰病療陽善療病
者病在皮毛肌膚筋脈而療之次療六腑若至五藏則半
死矣扁鵲曰筋絕不治九日死何以知之手足爪甲
青黑呼罵口不息筋應足厥陰足厥陰氣絕則筋縮
引卵與舌足厥陰者肝脈也肝者筋之合也筋者聚於

陰器而脈絡於舌本，故脈不營則筋急，筋急則引卵與舌，
故唇青舌卷卵縮，則筋先死，庚篤辛死，金勝木。醫之拱手
也。外臺卷十六 葉七至八
療筋實極則好怒，口乾燥，好嗔，身躁不定，調筋止怒定氣
黃耆湯方
黃耆　芎藭　白楊皮無刺者，各三兩　白术　通草　芍藥
各四兩　甘草炙　桂心各二兩　大棗四十枚，擘，去核　石膏八兩，碎，綿裹　竹葉
切一升
右十一味，切，以水九升，煮取三升，去滓，分為三服。忌海
藻、菘菜、生葱、桃李、雀肉等。

療筋實極則欬，欬則兩脅下縮痛，痛甚則不可動轉，橘皮
通氣湯方
橘皮四兩　白术　石膏碎，綿裹，各五兩　桂心　細辛　當歸
茯苓各三兩　香豉一升，熬，別裹
右八味，切，以水九升，煮取三升，去滓，分為三服。忌桃李、
雀肉、生葱、生菜、酢物。外臺卷十六 葉八至九
療筋實極則兩腳下滿，滿而痛，不得遠行，腳心如割，筋斷折
痛不可忍，丹參煮散方
丹參十二分　芎藭　杜仲　續斷　地骨皮各八分　通草
當歸　乾地黃　麥門冬去心　禹餘糧鍊　麻黃去節，各七分
甘草炙　桂心各五分　牛膝九分　生薑切，炒，取焦燥　牡蠣各十分，熬
升麻六分
右十七味，擣下篩為散，以絹袋子盛散二方寸匕，以井
華水二升煮，數動袋子，煮取一升，為一服，日再。忌海
藻、菘菜、生菜、生葱、蕪荑。
療筋實極，則手足爪甲或青或黃或黑烏黯，四肢筋急煩
滿，地黃煎方
生地黃汁三升　生葛汁一升，澄清　生玄參汁一升　大黃二兩　梔子
人一升　麻黃去節　犀角屑各三兩　石膏五兩，碎　芍藥四兩
右一十味，切，以水七升，煮取二升，去滓，下地黃汁一兩
沸，次下葛汁等，煮取三升，分為三服，日再。忌蕪荑。外臺卷十
六 葉九至九十　右二方原出千金，刪繁同

全漢三國六朝唐宋醫方　栖芬室

療筋虛極則筋痹，好悲思，顏色蒼白，四肢噓吸，腳手拘攣，
伸動縮急，腹中轉痛，五加皮酒方
五加皮一斤　枳刺二升　㕮咀　豬椒根皮　丹參各八兩　桂心
當歸　甘草炙，各三兩　天雄炮　秦椒汗　白鮮皮　通草各四
兩　芎藭　乾薑各五兩　薏苡人半升　大麻人三升，研
右十五味，㕮咀，以絹袋盛，袋盛或作囊，以清酒四斗漬，春
夏四宿，秋冬六七宿，初服六七合，稍稍加之，以知為度。
忌生葱、豬肉、冷水、海藻、菘菜。

療肋虛極傷風方風所傷入肋腦攣腰背不伸強直苦痛
或爲腳氣牛膝湯方
牛膝 防風 甘李根皮 丹參 前胡各四 石斛
五兩 杜仲 秦艽 續斷 鼈甲炙各三兩 陳橘皮二兩 大戟
人二兩熬研
右十二味切以水一斗四升煮取五升去滓下麻人更
煮取二升分三服忌莧菜 外臺卷十六葉十至十一
療肋虛實暴損絕極或因霍亂轉筋腹滿痛或因服藥吐
利過度腳手虛轉腸肥轉痛人參湯方
人參 厚朴炙各二兩 葱白一虎口 白朮四兩 蓼一把長三寸○案寸原作

外臺宋本脫
右五味切以水五升煮取二升去滓分再服忌桃李雀
肉等○案醫心方引刪繁此方文有異並录於後
治筋虛實暴損絕極或因霍亂轉動腹滿并轉痛或因
服藥吐利過差腳手虛轉腹轉痛人參湯方
人參二兩 厚朴二兩炙 葱白一虎口切 白朮四兩 蓼一把長三寸
五物切以水五升煮取二升去滓分再服 醫心方卷六治筋病
方第廿三葉二十七
療肥轉筋急方
白朮 通草各四兩 梔子人 子芩 茯苓各二兩○案原作三

兩據宋本改 橘皮三兩 香豉一升熬綿裹
右七味切以水七升煮取三升去滓分三服忌酢物桃
李雀肉等一方無香豉 外臺卷十六葉十一○案醫心方引刪繁此方文有異並录如後
肥轉筋急方
白朮四兩 香豉一升熬 支子二兩 橘皮三兩 子芩三兩 通草二兩
伏苓二兩
七物切以水七升煮取三升去滓分三服 醫心方卷六治筋病方第
廿三葉二十七
治轉筋霍亂後因而筋轉方
取絮巾若綿灸煖以縛筋上

治筋轉陰囊卵縮入腹腹中絞痛縱接交極損所爲方
取牝子一頭杖撞卅六下放於戶中逐之使喘極刺
脇下取血一升以酒一升共和飲之若無酒單血亦
好勿令冷凝也
治交接損縮卵筋攣急方
燒婦人月經衣服方寸匕 醫心方卷六治筋病方第廿三葉三十七至三十八
療轉筋十指筋攣急不得屈伸灸法○案醫心方灸法作別法
灸手踝骨上七壯良○案醫心方作灸手踝上七炷大良
[illegible]療轉筋脛骨痛不可忍方○案醫心方无[illegible]二字
灸屈膝下廉橫筋上三壯○案原脫橫字據宋本補又案醫心方壯作炷

此如大趾處
澤用此方

治轉筋方〇[illegible]

灸涌泉涌泉在腳心下當大母指大筋灸七壯亦可

灸大都在足大母指本節內側白肉際灸七壯〇案醫心

方亦可二字作又方文
亦猶異字為後

轉筋方

灸湧泉湧泉在腳心下當母指大筋是灸七壯

又方

灸大都大都在足母指大節內側白肉際七壯

腹腸轉筋方

灸臍上一寸十四壯 外臺卷十六第十一至十二〇案醫心方臍作膏 館同右四角引[illegible]

心方四首並出卷六治筋病方
第廿三葉二十八

全漢三國六朝唐宋醫方 栖芬室

治筋絕方

解脫足髓髮內膚中筋即續矣 醫心方卷六治筋病方第廿三葉二十八

脈極論并方

論曰凡脈極者主心也心應脈脈與心合心有病從脈起

又曰以夏遇病為脈痹脈痹不已復感於邪內舍於心則

食飲不為肌膚顏脫面色白不澤其脈空虛口唇見赤色

凡脈氣衰血焦髮墮以夏丙丁日得之於傷風損脈為

心風心風狀汗多若脈氣實則熱熱則傷心使人好怒口

為色赤甚則言語不快血脫色乾燥不澤食飲不為肌膚

膚

神

若脉氣虛則寒寒則欬欬則心痛喉中介介如哽甚則咽
腫喉痹故曰心風虛寒候也 若陽經脉病療陰絡陰絡脉
病療陽經定其血氣各守其鄉脉實宜瀉氣虛宜補善療
病者病在皮毛肌膚筋脉則全療之至六腑五藏則半死
半生扁鵲曰脉絶不療三日死何以知之脉氣空虛則顏
顏焦髮落脉應手少陰手少陰氣絶則脉不通手少陰者
心脉也心者脉之合也脉不通則血不流血不流則髮色
不澤故面黑如漆柴則血脉先死壬篤癸死水勝火故非
治藥所効也外臺卷十六葉十五至十六

療脉實熱極血氣傷心使心好生赫怒口為色變赤言語
不快消熱止血氣調脉理中茯苓湯方
茯苓 黄芩 梔子人 芒消各三兩○案原作五兩據宋本明本改
赤石脂 升麻 紫菀各二兩 麥門冬去心五兩 竹葉切一
升 香豉一升綿裹 石膏八兩碎 生地黄切一升
右十二味切以水九升煮取二升去滓下芒消分為三
服忌酢物蕪荑
療脉極熱傷風損脉為心風心風狀多汗無滋潤消虛熱
極心汗麻黄湯方
麻黄去節 杏人各四兩去尖碎 梔子人 黄芩 防風
紫菀各三兩 升麻 桂心 茯苓 人參各三兩 大棗二十

枚擘 石膏六兩碎綿裹 桑根白皮一升
右十三味切以水一斗先煮麻黄三沸去沫下諸藥煮
取三升去滓分為三服忌生葱酢物
療脉熱極遇風為痺痺感心顏脱面色白不顏脉空虛口
唇色赤乾燥升麻潤色消痺心熱極湯方
升麻 射干 芎藭 人參各三兩 赤小豆五合 生薑四合
麥門冬去心四兩 萎蕤四兩○案萎蕤原作生地黄切一升據宋本改
甘草炙二兩 竹葉切一升
右十一味切以水一斗煮取二升去滓分為三服忌海
藻菘菜蕪荑外臺卷十六葉十六至十七

全漢三國六朝唐宋醫方 栖芬室

療脉極虛寒則欬欬則心痛喉中介介如哽甚則咽腫喉
痺半夏消痛止極益氣湯方
半夏一升十洗四破○案原脱十字據宋本明本補 宿薑八兩 芎藭 細辛
附子炮去皮 當歸各三兩 桂心 甘草炙 茯苓各二兩
杏人六十枚去兩人皮尖碎
右十一味切以水一斗煮取三升去滓分溫三服忌羊
肉餳生葱菜猪冷水肉菘菜海藻酢物等
療脉極虛髮鬢墮落安髮潤生桑白沐頭方○案沐原作沐據明本宋本改
桑白皮細切二升

甘　者　剛

右一味以水淹漬煮五六沸去滓洗沐鬢髮數、為之
自不復落
又方
麻子三升研　白桐葉切一把
右二味以淘米泔汁二斗煮取五六沸去滓以洗沐頭
則鬢髮不落而長
療髮墮落方
生柏葉一升切　附子四枚炮　豬膏三斤
右三味末以膏三斤和為三十九丸用布裹一丸內泔沐頭
汁中令髮長不復落也外臺卷十六葉十八

全漢三國六朝唐宋醫方　栖芬室

肉極論并方
論曰凡肉極者主脾也脾應肉、與脾合若脾病則肉變
色又曰至陰遇病為肌痺肌痺不已復感於邪內舍於脾
體淫、如鼠走其身上津液脫腠理開汗大泄鼻上色黃
是其相也凡風氣藏於皮膚肉色則敗以季夏戊己日得
之於傷風為脾風脾風之狀多汗陰動傷寒、則虛、則
體重怠墮四肢不欲舉不嗜飲食、則欬、則右脅下痛
陰、引肩背不可以動轉名曰厲風裏虛外實若陽動傷
熱、則實、則身上如鼠走唇口壞皮膚色變身體津液
脫腠理開汗大泄名曰惡風而須決其煩紀知其終始陰

陽動靜肉之虛實、則瀉之虛則補之善療病者風始入
肉毛皮肌膚筋脈之間即須決之若入六腑五藏則半生
半死髓髓曰肉絕不療五日死何以知之皮膚不通外不
得泄內應足太陰足太陰氣絕則脈不營其口唇口唇者
肌肉之本也脈不營則肌肉濡肌肉濡則人中滿人中滿
則唇反唇反則肉先死甲篤乙死木勝土若使良醫妙藥
終不可療外臺卷十六葉二十七至二十八上
凡宍虛實之應主脾胃若其府藏有病從肉生熱則應藏
寒則應府
凡宍虛者坐不平席身危動宍實者坐平不動喘氣醫心方卷
六治肉病方第廿七葉三十一

全漢三國六朝唐宋醫方　栖芬室

療肉極熱肌痺淫、如鼠走身上津液脫腠理開汗大泄
為脾風、氣藏於皮膚肉色則敗鼻見黃色麻黃止汗通
肉解風痺湯方
麻黃去節　枳實炙各　防風　白朮　細辛各三兩　石膏八兩碎綿裹
累生薑　附子炮各四兩　甘草炙　桂心各二兩
右十味切以水九升先煮麻黃去沫下諸藥煮取三升
分三服忌豬肉海藻菘菜生葱生菜桃李雀肉等
療肉極熱則體上如鼠走或風痺唇口壞皮膚色變石南
散方

石南各 吳五署蕷　天雄炮　桃花　菊花　甘草炙各四分
黃耆二分　山茱萸七分　真珠二分　石膏八分碎　升麻　葳蕤各六分
右十二味擣篩爲散，服方寸匕，食後服，日再，溫清酒進
之。忌豬肉、海藻、菘菜。外台卷十六第二十八至二十九
療肉極熱則身體津液脫，腠理開，汗大泄，厲風氣，下焦脚
弱，越婢湯方
麻黃六兩去節　石膏八兩碎綿裹　生薑四兩　甘草二兩炙　附子一枚炮
大棗十五枚擘
右六味切，以水七升煮取二升五合，去滓，分爲三服。一
名越婢湯。忌豬肉、海藻、菘菜。
療肉極虛熱，肌痹淫淫如鼠走，津液脫，腠理開，汗大泄，或
痹不仁，四肢急痛，西州續命湯方
麻黃去節　生薑各三兩　當歸　石膏碎綿裹各二兩　芎藭　桂心
甘草炙　黃芩　防風　芍藥各一兩　杏人四十枚，熬，去尖皮兩人
右十一味切，以水九升，先煮麻黃，去上沫，下諸藥，煮取
二升，去滓，分爲四服，日再。忌海藻、菘菜、生葱。外台卷十六第二十
九　右二方並出千金方　刪繁同
療肉極虛寒則脾咳，其狀右脅下痛，陰陰引肩背痛，不可
以動，動則咳，腹脹滿，留飲痰癖，大小便不利，少腹切痛，膈
上寒，大半夏湯方

全漢三國六朝唐宋醫方　栖芬室

半夏洗一升　白术　茯苓　人參　甘草炙　附子炮
橘皮各二兩　生薑八兩　桂心三兩
右九味切，以水一斗煮取三升，去滓，分爲四服。忌羊肉、
餳、桃李、雀肉、生葱、海藻、菘菜、豬肉、冷水。
療肉極虛寒，則皮膚不通，外不得泄，名曰厲風，內虛外實，
腰脚疼弱，大風引湯方
獨活四兩　當歸　茯苓各二兩　乾薑　甘草炙　人參
黃耆　防風各二兩　桂心　附子炮各一兩　大豆二升熬去皮
右十二味切，以水一斗，酒三升，煮取四升，去滓，分爲四
服，晝三夜一。忌海藻、菘菜、豬肉、生葱、酢等物。
療肉極寒，肌肉變，舌痿，名曰惡風，腰脚疼弱，小風引湯方
獨活　防風　茯苓　甘草炙　人參各三兩　當歸　乾
薑各二兩　附子一枚炮　大豆二升熬去皮
右九味切，以水一斗，酒三升，煮取二升，去滓，分爲四服，
日三夜一。忌豬肉、冷水、海藻、菘菜、酢物等。
療肉極虛寒，四肢怠墮，咳，脅下堅滿痛，飲食不嗜，炊牽
不能手足，厥冷，憂恚思慮，五膈丸方
人參十分　附子炮　乾薑各三分　遠志去心二分　桂心　椒汗
麥門冬去心　甘草炙各五分　細辛四分
右九味擣篩，蜜和丸，丸彈子大，取一丸著喉中，稍稍咽

之覺皆中熱藥勢盡乃服日三夜一亦可丸如梧子十
丸酒服忌猪肉冷水海藻菘菜生葱生菜（外臺卷十六葉三十至三
十一下）
療肉極虛爲風（脾）陰動傷之體重怠墮四肢不欲舉關節
疼痛不嗜飲食虛極所致大黃耆酒方
黃耆　巴戟天去心　桂心　石斛　澤瀉　茯
苓　柏子人　乾薑各三兩　防風　人參　獨活各一兩
芎藭　山茱萸　天雄炮　附子炮　烏頭炮　茵芋　栝
樓　半夏洗　細辛　白朮　黃芩各一兩
右二十三味㕮咀絹囊貯以清酒三斗漬之秋冬七日

春夏三日初服三合漸漸加微痺爲度日再忌猪羊肉
桃李雀肉生菜生葱酢物（外臺卷十六葉二十九至三十　右方原出千金云刪繁同）
治實虛坐不平牀好動主胃病寒氣所加五茄酒方（通四時用）
五茄皮二斤　枸杞皮二斤　干地黃八兩　丹參八兩　杜仲一斤　干薑
四兩　附子三兩炮　鍾乳床一斤研別囊貯
凡八物㕮咀橙子貯之清酒二斗漬之三宿一服七合
日再服
治實寒坐平牀不動喘氣主脾病勢氣擾半夏湯除喘方（通四時用）
半夏八兩洗　宿薑八兩　細辛三兩　杏人五兩　橘皮四兩　麻黃三兩

石膏七兩碎　夜干二兩
凡八物切水九升煮取三升去滓分三服須利下加芒
消三兩（醫心方卷六治實病方第廿七葉三十一）

凡皮虛實之應主於肺（○案：旁云肺也）大腸其病發於皮毛熱
則應藏寒則應府凡皮虛者寒皮實者熱又之治皮虛主
大腸病寒氣關格蒴藋蒸湯方
蒴藋根莖切三升　桃枝葉切三升　細糠一斗　秫米三升　昌蒲根
葉切二升
凡五物水一石五斗煮取米熟爲度大盆器貯甕上作

全漢三國六朝唐宋醫方　栖芬室

个竹牀子置盆人身上坐牀中四面周迴將席圍
个身上以衣被蓋覆若氣急時開孔對中泄氣取通身
个接汗可作兩食久許如此三日蒸還温藥足汗用之
若盆裏不過熱盆下置炭火也非但治寒法是皮膚一
切勞冷並皆治之
治皮實主肺病熱氣所加梔子煎方
梔子人三兩　生地黃切一升　枳實三兩　石膏八兩　大青三兩　杏人
三兩　淡竹葉切一升　紫胡三兩　生玄参五兩　芒消三兩
凡十物切以水九升煮取三升去滓下芒消平旦分三
服（醫心方卷六治皮病方第廿六葉三十）

氣極論并方

論曰凡氣極者主肺也肺應氣氣與肺合又曰以秋遇病
為皮痺皮痺不已復感於邪內舍於肺則寒濕之氣客於
六腑也凡肺有病先發氣氣上衝胸常欲自恚以秋庚辛
日傷風邪之氣為肺風肺風之狀多汗若陰傷則寒寒則
虛虛則氣逆欬欬則短氣暮則甚陰氣至濕氣生故其案
其原作甚據四庫本改陰畏陽氣晝日則差若陽傷則熱案若原誤作者據
四庫本改熱則實實則氣喘息上胸臆甚則唾血也然陽病療
陰陰是其裏陰病療陽陽是其表是以陰陽表裏衰王之
源故知以陽調陰以陰調陽陽氣實則決陰氣虛則引善

療病者病初入皮毛肌膚筋脈則治之若至六腑五藏則
半死半生矣鶡冠曰氣絕不療喘而冷汗出二日死氣應
手太陰手太陰氣絕則皮毛焦太陰者行氣溫皮毛者也
氣不營則皮毛焦皮毛焦則津液去津液去則皮節傷皮
節傷則爪枯毛折毛折則氣先死丙丁篤死火勝金非療
所及也外臺卷十六葉三十五至三十六右方原出千金六文字略同
療氣極傷熱氣喘息衝胸常欲自恚心腹滿痛內外有熱
煩嘔不安大前胡湯方
前胡八兩　半夏洗　麻黃去節　芍藥各四兩　枳實四枚炙　生薑五兩
黃芩三兩　乾棗十二枚擘

右八味切以水九升煮取三升去滓溫分三服如人行
四五里進一服忌羊肉餳
療氣極傷熱氣喘甚則唾血氣短乏不欲食口燥咽乾竹
葉湯方
竹葉切一升　麥門冬去心　小麥　生地黃切各一升　生薑六兩
乾棗十枚擘　麻黃三兩去節　甘草一兩炙　石膏六兩碎綿裹
右九味切以水一斗煮取三升去滓分為三服忌海藻
菘菜蕪荑
療氣極傷熱肺虛多汗欬唾上氣喘急麻黃湯方
麻黃四兩去節　甘草二兩炙　杏人四十枚去皮尖兩人　桂心二兩　生薑二兩

半夏五十枚洗四破　石膏六兩碎　紫菀一兩
右八味切以水九升煮麻黃兩沸去上沫下藥煮取三
升去滓分為三服忌海藻菘菜羊肉餳外臺卷十六葉三十六至三十七上
療氣極寒傷風肺虛欬氣短不得息胸中迫急五味子湯
方
五味子　甘草炙　紫菀　桂心　附子炮　麻黃去節
乾薑　芎藭各二兩　細辛一兩　乾棗二十枚擘
右十味切以水九升煮取三升去滓分為三服忌海藻
菘菜豬肉生葱生菜外臺卷十六葉三十七下

瘵氣極虛寒皮毛焦津液不通虛勞百病氣力損乏黃耆湯方

黃耆四兩　人參　白朮　桂心各二兩　生薑八兩　乾棗十枚擘去核　附子五分炮

右七味切以水八升煮取二升去滓分為四服忌桃李雀肉生葱本方無附子　外臺卷十六第三十七至三十八右方原出千金云刪繁同

骨極論

論曰凡骨極者主腎也腎應骨骨與腎合又曰以冬遇病為骨痺骨痺不已復感於邪內舍於腎耳鳴見黑色是其候也凡腎病則骨極牙齒苦痛手足痠疼○案痛原作痟據宋本與宋本段同下不能久立屈伸不利身痺腦髓痠以冬壬癸日中邪傷風為腎風風歷骨故曰骨極若氣陰陰則虛虛則寒寒則面腫垢黑腰脊痛不能久立屈伸不利其氣衰則髮墮齒槁腰背相引而痛痛甚則欬唾若氣陽陽則實實則熱熱則面色炲隱曲膀胱不通牙齒腦髓苦痛手足痠痟耳鳴色黑是骨極之至也須精別陰陽審其清濁知其分部視其喘息善療病者病始於皮毛肌膚筋脈即須療之若入六腑五藏則半生半死矣扁鵲曰骨絕不治痟而切痛伸縮不得十日死骨應足少陰足少陰氣絕則骨枯足少陰者冬脈也伏行而濡滑骨髓者也故骨不濡則肉不能著骨也骨肉不相親則肉濡而却肉濡而却故齒長而垢髮無澤髮無澤則骨先死戊篤己死土勝水醫所不能療

[redacted]外臺卷十六第四十一至四十二

凡骨虛實之應主于腎膀胱若其府藏有病從骨生熱則應藏寒則應府

凡骨虛者痟疼不安好倦骨實者苦煩熱醫心方卷六治骨病方第廿四葉二十八至二十九

療骨極主腎實熱病則色炲隱曲膀胱不通大便壅塞四肢滿急乾棗湯方

乾棗十枚擘去核　大黃　大戟切炒　甘草炙　甘遂熬○案原脫熬字據宋本補　黃芩各一兩　芫花半兩炒　芒消二兩　荛花半兩炒

右九味切以水五升煮取一升六合後下芒消分為四服忌海藻菘菜外臺卷十六第四十二

療骨極主腎熱病則膀胱不通大小便閉塞面顏枯黑耳鳴虛熱三黃湯方

大黃切別漬水一升　黃芩　芒消各二兩　梔子十四枚　甘草一兩炙

右五味切以水四升先煮三物取一升五合去滓下大黃更煮兩沸下芒消分為三服忌海藻菘菜外臺卷十六第四十二至四十三右方原出千金云刪繁同

治骨實苦煩熱鷄子白煎方通四時用

全漢三國六朝唐宋醫方　栖芬室

雞子七枚（和取白）閒生地黃汁一升　麥門冬汁三合　赤蜜一升

凡四物汁相和攪調微火上煎之三沸分三服（醫心方卷不出）

（晉病方第卅四葉二十九）

骨極虛寒主腎病則面腫垢黑腰脊痛不能久立屈伸不利夢寤驚悸上氣少腹裏急痛引腰々脊四肢常苦寒冷大小便或白腎瀝湯方

羊腎一具（豬腎亦得）　芍藥　麥門冬（去心）　乾地黃　當歸（各三兩）　乾薑（四兩）　五味子（二合）　人參　茯苓　甘草（炙）　芎藭　遠志（去心各二兩）　黃芩（一兩）　桂心（六兩）　大棗（二十枚擘）

右十五味切以水一斗五升煮腎取一斗（除腎內藥）煮取四升去滓分為四服晝三夜一若遺小便加桑螵蛸二十枚炙忌海藻菘菜生蔥酢物蕪荑

灸法

扁鵲曰第十八椎名曰小腸俞主小便不利少腹脹滿虛乏兩邊各一寸二分（日案原作五分據此書本改）隨年壯灸之主骨極（外臺卷十六葉四十三至四十四）

髓

凡髓虛實之應主于肝膽若其腑藏有病從髓生熱則應藏寒則應府

凡髓虛者腦痛不安髓實者勇轉

全漢三國六朝唐宋醫方　栖芬室

治髓實勇轉驚熱主肝膽柴胡發泄湯方

柴胡（三兩）　升麻（三兩）　黃芩（三兩）　澤瀉（四兩）　細辛（三兩）　枳實（三兩）　淡竹葉（切一升）　支子人（三兩）　生地黃（切一升）　芒消○（案原脫去分量）

凡十物以水九升煮取三升去滓下芒消分三服（醫心方卷六治髓病第卅五葉二十九）

精極論并方

論曰凡精極者通主五藏六腑之病候也若五藏六腑衰則形體皆極目視無明齒焦而髮落身重則腎水生耳聾行步不正邪風逆於六腑淫虛厥於五藏故曰精極也凡陽邪害五藏陰邪損六腑陽實則從陰引陽陰虛則從陽引陰若陽病者主高々則實々則熱眼視無明齒焦髮脫腹中滿々則歷節痛々則宜寫於內若陰病者主下々則虛々則寒體重則腎水生耳聾行步不正邪氣入內行於五藏則欬々則多涕唾面腫氣逆邪以形不足者溫之以氣精不足者補之以味善療精者先療肌膚筋脈次療六腑五藏若邪至五藏則半死半生矣扁鵲曰五陰氣俱絕不可療絕則目系轉々則目精奪為志先死遠至一日半日矣非醫所及也宜須精研以表療裏以左療右以右療左以我知彼疾皆差也（外臺卷十六葉四十四至四十五下）

療精極實熱眼視無明齒焦髮落形衰體痛通身虛熱竹

葉黃芩湯方

竹葉切三升 黃芩 茯苓各三兩 生薑六兩 麥門冬去心 甘草炙 大黃各二兩 芍藥四兩 生地黃切一升

右九味切，以水九升煮取三升，去滓，分為三服。忌酢物、海藻、菘菜、蕪荑。

療精極，五藏六腑俱損傷，虛熱遍身，煩疼，骨中痟痛煩悶方

生地黃汁二升 生麥門冬汁 赤蜜 竹瀝各一升 石膏八兩碎○案原脫碎字據北宋本補 人參三兩 芎藭三兩 甘草二兩炙○案原作一兩據北宋本改 黃芩三兩 當歸四兩 桂[illegible]兩 [illegible]三兩○案原作桂心四兩據原書王注改 麻黃二兩去節

右十二味切，以水七升，先煮八物，取二升，去滓，下地黃汁等煮取四升，分四服，日三夜一。忌海藻、菘菜、生蔥、蕪荑。外臺卷十六葉四十五至四十六 右二方原出千金云刪繁桂三兩刪繁同

八方八十七

風塵

癢

删繁方卷九

五疰

華佗録袟五疰丸〇案袟原作帙據興寧本改 療中惡五疰五尸入腹胸脅急痛鬼擊客忤停尸垂死者入喉即愈若已噤將物強發開若不可發扣齒折以灌下藥湯酒隨進之即効方

丹砂研 雄黃研 附子炮各一兩 甘遂半兩熬 豉六十粒熬 巴豆六十枚去心皮熬令變色

右六味擣下篩巴豆別研令如脂乃更合擣取調白蜜和之藏以蜜器若有急疾服胡豆二丸不覺更益以飲投之此藥多有所療殺鬼解蠱破積去水良驗忌生血物猪肉蘆筍外臺卷十三葉三十一至三十二

全漢三國六朝唐宋醫方 栖芬室

療大風汗出欲死若白汗出不止方

麻黃去節 附子炮各一兩 牡蠣二兩熬

右三味擣下篩以一合藥白粉一升合和令調以粉汗上一方粉二升忌猪肉冷水外臺卷十五葉三十

赤疹

黃帝素問曰風邪客於肌中肌虛真氣致散又被寒搏皮膚外發腠理淫氣行之則痒也所以癮瘮疹疾皆由於此有赤瘮忽起如蚊蚋啄煩痒重沓壟起搔之逐手起也外臺卷十五葉四十

右方云删繁同

轍

瘻瘍

瘰癧瘍方

取五月五日車轍中水并牛蹄中水浴甚良外臺卷十五葉五十下

癰疽

黃帝曰願聞癰疽之形與其期日岐伯曰略說癰疽之極者十八種

癰疽發咽名曰猛疽猛疽不療則血化為膿膿不寫塞咽半日死其化膿者寫已則含豕膏〇案含豕膏宋本作舍無冷食三日而已一云無食〇案云原作去據宋本改

發於股胻名曰股脛疽其狀不甚變而癰腫膿搏骨不急療三十日死

發於脇名曰敗疵敗疵者女子之疾也久之其狀大癰膿其中乃有生肉大如赤小豆療之方

剉連翹草及根各一升以水一斗六升煮令竭取三升即強飲厚衣坐釜上令汗出至足已

發於尻者名曰兌疽〇案原作銳疽據宋本改其狀赤堅大急療之不療三十日死

發於脛者名曰兔嚙其狀赤至骨急療之不療害人

發於足上下者名曰四淫其狀大癰不急療百日死

發於肩及臑者名曰疵疽其狀赤黑急療之此令人汗出至足不害五藏癰發四五日逆焫之

上灸百壯石子當碎出也不可益壯

石癰者始發皮核相親著不赤頭不甚堅微痛熱熱漸自歇便堅如石故謂之石癰難消又不可得自熟〇案熟小島校作熱

縱食皆有餘日也又發癰兩頭擧而傷推無根者又不痛結筋非癰也發癰狀虻也〇案虻原作蚢據宋本改雖極大此因痛非癰也腫一寸至三寸癤也三寸至五寸癰也五寸至一尺癰疽也一尺至三尺名曰竟體疽腫成膿九孔皆出諸氣情鬱不通志欲者多發此疾癰及疽血瘤鼠乳石癰結筋瘰癧〇案原作瘑癧據宋本改皆不可就針角針角少不及禍者

凡癰疽之疾未見膿易療之當上灸三百壯四邊間子灸各二百壯實者可下之虛者可補之有氣者下其氣服當斯肉塞散得愈後方三年凡癰瘡當膿者破之皆當近下邊膿出後當以藥充之當使開闊勿令燥合也若其人羸勿一頓異膿條條令後稍出乃異癰方潰其上皮薄者當上破之此法不愈當下破之乃得膿耳勿要其皮厚也凡癰有膿當破無膿但氣腫若有血慎不可破針灸也按之四邊堅中軟此爲有膿膿壞也一邊軟亦有膿都堅者

全漢三國六朝唐宋醫方　栖芬室

此為疽核或但有氣也都軟者此為有血血瘤也當審堅
軟虛實為要若以疽○案原作疽據外臺本改積久後若更堅備有
軟處當軟之○案原脫當軟之三字據外臺本補不可破者疽當溫○案疽原作癰
並脫溫字據外臺本改補膿潰實宜早若受刺破療以暴劇不可救及諸
筋腫和傷肉竄亂乳皆不當療也又服內塞散不與他療相
害唯一夜十餘度服散當以酒
發於脈下堅赤者名曰米疽療之用砭石欲細而長疏啟
之塗以豕膏六日已勿裹其癰堅而不潰者為馬刀挾癭

急療

發於股陰者名曰赤弛不急療六日死在兩股之內○案股陘
案本作股之內不可療一云六十日死

發於膝者名曰疵疽其狀大癰色不變寒熱而堅石○案據聖
本如作而並無石字勿石之石之死須其柔色異乃石之者生泥不變之案乃
硬之準例砭之也○案原脫砭字據葛安方補又小嶋氏校云揚上善太素注云勿石之者準例皆砭之此唯曰不
之曰決石焫之以堅而不石以其宜煩結腫未乃石之
諸癰腫之發於節而相應者不可療
發於陽者百日死
發於陰者三十日死
發於踝者名曰走緩疽○案原脫疽字據外臺本葛安方補其狀肉色不變
數石其輸數○案原脫數字據外臺本補而止其寒熱不死

發於足傍者名曰厲疽其狀不大初從小指發急療之去
其黑者不消輒益不療百日死
發於胸者名曰胸疽○案葛安方作井疽程氏引靈樞同狀如大豆三四
日起不早療下入腹不療十日死
發於足指者名曰脫疽其狀赤黑死不療不赤黑可療療之
不衰急斬去之得活不去者死
發於膺者○案葛安方膺作膺名曰舌疽○案葛安方作甘疽葛安方蓋據靈樞改其狀
如穀實瓜蔞常苦寒熱急療之去其寒熱不療十歲死
後出膿
發於頸者名曰夭疽其狀大而赤黑不急療則熱氣下入
淵腋前傷任脈內熏肝肺十餘日死一云發頸外臺卷二十四葉四
至七右十八種並出集驗云劉涓子同

全漢三國六朝唐宋醫方　栖芬室

療癰疽等毒潰爛猪蹄洗湯方
猪蹄一具治如食法　薔薇根一斤　甘草十五兩　芍藥五兩　白芷五兩
右五味切以水二斗煮猪蹄取八升去滓下諸藥煮取
四升稍稍洗瘡外臺卷二十四葉十一上
黃帝問曰有疽死者奈何岐伯曰身有五部伏兔一腓二
腨一云背三五藏之腧四項五五部有疽死也外臺卷二十四葉十一右
云原出千金翼云劉涓子同
療癰腫白斂薄貼方

白斂　當歸　芍藥　大黃　莽草　芎藭
右六味各等分搗篩下雞子黃和如泥塗布隨大小貼
之燥易
療癰腫堅核不消白斂貼之方
白斂　大黃　赤石脂　芍藥　莽草　黃芩
黃連　茱萸
右八味各等分搗篩以雞子黃和如泥塗布上隨核
大小貼之燥易
癰療腫黃耆貼之方
黃耆一兩半　黃芩一兩　芎藭一兩　黃連　白芷　芍藥各二兩○
案與草本當歸一兩　作吾一兩　七搗篩以雞子半白和如膏塗腫起處以消著布
右七味各等分搗篩○以雞子黃和如泥塗布上隨核
○案本作兩　布上貼燥易腫處不覺貼次便愈換藥
者加白斂一兩尤佳
療癧腫黃耆貼方
黃耆　大黃　白芷　牡蠣熬　白斂
右五味各等分搗篩和雞子貼燥易
療癧腫已潰四物黃連薄貼方
黃連　黃蘗　地榆　白芷各二兩
右藥搗篩雞子白和塗布薄癧上對瘡口穿布出癧氣

乞殊氣
療癰腫一物栝樓薄貼方
以栝樓根隨多少止一物切五斤○案斤照宋本作反　內苦酒
中熬燥搗篩之苦酒和塗紙上以貼癰腫上服散人
宜用　外臺卷二十四第十四至十五
治癰瘍方
搗生竹根以薄腫上乃止　醫心方卷十五治癰疽方第七葉卅五上
癰療疽發背九物大黃薄貼方
大黃　黃芩各三兩　白芷二兩　寒水石五兩　白斂五兩　黃蘗二兩
石膏　赤石脂　黃連各三兩
右藥下篩以三合投粉糜二升中和之薄塗紙貼腫
上燥易之腫下止不下摩傅之忌生冷熱麵大酢
蝟皮散療諸瘻及瘰核壞敗并主男子發背女子發乳等
癰疽或膿血肉瘡方
蝟皮燒一具　杜仲八分　續斷五分　附子炮　地榆各五分　厚朴
八分　藁本五分　當歸　桂心各五分　小露蜂房燒一具
右十味搗篩為散服方寸匕日三服酒進取差止忌豬
肉生蔥冷水
陵鯉甲散療發背乳癰瘻腫方
陵鯉甲一頭取甲爪炙　桂心三兩　當歸二兩

右三味擣篩爲散服方寸匕日三服酒進 外臺卷二十四葉四十一至四十二

療發背及婦人發乳及腸癰木占斯散方

木占斯 厚朴炙 甘草炙 細辛 栝樓 防風

乾薑 人參 桔梗 敗醬草各一兩

右十味爲散酒服方寸匕日七夜四以多爲度病在上當吐病在下當下膿血此謂腸癰之屬凡癰腫即可服兼療諸疽痔若瘡已潰便早愈發背無有不療其服者敗醬亦療婦人諸產癥瘕益良 外臺卷二十四葉四十七右方原出又仲云删繁同

墮

療從高墮下若爲重物所頓笮得瘀血方

豆豉三升沸湯二升漬之食頃絞去滓内蒲黃三合投中攪調○案原脫投中二字據興寧本補 頓服之不過三四服神良 外臺卷二十九葉三右方原出肘後云删繁同

筋骨俱傷

療腕折四肢骨破碎及筋傷蹉跌方 行準案跌原作趺以意改

爛擣生地黃熬之以裹折傷處以竹簡編夾裹之○案簡原作並脫編字據興寧本補 令遍病上急縛○案原作縛據興寧本改 勿令轉動一日可十度易○案原脫度字據興寧本補 三日即差 外臺卷二十九葉九右方原出肘後云删繁同

金創

治金創腸出方

取桑皮綫縫腸皮○案腸旁注腹字蓋是 用藉黃粉之 醫心方卷十八治金創腸出方第六葉十下

刺

療竹木刺不出方

取羊糞燥者燒灰和脂塗之刺若未出重傅之乃不覺刺出○案傅原作敷並脫乃至出五字據興寧本補 外臺卷二十九葉二十七右方原出删繁

治馬骨刺傷人方

燒干馬矢粉瘡孔中 醫心方卷十八治馬骨刺人方第廿八葉廿九上

火瘡

治火瘡灸瘡等膏方

栢樹白皮五兩 甘草一兩 竹葉三兩 生地黃五兩

凡四物切綿裹苦酒五合淹漬一宿用豬膏一升煎取竹葉黃爲度去滓摩傅瘡 醫心方卷十八治湯火灼傷方第一葉五上

漆瘡

療漆瘡方

取蓮葉乾者一斤以水一斗煮取五升洗瘡上日再

又方

芒消五兩湯浸之 外臺卷二十九葉三十八下

療漆瘡方

取猪膏塗之 外臺卷二十九葉二十九右 方原出千金翼云删繁同

丹

説曰丹畫一名天火也肉中忽有赤如丹塗之色大者如手掌其劇者竟身體亦有痛痒微腫方

赤小豆一升

右一味末下篩以雞子白和如泥塗之乾復塗之遂手消也竟身者倍合之盡復作 外臺卷二十九葉三十一 右方原出小品云删繁同

療人面目身体卒赤黑丹起如疥狀不療日劇遍身即殺人方 口集方名作也 擬與本改

療丹走皮中浸浸名火丹方

取蠐螬末水和敷之 外臺卷二十九葉四十上

瘑瘡

療瘑瘡螺殻膏方

螺殻爛者二七枚 亂髮燒灰 頭垢 龍膽末

右四味各等分合研爲粉以三年油淀和敷之加膩粉

妙

療瘑瘡多汁方

水銀八分以唾手掌中研令入藥用 黄連八分 胡粉八分熬令黄

疥瘡

右三味黄連爲末和以粉敷瘡上 外臺卷二十九葉四十二下

治癬及疥等亂髮膏方

亂髮如子大一枚 鯽魚一頭 雄黄二兩 八角

附子一枚 苦參一兩 猪膏一枚

凡六物前擣附子三物爲末猛火煎猪膏鯽魚令盡內

末藥傅瘡上 醫心方卷十七治疥瘡第三葉十三上

删繁方卷十

五尸

療五尸蠱疰中惡客忤心腹刺痛丹砂丸方

丹砂研 乾薑 芎藭 芫花熬 烏頭炮各四分 芍藥 桂心各二分 野葛皮三分 吳茱萸一合

右九味擣篩蜜和為丸如大豆服三丸日三清飲進之忌生血物猪肉生葱一方無巴豆梔子 ○行準案本方原無巴豆梔子二藥疑無為有之誤 外臺卷十三第二十八至二十九

療尸疰損鼻或聞哭聲或見尸常發死人席湯方

取死人眠席斬棺內餘棄路者一虎口長三寸止一物以水三升煮取一升為一服立効 外臺卷十三葉三十下

華他録秩五疰丸 ○案秩原作帙據匯寧本改 療中惡五疰五尸入腹胸脅隱痛鬼擊客忤停尸垂死者入喉即愈若已噤將物強發開若不可發扣齒折以灌下藥湯酒隨進之即効方

丹砂研 雄黃研 附子炮各一兩 甘遂半兩熬 豉六十枚熬 巴豆六十枚去心皮熬令變色

右六味擣下篩巴豆別研令如脂乃更合擣取調白蜜和之藏以蜜器若有急疾服胡豆二丸不覺更益以飲投之以藥多有所殺鬼解毒破積去水氣驗忌生血物猪肉蘆笋 外臺卷十三葉三十一至三十二 右方原出第九卷今移入此卷

中惡

療中惡痛欲絕方

金底墨五合 鹽一撮

右二味和研以水一升攪調一服

又方

牛屎新故並得一物若新 ○案原脫新至新八字據匯寧本補 絞取五合 ○案取下原有汁字據匯寧本刪 為一服口不開扣齒內藥也 ○案原脫也字據匯寧本補 若無新者乾者即以水和取汁 外臺卷二十葉三下

獸傷

療熊虎爪牙所傷毒痛方

燒青布以熏瘡口毒即出仍煮葛根汁令濃以洗瘡日十度并擣葛根為散煮葛汁以服方寸匕日五甚者夜二 外臺卷四十葉一上右方原出肘後方刪繁同

療馬骨刺人馬血入人瘡孔方

馬糞乾者止一物粉瘡孔上搶瘡口也 ○案醫心方引此方文有異[illegible]入左

治馬骨刺人方

又方

燒干馬矢粉瘡孔中 醫心方卷十八治馬骨刺人方第廿八葉廿九

全漢三國六朝唐宋醫方 栖芬室

雄黃　乾薑

右二味分等（刀案字作等分據與宋本改）擣末內瘡口中即差

又方

大小蒜擣熟燒用薄瘡上（○案薄原作敷據與宋本改）

又方

以熱湯數淋瘡上即差（外臺卷四十葉四十一至四十二）

蟲傷

療蜂螫人方

取人溺新者洗之差（外臺卷四十葉十三右方原出肘後云刪繁同）

療蜈蚣螫人方

割雞冠取血塗之差（外臺卷四十葉十四右方原出肘後云刪繁同）

療射工毒中人寒熱發瘡偏在一處有異於常方

取赤莧合莖葉擣絞取汁服一升日再三服（外臺卷四十葉二十五右方原出集云刪繁同）

療沙蝨方

以鹽五合以水一斗煮一沸以漬洗瘡（外臺卷四十葉三十四下）

刪繁方卷十一

眼

療眼赤洗眼竹葉湯方

淡竹葉切五合（○案原脫切字據宋本補）　黃連四枚切（○案原脫切字據宋本與宋本補）

青錢二十文　大棗二十枚去皮核　梔子八枚（七）　車前草切五合（○案原脫切子據與宋本補）

右六味以水四升煮取二升以洗眼日六七過此方甚良忌豬肉（外臺卷二十一葉七右方未率卷數）

療眼熱瞥赤生赤脉息肉急痛閉不得開（○案閉原作開據宋本與宋本改）如芒在眼磣痛大棗煎方

全漢三國六朝唐宋醫方　栖芬室

大棗十顆去皮核　黃連二兩去毛揀擇須如金色者碎綿裹（○案原脫去至裹十二字據宋本與宋本補）　淡竹葉五合切（○案原脫切字據宋本補）

右三味以水二升煎取一升澄取八合下棗黃連煎取四合去滓綿濾細細點傳眼中忌豬肉（[illegible]○[illegible]醫心方引此方[illegible]）

（異本云刪繁論尤[illegible]在卷例不重出）

又[illegible]風車前草湯洗方（○案車宋本作連）

車前草切半升　乾藍五合　淡竹葉三兩

右三味切以水三升煮取二升綿濾去滓用上好鹽半刀圭內湯中攪令調取冷細細用洗眼一刀圭者準丸如兩大豆大（外臺卷二十一葉十六右二方二無未率卷數）

療肝虛寒目䀮䀮視物不明諦視生花防風補煎方
防風 細辛各二兩 芎藭 白鮮皮 獨活各三兩 甘草
炙 橘皮去脉各二兩 大棗二七枚去核 甘竹葉一升切 蜜五合
右十味切以水一斗二升煮取四升去滓下蜜更煎兩
沸分為四服日三夜一服若是五六月燥熱時於水藏
之忌海藻菘菜生菜 外臺二十一葉十八至十九○案右方原出第十一卷中紹興宋本无
出第十一卷中六字今從原書
療肝熱不止衝眼眼為眥赤脉息閉痛不開但熱勢彭彭
不歇及目睛黃洗肝乾藍飲方
乾藍切 車前子 苦竹葉切各三升 秦皮三兩 細辛 決明

子 蕤人 山梔子 升麻 芍藥各三兩
右十四味切以水二斗煮乾藍取一斗去滓取八升煮
藥取一升下芒硝三兩沸去滓分再服忌生菜 外臺卷二十一
葉二十九至三十 右方未詳卷數
療肝實熱目痛胷滿急塞瀉肝前胡湯丸方
前胡 秦皮 細辛 梔子人 黃芩 升麻 蕤
人 決明子各三兩 芒硝三兩 苦竹葉切一升 車前草切一升
療肝實熱或眼痛熱不止生地黃煎方
生地黃汁一升 玄參汁五合 蜜五合 車前汁五合 升麻 細辛
各二兩 芍藥 梔子各三兩切

右八味切以水五升煮升麻等四物取一升五合去滓
下生地黃等汁蜜沸沸○案下沸字原作成並二字據興宋本改 分為六服
忌生蔥菜蕪荑○案脫忌至荑五字據興宋本補 外臺卷二十一葉三十五至三十六 右二方並
未詳卷數
療肝陽氣伏邪熱喘逆悶恐眼視無明狂悸非意而言竹
瀝泄熱湯方
竹瀝一升 麻黃 大青 梔子 人參 玄參 升麻
茯苓 知母各三兩 石膏八兩碎 生薑四兩 芍藥四兩 生葛八兩
右十三味切以水九升煮取二升去滓下竹瀝更煎三
五沸分三服忌酢物 外臺卷二十一葉三十七 右方未詳卷數

全漢三國六朝唐宋醫方 栖芬室

治目白膚風淚下鴻真朱風散方○案真朱散千金作鴻風散
光明朱砂半兩 貝齒五枚炭上熟燒為末 衣中白魚七枚 乾薑三銖
右四味於新磁鉢內研之厚帛三下為散仰卧令人取
小指爪挑少許傅目中取差為度 千金方卷六上葉八 上右方原出千金宋
臣校云删繁方名朱真散
治雀目術
令雀盲人至黃昏時看雀宿處打令驚起雀飛乃呪
曰紫公紫公我還汝盲汝還我明如此日日瞑三過
作之眼即明曾試有驗支太醫法○案支太醫法四字據宋臣校注補千金
全方卷六上葉十一 右方原出千金方宋臣
校注云肘後云删繁載支太醫法

鼻

療肺虛損傷氣欬及多唾涕鼻塞乾嘔補肺湯方

棗肉二升 杏人一升去皮尖取膏 酥一升 蜜一升 薑汁一升 飴糖一升

右六味依常微火煎每服一匙差止

療鼻塞有清涕出方

細辛 蜀椒汗 桂心 芎藭 吳茱萸各三分 皂莢二分炙

附子八分炮

右七味切以苦酒漬一宿以猪脂一斤煎以附子色黃

膏成以綿裹內鼻中并以摩頂 外臺卷二十二第二十二 右二方未考卷數

齒

全漢三國六朝唐宋醫方 栖芬室

療齲蟲齒方

莨菪子三合 青錢七文燒令赤 取小口瓶子可令口

含得者將錢內瓶子中取莨菪子一撮安錢上令燥

燒聲仍以水少許淋錢上即氣出用熏蟲齒止三合

盡差為劑出食齲蟲風痛並用

療蟲齒痛椒湯方

蜀椒一兩 礬石半兩 桂心一兩

右三味以水三升煮取一升去滓含之漱齒勿嚥汁甚

良 此方引刪繁 此方又有異未知左

治齒齲方

蜀椒一兩 礬石半兩 桂心一兩一方分等

凡三物以水三升煮取一升五合細細嗽口吐之 醫心

方卷五治齲蟲方第五十八 葉四十五上

附子塞蟲孔丸方

附子一枚炮末以臘和之為丸準蟲孔大小內之取

差止 外臺卷二十二第三十六至三十七 右三方未考卷數

療心虛寒口氣臭衝人又齲齒痛芎藭散方

芎藭八分 白芷七分 甘草五分炙 桂心四分 細辛四分 當歸三分

右六味搗篩為末以酒和方寸匕服日二服 外臺卷二十二第四十八 右方原未考卷數

口

全漢三國六朝唐宋醫方 栖芬室

療口熱乾燥甘草丸方

甘草六分炙 人參六分 半夏六分洗 烏梅肉六分 棗膏十分

右五味搗篩四味與棗膏相和入蜜丸如彈子含之差止 外臺卷二十二第五十五上 右方未考卷數

舌論并方

論曰舌者主心小腸之候也舌重十兩長七寸廣二寸半

善用機衡能知五味凡有所啖若多食鹹則舌脈凝而變

色多食苦則皮槁而外毛拔多食辛則舌筋急而枯乾多

食酸則舌肉䐢而唇揭多食甘則舌根痛而外髮落又曰

心欲苦肺欲辛肝欲酸脾欲甘腎欲鹹此五味内合五藏
之氣也若藏熱則生瘡脣揭赤色若腑寒則舌本縮而口
噤青寒宜補之熱宜瀉之不寒不熱依藏腑調之
療舌小腸腑寒應舌本縮口噤唇青獨活解噤膏方
獨活 芎藭各二兩 天雄一兩 防風一兩 蜀椒二合 莽草十葉
細辛 桂心各一兩 苦李根皮三兩 豬肪二斤
右十味㕮咀綿裹以苦酒一升淹漬一宿以豬肪微火
煎之去滓膏成凝以綿裹少許口含於舌下嚥之取差
日三度易之此方甚良
生艾葉薄法

無生艾葉者取乾者擣之以水淹一升已來熱擣以
帛塗之於寒處上封裹之以差為度 外臺卷廿二葉五十七王本十八右論三方出卷數
療舌主心藏熱即應舌生瘡裂破脣揭赤升麻泄熱煎方
○案煎醫心方本作勢
升麻三兩 射干三兩 子蘗切一升○案原作黃蘗據醫心方本改 苦竹葉切五合
大青二兩○案原作三兩據醫心方本改 生蘆根 薔薇根白皮各切一升
生玄參汁五合 生地黃汁五合 赤蜜八合
右十味切以水四升煮七物○案物原作味據醫心方本改取一升絞
去滓下諸汁蜜等候成煎放冷以綿取之封貼舌上含
之細細嚥之以差為度良 外臺卷二十二葉六十右方未著卷數

咽門論

論曰夫咽門者應五藏六腑往還神氣陰陽通塞之道也
喉嚨胞囊舌者並津液調五味之氣本也不可不研乎咽
門者肝膽之候也其重十兩廣二寸分五至胃管長一尺
六寸主通五藏六腑津液神氣應十二時若藏熱咽門閉
而氣塞若腑寒咽門則破而聲嘶母薑酒主之熱則通
之寒則補之若寒熱調和病不生矣 外臺卷十六葉六至七右論原出千金云
删繁同
療咽門主腑臟咽門傷破聲嘶母薑酒方
母薑汁二升 牛髓 酥 油各一升別煎取熱 桂心 秦椒各四分

桂心 芎藭 獨活各五分 防風六分
右九味將五物合擣下篩為散內薑汁中煎取相淹濡
下髓酥油等攪令調微火上三上三下平旦溫清酒一
升下二合○案此字原作二字據醫心方本刪 膏細細吞之日三
服忌生葱 外臺卷十六葉七右方原出千金云删繁同

删繁方末分卷

胡臭

治胡臭方

杜衡　藁本　辛夷　芎䓖　細辛各二　胡粉十分　一方

无

凡六物㕮咀以苦酒二升漬煎取三合去滓和胡粉陈

以塗腋下 醫心方卷四治胡臭方第廿四葉廿八下

鼠瘻方

礜石燒三分　斑猫一分去首足羽熬

右二味擣下篩用酢漿服半匕須臾瘻虫從小便出 外甚

卷二十三葉四十四右 方原出備急云删繁同

陰瘡

治陰陰生濕瘡包用

石硫黄末傅之 醫心方卷七治陰瘡方第三葉四至五上

瘕

療食魚鱠不消生瘕常欲食鱠者方

獭骨肝肺　乾薑口案醫心方本作乾蓟　大黄各口分　蘆根　鶴骨各七分　桔梗五分　乾薑四分　桂心四分口案原缺四分二字據醫心方本補　斑猫二十枚炙口案猫醫心方本作猫

右九味擣篩蜜丸酒服十丸至十五丸日再差 外臺卷三十一

葉五十五下
右方末章卷數

小兒

瘧小兒瘧或自能飲或不能飲母含藥與飲之常山酒煎

方

常山二兩 桂心一兩 甘草半兩

右三味切以酒一升煎取七合去滓分服取吐差止外某

卷三十六葉九上
右方末章卷數

乳石

論云凡某之法若藥有乳石須一月日外若不如今非唯

不得力翻致禍也醫心方卷十九服石鍾乳方第十六葉卅二上

金中消元本草衍義三 序例下引刪 3a

經心録

《經心録》解題

《經心録》由隋唐間著名醫家宋俠所撰，共十卷，已佚。關於宋俠之生平，《舊唐書·卷一百九十一·方技》記載：『宋俠者，洺州清漳人，北齊東平王文學孝正之子也，亦以醫術著名。官至朝散大夫、藥藏監。撰《經心録》十卷，行於代。』筆者初考東平王封號在北齊最早見於武成帝河清三年（公元五六四年），最晚至北齊後主在位期間（公元五六五至五七〇年）。由此可定，宋俠之父任東平王文學之職應在公元五六四至五七〇年之間。其父任職時年齡以及何時生宋俠、父子間年齡差多少等問題均無從考察。但肯定其父此時已學有成就，應在壯年或老年階段。按古代人得子早假設，宋俠此時剛出生或為孩童，尚未到成年。公元五七〇年後，相繼經歷五七七年北齊亡於北周、五八一年隋取代北周、六一八年唐取代隋等王朝更迭過程，共計四十八年。該期間宋俠成年任職是可能的。假設其大器晚成，也不應晚於六六二年，此乃據歷代醫官名謂變遷而斷。唐龍朔二年（公元六六二年），自北齊以來設置的藥藏監一職已改稱藥藏郎。是故，初步考證宋俠生平應在公元五六四至六六二年之間。其任職應在隋或唐初。

范老《經心録》的輯佚稿共六卷，均無卷名，後附未分卷內容。卷一首論心痛，細分九種，即一、蟲心痛；二、注心痛；三、氣心痛；四、悸心痛；五、食心痛；六、飲心痛；

七、冷心痛；八、熱心痛；九、去來心痛。附子丸悉主之。又列七種心痛兼症，均有對應的治療方藥。次論疝痛，主治方劑為蜀椒湯。還列四種兼症類型，均有相應的治療方藥。卷二分別論傷寒、黄疸、瘧、霍亂、五膈、五噎、大小便等病證，並分別列出主方和加減方。卷三論風腫，重點論述升麻湯、白蘞帖治風腫之用。卷四論腎著、腰痛。腎著用甘草湯方、腎著散方。腰痛用腰痛方、杜仲酒方、黄芪湯、羊腎湯、鐘乳散、更生散、陸抗膏、雄蛾散等方。卷五論瘰癧、發背、疔瘡。瘰癧主用射干湯、灸漏方、鼠漏方、漏腋方、臭氣方、升麻膏方、漏蘆湯方、毒腫五香湯方等。發背主用發背方、癰疽方等。疔瘡主用疔腫新方。卷六論求子、妊娠、産後、雜病等。從男、女兩個方面辨證選方。先後列出七子散、坐導藥方、茱萸丸、安胎止痛湯方、膠艾湯、葱豉安胎湯方、安胎寄生湯、妊娠腰痛方、妊娠下痢方、小豆散等二十八首方劑及各自的適應證。其未分卷内容包括咳嗽主用紫菀七味湯方、咳嗽方、皂莢丸方；肺痿亦列三種方藥但無方名；肺癰只列藥物配伍亦無方名；上氣只列麥門冬湯，其餘無方名；癥有藥無方名；胸痹列出橘皮枳實湯。其他如骨蒸、中風、風癲、水腫、瘧瘍、疣目等病均列出對應方劑。此外，有關口齒病、喉痹、腳氣、凍傷、胃反、消渴、食不消、食中毒、小兒各種疾患、犬傷等病證均列有一個或多個方劑。

范老輯復《經心録》之稿本，其資料主要來源於《外臺秘要》、《醫心方》、《千金要方》等書。該輯稿校注嚴謹，尤其多據宋熙寧本改補，更顯精當。多種書互校後文意仍不連貫之處，還加上行準按予以疏通，這對後人深入研究具有很大啓發。

經心錄卷一

序例

胡粉十二碁 博碁者大小方寸是也案碁者可碁子日本安政刊本康賴醫心方卷一藥斤兩升合法第七葉四十

心痛

療九種心痛：一蟲心痛，二注心痛，三氣心痛，四悸心痛，五食心痛，六飲心痛，七冷心痛，八熱心痛，九去來心痛，悉主之，并療冷衝上氣，落馬墮車，附子丸方

附子一兩，炮 巴豆人一兩，去心皮，熬 人參一兩 生狼毒一兩，炙令極香 食茱萸一兩 乾薑一兩

右六味擣末，蜜和服如梧子三丸，一日一服，弱者二丸。卒中惡心痛，口不能言，連年積冷流注，心胸痛者亦服之，好好將息，神效不傳。案原脫「不傳」二字，據《醫心方》本補 忌野豬肉、蘆笋 外臺卷七葉三至四右方原出千金，云《經心錄》同

心痛徹背，背痛徹心，烏頭赤石脂丸主之方

烏頭一分，炮，去皮。案原作二分，據宋本改 附子一分，炮，去皮 赤石脂二分 乾薑二分 蜀椒一分，汗

右五味擣篩，蜜和丸，先食服如麻子大一服三丸，少少加之，忌豬肉、冷水 外臺卷七葉十一右方原出仲景，云《經心錄》同

療心痛唾多似蟲者方

治卒心腹痛方 扎盐
黃連八兩水七升煮取一升五合分服五合日三 醫心方治卒心腹俱痛 卷六卅三

千金卷

取六畜心隨得生切作四臠刀縱橫各一劃破之內
少真朱砂著中平旦吞之蟲死愈矣無真朱砂可用
雄黃麝香也 外臺卷七葉十七右方 原出集驗經心錄同

療四十年心痛不差方
黍米瀋汁溫服隨多少 外臺卷七葉二十

療三十年心痛方
桃人七枚去皮尖兩人熬 〇案原脫兩人熬三字據宋本並事本補
右一味研湯水合頓服酒服亦良 外臺卷七葉二十右方原出必效亦經心錄同

療心痛炎熱方

取伏龍肝末煮取水服方寸匕若冷以酒和服之良
外臺卷七葉二十二右方 原出救急亦經心錄同

治寒注心痛咽中有物吐之不出咽之不入食飲少者 已上
朱曰桂 注引本書 吳茱萸
麥門冬 甘草各五兩 蜀椒 遠志 桂心 細辛各三兩 附子一兩半 人參四兩 乾薑二兩
右九味末之蜜和丸微使淖先食含如彈丸一枚細細咽之喉中胸中當熱藥力稍盡復含一丸日三夜二服服藥七日愈
以吳茱萸代桂心酒服如梧子五丸空腹服之治寒注則

心痛咽中有物吐之不出咽之不入食飲少者千金方卷十七第十八上五膈九方宋臣校注引

疝痛

經心方蜀椒湯治寒疝痛腹脹奔豚方

吳茱萸一升 當歸一兩 芍藥一兩 黃芩一兩 蜀椒二合

五味以水八升煮取二升半分三服醫心方卷十陰寒疝方第四葉九

療寒疝腹中痛引脅痛及腹裏急者當歸生薑羊肉湯主之方

當歸三兩 生薑五兩 肥羊肉一斤去脂

右三味切以水一斗合煮取三升去滓溫服七合日三痛即當止若寒多者加生薑足前成一斤若痛多而嘔者加橘皮二兩朮一兩合前物煮取三升加生薑者亦加水五升煮取三升二合服之依前行準案之下原有依前二字謂依仲景二物大烏頭煎九服法也外臺卷七葉四十五下右方原出仲景云經心錄同

寒疝氣腹中痛虛痛及諸脅痛裏急當歸生薑等四味主之方

當歸 生薑 芍藥各三兩 羊肉三斤

右藥切以水一斗二升煮肉爛熟出肉內諸藥煮取三升分溫服七合日三數有効外臺卷七葉四十六右方原出小品云經心錄同

解急蜀椒湯主寒疝氣心痛如刺繞臍腹中盡痛白汗出欲絕方

蜀椒二百枚汗 附子一枚炮 粳米半升 乾薑半兩 半夏十二枚洗 大棗二十枚擘○案原脫擘字據幽本補 甘草一兩炙

右七味切以水七升煮取三升澄清熱服一升不差更服一升數用療心腹痛擽擽微○案原脫擽微二字據幽本補困急欲死解結逐寒上下痛良忌豬羊肉餳海藻菘菜外臺卷七葉四十八右方原出小品云經心錄同

全漢三國六朝唐宋醫方 栖芬室

經心録卷二

傷寒

論曰傷寒病錯療禍及如反覆手耳故諺云有病不治自得中醫者論此疾也其病有相類者傷寒熱病風溫濕病陰毒陽毒熱毒溫疫天行節氣死生不同形候亦别宜審詳也■外臺卷一葉八下

療太陽病三日發其汗病不解蒸蒸發熱者屬調胃承氣湯方

甘草炙二兩○案原作炙三兩照宋本作二兩炙據宋本改　芒消半升○案消原作硝據宋本改　大黄四兩

右三味切以水三升煮二物取一升去滓内芒消○案消原作硝據宋本改更煮微沸溫溫頓服以調胃氣○案胃下原有承字據宋本删 忌海藻菘菜外臺卷一葉十至十一右方原出仲景經心録同

傷寒脉浮發熱無汗其表不解者不可與白虎湯渴欲飲水無表證者白虎湯主之方

知母六兩　石膏一升碎綿裹　甘草炙三兩　粳米六合

右四味切以水一斗二升煮取米熟去米内藥煮取六升去滓分六服日三服忌海藻菘菜外臺卷一葉二十七右方原出千金翼

瓜蒂散主傷寒胸中痞塞宜吐之方

瓜蒂　赤小豆各一兩

右二味擣散白湯服一錢匕取得吐去病差止外台卷一葉三十五右方原出文仲亦經心录同

治熱病後赤白利痛不可忍方

香豉一升　黃連三兩　薤白三兩

以稅米泔汁五升煮取二升半分三服醫心方卷十四治傷寒後下利方第五十

葉

麦奴丸療傷寒五六日以上不解热在胸中口噤不能言

唯欲飲水為敗傷寒醫所不療方

麻黃去節　大黃　芒消　竈突中墨　黃芩各二分

右八味擣篩蜜和丸如彈丸以新汲水五合研一丸病者

渴欲飲水但極飲冷水不限升數須臾當寒寒訖汗出

則愈若日移五丈不汗依前法服一丸以微利止藥勢

尽乃食當冷食以除藥勢一名黑奴丸小麥黑勃名為

麦奴是也外台卷一葉三十八右方原出古今录驗亦經心录同

黃疸

傷寒論黃瘅麻黃醇酒湯主之方

麻黃一大把去節綿裹○案原脫綿裹二字據宋本補

右一味美酒清五升煮取二升半去滓頓服外台卷四葉二十右

方原出仲景亦經心录同

療發黃身面眼悉黃如金色小便濃如煮黃蘗汁者眾醫

全漢三國六朝唐宋醫方　栖芬室

療疫氣○案原作屠蘇酒辟疫氣據醫心方本改

令人不染温病及傷寒歲旦屠

蘇酒方○案屠蘇酒三字原作飲之二字據醫心方本改

大黃　桂心各十五銖　白朮十銖　桔梗十五銖○案原脫五字據醫心方本補　菝葜　蜀

椒十五銖汗○案原脫五字據醫心方本補　烏頭

五銖炮○案原作各陸銖據醫心方本改

右七味○案原作八味蜀椒下原有防風一兩據醫心方本刪

咬咀○案咬咀原作切以字據醫心方本改　絳囊盛

○案囊原作袋據醫心方本改　以十二月晦日日

中○案日下原脫日字據醫心方本補　懸沈井中

令至泥○案原作泥據醫心方本改　正月朔日

平旦曉出藥○案日原作旦據醫心方本改

置酒中屠蘇之○案置原作至屠蘇之作

煮數沸並擣據醫心方本改　東向戶中飲之

○案東上原有于字據醫心方本刪　屠蘇之飲

先從小起多少自在一人

飲一家無患○案患原作疫據醫心方本改下同

一家飲一里無患飲藥

酒三朝還置井中○案三上原有

待字還下原有濟字，互據醫方本刪。若能仍歲飲〇案原脫若字，據醫方本補。可代世無病〇案可下原脫代字，據醫方本補。當家內外井〇案外下原有之字，據醫方本刪。皆悉著藥辟溫氣也。忌豬肉生葱桃李雀肉等。〇案原脫忌至等十字，據醫方本補。外臺卷四葉二至三右。方原出廣濟，云經心錄同。案此方據醫方本錄。

不能療良驗茵陳湯方

茵陳四兩 黃芩二兩 梔子三兩 升麻三兩 大黃三兩 龍膽二兩 枳實二兩，炙 柴胡四兩

右八味切，以水八升煮取二升七合，分溫三服。若身絕羸，加生地黃一升，梔子加至七兩，去大黃。如氣力不羸，猶下者〇案原脫猶下者三字，據醫方本補。依前著大黃取驗。忌如藥法〇案藥法原作法藥，據醫方本改。又案法疑法之誤。不差更作，以差為限，不過三四劑差。隔三五日一劑。外臺卷四葉二十五至二十六右。方原出近效，云經心錄同。

治黃疸單方

楊杞合小麥煮，勿令腹破，熟而已。日食三升。〇案青注或二升。醫心方卷十治黃疸方第廿五，葉三十六下。

灸黃疸法

灸兩手心各七壯。同上葉三十七上

師曰：黃汗為病，身體腫，發熱汗出而渴，狀如風水，汗沾衣者〇案原脫者字，據醫方本補。色正黃如蘗汁，脈自沈也。問曰：從何得之？師曰：以汗出水入汗孔，水從外入而得之，宜黃耆芍藥桂心酒湯主之方

黃耆五兩 芍藥三兩 桂心三兩

右三味切，以苦酒一升、水七升和煮取三升，去滓溫服一升。正當心煩也。至六七日稍稍自除。其心煩不止者

以苦酒阻故也阻一作吐○案酒下阻字本作咀又小注咀一作阻今從程刊一方

用美清醯醯代酒○案醯本作醯代酒忌生葱外臺卷四第二十八右方原出仲景

云深師同

瘧

瘧發渴者與小柴胡去半夏加栝樓湯方

柴胡八兩 黄芩三兩 人參三兩 大棗十二枚擘 甘草三兩炙 生薑三兩

栝樓根四兩

右七味切以水一斗二升煮取六升去滓再煎取三升

温服一升日三忌海藻菘菜外臺卷五第四右方原出仲景云深師同

療山瘴瘧陵鯉甲湯南方山嶺溪源瘴氣毒作㾞發作

無時痿黄腫滿四肢痹弱皆山毒所為也並主之方

陵鯉甲十片炙 烏賊魚骨去甲 鼈甲一兩炙 常山三兩 附子一枚炮

右五味切以酒三升漬之一夕先瘧發再稍稍服之勿

絶藥味兼以塗身體斷雜人勿食飲過時乃得通人進

飲食忌莧菜生葱生菜豬肉外臺卷五第十七右方原出小品云深師同

雞子常山丸療諸瘧藥往服諸藥法術不斷發無復定時

不可復斷者宜服此丸忌食勿勞○案食下原有物字勞下原有力字並據明本刪

即斷方

常山三兩

右一味擣篩為散以雞子白和併手為丸如梧桐子大

令圓調丸訖以置銅鋗子中以湯煮銅鋗令熱殺得雞

子腥氣即止以竹葉清飲服三十丸欲吐但吐之至發時

令得三服時早可食者斷若曉不可斷食者當作竹葉

汁糜食之忌生葱生菜外臺卷五第二十五至二十六右方原出肘後云深師同

桂廣州法醇醨湯方

大黄三銖 石膏三銖○案備急無石膏有甘草一分半炙 常山一分

右三味以水三升煮取一升去滓更以水二升煮滓取

一升未發服醨醨是後煮者相次服醇醇是前煮者差

忌菘菜海藻生葱生菜等外臺卷五第二十八右方原出備急云深師方無甘草用

石膏三銖錄同

霍亂

霍亂吐痢而汗出小便復利或下利清穀裏寒外熱脈微

欲絶或惡寒四肢拘急手足厥逆四逆加豬膽湯主之方

甘草二兩炙 乾薑半兩炮 附子一枚生去皮破○案原脫去皮破三字據宋本明本補

豬膽汁半合

右四味切以水二升煮取一升四合温分再服無豬膽

以羊膽代之強人可與大附子一枚乾薑至三兩○案薑下原有加字據宋本明本刪

若吐之後吸吸少氣者及下而腹滿者

加人參一兩諸藥皆減為一兩如證者亦宜與理厥人

參湯佳忌海藻菘菜豬肉外臺卷六第三至四右方原出小品云深師同

全漢三國六朝唐宋醫方　栖芬室

療霍亂後煩喠厚朴湯方

厚朴二兩一方四兩炙○案原作二兩炙脫一至炙五字據宋本幽寄本刪補　生薑三兩

枳實三兩炙一方三枚○案原脫一至枚四字據宋本幽寄本補

右三味切以水六升煮取二升分三服外臺卷六葉十八上

若轉筋入腹中如轉者方○案中下原脫如字據宋本補

取雞屎白一方寸匕水六合煮三沸溫頓服勿令病

者知外臺卷六葉二十本方原出肘後云說心采同

五膈

五膈丸療寒冷則心痛咽中如有物吐之不出咽之不入

食飲少方

乾薑三兩　麥門冬二兩去心　附子一兩炮　細辛二兩　蜀椒一兩汗

遠志一兩去心　甘草一兩炙　人參二兩　食茱萸二兩　桂心三兩

右十味擣和為丸如梧子服五丸日二忌豬肉冷水海

藻菘菜生蔥生菜外臺卷八葉四十一行○九注引作心采云崔案宋臣校千金五膈

以吳茱萸代桂心酒服如梧子空腹服之治寒冷則心

痛咽中有物吐之不出咽之不入食飲少者千金方卷十七葉十

八上五膈丸方宋臣校注

五噎

五噎丸主五種之氣皆令人噎方

人參　半夏　桂心　防葵一方用防風　小草各二兩　附子炮

全漢三國六朝唐宋醫方　栖芬室

細辛　甘草炙各二兩　食茱萸五合○案原作三合據幽寄本改　紫菀

乾薑　芍藥　枳實炙　烏頭各六分炮

右十三味擣篩以蜜和為丸如梧子大服五丸日三不

知加至十五丸忌羊肉餳海藻菘菜豬肉生蔥生菜外臺

卷八葉四十九

主水痢方

雞子二枚　黃蠟一兩

右二味熬熟食之宜空肚食之日三服佳○案佳幽寄本作住

又方

黃連　倉米各三兩

右二味作散和雞子七枚令熟併捻作丸煮赤豆作漿

粥服三十丸日三服若渴但飲豆漿粥外臺卷二十五葉五中

烏梅湯治熱毒下有澀方

黃連二兩　烏梅卅果　阿膠一兩　支子卅枚　黃蘗一兩

五味以水五升煮取二升半分再服醫心方卷十一治熱利方第廿一葉

二十八下

灸諸利方

灸臍中稍至二三百壯又灸關元三百壯並治冷痛

腹關元在臍下三寸是也醫心方卷十一治冷利方第十九葉二十五

大小便

夕藥湯治脹滿大行不通方

夕藥六分 芒消六分 黃芩五分 大黃八分 杏人八分

凡五味丸如梧子飲服十五丸日三 醫心方卷十二治大小便不通方第十三葉卅下 案外臺卷二十七葉二十三下亦引此方云經心錄同而文異例不重錄

療大便秘澁不通 ○案澁醫心方作塞 神方

猪羊膽無在 ○案原脫無在二字 據宋本醫心方補

右一味以筒灌三合許令深入即出矣不盡須臾更灌

一方加冬葵子汁和之又有椒豉湯五合猪膏三合灌

之佳臨時易可得即可用之 ○案原脫臨時至之八字 據宋本醫心方補 外臺卷二十七葉二十四 右方原出千金 云經心錄同

療關格大小便不通方

芒硝 烏梅 榆白皮各五兩 芍藥 杏人去皮尖各四兩

麻子人三兩 大黃八兩

右七味切以水七升煮取三升分為三服一方無烏梅

加枳實 乾地黃各二兩

療大小便不通方

滑石二兩 葵子 榆白皮

右三味下篩為散煮麻子汁一升半取二七和服兩服

即通 外臺卷二十七葉二十八至二十九 案醫心方引經心錄此方文有異並錄如下

滑石散治大小便不通方

滑石二兩 榆皮一兩 葵子一兩

凡三物作散濃煮麻子一升半取一升以兩匕和服不

過二大小便通 醫心方卷十二治大小便不通方第十二葉十八下

療大小便不通方

通草四兩 郁李人三兩去皮 車前子五合一方一升 黃芩三兩 朴硝四兩

瞿麥三兩

右六味切以水八升煮取二升去滓分三服 外臺卷二十七葉二十八右 案右方原出古今錄驗 云經心錄同

療遺尿小便澁方

牡蠣熬 鹿茸炙各四兩 桑耳三兩 阿膠二兩炙

右四味切以水七升煮取二升分為二服作散以飲送

之 外臺卷二十七葉三十六上右方 案出千金 云經心錄同

全漢三國六朝唐宋醫方 栖芬室

經心録卷三

風腫

升麻湯療風毒咽水不下及瘰癧腫方〇案瘰原作療，據幽齋本改

升麻　芍藥各四兩　射干三兩　杏人三兩，去尖皮　麻黄二兩，去節

甘草二兩，炙　楓香　葛根各三兩

右八味，切，以水八升，煮取三升，分三服。忌海藻菘菜。〇案原脱海至菜四字，作左同前，據幽齋本補

外臺卷二十三葉三十三下

白歛帖治風腫毒核癰疽方

白歛二兩　黄芩半兩　茵草半兩　芍藥一兩　黄耆一兩　當歸一兩

大黄半兩　赤石脂二兩

八味為散，以雞子白和如粥，塗紙帖上，燥復易。醫心方卷十六

治風腫方節五葉十二至十三

全漢三國六朝唐宋醫方　栖芬室

經心録卷四

腎著

腎著散之為病，其人身體重，從腰以下冷，如坐水中，形狀如水，不渴，小便自利，食飲如故，是其證也。從作勞汗出，衣裏冷濕，久之故得也。腰以下冷痛，腹重如帶五千錢，甘草湯方

甘草二兩，炙　乾薑三兩，炮　白朮四兩　茯苓四兩

右四味，切，以水五升，煮取三升，分服一升，日三，腰中即温。忌海藻菘菜桃李雀肉酢物。行準案：此方古今録驗腎著散下引經心録方云甘草十兩，乾薑二兩，餘同，以録驗原甘草二兩，乾薑三兩也

腎著散方

桂心三兩　白朮四兩　茯苓四兩　甘草二兩，炙　澤瀉二兩　牛膝二兩

乾薑二兩　杜仲三兩

右八味，擣篩為散，每服三方寸匕，酒一升，煮五六沸，去滓，頓服之，日三。忌生葱桃李雀肉海藻菘菜酢物。外臺卷十

七葉廿至廿一

腰痛

療腎腰痛方

桑寄生二兩　牡丹二兩，去心〇案原作丹皮，據幽齋本改　鹿茸二兩，炙　桂心二兩

右四味，擣散，以酒服方寸匕，日三。忌生葱胡荽。外臺卷十七葉

二十四右方至出第五卷中

全漢三國六朝唐宋醫方　栖芬室

療腰卒然痛杜仲酒方

杜仲半斤 丹參半斤 芎藭五兩 桂心四兩 細辛二兩

右四味切，以酒一斗浸五宿，隨多少飲之。外臺卷十七第二十四右 方原出集驗云治心昇同無桂心

杜仲酒療卒腰痛方

杜仲半斤 丹參半斤 芎藭五兩

右三味切，以酒一斗漬五宿，隨性少少飲之，即差。外臺卷十七第二十五。案上文集驗引此方多桂心細辛二兩方五味而云治心昇同無桂心然校以此方獨多細辛也

黃耆湯療虛勞胸中客熱，冷癖痞滿，宿食不消，吐噫，脅間水氣，或流飲腸鳴，不生肌肉，頭痛上重下輕，目視䀮䀮，惚惚志損，常躁熱，臥不得安，少腹急，小便赤餘瀝，臨事不起，陰下濕，或小便白濁，傷多方

黃耆三兩 人參一兩 芍藥二兩 生薑半斤 桂心三兩 大棗十四枚

當歸一兩 甘草一兩炙

右八味切，以水一斗，煮取四升，分四服。有寒加厚朴二兩。忌生葱、海藻、菘菜。外臺卷十七第三十七右 方原出小品云深師同

羊腎湯療腎氣不足，耳無所聞方

羊腎一具 芎藭一兩 茯苓二兩 人參三兩 附子一兩炮 桂心二兩 牡丹皮一兩 磁石二兩 當歸二兩 乾地黃三兩 大棗五枚擘 牡荊子一兩碎

右十二味切，以水一斗七升煮藥腎，取一斗，去腎，煮取四升，分四服，晝三夜一。忌豬肉、冷水、生葱、胡荽、蕪荑、酢物。外臺卷十七第四十一至四十二

鍾乳散療傷損虛乏，少氣虛勞百病，令人丁壯，能食，去風冷方

鍾乳粉五分研 附子五分炮 白朮四分 防風十分 牡蠣十分熬

栝樓十分 乾薑五分 桔梗五分 茯苓五分 細辛五分 桂心五分 人參五分

右十二味搗篩為散，以酒服方寸匕，日二，漸加至二匕。忌食生菜、生葱、豬肉、冷水、桃李、雀肉、大酢

更生散療虛勞百病方

防風十分 栝樓十分 鍾乳十分研 赤石十分 海蛤十分 乾薑六分

白朮六分 桔梗五分 白石脂十分 細辛六分 人參五分 附子三分炮

桂心三分

右十三味搗篩為散，以酒服方寸匕，日再服。忌豬肉、冷水、生菜、生葱、桃李、雀肉等。一方以一分半為一劑，以溫酒服一劑，日再。○案原脫服字，據四庫本補

陸抗膏療百病勞損傷風濕，厚○案原脫厚字，據四庫本補補益神效，男女通服之方

豬脂三升　羊脂二升　牛骨髓鍊成二升　並白蜜二升　生薑汁三升
右五味先煎豬脂等次下薑汁又煎次下蜜復煎候膏
成收之取一兩匙溫酒服又一方加生地黃三升忌蕪荑外臺
卷十七葉五十一至五十二案右三方第一二兩方出本卷第三方出第六卷
雄蛾散○案蛾原作鵝據宋本延寧本改療五勞七傷陰痿十年陽不起
皆繇少小房多損陽神女養世得道方○案世原作毋據宋本改
雄蛾十分熬○案蛾原作鵝據宋本延寧本改　石斛三分　巴戟天二分　天雄二分
炮　五味子二分　蛇床子二分　薯蕷二分　菟絲子二分　牛膝二分
遠志二分去心　茯苓五分
右十一味擣篩為散以酒服方寸匕亦可丸服日三忌
豬肉冷水外臺卷十七葉五十四下

全漢三國六朝唐宋醫方　栖芬室

經心錄卷五

瘰癧

射干湯療惡毒身強痛瘰癧方
射干　桂心各二兩　麻黃去節　生薑　甘草炙各四兩　杏人四十
箇去皮尖
右六味切以水四升煮取三升去滓分三服忌海藻菘
菜○案原脫海藻菘菜四字據延寧本補作忌同前外臺卷二十三葉二十三

瘿瘻

治卅年瘿及瘰癧方
海藻八兩　貝母二兩　土瓜根二兩　麥麴二分
四味作散酒服方寸匕日三醫心方卷十六治瘿方第十四葉卅六右方原出
玉箱方云經心方同之
灸漏方
擣生章陸根捻作杵子置漏上以艾灸上杵子熱易
之灸三四升艾差醫心方卷十六治諸瘻方第十六葉卅右方原出千金云經心錄同之
治鼠瘻方
燒地黃葉帖上得差
鼠子瘻結核未破者
用大針針之无不差醫心方卷十六治鼠瘻方第十八葉卅五下
治風瘻鼠瘻方
桑白皮七八斤細剉水二斗煮取汁一斗更煎汁取

全漢三國六朝唐宋醫方　栖芬室

二升半頓服下出差

又方

燒地黃葉帖上得差

又方

杏人一升熟搗和生豬脂傅上醫心方卷十六治風腫方第卅六葉四十四

漏腋方

正朝旦以小便洗

又方

擣馬齒草腋下夾之令燥後復易之先用雌黃石灰等

分合水煎一兩沸如泥泥之毛落然塗諸藥○案然下疑有後字搗匙字本刪

良外臺卷二十三葉五十六

治人氣臭方出通搗枕中方補

取白馬蹄煮取汁拭腋下日二

又方

苦酒和白灰塗燥復易醫心方卷四治胡臭方第廿四葉廿八上

療諸毒腫升麻膏方

升麻三兩　白斂　漏蘆　連翹　芒硝各二兩　黃芩　蛇

銜各三兩　蒴藋根四兩　山梔子二十枚　枳實二兩○案千金注云往之本無

枳實

右十味擣碎以酒浸半日以豬膏五升煎之膏氣竭成

○案原脫氣竭二字據此本補去滓以器盛有毒熱腫取塗貼上摩

之即消散日三

大溻漬腫毒升麻湯方

升麻一兩　黃芩三兩　梔子二十枚　漏蘆二兩　蒴藋根五兩　芒硝二兩

右六味切以水一斗煮取七升候冷分用漬溻腫常令

溫潤即消

漏蘆湯方

漏蘆無用梔子　白斂　黃芩　麻黃　白薇無用知母　枳實炙

全漢三國六朝唐宋醫方　栖芬室

升麻無用犀角　芍藥　甘草炙各二兩　大黃三兩無用芒硝

右十味切以水一斗煮取三升分三服若無藥處單服

大黃一兩取利忌海藻菘菜等外臺卷三十葉二十七

治毒腫五香湯方

沈香　青木香　薰陸香　丁香各一兩　麝香半兩

五味以水五升煮取一升分三服醫心方卷十六治毒腫方第三葉九下

發背

療發背方

以冷石熨腫上驗

又方

馬冀付千易之婦人發乳亦差 醫心方卷十五治癰疽發背方第四葉廿八

治癰疽方

以水蛭食去惡血 醫暇抄治癰疽方第一

丁創

治丁創瘡腫新方

末附子酢和塗上燥復塗之 醫心方卷十六治丁創方第一葉七上

經心録卷六

求子

七子散療丈夫風虛目暗精氣衰少無子補不足方

五味子 牡荊 菟絲子 車前子 乾地黃

薯蕷 石斛 杜仲〇本作杜衡 鹿茸炙 遠志去心

菥蓂子熬八分 附子炮 蛇牀子 芎藭各六分 山茱萸

天雄炮 黃耆 人參 茯苓 牛膝各五分 桂心 巴

戟天十二分 蓯蓉七分 鍾乳三分

右二十四味擣篩為散酒服方寸匕日二服不知增至二匕以知為度忌生冷酢滑猪雞魚蒜油膩不能酒者蜜和丸服亦佳行房法一依素女經女人月信斷一日為男二日為女三日為男四日為女已外無子仍每日午時前半夜後陽時為男下精欲得去玉門入半寸不爾過子宮一方加覆盆子八分忌蕪荑生葱 外臺卷三十三葉六

右方原出千金云經心録同

坐導藥方

皂莢一兩炙去皮子 大黃 戎鹽 礬石燒 當歸炒各二兩 五味子 乾薑各三兩 細辛三兩 蜀椒汗二兩 葶藶子 苦瓠各三分

右十一味擣篩內輕絹袋子如中指許大長三寸盛之令滿內子門中坐任[illegible]意勿行走急小便時即出之仍易

全漢三國六朝唐宋醫方 栖芬室

新者一日當下青黃汁汁盡止即可幸御自有子若
未見病出亦可至十日安之一方又有砒霜三分著藥
後一日乃服紫石門冬丸其方如左
紫石英七日研之 天門冬各三兩去心 紫葳 甘草炙 桂心
牡荊子 烏頭炮 乾地黃 辛夷人 石斛 卷柏
禹餘糧 當歸 芎藭各三兩 烏賊魚骨 牛膝
薯蕷各六 桑寄生 人參 牡丹○案至作牡丹皮據醫心方改
乾薑 厚朴炙 續斷 食茱萸 細辛各二 柏子人
一兩
右二十六味擣篩蜜和酒服十九如梧桐子日三稍加
至三十九慎如藥法 外臺卷三十三葉七至八右 方原出千金翼云深師同

茱萸丸療婦人陰寒十年無子方
吳茱萸一升 蜀椒一升去目汗末
右二味蜜丸如彈子丸綿裹導子腸中日再易無所下
但開子藏令陰溫即有子也 外臺卷三十三葉十下

妊娠

療婦人妊娠惡阻嘔吐不下食湯方
青竹茹 橘皮各五兩 生薑 茯苓各四兩 半夏五兩湯洗十遍
○案原脫十遍二字據醫心方補
右五味切以水六升煮取二升半分三服不差頻作忌
羊肉餳酢物等
療妊娠嘔吐不下食橘皮湯方
橘皮 竹茹 人參 白朮各三兩 生薑四兩 厚朴炙二兩
右六味切以水七升煮取二升半分三服不差重作忌
桃李雀肉等 外臺卷三十三葉二十一右 二方原出集驗云深師同
療妊娠重下痛引腰背安胎止痛湯方
當歸 阿膠炙 乾地黃 黃連 芍藥各一兩 雞子一枚
秫米一升○案熙本作秫米下同
右七味切以水七升攪雞子令相得煮秫米令蟹目沸
去滓內諸藥取三升分四服忌蕪荑

全漢三國六朝唐宋醫方 栖芬室

膠艾湯療損動母去血腹痛方
阿膠炙二兩 艾葉一筥○案原作二兩據醫心方改
右二味以水五升煮取二升半分三服 外臺卷三十三葉二十四右二
方原出小品云深師同
療女人懷娠胎動不安蔥豉安胎湯方
香豉一升熬 蔥白一升切 阿膠二兩炙
右三味切以水三升煮二物取一升去滓下阿膠更煎
烊服一日一夕可服三四劑 外臺卷三十三葉二十五右 方原出刪繁
徐王効神驗胎動方
當歸六兩 芎藭四兩

右二味切以水四升酒三升半煮取三升分三服安胎
死即出此用神驗血上心腹滿者如湯沃雪
安胎寄生湯療流下方
桑上寄生五分 白朮五分 茯苓四分 甘草十分炙
右四味切以水五升煮取二升半分三服若人壯者可
加芍藥八分足水二升若胎不安腹痛端然有所見加
乾薑四分即安忌海藻菘菜酢物桃李雀肉等 外臺卷三十三
葉二十六右二方原出文仲云經心錄同
療妊娠動胎去血腰腹痛方
芎藭 阿膠炙 當歸 青竹茹各三兩
右四味切以水一斗半煮銀二斤取六升去銀內藥煎
取二升半分三服日再夜一不差更作一劑 外臺卷三十三葉二十
十七右方原出救急云經心錄同

療妊娠下痢方
酸石榴皮 黃芩 人參各三兩 榉皮四兩 粳米三合
右五味切以水七升煮取二升半分三服 外臺卷三十三葉三十一
右方原出古今錄驗云經心錄同
療妊娠數月日猶經水時時來者名曰漏胞若因房室勞
有所去名曰傷胎視說要知如此小豆散療數傷胎將用
之方

赤小豆五升濕地種之令生牙乾之 ○葉千一本作芽
右一物下篩懷身數月日經水尚來以溫酒服方寸匕
日三得效便停 外臺卷三十三葉三十三右方原出小品云經心錄同
妊娠血下不止名曰漏胞血盡子死方
生地黃汁一升酒四合合煮三四沸頓服之不止頻
服 外臺卷三十三葉三十三右方原出集驗云經心錄同
療妊娠漏胞方
乾地黃四兩 乾薑二兩
右二味搗篩酒服方寸匕日再服 外臺卷三十三葉三十三右方原出崔氏
療妊娠患子淋小便數出少或熱痛酸疼及足腫 ○葉縣月事本腫

全朝唐宋醫方 栖芬室

地膚飲方 作煩
地膚草三兩 以水四升煮取二升半分三服日三夜一
劑 外臺卷三十三葉三十六
療妊娠患子淋方
葵子一升以水三升煮取二升分再服 外臺卷三十三葉三十六
右方原出千金云經心錄同
療妊娠子淋大小便並不利氣急已服豬苓散不差宜服
甘遂散下之方
太山赤皮甘遂二兩
右一味搗篩以白蜜二合和服如大豆粒多覺心下煩得

微下者日一服三下以还将猪膏散不下日再服渐
加可至半錢匕以微下為度中間將猪膏散黃藥実生
瀉在療子淋方中 外其卷三十三葉三十六至三十七 右方見出小品云經心錄同
紫石門冬丸主風冷在子宮有子常墮或始為婦便患心
痛乃成心疾月水都未曾來服之肥悅令人有子方
遠志去心 澤瀉 肉蓯蓉 桂心各二兩 紫石英 天門
冬去心 五味子各三兩 禹餘糧 蜀椒汗 烏頭炮 卷柏 烏
賊骨 藁本 石南 當歸各一兩 杜仲 甘草炙
石斛 柏子人 辛夷 人參各二兩 雲母 桂一兩
右二十二味末之以蜜丸酒服二十丸如梧桐子稍加
至三十四丸日三忌海藻菘菜猪肉冷水生葱鯉魚 外其

全漢三國六朝唐宋醫方　栖芬室

卷三十三葉三十九至四十上
療婦人懷胎數落而不結實或冷或熱百病之源黃耆散
方
黃耆 吳茱萸 乾薑 人參 甘草炙 芎藭 白
术 當歸 乾地黃各二兩
右九味搗散清酒服一匕半日再服加至兩匕為剂忌
海藻菘菜蕪荑桃李雀肉等 外其卷三十三葉四十 右方原出刪繁云經心錄同
療妊娠得病欲去胎方
取雞子一枚以三指撮鹽置雞子中服之立出 此與阮河

產難

治產後方

芎藭為屑服方寸匕

神良 醫心方卷廿三出產難方第九葉十三

南療產難同 外臺卷三十三葉四十六右方原出文仲方清心某同

產後

治婦人無乳汁方

赤小豆三升煮取汁頓服之

又方

搗韭一把取汁服 參用醫心方卷廿三治產後無乳汁方第卅六葉卅八下

療乳無汁漏蘆湯方

漏蘆 通草各八 鍾乳四 黍米一升

右四味切以米泔漬研取汁三升煮藥三四沸去滓作

飲服 外臺卷三十四葉三右方原出千金方 醫心方同

全漢三國六朝唐宋醫方 栖芬室

治產後忽悶冒汗出不識人者是暴虛故也

取餘醋以塗口鼻仍置醋於前使聞其氣兼細細飲

之此為上法

又方

破雞子吞之便醒 口噤便旁注一使字

若不醒者可與男子小便灌口得一升入腹大佳

若與雞子等不醒者可與竹瀝汁一升一服五合 醫心方卷

廿三治產後運悶方第廿葉廿六上

蜀椒湯療產後心痛此大寒冷所為方

蜀椒二合 芍藥三兩 半夏洗 當歸 桂心 人參 甘

治面皯方

取杏人末和雞子白傅之一宿即落 醫心方卷廿一治婦人面上黑皯方第二葉三

茱萸二兩 生薑五兩 麥一升 茯苓二兩

右十味切以水九升煮秫令沸下諸藥煮取二升半去

滓下薑汁麥壽更煎取三升一服五合漸至六合具勿

次演 外臺卷三十四葉十八 右方采原未本卷叙

治產後腹滿方

黑豆一升 水五升煮取三升澄清酒五升合煎取三

升分三服 醫心方卷廿三治產後腹滿方第廿四葉卅下

治產後脊腸及腹壯熱煩滿方

羖羊角燒爲末以溫水服之 醫心方卷廿三治產後腹痛方第廿五葉卅一

治產後腫滿方

全漢三國六朝唐宋醫方　栖芬室

烏豆一斗升水五升煮取五升以酒五升煮取五升

分五服 醫心方卷廿三治產後腫滿方第廿六葉卅二上

雜病

療婦人陰中腫痛不可近者湯洗方

防風三兩 大戟二兩 艾五兩

右三味切以水一斗煮取五升溫洗陰中日可三度良

外臺卷三十四葉五十七 右方采本卷叙

療陰痒方

枸杞根一斤水三升煮十沸適寒溫洗之 外臺卷三十四葉五十

十九右方采本卷叙

陰脫下方

礬石雞子大二枚　塩禪丸大一枚　二味以水三升煑

洗之自入　醫心方卷廿一治婦人陰脫方第十四葉十三下

陰脫方

取蛇床子熬布裹熨之　醫心方卷廿一治婦人陰脫方第十四葉十三下右方原出極要方云治心方同之

治婦人陰挺出方

灸臍中二壯　僉醫心方卷廿一治婦人陰脫方第十四葉十四上

治長血芎藭丸方

鹿茸二兩　當歸二兩　蒲黃二兩　阿膠二兩　芎藭二兩　白朮三兩　干地

黃三兩

凡七物擣篩和丸如大豆服十丸日三

又方

生地黃蓮根分等擣絞取汁煎服任意

治長血方　龍骨丸

龍骨　阿膠炙　赤石脂　牡厲　干地黃　當歸

甘草各二兩

凡八物擣篩丸如梧子服十五丸日三　醫心方卷廿一治婦人崩中漏下方第廿三葉廿二至廿三上

經心錄未分卷

療欬嗽紫菀七味湯方

紫菀半兩　五味子一兩　桂心二兩　麻黃四兩去節　杏人七十枚去皮尖兩人

碎　乾薑四兩　甘草二兩炙

右藥切以水九升煎取二升半去滓溫服七合日三服

忌海藻菘菜生葱蒜麪腥膩　外臺卷九葉二右方原出小品云經心錄同

治欬嗽方

麻黃四兩　五味半斤　桂心三兩　杏人三兩　細辛三兩　生薑十兩　半夏

四兩

全漢三國六朝唐宋醫方　栖芬室

七物以水一斗煑取三升分三服　可五合七合服漸

漸加之　醫心方卷九治欬嗽方第一葉五下

療欬逆上氣時時唾濁但坐不得臥皂莢丸方

長大皂莢一梃去皮子炙

右一味擣篩蜜和服如梧子一丸日三夜一以大棗膏

和湯下之　外臺卷九葉三十五右方原出中[illegible]深師[illegible]云經心錄同

肺痿

療肺痿欬嗽吐涎沫心中溫溫咽燥而渴者方　一云不渴

生天門冬擣取汁一升　酒一升　飴糖一斤　紫菀末四合

右四味合銅器中於湯上煎可丸服如杏人一丸日三

忌鯉魚。外臺卷十第二右方原出肘後，云經心錄同
療肺痿欬唾涎沫不止咽燥而渴方一云不渴
生薑五兩　人參三兩　甘草二兩炙　大棗十二枚擘
右四味，切，以水五升，煮取一升半，分再服。忌海藻、菘菜。外臺
卷十第二右方原出集驗，云經心錄同
療肺痿吐涎沫桂枝去芍藥加皂莢湯方
桂心三兩　甘草二兩炙　大皂莢一梃去皮子炙　生薑三兩　大棗十二枚擘
右五味，切，以水七升，微火煮取三升，分三服。忌生葱、海
藻、菘菜。外臺卷十第四右方原出千金，云經心錄同
肺癰

薏苡人一升　醇苦酒三升
右二味，煮取一升，溫令頓服，有膿血當吐。外臺卷十第十四右方原出古今錄驗，云經心錄同
上氣
沃雪湯療上氣不得息，卧喉中如水雞聲，氣欲絕方
麻黃四兩去節　細辛二兩　五味子半升　桂心　乾薑各一兩　半夏如博棊子八枚，洗去滑。一方四兩。○集驗如棊子四枚，據宋本補
右六味，切，以水一斗，煮取三升，絞去滓，適寒溫服一升。
投杯則卧，一名投杯麻黃湯。令人汗出不得卧，勿怪之。
可從五合，不知稍增，日再。凡煮麻黃，先煎二沸，去上沫，
又內餘藥。忌生葱、生菜、羊肉、餳。外臺卷十第二十九至三十右方原出古今錄
驗，云經心錄同
療上氣呼吸喘逆肩息欲死霰杯湯方
麻黃四兩去節　甘草炙　乾薑　桂心　貝母各二兩
右五味，切，以水八升，煮取二升，分再服，則愈。有人先有
風患，兼有不熱取冷，為風飲酒房室，使虛，未春因天行
病，至夏中差尚虛，有風熱未除，兼藥勢取溫。○集驗脫取溫字，據宋本
補
當來傷於胃，氣因腹脹，喘欬不氣息，不利，因自下，後發
四肢腫，遊走無定，小便不通，積聚服利藥，忽吐逆不下
食，多喊，至擊動百脈，狀如嘔噦，積日乃發上氣，服此方
加杏人二兩，與兩劑，上氣得止。忌海藻、生葱、菘菜。外臺卷十
第三十四至三十五右方原出古今錄驗，云經心錄同
麥門冬丸主氣逆上氣方
乾薑六分　麥門冬十分去心　昆布洗　海藻洗各六分　細辛　海蛤
蜀椒熬　桂心各四分
右八味，擣篩，蜜和丸如梧子，以飲服十丸，漸加至二十
丸，日三。有人患風虛得冷，輒胸中上氣，喉中常如吹管
聲，欬嗽唾清沫，將此丸服，得差。若散服方寸匕，日三。忌
生葱、生菜。外臺卷十第四十三右方出古今錄驗，云經心錄同
癥

全漢三國六朝唐宋醫方　栖芬室

療卒暴癥腹中有物堅如石痛如刺晝夜啼呼不療之百
日死方
取牛膝根二斤㕮咀 暴令極乾
右一味酒一斗浸之密器中封口舉著熱灰 案密器字本作審
中温之令味出先食服五六合至一升以意量多少
用蒴藋根亦準此大良 外臺卷十二第三十至三十一 右方亦出肘後云仲心錄同
胸痹
胸痹之病胸中愊愊如滿噎塞習習如癢喉中澀唾燥沫
是也橘皮枳實湯主之方
橘皮半斤 枳實四枚 生薑半斤
右三味切以水五升煮取二升分再服 外臺卷十二第四十至四十一

右方亦出仲景 云經心錄同
黄犹
桐君說
伏出雞卵殼中白皮 梨木皮 麻黄去節 紫菀各等分
右四味擣下篩作丸散隨宜酒服十丸如梧子散者方
寸匕療三十年喉中結氣欬逆立差也亦可水煮爲湯
以意分之 外臺卷十二第四十八 右方原出小品云經心錄同
骨蒸
療骨蒸苦熱瘦羸面目痿黄嘔逆上氣煩悶短氣喘急日

虛熱
大黄丸治虛熱食飲不消
化頭眩引胸脅喉中介
介口中爛傷不嗜食方
大黄一兩 黄芩一兩 黄連三兩
苦參二兩 龍膽二兩
五味蜜丸如梧子服五丸日
三
生地黄煎治虛熱亦治熱痢方
生地黄汁三升
右內汁銅器中於微火上
煎令如飴服二合 卷三…
虛熱方並 卌四葉四十二下

外臺卷十二第三十二葉五
此方原出文仲云
千金生地黃汁一升作
加服之二紫菀因
今千金方未載
陽實日補之以
唐山馬

晚便劇不能飲食若服生地黃汁即更服此方（○案更原作便據正）

亭本段

龍膽　黃連　栝樓　苦參　青葙　芍藥各一兩

梔子人十枚　芒消　大黃各二分　黃芩三分

右十味

中風

治口喎方

青松葉一斤搗令出汁清酒一升漬二宿近火一宿

服半升漸至一升頭面汗即止

又方

取衣魚摩夾邊即止（醫心方卷三治中風口喎方第九葉二十四下）

全漢三國六朝唐宋醫方　栖芬室

治中風髮落不生方

鐵生衣下篩臈月猪脂合塗之滯洗日三良亦治眉落（醫心方卷四治鬢髮禿落方第六葉七下）

急療偏風膈上風熱經心藏恍惚神情天陰心中惛惛如

醉不醉方

淡竹瀝三升（若熱多用竹瀝冷多用荊瀝）　羚羊角二分屑　石膏十分碎綿裹

茯神六分切

右四味以水一斗（○案此字本作一升）合竹瀝煮取二升五合去

滓食後欲消分為三服常作服之永不畏風發忌酢物

療水腫方
葶藶子一兩熬 甘遂一兩熬
吴茱萸一兩
右三味別擣異下篩和以蜜
如梧子 先上熬花 注方海 服三丸日三
服已上本書 外臺卷二十 葉十二至十三 右方熬花
注方

外臺卷十四葉四十二右方
原出延年方從心錄同

葱利湯治鄂嵩無常罵詈鬼語方
烏頭一分 恒山一分 甘草一分 葱利一分 桃花一分
五味好酒四升煮取一升頓服大吐 醫心方卷三治中風言語錯亂方第
廿一葉三十八

風癲

療風癲方
一烏頭三分炮 白朮一分 烏頭一枚炮 鐵精 藺茹各一兩 椒汗
大戟炙 甘遂 天雄各二分炮
右十三味末之以蜜和丸梧子大○華與亭服二丸日 本無大字
二忌桃李雀肉豬肉冷水 外臺卷十[illegible]三葉十八至二十九右方 原出千金云從心錄同

水腫

寫肺湯治一身面目浮腫方
末亭歷彈丸大棗廿枚水三升煮棗取汁一升半去
棗內亭歷煮取一升頓服之得至五服若苦水氣者
先服青龍湯一劑乃服之 醫心方卷十治通身水腫方第十九葉二十七中

療水腫商陸膏方
商陸根一斤生者 豬膏一斤先煎可有二升
右二味合煎令黄去滓以摩腫亦可服少許忌大肉 外臺
卷二十葉四至五右方原出小品方從心錄同○案大肉疑犬肉之誤

療水腫方
猪肾一枚分為七臠甘遂一分末以粉肾微
火炙令熟食之至三四臠乃可止當覺腹中鳴轉攻
兩脇下小便利去水即愈若三四臠不覺可食七臠
令盡（外臺卷二十葉五右方原出集驗云深師方同）
治風水大豆煎
生桑根白皮細切三升入土一尺者大豆一斗二味
以水六斗煮取一斗去滓下薑汁二升更煎取四升
分五合第一服日三夜一以知為度
牽牛丸治脚腫滿步行不能衆惡盡水腫方

全漢三國六朝唐宋醫方　栖芬室

大黃二兩朴消三兩熬牽牛子七兩熬桃人二兩去皮心熬干薑二兩
半人參二兩橘皮一兩半
右七味搗下篩以蜜和舂万杵服如梧子廿丸以微
利為度腫即以差盡劑々々者万無万病廿八種風耶
悉愈用甚驗禁食水猪肉等（醫心方卷十治風水腫方第廿一葉三十二）
療水病洪腫氣脹不消食方
乾香薷五十斤陰用濕者亦得（○陰至得六字據醫本補）（○葉原脫）
右一味細剉內釜中以水淹之出香上數寸煮使氣
兩盡去滓澄清之漸火煎令可丸服五丸如梧子日三
稍加之以小便利為度也無所忌（外臺卷二十葉七右方原出崔氏云深師方同）

療卒腫滿身面皆洪大方
商陸根一斤刮去皮薄切之煮令爛去滓內羊肉一
斤下葱塩豉如常作臛法隨意食之腫差後亦可
宜作此可常搗商陸與米中拌蒸作餅子食之忌犬
肉（外臺卷二十葉十七右方原出肘後云深師方同）
瘑瘍
治瘑瘍方
取屋瓦上蘚末先拭令赤傅之（醫心方卷四治瘑瘍方第十八葉廿上）
疣目
治疣目方

全漢三國六朝唐宋醫方　栖芬室

苦酒漬石灰六七日滴取汁沽疣上小作瘡即落良
（驗醫心方卷四治疣目方第廿二葉廿四至廿五）
口
治口瘡久不差方
薔薇膏三斤以水三斗煮取一斗五升數洗含（醫心方卷五治口舌生瘡方第卅三葉三十五上）
治口乾方
以水三升煮石膏末五合取二升內蜜二升煎取二
升去滓含棗核大咽汁盡復含大良
又方

生葛根汁服二升立差（醫心方卷五治口舌乾燥方第五十一葉四十）

治口臭方

水漬煮細辛汁含久吐去

又方

以破除日井花水三升漱口吐厠中良又平旦如此（醫心方卷五治口臭方第五十二葉四十一）

齒

治齒根腫方

松葉一把口鹽一合以好酒三升煎取四五升合含之（醫心方卷五治齒齦斷腫方第六十四葉四十八）

齒斷間血出方

取茗草濃煮汁勿與鹽適寒溫含漱竟日為之驗（醫心方卷五治齒斷間血出方第六十五葉四十八）

喉痺

治喉痺方

生薑二斤舂取汁蜜五合微火煎相得服一合日五服

又方

剝蒜塞耳鼻日二易有驗（醫心方卷五治喉痺方第七十葉五十一下）

腳氣

治腳腫滿步行不能眾恶盡水腫牽牛子丸方

大黃二兩　朴消三兩　牽牛子七兩熬　桃人二兩去心熬　干薑二兩半　人參二兩　橘皮一兩半

右七物擣下篩以蜜和丸舂萬杵服如梧子廿丸以微利為度愈腫即止不差盡劑々々者萬盡萬病廿八種風耶悉愈用甚驗禁冷水猪肉等（醫心方卷八治腳氣腫方第六葉十四上）

凍

凍指欲墮方

馬矢三升水三升煮令沸漬半日愈（醫心方卷八治手足凍腫創方第十九葉三十一）右方原出千金方云從心錄同之

全漢三國六朝唐宋醫方　栖芬室

胃反

伏苓湯治胃反而渴方

伏苓四兩　澤瀉四兩　桂心二兩　半夏四兩　甘草二兩

五味以水一升（○案當云斗）煮取二升半服八合日三

治胃反食輒吐方

[白曷]（集當反喜也）粟米令極白擣篩下作丸楮子大熟煮稍吞得下便愈（醫心方卷九治胃反吐食方第九葉二十至二十一）

消渴

黍米湯治渴神方

干黍米一升以水三升煮取一升去滓服一升日再

服良湯醫心方卷十二治消渴方第一葉五上

食不消

所食不消方

取其餘類燒作末服方寸匕便吐出醫心方卷廿九治飲食過度方第十七葉廿八至廿九上

食中毒

食毒方

白塩一升以水三升煮消分三服醫心方卷廿九治飲食中毒方第廿六葉卅四下

小兒

全漢三國六朝唐宋醫方 栖芬室

治小兒一切頭瘡久即疽癢不生痂藜蘆膏方

黄連分八藜蘆分二黄蘗分八礬石八分雄黄分八松脂八分

六味以豬膏二升煎令調先以赤龍皮湯洗付之醫心方卷廿五治小兒頭瘡方第卅六葉卅五上

治小兒肩瘡方

蟾蜍燒末付之醫心方卷廿五治小兒肩瘡方第卅八葉卅二

治小兒吐哯方

當以空乳乳則消○案空乳旁注云無乳汁也醫心方卷廿五治小兒吐哯方第卅

十三葉卅七上

治小兒陰頽方

灸兩足內踝上七寸日七壯

又方

但灸其上也醫心方卷廿五治小兒陰頽方第八十二葉卅四下

犬齧

治猘犬齧人方

以人屎塗之大良

又方

驗酢以塗創上即差醫心方卷十八治猘犬齧人方第廿四葉廿六上

治凡犬嚙人方

燒犬尾末傅瘡上日三良醫心方卷十八治凡犬嚙人方第廿五葉廿八上

全漢三國六朝唐宋醫方 栖芬室

馬咋

治馬咋蹹方

末雄黄傅瘡上日一[illegible]○醫略抄

又方

用銅青傅瘡中好醫心方卷十八治馬咋踏人方第廿六葉廿八下醫略抄

古今録驗方

《古今録驗方》解題

《古今録驗方》，唐代醫家甄立言撰輯，全書五十卷，已佚。《舊唐書·經籍志》題甄權撰。而《舊唐書·卷一百九十一·方技》記載：『權弟立言，武德中累遷太常丞。……撰《本草音義》七卷、《古今録驗方》五十卷』。同一史書記載歧異，令今人困惑。立言乃甄權之弟，均為徐州扶溝人。甄權長於針灸、脈理，故撰《脈經》、《針方》、《明堂人形圖》各一卷。而立言長於本草，方藥又緊密關聯，故筆者認為，《古今録驗方》應為立言之作。仔細閲讀范老輯佚稿，在卷一防風湯主偏風下加案（按）……云甄權處治安平公方。而在卷三十療痔黄芪丸方下記『是直殿中省散騎常侍郎甄立言處』。范老對此也未作深入考辨。因此，筆者認為，該書為立言之作，歡迎學者討論。

范老在《古今録驗方》的輯佚稿中，大多有内容而無卷名。但每卷中内容多類似。如卷一包括中風不語、風懿、柔風、緩急風等。卷二包括傷寒中風、傷寒結胸、傷寒嘔噦、傷寒小便不利方、闢溫方等。卷三包括傷寒、傷寒吐血、傷寒往來寒熱、傷寒癖實、傷寒勞復、天行病、天行咽喉痛方、溫病啘方、溫病發斑方、溫病勞復方等。從卷二、三所列出的標題看都不對等也不整齊，上下位概念、病證名與方名均列在同一級標題中，比較混亂，卷四後稍整齊些，輯稿中内容零散者，筆者給以概括。故只列出大類名以提示綫索。

卷四療瘧方、山瘴瘧方、一切瘧方、骨蒸方、風邪方、五邪方、風驚悸方、驚癇瘛瘲方、風頭眩方、猝死方。卷五去黑子方並疣方、滅瘢痕方、面皯方、面皰方、頭風白屑方、口脂方、甲煎方。卷六飛屍方、鬼疰心腹痛方、鬼疰羸瘦方、五癇方、風癲方。卷七五疰方、五屍方、鬼疰方。卷八心痛方、九種心痛方、猝心痛方、心痛懊憹方、久心痛方、真心痛方、腹痛方、心腹痛方、寒疝腹痛方、寒疝心痛、七疝方、胸痹短氣方、胸痹痛方、胸痹噎塞方、胸痹心痛方、白癜風方、白駁方。卷九咳嗽方、上氣喉中水鷄鳴方。卷十心腹脹滿方、癥瘕積聚方、寒癖方、久癖方、食不消成癥積方、心腹積聚方、暴癥、盜汗方、癮瘮方、虛水失精方、虛勞夢洩精方、水穀痢方、冷痢方、白痢方、重下方、冷熱痢方、熱毒血痢方、赤痢方、久赤痢方、血痢方、膿血痢方、疳痢方、數十年痢方、大注痢及赤白困篤腸滑方、痢兼渴方。卷十一水病方、十水方、風水方、水氣方、水腫通身方、水腫鼓脹方、水腫咳逆上氣方、皮水方、水瘕方、暴腫滿方、氣滿胸急方、虛熱及先服石風水腫方、男女新久腫方、水病雜療方。卷十二、十三既無內容也無卷名。卷十四猝中風方、風偏枯方、急風痹方。卷十五風濕方。卷十六、十七缺。卷十八五膈方。卷十九五嗽方、咳失聲方、氣嗽方、呷咳方、熏咳法、積年久咳方、咳嗽短氣方、咳逆及厥逆飲咳方、咳嗽膿血方、雜療咳嗽方、上氣胸滿方、上氣喉中水鷄鳴方、因飲水上氣方、上氣兼咳方、上氣咳方、久咳嗽上氣方、咳逆上氣方、雜療上氣咳嗽方。卷二十缺。卷二十一肺痿方、肺客熱方、肺癰方、石癰方、發背方、癰疽發背雜療方、治浸淫瘡方。卷二十二缺。卷二十三虛勞里急方、虛勞心腹痛方、虛勞骨蒸方。卷二十四虛勞偏枯方。卷二十五五勞六極方、雜療五勞七傷方、虛勞補益方、虛勞羸瘦方、腎氣不足方、虛勞百病方、虛勞小便利方、虛勞骨蒸方等。卷二十六消渴方論、汗出不止方、諸淋方、石淋方、血淋方、熱淋方、勞淋方、小便不通方、遺尿小便澀方、尿血方、胞轉方、大便難方、大便不通方、關格大小便不通方。卷二十七諸黃方。卷二十八缺。卷二十九哽。卷三十胡臭方。卷三十一、三十二、三十三缺。卷三十四墜落車馬方。卷三十五惡脥方。卷三十六至四十缺。卷四十一瘿病方。卷四十二缺。卷四十三漆瘡方。卷四十四缺。卷四十五蟲毒方。

《古今録驗方》收録有大量唐以前重要方書如《删繁方》、《小品方》、《集驗方》、《肘後方》等書中的驗方，還收録了唐代其他方書如《千金方》等書中的驗方而成。范老的輯稿雖不全，但除相關方書互校外，還據宋熙寧本補删，其學術價值很高。

古今録驗卷一

療中風發三春脉浮短者多出大而長可療青龍湯方

甘草一兩炙 麻黃二兩去節 桂心七寸 大棗二十枚擘 生薑 芍藥各二兩

右六味切以水六升煑取二升半分為再服初服覆取汗後即止忌海藻菘菜生葱等物

又療中風發三夏脉沈緊惡寒不汗煩三陽湯方

當歸身一兩 生薑二兩 甘草五分炙 麻黃五兩去節 杏人四十枚去尖皮兩人碎 石膏二兩碎綿裹

右六味切以水六升煑取半分再服忌海藻菘菜等物

又療中風發三秋脉浮大而洪長扶金湯方

葛根三兩 獨活二兩 附子一兩炮四破 石膏二兩碎綿裹

右四味切以水八升煑取三升服九合晝熈寧本无晝字二夜一忌豬肉冷水等物

又療中風發三冬脉浮大者温脾湯方

芎藭一兩 石膏四分碎綿裹 甘草四分炙 黃芩三兩 杏人十四枚去尖皮兩人碎 麻黃六分去節 蜀椒二分去目閉口汗○熈寧本无目閉口三字 防風四分 右桂心五分

右九味切以水八升煑取三升分三服忌海藻菘菜生葱等物明程衍道任餘居刊外臺秘要方卷十四第十一原書未載考歟

防風湯主身體四肢節解疼痛少隨脫腫按之皮急一作陷頭短氣温温悶亂如欲吐方

防風 桂心 知母各四兩 白术 生薑各五兩 芍藥 甘草各三兩炙 附子二枚炮

右八味切以水一斗煑取三升分為三服忌生豬葱肉海藻菘菜桃李雀肉等外臺卷十四第十〇原出第四卷

防己湯療風發熈寧本无發字歷節四肢疼痛如摧鍛不可忍者方

防己 茯苓 白术 桂心 生薑各四分 人參二兩 烏頭七枚炮 甘草三兩炙

右八味切以苦酒一升水一斗合煑取三升半一服八合日三夜一當覺熱痺忽忽然勿慎怪也若不覺復合服以覺乃止凡用烏頭皆去皮熬令黑乃堪用不然至毒人宜慎之忌酢物桃李雀肉生葱豬肉冷水海藻菘菜

大棗湯療歷節疼痛方

大棗十五枚擘 黃耆四兩 附子一枚炮 生薑一兩 麻黃五兩去節 甘草一尺炙

右六味切以水七升煑取三升服一升日三忌豬肉冷

十四〇 續命湯

療卒不得語方
取人乳汁半合以著美酒半升中合攪分為再服外臺卷十四葉三十一上
右方名出第十卷中

十四十 小續命湯

水海藻菘菜 右二方出外臺卷十四葉十九引千金方云古今錄驗同

療卒中風身體直角弓反張口噤西州續命湯方

桂心去節 乾薑各三兩 附子一兩炮 防風 桂心 白朮

人參 芎藭 當歸 甘草炙各一兩 杏人四十枚去皮尖及兩人碎

右十一味切以水九升煮取三升未食分再服覆令汗

出外臺卷十四葉二十四

中風不語

小續命湯療中風入藏身緩急不隨不能語方

麻黃去節 桂心各三兩 甘草炙 人參 芍藥 芎藭 黃

全漢三國六朝唐宋醫方 栖芬室

芩 防風 當歸 石膏各二兩碎綿裹 白朮一兩 生薑五兩 附

子二枚炮 杏人三十枚去皮尖兩人

右十四味切以水一斗煮取三升分三服若不差可服

三四劑 一方石膏三兩 忌海藻菘菜生葱桃李豬肉外臺

卷十四葉三十二〇 原云出第四卷中

療大痹一身不隨或半身一手一臂口不能言習習不知

人不覺痛癢續命湯方

麻黃三兩去節 防風二兩 石膏碎綿裹 黃芩 乾地黃 芎藭

當歸 甘草炙各一兩 杏人四十枚去皮尖雙人 桂心二兩

右十味㕮咀以水一斗煮取四升服一升日再服之當
汗出氣下自覆當慎護風寒不可見風并療上氣欬逆
面目大腫但得伏不得卧更善忌海藻菘菜生葱蕪荑
獨活寄生湯療風半身不隨口不能語方
獨活四兩 生葛根半斤 芍藥三兩 防風二兩 半夏一斤洗 桂心五兩
當歸 附子炮 甘草炙各二兩 生薑十兩
右十味切以水一斗五升煮取三升服一升日三一方
去半夏用麻黃三兩去節忌羊肉餳生葱海藻菘菜猪
肉冷水等
八風續命湯療半身不隨手脚拘急不得屈伸体冷或癡

或智身強直不語或生或死狂言不可名狀或角弓反張
或欲得食或不用食或大小便不利皆療之方
麻黃八分去節 人參 桂心 當歸 獨活 甘草炙各三兩
石膏六分碎綿裹 黃芩 乾薑各三分 杏人四十枚去皮尖兩人
右十味切以井花水九升煮取三升分為二服日二覆
令汗汗解食白糜慎風不汗復更服唯汗得差忌生葱
海藻菘菜○千金方卷八第三十七引此無麻黃
又八風九州湯療男子婦人寒冷不自愛護當風解衣汗
出卧冷濕地半身不隨手足苦冷或不隨或俛仰屈伸難
周身淫淫痺四肢不收狀如風飲食損少方

麻黃四兩去節 甘草炙 乾薑 附子炮 防風 獨活各三兩
石膏碎綿裹 茯苓 白朮 芎藭 柴胡 當歸 人參
各二兩 杏人四十枚去皮尖兩人
右十五味切以水一斗清酒五升漬三夜煮取四升分
為三服一日令盡若病人羸瘦者用水煎服藥訖厚覆
當汗出微微去上衣汗解以粉粉之忌生菜海藻菘菜
酢桃李猪肉雀肉外臺卷十四葉三十四至三十六○原云並出第四卷中
防風湯主偏風○案千金方千金翼方及外臺引千金翼方並云甄權療安平公方
防風 芎藭 白朮

全漢三國六朝唐宋醫方 栖芬室

西州續命湯療中風痱身體不自收口不能語冒昧不識
人不知痛處但拘急中外皆痛不得轉側悉主之方
麻黃六兩去節 石膏四兩碎綿裹 桂心 當歸 甘草炙各二兩 芎
藭 乾薑 黃芩各一兩 杏人四十枚去皮尖兩人
右九味切以水一斗九升先煮麻黃再沸吹去沫後下
諸藥煮取四升初服一升猶猶原作稍據四庫本改能自覺者勿
熟眠也可卧厚覆小小汗出已漸漸減衣勿復大覆不
可復服矣矣原作差據四庫本改前服不汗者更服一升汗出即
愈汗後稍稍五合一服飲食如常唯忌生葱海藻菘菜
續命湯治中風痱身体不能自收口不能言冒昧不知人

不知痛處或拘急不知轉側姚云與大續命同兼療產婦大去血者及老人小兒方

甘草炙 桂心 當歸 人參 石膏碎綿裹 乾薑各二兩

麻黃三兩去節 芎藭一兩 杏人四十枚去皮尖兩人

右九味㕮咀以水一斗煑取四升服一升當小汗薄覆脊憑几〇案几原作凡據照寧本改坐汗出則愈不愈更服無所禁勿當風并療但伏不得臥欬逆上氣面目洪腫忌海藻菘菜生葱范汪方主病及用水升數煑取多少並同汪云是仲景方本欠兩味外臺卷十四葉三十八至三十九〇原云出弟八卷中

風懿

療風懿不能言四肢不收手足嚲曳獨活湯方

獨活四兩 生薑六兩 甘草炙 桂心 生葛根 芍藥 栝樓各二兩

右七味㕮咀以水五升煑取三升服一升日三忌海藻菘菜生葱外臺卷十四葉四十四〇原云出弟四卷中

柔風

療中柔風身体疼痛四肢緩弱欲不隨獨活葛根湯產後中柔風亦用此方〇案小島尚質曰恭遊云方中無獨活以獨活為名何

羌活 桂心 乾地黃 葛根 芍藥各三兩 生薑六兩 麻黃去節 甘草炙各二兩

右八味切以清酒三升水五升煑取三升溫服五合日三忌生葱蕪荑海藻菘菜外臺卷十四葉四十五〇原云出弟八卷中

緩急風

西州續命湯療中風入藏及四肢拘急不隨緩急風方

麻黃三兩去節 石膏二兩碎裹〇案碎裹二字原脫據照寧本補 芎藭一兩 生薑三兩 黃芩一兩 甘草一兩炙 芍藥一兩 桂心一兩 郁李人三兩去皮 防風一兩 杏人四十枚去皮尖雙人〇案去至人五字原脫據宋本及照寧本補 當歸一兩

右十二味切以水九升煑麻黃去上沫內諸藥煑取三升分四服初服取汗米粉粉於衣裹粉之忌海藻菘菜生葱外臺卷十九葉二十五〇原云出弟四卷中

古今録驗卷二

傷寒

陽毒湯療傷寒一二日便成陽毒或服藥吐下之後變成陽毒身重腰背痛煩悶不安狂言或走或見神鬼或吐血下利其脉浮大數面赤斑斑如錦文喉咽痛唾膿血五日可療至七日不可療也宜服升麻湯方

升麻二分　當歸一分　蜀椒汗一分　雄黃研　梔子　桂心各一分　甘草二分炙　鱉甲大如手一片炙

右八味切以水五升煑取二升半分三服如人行五里久再服溫覆手足毒出則汗汗出則解不解重作服亦取得吐佳陰毒去雄黃忌海藻菘菜生葱莧菜

又陰毒湯療傷寒初病一二日便結成陰毒或服湯藥六七日以上至十日變成陰毒身重背強腹中絞痛喉咽不利毒氣攻心心下堅強短氣不得息嘔逆脣青面黑四肢厥冷其脉沈細緊數一本無仲景云此陰毒之候身如被數字打五六日可療至七日不可療宜服甘草湯方

甘草炙　升麻　當歸各二分　蜀椒出汗一分　鱉甲大如手一片炙

右五味切以水五升煑取二升半分再服如人行五里頃復服溫覆當出汗汗出則愈若不得汗則不解當重服令汗出忌海藻菘菜莧菜

麥奴還魂丸療傷寒四五日及數年諸癖結堅心下飲食不消　六以上不解热在胸中口噤不能言
唯欲飲水為敗傷寒
目眩四肢疼咽醫所不療方

麻黃去節　大黃　芒消　竈突中墨　黃芩各二分　麥奴　梁上塵　釜底墨各一分

右八味搗篩蜜和如彈丸以新汲水五合研一丸病者渴欲飲水但極飲冷水不節升數須臾當寒寒訖汗出則愈若日移五丈不汗依前法服一丸以微利止藥勢盡乃食當冷食以除藥勢一名黑奴丸小麥黑勃名為麥奴是也

解肌湯療傷寒發熱身体疼痛方

全漢三國六朝唐宋醫方　栖芬室

葛根四兩　麻黃去節　茯苓各三兩　牡蠣二兩熬

右四味切以水八升煑取三升分三服徐徐服之得汗通則止忌酢物

調中湯療夏月及初秋忽有暴寒折於盛熱熱結四肢則壯熱頭痛寒傷於胃則下痢或血或水或赤帶下壯熱且悶脉微且數宜下之方

大黃　葛根　黃芩　芍藥　桔梗　茯苓　藁本　白术　甘草炙各二兩

右九味以水九升煑取三升分三服服別相去二食久勿以食隔須取快下壯熱便歇其下亦止也凡秋夏早

熱積日忽有暴寒折之熱無可散喜搏著肌中作壯熱
氣也胃為六腑之長最易得傷非意○案意原作忽據宋本改暴寒
傷之而下也虛冷人則不在壯熱但下痢或霍亂也少
實人有服五石人喜壯熱其適與藥吻斷下則加熱喜
悶而死矣亦有不止便作壅熱毒壯熱甚不歇則劇是
以宜此調中湯下之和其胃氣其表熱者宜前胡大黃
下之也忌海藻菘菜豬肉酢物桃李雀肉等

療往來寒熱胷脅逆滿桃人承氣湯方

大黃四兩別漬 甘草炙 芒消下湯成 桂心二兩 桃人五十枚去皮尖碎

右五味以水七升煮取二升半去滓內芒消更煎一兩沸溫分三服忌海藻菘菜 外臺秘要卷一葉卅六至卅九

詔書發汗白薇散療傷寒二日不解方

白薇二兩 麻黃七分 杏人熬 貝母三分

六物解肌湯治傷寒發熱身體疼痛方

葛根四兩 茯苓三兩 麻黃 牡蠣熬 生薑三兩 甘草一兩

右四味擣散酒服方寸匕厚○案宋本作日覆取汗出則○案則字據宋本補原脫愈○外臺卷一葉十八引删繁云古今錄驗同

雞子湯療發汗後二三日不解頭痛肉熱方

麻黃一兩去節 甘草一分炙

右二味切以水二升和雞子白令置於○案於字原脫據宋本補水中內合和令勻內藥復攪令和上火煎之勿動煎至一升

適寒溫頓服之蓋覆汗出粉傅之有効忌海藻菘菜 外臺卷一葉十八至十九○原右二方原出小品云古今錄驗同

大前胡湯療傷寒八九日不解心腹堅滿身體疼痛內外有熱煩嘔不安方

前胡半斤 半夏半升洗 生薑五兩 枳實八片炙 芍藥四兩 黃芩三兩

乾棗十二枚擘

右七味切以水一斗煮取三升分四服日三夜一服○案原書此下有忌羊肉餳等物今據宋本刪 外臺卷一葉三十二○右方原出崔氏方云古今錄驗同

小前胡湯療傷寒六七日不解寒熱往來胷脅苦滿默默不欲飲食心煩喜嘔寒疝腹痛方

前胡八兩 半夏半升洗 生薑五兩 黃芩 人參 甘草炙各三兩

乾棗十二枚擘

右七味切以水一斗煮取三升分四服○案原書此下有忌羊肉餳海藻菘菜八字今據宋本刪 外臺卷一葉三十一○右方原出崔氏云古今錄驗同

傷寒中風方

療中風傷寒脈浮發熱往來汗出惡風項頸強鼻鳴乾嘔陽旦湯主之方

大棗十二枚擘 桂心三兩○案原作桂枝今據熙寧本改 芍藥三兩 生薑三兩 甘草二兩炙○案原作三兩今據宋本改 黃芩二兩

右六物○案物原作味今據宋本改㕮咀以泉水六升煮取四升分

四服日三自汗者去桂心加附子一枚炮渴者去桂加
栝樓三兩利者去芍藥桂加乾薑三累〇案累原作兩今據宋本改
附子一枚炮心下悸者去芍藥加茯苓四兩虛勞裏急
者正陽旦主之煎得二升內膠飴半升分爲再服若脉
浮緊發热者不可与也忌海藻菘菜生葱等物
大青龍湯療太陽中風脉浮緊發热惡寒身疼痛汗不出
而煩躁方
麻黃去節六兩桂心二兩〇案原作桂枝今據宋本照寧本改甘草二兩炙石膏如雞子大碎綿裹〇案宋无一本无生薑三兩杏人四十枚去兩人及尖皮大棗十枚擘
右七味切以水九升先煮麻黃減二升去沫乃內諸藥
煮取三升去滓分服一升厚覆取微汗汗出多者溫粉
粉之一服汗者不可再服若復服汗多亡陽逆〇案逆原作遂今據宋本照寧本改虛惡風煩燥不得眠也忌海藻菘菜生葱等
物外臺卷二葉五至六
萎蕤湯療冬溫及春月中風傷寒則發热頭眩痛喉咽乾
舌強胷內疼心胷痞音被結病也〇案原脫此注據宋本照寧本補結滿腰背強
方
萎蕤二兩石膏三分末綿裹白薇二兩麻黃二兩去節獨活二兩杏人二兩去皮尖兩人芎藭二兩甘草二兩炙青木香二兩無可用麝香一分代之
右九味切以水八升煮取三升分三服取汗若一寒一

〇療傷寒熱病喉中閉痛塞不通升麻湯方

升麻二兩 通草四兩 射干二兩

羚羊角二兩屑 芍藥三兩

生蘆根切一升

右六味切以水七升煮取二升半去滓分為三服 頻頻服 外台卷二葉十四〇右方出千金集驗 云千金集驗同

者加朴消一分及大黄三兩下之 忌海藻菘菜 外台卷二葉三

至四〇右方原出小品云古今錄驗同

傷寒結胃

傷寒十餘日熱結在裏復往來寒熱者與大柴胡湯

柴胡半斤 枳實四枚炙 生薑五兩 黄芩三兩 芍藥三兩 半夏半升洗

大棗十二枚擘

右七味切以水一斗二升煮取六升去滓更煎取三升温服一升日三服一方加大黄二兩若不加大黄恐不名大柴胡湯忌羊肉餳 外台卷二葉七至八〇右方原出張仲景傷寒論云古今錄驗同

傷寒嘔噦

全漢三國六朝唐宋醫方 棲芬室

療傷寒後嘔噦通草湯方

通草三兩 生蘆根切一升 橘皮一兩 粳米三合

右四味切以水五升煮取二升去滓隨意便稍飲不差更作取差止 外台卷二葉十二〇右方原出千金方云古今錄驗同

[illegible]

心腹痛 大黄二兩 硝石三兩 [illegible] 中黑 芎藭 梁上

[illegible] 生薑三兩 人參三兩 柴胡半斤 黄芩三兩 甘草一兩炙

大棗十二枚 胡洽用芒消無黄土 [illegible] 彈丸大一丸 [illegible] 一盞 [illegible]

右八味切以水一斗二升煮取六升去滓更煎取三升 [illegible]

服之則○案則原作即據宋本改自極飲水汗出得熱除矣一名黑
奴丸一名駐車丸并療溫瘧神良外臺卷二葉十九

傷寒小便不利方

瞿麥湯方○案瞿宋刊本作矍下同
瞿麥三兩甘草三兩炙滑石四兩葵子二合石韋三兩去毛令盡
右五味切以水八升煮取二升半分三服忌海藻菘菜外臺卷二葉三十○右方原出崔氏云古今錄驗同

犀角湯療熱毒下黃赤汁及赤如爛血及赤滯如魚腦腹痛壯熱諸藥無效方

黃蘗一兩半黃芩一兩白頭翁一兩黃連二兩當歸一兩牡蠣一兩半熬犀角半兩艾葉半兩石榴皮一兩半桑寄生一兩甘草一兩炙
右十一味切以水八升煮取三升分三服忌豬肉冷水藻海菘菜外臺卷二葉三十三○右方原出小品云古今錄驗同

治傷寒後痢日久津液枯竭四肢浮腫口乾冬瓜一枚黃土泥厚裹五寸煨令爛熟去土絞汁服之柯刊經史大觀本草卷二十七白冬瓜條葉七下

水解散療天行熱氣則生皰瘡疼痛解肌出汗方出翟世平

麻黃一兩去節黃芩二分○案原作三分今據宋本及熙寧本改芍藥二分桂心一分
右四味擣篩煖水解服二方寸匕覆令出汗日再服差者減之忌海藻菘菜生葱一方有大黃三分甘草二分外臺卷三葉三十二

辟溫方

許季山所撰干敷散主知母解肌湯療溫熱病辟溫疫疾惡令不相染著方肘後作敷干抱朴子作敷
附子一分炮○原作一枚今據熙寧本改細辛一分乾薑一分麻子一分研柏實一分
右五味擣篩為散正旦舉家以井華水各服方寸匕服藥一日十年不病二日二十年不病三日三十年不病受師法但名三日服歲多病三日一服之忌豬生菜○案忌豬生菜四字據熙寧本補

殺鬼丸去惡毒方

雄黃五兩研朱砂五兩研鬼臼五兩鬼督郵五兩雌黃五兩研馬兜鈴五兩○按兜原作兠今據熙寧本改皂莢五兩炙虎骨五兩炙阿魏五兩甲香一兩羚羊角一枚屑桃白皮五兩白膠香一兩菖蒲五兩羖羊角一枚屑臘蜜八斤煉石硫黃五兩研
右十七味擣篩十六味臘蜜和之丸如杏子將往辟溫處燒之殺鬼去惡毒氣若大疫家可燒并帶行忌生血

痢門下收
外台卅卷38至39
[illegible]

物羊肉餳〇案忌至餳六字據熙寧本補　外臺卷四葉六至七〇此方原出第三卷中

全漢三國六朝唐宋醫方

栖芬室

古今錄驗卷三

傷寒

還魂丸療傷寒四五日及數年諸癖結堅心下飲食不消目眩四肢疼咽喉不利壯熱脾胃逆滿腸鳴兩脇裹急飛尸鬼注邪氣或為驚恐傷瘦背痛手足不仁口苦舌燥天行發作有時風溫不能久住吐惡水方

巴豆去心皮熬 甘草炙 朱砂 芍藥各二兩 麥門冬二兩去心

右五味各擣下篩合和以蜜擣三千杵下丸如梧桐子大每服兩丸蔥湯下小兒二歲以上服如麻子大案○大宋本作太二丸日二服忌海藻菘菜野豬肉蘆筍生血物 外臺秘要卷一葉三十七至三十八

傷寒吐血

蒲黃湯療傷寒溫病天行疫毒及酒客熱傷中吐血不止面黃乾嘔心煩方

蒲黃 桑寄生 桔梗一作桔樓 犀角屑 甘草各二兩炙 葛根三兩

右六味切以水七升煮取三升去滓分三服徐徐服之忌海藻菘菜豬肉 外臺卷二葉十五

傷寒往來寒熱

黃龍湯療傷寒十餘日不解往來寒熱狀如溫瘧渴胸滿

心腹痛方

半夏半升洗 生薑三兩 人參三兩 柴胡半斤 黃芩三兩 甘草三兩炙

大棗十二枚擘

右七味切以水一斗二升煮取六升去滓更煎取三升溫服一升日三服不嘔而渴去半夏加栝樓根四兩服如前忌羊肉餳海藻菘菜等物 外臺卷二葉十九

傷寒癖實

續命丸療傷寒及癖實痰瘧○案瘧原作飲今據宋本改百病方

大黃五兩 黃連一兩 麻黃五兩去節 甘遂三兩熬 黃芩二兩 芒消二兩

杏人七十枚去皮尖熬 巴豆一百枚去心熬研 豉一升熬

右九味擣篩蜜和丸得傷寒一日服一丸如小梧子大二日二丸至六七日六七丸但吐下得汗愈若水癖及痰實服三五丸日二忌豬肉冷水蘆筍 外臺卷二葉二十

下氣橘皮湯療春冬傷寒秋冬冷濕欬嗽喉中鳴聲上氣不得下頭痛方

橘皮 紫菀 麻黃去節 杏人去雙人尖皮 當歸 桂枝

甘草炙 黃芩各三兩

右八味切以水七升煮取三升分三服不差重合之忌海藻菘菜生蔥 外臺卷二葉二十一

傷寒勞復
梔子湯 凡熱病療傷寒勞復方
梔子十四枚擘 麻黃二兩去節 大黃二兩 豉一升綿裹
右四味切以水七升煮取二升分為三服
療傷寒勞復鼠矢湯方 ○案矢原作屎今據宋本熙寧本改
鼠屎二十一枚 豉一升綿裹 梔子七枚擘 大黃三兩切
右四味切以水五升煮取二升七合分三服微取汗應小鴨
溏下
療病新差早起及食多勞復鼠矢豉湯方 ○案矢原作屎據宋本熙寧本改
鼠屎兩頭尖者二十一枚 香豉一升
右二味以水三升煮取一升盡服之溫臥令小汗
療食不消勞復脈實者鼠矢梔子豉湯方 ○案矢原作屎據宋本熙寧本改
豉二升綿裹 鼠屎二十一枚 梔子七枚擘 麻黃三兩去節
右四味以水五升煮取二升分服七合汗微出日三服
療傷寒已飽食飲多復發者方
豉五合綿裹 甘草二兩炙 大黃四兩 芒消半兩
右四味切以水九升煮取三升去滓飲一升日再忌菘
菜海藻等
療傷寒差令不復白芷散方
白芷十二分 白朮十分 防風八分 栝樓根五分 桔梗四分 細辛三分 附

子二分炮去皮 乾薑三分 桂心二分
右九味擣篩為散以粳米粥清服一錢匕食已服二錢
小兒服一錢常以鷄子作羹與粳米飯多少與病人食
之亦未必常有 ○案宋本無有字 鷄子羹粳米飯如服藥訖即
扶起令行步仍櫛頭洗手面食輒服之勞行如前則不
復發云散用佳諸忌肉桃李雀肉胡荽蒜青魚鮓生葱
生菜一方有人參三分 外臺卷二葉四十五至四十六
天行病
八毒大黃丸療天行病三四日身熱目赤四肢不舉霍亂
後傷寒舌黃白狂言妄語亦療溫病已後飛尸遁尸心腹
痛鬲上下不通澼飲積聚癰腫苦痛溫中摩痛上諸毒病
方
藜蘆二分炙 大黃三分 朱砂五分 蜀椒四分 雄黃四分研 巴豆四分
去皮熬 桂心四分
右七味擣篩蜜和為丸如麻子大飲服三丸當下不差
更服合時勿令婦人雞犬見之忌生葱野豬肉蘆笋狸
肉生血物
牽馬丸療天行病四五日下部生瘡醫所不能療者方
附子一枚炮 藜蘆一兩炙 桂心一兩 巴豆一兩去心皮熬
右四味擣篩研巴豆如膏和散蜜丸如梧桐子空腹服

二九熱在膈上不下飲半升熱飲投吐之後下〻部瘡
旬差神良病家嘗牽馬買藥因名牽馬丸老小半之以
意消息之忌野猪肉生葱狸肉蘆筍等物
療若六七日熱盛心煩狂言見鬼者方
絞人糞汁飲數合服良外臺秘要卷三葉十七至十八
療天行壯熱狂言譫語五六日者方
雞子三枚　芒消方寸匕　井花水一杯○案杯宋本作柸
右三味合攪盡服之心煩下則愈
凝雪湯療天行毒病七八日熱積胸中煩亂欲死起死搨奇塔○案原脫此注湯方今據宋本與寧本補

芫花一斤○原作一升今據宋本與寧本改
右一味以水三升煑取一升半漬故布薄胷上不過再
三薄熱則除當溫四肢護厥逆也○外臺卷三葉七至八○右方原出千金云古今錄驗同
療天行頭痛壯熱一二日水解散
麻黃四兩去節　大黃三兩　黃芩三兩　桂心二兩　甘草二兩炙　芍藥二兩
右六味擣篩為散患者以生熟湯浴訖以煖水和服方
寸匕覆取汗或利則便差丁強人服二方寸匕忌海藻
生葱菘菜生菜外臺卷三葉十二○右方原出近年祕錄云古今錄驗同
天行咽喉痛方

青木香湯療春夏忽咽喉痛而腫兼下痢方
青木香二兩　黃連一兩去毛　白頭翁二兩
右三味切以水五升煮取一升半分溫三服小兒若服
之一服一合忌猪肉冷水外臺卷三葉二十五
療天行熱病口瘡升麻湯方
升麻二兩　通草四兩　射干二兩　羚羊角三兩屑　芍藥三兩　生蘆根切一升
右六味切以水七升煮取三升分為三服如人行五里
更服外臺卷三葉二十七○右方原出集驗案此方外臺卷二葉十四附傷寒熱病喉中痛閉塞不通升麻湯方藥味全同並云古今錄驗同

溫病啘方
療溫病有熱飲水暴冷啘枇杷葉飲子方
枇杷葉拭去毛　茅根各半升
右二味切以水四升煮取二升稍〻飲之啘止則停外臺卷四葉九
茅根湯療溫病有熱飲水暴冷啘者方○案啘原作喉今據熙寧本改
茅根　葛根各切半升
茅根橘皮湯療春夏天行傷寒熙寧本作寒傷溫病干熙寧本干作於胃
冷變啘方
白茅根切一升　橘皮三兩　桂心二兩　葛根二兩

右四味切以水六升煮取三升分溫服三合數連服之
吳復合啘止乃傳耳微有熱减桂一兩○外台卷四葉八小
品云古今錄驗同

溫病發斑方

黃連橘皮湯療冬溫未即病至春被積寒所折不得發至
夏得熱其春寒解冬溫毒始發出肌中斑爛隱瘮如錦文
而欬心悶嘔吐清汁眼赤口瘡下部亦生瘡已自得下痢
宜服此方

黃連四兩去毛 橘皮二兩 杏人二兩去兩人尖皮○案原缺兩人二字今據照寧本補
枳實一兩炙 麻黃二兩去節 葛根二兩 厚朴一兩炙 甘草一兩炙

右八味切以水八升煮取三升分三服令盡且消息下
當先止忌豬肉冷水海藻菘菜等■○案忌至等十字原无據照寧本補

漏蘆橘皮湯療冬溫未即病至春被積寒所折不得發至
夏得○得字據前文補熱其春寒解冬溫毒始發出肌中斑爛隱
瘮如錦文而欬心悶嘔吐清汁眼赤口瘡下部亦生瘡方

漏蘆 橘皮 甘遂 麻黃去節 杏人去皮尖及兩人○案及兩人三字原脫據照寧本補 黃芩各二兩

右六味切以水九升煮取三升分四服得下為佳下後
餘外證未好○案好字原脫據照寧本補除更服服葛根橘皮湯一方
有知母枳實白薇升麻大黃甘草名十二味外臺卷四葉十一至十二○案溫下原有方在前小品方六
字兩小品方下照寧本並有忌海藻菘菜等六字

發斑瘡方

黃連去毛切三兩

右一味以水二升煮取八合頓服之忌豬肉冷水外臺卷四葉十二○案此方未標出處

葛根橘皮湯療冬溫未即病至春被積寒所折不得發至
夏得熱其春寒解冬溫毒始發出肌中斑爛隱瘮如錦文
壯○案照寧本无壯字熱而欬心悶嘔但吐清汁宜服此湯方則靜方此下原有大効二字小注照寧本无今據刪

葛根二兩 橘皮二兩 杏人二兩去尖皮及兩人○案原無及兩人三字據照寧本補 麻

全漢三國六朝唐宋醫方 栖芬室

黃二兩去節 知母二兩 黃芩二兩 甘草二兩炙

右七味切以水七升煮取三升分溫三服嘔悶吐當先
定便且消息忌海藻菘菜○案原无忌至菜五字今據照寧本補外臺卷四葉十
○右方原出小品云古今錄驗同

溫病勞復方

凡熱病新差及大病之後食豬肉及腸血○案千金作羊血肥魚
炙膩○案千金作油膩必大下痢醫所不能療也必至於死若食
餅餌粢黍飴脯炙膾棗栗○案原作粟今據千金及照寧本改諸果及堅實
難消之物胃氣尚虛弱不能消化必更結熱適以藥下
之則胃虛冷大利難禁不下之必死下之復危皆難救也

熱病及大病之後多坐此死不可不慎也病新差後但得
食糜粥寧可少食令饑（案千金作飢）慎勿飽不得他有所食雖
思之勿與引日轉久可漸食羊肉糜若羹汁雖兔鹿肉不
可食豬狗肉也新差後當靜卧慎勿早起勿令人梳頭洗
浣非但体勞亦不可多語言用心使意勞凡此皆令人勞
復有人得病已差而未健詣華旉視脉旉曰（案曰上原无旉字今據熙寧本補）
雖差尚虛未復陽氣不足勿爲勞事餘勞尚可御內
則死臨死當吐舌數寸其妻聞其夫病除從百餘里來省之
止宿交接中間三日發病舌出數寸而死病新差未滿百
日氣力未平復而以房室者略無不死及熱病房室名陰
陽易之病皆難療多死（外臺卷四葉十二至十三○右說原出千金方又古今錄驗同又案此論千金方病新差後以下皆別提行）

瘧熱病後麻子湯吳正服效方

麻子一升　豉一升　牡鼠屎一十一枚

右三味以水五升煮取二升半分溫三服立愈試之行
神驗

大黃丸方

大黃一兩（蒸之二斗米下）　巴豆五十枚（去心皮熬）　消石三分（熬無者以芒消代之）　桂心二分　乾薑二分（炮）

右五味搗篩四味別搗巴豆令如泥合和以蜜更搗二
千杵丸如梧子壞（案壞字原缺今據熙寧本補）一丸湯服之但熱在
膈上當吐在膈下當利豫作粥如服他吐下丸法服藥
兩食頃不吐下以熱飲動之若不得吐下更可服一丸
半能藥壯人可二丸此藥優於他下藥丸故宜大小下
多冷粥解之若瘧綿裹如指塞和一丸塗挺頭早內瘡
中膈出之不差更作溫病不得大便服之得下佳宿食
不消亦服之飛尸遁尸漿服半丸日一應須臾止心腹
脹滿痛服一丸瘧者依發日先（案熙寧本無先字）宿勿食清晨
服一丸丁壯人服二丸得吐下忍飢過發時乃食婦人
產後血結中奔走起上下或絕產無子或月經不調面
目青黃服半丸小兒淋瀝寒熱臚脹大腹不欲食食不
生肌三四歲者（案熙寧本無者字）如麻子服一丸日一六七歲
服兒二丸比三十日心腹諸病差兒小半之愈大良忌
野豬肉蘆笋生葱（外臺卷四葉十四至十五）

全漢三國六朝唐宋醫方　栖芬室

古今録驗卷四

療瘧方

療瘧豉心丸方

香豉五合熬令色變 常山三兩○案原作二兩今據照寧本改 大黃三分 附子二分炮

右四味擣篩蜜和丸服如大豆十丸當勿食此至發來令服三十丸瘧不止亦可至四十丸瘧必止若膈上有停痰欲吐轉之若腹中實欲下亦無妨常有驗忌生葱生菜等

烏梅丸療瘧無問温瘴痰瘧悉皆主之方

烏梅肉二兩 常山二兩 鼈甲二兩炙 香豉二兩 蜀漆二兩生用 人參一兩 肉蓯蓉二兩 桂心二兩 知母二兩 桃人二兩去尖皮別擣如稀餳

右十味擣篩為末蜜和為丸○案為字據照寧本補 如桐子空心以酒飲任下三十丸忌生葱生菜莧菜海藻菘菜 一方有麻甘草各二兩為十二味 外臺卷五第九○案第方云出第四卷此方未載劑法

瘴瘧及嶂氣常山酒方○案原作常山湯方今據照寧本改

山瘴瘧方

常山三兩細切

右一味擣碎虛弱者二兩蒜七瓣去皮中切以酒一小升半漬一宿旦去滓煖服盡須臾當吐好適○案原缺如適二字今據照寧本改 令盡好過時食一日不得漱口及洗手面三七日慎生葱生菜生冷肉麵油膩若早發者半夜服要令吐 外臺卷五第二十二

一切瘧方

療一切瘧大有驗朱砂丸方

朱砂一兩 蜀常山三兩 並須精上大秤○案並至秤六字原缺今據照寧本補

右二味各擣下篩畢別取朱砂瓷器中細研可一日研以麵白蜜和童兒擣一萬七千杵訖作丸如梧子大一服三丸用清酒下行五十餘步隨意坐臥無酒湯下亦得唯須暖將息病人氣力強仍不廢行動者則須於當發日服之如似日西發者臨發之日勿食平旦服三丸巳時服三丸午後更服三丸則差若不差必定輕微更服則差餘時發者準此日西一時任意消息其病人氣力微弱者不得臨發日服之以似明日發者今日平旦空腹服三丸至齋時食一椀粥至日西更服三丸至日暮復食一椀淡粥羮不得飽食至一更盡更服三丸至平明食粥一椀至齋前更進三丸不得食至午時更進三丸必差差後三日以來唯得食甜粥飲漿忌生冷酢滑膩麵及飽食七日以來特忌生血物生葱生菜若後七日餘者漸食生冷二種須後日禁若如百日來患差後還須百日禁忌生冷乃至七日患者

全漢三國六朝唐宋醫方 栖芬室

差還復禁七日生冷患來雖經多年但得百日以來禁
生冷過百日後得食無妨若不禁者必還重發患來日
久極重者不過十服差近者三五服則差病人十五以
上者一服三丸十五以下七歲以上者一服兩丸七歲
以下者一服一丸以小者分此一丸、作二小丸服之
外臺卷五葉三十三至三十四

骨蒸方

除熱三黄丸療骨熱身多瘡瘵瘭瘰腫者方

大黄　黄芩　黄連　當歸　茯苓　桂心　乾薑各一分

梔子十四枚擘　柴胡三分

右十味擣篩蜜和丸先食服如小豆三丸不知增至十
丸欲取微利以意增之久服益良忌生葱醋物豬肉冷
水

又方

大黄　黄連　黄芩各一兩　芒消二兩

右四味擣篩蜜和爲丸一服五丸漸加以知爲度忌豬
肉冷水外臺卷十三葉四十九

療骨熱狸骨丸方

狸骨　連翹各五分　土瓜　山茱萸　玄參　胡燕屎

黄芩　丹砂　馬目毒公　鼠尾各二分　黄連　芍藥

半身不遂
痱大痺一身不隨或半身一手
一臂口不能言習習不知
人不覺痛痒續命湯方
麻黄三兩去節 防風 石膏
碎綿裹 黄芩 乾地黄 芎藭
當歸 甘草炙各一兩 杏人四十
枚去皮尖雙人 桂心二兩
右十味㕮咀以水一斗煮取
四升服一升日再服之
當汗出氣下自覆避風慎
風冷不可見風若療
上氣咳逆面目大腫但
得伏不得卧更善忌海
藻菘菜生葱蕪荑
獨活湯療風半身不遂

雄黄 青葙子 龍胆 栝樓根各三
右十六味擣篩蜜和丸如梧子先食服三丸日三不知
稍稍增之以知為度禁食生魚菜豬肉黄黍米生血物
外臺卷十三葉四十九 ○右
方原出范汪方云 古今錄驗同

六二川

解五蒸湯方
甘草炙一兩 茯苓三兩 人參二兩 竹葉二把 葛根 乾地黄各三
兩 知母 黄芩各二兩 石膏五兩碎 粳米一合
右十味切以水九升煮取二升半分為三服亦可以水
三升煮小麥一升乃煮藥忌海藻菘菜蕪荑大醋 ○案原書
作火酢今據巠宋本改
甘草茯苓人參竹葉止六味 一方無

全漢三國六朝唐宋醫方 栖芬室

六二川

五蒸丸方
烏梅 雞骨一本是鶴骨○案四字本無此五字小注 紫菀 芍藥 大
黄 黄芩 細辛各五 知母各四 礬石煉 栝樓各一 桂
心各二
右十一味末之蜜和丸如梧子飲服十九日二忌生葱
生菜 一方無桂心 外臺卷十三葉
四十五並出第五卷中
風狂驚恐方失志喜忘及忘言方
道士陳明進茯神丸一名定志小丸主心氣不定五藏不
足甚者憂愁悲傷不樂忽忽喜忘朝差暮劇暮差朝發發
則狂眩加茯神為茯神丸不加茯神為定志丸二分合少

日不能語方
獨活四兩　生葛根半斤　竹瀝二升　藥四兩三
防風兩二　半夏一斤洗　生薑　枝二斤　茯苓共
桂心五兩　小令　附子炮　甘
芎藭二兩各　生薑十兩
右十味切以水一斗五升煮取
三升服一升日三一方去半夏
用麻黃三兩去節　忌羊肉餳
生葱海藻菘菜豬肉冷水等
八風續命湯療半身不隨手
腳拘急不得屈伸體冷或癡或
智身強直不語或生或死狂言
不可名狀或角弓反張或欲得
食或不用食或大小便不利
皆療之方
麻黃六分　人參　桂心
當歸　獨活　甘草各三兩炙
石膏碎　黃芩　乾薑
各三　杏人四十枚去皮尖兩人
右十味切以井花水九升煮取
三升分為二服日二服令汗
解食白糜慎風不汗復更
服唯汗得差忌生葱海藻
菘菜
八風九州湯療男子婦人不自
覺積當風解衣汗出卧冷濕
地中身不隨手足苦冷或不隨
或從仰屈伸難周身淫淫痹
四肢不收狀如風狂飲食損
少方
麻黃四兩去節　甘草炙　乾薑　附
子炮　防風　獨活各三兩　石
膏碎　茯苓　白朮　芎藭
柴胡　當歸　人參各二兩　杏人
四十枚去皮尖兩人　細辛二兩
右十五味切以水一斗清酒五
升漬三夜煮取四升分為
三服一日令盡若病人意癡
療者用水煮服之粟許厚覆
當汗出微微去上衣汗解以粉
粉之忌生菜海藻菘菜
酢桃李豬肉雀肉　外臺卷十四
三十四至三十六

可兩合方

菖蒲　遠志去心　茯苓各二分　人參三分○案原作三兩今據聖惠本改

右四味擣下篩服方寸匕後食日三蜜和丸如梧桐子服六七丸日三○案三原作五今據聖惠本改亦得一方加茯神一兩半牛黃五銖為六物○案物原作味今據聖惠本改茯苓遠志菖蒲各一兩忌酢物羊肉餳

定志丸紫葳丸療五驚喜怒不安方

紫葳六分　遠志十五分去心　白龍骨七分　牛黃一兩　甘草十分炙　虎頭皮十二分炙令焦　人參　桂心　白朮各八分　防風七分　麥門冬去心　雷丸各五分○案聖惠本作雷矢　柴胡六分

右十三味各別擣下篩蜜和丸如梧桐子大先食服十丸日三甚良忌海藻菘菜桃李生葱　外臺卷十五葉三至四○案原出第五卷中

風邪方

麻子湯療風邪感結衆狀恍惚不安氣欲絕水漿不入口方

麻子五合熬　橘皮　芍藥　生薑　桂心　甘草炙各三兩

半夏五兩洗　人參一兩　當歸二兩

右九味切以水九升煮取三升分為三服忌海藻菘菜羊肉餳生葱等物○案聖惠本無物字○蘇方原出肘後云古今　外臺卷十五

錄驗同

五邪方

五邪湯主邪氣啼泣或歌或哭方

禹餘粮研 防風 桂心 芍藥 遠志去心 獨活 甘草炙 人參 石膏碎綿裹 牡蠣熬 秦艽各一兩 白朮 防已 菖蒲 雄黃研 茯神 蛇蛻皮炙各一兩

右十七味擣篩以水一升半內三方寸匕煮二沸去滓服之日四服忌生葱海藻菘菜桃李雀肉餳醋等○案此寧本无等字

茯神湯主五邪氣入人体中見鬼妄語有所見聞心悸動搖恍惚不定方

茯神二兩 人參 茯苓各三兩 赤小豆四十枚 菖蒲三兩

右五味○案味此宋本作物字以水一斗煮取二升半分為三服忌酢羊肉餳外臺卷十五葉十至葉十一

風驚悸方

茯神湯療風經五藏虛驚悸安神定志方

龍骨二兩 乾薑一兩半 細辛一兩半 白朮一兩 茯神三兩 人參一兩 遠志去心 甘草炙 桂心 獨活各二兩 酸棗人一兩 防風二兩

右十二味切以水九升煮取三升分為三服忌海藻菘菜桃李雀肉生葱生菜酢物

大竹瀝湯療大虛風氣入腹拘急心痛煩冤恍惚迷惑不知人或驚悸時怖吸吸口乾澀澀惡風寒時失精明歷節疼痛或緩或不採產婦体虛受風寒悸悸憒憒○案此宋本憒憒作憒憒悶心欲絕者并療風痓口噤不開目視如故耳亦聞人語心亦解人語但口不得開劇者背○案背此寧本作脊強反折百脈攣動悉主之方

秦艽 防風 茯苓 人參各二兩 茵芋 烏頭炮 黃芩 乾薑 當歸 細辛 白朮各一兩 天雄一枚炮 甘草三兩炙 防風

右十四味切以竹瀝一斗五升水煮取四升分服一升羸人服五合佳此湯取人療寧少服也茵芋有毒令人悶亂目花虛人可半兩良風輕者用竹瀝三升水七升小重者竹瀝五升水五升風大劇停水用竹瀝一斗忌酢生菜海藻菘菜桃李雀肉等外臺卷十五葉十五至十六○右二方原出第一卷中

驚癇瘈瘲方

療大人風引少小驚癇瘈瘲日數十發醫所不能療除熱鎮心紫石湯方

紫石英 滑石 白石脂 石膏 寒水石 赤石脂各八兩 大黃 龍骨 乾薑各四兩 甘草炙 桂心 牡蠣熬各三兩

全漢三國六朝唐宋醫方 栖芬室

右十二味擣篩盛以韋囊置於高涼處大人欲服乃取
水二升先煮兩沸便內藥方寸匕又煮取一升二合濾
去滓頓服之少小未滿百日服一合熱多者日二三服
每以意消息之紫石湯本○案本上原有一字今據照寧本刪無紫石英
紫石英貴者可除之永嘉二年大人小兒頻行風癇之
病得發例不能言或發熱半身掣縮或五六日或七八
日死張思惟合此散所療皆愈忌海藻菘菜生蔥外臺卷十
五葉二十六至二十七○右方原出肘後云古今錄驗同

風頭眩方

九江太守獨活散療風眩厥逆身體疼痛百節不隨目眩

心亂反側若癲發作無常方

獨活四兩 白术十二兩 防風八兩 細辛 人參 乾薑各四兩

蜀天雄炮 桂心各一兩 栝樓六兩

右九味擣合細篩旦以清酒服半方寸匕日再忌桃李
雀肉猪肉冷水生菜生蔥等物

防風湯療風眩嘔逆水漿不下食輙嘔起即眩倒發作有
時手足厥方

防風 白朮 防己 乾薑 甘草炙各一兩 附子炮 桂
心各半兩 蜀椒一百枚汗

右八味切以水四升煮取一升半分為三服忌猪肉冷
水生蔥海藻菘菜桃李雀肉等外臺卷十五葉三十七

卒死方 療卒死

司空三物備急散療感忤口噤不開者方

巴豆去心皮熬 乾姜 大黃各等分

右藥擣篩為散服如大豆許二枚以水三合和之腹脹
煩熱須飲水飲多益佳○案自下又字起原書提行今據照寧本聯又療
心腹痛欲死人令得小利便佳○案自病至佳十字原作痛幾死服如丸令小
利差今據照寧本改如服常滿痛當令得下差一方服如一刀圭
○案原无如字今據照寧本補以酒下之不能如刀圭者○案原无如字今據照寧
本補便丸如大豆許四枚須臾○案原脫須臾二字今據照寧本補不知復

全漢三國六朝唐宋醫方 栖芬室

加一豆許不差又加一豆許若病者口噤不能自飲攪
○案攪原作攪今據照寧本改口含之藥不預合預合者藥力歇卒病者
便合之無臼木杵中擣耳不過三服取利無不差者蜜
丸尤良外臺卷廿八葉八

古今録驗卷五

去黑子方并疣方

療黑子去疣等五灰煎方

石灰　藋灰　桑灰　炭灰　蕈灰各一升

右五味以水潑蒸令氣匝仍取釜中湯淋取清汁五升許於銅器中東向竈煎之不得令雞犬小兒女人見之膏成好凝強如細沙糖即堪用量以點封之外臺卷二十九葉五十三

去黑子及贅方

生藜蘆灰五升　生薑灰五升　石灰二升半

右三味合和令調蒸令氣溜取甑下湯一斗從上淋之盡湯取汁於鐵器中煎減半更聞火煎以雞羽揉中即然斷藥成欲去黑子疣贅先小傷其上皮令裁破以藥點之此名三灰煎秘方不傳○案不傳二字原缺今據照寧本補　外臺卷二十九葉五十　○右方原出集驗云古今錄驗同

滅瘢痕方

療面上瘢滅之方

白殭蠶一兩　珊瑚一兩　白芷一兩　雞矢白一兩　朱砂一兩研

又方

木蘭香一斤以三歲米醋浸令沒百日出暴乾擣末以塗之一方用醋漿水浸百日出暴乾末服方寸匕日再　外臺卷二十九葉五十六葉至五十七　右方原出古今錄驗集卷數中

面皯方

療面皯方

取白蜜和茯苓粉傅面七日愈

療面皯黯藉合蓋方

蘇合香　麝香　白附子炮　女萎　蜀水花各二兩　青木香三兩　雞舌香　鸕鷀矢各一兩

右八味先取糯米二升折○案折原作淅據宋本照寧本改硬炊一斗生用一斗合淳○案淳原作醇據宋本照寧本改酢用水一斛五斗稍澄取汁令得一斛煮並令沸以絹囊諸藥内著沸漿中煎得三升藥熟以澡豆洗皯處令燥以藥傅皯上日再欲傳藥常以酢漿水洗面然○案然原作後據宋本照寧本改塗藥至三四合皯處當小急痛皯處微微剥去便白以將三洗三傅玉屑膏訖白粉之若急痛勿揩痒勿搔之但以粉粉上面而○案而原作面據宋本改按抑痒處滿百日可用脂胡粉取差外臺卷三十二葉十四至十四　右方原未寧數卷

療面皯皰及產婦黑䵟如雀卵色羊膽膏方

羊膽一枚　猪脂一合　細辛一分

右三味以羊膽煎三上三下膏成夜塗傅旱起洗以漿

全漢三國六朝唐宋醫方　栖芬室

水洗去驗

療面䵳皰皯玉屑膏方

玉屑　珊瑚　木蘭皮各三兩　辛夷去毛　白附子　芎藭

白芷各二兩　牛脂五兩　冬瓜人十合　桃人一升　豬脂五合　白狗脂

商陸一升

右十三味切煎三上三下白芷色黃其膏成洗面塗膏

神驗

療面黑似土皯皰白蘞膏方

白蘞一分　白礬一分燒　石脂一分　杏人半分去皮尖

右四味擣篩雞子和夜塗面明旦以井花水洗之白蘞

即白歛也甚妙老与少同 外臺卷三十二葉二十至二十一右驗方驗未舉卷數

面皰方

主皰方

雄黃　胡粉末　水銀並等分

右三味以臘月豬脂和以傅面皰上差止

卒得面皰方

土瓜根　水銀　胡粉　青羊脂等分

右四味為粉和傅面皰上差止

又方

胡豆二兩　水銀二分

右二味和豬脂研勻以傅之

男女皰面生瘡方

黃連二兩　牡礪三兩熬

右二味擣篩以粉瘡上頻傅之即差

療面皰痒腫白附子散方

白附子　青木香　由跋各二兩　麝香二分

右四味為散以水和塗面

療面皰氣甚如麻豆瘡痛搔之黃汁出及面黑色黯點不可去之葵子散方

冬葵子　柏子　茯苓等分

右三味為散以酒服方寸匕日三差 外臺卷三十二葉二十二至二十三

全漢三國六朝唐宋醫方　栖芬室

右六方並未舉卷數

頭風白屑方

生髮療及頭風痒白屑膏方

烏喙　莽草　細辛　續斷　石南草　辛夷人

皂莢　澤蘭　白朮　防風　白芷各二兩　柏葉　竹葉切各一升　豬脂五升　生麻油七升

右十五味以苦酒漬一宿以油脂煎候白芷色黃膏成濾摙收以塗頭髮先沐洗然〇案然原作後據宋本照寫本改用之妙

外臺卷三十二葉三十一至三十二右方未舉卷數

手膏方

白芷四兩 芎藭 藁本 萎蕤 冬瓜人 赖人三兩去

桃人一兩去皮 棗肉二十枚 猪脂四具 冬瓜瓤汁一升 橘肉十枚

樞猪四具 栝樓子十枚

右十二味以水六升煮取二升，酒三升挼猪脂取汁，桃

人研入，以洗手面。外臺卷三十二葉五十一至五十二 右方未著卷數

口脂方

合口脂法

好熟朱砂三兩 紫草五兩 丁香末二兩 麝香末一兩 口脂五十挺 武

德六年十月內供奉尚藥直長蔣合進 沈香三升〇案宋本作三斤 五粟 上蘇

合四兩半 麝香二兩 甲香五兩 白膠香七兩 雀頭香三兩〇案宋本

作五兩 丁香一兩 蜜一升

右十四味並大秤大兩，麝擣碎以蜜攪和，分為兩分，一

分內瓷器瓶內，其瓶受大四升，內訖以薄綿幕口，以竹

篾交絡蔽瓶口

藿香二兩 苜蓿香一兩 零陵香四兩 茅香一兩 甘松香半兩

右五味以水一斗〇案宋本作一升 酒一升漬一宿，於胡麻油

一斗二升內煎之，為澤去滓，均分著二瓶，各受一斗，掘

地著瓶，令瓶口與地平，土塞瓶四畔，令實，即以上甲煎

瓶器覆中間一尺，以糠火燒之，常令著火，糠作火即散

著糠三日三夜燒，十石糠即好，冷出之，綿濾即成甲煎

蠟〇案宋本作臘，下同 七斤 上朱砂一斤五兩研令精細 紫草十

一兩 於蠟內煎紫草令色好，綿濾出停冷，先於灰上消

蠟內甲煎及攪看色好，以甲煎調硬即加煎，軟即加蠟

〇案宋本作如臘 取點刀子及上看硬軟，著紫草於銅鐺內消

之，取竹筒合兩口脂法〇案兩原作面，並原脫口脂法三字，據宋本並宋本補 紙

裹繩纏，以鎔脂注滿，停冷即成。於〇案原脫於字，據宋本嚴本補 口

脂模法：取乾竹，徑頭一寸半，一尺二寸鋸截下兩頭，並

不得節，堅頭三分破之，以中 車紙裹筒底，又以紙裹筒

令縫上不得漏，以繩子去中分，前兩相著〇案著宋本嚴本作者

合令蜜〇案蜜宋本作密 先以冷甲煎塗模中合之，以四重

紙裹筒底，又以紙裹筒，令縫上不得漏，以繩子纏消口

脂瀉中令滿，停冷解開就模出，四分以竹刀子約筒截

割令齊整，所以約筒者，筒口齊故也〇案宋本注云亦有麝香末一兩，後又

有麝香二兩，未詳 外臺卷三十二葉五十二至五十四 右方未著卷數

甲煎方

甲煎方

沈香 甲香各五兩 檀香半兩 麝香一兩 香附子 甘松香

蘇合香 白膠香各二兩

右八味擣碎，以蜜和，內小瓷瓶中，令滿，以綿幕口，以竹篾

十字絡之又生麻油二升零陵香三分半藿香二分茅

香二分右 四味㕮咀又 搗以淳酒 相和水一升漬香一宿著油

內微火上煎之半日許澤成去滓別一瓷瓶中盛將小

香瓶覆著口入下瓶口中以麻泥封并泥瓶厚五分埋

土中口與地平泥上瓶訖以糠火繞繞半日許著瓶上

放火燒之欲盡糠勿令絕三日三夜煎成停二日許得

冷取澤用之云停二十日轉好云燒不熟即不香須熟

燒此方妙

又方

蠟 蠶各十兩 紫草一兩半

右三味和蠟煎令調紫草和朱砂併瀉筒中外裹為 三十二

葉五十六至五十七 右方未詳卷數

○罔原作肉今據興寧本改

古今録驗卷六

飛尸方

附著散療飛尸在人皮中又名惡脉又名賊風發時急頭痛不在一處鍼灸則移發時一日半日乃微差須臾復發皆療之方

細辛　天雄炮　莽草各一分　桂心三分　附子四分炮　雄黃二分研

烏頭四分炮　乾薑四分　真珠二分研

右九味擣下篩服五分匕不知稍增當以好酒服之忌猪肉冷水生葱生菜外臺卷十三第二十六

鬼疰心腹痛方

還命千金丸療萬病心腹積聚堅結胸脅逆滿欬吐宿食不消中風鬼疰入腹面目青黑不知人方

雄黃研　鬼臼　徐長卿　礬石泥裹燒半日　瓜丁　雌黃研

乾薑各四分　野葛七分炙　斑貓二十枚去足翅熬　蜀椒四分去目汗

地膽十五枚去翅熬　射罔二分○　丹參四分

右十三味擣篩蜜和擣三千杵丸如小豆先食服一丸日三不知漸增以知爲度若百蟲所螫牛觝○蟲觝原作觸今據興寧本改踐馬所蹋嚙癰腫瘰癧以一丸於掌中唾和塗痛上立愈正月旦以椒酒率家中及大小各服一丸終歲無病神良有驗必秘不傳外臺卷十三第三十八

鬼疰羸瘦方

黄帝護命千金丸療羸瘦歷年胸滿結痰飲食變吐宿食不下中風鬼疰疾瘦方

野葛七寸炙 斑猫二十枚去足翅熬 雄黄研 雌黄 鬼臼 瓜丁 丹砂研 礜石泥裹燒半日 沙參 莽草炙 椒去目汗各一兩 地膽十五枚去足翅熬

右十二味搗下篩蜜和搗三千杵丸如梧子服五丸日二卒中惡氣絕不知人服如小豆二丸老小半之牛馬所齧○案齧原作鬬今據四庫本改蛇癰腫若蠭蠆所螫取一丸著掌中唾和塗瘡中毒上立愈正月旦以酒率家中大小各一丸歲不病若傷寒者熱服一丸若欲視病服一丸病者共臥不恐忌生血物

犀角丸療百病鬼疰惡風入人皮膚淫淫液液流無常處四肢不仁摩引腰背腹脹滿心痛逆氣填胸不得飲食喘喘短氣寒熱羸瘦喜惡夢與鬼神交通欬唾膿血皆療之方

犀角屑 桂心各三分 羚羊角屑 牛黄 鬼臼 附子炮 獺肝炙各二分 巴豆三十枚去心皮熬 蜈蚣四枚去足炙 麝香研 真珠 雄黄研 丹砂研各四分 射罔一分 貝齒十箇燒

右十五味搗篩蜜和搗五千杵平旦服如胡豆二丸日三慎生葱猪肉冷水蘆笋生血等物外臺卷十三葉三十九至四十

五癇方

莨菪子散療五癲反側羊鳴目翻吐沫不知痛處方

豬卵一具陰乾百日 莨菪子三升 牛黄八分研 鯉魚膽五分 桂心十分研

右五味切以清酒一升漬莨菪子暴令乾盡酒止乃搗合下篩酒服五分匕日再當如醉不知稍增以知爲度忌生葱等○案四庫本无等字

鐵精散療五癲方

鐵精一合研 芎藭 防風各一兩 蛇牀子五合

右四味合搗篩酒服一錢匕日三有効

療五癲牛癲則牛鳴馬癲則馬鳴狗癲則狗吠羊癲則羊鳴雞癲則雞鳴五癲病者腑臟相引盈氣起寒厥不識人氣爭掣○案掣原作瘛今據四庫本改瘲吐沫久而得蘇雄黄丸方

鉛丹二兩熬成屑 真珠 雄黄研 水銀熬 雌黄各一兩方無 丹砂研半兩

右六味搗和以蜜又搗三萬杵乃丸先食服胡豆大三丸日再驚癇亦愈忌生血物外臺卷十五葉二十二至二十三

風癲方

風癲六生散方

菖蒲 䕡茹一作䕡蘆 防風 茵芋 商陸根 蜀附子

炮各二兩

右六味擣下篩酒服錢五匕日再服不知稍增以知爲度忌猪肉冷水羊肉餳牛犬肉蒜等○案宋本無等字

侯氏黑散療風癲方

菊花四十分 防風 白术各十分 茯苓 細辛 牡蠣熬 鍾乳研 礬石泥裹燒半日研 人參 乾薑 桂心 芎藭 當歸 礬石如馬齒者燒令汁盡研各三分 黃芩五分

右十五味擣合下篩以酒服方寸匕日三忌桃李雀肉胡荽青魚鮓酢物生葱生菜 外臺卷十五第二十○右方系出第十卷中

古今錄驗卷七

五疰方

五疰丸一名神仙丸一名千金丸一名轉疰丸一名司命丸一名殺鬼丸療萬病邪鬼疰忤心痛上氣厥夢蠱毒傷寒時疾瘦瘧方

丹砂研 礬石泥裹燒半日 雄黃研 巴豆去心皮熬 藜蘆熬 附子炮各二分 蜈蚣一枚炙去足

右七味擣篩蜜和丸如小豆服一丸日一即差不解夜半更服一丸定止帶一丸辟惡忌猪肉冷水生血物狸肉

五野丸療五疰尸疰哭疰冷疰食疰熱疰在身体食熱短氣兩脅下痛引背腰脊吸吸少氣不能行飲食少面目痿黃小便難頸項強不得俛仰腹脹腨左右下雷鳴脹手足煩疼目不明春志久風濕痺腰背不隨喜噎瘧百病皆療之方

牛黃研 麝香研 蜀椒汗去目 雄黃研 大黃 當歸 蜀烏頭炮 蜀天雄炮 消石熬一方用芒消各一分 人參 桂心 朱砂研○案原鈔研下字據熙寧本補 細辛 乾薑各二 石蜥蜴一枚炙○案原作石蜥蜴今據熙寧本改 巴豆五十枚去心皮熬 鬼臼二分

右十七味擣篩蜜和丸如梧子服三丸日再不知稍增

全漢三國六朝唐宋醫方 栖芬室

以知為度忌猪肉蘆笋生葱生菜生血物（外臺卷十三葉三十二至三十三）○案右二方第一方云出第七卷中此方云出第六卷中

華佗録袟五疰丸（○案袟原作帙據與寧本改）療中惡五疰五尸入腹胸脅急痛鬼擊客忤停尸垂死者入喉咽食若已噤將物强發開若不可發扣齒折以灌下藥湯酒隨進之即效方

丹砂研 雄黃研 附子炮各一兩 甘遂半兩熬 豉六十枚熬 巴豆六十枚去心皮熬令變色

右六味擣下篩巴豆別研令如脂乃更合擣取調白蜜和之藏以密器若有急疾服胡豆二丸不覺更益以飲投之此藥多有所療殺鬼解毒破積去水良驗忌生血物猪肉蘆笋（外臺卷十三葉三十一○右方原出删繁方云古今录驗同）

五尸方 八首

八毒赤丸療五尸癥積及惡心痛蠱疰鬼氣無所不療即是李子豫赤丸（出胡録）

雄黃研 真珠研 礜石泥裹燒半日 牡丹皮 巴豆去皮心熬 附子炮 藜蘆 吴茱萸各一兩 蜈蚣一枚炙去足

右八味擣篩蜜和丸服如小豆二丸日一極得吐下效長將服者可減一丸忌猪肉狸肉蘆笋生血等物

五尸丸療諸尸疰方

芍藥 桂心 獨活 吴茱萸各一 丹砂 芎藭 烏頭炮

乾薑各四 蜀椒一兩去目汗 梔子人 巴豆四十枚去心皮熬

右十味擣下篩蜜和丸如大豆一服三丸日三忌猪肉生葱蘆笋生血等物（外臺卷十三葉二十九至三十）

鬼疰方

神秘丸療鬼疰邪忤飛尸疰擊犬馬噬蜂蛇毒蠱毒皆消除方

大黃四兩 硝石三兩熬 巴豆去心皮熬 雄黃研各二兩

右四味擣篩蜜和丸如小豆先食服二丸日一服忌野猪肉蘆笋（外臺卷十三葉三十七）

全漢三國六朝唐宋醫方　栖芬室

古今錄驗卷八

心痛方

療心痛黃連湯方

黃連八兩

右一物㕮咀，以水七升煮取一升五合，絞去滓，適寒溫飲五合，日三。忌豬肉、冷水。外臺卷七葉三

九種心痛方

療蛔蟲惡吐水心痛鶴蝨丸方

鶴蝨十兩○案延年作三兩

擣篩，蜜和丸，爲用蜜漿水平旦服二十丸，日只一服。○案熙寧本此下有名伊前不相妨禁肉若不服則得食十四字，以明延年方，故不添入。以上據延年秘錄輯

韋云患心痛十年，不可過於雜方內見，合服之便差。○案得可至差十三字原作不差今服此便愈，今據宋本并熙寧本改。外臺卷六葉三○右方據延年輯

卒心痛方

療卒心痛方

先煮三沸湯一升，以鹽一升合攪飲之，若無火以作湯，仍可用水鹽或半升服之。外臺卷七葉十二○右方原出肘後，云古今錄驗同。

心痛懊憹方

療心痛懊憹悁悶築築引兩乳，又○案又熙寧本作互或如刺，困極

桂心湯方

桂心半兩 茱萸二兩 芍藥三兩 當歸二兩 生薑半斤無生薑以乾薑代之五兩

右五味切，以水一斗二升，煮取四升，服一升，晝三夜一。良有驗。忌生蔥。外臺卷七葉十八

久心痛方

療久心痛腹痛，積年定不過一時間還發，發甚則數日不能食，又便出乾血，窮天下方不差，甄立言處犀角丸，服之數日則差方

犀角二分屑 麝香二分研 朱砂四分光明者研 桔梗二分 莽草二分炙 鬼臼二分 附子二分炮 桂心二分 貝齒五枚 甘草六分炙 芫花二分熬 巴豆二十枚去心皮

右十三味擣篩，蜜和丸如梧子，飲服一丸，日一，漸加至三丸，以利爲度。忌生蔥、豬肉、野豬肉、蘆筍、生血物。一方無附子，千金有雄黃。外臺卷七葉二十○案下有療心痛方，因僞故刪

真心痛方

真心痛論○案論原作證，據宋本并熙寧本改手足清○案清原作青，據宋本并熙寧本改至節，心痛甚者，旦發夕死，夕發旦死。療心痛及已死方

高其枕，柱其膝，欲令腹皮蹙柔，灸○案灸原作爪，據宋本并熙寧本改其臍上三寸胃管有頃，其人患痛短氣，欲令人舉手者，小舉手，問痛差，緩者止。外臺卷七葉二十一至二十二

腹痛方

芎藭湯療卒心腹中拘急痛方

藭芎　當歸　桂心　芍藥　甘草炙各一兩　黃芩半兩　乾薑半兩　杏人三十枚去皮尖兩人熬○案原無兩人熬三字據宋本照寧本補

右八味切以水五升煑取二升分再服忌海藻菘菜生葱外臺卷七葉二十三

心腹痛方

通命丸療心腹積聚寒中絞痛又心迫滿脅下急遠膈方○案急遠膈原作脹痛今據宋本并照寧本改

大黃　遠志去心　黃芩　麻黃去節　甘草炙各四兩已上　芒消三兩　杏人六十枚去皮尖兩人熬○案原無兩人熬三字據宋本照寧本補又照寧本無皮字　巴豆五十枚去心皮熬別為脂　豉二合熬○案原無熬字據宋本照寧本補

右九味擣合下篩蜜和丸如梧子大先食飲服三丸日三忌野猪肉蘆笋海藻菘菜外臺卷七葉二十七至二十八

當歸湯療心腹攪痛○案攪原作絞據宋本并照寧本改諸虛冷氣滿方

當歸三兩　乾薑四兩　甘草二兩炙○案原作三兩據宋本改　芍藥二兩　厚朴三兩炙　黃耆二兩　蜀椒一兩汗　半夏三兩洗　肉桂三兩　人參三兩

右十味切以水一斗煑取三升二合強人可一升羸人服八合大冷者加附子一枚炮忌海藻菘菜羊肉餳生葱外臺卷七葉二十七○右方原出小品云古今錄驗同

全漢三國六朝唐宋醫方　栖芬室

寒疝腹痛方

楚王瓜子丸療心腹寒疝胸脅支滿食飲不化寒中腹痛及喉痹風痙齊○案齊原作頸今據宋本照寧本改項強急不得俛仰方

桂心五分　茱萸三兩　白薇一分　乾薑四分　烏頭炮二分　蜀椒五分汗○案宋本椒上無蜀字分下有熬字　藭芎四分　防葵二分　白芷三分

右九味末之合蜜和為丸如梧子先食服一丸日三不知稍稍增之以腹中溫身中㶿㶿為度忌生葱猪肉冷水外臺卷七葉四十七　方中無瓜子未詳方名

寒疝氣腹中虛痛及諸脅痛裏急當歸生薑等四味湯○案原缺湯字今據宋本照寧本補主之

當歸　生薑　芍藥各三兩　羊肉三斤

右藥切以水一斗二升煑肉爛熟出肉內諸藥煎取三升分溫服七合日三數有効外臺卷七葉四十六○本方原出小品云古今錄驗同

寒疝心痛

療心痛寒疝牡丹丸方

牡丹去心　桂心各二兩　烏頭炮二枚

右三味末之合蜜和為丸如大豆旦起未食服三丸日二不知稍增之藥少急寧少服并治遁尸發動無烏頭附子亦可用炮之忌胡荽猪肉冷水生葱等外臺卷七葉四十九

解急蜀椒湯主寒疝氣心痛如刺繞臍腹中尽痛白汗出
欲絶方

蜀椒二百枚汗 附子一枚炮 粳米半升 乾薑半兩 半夏十二枚洗 大棗
二十枚擘○案原無擘字今據照寧本補 甘草一兩炙

右七味切以水七升煮取三升澄清熱服一升不差更
服一升數用療心腹痛極徹困急欲死解結逐寒上下○案二字擬衍
痛良忌猪羊肉餳海藻菘菜 小品方有甘草一兩炙 外臺卷七葉四十八據小
品方
待

七疝方

七疝丸療疝諸寒臍傍痛上叉○案叉原作支據宋本并照寧本改胸中滿

少氣太醫丞樊之方

蜀椒五分汗 乾薑 厚朴炙 黄芩 細辛 芍藥 桂
心各四分 桔梗二分 烏喙一分炮 柴胡一分 茯苓一分 牡丹皮一分

右十二味擣篩蜜和丸梧桐子大先餔以酒服七丸日三
不知漸加以知為度忌猪肉冷水生葱生菜酢物胡荽

外臺卷七葉五十 右方原出第十卷中 ○

胸痺短氣方

療胸痺達○案達原作連據宋本并照寧本改背痛短氣細辛散方

細辛 乾地黄 甘草各二兩炙 桂心 茯苓 枳實炙
白术 生薑 栝樓實各三兩

此下接下葉
茯苓枳實湯

右九味擣篩酒服方寸匕日三忌海藻菘菜大醋蕪荑

生桃葱李雀肉等○案忌至等十六字原脫據宋本補 外臺卷十二葉三十九

右方原出深師 云古今錄驗同

胸痹痛方

療胃中陰然而痛脊齊○案齊原作臍今據宋本熙寧本改肩痛方

桂心一分 乾薑一分 人參三分 細辛三分 烏頭一分炮 山茱萸三分

貝母三分

右七味擣下篩和以蜜丸丸小豆大酒若粥汁呑二丸

稍稍益以胸中痛心○案心原作止今據宋本并熙寧本改溫溫為度忌

生葱生菜豬肉冷水

療胸痹偏緩急薏苡人散方

薏苡人五百枚 附子十枚大者炮 甘草三兩炙

右三味擣下篩服方寸匕日三忌海藻菘菜豬肉冷水

療胸痹偏緩急薏苡人散方

薏苡人一千五百枚 附子大者十枚炮

右二味擣下篩服方寸匕日三不知稍增之忌豬肉冷

水 外臺卷十二葉四十

胸痹噎塞方

胃痹之病胸中愊愊如滿噎塞習習如癢喉中澀唾燥沫

是也橘皮枳實湯主之方

此方入上葉中
二薏苡人散方後

橘皮半斤 枳實四枚炙 生薑半斤

右三味切以水五升煮取二升分再服外臺卷七葉四十〇右方查出

備急論云古今录驗同

療胸痺心中痞堅留氣結於胸中胸滿脅下逆氣搶心枳實湯方

陳枳实四枚炙 厚朴四兩炙 薤白八兩 桂心一兩 栝樓實一枚

右五味先以水五升煮取枳实厚朴取二枚汁半去滓内餘藥又煎三兩沸去滓分温三服除心氣良忌生葱

〇案原缺忌生葱三字據宋本與寫本補 外臺卷十二葉四十 右方查出范汪云古今录驗同

胸痺心痛方

小草丸療胸痺心痛逆氣膈中飲不下方

小草三分 桂心三分 蜀椒三分汗 乾薑二分〇宋本作三分 細辛三分

附子二分炮

右六味擣合下篩和以蜜丸如梧子大先食米汁服三丸日三不知稍增以知爲度忌猪肉冷水生葱生菜外臺卷十二葉四十一至四十二

胸痺不得卧心痛徹背者栝樓薤白半夏白截漿湯主之方

大栝樓一枚 薤白三兩切 半夏半升洗

右三味以白截漿一斗煮取四升去滓温服一升日三

忌羊肉餳

白癜風方 外臺卷十二葉四十二○右方亦出僧深論古今錄驗同

療瘑白癜風商陸散方

生商陸根（切一升） 白斂 天雄（炮） 黃芩（各三兩） 乾薑（四兩）

附子（炮） 躑躅花（一升）

右七味擣篩酒服五分匕日三忌豬肉冷水

療白癜風附子膏方

附子（炮） 天雄（炮） 烏頭（炮各三兩） 防風（二兩）

右四味切以豬膏三升合煎之先服散白癜上以膏傅之（二方並防風）

又方

蘼蕪草煮以拭之取差（外臺卷十五葉五十四）

療面白駁方（出徐王）

白駁方

弊帚 蟬頸 甑帶 脯腊 履底 蛇皮

右七味○（案味疑當作物）等分以月蝕之夕盛蝕時合燒之擣篩以酒服方寸匕日二（二）服止以淳苦酒和塗白上拼（○案拼疑當作拭）除之

又方

荷葉裹鮓合葉相和更裹令大臭爛先拭去（令）熱傅之

即差二公主方

療舉體苦白駁經年不差此風虛生菖蒲酒方

陸地菖蒲（細切一石別煮） 天門冬（一斤去心） 天雄（三兩去皮生用） 麻子人（一升）

茵芋 乾漆 乾地黃 遠志（去心各三兩） 露蜂房（五兩）

苦參（一斤） 黃耆（半斤） 獨活 石斛（各五兩） 柏子人（二升） 蛇皮（三尺）

大蓼子（一斤）

右十六味㕮咀之以絹囊盛著先以水二斛五斗煮菖蒲根取八斗以釀一斛五斗米許用七月七日造冬月酒成漉糟併藥著器中下消減令人延年益壽耳目聰明氣力兼倍一劑不覺更作尤妙當以差為期更重煮菖蒲去滓取汁以漬洗慈佳益禁食羊肉餳鯉魚豬肉蕪荑雞犬生冷十日酒定熟須去滓佳（外臺卷十五葉五十五至五十）

全漢三國六朝唐宋醫方 栖芬室

古今録驗卷九

满

薑附湯療冷胃滿短氣嘔沫頭痛飲食不消化方

附子六分 生薑十二分

右二味切以水八升煎取三升二合分為三服忌猪肉

冷水等 外臺卷八葉二十七至二十八

欬嗽方

天門冬煎療欬嗽方

天门冬六兩去心 杏人三升去雙人皮尖碎 椒三升熬令汗出 桂心厚

朴炙 杜仲 苦參各三兩 附子六兩炮 乾薑六兩 烏頭二枚炮

人參六兩 蜈蚣一枚去頭足炙

右十二味別擣杏人其餘者合擣下篩以五斤膠飴和

擣千杵服如大棗一枚日三忌冷水猪肉生蔥鯉魚 外臺

卷九葉三

療欬紫菀七味湯方

紫菀半兩 五味子一兩 桂心二兩 麻黄四兩去節 杏人七十枚去皮尖兩人

碎 乾薑四兩 甘草二兩炙

右藥切以水九升煎取二升半去滓溫服七合日三服

忌海藻菘菜生蔥蒜麪腥膩 外臺卷九葉二 右方原出小品云古今錄驗同

紫菀飲主欬嗽方

又療三十年欬書已上本
特生礜石一兩泥包燒半日 款
冬花一兩 豉三百枚搗千杵巴
豆十六枚去皮心熬別搗如脂
右四味搗篩蜜和服
如大豆米飲下二丸不
知稍增至四五丸忌野
豬肉蘆筍外臺卷九葉四右方第
脯

紫菀 貝母 茯苓 杏人去皮尖兩人者 生薑各三兩 人參二兩
橘皮一兩去脉
右七味切以水五升煮取一升五合去滓分溫三服九
人行七八里〇案原脱八字據興寧本補更進一服忌葱蒜麵酢外臺
卷九葉三右方 案原出 葉五 深師方 同
上氣喉中水雞鳴方
沃雪湯療上氣不得息臥喉中如水雞聲氣欲絕方
麻黃四兩去節 細辛二兩 五味子半升 桂心 乾薑各一兩半
夏如博棊子八枚洗去滑一方四兩〇案原脱如博棊子四字據興寧本補
右六味切以水一斗煮取三升絞去滓適寒溫服一升
投杯則臥一名投杯麻黃湯令人汗出不得臥勿怪無
可從五合不知稍增日再凡煮麻黃先煎二沸去上沫
又內餘藥忌生葱生菜羊肉餳
投杯湯療久欬嗽上氣胸中寒冷不得息食臥不安席每
牽繩而起咽中如水雞聲方
款冬花四十顆 細辛一兩 紫菀三兩 甘草炙 桂心 麻黃去節
乾薑各二兩 五味子半升 杏人四十枚去皮尖兩人者〇案原脱去至者六字據興
寧本補 半夏半升洗
右十味切以水八升煮取二升分再服臥汗出勿食忌
海藻菘菜生菜生葱羊肉餳外臺卷九葉二十九至三十

療久欬逆上氣体腫短氣脹滿晝夜倚壁不得卧喉常作
水雞鳴白前湯方
白前二兩 紫菀 半夏洗各三兩 大戟切七合
右四味切，以水一斗漬之一宿，明旦煮取三升，分三
服。忌羊肉餳。外臺卷十葉二十八。○右方原出深師，云古今录驗同
療欬逆喉中如水雞聲貝母湯方
貝母 甘草炙各二兩 麻黃去節 桂心各四兩 半夏洗 乾薑各三
兩 杏人七十枚去尖皮兩人者熬○杏人至熬七字據照寧本補
右七味切，以水二斗三升，先煮麻黃得十沸，內藥煮取
三升，溫服七合，日三。忌海藻菘菜生蔥羊肉餳
療欬而上氣喉中如水雞聲射干麻黃湯方
射干十二枚 麻黃去節 生薑各四兩 紫菀三兩 款冬花三兩 細辛
三兩 五味子半升 半夏如錢大許八枚洗○案原脫如至許四字據照寧本補 大棗
七枚
右九味切，以東流水一斗二升，煮取三升，分三服。忌羊
肉餳生菜。外臺卷十葉二十八至二十九。○右二方並出小品，云古今录驗同

古今錄驗卷十
心腹脹滿方
消化丸療人腹脹心滿腸胃結食不消化噫逆頭痛手足
煩疼此方出太醫熟藥○案原作太醫院藥今據宋本并照寧本改 常用芫花
丸方
芫花熬一兩 大黃 葶藶子熬 甘遂 黃芩各二兩 巴豆四十枚去心皮熬別研 消石一兩
右七味擣，合蜜和丸如梧子，先食服三丸，日再服。一方
無消石。忌野豬肉蘆筍等。外臺卷七葉三十二
癥瘕積聚方
療久寒三十歲心腹疝瘕癥積聚邪氣往來厥逆搶心痛
大痹羸瘦少氣婦人產乳餘疾胸脅支滿不嗜食手足悁
煩月水不通時時便血名曰破積聚烏頭續命丸方
食茱萸十分 芍藥五分 細辛五分 前胡五分一云柴胡 乾薑十分 烏頭
十分炮 紫菀 黃芩 白朮 白薇各三分 芎藭 人參
乾地黃各五分 蜀椒汗十分 桂心十分
右十五味擣篩，蜜和為丸如梧子大，先食服三丸，日三，
不知稍加至七丸。忌生菜生蔥豬肉冷水桃李雀肉蕪
荑等。外臺卷七葉五十四
寒癖方

全漢三國六朝唐宋醫方 栖芬室

療腹中冷癖水穀㿗結心下停痰兩脅痞滿按之鳴轉逆
害飲食方
巴豆三十枚去皮心熬○案原作三十枚煮照寧本作三十枚去皮熬今據宋本改 杏人二十枚去兩人及尖皮熬○案原缺去至熬七字據宋本照寧本補 桔梗六分 藜蘆四分炙
皂莢三分炙去皮子○案原缺炙字子字據宋本補
右五味擣蜜和丸如胡豆未食服一丸日三欲下病者
服二丸長將服百日都好差忌豬肉蘆笋狸肉外臺卷十二葉
五○右方原出肘後云古今錄驗同
久癖方
曾青丸療久寒積聚留飲宿食天行傷寒者服之二十日
愈久服令人延年益壽般仲堪云○案般仲堪宋本作浩仲堪故野書 仲堪惟照寧本亦作般
扁鵲曾青丸療久癖積聚留飲宿食天行傷寒欲
逆消渴隨病所在久病羸瘦老小宜服藥或吐或下或汗
出方
曾青二分 寒水石三分 朴消二分 茯苓三分 大黃三分 附子三分炮
巴豆二分去心皮熬○案原缺心至熬四字今據宋本照寧本補
右七味各異擣下篩巴豆消石○案石原作相宋本作不今據照寧本改合
擣六千杵次內附子擣相得次內茯苓擣相得次內
大黃擣相得次內曾青擣相得次內寒水石擣相得次
內蜜和擣千杵大人服大豆二丸五歲以下如麻子一
丸二三歲兒如黍米一丸以服藥以厚粥清下當覆臥
令汗出吐下氣發作服二丸霍亂服三丸泄痢不止服
一丸可至二丸一方用曾青三分忌豬肉冷水蘆笋大
酢外臺卷十二葉六至七
食不消成癥積方
療卒食不消欲成癥積艾煎丸方
白艾五尺圍一束○案原缺五尺圍三字今據照寧本補 薏苡根一大把○案原缺大字據照寧本補
右二味合煮汁成如飴取半升一服之便○案便原作使據宋本照寧本補刺吐去宿食神驗外臺卷十二葉十八千金方卷廿一葉廿
癥瘕
療瘕堅心下大如杯食則腹滿心腹絞痛已上十六字出本書
葶藶二兩熬○案原缺熬字據宋本補 大黃二兩 澤漆四兩洗
右三味擣篩蜜和擣千杵服如梧子二丸日三不知
稍加外臺卷十二葉十九已上據肘後方輯
心腹積聚方
匈奴露宿丸療心腹積聚腸上下有宿食留飲神方出備
深
甘草三分炙 大黃二分 甘遂二分 芫花二分熬 大戟二分炙 葶藶
子二分熬 苦參一分 消石一分 巴豆半分去心皮熬

右九味細擣合蜜和丸如小豆服三丸當吐下不吐下稍
益至五六丸以知為度先服少起忌海藻菘菜蘆笋菘菜野
猪肉外臺卷十二葉二十六至二十七
氣痞丸療七氣痞積聚結不通繞臍切痛腹中脹滿胸逼
滿風入藏憂恚所積用力不節筋脈傷羸瘦不能食飲此
藥令人強能食益氣力方
烏頭二分炮 甘草二分炙 葶藶子二分熬 大黃二分 芎藭二分 芍
藥二分 甘草二分炙
右七味下篩蜜和丸如梧子一服三丸日再不知漸至
五丸七丸一方桂心二分去甘皮忌海藻菘菜猪肉冷
水等一方有通草無甘皮

小烏頭丸療久寒積聚心腹繞臍切痛食飲不下方
烏頭三兩炮 甘草三兩炙 茱萸半兩 細辛二兩 半夏二兩洗三十遍○原
無洗至遍四字據宋本照寧本補 附子二兩炮 藁本二兩
右七味下篩蜜和丸如梧子大先食服五丸日再不知
稍增之忌羊猪肉冷水生菜海藻菘菜餳○案原缺生菜至餳七字據
宋本照寧本補
五通丸主積聚留飲宿食寒熱煩結長肌膚補不足方
椒目一兩 附子一兩炮 厚朴一兩炙 杏人一兩去皮尖兩人者熬○原缺去至人

反

熬七字據宋本照寧本補 半夏一兩洗○案原缺洗字據宋本照寧本補 葶藶熬三兩
芒消五兩 大黃五兩
右八味擣葶藶子杏人使熟和諸藥末和以蜜擣五千
杵服如梧子二丸忌猪羊肉餳冷水外臺卷十二葉二十八至二十九

鼈瘕

療鼈得瘕方
取蒴藋根一小束淨洗瀝去水細切以醇酒漬之取
淹根三宿服五合至一升日三若欲速得可於熱灰
中溫令藥味出服之此方無毒已愈十六人神驗藥
盡復作將服之外臺卷十二葉三十二

盜汗方

療盜汗麻黃散方
麻黃根三分 故扇燒屑一分
右二味擣下篩以乳服三分匕日三大人方寸匕日三
不知益之又以乾薑三分粉三分擣合以粉之大善
外臺卷十三葉五十一

癧瘍方

療三十歲癧瘍耳目皆合春秋輒發方
於南屋東頭第一梁壁外以細灰厚布地大小足容
兩腳躡灰上訖使病人徑去勿返顧灸腳十指間灸

灸上隨病人年為壯數東璦道方已試神良外臺卷十五葉四十二至四十三

療身体癧瘍斑駮女葳膏方

女葳一分 附子一枚炮 雞舌香 青木香各二分 麝香方寸匕

白芷一分

右六味㕮咀以臘月猪膏七合並内五物微火煎令小沸急下去滓内麝香攪調復三上三下膏成以塗石摩令小傷以傅之

又方

三淋蒴藋淋灰取汁重○案重原作熏今據延寧本改之洗癧瘍訖醋研木防已塗之即愈神驗達奚送

蜀水花膏療癧瘍方

蜀水花 白附子 麝香 白斂 商陸 鷹屎白各二兩

右六味切以猪膏二升合煎之沸三上三下膏成以傅上外臺卷十五葉五十一

棘刺丸療男子百病小便過多失精方

棘刺二兩 麥門冬一兩去心 萆薢 厚朴炙 菟絲子 柏子仁 茯苓 桂心 石斛 小草 細辛 杜仲

牛膝 防葵 乾地黃各一兩 石龍芮三兩 巴戟天二兩

烏頭半兩炮削去皮

右十八味擣下篩以蜜和雞子黃合半和之擣五六千杵以飲服如梧子十丸日三稍稍增至三十丸以知為度忌猪肉冷水生葱生菜外臺卷十六葉四十九

虛損失精方入二

療虛損失精黃耆湯方

黃耆 當歸 甘草炙各二兩 桂心六兩 茯苓 石斛各三兩

乾棗百三十枚 白蜜二

右八味切以水一斗煮取四升内蜜煎取三升分為四服日三夜一以合相間忌海藻菘菜生葱外臺卷十六葉四十七

○右方原出第三卷

虛勞夢泄精方

石斛散療男子夢泄精方

石斛六分 桑螵蛸 紫菀各二分 乾漆熬 五味子 乾地黃 鍾乳研 遠志皮 附子各二分炮

右九味擣合下篩以酒服方寸匕漸漸增至二七日三服忌猪肉冷水蕪荑外臺卷十六葉五十一

水穀痢方

療热水穀下痢方

黄連 阿膠各二兩 梔子二十枚

右三味切以水七升煮取二升分為三服忌豬肉冷水○案忌豬肉冷水五字據幽宮本補

又方

黄連 當歸 甘草炙各二兩 酸石榴皮三兩

右四味以水三升煮取一升半分為三服忌海藻菘菜豬肉冷水○案忌海至冷水九字據幽宮本補 外臺卷二十五葉四

冷痢方

療白頭翁湯療寒急下及滯下方

白頭翁 乾薑各二兩 甘草炙一兩 當歸一兩 黄連 秦皮各一兩半 石榴皮一兩生者二兩

右七味切以水八升煮取三升分為四服忌海藻菘菜豬肉冷水○案原缺忌至水九字據幽宮本補 外臺卷二十五葉十

白痢方

療白滯下晝夜無復數龍骨湯

龍骨 牡蠣各三兩熬○案熬原作煉據幽宮本改 烏梅肉 熟艾 白頭翁 乾薑各一兩 女萎 黄連 當歸各二兩 甘草炙六兩

右十味切以水七升煮取三升二合分服日三夜一斷

便止忌海藻菘菜豬肉冷水○案原作忌同前服海至水八字據幽宮本校補 外臺卷二十五葉十五

重下方

重下〻赤者方○案大觀本草重上有療字

取獺赤糞下白取白糞燒末

右一味以飲清旦空腹服一小杯三旦飲之即愈 大觀本草卷十八葉 文稍異

療得毒痛後得重下赤白绞痛方

石鍾乳研一兩 黄連 防風 附子炮 黄蘗 蜀椒汗 當歸 乾薑各二兩

冷热痢方

右八味切以水六升煮取二升分三服通宜温服忌豬肉冷水○案原缺忌至水五字據幽宮本補 外臺卷二十五葉十八

生舂○案小島氏校云舂當作舂 石榴漿○案漿原作将據幽宮本改 療冷○案原缺冷字據幽宮本補 热不調下或滯或水或赤白青黄者方

酸石榴五枚

右一味合殼舂绞取二升汁分服五合稍稍服二升盡即斷小兒以意服二三合佳 外臺卷二十五葉十七 大觀本草卷二十三引此文稍異

热毒血痢方

全漢三國六朝唐宋醫方 栖芬室

療熱蠱下血及豆汁犀角煎方

犀角屑　人參　當歸各三兩　黄連四兩　豉一合

右五味，切，以水五升，煮取一升，去滓，內蜜，蒸三沸，分為三服，日三。忌豬肉、冷水。○案：原作忌同，缺豬至水四字，據聖惠本校補。外臺卷二十五。葉二十一。

赤痢方

下赤痢方

秫米一把　鯽魚鮓二臠，細切　薤白一虎口，細切

右三味，以○案：原缺以字，據聖惠本補。合煮，如作粥，頓啜之。外臺卷二十五。葉二十一。○右方原出集驗方，亦存各本集驗同。

久赤痢方

下赤連年方

地榆　鼠尾草各一兩

右二味，切，以水二升，煮取一升，分為二服。如不差，服屋塵一小杯。○案：服至杯大字，出本書餘出千金方。外臺卷二十五。葉二十二至二十三。

血痢方

療血痢及膿血方

黄連三兩

右一味，切，以清水三升，漬一宿，旦煎一沸，去滓，分為二服，服令須臾盡。忌豬肉、冷水。○案：原缺忌至水五字，據聖惠本補。

○蠱注痢方

療下痢鮮血方

乾地黄 犀角屑 地榆各二兩

右三味擣篩蜜丸如彈子大每服一丸水一升煎取五合去滓溫服之

療下血痢地膚散方

地膚五兩 地榆根 黄芩各二兩

右三味擣篩為散以水服方寸匕日三 外臺卷二十五葉二十五至二十六 ○本方係出第二卷中

療蠱痢血如鵝鴨肝并協蠱毒方

蒨根 ○[illegible] 升麻 犀角 桔梗 黄蘗 黄芩各三兩 地榆 ↓

地榆 蘘荷根各四兩

右八味切以酒三升漬一伏時服一升日一服 外臺卷二十五葉二十七 ○原出第六卷中

膿血痢方

療腸澼溏便膿血乾薑散方

乾薑 黄連 桂心各一

右三味擣篩服方寸匕著糜中食日三多膿加薑多血加桂有驗忌豬肉冷水生葱 ○案原缺忌生葱七字據四庫本補

療中蠱下痢膿血附子散方

蜀附子一枚炮 麴 乾薑各三分

右十三味下篩為散先食以酒服方寸匕日二并療婦人漏
下惡如前外臺卷二十五葉二十九右二方原出第三卷中
府痢方
療五府蒸下痢方
苦參三兩 青葙 甘草炙各三兩
右三味切以水四升煮取二升半分爲三服即愈凡蒸
但服生地黃汁即差忌海藻菘菜○案原缺忌至菜五字據熙寧本補
又方
青黛 丁香 黃連等分
右三味搗篩用泔淀案泔熙寧本作甘和為丸口中有瘡含之
若下部有瘡以綿裹內下部日服五六十丸含之令下
差
又方
丁香 麝香別研 石黛 石鹽 山榆人 小蘗皮
桂心 乾薑 青礬石燒 頭髮灰
右十味搗為散若瘡上乾者和臘月豬膏塗著療時行
病後食羊肉及肥膩或酒或房而得久蒸候○案原缺治字據宋
本補經久變為府必須攻下部不可輕之忌生葱三字據熙寧本補
療府澀痢方
青葙 雄黃研 石硫黃研 鹽一莢 雷丸各二兩 苦參
狼牙各三兩 藜蘆一兩炙
右八味搗篩為散取如杏人大內下部中忌生葱狸肉
○案原缺忌至肉五字今據熙寧本補
療府澀痢神效方
黃連三兩 零陵香半兩 犀角屑一兩 丁香三十枚 麝香一大豆
牛黃一大豆
右六味以水洗黃連零陵香丁香澄取清水去滓更以
水漆滿九升內黃連零陵香丁香犀角煮兩沸然後著
牛黃麝香並一沸取一升分作三服以一日服不盡二
日服之得忌生葱次酢滑豬肉魚三日內不得食菜○案
原缺亦至菜十七字據熙寧本補外臺卷二十五葉三十二至三十四
數十年痢方
療三十年本作歲久痢寒下及霍亂諸藥所不能療并腸滑若
是蠱疰所中方
蘇子 艾葉熬各二兩 訶黎 續斷 白朮各三兩 蜀椒目去
汗○案原缺去汗二字據熙寧本補 附子炮 桂心 苦參 乾薑 甘
草炙 鼠尾草各二兩
右十二味搗篩蜜和一歲兒服一丸如梧子三歲兒服
二丸五歲兒服三丸大人服五丸飲下療冷熱氣墒墒○案
墒墒原作楄楄據熙寧本改在胸中冷氣痛繞臍神良忌桃李雀肉

生葱猪肉冷水海藻菘菜。○案原脫忌至菜十五字據幽寄本補

療下痢三十年方

茯苓　乾薑　黃連分等

右三味擣篩為散，蜜和丸如梧子，飲服之，一日漸增至百丸。苦痢劇者加龍骨、附子炮，還令分等。○案原脫還令二字，分等原作等分，並據幽寄本改補。一服十丸，漸增之，以知為度。忌猪肉冷水醋物等。○案原脫忌至等八字據幽寄本補

當歸湯療三十年下痢止諸痛方

當歸一兩　生薑八兩　大棗二十枚擘。○案原脫大棗擘字據幽寄本補

右三味以水四升煮取一升半，分作三服，不差復作之。吾患痢三十餘年，諸醫藥無効，唯服此方得愈也。

○安石榴湯療大注痢及白滯困篤欲死，腸已滑，醫所不能療方

乾薑二兩生　黃蘗一兩細切　石榴一枚小者二枚　阿膠二兩別研漬之

右四味切，以水三升煮取一升二合，去滓，內膠令烊，頓服。不差復作。療老小亦良。人羸者稍稍服之，不必頓盡，須臾復服。石榴須預取之。一方無黃蘗，用黃連。

吳爽師。○案原作又深師三字，據幽寄本改。療久痢方

龍骨　赤石脂　無食子各六分　地榆三分　熟艾三月者良三分

橡子　黃蘗各五分

右七味擣篩，蜜和丸如梧子，空腹飲服四十丸至五十丸，日

忌生葱猪肉冷水海藻菘菜。○案原脫忌至菜十五字據幽寄本補

二服，稍加至六十丸。外臺卷二十五第二十八至三十九右五方，自一至四方，文並出第二卷中末

大注痢及赤白困篤腸滑方

療得病羸劣，服藥不愈，因作腸滑下痢膿血，日數十行，復中絞痛，身熱如火，頭痛如破，其脈如濤方

黃連四兩　苦參二兩　阿膠一兩

右三味㕮咀，以水一斗煮取二升，去滓，適寒溫，服二合，日三，少少益至半升，服湯盡者復合，以愈為度，曾試驗。忌猪肉冷水。○案原脫忌至水五字，據幽寄本補。外臺卷二十五第四十四。右方出范汪

痢兼渴方

療熱渴痢方

冬瓜一枚

右一味以黃土厚一尺，火炮極熟，以水爛去土，淨洗絞取服之。外臺卷二十五第四十五上

古今録驗卷十一

水病方

療水病方李口口馬延口○案原缺此小注六字今據照寧本補

木防已八分 蜀大黃八分炙以錦文者別搗○案下原缺如字據照寧本補 人參

八分 杏人八分去尖兩人熬令紫色別搗○案原缺去至尖四字並令字據照寧本補 葶藶子十分熬

右五味搗和搗篩蜜和為丸先食後初服七丸如梧子

日再加一丸至十二丸還日減一丸至七丸復漸加至

十二丸循環○案環照寧本作還服之以白飲服若病人熱多

加黃芩茯苓各八分次病人冷多加厚朴八分如病久

心驚加釣藤八分忌酒麵羊肉其牛肉一色亦斷不得

食外肆酢物得食鵝鴨麞兔鯉魚鱧魚等肉

療水病牛黃桂枝丸方

牛黃六銖研 桂枝十二銖又一方云桂六銖 牡蠣十二銖研熬 椒目二十

銖一方云海藻二十四銖不須椒目 葶藶子半斤熬一方云用一升

右五味搗篩蜜和丸如梧子飲服七丸日再小便利為

度注者是刁長史敬禮所服者○案原缺注至者十一字今據照寧本補 忌

生葱外臺卷二十第八

十水方

十水丸療十種水腫方

腫從頭起諸書云脚起名為白水其根在肺椒目主之腫從面起

名為青水其根在肝大戟主之腫從胸起名為黃水其根

在脾甘遂主之腫從腹起○案照寧本作股起名為氣水一作賁一作虛

其根在大腸芫花主之○案照寧本腸下有腹字腫從股起名為黑水

其根在腎玄參主之腫從頭面起至足名為懸水其根在

膽赤小豆主之腫從內起堅塊四肢腫名為石水其根在

膀胱桑根白皮主之腫從四肢起腹大名為風水其根在胃

澤漆主之腫從腹起○案照寧本作脚起名為裹水其根在小腸巴豆

主之腫從胸中氣起名為赤水其根在心葶藶子主之

右十味分等隨其病始所在增其所主藥皆一分巴豆

四分去心皮搗末合下篩蜜和丸服如梧子三丸得下

全漢三國六朝唐宋醫方 栖芬室

為度不下日三亦可散末○案末照寧本作來食服半錢匕○案

匕照寧本作上便利明朝復服如法再服病愈節禁飲○案原缺節字

據照寧本補但得食乾物耳

又方

第一之水先從面目腫遍一身名曰青水其根在肝

大戟主之

第二之水先從心腫名曰赤水其根在心葶藶主之

第三之水先從腹腫名曰黃水其根在脾甘遂主之

第四之水先從脚腫上氣而欬名曰白水其根在肺

氣葉本主之

弟五之水先從足趺腫名曰黑水其根在腎連翹主之
弟六之水先從面腫至足名曰玄水其根在膽芫花主之
弟七之水先從四肢起腹滿大身盡腫名曰風水其
根在胃澤漆主之
弟八之水四肢小其腹腫獨大名曰石水其根在膀
胱桑根白皮主之
弟九之水先從小腹滿名曰裹水○興宰本作裹水其根在
小腸巴豆主之
弟十之水乍盛乍虛乍來乍去名曰氣水其根在大
腸赤小豆主之

右十病藥皆分等亦病形同則倍之搗合白蜜丸如小
豆先從食飲服一丸日三欲下病服三丸人弱者以意
節之療宿食飲食熱溫病禁辛菜豬肉生魚不葉熱也
療十水大黃丸
大黃一分消石一分大戟一分熬甘遂一分熬芫花一分熬椒目
一分葶藶一分熬○案原缺熬字據興宰本補
七右味搗合下篩以蜜和丸如小豆先食飲服一丸日
再漸增以知為度外臺卷二十葉九至十一

風水方
療風水惡風擧身悉腫脈浮不渴欲自有汗而無大熱越
婢湯方
麻黃去節六兩 生薑三兩 甘草炙二兩 石膏半斤碎綿裹○案原缺綿裹二字據
興宰本補 大棗十五枚擘
右五味切以水六升先煮麻黃再沸去上沫內諸藥煮
取三升分三服惡風加附子一枚炮風水加朮四兩服
如上法欬肺脹加半夏五合洗一服五合稍稍增之忌
豬羊肉餳海藻菘菜桃李雀肉等○案餳至等十字原作餳忌同前四字今
據興宰本改
療風水腫癖酒癖方
商陸根一斤薄切

全漢三國六朝唐宋醫方 栖芬室

右一味以淳酒二斗漬三宿服一升當下下者減從半
升起日三服盡更合不堪酒者以意減之忌犬肉
甘遂丸療人風水黃疸體大如囊面目皆合陰腫如斗正
如霜水方
甘遂二兩熬 葶藶子二兩熬○案興宰本作一兩 杏人五十枚去皮尖兩人熬○
案原缺去至人五字據興宰本補 巴豆四十枚去心皮熬
右四味下篩蜜和丸如大豆一服三丸飲下當吐下不知可
至五丸禁野豬肉蘆筍
麻黃湯療風水身體面目盡浮腫腰背牽引○案牽原作寄引據興宰本
改髀股不能食方

麻黄去節五兩 桂心四兩 生薑三兩 甘遂二兩熬 附子二枚炮

右五味切以水一斗先煑麻黄減二升內藥煎取三升

一服一升日三忌猪肉冷水海藻菘菜生葱。案原缺服至忌十字作忌同前三字今據此宋本改補 外臺卷二十葉十五至十六 古四方未注卷數

水氣方

療腫患下水氣四肢腫聶聶動方

車下李核中人十枚研令熟 粳米三合研令破以四升水中煑作粥令得一二升服之日三作未消更增

按外臺卷二十葉十七至十八 右方原出范汪三古今录驗同。

水腫通身方

療承祖郎水腫遍身。案原作通身據此宋本改 衆醫不能療得此湯一劑一夜小便五六升即差療水欬逆氣通身流腫短氣腹滿晝。世字本作晝 夜倚壁不得臥喉中水雞聲鳴白前湯方

白前六兩 紫菀二兩 半夏五合又方四兩洗之三十遍 生澤漆根七合切一 方三兩

右四味切以水一斗內藥刺誌水度復加水七升微火煎令至刻去滓次內藥七種白术二兩 吴茱萸五合 桂心三兩 人參一兩 乾薑一兩或生薑五兩 栝樓五合或六合 六物微火煑取三升半分三服小便當利或當溏下勿怪氣即低腫減呂計方經傳揚氏有聽忌羊肉餳

忘与忘通

桃李雀肉生葱（一方有夷二十枚）

小消化水丸療水病，次（○原作次今據無宗本改）通身微腫腹大食飲

不消方

芫花（熬）一兩　甘遂（熬）一兩　大黃一兩　葶藶（熬）一兩　巴豆四十枚（去皮熬研）

右五味合擣下篩，蜜和丸如梧子，一服一丸，不知稍增

以知為度。忌蘆笋、野猪肉。（外臺卷二十葉二十二至二十三）

水腫鼓脹方

療大水腫腹如鼓堅如石方（出胡洽）

葶藶（熬）一升　椒目一升　芒硝六兩　水銀十二兩

右四味，以水煑錬水銀三日三夜，數益水，要當令黃白

以合擣，藥六萬杵，自令相和，丸如梧子，先食服一丸，日三

全漢三國六朝唐宋醫方　栖芬室

日增一丸至十丸，不知更從一丸始，病當從小便利，當

飲好羊肉羹，晝夜五飲，當令補養，禁猪肉、生魚、菜，勿忘

飲，飲水渴飲羹汁，少少善。鄭郡夫人常服（○案原缺少至服八字據

無宗本補）（外臺卷二十葉二十四）

水腫欬逆上氣方

夫水在五藏，令人欬逆喘上氣，腹大響響，兩脚腫，目下有

卧蠶，微渴不得安卧，氣奔短氣，有頃乃復，小便難而數，肺

病胸滿隱痛，宜利小便，水氣迫肺，吸吸寒熱，澤漆根湯方

生鯉魚一頭（重五斤，斫破剉）　麥門冬二兩（去心）　甘草二兩（炙）　人參二兩　茯

療氣水身腫腹滿方

杏人十分去皮尖熬 蘇子五分 白前六分 昆布六分炙去鹹 桑根白皮五分 橘皮六分 五味子六分 大麻人熬五分 茯苓六分 生薑暴燥六分

右十味，擣篩，蜜和丸，漿清服二十丸，以橘子日再，稍稍加至三十丸。忌酢物。外臺卷二十葉二十六 卷二十七

療氣水身腫腹滿 姚大夫出蕪公療州候事于志光送云經來欲不能服湯事極急而不能力服之 服此湯若微數為益特服三劑 而不服此藥甚易必無逆作但不能服可服後九九進不應急耳 外臺卷二 十葉二十六上 深師作方引

苓二兩 澤漆根八兩，生者

右六味，切，以水一斗七升煮魚，取一斗，去魚，內諸藥，取四升，分服，日三，小便利為度；不利，增服之。大便不利而小便未利者，增至四合服，一日氣即下，得安。所有六方內生薑八兩。忌海藻、菘菜、酢物。○案原缺忌下七字，據影宋本補。

防己散，療水腫上氣方。出許諫議。

漢中防己三兩 ○案原缺中字，據影宋本補。 澤漆葉三兩 石韋三兩，去毛 澤瀉三兩 郁李人五兩 白朮三兩 丹參三兩 赤茯苓三兩 桑白皮三兩 橘皮三兩 生薑十兩 通草二兩

右十二味，擣篩為散，以水一斗七合，內四方寸匕散煮

取八合，去滓，一服令盡，日三，大便利者一服，取小便利為度。許澄秘方。忌桃李、雀肉、大酢。○案原缺桃至酢六字，據影宋本補。 外臺卷二十葉二十五

治水方

皮水越婢湯加朮主之方

麻黃六兩，去節 大棗十二枚，擘 白朮四兩 生薑三兩，切 甘草二兩，切 石膏半斤，碎，綿裹 ○碎綿裹三字據影宋本補。

右六味，㕮咀，以水七升，煮麻黃一二沸，去上沫，乃內餘藥，煮取二升，絞去滓，適寒溫，服七合，日三。忌海藻、菘菜、桃李、雀肉等。○案海至等九字原缺，據影宋本補。原書作忌同前三字。 外臺卷二十葉二十九

革

○右方未考卷數

水瘕方

水瘕病，心下如數升油囊，槩槩（音學○案：原缺音學二字）作聲，日飲三斗，不用食，但欲飲，久病則爲瘕，堅有蝦蟆鼈，療之方

取蕣蔴成熟好者二十枚，去皮，杯中研令熟，不用擣，水解得三合，宿不食，清旦一頓服盡，日中許當吐下青黃如藥汁，當囊結裹（○案：裹原作裹，據影寫本改）。其病不盡，即三日更增服三十枚，草藏如上法，若病如故，便不盡，復增十枚服，如上法，其以盡病根爲限，藥但去病，不令人悶亂，下病之後，慎不可飲，若五日斷飲，止進白

全漢三國六朝唐宋醫方　栖芬室

麋闈高方，已試神良，高（外臺卷二十葉三十二）

暴腫滿方

澤漆湯，療水熱，當風飲，多暴腫，身如吹，脈浮數者方

澤漆（炙，二兩）　知母（二兩）　海藻（二兩）　茯苓（二兩）　丹參（三兩）　秦艽（二兩）　木防己（二兩）　豬苓（去皮，二兩）　大黃（三兩）　通草（二兩）　青木香（二兩）

右十一味，切，以水九升，煮取三升，分三服，忌酢物（外臺卷二十葉三十四）

氣滿胸急方

療氣忽發，滿胸急者方

茯苓（四兩）　杏人（四兩，去兩人皮尖，碎○案：去至碎六字據影寫本校）　橘皮（二兩）

遂

右三味，切，以水六升，煮取二升，分作三服，日三，隨小便下，愈，飲失更作，忌酢物

茯苓杏人煎方

茯苓（四兩）　杏人（四兩，去兩人皮尖，碎○案：原缺去至碎六字，據影寫本補）　橘皮（三兩）　蘇子（一升，碎）　甘草（三兩，炙）　芍藥（四兩）　白前（三兩）　五味子（三兩）　生薑汁（五合）　蜜（六合）　竹瀝（二升）

右十一味，切，以水九升，先煮諸藥，取三升，去滓，內竹瀝、生薑汁、蜜，和攪，微火煎取四升，一服四合，日再夜一。忌海藻、菘菜、酢物

又方

甘遂（三兩，熬）　茯苓（四兩）　杏人（四兩，去兩人皮尖，碎○案：去至碎六字據影寫本補）　澤漆葉（三兩，炙）　黃芩（四兩）　澤瀉（三兩）　郁李人（五兩，碎）　橘皮（三兩）　朴消（四兩）

全漢三國六朝唐宋醫方　栖芬室

右九味，切，以水九升，煮取二升七合，分三服，忌酢物

又方

桑根白皮（切，二升）　郁李人（一升，碎）　赤小豆（二升）　橘皮（三兩）　蘇葉（三兩）　茅根（切，二升）

右六味，切，以水一斗，煮取三升，適冷煖，稍稍飲之

又方

桑白皮（四兩）　橘皮（三兩）　茯苓（四兩）　甘遂（三兩，熬）　杏人（三兩）　澤瀉（三兩）

例外待法因
本方有赤小二兩葱
豆湯同宜治●故
先集於而以本
方

黄芩四兩　赤小豆一升
右八味切，以水九升，煮取二升半，分三服。忌酢物。一方甘草
三兩
又方
羊腎一具去脂破　桑根白皮四兩　茯苓四兩　橘皮三兩　李根白皮四兩　黄耆三兩　玄參三兩　生薑四兩
右八味切，以水九升，煮取二升七合，分三服。忌酢物
又方
猪腎一具去脂破　桑根白皮五兩　茯苓四兩　澤漆葉三兩　防己三兩　澤瀉三兩　橘皮三兩　大豆三升　甘遂三兩　郁李人一升碎
右十味切，以水一斗三升，先煮猪腎、桑根皮、澤漆葉、大豆，取八升，去滓，内餘藥，煮取一升七合，分爲三服。忌酢物
又方
大棗三十枚擘　烏梅三十枚打破
右二味，以水四升，煮取二升，内蜜和調，不得過甜，不得過酢，稍稍含咽之。外臺卷二十葉三十四至三十六

虚熱及先服石風水腫方
葱豆洗湯，療虚熱及服石熱當風露卧，冷濕傷肌，熱阻在裏，變成熱風水病，心腹腫滿，氣急不得下頭，小便不利，大便難，四肢腫如皮囊盛水，晃晃如老蠶色，陰卵堅腫，升如

茎腫生瘡臭如死鼠此皆虚損腑中有熱強取風冷湿痺故也內宜依方服諸利水藥外宜以此湯洗四肢訖以葱豆膏傅之別以猪蹄湯洗瘡爛處及卵腫也方

赤小豆一升 葱一合青白切一升〇原缺白字據眾本補 蒺藜子一升 菘菜子一升壽碎 蒴藋一升切 五 巴豆一百枚合心皮打破

右六味以水一石二斗煮取四斗以淋洗身腫處 外臺卷二十葉三十六 右方原出集驗 云古今錄驗同

豆葱白青方療與前葱豆湯同

葱青白一升切 菘菜子半升 蔗莘子半升 蒴藋半升切 青木香二兩切 莽草一兩切 丹參半升切 生蛇銜半升 蒺藜子一升破

右九味以猪肪五升煎之三沸令水氣竭去滓傅痛處 外臺卷二十葉三十七

猪蹄洗湯療丈夫服石有虛因勞損熱盛當風臥傷於風湿久變成熱風水腫疝腹滿氣急四肢熱腫小便不利陰卵堅腫茎腫生瘡赤爛臭如死鼠名水疸以湯洗之方

猪蹄一具破 黃蘗五兩 蒴藋根三升切 葶藶子五合 蒺藜子一升

右五味以水三斗煮取二斗汁以洗之日三 外臺卷二十葉三十七 右方原出集驗 云古今錄驗同

三焦〇案照本作上焦決漏水病方

療通身手足面目腫食飲減少此是三焦決漏精液不通

水氣即行者鯉魚湯方

鯉魚重五斤者　茯苓六兩去皮尖兩人碎○案原無去至碎六字今據興亭本補　澤漆

炙五兩　人參二兩　杏人一兩　澤瀉五兩　甘草二兩炙

右七味切以水二斗五升煮魚取一斗半去魚取汁內藥煮取

四升未食服一升日三以小便利爲度年八十病大困

服此差忌海藻菘菜酢物外臺卷二十葉三十七至三十八

男女新久腫病方

療男女心上脹滿胸脅背痛食進少面微似腫小便如澀方

出姚大夫

杏人八分去皮尖○案原作三分去皮尖三字今據興亭本補　熬　橘皮五分○案興亭

本作四分　蘇子三合　防己五分　葶藶熬六分　茯苓八分

右六味擣篩蜜和爲丸如小豆以桑根白皮煮爲飲

○案飲興宋本作欲　用服此丸初服十九日再漸加至三十九丸外臺

卷二十葉三十九至四十

水病雜療方

療水或下不下則滿溢下之則虛竭還復十無一活桑酒

方

桑枝并心皮細剉以水一斗煮取四升汁以四升米

醸酒一服一升

又療脾胃水面目手足胕腫胃管堅大滿短氣不能動搖

方

桑根白皮切三升　桂心一尺　生薑三兩　人參一兩

右四味切以水三升煮桑白皮得一升絞去滓內桂心

等并飴十一兩煮之竭得七合消息更服須臾當下不

盡復一升忌生葱

傳効鯉魚湯療水腫腹大面目身體手足尽腫喘欬短氣

又脅滿不得卧方

鯉魚三斤一枚重　桂心三兩　菀紫一兩　木防己二兩　黃芩一兩　消石

二兩　乾薑二兩　人參二兩

右八味切以水一斗五升煮魚如食法取汁一斗二升

全漢三國六朝唐宋醫方　栖芬室

出魚內藥煮取三升去滓先食溫服一升日三[illegible]忌

○案興亭本作日二與煮取三升數不符　忌生葱○案此方前稱傳効方是顧氏此書所引之書而非

王燾書所引者否則何以下注並出十一卷中（十一興亭本元十字作並出一卷中誤）故今右方今錄入此

外臺卷二十葉四十二至四十三

古今錄驗卷十四

卒中風方

小續命湯療卒中風欲死身体緩急目不停舌強不能語諸中風服之皆驗不令人虛方

大附子一枚炮 芎藭一兩 生薑五兩 五兩芍藥一兩 甘草一兩炙

麻黃三兩去節 白朮一兩 木防己一兩 防風六兩分 黃芩一兩 桂心一兩 人參一兩

右十二味㕮咀以水一斗三升煮取三升分三服甚良大善可作三四劑必佳忌豬肉海藻桃李生葱菘菜外臺卷十四葉十至十一

風偏枯方

療三十年風躃偏枯不能行香豉散方

生地黃三十斤 香豉三升綿裹

右二味洗地黃㕮咀先蒸之○案原缺之字據熙寧本補半日暴燥更合豉蒸半日暴令燥擣下篩以酒服三方寸匕日三亦可水服益精爽氣服數月有神效外臺卷十九葉二十二

急風痺方

六生散療急風痺身軀拘痛方

生菖蒲一斤切 生地黃一斤切○案原缺切字據宋本熙寧本補 枸杞根一斤切○案原缺切字據宋本熙寧本補 生商陸根一斤切○案原缺切字據熙寧本宋本補

續命湯療中風賊風入腹角弓反張口噤舌不停目視不見不能語擧身不仁或腹絞痛方

甘草炙 黃芩各二兩 防風一兩半 生薑五兩 人參 芎藭 芍藥 麻黃去節 木防己各一兩 大附子一枚炮

右十味切以水一斗二升煮取三升分爲三服一日令盡可服三劑不令人虛

本方有十三味見集止有十味物○案物字據熙寧本補 海藻豬肉菘菜冷水魚○案魚下原有等物二字據熙寧本刪 外臺卷十四葉十七至十八

右方原在卷十二卷中

生烏頭半斤切○案原缺切字據宋本熙寧本補 生薑二斤切○按原缺切字據宋本熙寧本補

右六味以淳酒漬之一宿出暴乾復內酒中令酒盡暴令燥擣下篩以清酒一升服一錢匕日再服之忌豬羊肉冷水蕪荑餳外臺卷十九葉二十八

古今錄驗卷十五

風濕方

附子湯療風濕相搏骨節煩疼不得屈伸近之則痛白汗出短氣小便不得利惡風不欲去衣或一身流腫方

桂心三兩 白朮三兩 附子二枚炮八破 甘草二兩炙○案原作二兩无炙字據宋本改補

右四味㕮咀以水六升煮取三升分三服微汗即止若汗出煩者稍服五合驃騎使吳諧以建元元年八月二十六日始覺如風至七日卒起便頓倒髀及手皆不隨通引腰背疼痛通身腫心多滿至九月四日服此湯一劑通身流汗即從來所患悉愈本方不用生薑既有附子今加生薑三兩忌豬肉冷水桃李雀肉生葱海藻菘菜○案原缺豬至菜十四字作忌同據宋本熙寧本改補

療風濕体疼惡風微腫天門冬湯方

天門冬三兩去心 葛根四兩 生薑三兩 桂心四兩 麻黃三兩去節 芍藥二兩 杏人五十枚去皮尖兩人○案原缺去至人五字據宋本熙寧本補 甘草二兩炙

右八味切以水一斗煮取三升分三服取汗忌海藻菘菜生葱鯉魚○案原作忌鯉魚餡同前六字缺海至葱六字據宋本熙寧本補 右二方原出第十四卷中

療頭風濕面如錐刺之狀身体有腫惡風汗出短氣不能

叢

飲食麻黃湯方

麻黃四兩　芎藭一兩　甘草一兩　當歸一兩　杏人三十枚去皮尖兩人○案原缺

去主人五字據宋本醫方本補

右五味切以水五升切取二升去滓分三服日三糜粥

將息佳

辨中風偏枯風痱風懿風痺偏枯者半身偏不隨肌肉偏不用

而痛言不變知不亂病在分腠之間溫卧取汗益其不足

損其有餘乃可復也風痱者身無痛四肢不收智亂不甚

言微知可療甚則不能言不可治也風懿者奄忽不

知人咽中塞窒窒然舌強不能言病在藏腑先入陰後入

陽治之先補於陰後寫於陽發其汗身轉軟者生汗不出

身直者七日死風痺病不可已者足如履冰時如入湯腹

中股脛淫濼煩心頭痛嘔眩時時汗出目眩悲恐短氣不

樂不出三年死騎士息王怨毋年五十紗扇伺扇汗出中

風口不得語身緩不收積一月固篤張苗爲作七物獨活

湯服五劑得愈又士度良母年七十餘中風但苦口不得

語積百餘日往來飲食如故苗又與合獨活湯四劑得愈

七物獨活湯方原缺方字據宋本醫方本補　療腳弱及中風濕緩縱不

隨○案隨下原有方字據宋本醫方本刪　出胡洽

獨活五兩　葛根四兩　乾薑二兩　桂心四兩　半夏四兩洗　甘草二兩炙

防風三兩

右七味㕮咀以水一斗煮取三升每服一升日三得少

微汗出好忌羊肉餳海藻菘菜生葱

療濕家始得病時可與薏苡麻黃湯方

薏苡半升　麻黃四兩去節　甘草二兩炙　杏人二兩去皮尖兩人碎○案原缺去至

碎六字據宋本醫方本補

右四味㕮咀以水五升煮取二升分再服汗出即愈濕

家煩疼可以甘草麻黃湯發汗不差更合飲家加白朮

四兩名白朮麻黃湯忌海藻菘菜桃李雀肉等　外臺卷十九第

三十至三十二

古今録驗卷十八

五膈方

大五膈丸療膈中遊氣上下無常處藏有虛冷氣迫咽喉
胸滿氣逆脅有邪氣食已氣滿羸瘦著牀骨立往來寒熱
腹中不調或下痢噎逆欬嗽骨肉銷盡服之令人能食長
肌肉強筋骨利五藏好顏色補不足益氣力方
細辛　桂心　黄芩　食茱萸　厚朴三分炙　杏人三十
枚去尖皮兩人熟○案原缺皮至熟四字今據照寧本補　乾薑　川椒汗○案照寧本无川
字　遠志去心各三分　小草　芍藥　附子炮　當歸各二分　黄
連仁二

右十四味擣篩蜜和服如梧子二丸日三不知加之以
知為度忌猪肉冷水生葱生菜等○案菜上原缺生字今據照寧本補
五膈丸療憂膈氣膈食膈寒膈飲膈異病同藥神効方
人參　附子炮　遠志去心　桂心　細辛各四分　乾薑　蜀
椒各五分汗
右七味擣篩以蜜和服如彈丸著牙下咬咀嚥之若病
劇者日三夜[illegible]再并療諸蟲風注氣腹中百病皆悉當
得真新好藥即可中病耳神妙秘方不傳忌生葱生菜
猪肉冷水等物
療邪氣噎逆吸氣五膈為病五藏俱虛則受風冷五藏有
有邪呼吸不足陰注於內陽結於外陰陽錯亂語言無常
俠舌○案原作膈中今據照寧本改　左右狀如結氣唯咽不利氣出不入
此血氣衰微藏凝冷氣成之服此丸安穀通氣溫藏五膈
丸出僧深方
蜀椒一升汗　乾薑二兩　桂心二兩　芍藥一兩半　半夏洗　細辛
茯苓各一兩　前胡一兩半
右八物擣篩蜜和服如彈丸一枚唯中稍稍吞之可增
至三丸或冷則加遠志一兩佳日再　忌羊肉餳生葱生菜
醋物
療胸痛達背膈中煩滿結氣憂恚飲食不下藥悉主之宜

全漢三國六朝唐宋醫方　栖芬室

丸方
半夏一分○案照寧本作半夏削去皮熬　細辛　椒去目汗　附子炮各
仁二
右八味擣篩以蜜和為丸先飯酒若粳米飲服如梧子
五丸日三稍增至十丸忌海藻菘菜羊肉餳猪肉冷水
生葱生菜外臺卷八第三十九至四十

療胸膈痰飲食嗽經日則併吐出食皆不消出如初初空
腹一兩日驟食還復吐之極不便此由痰飲聚下隔不通
服此丸宣通下氣方
吳茱萸 澤瀉 芍藥 白术 漢防己 赤茯苓
各二兩 蜀大黄二兩
右七味擣篩蜜和為丸如梧子大飲服二十五丸忌桃
李雀肉酢物外臺卷八葉五下
療胸中痰飲腹中鳴食不消嘔
療飲食不消嘔吐水湯
大腹檳榔四十枚合子碎○案原缺合子碎三字據宋本照寧本補 生薑八兩
半夏洗半升 杏人四兩去尖皮熬○案原缺熬字據照寧本補 橘皮三兩 茯苓五兩
白术四兩切
右七味切以水一斗煮取三升去滓分三服忌羊肉餳
大酢桃李雀肉等外臺卷八葉四 右方原出千金云古今錄驗同

五嗽方
四滿丸療五嗽一為氣嗽二為痹嗽三為燥嗽○案照寧本作臊嗽
四為邪嗽五為冷嗽悉療之方
蜈蚣二枚炙 芫花根五分 躑躅花四分 乾薑 芎藭 桂心
各四分 人參 細辛各二分

右八味擣篩蜜和為丸一服米飲下五丸如大豆許日
三稍稍加至十丸忌生葱生菜外臺卷九葉四下
欬失聲方
療暴中冷傷寒鼻塞喘欬喉中瘂塞失音聲者方
取芫花根一虎口切暴
右一味令病人以薦自縈紡裹舂芫花根令飛揚入其
七孔中當眼淚出口鼻皆羅刺瘶切達畢畢耳勿住令芫
花根盡則止病必於此差
療忽暴欬失聲語不出杏人煎方
杏人一升去皮尖兩人者熬 通草四兩 紫菀 五味子各三兩 貝母
四兩 桑白皮五兩 蜜一升 沙糖一升 生薑汁一升
右九味切以水九升煮五味取三升去滓內杏人脂薑
汁蜜糖和攪微火上煎取四升初服三合日再夜一稍
稍加之忌蒜麪炙肉等

通聲膏方
五味子 款冬花 通草各三兩 人參二兩 杏人一升去皮尖兩人者熬
桂心 細辛 青竹皮 菖蒲 酥各二兩
棗膏三升 白蜜一升 薑汁一升
右十三味細切以水五升微火煎三上三下去滓內薑
汁棗膏蜜酥調和酒服如棗二枚忌生菜生葱羊肉餳

外臺卷九第九

氣嗽方

療患氣嗽并下焦冷結方 後四方同療 姚大夫別錄要方

紫菀 貝母 百部根 款冬花 五味子 半夏洗各四 五分 射干十分 芫花根皮四分切熬令焦 乾薑 橘皮各四分 杏人八分去皮尖雙人者熬 蘇子四分 白石英六分碎研 鍾乳十分研

右十四味擣篩以蜜和為丸如桐梧子酒服十九日再稍加至三十九忌羊肉餳諸生冷等物

又方

乾地黃 桂心 山茱萸 五味子各三兩 茯苓四兩 蓯

蓉 丹參 澤瀉 甘草炙 鍾乳研各二兩

右十味擣篩蜜和酒服十五丸如梧子大○案大小日 本本无 增至三十丸海藻生蔥醋物菘菜蕪荑

又酒方

丹參 乾地黃各五兩 芎藭 石斛 牛膝 黃耆 白朮 茯苓各四兩 防風 獨活 附子炮 秦艽 桂心 乾薑各三兩 鍾乳六分研

右十五味切以酒三斗浸七日初服二合日再稍稍加之忌食桃李雀肉生蔥豬肉冷水蕪荑

又丸方

乾地黃四兩 防風 蓯蓉 澤瀉各三兩 山茱萸 丹參 五味子 茯苓各二兩 方作茯苓 桂一兩半

右九味擣篩蜜和丸如梧子酒服二十丸日再稍加至三十丸忌醋物生蔥蕪荑 外臺卷九第十至十一

呷嗽方

療呷嗽壽墨丸方 大神驗萬年縣令席君懿送

壽墨二分 杏仁二十枚去皮尖熬 葶藶子二分熬 前胡二分 大黃二分 巴豆仁二分去心皮熬

右六味擣篩為散巴豆別研細和合丸如梧子以白蜜漱清飲且空腹服三丸人弱服二丸則利水或吐

三日後以意一服還如上法不過三服愈 廣二十年者以利不止者以冷白飲止之吐利止後食禁生冷醋滑豬魚雞麵油酒冷水蒜蘆笋此藥宜春夏服之有毒之藥宜從少起 外臺卷九第十三

熏欬法

療欬飲 呼合切 下同 煙法

鍾乳研 白石英研 人參 丹參研 雄黃各七分研 水銀二分 研烏羊腎脂一具淨除膜十

右八味各擣篩為末以水銀投藥裏細研使入諸藥并脂熟取置紙中令均平使厚一分散藥令周遍剪紙一

張作三分瘦猪婦人五日用半寸熏未服藥無癒○案原作齋按照宋本改五日服藥後一百日忌五辛酒肉此一劑得瘳

五十人上氣並皆愈忌生血物

療新腹脹氣上不得臥身体水腫長孫振薰法

蠟紙一張熟艾薄布遍紙上

熏黃末三分○案此宋本作二分款冬花末二分

右三味并遍布艾上著一葦筒卷之寸別以繩繫之燒下頭欲煙噏之六可三十噏飲訖則差凡三劑一百日斷鹽醋日一五飲三寸三日凡一劑外臺卷九第十五至十六

療欬熏法

細熟艾薄薄布紙上廣四寸後以石硫黃末薄布艾上務令調勻以荻一枝如紙長卷之作十枚先以火燒纏下去荻其煙從孔中出口吸取煙嚥之取吐止明旦復熏之晡日餘者後日復熏之三日止自然差惟得食白糜餘皆禁之外臺卷九第十四　右方案出千金卷十六今本號同

療欬生薑五味子湯方

五味子五兩　生薑八兩　紫菀一兩　半夏洗二兩　吳茱萸一兩　款冬花半兩　細辛一兩　附子一枚炮　茯苓四兩　甘草二兩炙　桂心一兩

右十一味切以水一斗煮取五升分溫三服老人可服

下列四方入前

五合忌海藻菘菜豬肉冷水羊肉餳生菜酢物生葱

外臺卷九第十六 右方原出小品云古今錄驗同

百部湯療欬晝夜得眠兩眼突出方

百部根兩 生薑半斤切 細辛三兩 貝母三兩 甘草二兩炙 杏人四兩去皮

尖兩人者 紫菀三兩 桂心二兩 白术二兩 麻黃六兩去節 五味子二兩 一味切以

右十味切篩水一斗二升煮取三升分三服忌桃李雀

肉海藻菘菜生葱○紫菀原作菜據宋本改

療欬嗡散方

細辛　紫菀　天雄炮　石膏　款冬花　鍾乳各二分

右六味擣篩作散如大豆七聚以小竹筒嗡服日三不

得食生魚猪酢生菜但食糜七日欬愈乃止若大豆聚

不知亦小益勿大多甚良忌生菜冷水豬肉

療欬麻黃五味子湯方

麻黃四兩去節 五味子五合 甘草二兩炙 半夏二兩洗 乾薑五合 細

辛二兩 桂心六兩 杏人三兩去皮尖兩人者

右八味切以水一斗煮取四升去滓分溫五服日三夜

二忌海藻菘菜羊肉餳生菜生葱

療欬羊肺湯太醫史脫方

款冬花一兩 紫菀 乾薑 細辛各一兩 桂心 甘草

炙各半兩 五味子半斤○本作半升 白前 食茱萸各半兩 羊肺

一枚㕮切

右十味切以水八升合煮取三升去滓一服三合日三

禁食醢蒜生菜海藻菘菜生葱（外臺卷九葉十八至十九）

積年久欬方

療人三十年寒冷欬逆上氣麻黃湯方

麻黃八分去節　蜀椒四分汗　細辛三分　藁本二分　杏人五十枚去皮尖兩人者碎

右五味切以水七升煮取三升分為三服日三忌生菜

許明療人久欬欲死方

取厚榆皮削如指大去黑刻令如鋸長尺餘內喉中

頻出入當吐膿血則愈

香豉丸療上氣三十年欬氣久寒冷痹脾中客熱變為冷

方

食茱萸一兩　甘草一兩　香豉二十枚　細辛　杏人去尖皮兩人者熬各一兩

紫菀二兩

右六味擣篩為末別擣杏人如膏乃內末攪令勻蜜和

丸如梧子服三丸日三不知增之至五丸暮臥時含十

丸著咽喉中嚥之忌海藻菘菜生菜（外臺卷九葉二十四至二十五）

療三十年欬方

紫菀二兩　款冬花三兩

右二味為散先食飲服一錢匕日三七日愈（外臺卷九葉二十二）

胡椒丸療欬上氣胸滿脇後唾沫方

胡椒 華撥 乾薑各三兩 白朮二兩 桂心 高良薑 人參 款冬花 紫菀 甘草炙二兩

右十味搗篩蜜和丸如梧子一服五丸日二服不知以知為度忌生冷醋滑豬魚肉蒜桃李雀肉生葱海藻菘菜 外臺卷十葉二十四上

右方原出千金 亦古今錄驗同

欬嗽短氣方

五味子湯療逆氣欬嗽胸膈中寒熱短氣不足方

五味子一兩 前胡三兩 紫菀 甘草炙 桂心 生薑各二兩 棗三十枚擘 山茱萸三兩

右八味切以水一斗煮取七升絞去滓服一升日三夜三忌生葱海藻菘菜

胡椒理中丸療欬嗽逆氣不能飲食短氣方

胡椒 華撥 ○本作畢撥 乾薑 款冬花 甘草炙 橘皮 高良薑 細辛各四兩 白朮五兩

右九味搗篩蜜和丸如梧子一服五丸日再忌桃李雀肉生菜海藻菘菜

瀉肺湯療欬逆短氣方

人參三兩 生薑四分 半夏五分洗 甘草四分炙 橘皮十二分 竹葉二兩

右六味切以水六升煮取二升分三服此方亦療霍亂忌羊肉餳海藻菘菜

療欬嗽及短氣胸背痛薑椒湯方

生薑 椒去目汗各一兩

右二味切以水五升煮取三升每服一合 外臺卷九葉二十七至二十八

全漢三國六朝唐宋醫方 栖芬室

欬逆及厥逆飲欬方

療厥逆藏氣有餘六〻氣虛勞憂氣驚氣其人善悸胸中

或〻上下無常多悲傷流四肢臍四邊常有核遊腫大便

不利遊氣湯方

厚朴四兩炙 人參 甘草炙 牡蠣各二兩熬 茯苓四兩 桂心

半夏各一兩洗 梔子四枚 生薑八兩 黃芩三兩

右十味切以水九升煮取三升半去滓分服七合日三夜

再○案原本再下有服擿壓寧本刪 若腹痛去黃芩加芍藥三兩良驗忌

海藻菘菜生蔥羊肉餳酢物等

療欬逆上氣丸方

乾薑四兩 桂心 款冬花各一兩 附子四兩炮○案蜀原作枚擿壓寧本改

五味子二兩 巴豆六十枚老者三十枚去皮心熬

右六味先擣上五味下篩別擣巴豆如膏內藥末以蜜

和丸如麻子以一丸著牙上咽咀常暮臥時服亦可日

三服忌生蔥豬肉蘆筍

小胡椒丸療寒欬逆胸中有冷咽中如有物狀吐之不

出方

胡椒五分 乾薑六分 款冬花三分

右三味擣篩蜜和丸如梧子大米飲服三丸日再服以

知為度禁如前法外臺卷九第三十至卅一

夫有支飲家欬煩胸中痛者不卒死至一百日一歲與十

棗湯方

芫花 甘遂 大戟等分並熬

右三味擣下篩以水一升五合煮大棗十枚取八合絞

去滓內藥末強人取重一錢羸人半錢匕頓服之平旦

服而不下者明旦更益藥半錢下後自補養外臺卷九第三十一

至三十二 右方原出千金方云古今錄驗同

療寒欬嗽上氣胸滿唾腥膿血四味石鍾乳散方

鍾乳研 白礬石鍊 款冬花 桂心各一分

全漢三國六朝唐宋醫方 栖芬室

右四味擣合下篩以筒吸之如大豆許○案原本許字下有一匕二字

今擿壓寧本刪 服先食日二不知稍增之數試有驗當作七聚

逐吸之忌生蔥外臺卷九第三十五至三十六

咳嗽膿血方

瀉肺湯療肺中膿欬唾血氣急不安臥方

茜草 麻黃去節 細辛 椒去目閉口汗○擿壓寧本無小注 當歸各一兩

右五味切以水七升煮取三升分為三服日三強汗或

咳膿血忌生菜一方有生薑一兩

羊肺湯療欬晝夜無閑息氣欲絕肺傷唾血方

鍾乳五兩 牡蠣熬 桂心六兩 射干 桃人去皮尖 貝母 橘

乾百部根 五味子各三两 生薑六两 白石英 半夏洗各五两 款冬花 甘草炙 厚朴炙各二两 羊肺一具

右十六味切，先以水二斗三升煑羊肺〇案此字衍本作羊臛取一斗，去肺，内諸藥，煑取三升，分四服，日三夜一。忌海藻菘菜、羊肉、餳、生葱。外臺卷九第三十八至三十九

療瘕嗽吐膿損肺方已上八字據廣濟方補

用杜蘅三分 人參一分 服一錢匕外臺卷九第三十六

雜療欬嗽方

五藏六腑皆令人欬，肺居外而近上，合於皮毛，皮毛喜受邪，故肺獨易為嗽也。邪客於肺則寒熱上氣喘汗出，欬動肩背喉鳴，甚者唾血。肺欬經久不已，傳入大腸，其狀則遺糞。腎欬者，其狀引腰背痛，甚則欬涎。腎欬經久不已，傳入膀胱，其狀欬則遺尿。肝欬者，其狀左脅痛，甚者不得轉側。肝欬經久不已，傳入膽，其狀欬則清苦汁出。心欬者，其狀引心痛，喉中介介如鯁狀，甚者喉痺咽腫。心欬經久不已，

右

傳入小腸，其狀欬則失氣。脾欬者，其狀若脅痛陰陰則引肩背，甚者不得動，動便欬劇。脾欬經久不已，則傳入胃，其狀欬即嘔，甚則長蟲出。久欬不已，則三焦受之，三焦欬之狀，欬而腹滿，不能食飲。此皆聚於胃，關於肺，使人多涕唾而面浮腫，氣逆也。又非時有風寒，冷人觸冒，解脫傷皮毛，間入腑藏為欬上氣如此也。又非時忽然〇案此字本作忽然暴寒傷皮膚，中與肺合則欬嗽上氣，或胸脅又痛，欬唾有血者，是其熱得非時之寒暴之不得漸散，伏結深喜肺癰也。因欬服溫藥，欬尤劇，及壯熱吐膿血，汗出惡寒是也。天有非時行者，急看四時方也。

療欬嗽上氣，時時嘔白唾沫數十歲者方

吳茱萸 五味子 大黃 桂心 甘草炙 細辛 人參 紫菀 款冬花各一两 大戟 竹葉各三分

右十一味切，以水一斗煮取三升，分為三服，亦療陰汰欬至良。忌海藻菘菜、生菜、生葱。外臺卷九第四十六至四十七

溫中湯療上氣方

甘草炙三两 桂心四两 生薑一斤

右三味切，以水七升半煑取三升，分五服。忌生葱、海藻、菘菜。

昆布丸療胸滿上氣方

大黃 消石 海藻洗 水銀各一两 昆布洗三两 苦瓠瓤四十枚 葶藶半升熬 通草三分 桃人五十枚去皮尖兩人者熬〇案去至者六字原缺據宰本補

右九味擣篩，以蜜和為丸如梧子，許先食服三丸，日再

全漢三國六朝唐宋醫方 栖芬室

○—○夜字原缺
據照寧本補

服

已試鯉魚湯療上氣方

杏人去[illegible]兩人尖皮熬○案上原缺去至皮五字據照寧本補 貝母 桂

心各三兩 橘皮 人參 甘草炙 厚朴炙 麻黃去節 茯苓

胡麻 白前各二兩 鯉魚五斤 生薑六兩 半夏五兩洗

右十四味切先以水二斗煑魚得一斗二升去魚內藥

煎取三升二合分四服日三夜一服忌海藻菘菜醋物

羊肉餳生葱等物

上氣二物散本司馬大將軍方

麻黃一斤去節 杏人一百枚去枚去尖皮兩人熬○案原缺去至熬六字今據照寧本補

右藥各別擣合和下篩為散上氣發時服方寸匕可至

三方寸匕以氣下為候不必常服外臺卷十葉二十至二十一

療卒上氣鳴息便欲絕方

麻黃去節 甘草炙各二兩○案已上據備急方補

右二味切以水八升煑取三升八合忌海藻菘菜差後

欲令不發者更取二味并熬杏人五十枚擣篩蜜和丸

服四五丸日三外臺卷十葉二十二

上氣胸滿方

胡椒丸方療欬上氣胸滿時復唾沫方

胡椒 蓽撥 乾薑各三兩 白朮二兩 桂心 高良薑

下二方應入
九卷拔
極湯下

人參 款冬花 紫菀 甘草二兩炙各

右十味擣篩蜜和丸如梧子一服五丸日二服不知增

之以知為度忌生冷醋滑猪魚肉蒜桃李雀肉生葱海

藻菘菜 外臺卷十葉二十四

上氣喉中水雞聲（鳴）方

療久欬逆上氣体腫短氣脹滿晝夜倚壁不得臥喉常作

水雞鳴白前湯方

白前二兩 紫菀 半夏三兩洗 大戟七合切

右四味切先以水一斗漬之一宿明旦煑取三升分三

服忌羊肉餳 外臺卷十葉二十八 右方亦出深師云古今錄驗同

全漢三國六朝唐宋醫方 栖芬室

療欬而上氣咽中如水雞聲射干麻黃湯方

射干十二枚 麻黃四兩去節 生薑四兩 紫菀三兩 款冬花三兩 細辛

三兩 五味子半升 半夏如錢許大八枚洗○案原缺如至許四字據[illegible]本補 大棗七枚

右九味切以東流水一斗二升煑取三升分三服忌羊

肉餳生菜 外臺卷十葉廿九至三十 右方亦出小品云古今錄驗同

因飲水上氣方

宮泰說李將軍兒得病喘息甚難并數上氣呼吸療之不

差遂亡本由食餅後乃飲水得之服五味湯不差數輩皆

死是後乃有婢得之行極而渴飲水多為此所發起同与

五味湯亦不差然後小差泰因此遂三物備急藥半錢吐

與

下得差由此思惟病之所由以冷水入肺及入腸亦熱不消化結聚逼迫於胃口故令其呼吸之氣息不得下過謂喘而上氣息數也宜吐下之亦可与三物瓜蒂散吐之

三味備急散本療卒死感忤宮泰以療人卒上氣呼吸氣不得下喘逆差後已為常用方

巴豆　乾薑　大黄

右藥等分巴豆小熬去心皮合擣下篩服半錢匕得吐下則愈忌野猪肉蘆笋

三味吐散宮泰以療上氣呼吸喘逆方

瓜蒂分三　杜衡分三　人參分一

右藥擣篩為散以温湯服一錢匕老小半之外臺卷十葉三十下

療積病後暴上氣用寫投極湯方

石膏四兩碎　甘草二兩炙　五味子三兩　大棗二十枚　人參　桂心　半夏洗　杏人去尖皮各二兩○案原缺去尖皮三字據宋本補　麻黄三兩去節　生薑四兩

右十味切以水一斗煮取三升一服六合日三夜一忌羊肉餳海藻菘菜生菜葱等

療上氣呼吸喘滿肩息欲死覆極湯方

麻黄四兩去節　甘草炙　乾薑　桂心　貝母各二兩

右五味切以水八升煮取二升分再服則愈有人先有風患兼有石熱取冷當風飲酒房事後虛未春因天行病至夏中差尚虛有風熱未除兼藥石勢取○案原缺取字據宋本補過傷於胃氣因腹脹堅如石氣息不利因自下後變四肢腫遊走無定小便不通積服利藥忽吐逆不下食變噦至掣動百脉狀如喔啼積日乃更上氣服此方加杏人二兩与兩劑上氣得止忌海藻生菜菘菜外臺卷三十四至三十五

上氣兼欬方

療上氣兼欬蘇子湯方

蘇子一升　五味子五合　麻黄去節　細辛　紫菀　黄芩　甘草炙各二兩　人參　桂心　當歸各一兩　半夏三兩洗　生薑五兩

右十三味切以水九升煮取三升分三服上氣病亦特單煮蘇子及生蘇葉冬天煮乾枝莖葉亦佳忌海藻菘菜羊肉餳生葱生菜外臺卷十葉三十七

上氣欬嗽多唾方

小紫菀丸療上氣夜欬逆多唾濁方

乾薑　甘皮一作甘草　細辛　款冬花各三分　紫菀三分　附子二枚炮

右六味擣篩以蜜和為丸如梧子先食服三丸日再以

知爲度忌冷水猪肉生菜等物

療欬氣上多涕唾杏人煎方出徐王

杏人大升一升不用去皮○案原作一升大字[redacted]及一至㕮六字據醫心方補缺

右一味擣碎研取大升三升汁以水和研之煎取一大

升酒服一匙日三忌猪雞魚肉胡荽等物外臺卷十葉四十

上氣欬方

療逆上氣胸滿多唾太醫令王叔和所撰已更御服甚良効方

乾薑三分礬石一分燒半日熬蜀椒汗五分細辛二分烏頭一分炮去皮

杏人一分去皮尖兩人者熬○原缺去至熬七字據醫心方本補吳茱萸四分洗

菖蒲一分紫菀二分皂角一分去皮子炙款冬花三分麻黃四分去節

右十二味擣篩蜜和丸如梧子夜卧吞一丸日二不知

全漢三國六朝唐宋醫方　栖芬室

加之療二十年欬不過二十丸便愈御藥也秘在石室

不傳忌猪羊肉餳生菜冷水一方有桂心三分無麻黃外臺卷十葉四十至四十一

久咳嗽上氣方

療久上氣欬麻黃散方司馬太傅欬常得此服愈

麻黃一斤去節杏人一百枚去尖皮兩人熬○案原缺去至熬六字據醫心方本補甘草

二兩炙○原缺炙切二字據醫心方本補桂心一兩

右四味擣篩別擣杏人如脂内諸末合令調臨氣上發

時服方寸匕氣下止食頃氣不下更服一匕可至三匕

氣發便服即止忌海藻菘菜生葱

療上氣欬亦療傷寒後欬嗽方

甘草二兩炙大棗二十枚擘○案原缺擘字據醫心方本補

右二味以水七升煮取二升分再服數用驗忌海藻菘

菜等外臺卷十葉四十一至四十二右二方原出深師方古今錄驗同

欬逆上氣方

麥門冬丸主氣逆上氣方

乾薑六分麥門冬十分去心昆布洗海藻洗各六分細辛海蛤

蜀椒熬桂心各四分

右八味擣篩蜜和丸如梧子以飲服十丸漸加至二十

丸日三有人患風虛得冷輒胸中上氣喉中常如吹管

全漢三國六朝唐宋醫方　栖芬室

聲欬嗽唾清沫將此丸服得差若散服方寸匕日三忌

生葱生菜

鯉魚湯療欬逆上氣喉中不利方

生鯉魚一枚重十三斤○案原缺枚至斤五字今據醫心方本改補作一尾知熟艾升

白薟二兩紫菀牡蠣四兩熬款冬花一升杏人二十枚去皮尖兩人者○案原缺皮至者六字據醫心方本補豉半升射干二兩細辛三兩飴八兩菖蒲二兩

右十二味㕮咀藥和内魚腹中置銅器中蒸之五斗米

飯下藥成服一升日三夜一忌生菜羊肉餳等

杏人煎療欬逆上氣方

杏人一升去皮尖兩人者○案原缺去至者六字今據醫心方本補石斛知熟乾薑各四兩桂心

甘草炙 麻黃去節各五兩 五味子 款冬花 紫菀各三兩

右九味擣八味下篩以水一斗先煮麻黃取八升去滓

內棗末膠飴半斤蜜一升攪。案照寧本作耗 令相得未食服

如棗大一枚日三忌海藻生菜菘菜等 外臺卷十葉四十三 右方原

注第二十九卷中疑衍二字故入此卷

雜療上氣欬嗽方

半夏湯療上氣五藏閉塞不得飲食胸中脅下支脹作去作

來虛氣結於心中伏氣住胃管脣乾口燥肢體動搖手足

疼冷夢寤。照寧本作夢語 若見人怖懼此五藏虛乏之諸勞氣不

足所致并療婦人方

當歸 防風 黃耆各二兩 柴胡半斤 細辛 麻黃去節 人

參各一兩 杏人五十顆去尖皮兩人者。案原作五十粒缺顆字者七字今據照寧本改補

桂心二兩 半夏一升洗 大棗二十枚擘。案原缺擘字今據照寧本補 生薑五兩

黃芩一兩

右十三味切以水二斗先煮麻黃一沸去上沫更入水

一升及諸藥煮取五升分為五服日三夜一忌羊肉生

葱生菜餳等 外臺卷十葉四十四至四十五

古今錄驗卷二十一

肺痿方

療肺痿欬嗽涎沫心中溫溫咽燥而渴方一云不渴

生薑五兩 甘草二兩炙 大棗十二枚擘

右三味切以水五升煮取一升半分再服一方乾薑三

兩代生薑忌海藻菘菜 外臺卷十葉二 右方原出集驗云古今錄驗同

肺客熱方

療肺客熱并肝心家人參湯方

桂心 甘草炙各三兩 人參 乾薑 防風各二兩 白朮一兩

半。照寧本無半字

右六味切以水八升煮取三升分三服日三宜溫忌桃

李雀肉生葱海藻菘菜 外臺卷十葉十

肺癰方

療肺癰方

薏苡人一升 醇苦酒三升

右二味煮取一升溫令頓服有膿血當吐

療肺癰葦莖湯方。案照寧本無莖字

剉葦一升 薏苡人半升 桃人五十枚去尖皮兩人者 瓜瓣半升

右四味㕮咀以水一斗先煮葦令得五升去滓悉內諸

藥煮取二升分再服當吐如膿

療肺癰經時不差桔梗湯方
桔梗三兩 白朮二兩 當歸一兩 地黃二兩 甘草炙 敗醬 薏苡
人各二兩 桑白皮切一升
右八味切以水一斗五升煮大豆四升取七升汁去豆
內清酒三升合諸藥煮之取三升去滓服六合○案與寧本作
七合日三夜再○案與寧本無再不有服字 忌豬肉蕪荑桃李雀肉海藻
菘菜等
療肺癰生地黃汁湯方
生地黃汁一升 當歸 甘草炙 白石英綿裹 人參各一兩
附子二分炮 白小豆三十顆 白雞一頭男用雌女用雄○療
小島氏曰案唐人避治改療治病之治宜然而治如食法恐當作理如食法耳
右八味切以水一斗五升煮雞取七升汁去滓內地黃
汁諸藥等煮取三升去滓分服六合日三夜二忌蕪荑
海藻菘菜冷水豬肉等 外臺卷十葉十四至十五
療胸中滿而振寒脈數咽燥而不渴時時出濁唾腥臭久
久吐膿如粳米粥是為肺癰桔梗湯方
桔梗二兩 甘草二兩炙
右二味切以水三升煮取一升分再服朝暮吐膿血則
差 外臺卷十葉十三 右方原出集驗云古今錄驗同
肺癰喘不得臥葶藶大棗瀉肺湯主之兼療胸脅脹滿一
身面目腫鼻塞清涕出不聞香臭酸辛欬逆上氣喘鳴迫
塞方
葶藶三兩熬令色紫
右一味搗令可丸以水三升煮擘大棗二十枚得汁二
升內藥如彈丸一枚煎取一升頓服 外臺卷十葉十四 右方原出千金
云古今錄驗同
石癰方
堅如石核復大色不變或作石癰療之方
單磨鹿角半夏塗○案原文塗下有不如上方佳也六字推上方元古今錄驗因之誤
故刪之俾稍近本書面目
療石癰堅如石不作膿方
以生商陸根爛搗傅之燥則易又治膿漏○案與寧本無漏字
又千金方及諸癰癤作濕漏 外臺卷二十四葉十八 右二方原出千金云古今錄驗同
發背方
黃耆竹葉湯主胸背遊熱癰疽方
生地黃八兩 黃耆 甘草炙 芍藥 黃芩各三兩 人參
石膏碎綿裹○案原鈔綿裹二字據與寧本補 芎藭 當歸各二兩 生薑五兩
大棗三十枚擘 半夏四兩洗 淡竹葉切一升 麥門冬五兩去心
右十四味以水一斗二升煮竹葉取九升去滓內藥煮
取三升分四服相去如人行五六里再服日三夜一忌

海藻粉菜羊肉餳○案餳原誤作錫，故改 外台卷二十四第三十四 右方原出千金云
古今录驗同

癰疽發背雜療方

此方入後
療發背發乳口已合皮上急痛生肉摩跷折丹參膏方

丹參 防風 白芷 細辛 芎藭 黄芩 芍藥
牛膝 大黄 槐子 獨活 當歸各一兩

右十二味切以臘月豬脂五升微火煎三上三下膏摩
病日三四不須向火 外台卷二十四第四十 右方原出劉涓子云古今录驗同

此方入二冊
療諸癰瘡發背有膿血當歸貼方

當歸一分 蠐螬一分 丹參一分 附子一分炮 蠟蜜一分 梔子十枚 桂
心一分 膠一分

全漢三國六朝唐宋醫方 栖芬室

右八味合煎以貼瘡上 外台卷二十四第四十七

葛氏療始發諸癰疽發背及乳房方

半夏末雞子白和塗良姚云生者神驗以水和塗之

○案此本附後方仲同小注在此方半夏上故知
背發上百壯一法附後方仲二書載之而其下半夏
末雞子白和塗良云云、則乃本書引小品所同也故
今刪去不注 外台卷二十四第四十六 右方原出
備急云古今录驗同

療發背及婦人發乳及腸癰木占散方

木占斯 厚朴炙 甘草炙 細辛 桔梗 防風 乾
薑 人參 桔梗 敗醬草各一兩

腫

右十味爲散酒服方寸匕日七夜四以多爲度病在上
當吐病在下當下膿血此謂腸癰之屬凡癰腫即可服
兼療諸疽痔其瘡已潰便早愈發背無有不療長服去
敗醬六療婦人諸產癥瘕益良 是劉涓子方 外臺卷二十四葉四十七右
方亦出文仲云 古今錄驗同
治癰攻腫若有膿內突出者
烏頭五枚以苦酒三升漬三日洗之夜三四度 村判 後火
廿 觀本草卷十葉
治浸淫瘡方
治浸淫瘡苦瓠散方
苦瓠一兩 蛇蛻皮一兩 蜂房一兩 梁上塵一合
右五味治下篩以粉爲粉和傅紙上貼之日三 〇千金方葉千畢
上塵下有大豆半合 據景宋本 千金方卷二十二葉四十二頁

全漢三國六朝唐宋醫方 栖芬室

古今錄驗卷二十三
虛勞裏急方
黃耆湯主虛勞裏急引少腹絞痛極攣卵腫縮疼痛方
黃耆三兩 甘草三兩炙 桂心二兩 芍藥六兩 生薑一斤 大棗十二枚擘
飴糖一斤
右七味切以水一斗二升煮取三升去滓內糖令消分
服一升嘔即除飴糖忌海藻菘菜生蔥
黃耆湯療虛勞裏急少腹痛氣引胸脅痛或心痛短氣方
芍藥六兩 黃耆四兩 甘草二兩炙 桂心二兩 乾薑四兩 當歸四兩
大棗十二枚 飴糖六兩
右八味切以水一斗煮取三升去滓下飴糖令消分三
服忌海藻生蔥菘菜 外臺卷十七葉四十四至四十五
療虛勞裏急諸不足黃耆建中湯方
黃耆三兩 桂心三兩 甘草三兩炙 芍藥二兩 生薑四兩 大棗十二枚擘
飴糖一斤
右七味切以水一斗二升煮取六升去滓內飴糖令消
適寒溫服一升間日可作嘔者倍生薑腹滿者去棗加
茯苓四兩忌生蔥海藻菘菜 外臺卷十七葉四十四 右方原出集驗云古今
錄驗同
虛勞心腹痛方

全漢三國六朝唐宋醫方 栖芬室

療虛勞腹中痛夢失精四肢痠疼手足煩熱咽乾口燥并婦人少腹痛芍藥湯方

芍藥六兩 桂心三兩 甘草三兩炙 生薑四兩 大棗十二枚擘 飴糖一斤

右六味切以水九升煮取三升去滓下糖分服七合日三夜一忌海藻菘菜生葱

建中黃耆湯療虛短氣少腹急痛五藏不足方

黃耆三兩 甘草三兩炙 桂心三兩 生薑一斤薄切 飴糖半斤 大棗十二枚擘

右六味切以水一斗煮取三升去滓下糖溫服一升日三忌海藻菘菜生葱外臺卷十七葉四十五 右方原出第三卷中

虛勞骨蒸方

療虛勞少氣骨節中微熱諸疼痛枸杞湯方

枸杞葉一斤方案延字本作枸杞菜 乾薑二兩 桂心一兩 甘草五兩炙

大麻子人二升

右五味切碎以河水三斗煮取九升去滓每服一升日三忌海藻菘菜生葱外臺卷[illegible]十七葉四十六

古今錄驗卷二十四

虛勞偏枯方

主新飲水未散而交接令人偏枯身偏不足乾地黃丸方

乾地黃五分 乾漆四分熬 萆薢三分 防風一分○案原作二分據宋本延字本

蜀椒一分汗 附子二分炮 烏頭一分炮

右七味擣篩以蜜和丸丸梧子每服三丸漸加至五丸酒下日三以知為度忌蕪荑豬肉冷水外臺卷十七葉四十六上

全漢三國六朝唐宋醫方 栖芬室

古今録驗卷二十五

素女經四季補益方

素女經黃帝問素女曰男子受氣陰陽俱等男子行陽常先病耳目本其所好陰痿不起氣力衰弱不能強健敢問療之道素女曰常之所好衆人同有陰陽為身各皆由婦人夭年損壽男性節操故不能專一貪女色犯之竭力七傷之情不可不思常能審慎長生之道也其為疾病宜以藥療之今所說犯者七第一之忌日月晦朔上下弦望六丁之日以好陽陰傷子之精令人臨敵不戰時時獨起小便赤黃精空自出夭壽喪身第二之忌雷電風雨陰陽晦瞑振動天地日月無精光以合陰陽生子令狂癲或有聾盲瘖瘂失神或多忘誤心意不安忽常喜驚恐悲憂不樂第三之忌新飽食飲穀力未行太倉內實五藏防響以合陰陽六腑損傷小便當赤或白或黃腰脊疼痛頭項寄彊或身體浮腫心腹脹滿毀形夭壽天道之常第四之忌新小便精氣微弱榮氣○案氣熙字本作衛不固衛氣未散以合陰陽令人虛乏陰陽氣閉絕食無味腹脹滿結怫鬱不安忘誤或喜怒無常狀如癲發第五之忌作事步行身體勞榮氣不定衛氣未散以合陰陽藏氣相干令人氣乏喘息為難脣口乾燥身體流汗穀不消化心腹脹滿百處酸疼起臥

不安第六之忌新息沐浴頭身髮濕舉重作事流汗如雨以合陰陽風冷必傷少腹急痛腰脊疼彊四肢酸疼五藏防響上攻頭面或生漏瀝第七之忌共女語話玉莖盛彊以合陰陽不將禮防氣腠理開莖中痛傷外動肌體內損腑藏結驗塞耳目視䀮䀮心中怵惕恍惚喜忘如杵舂膈欬逆上氣內絕傷中女絕痿弱身可不防犯此七篇形證已彰天生神藥療之有方

黃帝問高陽負曰吾知素女明知經脈藏腑虛盈男子五勞七傷婦人陰陽隔閉漏下赤白或絕產無子男子受氣陰陽同等其病緣由因何而起故欲問之請為具說對曰深哉問也男子五勞七傷六極病皆有元本由狀帝曰善哉七傷之病幸願悉說對曰一曰陰汗二曰陰衰三曰精清四曰精少五曰陰下濕癢六曰小便數少七曰陰痿行事不遂病形如是此謂七傷黃帝曰七傷如是療之柰何對曰有四時神藥名曰茯苓春秋冬夏療隨病形冷加熱藥溫以冷藥風加風藥色脈診評隨病加藥悉如本經春三月宜以更生丸更生者茯苓也療男子五勞七傷陰衰消小囊下生瘡腰背疼痛不得俛仰兩膝臏冷時時熱癢或時浮腫難以行步目風淚出遠視䀮䀮欬逆上氣身體萎黃遶臍弦急痛及膀胱小便尿血莖痛損傷時有遺瀝汗衣赤

全漢三國六朝唐宋醫方 栖芬室

黄或夢驚恐口乾舌彊渴欲飲水得食不常或氣力不足
時時氣逆坐犯七忌以成勞傷此藥主之甚驗方
茯苓四分若不消食三分加一 昌蒲四分若耳聾三分加一〇昌原作菖據宋校改
山茱萸四分若身癢三分加一 栝樓根四分若熱渴三分加一
菟絲子四分若痿洩二分加一 牛膝四分若機關不利加一倍
赤石脂四分若內傷三分加一 乾地黃七分若煩熱三分加一
細辛四分若目䀮䀮三分加一 防風四分若風邪三分加一
署預四分若陰濕癢三分加一〇原作薯據宋校改 續斷四分若有瘡加一倍
虵床子巴戟天四分若少氣三分加一 栢實四分若少力一倍
巴戟天四分若痿弱三分加一 天雄四分炮若有風三分加一
遠志皮四分若驚恐不安三分加一 石斛四分若体疾加一倍熙寧本作加一倍〇
杜仲四分若絕陽膂痛三分加一 蓯蓉四分若冷痿加一倍宋本作加一半〇
右二十味擣篩蜜〇宋本蜜作審和丸如梧桐子先食服三丸
日三不知漸增以知爲度亦可散服以清𥁞飲服方寸
匕七日知十日愈三十日餘氣平長服老而更少忌豬
羊肉餳冷水生菜蕪荑等物
又黃帝問曰夏三月以何方藥幸得具聞對曰宜以補腎
茯苓丸療男子內虛不能食飲忽忽喜忘悲憂不樂恚怒
無常或身體浮腫小便赤黃精泄淋瀝痛絞膀胱脛疼冷
痺伸不得行渴欲飲水心腹脹滿皆犯七忌上已具記〇案

宋本作其記當療之法隨病度量方用如左
茯苓二兩食不消加一倍 附子二兩炮有風三分加一
山茱萸三兩熙寧本作兩身癢三分加一 杜仲二兩膂痛三分加一
牡丹二兩腹中遊氣三分加一 澤瀉三兩有水氣三分加一
薯蕷三兩頭風加一倍 桂心六兩顏色不足三分加一
細辛三兩目視䀮䀮三分加一 石斛二兩陰濕癢三分加一
蓯蓉三兩身痿三分加一 黃耆四兩體疼三分加一
右十二味擣篩蜜〇案宋本蜜作審和丸如梧桐子先食服七丸
日三服忌生葱生菜豬肉冷水大酢胡荽等物
又黃帝問曰春夏之療已聞良驗秋三月以何方藥對曰
宜以補腎茯苓丸療男子腎虛冷五藏內傷風冷所苦令
人身體濕痒足行失顛不自覺省或食飲失味目視䀮䀮
身偏拘急腰脊痛彊不能食飲日漸羸瘦胸心懊悶欬逆
上氣轉側須人起則扶舁鍼灸服藥療之小折或乘馬觸
風或因房室不自將護飲食不量用力過度或口乾舌燥
或流涎出口或夢寤精便自出或尿血尿有淋瀝陰下痒
濕心驚動悸少腹偏急四肢酸疼氣息噓吸身體浮腫氣
乂〇案乂原作逆據宋本熙寧本改胸脅膈不能識妄加餘療方用如左
茯苓三兩防風二兩桂心二兩白朮二兩細辛二兩山茱萸二兩薯
蕷二兩澤瀉二兩附子二兩炮乾地黃二兩紫菀二兩牛膝二兩〇案

全漢三國六朝唐宋醫方 栖芬室

作三兩據宋本改芍藥二兩丹參二兩黃耆二兩沙參二兩蓯蓉二兩乾
薑二兩玄參二兩人參二兩苦參二兩獨活二兩
右二十二味擣篩蜜和丸如梧桐子食前服五丸臨時
以酒飲下之忌酢物生蔥桃李雀肉生菜豬肉蕪荑等
又黃帝問曰春夏秋皆有良方冬三月復以何方治之對
曰宜以耆命茯苓丸療男子五勞七傷兩目眦眦得風淚
出頭項寄彊不得廢○案廢原作展熙寧本作展今據宋本改心腹脹滿上支
胸脅下引腰背表裏疼痛不得喘息飲食欬逆面目痿黃
小便淋瀝精自出陰痿不起臨事不對足脛酸疼或五心
煩熱身體浮腫盜汗流離四肢拘攣或緩或急夢寤驚恐

呼吸短氣口乾舌燥狀如消渴忽忽喜忘或悲憂嗚嗚○案嗚嗚疑鳴之誤
咽此藥主之補諸絕令人肥壯彊健氣力倍常飲食
百病除愈方
茯苓二兩白朮二兩澤瀉二兩牡蒙二兩桂心二兩牡蠣二兩熬
牡荊子二兩薯蕷二兩杜仲二兩天雄二兩炮人參二兩石長生
二兩附子二兩乾薑二兩菟絲子二兩巴戟天二兩蓯蓉二兩山茱
萸二兩甘草二兩炙天門冬二兩去心
右二十味擣篩以蜜和丸如梧子○案梧子原作桐梧子今據宋本熙寧本改
先食服五丸酒飲皆得忌海藻菘菜鯉魚生蔥豬肉酢
等物

又黃帝問曰四時之藥具已聞之此藥四時通服得不對
曰有四時之散名茯苓散不避寒暑但能久服長生延年
老而更壯方用如左
茯苓　鍾乳研　雲母粉　石斛　菖蒲　栢子人
菟絲子　續斷　杜仲　天門冬去心　牛膝　五味子
澤瀉　遠志去心　甘菊花　蛇床子　薯蕷　山茱萸
天雄炮　石韋去毛　乾地黃　蓯蓉並等分
右二十二味擣篩為散以酒服方寸匕日再二十日知三
十日病悉愈百日以上體氣康彊長服八十九十老公
還如童子忌酢物羊肉餳鯉魚豬肉蕪荑等

高陽負曰凡經方神仙所造服之療病具已論說如是所
擬說○案說熙寧本作議從開闢以來無病不治無生不救也外臺卷十
七葉一至六
五勞六極方
腎瀝湯療五勞六極八風十二痹補諸不足方
豬腎一具去脂膜附子四分炮芎藭四分牡丹四分桂心四分茯苓
八分乾地黃六分人參四分桑螵蛸八分炙磁石八分研如粉牡
荊子八分當歸四分黃耆八分菖蒲八分
右十四味切以水一斗七升煮腎取一斗一升去腎內
藥煎取四升分四服忌羊肉餳冷水酢生蔥蕪荑胡荽

外臺卷十七葉十〇右方
原出崔氏云古今录驗同

入前

淮南八公石斛萬病散療五勞七傷大風緩急濕痹不仁甚則偏枯筋縮拘攣胸脇支滿引身彊直或頸項腰背疼痛四肢酸煩陰痿臨事不起癢濕臥便盜汗心腹滿急小便莖中疼痛或時便血咽乾口燥飲食不消徃來寒熱羸瘦短氣肌肉損減或無子若生男女纔欲及人便死此皆極勞傷血氣心神不足所致藥悉主之令人康健多子方

牛膝二分 遠志二分去心 續斷二分 虵床子二分 菟絲子三兩酒漬 蓯蓉二分 茯苓二分 杜仲二分 桂心二分 乾薑二分 蜀椒一分汗 細辛二分 附子二分炮 天雄二分炮 防風二分 乾地黃二分 白朮二分 萆薢二分 石斛二分 雲母粉二分 菊花二分 菖蒲二分

右二十二味隨病倍其分擣篩為散先食以酒服方寸匕日三以知為度忌猪羊肉冷水桃李雀肉生葱生菜大酢餳等

淮南王枕中丸療五勞六極七傷胃氣不和發於五藏虛勞小便或難或數令人多思脾氣不和宿食熱所為流入百脉食飲不進沈滯著中隔并來著一邊或食不消夜服三丸方

芎藭二兩 附子二兩炮 桂心二兩 甘草二兩炙 黃芩二兩 芍藥二兩
乾薑二兩 蜀椒二兩汗 杏人四兩去皮尖熬 白朮五兩 當歸二兩 大黃一兩

瀉

右十二味擣篩蜜和丸如梧子以酒服五丸日三忌海藻菘菜生葱猪肉冷水桃李雀肉等外臺卷十七葉十三至十五

雜療五勞七傷方

署預丸療丈夫五勞七傷頭痛目眩手足逆冷或煩熱有時或冷痹骨疼要髖不隨食雖多不生肌肉或少食而脹滿体澀無光澤陽氣衰絶陰氣不行此藥能補十二經脉起發陰陽通內制外安魂定魄開三焦破積聚厚腸胃消五藏邪氣除心內伏熱強筋練骨輕身明目除風去冷無所不療補益處廣常須服餌為佳七十老人服之尚有非常力況少者乎謹具方如左

乾署預二兩 蓯蓉四兩 牛膝二兩 菟絲子二兩酒漬 杜仲二兩 赤石脂二兩 澤瀉二兩 乾地黃二兩 山茱萸二兩 茯苓二兩 巴戟天二兩去心 五味子一兩 石膏二兩研 遠志一兩去心 柏子人一兩 白馬莖筋乾之二兩炙

右十六味○案宋本作十七味今詳本方僅十六味當據原書為是擣篩蜜和丸如梧子以酒空腹服二十丸至三十丸日再忌大酢蕪荑蒜陳臭物

療五勞七傷諸虛補益及下焦○案原作元據宋本照寧本改後用甚驗

五石黃耆丸方

黃耆二兩 紫石英二兩研 赤石脂二兩 石硫黃二兩研○案宋本此下有

[illegible]石斛二兩 白石脂二兩 白礬
[illegible]石二兩，煉研〇案宋本作白礜石 桂心四兩 烏頭二兩，炮，去皮 鍾乳二兩，煉研
芎藭二兩 防風二兩 茯苓三兩 乾薑四兩 棗一百枚 當歸二兩〇案
宋本作三兩 細辛三兩 人參二兩 肉蓯蓉二兩 附子二兩，炮 乾地黃
二兩 芍藥三兩 甘草三兩，炙 白朮二兩
右二十四物，味草石各別擣篩，蜜和丸如梧子，空腹
酒下十丸，日三，漸加至三十丸。忌海藻、菘菜、豬肉、冷水、
桃李、雀肉、生葱、酢物、蕪荑、生菜。
大薯蕷丸，療男子五勞七傷，晨夜氣喘急，内冷身重，骨
節煩疼，腰背強痛引腹内，羸瘦不得飲食，婦人絶孕疝瘕

諸病，服此藥令人肥白，補虛益氣方
著蕷五分〇案著蕷，薯之誤 大黃六分 前胡三分 茯苓一分 人參二分 杏
人三分，熬，去皮尖 當歸十分 桔梗二分 防風二分 黃芩八分 麥門冬八分
甘草五分，炙，加二分 五味子四分 乾地黃十分 大棗一百顆 芍藥四分 石
膏四分，研 澤瀉八分 阿膠四分，炙 白朮二分 乾薑四分 桂心四分 乾
漆二分 黃耆五分
右二十四物〇案原作味，據宋本監本改 擣篩，蜜和丸如梧子〇案原作
梧桐子，據宋本監本改 空腹以酒下三十丸，日再。忌豬肉、冷水、桃
李、雀肉、海藻、菘菜、生葱、蕪荑。外臺卷十七葉十五至十六 右三方未載卷數

虛勞補益方

調中湯，療虛補益氣力方
麥門冬一兩半 乾薑一兩 茯苓一兩半 甘草一兩半，炙 桂心一兩半 當歸一兩半
芍藥一兩半
右七味，切，以水八升，煮取三升，去滓，分服一升，日三。忌
生葱、海藻、菘菜、酢物。外臺卷十七葉三十一至三十二〇案右方未著卷數

虛勞羸瘦方

通命丸，療虛勞百病，七傷勞（六）極，少氣羸弱不能飲食方
茯苓六分 甘草六分，炙 杏人六分，去皮尖，熬 牛膝七分 黃芩五分 阿膠
三分，炙 防風四分 乾天門冬六分，去心 芍藥六分 大黃六分 當歸六分
乾薑六分 乾地黃七分 人參六分 桂心三分 乾漆四分 紫菀五分 白

朮四分 蓯蓉五分 吳茱萸三分 蜀椒三分，汗 石斛三分
右二十二味，擣篩，以蜜相和作丸，食前服七丸，
日三，不知，漸增，以知為度。病劇者夜更一服。忌蕪荑、鯉
魚、生葱、海藻、菘菜、桃李、雀肉、酢等。
療體虛少氣，羸瘦不堪，榮衛不足，善驚，胸膈痰冷，而客熱
欲冷水，飲食則心腹弦滿，脾胃氣少，不能消食，或時衄血方
黃耆二兩 附子一兩，炮 大棗十四枚 甘草二兩，炙 蜀椒一兩，汗 生
薑六兩 芍藥二兩 茯苓二兩 當歸二兩 人參三兩 黃芩二兩 桂心二兩
右十二味，切，以水一斗，煮取三升半，去滓，分五服，日三
夜一。適寒溫。忌海藻、生葱、菘菜、豬肉、冷水、大酢。

療[redacted]男子虛羸七傷八公散方
麥门冬去心 石韋去毛 五味子 茯苓 菟絲子酒漬 乾地
黃 桂心
右七味等分擣篩爲散以飲服方寸匕日三後食二十日知
三十日自任意欲行百里無得益顏色久服令人肥[redacted]
老輕身七十有子忌大酢生葱蕪荑 外臺卷十七葉三十五至三十七右方原出第二卷
療丈夫腰腳疼腎氣不足陽氣衰風痹虛損憔悴諸不足
腰背痛耳鳴小便餘瀝風虛勞冷腎氣丸方
羊

調中湯療虛補益氣力方
麥门冬半兩 乾薑一兩 茯苓半兩 甘草炙半兩 桂心半兩 當歸半兩
芍藥半兩
右七味切以水八升煮取三升去滓分服一升日三忌
生葱海藻菘菜酢物 外臺卷十七葉三十一至三十二 ○案右方未著[redacted]卷數
腎氣不足方
療丈夫腰腳疼[redacted]腎氣不足陽氣衰風痹虛損憔悴諸不
足腰背痛耳鳴小便餘瀝風虛勞冷腎氣丸方
羊腎二具炙 細辛二兩 石斛四兩 蓯蓉四兩 乾地黃四兩 狗脊一兩
黑者 桂心二兩 茯苓五兩 牡丹皮二兩 麥门冬三兩去心 黃耆四兩

全漢三國六朝唐宋醫方 栖芬室

人參二兩 澤瀉二兩 乾薑二兩 山茱萸二兩 附子二兩炮 薯蕷二兩
大棗一百枚取膏和丸
右十八味擣篩以棗膏少著蜜合丸如梧子大以酒服
二十丸漸加至三十丸日再服忌豬肉冷水生葱生菜
胡荽蕪荑酢物 外臺卷十七葉四十一
療虛勞客熱百病之後虛勞煩擾不得眠臥骨間勞熱面
目青黃口乾煩躁僵懂渠斤切惛也不自安短氣乏少食不得
味縱食不生肌膚胸中淡○案原作痰據宋本改熱煩滿憒[redacted]悶大
竹葉湯方

知

甘草炙二兩 小麥五合 完用黃耆二兩 人參二兩 知母二兩 大棗十二
枚 半夏洗三兩 栝樓根二兩 ○東原無根字據宋本匯壹本補 粳米一升 黃
芩一兩 當歸二兩 生薑四兩 前胡二兩 芍藥二兩 麥門冬去心六合 訖
骨三兩 桂心三兩 竹葉切一兩
右十八味切，用東流水二斗煮取五升，去滓，分服一升，
日三夜二，不過兩劑，如湯沃雪，効。忌海藻、菘菜、羊肉、餳、
生葱。外臺卷十七葉四十九至五十 ○右方未詳卷數

虛勞百病方

彭祖丸無所不療。延年益壽，通腑藏，安神魂，寧心意，固榮
衛，開益智慧，穴暑風濕氣不能傷，又療勞虛風冷百部方

全漢三國六朝唐宋醫方　栖芬室

栢子人五兩 石斛三兩 天雄炮一兩 巴戟天去心三兩 續斷三兩 天
門冬去心三兩 澤瀉二兩 菟絲子五兩 人參二兩 乾地黃四兩 薯蕷
二兩 遠志去心二兩 蛇床子五合 鍾乳研三兩煉成 覆盆子五合 蓯
蓉六兩 山茱萸二兩 杜仲三兩 菖蒲二兩 五味子五兩 桂心二兩 ○案
原作四兩今據宋本匯寧本改 茯苓二兩
右二十二味擣篩，蜜和丸如梧子，服八丸，日再，漸加至
十九。本方有天門冬散方同，但以覆盆子代菊花。先服
藥齋五日，不食脂肉菜五辛，藥宜以酒服，勿令醉，服二
十日斷白瀝，三十日漸悅 ○案悅原作脫，據宋本匯寧本改 六十日服
童子白黑分明，不復淚出，溺血餘瀝斷，八十日白髮變

黑，腰背不復痛，行步腳輕，百五十日都差，意氣如少
年時。諸病皆除，長服如神。忌鯉魚、生葱、豬羊肉、冷水、
酢物、蕪荑、餳。外臺卷十七葉五十一 右方未詳卷數

之　大の下に

虛勞小便利方

療虛勞服湯少小便多，黃耆建中湯方
黃耆三兩 甘草炙三兩 大棗三十枚 桂心二兩 芍藥四兩 生薑四兩
人參二兩 半夏洗一升
右八味切，以水一斗煮取三升，去滓，分三服。忌海藻、菘
菜、羊肉、餳、生葱。外臺卷十七葉五十五 ○右方原出深師，云古今錄驗同

虛勞骨蒸方

全漢三國六朝唐宋醫方　栖芬室

解五蒸湯方
甘草炙一兩 茯苓三兩 人參二兩 竹葉二把 葛根 乾地黃各三
兩 知母 黃芩各二兩 石膏碎五兩 粳米一合
右十味切，以水九升煮取二升半，分為三服。亦可以水
三升煮小麥一升，乃煮藥。忌海藻、菘菜、蕪荑、大醋。○案作[illegible]
火醋，據匯寧本改 甘草茯苓人參竹葉止六味 一方無

五蒸丸方
烏梅 雞骨一本是

此方論入後

古今録驗卷二十六

消渴方論

消渴病有三一渴而飲水多小便數無脂似麸片甜者皆是消渴病也二喫食多不甚渴小便少似有油而數者此是消中病也三渴飲水不能多但腿腫脚先瘦小陰痿弱數小便者此是腎消病也特忌房勞若消渴者倍黃連消中者倍栝樓腎消者加芒消六分服前件鉛若丸得小便鹹苦如常後恐虛憊者並宜服此花蓯蓉丸方

丹

花蓯蓉八分 澤瀉四分 五味子四分 紫巴戟天四分去心 地骨白皮四分○案原作地骨皮今據宋本熙寧本改 磁石六分研水淘去赤汁乾之研入 人參六分 赤石脂六分研入 韭子五分熬 龍骨五分研入 甘草五分炙 牡丹皮五分 乾地黃十分 禹餘粮三分研入 桑螵蛸三十枚炙 栝樓四分

右十六味擣篩蜜和丸如梧子以牛乳空腹下二十丸日再服忌海藻菘菜胡荽蕪荑等物

服前丸渴多者不問食前後服煮散方

桑根白皮六分 薏苡人六分 通草四分 紫蘇莖葉四分 五味子六分 覆盆子八分○原作覆盤子據宋本熙寧本改 枸杞子八分 乾地黃九分 茯苓十二分 菝葜十二分 黃耆二分

右十一味擣以馬尾羅篩之分為五貼每貼用水一升八合煎取七合去滓溫服忌酢物蕪荑 外臺卷十一葉十五至十六

此方入二冊

鉛丹散主消渴止小便數兼消中悉主之方

鉛丹二分熬別研入 栝樓根十分 甘草炙十分 澤瀉五分 胡粉二分熬研

入 石膏五分研 白石脂五分研入 赤石脂五分研○案原缺研字據宋本與寧

本校

右八味擣研為散水服方寸匕日三服少壯人一匕半

患一年者服之一日差二年者二日差渴甚者夜二服

若腹中痛者減之丸服亦佳一服十丸以差為度不要

傷多令人腹痛已上據千金方緝忌海藻菘菜已上據千金方緝服此

藥了經三兩日宜爛煮羊肝肚空腹喫之或作羹亦得

宜湯淡食之○案湯與寧本作傷候小便得鹹苦即宜服後花

蓯蓉丸兼煮散將息本書一葉十三 外臺卷十

療小便數多不定○案定原作足據宋本改日便一二斗或如血色

秘方○案方上原缺秘字據宋本與寧本補

療腎消脚瘦細小便數赤色似血虛冷者本書方○案方字據倒增

麥門冬八兩去心 蒺藜子三兩 續甘草一兩炙 乾薑四兩炮 桂心

二兩 乾地黃八兩 續斷二兩

右七味切以水一斗煮取二升五合分為三服忌海藻

菘菜生蔥蕪荑已上據近効方緝 外臺卷十一葉八

神方消渴有人宜常服之

乾地黃八兩 署預四兩 茯苓三兩 山茱萸五兩 澤瀉四兩 牡丹皮

三兩附子炮三兩桂心三兩

右藥擣篩蜜和丸如梧子大酒下十丸少少加以知為度忌豬肉冷水蕪荑胡荽酢物生葱。案宋本葱下有與字 外臺卷十一葉三十一 右方原出近效方云古今錄驗同

汗出不止方

療汗出不止朮桂散方

麻黃 桂心各五分 白朮 附子炮 菖蒲各三分

右五味擣末酒服方寸匕日三未食服忌羊肉餳豬肉桃李雀肉等。案原缺忌至等十一字今據外臺本補

止汗熱雷丸散方

雷丸 桂心 牡蠣各五分熬

右三味擣下篩粉身日三忌生葱。案原缺忌生葱三字據外臺本補 外臺卷二十三葉六十

諸淋方

療淋瞿麥散方主膀頸攉痛

瞿麥 石韋去毛 滑石 車前子 葵子各四兩

右五味擣篩冷水服方寸匕日三服增至三匕忌酒麵慎生冷物也。案原缺忌至也八字據外臺本補

又方

取生續斷絞汁一升服之

行草案此之華以請
十四枚當歸等
考据与示諸石淋治等
乖慶也

療淋滑石湯方

滑石二兩 榆白皮二兩 石韋一兩去毛 地麥草二兩 葵子二兩

右五味切以水一斗煮取四升分四服日再服甚良

療淋榆皮湯方

瞿麥二兩 防葵一兩 榆白皮一兩 葵子一升 滑石二兩一方四兩 黄芩

一兩 甘草二兩一方二兩炙 一方

右七味切以水一斗煮取三升分二服忌海藻菘菜○

原缺忌下菘菜五字據照本補

又方

取附舡底苔大如鴨子以甌半水煎取一甌頓服日

全漢三國六朝唐宋醫方　栖芬室

三服 外臺卷二十七葉七至八

治百種淋寒淋熱淋勞淋小便澀胞中滿腹中急痛方

通草 石韋 王不留行 甘草炙各二兩 滑石 瞿麥

白朮 芍藥 冬葵子各三兩 當歸二兩○案千金無芍藥當歸二兩餘同

右十味治下篩以麥粥清服方寸匕日三 本書卷廿一葉十三 千金

石淋方

療石淋及諸淋方

石首魚頭石十四枚 當歸等分

右二味擣篩為散以水二升煮取一升頓服立愈 單用

魚頭石亦佳

石淋石常散方

石常去毛　滑石各三分

右二味擣篩為散，用米汁若客服一刀圭，日二服

又方

取生葎葉擣絞取汁三升，為三服，無苦毒○案無苦毒三字原缺，據照寧本補　石則出

滑石散療石淋莖中疼痛，瀝瀝晝夜百餘行，內出石及血方

滑石二十分　石常去毛　當歸　通草　地膽去足熬　鍾乳研各二分　車前子三分　瞿麥　蛇床子二分　細辛　蜂房炙一分

右十一味為散，以葵汁麥粥服方寸匕，日三，忌生葱生菜○案原缺忌生菜五字，據照寧本補

療石淋瀝瀝莖中痛，晝夜百行，或血出，延命散方

滑石　牛角鰓燒灰　芒硝各二兩　瞿麥三兩　車前子　露蜂房　蜂房炙　貝子燒　梔子人○案人原作仁，據照寧本改　魚齒炙　雞矢白　苦瓠子燒　牛陰頭毛各一兩　婦人陰上毛二分一本無

右十三味擣篩為散，以葵汁服方寸匕，日三服

療石淋方

取雞子陳者一枚，用濃苦酒一升○案原本用下無濃字，據照寧本補

以雞子合苦酒置器中，以油紙三四重密封頭，不令

水得入，沈井中一宿，平旦取，剝去皮，吞其黃，石即消去○案照寧本作石消去也　外臺卷二十七葉十二至十三

治莖中淋石，取屎白日中曝乾，熬令香，末，以酸漿飲服方寸匕　大觀本草卷十一

療石淋方

浮石取滿一手，擣為末，以水三升，苦酒一升，煮取二升，澄清，溫服一升，不過再三服，石即便出○案原無便字，據照寧本補　外臺卷二十七葉十一　右方原出范汪，云古今錄驗同

療石淋方

鯉魚齒一升，貝齒一升，擣篩，以三歲苦酒和，分為三服，宿不食，旦服一分，日中服一分，暮服一分　外臺卷二十七葉十一　右方原出集驗，云古今錄驗同

石淋方

桃膠如棗大，夏月著三合冷水中，冬月以湯三合和之，一服，日三，當下石，石盡即止○案大觀本草卷二十三葉二十七引之

又方

濃煮車前草汁飲之，良也　外臺卷二十七葉十一至十二　右二方原出文仲，云古今錄驗同

血淋方

療血淋不絕雞蘇飲子方

雞蘇一握 竹葉一握切 石膏八分碎 生地黃一升切 蜀葵子四分

末湯成下

右五味以水六升煮取二升去滓和葵子末分溫二服

如人行四五里久進一服 外臺卷二十七葉十三 右方原出廣濟 云古今錄驗同

療淋下血二升者方

取苧麻根十枚 ○案聖惠作紵 本草作紵 以水五升煮取二升一服

血止神驗 外臺卷二十七葉十四 右方原出備急 云古今錄驗同

熱淋方

療淋小便數病膀胱中熱滑石散方

滑石二兩 栝樓三兩 石韋二分去毛

右三味擣篩為散以大麥粥清服方寸匕日三 外臺卷二十七

葉十六

勞淋方

療石淋勞淋熱淋小便不利胞中滿急痛石韋散方

通草二兩 石韋二兩去毛 王不留行一兩 滑石二兩 甘草炙 當歸

各二兩 白朮 瞿麥 芍藥 葵子各三兩

右十味擣篩為散先食以麥粥清服方寸匕日三忌海

藻菘菜桃李雀肉等 ○案原脫忌至等十字據聖惠本補 外臺卷二十七葉十七

小便難不通方

療熱結小便不通利方

刮滑石屑水和塗少腹及繞陰際乾復塗之

又方

取鹽填滿臍中大作艾炷灸令熱為度良 外臺卷二十七葉卅二

小便難及不利方

療淋胞痛不得小便滑石散方

滑石 葵子 鍾乳各一 桂心 通草 王不留行

各半兩

右六味擣篩為散先食訖以酒服方寸匕日三服忌生

蔥 外臺卷二十七葉三十五

遺尿小便澁方

牡蠣湯療遺尿小便澁方

牡蠣四兩熬 鹿茸四兩炙 阿膠二兩炙各 桑螵蛸二十兩

右四味切以水五升煮取二升分再服

又方

桑耳三分 礬石二分熬汁盡 阿膠二分炙 龍骨三分

右四味為散空心飲服方寸匕 ○案心下原脫飲字據聖惠本補 日三

○案千金方有服字據聖惠刪 服 ○案聖惠本無服字

又方

桑耳二兩 牡蠣三兩熬 礬石二兩熬汁盡

右三味擣篩為散酒服方寸匕日三服 外臺卷二十七葉三十六

疾

遺尿小便澁方

木防己二兩 葵子二兩 防風三兩

右三味切以水五升煮取二升半分溫三服作散亦佳

外臺卷二十七葉三十六右方原出千金云古今录驗同

尿血方

療尿血鹿茸散方

鹿茸炙 當歸 乾地黃各二兩 葵子五合

蒲黃五合

右五味擣篩爲散酒服方寸匕日三服忌蕪荑外臺卷二十七葉三十七

療小便血菟絲丸方

菟絲子 蒲黃 乾地黃 白芷 荊實 葵子

敗醬 當歸 茯苓 芎藭各二兩

右十味合擣爲末以白蜜和丸如梧子大飲服二丸日三服不知加至五六丸劉洪玘方已効常服忌醋物蕪荑外臺卷二十七葉四十一右方原出小品云古今录驗同

轉胞方

通

療胞轉小便不通亂髮散方

亂髮三斤洗去垢燒 滑石半斤 鯉魚齒一兩

右三味擣篩爲散以飲方寸匕日三服良

療胞轉不得小便方

真琥珀一兩 葱白十四莖

右二味以水四升煮取三升去葱白末琥珀細篩下湯中溫服一升日三服大利○案大利原作佳字今據興寧本改

張苗說士程妻○案原脫士程妻三字今據宋本興寧本補 有客○案客原作容據宋本興寧本改 忍小便不時起○案不時起三字原作令今據興寧本改補 胞轉大小便不利得四五日困篤欲死無脉服此差方

滑石二兩 亂髮三兩燒灰

右二味擣下篩取生桃白皮一斤熟舂以水合絞得汁二升以汁服散方寸匕日三服即愈其但淋者取亂髮三

全漢三國六朝唐宋醫方 栖芬室

兩燒灰滑石五兩合擣爲散服方寸匕日三服○案興寧本无服字

又說不得小便者爲胞轉或○案或興寧本作成 爲寒熱氣所迫胞

出

屈辟不得充張津液不入其中爲尿及在胞中尿不厭方

當以葱葉除尖頭內入莖孔中吹之初漸漸以極大吹之令氣入胞中得脹乘○案得脹乘三字原脫據興寧本補 津液得○案原脫得字據興寧本補 入便愈也朱郁用此藥療郭虎將十五歲男

用

葵子一升 通草 甘草各二兩炙 石韋一兩半去毛 滑石四兩 榆皮二升

右六味以水一斗煮取三升令服外臺卷二十七葉三十九至四十

大便難方

麻子人丸療大便難小便利而反不渴者脾約方

麻人二升別為膏 枳實半斤炙 芍藥半斤 大黃一斤 厚朴一尺炙 杏

人一升去皮尖熬別為脂

右六味擣篩為末鍊蜜為丸如梧桐子大每服飲下十

丸漸增至三十丸日三服外臺卷二十七葉二十一

草

療脾胃不和常患大便堅強難方

大黃 芍藥 厚朴二兩炙各 枳實六枚炙 麻子五合別研

右五味擣篩入麻子蜜和為丸如梧桐子大每服十丸

日三服稍稍增之以通利為度可常將之外臺卷二十七葉二十

右方原出肘後云古今錄驗同

不得大便或十日一月方

葵子二升水四升煮取一升去滓一服不愈重作服

良忌蒜炙肉外臺卷二十七葉二十一右方原出備急云古今錄驗同

大便不通方

療心腹脹滿大便不通方

芍藥六分 黃芩五分 大黃八分 芒硝六分 杏人去皮尖熬八分

右五味擣篩為末鍊蜜為丸如梧桐子大每服十五丸

粥飲下加至二十丸取通利為度外臺卷二十七葉二十三

關格大小便不通方

療關格大小便不通方

以水三升煮鹽三合使沸適寒溫以竹筒灌下部立

通行也○案通下原脫行字據熙寧本補

療大小便不通方

通草四兩 郁李人三兩去皮 車前子五合一方一升 黃芩三兩 朴硝四兩

瞿麥三兩

右六味切以水八升煮取二升去滓分三服

又方

取生土瓜根擣取汁以水解之於筒中吹內下部即

通秘方○案原缺秘方二字據熙寧本補外臺卷二十七葉二十八

全漢三國六朝唐宋醫方 栖芬室

古今録驗卷二十七

諸黄方

諸黄猪膏髮煎主之方

猪膏八兩 亂髮大如雞子一枚

右二味内髮膏中煎之髮消盡研絞去膏細滓分二服病從小便去也外臺卷四葉十五○原出仲景傷寒論云古今録驗同

黄疸方

黄癉麻黄醇酒湯主之方

麻黄一大把去節

右一味美清酒五升煑取二升半去滓頓服盡古今方云傷寒熱出表發黄疸宜汗之則愈冬月用酒春宜用水煑之良外臺卷四葉二十○右方原出傷寒論云古今録驗同

療黄疸百藥不差者方

驢頭一枚煑熟以薑虀噉之并隨多少飲汁外臺卷四葉二十一○右方原出集驗云古今録驗同

療黄疸身目皆黄皮膚麴塵出三物茵陳蒿湯方

茵陳蒿一把 梔子二十四枚擘○案原缺擘字據聖惠本補 石膏一斤完者○案原缺完者二字今據聖惠本改

右三味以水八升煑取二升半去滓以猛火燒石膏令正赤投湯中沸定取清汁適寒温服一升自覆令汗出

周身遍以温粉粉之則愈若不汗更服一升汗出乃愈也外臺卷四葉二十三○右方原出小品云古今録驗同

療黄疸者通身並黄茵陳湯方

茵陳四兩 柴胡四兩 升麻三兩 龍膽草二兩 黄芩 大黄各三兩

右六味切以水九升煑取三升分三服若身體羸去大黄加梔子人五六兩生地黄切一升外臺卷四葉二十四○右方原出刪繁云古今録驗同

凡人無故忽然振寒便發黄皮膚黄麴塵出小便赤少大便時閉氣力無異食飲不妨已服諸湯餘熱不除久黄者

苦參散方

苦參一兩 黄連一兩 葶藶子熬 瓜蒂 黄芩 黄蘗 大黄各一兩

右七味擣爲散飲服方寸匕當大吐者日一服不吐日二亦得下服藥五日知可消息不知更服忌猪肉冷水外臺卷四葉二十四○右方原出千金翼方云古今録驗同

黄汗方

師曰黄汗爲病身體腫發熱汗出而渴狀如風水汗沾衣者○案原缺者字今據聖惠本補色正黄如蘗汁脉自沉也問曰從何得之師曰以汗出水入汗孔水從外入而得之宜黄耆芍藥桂心酒湯主之方

黄耆五兩 芍藥三兩 桂心三兩

右三味切以苦酒一升水七升和煑取三升去滓溫服一升正當心煩也至六七日稍稍自除其心煩不止者以苦酒阻○案阻熙寧本作咀故也原注阻一作咀○案熙寧本注作咀一作阻 一方用美清醯○案醯原作醯今據熙寧本改代酒忌生葱

凡黄汗之病兩脛自冷假令發熱此屬歷節食已則汗出又身常夜臥盜汗出者此勞氣也若汗出即發熱者久久身必甲錯也發熱不止者必生惡瘡也若身重汗出已輒輕者久久必身瞤瞤則胸中痛又從腰以上必汗出下無汗腰髖○案髖原作髋今據熙寧本改弛痛如蟲在皮中狀劇者不能食身疼重煩躁小便不利者名曰黄汗桂枝湯加黄耆五兩主之方

桂心三兩 芍藥三兩 甘草二兩炙○案原作三兩今據熙寧本改 生薑三兩 大棗十二枚擘○案原缺擘字今據熙寧本補 黄耆五兩去皮○案原缺去皮二字今據熙寧本補

右六味切以水八升微火煎取三升去滓溫服一升覆取微汗須臾間不汗者食稀熱粥一升餘以助湯力若不汗者更服湯也忌海藻菘菜生葱外臺卷四葉二十八○右二方並出傷寒論云古今錄驗同

酒疸

療酒癖反飲勞疸散方

芫花 椒目各等分

右二味擣下篩為散平旦服一錢匕老少半服之藥攻兩脅則下便愈間一日復服使小減以前又○案熙寧本又作人與之使盡根源外臺卷四葉三十三上

肉疸飲少小便多白如泔色得之從酒寒水石散方

寒水石五分 白石脂五分 栝樓五分 菟絲子三分酒漬 知母三分 桂心三分

右六味擣篩麥粥服五分匕日三服五日知忌生葱外臺卷四葉三十三○右方原出千金方云古今錄驗同

雜黄疸方

九疸秦王散方

胃疸食多喜飲梔子人主之

心疸煩心心中熱葛根主之

腎疸其人唇乾葶藶子主之

脾疸溺赤出少心○案熙寧本無心字惕惕若恐栝樓主之

肺疸飲少小便多秦椒汗瓜蒂主之一云膏疸

舌疸渴而數便石鍾乳主之

肉疸其人小便白凝水石主之研入○案原缺研入二字據熙寧本補

髓疸目眶深多嗜臥牡蠣澤瀉主之

肝疸胃熱飲多水激肝白术主之

右十一味名秦王散各等分隨病所在加二分擣合下
篩飲服五分匕日三稍加可〇（業可字原缺據照本補）至方寸匕
忌桃李雀肉等
青癉飲少小便多秦椒散方
秦椒汗一分 瓜蒂二分
右二味擣下篩水服方寸匕日三服（外臺卷四葉三十七至三十八）
濕癉之為病始得之一身盡疼發熱面色黃黑七八日後
壯熱熱在裏有血當下之去如豬肝狀其小腹滿者急下
之亦一身盡黃目黃腹滿小便不利礬石散方
礬石五兩 滑石五兩

全漢三國六朝唐宋醫方　栖芬室

右二味為散大麥粥汁服方寸匕日三服當先食服便
利如血者當汗出差（外臺卷四葉三十七〇右方原出千金云古今錄驗同）
氣噎方
羚羊角湯療噎氣不通不得下食方
羚羊角二兩 厚朴炙 吳茱萸 乾薑各三兩 通草 橘
皮各二兩 烏頭十五枚炮
右七味切以水九升煮取三升分三服日三忌豬肉冷
水（外臺卷八葉四十四）
療氣噎煎方
蜜酥薑汁各一升

右三味合和微火煎五六大沸取如大棗二枚內酒中
飲之直抄服之亦好
通氣噎湯方
半夏洗三兩 桂心三兩 生薑八兩 羚羊角三兩
右四味切以水八升煮取三升分服半升日再服忌羊
肉生蔥餳（外臺卷八葉四十三至四十四〇右二方原出集驗云古今錄驗同）
諸噎方
療噎方
蘆根三斤
右一味切以水一斗煮取四升分四服（外臺卷八葉四十七）

全漢三國六朝唐宋醫方　栖芬室

乾薑湯主噎方
乾薑四兩 半夏洗一升 石膏四兩碎 小麥一升完用 吳茱萸一升
赤小豆二十顆 大棗二十顆 人參 甘草 桔樓 桂心
各二兩
右十一味切以酒二升水八升煮取三升分三服忌豬
羊肉海藻菘菜餳生蔥等（必效方不用乾薑用生薑名半夏湯有桔梗無桔樓 外臺卷八葉四十六 據必效方緝）
五噎方
五噎丸療胸中久寒嘔逆逆氣隔飲食不下結氣不消氣
（心悸上下不通噫噦不）
噎憂噎勞噎食噎思噎氣噎者天陰苦厥逆心下悸動徹

胷脅苦痛憂噎者天陰苦厥逆心下悸動手足逆冷勞噎者苦氣隔脅下支滿胷中填塞令手足逆冷不能自温食噎者食無多少唯胷中苦塞常痛不得喘息思噎者心悸動喜忘目視眈眈此皆憂恚嗔怒寒氣上入〇案入原作逆據熙寧本胷脅所致療之方

乾薑 蜀椒汗 食茱萸 人參 桂心各五分 細辛 白朮 茯苓 附子炮各四分 橘皮六分

右十味擣篩以蜜和爲丸如梧子酒服三丸日再不知漸增忌桃李雀肉大酢猪肉冷水生葱生菜酢物 外臺卷八葉四十八至四十九

腰痛方

寄生湯療腰痛方

桑寄生四兩 附子三兩 獨活四兩 狗脊五兩黑者 桂心四兩 杜仲五兩 芎藭一兩 甘草二兩炙 芍藥三兩 石斛三兩 牛膝三兩 白朮三兩 人參二兩

右十三味切以水一斗煑取三升分三服忌海藻菘菜生葱豬肉冷水桃李雀肉等

玄參湯療腰痛方

玄參三兩 人參三兩 杜仲四兩 芍藥四兩 桂心一兩 生薑三兩 乾地黃三兩 白朮三兩 通草三兩 當歸三兩 寄生四兩 芎藭四兩 防風二兩 丹皮一兩〇案宋本作牡丹 獨活二兩

右十五味㕮咀以水一斗二升煑取三升日三夜一服忌生葱桃李雀肉胡荽蕪荑等

杜仲獨活湯療腰痛方

獨活四兩 生薑六分 麻黃二兩 桂心三兩 芍藥三兩 甘草三兩 葛根三兩 栝樓子二兩 防風二兩 杜仲四兩 附子一兩炮 杏人二兩去皮尖碎 乾地黃三兩

右十三味切以水八升清酒二升煮取三升分三服忌生葱菘菜海藻豬肉冷水 外臺卷十七葉十八至十九 按右三方亦出第十七卷中

全漢三國六朝唐宋醫方 栖芬室

腎著腰痛方

腎著之爲病其人身體重從腰以下冷如坐水中形如水不渴小便自利食飲如故是其證也從作勞汗出衣裏冷溼久久之故得也腰以下冷痛腹重如帶五千錢甘草湯方

甘草二兩炙 乾薑三兩炮 白朮四兩 茯苓四兩

右四味切以水五升煮取三升分服一升日三腰中即温忌海藻菘菜桃李雀肉酢物 外臺卷十七葉二十至二十一 千金名腎著湯

腎虛腰痛方

療腰痛皆猶腎氣虛弱臥冷溼地當風所得不時差久久流入脚膝冷痺疼弱重滯或偏枯腰脚疼攣手脚重痛獨活續斷湯方

獨活三兩〇案原作二兩據宋本延寧本改續斷二兩杜仲二兩桂心二兩防

風二兩芎藭三兩牛膝二兩細辛二兩秦艽三兩茯苓二兩〇案原作三兩

據宋本延寧本改人參二兩當歸二兩芍藥二兩乾地黃三兩甘草

三兩炙

右十五味切以水一斗煮取三升分三服溫將息勿取

冷宜用蒴藋葉火燎厚安牀上及熱臥上冷即易之冬

月取根搗用事須熱之忌蕪荑生葱生菜海藻菘菜酢

物

療男子患腰腎疼痛髀膝有風冷耳鳴食飲無味并有冷

氣方

地乾黃四兩茯苓三兩白朮二兩澤瀉三兩山茱萸三兩茯苓二兩

五味子三兩桂心二兩石斛二兩巴戟天二兩防風二兩人參二兩

磁石二兩研

右十三味〇案熙寧本作物搗篩蜜丸如梧子酒下二十丸至

三十九日再忌桃李雀肉生葱酢物蕪荑外臺卷十七葉二十二至

二十三〇案右二方原未載出何卷數

腎氣不足方

瀉腎湯療腎氣不足方

芒消二兩礬石二兩熬汁盡大豆一升

右三味以水三升煮取一升二合去滓分再服當快下

外臺卷十七葉四十一

古今録驗卷二十九

哽

療魚哽骨横喉中六七日不出方

取鯉魚鱗皮合燒作屑以水服之則出也未出更服

文仲魚哽方大又

之取出爲度 外臺卷八葉五十四

療哽方

服瞿麥末方寸匕

又方

吞豬膏如雞子大不差更吞差止

療諸哽方

作竹篾刮令滑綿纏内咽中令至哽處可進退引之

哽即出

療諸哽方

鸕鷀屎末服方寸匕 外臺卷八葉五十二至五十三 右方原出千金云古今录驗同

此文大二兩

療食諸魚骨哽方

小嚼薤白令柔以繩繫中央持繩一端吞薤到哽處

引哽當隨出 外臺卷八葉五十三 右方原出張文仲云古今录驗同

雜誤吞物方

療誤吞銀鐶及釵者方

取飴糖一斤一頓漸漸食盡多食之鐶及釵便出

又方
取水銀一兩分服之欽便下去也亦可以胡粉一兩
擣調之再分服食銀令如泥也若吞金銀物在腹中
皆服之令消烊出也。醫寧本也作之
療誤嚥鐵方
取真。醫寧本真作精吸鐵磁石末酒白飲服一方寸匕解
曰磁石特能吸取鐵難■云令吞鐵哽在喉中而服磁
石末入腹即若含磁石口中者或吸鐵。醫寧本出鐵作錢
耳二理詳取其義爲外臺卷八葉五十六
喉痺方

雞子湯療喉痺方
半夏末方寸匕。柰醫寧本无末字
右一味開雞子頭去中黃白盛淳苦酒令小滿內半夏
末著中攪令和雞子著刀子鐶令穩炭上令沸藥成置
杯中及煖稍咽之但腫即減忌羊肉餳大觀本草卷十葉引之文稍異
療喉痺塞射干丸方
射干二兩 豉三合 芎藭 杏人去尖皮各一兩 犀角屑一兩 升麻二兩
甘草炙一兩
右七味擣下篩蜜和丸含之稍稍咽津日五六忌海藻
菘菜

射干湯療喉痺閉不通利而痛不得飲食者若閉喉并諸疾方

當歸二兩 升麻一兩 白芷三兩 射干 甘草炙 犀角屑 杏人去尖皮各一兩

右七味切以水八升煮取一升半分服神良忌海藻菘菜外臺卷二十三葉●十七

咽喉生瘡方

升麻湯療咽喉生瘡方

甘草一兩炙 升麻 石膏碎綿裹○案原缺綿裹二字據照寧本補 牡丹皮各一兩

右四味切以水七升煮取三升一服七合日三忌海藻菘菜外臺卷二十三葉二十一

咽喉腫痛方

羚羊角豉湯療喉痛腫結毒氣衝心胸方

豉一升半綿裹○綿裹二字據照寧本補 犀角一兩屑○照寧本作二 一羚羊角屑一兩

芍藥三兩 升麻四兩 杏人一兩去尖皮 梔子七枚 甘草炙一兩

右八味切以水七升煮取一升半去滓分三服忌海藻菘菜

五香湯療諸惡氣喉腫結核方

沈香二兩 薰陸香一兩 麝香二分研湯成下 青木香二兩 雞舌香二兩

右五味以水五升煮取一升半去滓分三服外臺卷廿七葉廿一

古今録驗卷三十

胡臭方

療胡臭青羊脂粉方

胡粉 銅青等分

右二味先以鹽湯洗兩腋下及著藥且淋洗又以青羊脂和傅數日差

鍾汁傅方

錢二七文

右以礦石磨令平以夾腋下神良[redacted]外臺卷三十三葉五十五

痔

療五痔散主酒客勞及損傷療下部中傍孔起居血縱橫出及肉○案及肉二字原脱據醫家本補方

藜蘆 大黄 黄連各半兩 練木子十四枚 桃人十四枚去皮

巴豆四枚去皮心 萆麻十四枚一名狗蜱

右七味㕮咀以猪肪一升煎三沸下去滓傅膂肉上日三外著此膏内服紫參丸常併行外臺卷二十六葉二 右方原出小品云古今録驗同

療三十年痔肛出下血如雞肝此腸痔肛邊生瘡横肛中此牡痔肛邊生乳此牝痔○醫家本作牡痔皆飽勞氣所生方

大黄如金色者十兩 滑石七兩研碎 芒硝三兩 桑白皮二兩 棗三十枚擘

黄芩五兩 杏人二兩研

右七味切以酒一斗二升煮取二升去滓服之當下以大骨羹補之○案原脱以至之六字據醫家本補

療十年痔如鼠乳膿出便作血劇白斂散方

赤小豆四分 黄耆三分 芍藥二分 白斂二分 黄芩二分 桂心三分 蜀附子炮○案○原脱蜀字據醫家本補 牡厲各二分熬

右八味擣篩為散酒若粥汁服方寸匕日三服忌猪肉生葱○案原脱忌至葱五字據醫家本補 外臺卷二十六葉六至七

療患腸痔每大便常有血方

以蒲黄水服方寸匕日三差外臺卷二十六葉七 右方原出肘後云古今録驗同

療腸痔方

以槐木上耳擣末飲服方寸匕日三外臺卷三十六葉八 右方原出文仲

療痔猬皮丸方○案猬原作蝟據醫家本改下同

槐子三兩 附子二兩炮 當歸二兩 連翹二兩 乾地黄五兩 乾姜二兩

礬石二兩燒令汁盡 續斷 黄耆各一兩 猬皮一具細切熬令焦

右十味擣篩蜜丸飲服十五丸如梧子日再加至三十丸亦可○案丸亦可本无可字主瘻常用大驗忌猪肉冷水○案忌至水五字原脱據宋本醫家本補 外臺卷二十六葉十至十一 右方原出集驗

療痔神方

以七月七日多採槐子熟擣汲取汁重綿絞内銅器

中盛庭中高门上晕之二十日以上煎成取如鼠糞大
大内穀道中日三亦主瘻及百種瘡 外臺卷二十六第十一 右方原出千金

又方

鯉魚腸三具以火炙令香
右一味以綿裹内下部中一食頃蟲當出魚腸數數易
之盡數枚當差一方云坐上蟲出 外臺卷二十六第十一 右二方原出千金

療痔黄耆丸方 是直殿中省散騎常侍郎甄立言處

黄耆 青葙子〇案葙原作箱據照寧本改 漏蘆 鼈甲炙 狼牙各五分 黄蘗四分 犀角屑八分 斑猫去足翅熬 蝟皮炙四分 白礬十分燒 芫青去足翅熬 地膽去足翅熬 蜈蚣炙十枚 猪懸蹄甲炙七枚 去汁

右十四味擣篩為散蜜和丸丸梧子大空腹以飲服二
丸日二增之以知為度忌一切油膩人莧〇案原脱人字據照寧本宋本補

菜

又方

掘地深一尺圓徑四寸炭火燒令赤去火以薄魚〇案原作魚薄據宋本照寧本改
着口上取莨菪子一合内坑中燒煙
出痔人坐上以被擁當汗出密室内作之以煙盡更
著一合莨菪子熏避風以發汗法則差

療諸痔及下血不止轉虚羸者服之無不効方

黄耆原州者〇案原州者三字原脱據宋本照寧本補 枳實商州者〇案商州者三字原脱據宋本照寧本補 各二大兩半細剉熬令黄 黄礬石一大兩炭火燒經一複時仍數翻轉令匀著火冷訖細羅去沙滓〇案一復時原作一伏時據照寧本改 沙滓原作沙淨據宋本照寧本改

右三味先擣黄耆枳實篩訖然後〇案照寧本无後字和礬石更
擣匀蜜和丸空腹以酒下二十丸加至三十丸日再服
忌蕎麥猪

麩

療痔方

鯉魚腸可半升

右一味擣之令淨仍新鮮取一方板可闊二尺以來厚二
寸當中鑿孔深一寸半圓如擣盞口大布魚腸于其内
以好麝香碎末摻〇案摻原作滲據照寧本改魚腸取痤氈〇案氈原作毡據照寧本改二三重當心開孔可板孔大小鋪坐以被擁之
數進食可至兩炊久覺下部痛者即是蟲出也時且更
坐良久取魚腸細擇之恐蟲入於腸中蟲可長一二寸
許細如綱絲斑〇案斑原作班據照寧本改作五色無出不過十餘枚
不勤〇案勤原作閒據照寧本改度數蟲盡則止 外臺卷二十六第十三至十五 右四方原未著出處

療痔神方

鯉魚腸三具以火炙令香

右一味以綿裹内下部中一食頃蟲當出魚腸數數易
之盡數枚當差一方云坐上蟲出 外臺卷二十六第十一 右方原出千金

全漢三國六朝唐宋醫方 栖芬室

云古今錄驗同又案此方後之一方云出上蟲出
當即上方則甄氏書或有此二方或孫氏僅引一
方云與甄氏方同

九蟲方

貫衆丸主療九蟲動作諸病方

貫衆熬　石蠶熬五分　狼牙四分　[redacted]藜蘆二分　[redacted]○案[redacted]藜蘆[redacted]原作藜蘆

據宋本補[redacted]　蜀漆六分　殭蠶熬三分　雷丸

六分　蕪荑四分　厚朴三分　檳榔六分

右十味擣篩蜜和為○案原脫和為二字據幽字本補丸空心煖漿水

服三十丸日三不知稍稍加之白蟲用榧子湯服外臺卷二

十六　右方原出集驗云古今錄驗同

蛔蟲方

治蚘蟲攻心腸如刺口吐清水雞子一枚開頭去黃以好

漆內穀中合和仰頭吞之蟲出大觀本草卷十一

丁腫方

療丁腫方出徐王

大黃　秦艽　藜蘆　石硫黃研　硇砂各一兩研○案硇原作礀據幽字本改

右五味擣篩為散以刀子頭取和冷水量瘡大小封之

若腫大悶可作五香湯服之并取麵和塗腫上乾即易

之以消可休○案以至休四字原脫據幽字本補一方無大黃封之須刺

四面麵糊紙貼勿令乾數著也○自一方至也止原雙行小注混與上校語小注混故改大書

又方

白馬齒　亂髮　髑髏各一　枸杞白皮三分

右四味燒作灰以酒和服方寸匕不差至二七

又方

曲頭棘刺四百枚　橘皮三兩

右二味以水三升煮取半升服四合○案原脫四合二字據幽字本補一合

塗腫上[redacted]得○案[redacted]得上下原有[redacted]得二字據幽字本刪

又方

出

取礞石擣為末酢○案酢原作醋據幽字本改和封之立拔根

又方

五月五日取壯狗矢燒作灰數瘡數易之

又方

巴豆二七枚去皮　半夏二七枚擣末以乞食餳和之

以針刺瘡四邊令徹至底○案令至底四字原脫據幽字本補即

以藥塗之立拔出以澤瀉末塡瘡孔便差忌羊肉餳

又方

笋箨物傳即崔世讓送○案忌至物七字原脫據幽字本補

蛇脫皮燒灰四分露蜂房灰一分小兒十歲以上未運油髮灰一分○案原脫小至油九字據熙寧本補

右三味並用五月五日採燥之相和以新瓦碗內燒灰

白飲服如許大令汗出未汗更服以汗為度即不復日云○案原脫即至云字今據熙寧本補七日不得食鹽酒肉五辛房室

生冷酢○案原作醋今據熙寧本改滑等不得食蝟肉雞肉食者雖差

蛇皮不得帶赤色有毒洗白者上此高獮奴法形長要停之

又方高僕射送○案原脫高至送四字據熙寧本補

亂髮急縛一雞子許○案原脫急縛二字據熙寧本補 緋帛方三寸○案原脫方字據熙寧本補

曲頭棘刺七七枚枝白腐者 東蒼耳三七枚○案枚原作枝據熙寧本補改

右四味合燒作灰研成散每以水半盞許服方寸匕日

二三差止慎風熱餘忌同前處有犯觸加鹿角一方寸

匕鱉甲三方寸蜂房三十三物等分燒灰為散若有犯者

依前方服之甚效外臺卷三十葉二十一至二十三

療犯丁腫方晉熙公上○案此四字原在方後死字下今據熙寧本移此

枸杞白皮末一方寸匕○案原脫末字據熙寧本補 麥七粒燒灰 麻子七粒

燒緋帛一方寸灰 勾頭棘子二七枚燒灰 亂髮灰半匕

半夏一七枚大小如羊棗者熬令黃

右七味藥不問冬夏老幼溫酒和服多少任人性能準

則令有酒色○案原脫能至色七字據熙寧本補 此方無所忌不宜犯麻

子多致死外臺卷三十葉二十三

丹瘮方

赤瘮○案瘮熙寧本作胗者由冷○案冷原作今據熙寧本改濕折於肌中甚

即為熱熱成赤瘮也得天熱則劇取冷則減療之方

取生蛇銜草擣極爛以塗之最驗

白瘮者由風氣折於肌中之熱熱與風相搏遂為白瘮也

得天陰雨冷則劇出風中亦劇得晴暖則減著衣身暖亦

差療之方

水煮枳實拭之佳又擣末熬之青布裹熨之外臺卷三十葉三十九

八瘕方

素女經論婦人八瘕積聚無子斷絕不產○案原作主今據熙寧本改

有子受胎養育並曾傷落依月服藥者及陰閉生息肉陰

癢生瘡陰癢濕瘡帶下陰子藏不正陰門挺出陰腫陰隱

疾方

黃帝問於素女曰吾聞天下婦人產乳有子而病者未曾

生子而病者又產乳後而中絕不復產者何也諸病作生

而令婦人腹中有積聚胸脅腰背攣而痛久而生八瘕之

聚病深可畏不在腸胃療之或者○案原脫者字據熙寧本補已復作○案熙寧本無作字 其狀寧可得聞之乎對曰婦人之病皆由於月病

全漢三國六朝唐宋醫方 栖芬室

生產所致又從胞胎所起其病不同鍼灸倉藥不得其方
也。
黃帝曰善心其要易聞之為寶變之良久詳思念其事曰
善哉療將奈何素女曰誠為主說婦人胞胎之數皆在陰
裹萬物皆從生淵深血脈精氣所從行關為陰陰主開閉
左為胞門右為子戶主定月水生子之道胞門主○案主原作生
搆本說血寧於子精精神氣所出入合於中黃門玉門四邊主
持關元○案血寧本無元字禁閉子精臍下三寸名曰關元主藏魂
魄婦人之胞三焦之府常所從上然婦人經脈俞絡合調
則月水如時來至故能生子而無病婦人禁策衛經依斷

絕不通其人思惟邪氣便得往來入合於子藏若生後○案
熙寧本无後字惡露未已合陰陽即令婦人經脈攣急令人少腹
裹急支滿胸脇腰背相引痛苦四肢酸削飲食不調結牢
惡血不除月水不如時或在前或在後乍久不止因生積
聚為瘕胎狀邪氣盛甚令人恍惚多夢寒熱四肢不欲時
動陰中生氣腫肉生風甚者小便不利甚痛如淋狀面目
黃黑歲月病即不復生子黃帝曰吾深所憂也療之柰何
可得愈病令人有子願拜受非其人不敢妄傳○案妄血寧本作侫
何以神良耳素女曰令詳而圖
一曰黃瘕黃瘕者婦人月水始下若新傷墮血氣未止臥
寢未定五藏六腑虛羸精神不定因向大風便利陰陽開
閉關節四邊中於風濕氣從下上入於陰中稽留不去名
為陰虛則生黃瘕之聚令人病苦四肢寒熱身重淋露臥
不欲食左脅下有氣結牢不可得抑苦病腰背相引痛月
水不利則善令人不產少腹急下引陰中如刺不得小便
或時寒熱下赤黃汁病苦如此令人無子療之剌關元氣
衝行以毒藥有治療治○案血寧本无治字瘕當下即愈矣
皂莢一兩炙去皮子蜀椒一兩汗細辛六銖
右三味擣散以三角囊大如指長二寸貯之取內陰中
悶則出之已則復內之惡血畢出乃洗以溫湯三日勿

全漢三國六朝唐宋醫方　栖芬室

近男子忌生菜等
二曰青瘕青瘕者婦人新生未滿十日起行以下○案原脫下字據血
寧本補以湯浣洗太蚤陰陽虛玉門四邊皆解散子戶未安
之骨肉皆痛手臂不舉飲食未復內藏吸吸又○案又血寧本作久
當風臥不自隱障○障上血寧本有為字若居濕地及濕席令人苦
寒洒洒入腹中心腹煩悶沈淖惡血不除結熱不得散則
生青瘕之聚在左右脅下藏於背膂上與肩甲腰下攣急
兩足腹下有氣起喜唾不可多食四肢不欲動搖恍惚善
夢手足腫面目黃大小便難其候月水不通利或不復禁
狀如崩中此自過所致令人少子療之當刺胃管行以毒

藥有法瘕當下即愈矣

療青瘕導藥方

戎鹽一升 皂莢半兩去皮子炙 細辛一兩六銖

右三味搗散以三角囊大如指長三寸貯之內陰中但臥瘕當下青如葵汁養之如產法

三曰燥瘕燥瘕者婦人月水下惡血未盡其人虛憊而以夏月熱行疾步若舉重移輕汗出交流氣力未平而卒以恚怒致腹中猥咽不泄經脈攣急內結不舒煩滿少力氣上達腸○案腸原作陽據照寧本改中背膂少腹壅急月水與氣俱不通利而反以飲清○案清下原有水字據照寧本刪快心月水橫流遂入

全漢三國六朝唐宋醫方　栖芬室

他藏不去有熱則生燥瘕之聚大如半極上下腹中苦痛在兩脅下上引心而煩害飲食之欲嘔吐胸及腹中不得太息腰背重喜臥盜汗足酸削久立而痛小便失時忽然自出若失精月水閉塞大便澀難有此病者令人少子療之以長鍼按而刺之法度行以毒藥瘕當下即愈矣

又療燥瘕方

大黃如雞子許 乾薑二兩 雞膍胵中黃膜一枚炙 黃連二兩 桂一尺 䗪蟲三枚熬 厚朴十銖炙 郁李人一兩去皮尖熬

右八味搗散早朝空腹以溫酒一盞和三錢匕頓服瘕當下之畢養之如產婦法三月無子者當有子○照寧本无子

時

道

字三日勿合陰陽

四曰血瘕血瘕者婦人月水新下未滿日數而中止因飲食過度五穀氣盛溢入他藏若大飢○案原作肌據照寧本改寒吸吸不足呼吸未調而自勞動血下走腸胃之間流落不去內有寒熱與月水合會則生血瘕之聚令人腰痛不可以俛仰橫脅下有積氣牢如石少腹裏○案原作稟據照寧本改急苦痛背膂疼腰股下痛陰裏若生風冷子門僻月水不得作來乍去有此病者令人無子療之瘕當下即愈矣方闕○案外臺此下

引古今錄驗療血瘕方似可補其闕今附於下或為本書舊案

療婦人血瘕攻刺腹脅時痛導藥方

全漢三國六朝唐宋醫方　栖芬室

大黃 當歸各半兩 山茱萸一兩 皂莢一兩去皮子炙 細辛 戎鹽各六銖○案原作二六銖據照寧本改

右六味搗以香脂丸如指大每以綿裹內陰中正坐良久瘕當下養如乳婦之法

五曰脂瘕脂瘕者婦人月水新下○案照寧本无下字若生未滿三十日其人未復以合陰陽絡脈分胞門傷子戶失禁關節散五藏六腑津液流行陰陽闇動而脈關榻四解外不見其形子精與血氣相遇犯禁子精化不足成子則生脂瘕之聚令人支滿裏急○案裏急原作稟急據照寧本改痛痺引少腹重腰背如刺四肢不舉飲食不甘臥不安席左右走腹中切痛

時差時甚或時少氣頭眩身體瘦解苦寒惡風膀胱脹月水乍來乍去不如常度大小便血不止有此病者令人無子療之當刺以長鍼行以毒藥瘕當下即愈矣

療脂瘕方

皂莢十八銖去皮炙　礬石六銖燒　五味子　蜀椒汗　細辛　乾薑各半兩

右六味擣散以香脂和如大豆著男子陰頭以合陰陽不三行其瘕乃愈

療婦人絕不復生及未曾生皆以脂瘕腹中有塊以湯煎自下尚不受子導散方

皂莢炙去子皮　吳茱萸　當歸各一兩　蜀椒汗去二兩　細辛埶

礬石燒　五味子各三分　大黃　戎鹽各二兩　乾薑二兩

右十味擣散以輕絹袋如指大長三寸盛藥令滿內陰中坐臥隨意勿行走小便時去之別換新者

六曰狐瘕狐瘕者婦人月水當日數來而反悲哀自恐若以遠行逢暴風疾雨雷電驚恐被濕沈（口案原脫沈字據四部本補）罷音疲倦少氣心中恍惚未定四肢懈墮振寒若痿寒脈氣絕精神游亡邪氣入於陰裏不去則生狐瘕之聚食人子藏令人月水閉不通少腹瘀滯胸脅腰背痛陰中腫小便難胞門子戶不受男精五藏氣盛令人嗜食欲嘔喜唾多所思如有身狀四肢不舉有此病者終身無子其瘕有手足卒成形者殺人未者可療以長鍼急持刺之行以毒藥有法瘕下即愈矣

療狐瘕方

取新死鼠一枚裹以新絮塗以黃土穿地坎足沒鼠形置其中桑薪灼其上一日一夜出分去絮內桂心末六銖酒服二方寸匕病當下甚者不過再服差止

七曰蛇瘕蛇瘕者婦人月水已下新止適閉未復胞門子戶勞動陰陽未平榮衛分行若其中風暴病羸劣飲食未調若起行當風及度泥塗因衝寒太早若坐濕地名曰陰陽

陽亂腹中虛若遠行道路伏飲污井之水不潔之食通吞蛇鼠之精流落不去則生蛇瘕之聚上食人之肝心若病長大條條在臍下上還絞左右脅不得吐氣兩股脛間苦疾少腹多熱小便赤黃膀胱引陰中攣急腰背（口案背原□四部本作）目俱痛難以動作喜發寒熱月水或多或少有此病者不復生子其瘕手足成形者殺人未者可治之療有法度行以毒藥瘕當下即愈矣

療蛇瘕方

大黃　黃芩　芒硝各半兩　甘草大如指一尺炙　烏賊魚骨二枚

皂莢六枚去皮子炙

右六味擣以水六升煮之三沸下絞去滓下硝適寒温
服之十日一劑空腹服之當下
八曰鼈瘕鼈瘕者婦人月水新至其人劇作罷癃勞汗出
衣服潤濕不以時去之若當風睡足踐濕地恍惚覺悟蹠
立未能顏色未平復見所好之心○案巠寧本无心字爲開蕩魂魄感
動五内脫消若入水浣洗沐浴不以時出而神不守水氣
與邪氣俱入至三焦之中又暮出入玉○案玉巠寧本作或門先閉
津液妄行留落不去則生鼈瘕之聚大如小柸令人少腹
内切痛惡氣左右走上下腹中苦痛若存若亡持之躍手
下引陰裏腰背亦痛不可以息月水不通面目黄黑脫聲

少氣有此病者令人絶子其瘕有手足成形者殺人未者
可治之療有法度以長鍼按○案巠寧本作接療之亦以毒藥瘕
當下即愈矣

療鼈瘕方

大黄六分　乾薑　側子各半兩○案原作各半附子分今據巠寧本改
人參各九銖　䗪蟲一寸七熬　桂心一兩六銖　細辛　土瓜各十八銖
白朮一兩

右十味擣散以酒服方寸匕日三以上八般瘕疾外臺卷三
十四葉三十九至四十六

古今録驗卷三十四

墮落車馬方

療忽落馬墮車及墮屋坑崖○案崖巠寧本作岸腕傷身體頭面四
肢内外切痛煩躁叫喚不得卧方
急覓鼠矢無問多少燒擣末以猪膏和塗封痛處急
裹之仍取好大黄如雞子大以亂髮裹上如鴨子大
以人所裁白越布衫領巾間餘布以裹髮外乃令火
燒烟斷擣末屑篩以酒服日再三無越布餘布可強
用常當預備此物為要外臺卷二十九葉六右方原出肘後云古今录驗同

折骨方

療凡脫折折骨諸瘡腫者慎不可當風卧濕及多自扇若
中風則發痓口噤殺人若已中此覺頸項強身中急束者
急服此方
竹瀝飲三二升若口已噤者可以物拗開内之令下
禁冷飲食及飲酒竹瀝卒燒難得多可合束十許枚
併燒中央兩頭承其汁投之可活外臺卷二十九葉八右方原出肘
後云古今録驗同

筋骨俱傷方

療腕折四肢骨破碎及筋傷蹉跌方○案蹉跌原作跌今以意改
爛擣生地黄熬之以裹折傷處以竹簡編○案簡原作竹簡下

瘀

並脫編字今據熙寧本改補夾累之今遍病上急縛○案縛原作縳據熙寧本
段勿令轉動一日可十度○案原脫度字據熙寧本補易三日即
差外臺卷二十九葉九原出肘後云古今录驗同右方
療四肢骨碎及傷筋蹉跌方
生地黄多少熟擣熬以裹傷骨處頻易
又方
豉三升以水七升漬之絞去滓取汁飲止煩悶外臺卷二
十九葉十出肘後云古今录驗同右二方原
折踠瘀血方
療折踠○案踠原作腕據熙寧本改瘀血方

蒲黄一升 當歸二兩
右二味擣散酒服方寸匕日三先食服之外臺卷二十九葉十一
被打有瘀血方
若久宿血在諸骨節及脅肋外不去者方
牡丹 蝱去足翅等分
右二味擣末以酒服方寸匕血化成水忌胡荽○案原脫忌胡
荽三字據熙寧本補外臺卷二十九葉十三右方原備急云古今录驗同
金瘡續筋骨方
療金瘡○案療原作療今以意改中筋骨續斷散方
續斷五兩 乾地黄 蛇銜 地榆 杜蘅各四兩 乾薑

蜀椒汗 細辛 桂心各一兩 當歸 芎藭 蓯蓉 芍
藥各三兩 人參 甘草炙 附子炮去皮各二兩
右十六味擣為散以酒飲和服方寸匕日三服忌海藻
菘菜生菜生葱猪肉冷水一方無杜蘅有杜蠣○案杜蠣疑牡蠣之誤外臺卷二
十九葉二十
金瘡止痛方
療金瘡止痛牡蠣散方
牡蠣熬二分 石膏一分
右二味下篩以粉瘡痛即止外臺卷二十九葉二十一
金瘡生肌方

全漢三國六朝唐宋醫方 栖芬室

甘草炙一斤 黄檗八兩 當歸四兩
右三味擣末以封瘡上日再外臺卷二十九葉二十二
金瘡去血多虛竭内補方
療金瘡去血多虛竭内補方
蜀椒三分汗去目并口合者○案原脫汗至者七字據熙寧本補 乾薑二分 茯苓
甘草炙 芍藥 當歸 芎藭 桂心 黄芩 人參
黄耆 厚朴炙 吳茱萸 桑白皮各二兩
右十四味擣散以酒服方寸匕日三一方有白皮無桑白皮外臺卷二
十九葉二十二
金瘡中風方

療金瘡得風身體痙強口噤不能語或因破打而得及斧刃所傷得風臨死總用此方無有不差鈹鍼燒麻燭熏之方

取未開鈹鍼一枚長柄者開其口隨瘡大小闊之令瘡相當可繞四邊闭塞勿使通氣上復開一孔如盌口取浮麻子燭兩條並然鈹鍼向上燭盡更續之不過半日即差若不止亦可經一兩日熏之以差為度若燭長不得內入鈹鍼可中折用之（外臺卷二十九葉二十四）

竹木刺不出方

此方入卅五

竹木刺不出方

鹿角燒灰末以水和塗之立出久者不過一夕（外臺卷二）

（十九葉二十七）右方原出劉涓子云古今錄驗同

求子方

治月水不利閉塞絕產十八年服此藥二十八日有子金城太守白薇丸方

白薇三十銖 人參 牡蠣千金方用杜蘅 牡蒙各十八銖 牛膝半兩 細辛三十銖 厚朴 半夏各十八銖 沙參 乾薑各半兩 白殭蠶十八銖 秦艽半兩 蜀椒一兩半 當歸十八銖 附子一兩半 防風一兩半 紫菀十八銖

右十七味末之蜜和先食服如梧子大三丸不知稍增至四五丸此藥不長將服覺有娠則止用之大驗（千金卷二葉五）

妊娠

療妊娠不欲食或吐春月所宜服柴胡湯方

甘草炙 柴胡各二兩 麻黄一兩去節煎去沫 大棗十二枚擘 食茱萸一升

右五味切以水六升煮取三升適寒温服一升日三療食噫醋除熱下氣多所宜与上同但春秋冬夏去茱萸加枸杞一斤六月加小麥一升石膏三兩秋去石膏加甘草一兩九月去麻黄加乾薑一兩十月加芎藭三分忌海藻菘菜

療惡食人參湯方

人參四兩 厚朴炙 生薑 枳實炙 甘草二兩炙各

右五味切以水六升煮取三升分三服忌海藻菘菜 外臺卷三十三葉二十一至二十二

療妊娠五月日舉動驚愕動胎不安下在小腹痛引腰胳公洛切腋下也小便疼下血安胎當歸湯方

當歸 阿膠炙 芎藭 人參 大棗十二枚擘 艾一虎口

右六味切以酒水各三升合煮取三升去滓內膠令烊分三服腹中當小便緩差也 外臺卷三十三葉二十一 右方亦出小品古今錄驗同

療妊娠動胎去血腰腹痛方

芎藭 阿膠炙 當歸 青竹茹各三兩

右四味切以水一斗半煮銀二斤取六升去銀內藥煎取二升半分三服日再夜一不差更作一劑 外臺卷三十三葉二十七 右方原出救急古今錄驗同

療妊娠養胎白朮散方

白朮 芎藭各四分 蜀椒汗三分 牡蠣二分

右四味擣下篩酒服滿一錢匕日三夜一但苦痛加芍藥心下毒痛倍加芎藭吐唾不能食飲加細辛一兩半夏大錢二十枚服之復更以醋漿水服之若嘔亦以醋漿水服之復不解者小麥汁服之後已其人若渴大麥粥服之病雖愈盡服之勿置忌桃李雀肉等 外臺卷三十三葉二十八至二十九 右方原出第十一卷中

療妊娠患瘧湯方

常山二兩 甘草一兩炙 黄芩三兩 烏梅十四枚擘 石膏八兩

右五味切以水一升半合漬藥一宿煮三四沸去滓初服六合次服四合後服二合凡三服忌海藻菘菜生葱 外臺卷三十三葉三十 右方原出集驗古今錄驗同

療妊娠下痢方

酸石榴皮 黄芩 人參各三兩 櫸皮四兩

右五味切以水七升煮取二升半分三服 外臺卷三十三葉三十一

療妊娠卒得心痛欲死朮湯方

入

白术六兩 黃芩三兩 芍藥四兩
右三味切以水六升煮取二升半分三服半日令盡微
下水令易生忌桃李雀肉 外臺卷三十三葉三十二
療妊娠腹痛或是冷痛或是胎動葱白當歸湯方
葱白一虎口 當歸三兩
右二味切以水酒共五升煮取二升分再服亦治小便
腹相去一炊頃 外臺卷三十三葉三十二至三十三
妊娠血下不止名曰漏胞血盡子死方
生地黃汁一升酒四合 右煮三四沸頓服之不止頻
服 外臺卷三十三葉三十三 右方原出集驗云古今录驗同

療妊娠下血豆醬散方
豆醬二升漉去汁熬令燥末酒服方寸匕日五六服
外臺卷三十三葉三十四
療妊娠卒不得小便方
杏人二十枚去皮尖熬令變色
右一味搗服如大豆大七枚立得利
療妊娠不得小便方
滑石水和泥臍二寸 外臺卷三十三葉三十五
療妊娠得病六七日以上身熱入藏大小便不利安胎除
熱葵子湯方

葵子二升 滑石四兩碎
右二味以水五升煮取一升盡服須臾當下便愈 外臺卷三
十三葉三十七
療妊娠體腫有水氣心腹急滿湯方
茯苓 白术各四兩 旋復花二兩 杏人去皮尖 黃芩各三兩
右五味切以水七升煮取二升半分二服服別溫服別○案
溫三字原脫據醫審本補 飲之忌桃李雀肉酢物等 外臺卷三十三葉三十八 右
方原出崔氏云古今录驗同
療婦人墮娠血不盡來去苦煩滿鹿角屑豉湯方
鹿角一兩屑熬 香豉一升半

全漢三國六朝唐宋醫方 栖芬室

右二味以水三升煮令三沸漉去滓然後內鹿角屑攪
令調頓服須臾血下 外臺卷三十三葉三十九至四十 右方原出第三十七卷中今併
入此卷

產後

澤蘭丸療產後風虛勞羸百病必効方
澤蘭葉六分 白芷 椒汗 蕪荑人 藁本 細辛各四分
白 栢子人 人參 桂心 防風 厚朴炙 丹
參各五分 芎藭 甘草炙 當歸各七分 乾地黃十分
右十七味擣篩蜜和丸如梧桐子服二十丸至三十丸
日再服忌如常法 外臺卷三十四葉二十二 右方原未弃卷数今併入此卷中

療產後諸病羸瘦令肥白飲食和調地黃羊脂煎方

生地黃汁一斗 生薑汁五升 羊脂二斤 白蜜五升

右四味先煎地黃汁令餘五升下羊脂合煎減半次下薑

次下蜜便以銅器盛著湯中煎令如飴狀空肚酒一升

取煎如雞子大投酒中飲日三良 外臺卷三十四第二十五 右方未本卷數

療產後陰脫下方

蜀椒一升 吳茱萸一升 戎鹽如雞子大

右三味搗以綿裹如半雞子大內陰中日一易二十日

愈

又方

鱉頭陰乾二枚 葛根一斤

右二味搗散酒服方寸匕日三 外臺卷三十四第三十八至三十九 右方丞

脫卷數今併入此卷

陰中諸病

療婦人陰腫堅痛礬石散方

礬石二分熬 甘草半分炙 大黃一分

右三味搗篩取棗大綿纏導陰中二十日即愈

一段

療婦人陰腫苦瘡爛麻黃湯洗之

麻黃去節 黃連 蛇床子各一兩 艾○案原脫此藥據醫心方補 酢梅十枚

右五味○原作四味據醫心方改切以水一斗煎取五升洗之 外臺卷三

十四葉五十七右
方未章卷數

入前
療婦人陰蝕苦中爛傷狼牙湯方

狼牙三兩㕮咀以水四升煮取半升去滓内苦酒次

雞子中黃一枚沸湯消○案原作煎沸無湯二字據聖惠本補夜○案原脫

夜字據聖惠本補適寒溫以綿濡湯以瀝瘡中日四五度即

愈外臺卷三十四第五十六至五十七 右方原未章卷數

療婦人陰中生瘡黃芩湯洗方

當歸 黃芩 芎藭 大黃 礬石各二分 黃連一分

雄黃二分

右七味切以水五升煮取四升洗瘡日三度

療人婦陰中生瘡雄黃散方

芎藭 藜蘆 雄黃研 丹砂研 蜀椒汗○案椒原作液今以意

改 細辛 當歸各一分

右七味搗篩散取方寸匕綿裹内陰中又傅外瘡上○案

上原作方據聖惠本改忌如常法外臺卷三十四第五十八 右方未章卷數今移入此卷

療陰痒有蟲方

取牛肝截五寸繩頭内陰中半日蟲入肝出之猪肝

亦得

療陰中有蟲痒且痛目腫身黃欲得男子漏血下白少氣思

美食方

用生鯉魚長一尺去頭内取骨擣末熬黄黑以豬脂和以絹袋盛如常法内陰中至病處即止 外臺卷三十四葉六十 右方原本無卷數今并入此卷中

古今錄驗卷三十五

惡刺

療惡刺方

取末麥餅油脂以麪和油調須臾著瘡上即愈 一云蔓菁根和粉以麪和油

又方

取韮末和獨頭蒜擣之搦如帽簪頭許 ○案原脫搦至許六字據補 塞本内瘡孔中蟲出即差 外臺卷二十九葉三十下

竹木刺

竹木刺不出方

鹿角燒灰末以水和塗之立出久者不過一夕 外臺卷二十九葉二七 右方原出劉涓子云古今錄驗同

全漢三國六朝唐宋醫方 栖芬室

古今錄驗卷四十

湯火傷方

療卒被火燒苦劇悶絕不識人方

取新熱小便飲一升及冷水和蜜飲之口噤不開者可拗開灌之其悶差然後療外乃善 外臺卷二十九葉三十二 右方原出集驗云古今錄驗同

療湯火爛方

取高陸根擣末以粉瘡上 外臺卷二十九葉三十六

療湯火爛瘡方

取石膏擣末以敷之立愈 外臺卷二十九葉三十六 右方原出肘後云古今錄驗同

被湯火熱膏所傷燒不問大小梔子膏方

梔子三十枚 白歛 黃芩各五兩

右三味切以水五升麻油一升合〇案原脫合字據聖濟本補 煎令水氣竭去滓冷之以淋瘡令溜去火熱肌乃得完也作二日住用膏塗湯散治之 外臺卷二十九葉三十七 右方原出集驗云古今錄驗同

此方入卷二十三

療卒得漆瘡方

漆瘡方

煮香薷以漬洗之 外臺卷二十九葉三十七 右方原出肘後云古今錄驗同

癬

療癬方

作麻浮數癬上，累之，差。麻浮不差，以鹽及豉和擣塗
之，即差止。外臺卷三十葉四十六 右方未詳卷數

療癬方

附子一枚，炮 大皂莢一枚，炙 九月九日茱萸四合

右三味為散，揩癬上，令汗出，數之，乾癬苦酒和塗之。外臺卷三十葉四十六 右方原出少効，云古今錄驗同

療濕癬方

石硫黃研 大醋三年者，和，數數塗上

又方

蚺牀子一兩 黃蘗一兩 黃連一兩 胡粉一兩，研

右四味，擣篩為散，內水銀一棗大，和猪膏研，入，相和以
塗瘡。劉翁患脚膝已不可著之，旬日間差。○案原脫劉至差十四字，據熙寧本補。云是驗方

又方

取肥猪肉薄割之，於鏊上若釜底○案原脫若釜底三字，據熙寧本補
炙之，令熱，使人體堪之○案原脫使至之五字，據熙寧本補 以搏○案薄熙寧本作搏
瘡上，日三四度。外臺卷三十葉四十九

古今錄驗卷四十一

癭病方

療氣癭方 晉熙公州 秦徐公方

閑判溫島一兩，出蜀 羊靨五具，去脂，炙○案靨原作厭，據熙寧本改，下同 白歛、

椒目 甘草炙，各一分 小麥麴末二兩，熬

右六味，擣篩為散，羊靨一種別擣為末，相和，好醋浸更
擣作丸，如小棗大，一服五丸，無禁

又方 與今祖口宗送二方○案脫與至方八字，據熙寧本改

羊靨一百枚，煖湯浸去脂，炙 大棗二十枚，去皮，作
丸服。忌慎如常藥法

又方

取羊靨一具，去脂，含汁，汁盡去皮，日一具，七日含，便
差

又療癭海藻散方

海藻十分，洗 昆布一兩，洗 海蛤一兩，研 通草一兩 松蘿洗 乾薑
桂心各[redacted]兩

右七味，下篩，酒服一錢匕，日三。外臺卷二十三葉五至六

療癭有在咽喉，初起游氣去來，陰陽氣相搏，遂停住喉中
前不去，腫起如斛羅，諸療不差，小麥湯

小麥三升 昆布二兩，洗，去鹹 厚朴一兩，炙 橘皮 附子炮 海藻洗

全漢三國六朝唐宋醫方 栖芬室

沈炙二兩　生薑五兩　半夏洗五兩　白前三兩　杏人一百枚去尖皮

右十味切以水一斗煮取三升半分五服相去如一炊

頃忌豬羊○案豬下原脫羊字據聖惠本補肉餳○案餳下原有羊肉二字據聖惠本刪

冷水外臺卷二十三葉八

瘰癧方

療火熱瘰癧散方

連翹　土瓜根　龍膽草○案原本無草字　苦參　黃連

栝樓　芍藥　常山皮各一兩○案原脫一字據宋本補　鯉魚頭骨一枚炙

右九味擣下篩酒服五分匕日三忌豬肉冷水外臺卷二十三

葉二十六　右方原出千金云古今錄驗同

五香連翹湯療惡肉惡脈惡核瘰癧風結腫氣痛方

青木香　沈香　雞舌香各二兩　麝香半兩　薰陸香一兩

射干　紫葛　升麻　桑寄生　獨活　通草　連

翹各二兩　大黃三兩　淡竹瀝二升

右十四味切以水九升煮取減半內竹瀝更煮取三升

分三服忌五辛外臺卷二十三葉二十八右方原出文仲云古今錄驗同

丹參湯療惡肉惡核瘰癧諸風氣結聚腫氣諸病並主之

方

蒴藋　丹參各二兩　甘草炙　秦艽　獨活　烏頭炮

牛膝各一兩　躑躅花　蜀椒各半兩汗

全漢三國六朝唐宋醫方　栖芬室

右九味切以水八升煮取三升溫服一升忌海藻菘菜

豬肉冷水外臺卷二十三葉二十右方原出范汪云古今錄驗同

療鼠瘻及瘰癧膏方

白馬　牛　羊　豬　雞等矢屑各一升　漏蘆　藁本各一斤○宋本作二斤

右七味並於石上燒作灰研絹篩之以豬脂一升三合

煎亂髮一兩半令消盡乃內諸藥屑微火上煎五六

沸藥成先去瘡上痂以鹽湯洗新綿拭瘡令燥然後

傅膏若無痂猶須湯洗日再若著膏當以帛覆無令風

冷神驗瘰癧以膏傅上亦日再

療火熱瘰癧散方

白蘞　青半兩　當歸　防風　栝樓根　芍藥　黃耆

狸骨炙　甘草炙各二兩　細辛　乾薑　露蜂房各一兩炙　礬石

燒半日　大附子炮　桂子半兩　斑猫去首足翅熬　芫青去首足翅各五枚熬

右十六味擣下篩為散以酒服一錢匕日再忌豬肉冷

水海藻菘菜外臺卷二十三葉三十一至三十二右二方原出集驗云古今錄驗同

大五香湯療毒氣苦肌肉中腫痛結脈寒熱如瘰癧痛不

可近急者數日殺人若心煩悶便與急速與湯并以滓薄

腫脈上方

青木香　雞舌香　沈香　升麻各五兩　藿香炙　犀角屑

吳茱萸　桂心　麻黃　甘草炙各三分　薰陸香四分

本方廢氣方入此

四辛仁

右十二味㕮咀以水七升煮取二升分三服不差復合

若兩兩惡心加附子中形者一枚炮令坼八破用忌生

次葱菜海藻菘菜猪肉冷水生菜五辛外臺卷二十三葉三十二　右方原出崔

氏云古今錄驗同

灸瘰癧法

葶藶三合口　案熙寧本作二合　豉一升

右二味合擣令極熟作餅如大錢厚二分許取一枚當

瘡孔上作艾炷如小指大灸餅上三壯一日易三餅九

炷隔三日一灸已上出千金　兼主瘻不可灸頭瘡葶藶氣入

腦殺人已上本書十三葉三十四　外臺卷二

諸瘻方

療鼠瘻方

死蜣螂燒作灰

右一味苦酒和塗之數過即愈先以鹽湯洗外臺卷二十三葉三

十五　右方原出劉涓子云古今錄驗同

療鼠瘻要方張子仁

柞木皮五升

右一味以水一斗煮熟去皮煎令汁得二升稍稍服盡

當有宿肉即愈外臺卷二十三葉三十五右方原出劉涓子云古今錄驗同

女婦艸、

療狼瘻發於頸頸腫有根起於缺盆上轉連延耳根腫大此得之因憂恚氣上不得下其根在肺空青主之商陸為佐

佐方

空青二分研 蝟腦二分炕之 獨活一分 蝟肝一具乾之 芎藭半兩 女婦草一分 黃芩 鼈甲炙 斑猫去翅足 乾薑 當歸 茴香 礬石燒 地膽一分熬 蜀椒三十枚去汗○案枚原作去據宋本改

右十五味作散下篩酒服方寸匕日三十五日止忌生血物莧菜

療鼠瘻發於頸無頭尾如鼷鼠使人寒熱此得之因食大鼠餘毒不去其根在胃狸骨主之知母為佐方

陵鯉甲炙 山龜殼炙 甘草炙 桂心 雄黃 乾薑等分

右六味作散下篩服方寸匕日三蜜和內瘡中無不愈先灸作瘡後以藥貼之忌海藻生葱

療螻蛄瘻發於頸項狀如螻蛄腫潰○案潰與寧本作漬連生瘡其汁赤黃此得之食瓜螻蛄餘毒及果實不去核其根在大腸荏子主之桔梗為佐方

桂心 乾薑 桔梗 礬石燒 獨活各一分 附子一分炮 椒一百粒汗 芎藭半分 龍骨半分 荏子一分

右十味擣下篩棗二十枚合擣以酢漿丸如大豆溫漿下五丸忌豬肉冷水生葱生菜○案忌至菜九字原脫據宋本補

全漢三國六朝唐宋醫方　栖芬室

瘰蚍蜉瘻發於頸初得如傷寒此因食中有蚍蜉毒不去其根在腎礜石主之防風為佐方

白术四分 知母 雌黄 乾地黄 獨活 青黛 斑猫去首羽足熬 白芷 栝樓 芍藥 海藻一云海苔 當歸各一分 蝟皮四分炙 椒一百粒去汗 桃白皮一分正月取

右十五味擣下篩作散服一錢匕日三忌桃李雀肉蕪荑等〇案自忌至等八字原脫據照寧本補

瘰蠐螬瘻發於頸無頭尾如棗核塊塊多在皮中使人寒熱心痛滿此因喜怒哭泣其根在心礬石主之白术為佐方

白术一分 礬一分 空青两三分 當歸二分 细辛一分 蝟肉炙 枸杞根 斑猫去翅足熬 地膽各一分熬 乾烏腦三大豆

右十味擣下篩散服方寸匕日三酢漿服之忌生菜桃李雀肉生血物等〇案忌至等十一字原脫據照寧本補 病在上側輪〇案原脫輪字據照寧本補 卧在下高枕卧使藥流下

浮沮瘻發於頸如兩指使人寒熱欲卧得之因思慮憂憶其根在膽地膽主之甘草為佐方

雄硫黄一分 乾薑一分 龍膽二分一作龍骨 石决明 續斷 菴䕡子 根各一分〇案原脫子字據照寧本補 细辛二分 大黄半分 地膽一分熬

右九味擣下篩為散傅瘡日四五忌生菜〇案千金有雄黄无硫黄

此方入本門
第一方位

療瘰癧瘻發於頸有根初苦痛歷〻覺之使人寒熱此得之新沐頭濕髮汗流入於頭其根在肺雌黄主之芍藥為佐方

茯苓 續斷 礬石燒令汁盡 乾薑 雌黄 芍藥 桔梗 椒汗 乾地黄 常山 空青 狸肉 烏腦并髓肝 斑猫去翅足熬各一分〇案與章本無各一分三字 附子一兩炮 礬石二分燒半日 虎指各一分一云虎骨〇案此處各一分三字疑有誤因其與礬石已上體分量也

右十七味擣篩為散蜜丸如大豆夜酒服十九日三忌猪肉冷水生葱生菜生血物蕪荑酢物〇案忌至物十六字原脫據皿第本補

療轉脈瘻發於頸如大豆浮在脈中濯濯脈轉苦驚惕身如振寒熱得之於驚臥失枕其根在小腸斑狸主之白芷為佐方

緑青二分 礬石半分燒半日 防風一分 甘草半分炙 大黄二分 桂心二分 人參二分 當歸二分 朴硝一分 地膽一分熬 白术一分 鍾乳一分 研斑猫一分去翅足熬 白芷一分 續斷一分 麝香一分 麥門冬一分去心

右十七味擣下篩蜜丸酒服如大豆十九日三勿食倉米慎房百日忌酒藻菘菜桃李雀肉生葱〇案原脫忌至葱十一字補皿第本補

外臺卷二十三葉三十八至四十三 右八方原出千金云古今錄驗同

療鼠瘻麝香塗方

麝香研　雌黃研

右二味等分並為散，取蝦蟇背白汁和塗瘡孔中，日一

度

療鼠瘻著頸生小者不出人大者如杯方

斑猫一分去首足羽熬　牡蠣二分熬　海藻四分先去鹹味

右三味搗下篩，酒服五分匕，日三，病當從小便出也

魚肥忌蒜外臺卷二十三葉四十四至四十五

癩

療癩蒺藜丸方

蒺藜子　乾地黃各十分○案十原作一，據明鈔本改　鹿茸炙十分　白

斂八分　磁石十分研　礬石煉十分　鐵精　桂心　續斷各五分

巴戟天　芎藭　玄參　通草　升麻　牛膝　寄

生各八分　澤瀉七分　附子八分　蓯蓉十分　海藻八分如髮者

右二十味搗篩，以蜜和為丸如梧子大，飲下十丸，日三

增漸至二三十丸，忌生葱、莧、菘、生血物等○案原脫忌至物九字，據

宋本、明鈔本補　劉立言處　外臺卷二十六葉二十四

療踣蹷墮重卒得陰癩方

白朮五分　地膚子十分　桂心一分

右三味搗末，以飲服一刀圭，日三，忌生葱、桃李、雀肉等宋本

物○案原脫忌至物九字，據宋本、明鈔本補　外臺卷二十六葉二十四右方原出肘後云古今錄驗同

牡丹五等散，療癩疝陰卵偏大，有氣上下脹大，行走腫大

服此良驗方

牡丹皮　防風　黃蘗炙　桂心各一分　桃人二分去皮尖熬

右五味搗為散，以酒服一刀圭，二十日愈，少小癩疝最

良，小兒以乳汁和如一大豆與之，長宿人服方寸匕，忌

生葱、胡荽○案原脫長至荽十二字，作忌如前三字，今據宋本、明鈔本改補　外臺卷二十六葉廿六

陰腫方

療腫大如斗方

取雞翅燒作灰服，其毛一孔生兩毛者佳，腫在左取

左翅，在右取右翅，雙腫取兩邊翅　外臺卷二十六葉二十九　大觀本草卷　引此文稍異

陰疝方

療卒偏入腹急痛欲死名陰疝方

狼毒四兩　防葵一兩　附子二兩炮

右三味搗篩，蜜和丸如梧子，酒服三丸，日三夜二，忌豬

肉冷水○案原脫忌至水五字，據宋本、明鈔本補　外臺卷二十六葉二十九右方原出文仲

陰下濕痒生瘡方

療陰下痒濕湯洗方

甘草一尺，以水五升，煮取三升，漬洗之，日三四度，便

愈○案大觀本草卷六甘草條引本書此方，藥同而文稍簡略

療陰下濕痒生瘡方

全漢三國六朝唐宋醫方　栖芬室

吴茱萸一升水三升煮取三五沸去滓以洗瘡諸瘡亦治之 外臺卷二十六葉三十一

陰瘡方

療陰瘡方

黃蘗 黃連各三分 胡粉一合

右三味擣為末粉上日三婦人綿裹杏核大內之 外臺卷二十六葉三十四

肉刺方

療肉刺方

好薄刮之以新酒醅○案醅原作酢據此寫本改和羊脂敷之一宿洗去常以綿裹薦之良○案原脫薦字據此寫本補 外臺卷二十九葉四十七

狐刺方

療狐刺方

熟○案熟原作熱據此寫本改擣杏人細研煮一兩沸取茲以浸刺處數數易之大良 外臺卷二十九葉三十 右方原出崔氏云古今录驗同

數

古今録驗卷四十三

漆瘡方

療漆瘡方

黃櫨木一斤剉 鹽一合 二味以水一斗煮取五升去滓候冷以洗之即差 王長華家神方 外臺卷二十九葉四十

療卒得漆瘡方

煮香薷以漬洗之 外臺卷二十九葉三十七 右方原出肘後云古今录驗同

侵淫瘡方

療侵淫瘡苦瓠散方

苦瓠一兩 蛇皮半兩燒 露蜂房半兩熬 大豆半升 梁上塵一合

右五味為散以粉粥和塗紙貼赤處日二甚良

療侵淫瘡戎鹽散方

戎鹽二分 大黃四分 蔄茹一分

右三味擣散以酒和敷瘡上日三良 外臺卷二十九葉四十 右二方未舉卷數

月蝕瘡方

療大人小兒卒得月蝕瘡方

燒蚯蚓矢令赤末以豬膏和塗之 外臺卷二十九葉四十二 右方出肘後

療月蝕瘡方

然燭照瘡使燭熱氣相及瘡即愈 外臺卷二十九葉四十三 右方出集驗

蠱毒方

療蠱毒方

巴豆十枚去心皮熬 豉半升 釜底墨方寸匕

右三味搗篩為散清旦以酒服如豍頭大小行蠱主當自至門勿應之去到家立自知其姓名忌蘆筍猪肉等○案原脫忌至等六字據熙寧本補

雄黃丸主蠱毒中藥欲死方

雄黃研 朱砂研○案朱原作硃據熙寧本改 藜蘆炙 馬目毒公 皂莢炙去皮子二分 莽草二分炙 巴豆各二分去心皮熬○案此各字疑在皂莢下

右七味搗篩以蜜丸如大豆許服三丸當轉下先利清水次出虵等当煩悶者依常法可用鴨羹補之忌生血猪肉冷水蘆筍狸肉○案原脫生至肉十字作忌如常法據熙寧本改補

療中蠱毒方

取牡丹根擣末服一錢匕日三服至良忌胡荽

療中蠱孔合方○案原作胡洽方今據熙寧本改

以猪膽導下部至良外臺卷二十八葉二十五至二十六

療蠱方

皷皮廣五寸長一尺 薔薇根五寸如足拇指大細切本方云茛菪根

右二味以水一升清酒三升煮取一升頓服之當下蠱即愈

又方

土瓜根大如拇指長三寸切以酒半升漬一宿一服當吐下

又方

皂莢三挺長一尺者炙去皮子美酒一升漬一宿去滓頓服

又方

取蘘荷根擣為末以酒飲服方寸匕外臺卷二十八葉二十三右四 方並出小品云古今錄驗同

全漢三國六朝唐宋醫方 栖芬室

犀角丸療蠱毒百病腹暴痛飛尸惡氣腫方

犀角末 羚羊角末 鬼臼 桂心各量四錢匕 天雄炮 莽草炙 真珠研 雄黃研各一兩 麝香半兩研 貝齒燒灰五枚 赤足蜈蚣五枚炙 射罔如雞子黃三枚○案罔熙寧本作肉 巴豆五十枚去皮心熬

右十三味各擣合篩之以蜜和為丸如小豆大服一丸不知增一丸以得腹中痛飛尸服如大豆二丸若惡氣腫以苦酒和以塗之甚良以絳囊盛藥繫男左女右辟惡可以備急療萬病也忌猪雞蘆筍生蔥冷水等如常法○案脫猪至等九字據熙寧本改 外臺卷二十八葉二十三至二十四右方原出千金云古今錄驗同

療中蠱毒吐血或下血皆如爛肝方

苦根 蘘荷根（各三兩）

右二味㕮咀，以水四升煮取二升，去滓，頓服，即愈。又當自知蠱主姓名 外臺卷二十八第二十六 右方原出肘後，云古今錄驗同

療中蠱吐血方

苦瓠一枚，以水二升煮取一升，分服，當吐蠱必蝦蟇科斗之類。苦瓠毒，可臨時量用之 外臺卷二十八第二十七 右方原出范汪，云古今錄驗同

療中蠱吐血方

取桑木心剉一斛，著釜中，以水淹之，令上有三寸，煮取二斗，澄取清，又微火煎得五升，宿勿食，旦服五合，則吐蠱毒 外臺卷二十八第二十七 右方原出文仲，云古今錄驗同

全漢三國六朝唐宋醫方　栖芬室

又方

雄黃（研） 釜月下黃土 獺肝（炙，各等分）○案肝原作狂，據醫心方本改

斑貓（十四枚，去足翅，熬）○案斑原作班，據醫心方本改 大黃（如大棗）

右五味擣末，以酸漿服之，分為三四服，或吐蝦蟇及蛇等物○案文仲方無大黃，作四味，服字下有則吐蝦蟇四字，或至物八字皆本書錄同 外臺卷二十八第二十七

療中蠱心痛吐血欲死方

鹽一升，淳苦酒一升，煮令消，和一服，立吐蠱毒出。已用良驗 外臺卷二十八第二十八 右方原出小品，云古今錄驗同

療卒中蠱，下血如雞肝，晝夜不石，餘血四藏悉損，惟心未毀，或乃鼻破待死方

桔梗擣末，以酒服方寸匕，日三。不能下藥，以物揭口灌之。心中當煩，須臾自靜，有頃下蠱○案醫心方至本無蠱字服七日止。當服○案醫心方本服作食豬肝臛以補之。忌豬肉○案原脫忌豬肉三字，據醫心方本補 外臺卷二十八第三十一 右方原出第四卷中

療蠱毒腹痛注下赤血躑躅散方

羊躑躅 乾薑 藜蘆（熬） 附子（炮） 巴豆（去皮心，熬） 野葛皮

肉桂 丹砂（研） 雄黃（研） 蜈蚣（炙） 蜥蜴（炙，各一分）

右十味擣為散，以水服一刀圭，不知加一粟半。忌豬肉、蘆筍、生血物、生蔥、狸肉

全漢三國六朝唐宋醫方　栖芬室

療蠱下血欲死方

薔薇根（剉，一升） 牛膝（五株）○案株字原作墨，據宋本醫心方本補 連翹子（一升）

䑕一彈子許

右四味切，以水四升煮取三升，分三服，即愈

療卒蠱大便下血日數十行方

巴豆（二七枚，去心皮）○案原脫去皮熬四字，據醫心方本補 藜蘆（炙） 附子（炮） 芫青（去足翅，熬） 礬石（各二分，熬汁盡）

右五味擣下篩，別研巴豆如膏，和相得，以綿裹一大豆許，內下部中，日二三，愈。忌豬肉、蘆筍、狸肉○案原脫豬至肉六字作

忌同前方今據此宋本改補　右外臺卷二十八葉二十八至二十九右三方並出小品云古今錄驗同

五蠱湯方

犀角三兩屑○宋本脫屑字據此宋本補　蘘荷根　黃連　絳草　當歸各二兩　羚羊皮方二寸炙

右六味切以水七升煮取二升分為三服忌豬肉冷水○宋本脫忌至水五字據此宋本補

五蠱下利去膏血赤屬丸方

芫花一升　巴豆一百枚去皮心熬○宋本脫去至熬四字據此宋本補　赤屬一方圓一寸

右三味擣篩以蜜為丸更擣丸如胡豆服一丸以下利不止以清粥汁止之不下小增之欲令陰陰不解大下忌蘆笋豬肉○宋本脫忌至肉五字據此宋本補　外臺卷二十八葉三十三至三十四

療食中有蠱毒令人腹內堅痛面目青黃淋露骨立病變無常方

爐中取鐵精細研別擣烏雞肝和之丸如梧子大以酒服三丸日三服甚者不過十日愈微者便愈外臺卷二十八葉三十七

療蠱似蚘方

雄黃研　麝香研

右二味各如大豆許取生羊肺如指大以刀開取雄黃等末以肺裹吞之

全漢三國六朝唐宋醫方　栖芬室

療人食菜及果子中蛇毒方

大豆末以酒漬取汁半升服之又以雞血和真鐵精半吞如梧子大一丸外臺卷二十八葉三十六右方宋出小品云古今錄驗同

療有人中蠱毒腹內堅如石面目青黃小便淋瀝變狀無常方

犀角一兩　芍藥一兩　黃連二兩　梔子十四枚　蘘荷根四兩宋根字作葉據此宋本改　牡丹皮一兩　羚羊皮方廣五寸炙

右七味切以水五升煮取一升半去滓分溫再服忌豬肉冷水○宋本脫忌至水五字據此宋本補　外臺卷二十八葉三十六右方宋出千金云古今錄驗同

猫鬼野道方

療妖魅猫鬼病人不肯言鬼處角散方

鹿角屑擣散以水服方寸匕病者即言實也外臺卷二十八葉三十八大觀本草卷十八

獸傷方

療熊虎爪牙所傷毒痛方

燒青皮以熏瘡口毒即出仍煑葛根汁令濃以洗瘡日十度并擣葛根為散煑葛汁以服方寸匕日五甚者夜二度外臺卷四十葉一右方宋出肘後云古今錄驗同

又方

嚼栗塗之

又方
煮生鐵令有味以洗瘡 外臺卷四十葉一 右一方原書出肘後云古今錄驗同

凡療犬咬人方
先以水洗瘡任血出勿止之洗勿住取血自止以帛裹之即差 外臺卷四十葉三十五 右方未詳卷數

療猘犬咬人方
先嗍去惡血乃灸瘡中十壯明日以去日灸一壯滿百日乃止忌酒 外臺卷四十葉三十六 右方原出肘後云古今錄驗同

療馬咬人及踏人作瘡毒腫熱痛方
取馬鞭梢〇案梢原作稍今據本草本改 三尺鼠矢〇案矢原作屎據宋本本改 二七枚燒末以猪膏和塗之立愈 外臺卷四十葉四十 右方原出千金云古今錄驗同

馬骨傷人方

療剥死馬馬骨傷人手毒攻欲〇原作欲攻據宋本改死方
服人屎汁 外臺卷四十葉四十一

療剥死馬馬骨傷人手毒攻欲死方
取死馬腹中屎以塗之即差 外臺卷四十葉四十一 右方原出肘後

蝕傷方

禁蛇螫方 高元海大李參軍送
咒曰〇案咒原作兕據宋本改 某郡某縣某里男女姓名年若干於某年月日時於某處為某色蛇螫某處陰咒云你是巳功曹我是亥功曹明府你若不攝毒吾當搯你口閉氣隨想搯蛇口蛇口在食指第二節白肉際文以手大指甲搯之各自以其手屈食指搯之閉氣急搯若螫右手右手搯左手左手搯螫當中兩手盡搯急急任放手腫處手刺去血即便差 外臺卷四十葉三至四

入草辟蛇衆方
乾薑 生麝香 雄黃
右三味等分搗以小絳囊盛男左女右佩帶〇案出下[redacted]宋[redacted]本據宋無佩帶二字 則蛇遂者辟人為蛇所中便以療之必無

麝香以射罔〇案原作菵據宋本改 和帶之療蛇毒良 外臺卷四十葉四 右方原出集驗云古今錄驗同

療虺蛇毒方
搗葵根以敷之 外臺卷四十葉十 右方原未詳卷數

療衆蛇螫方
搗大蒜塗之以少鹽豉合尤佳 外臺卷四十葉十一 右方原出文仲

療蜂螫人方
斫穀木取白汁塗之桑汁亦良 外臺卷四十葉十三 右方原出肘後

療蜈蚣螫人方
嚼鹽塗之効又以鹽拭瘡上蜈蚣未遠不得去[redacted]

全漢三國六朝唐宋醫方 栖芬室

又方

嚼大蒜若小蒜或桑白汁以塗之亦以麻履底土揞之良○案揞原作措據宋本熙寧本改外臺卷四十葉十四右二方出肘後並云古今錄驗同

療蠍螫人方

取苦李子人嚼以封之即差

又方

挼虵銜取汁以敷之差

又方

以木梳柔取此螫處即以木梳合之便差神驗不傳○案原脫不傳二字據熙寧本補

又方

五月五日取莧菜搗以遍塗手至後日中時即○案原脫即字據宋本熙寧本補然後洗手若有人被螫以手摩之手即差

禁蠍螫人法○案[illegible]螫原作蟄據宋本改

咒曰蟄胡計反黎乎俱尚蘇婆訶於五月五日桑木正北陰中莧菜日正午時先七步至莧菜此右膝著地立左膝手摘取莧菜子摘取著口中熟嚼吐著手內與五葉草莧菜等相和若無子直取二葉相和於手內右轉按之口陰誦前咒七遍一吐氣得一百八遍止亦按葉令汁出染手其葉還放置莧菜處起句反頭之一日一夜不得洗手亦不得用點汙手內亦不得人知作此法不得人見被螫者口問云何處即陰咒七遍○宋本作七遍男以左手摩按○案按原作螫據宋本熙寧本改處口云差去若痛○案痛宋本作由小瘥痛者男捐左手無名指第一節內側文頭陰咒捐之女捐以右手捐以右手摩按○案按原作螫據宋本熙寧本改處其莧菜私取移種於菜北五葉草處處有之耳

類立言以此蠍毒陰虵即死蜂蠆蜈蚣之類輩自有小小可忍者有此一日一夜不可忍者京師偏饒此蟲遍用諸藥塗敷不能應時有効遂依角法以意用竹依作小角留一節長三四寸孔徑四五分若指上可取細竹作之像令搭得螫○案螫原作蟄據熙寧本改處指用大角角之氣漏不嗍故角不厭大大即嗍急差速作五四枚鐺內熟煮取以角螫○案螫原作蟄據熙寧本改處汶以換初被螫先以針刺螫○案螫原作蟄據熙寧本改處出血然後角之熱畏傷肉以冷水暫浸角口一二分以角之此神驗不可以口嗍毒入腹殺人甄公云○案宋本甄作軌公灸即差以熱角嗍之無火灸也外臺卷四十葉十八至十九

蠆螫人方

取屋霤下土水和傅之立愈○案傅原作敷據宋本改外臺卷四十葉二十三

療射工中人已有瘡者方

取蜈蚣大者一枚炙擣末以苦酒和傅（〇案酒和二字原漫滅並注傅原作敷今並據宋本改）瘡上痛便止（外臺卷四十葉二十七　右方原書未著卷數）

療射工中人瘡有三種一種瘡正黑如壓子皮周遍悉赤或衣犯之如有刺痛一種作瘡瘡久則穿或晡間寒熱一種如火灼熛起此者最急數日殺人此病令人寒熱方

烏翣根一兩　升麻二兩

右二味切以水三升煮取一升適寒溫頓服之滓薄瘡上（已上出集驗方）烏扇無根用葉（已上出本書卷四十葉二十六　外臺）

療射工初中未有瘡但惻惻寒凜凜及其成瘡似蠼螋尿亦似瘰癧狀方

取芥子擣熟苦酒和厚塗瘡上半日痛便止（外臺卷四十葉二十六　右方原出千金云古今錄驗同）

古今錄驗未分卷

霍亂

療霍乱吐痢已服理中及四順湯不解者以竹葉湯方

竹葉一虎口寸切之（〇案原脱寸切之三字據宋本與寧本補）　小麥一升　生薑十兩　甘草一兩炙　人參一兩　附子一兩炮　肉桂二兩　當歸二兩　芍藥一兩　白朮三兩　橘皮二兩

右十一味以水一斗半先煮小麥竹葉取八升汁去滓內諸藥煮取二升半分三服吐痢後腹滿加厚朴二兩炙　上氣加吳茱萸半升　若理中四順則大熱熱毒霍亂宜竹葉湯　忌生葱海藻菘菜豬肉桃李雀肉等（外臺卷六葉三　右方原出小品云古今錄驗同）

霍亂臍上築者腎氣動也先療氣理中湯去朮加桂凡方加朮者以內虛也加桂者恐作奔豚也理中湯方

人參三兩（〇案原作二兩據宋本與寧本改）　甘草三兩炙　白朮三兩　乾薑三兩炮

右四味切以水八升煮取三升去滓溫服一升日三夜一若臍上築者腎氣動也去朮加桂心四兩吐多者去朮加生薑三兩若下多者復用朮悸者加茯苓二兩若病（〇案原脱病字據宋本與寧本補）先時渴喜得水者加朮合前成四兩半若腹中痛者加人參合前成四兩半若惡寒者加乾薑合前成四兩半若腹滿者去朮加附子一枚炮去

皮破，六斤服湯後一食頃，飲熱粥一升許，汗微出自溫。

勿發揭衣被也。忌海藻、菘菜、桃李、雀肉等。外臺卷六第六。右方原出

仲景傷寒論云 古今錄驗同

理中湯，療霍亂吐下脹滿，食不消，心腹痛方

人參三兩 白朮三兩 甘草三兩，炙 乾薑三兩

右四味，以水六升，煮取三升，絞去滓，溫分三服。不差，頻

進兩三劑。遠行防霍亂，作丸如梧子，服二十丸。散服方

寸匕，酒亦得。若轉筋者，加石膏三兩。忌海藻、菘菜、桃李、

雀肉等。外臺卷六第七。右方原出千金，云古今錄驗同。

療霍亂先腹痛者法

金[illegible]方　栖芬室

灸臍上一夫（案原脫一夫，據[illegible]本補）十四壯，名太倉，在臍下

四寸，度之。

療先洞下者法

灸臍邊二寸，男左女右，十四壯，甚者至三十、四十壯，

名大腸募也。外臺卷六第二十一。右二方原出千金，云古今錄驗同。

治霍亂時而取蓼一手把，去兩頭，以水二升半，煮取一升，

半頓服之。大觀本草卷二十八

療手足逆冷者法

保益 灸三陰交，穴在足內踝直上三寸，廉骨際陷中，左右 [illegible]

七壯。不差，更灸[illegible] 外臺卷六第二十四。右方原出千金。[illegible]云古今錄驗同

見無[illegible]也。大觀本草卷六[illegible]

[illegible]

耳聾方

療風聾年久耳中鳴魚腦膏方

生雄鯉魚腦八分 當歸六銖 菖蒲六銖 細辛六銖 白芷六銖 附子六銖

右六味㕮咀以魚腦合煎三沸三下之膏香為成濾去滓冷以一棗核大內耳中以綿塞之取差

又方

附子 菖蒲各等分

右二味擣以綿裹塞兩耳中取差 外臺卷二十二葉六 右二方未本卷數

療三十年聾方

療聾 天雄一分 雞子一枚 附子一枚

右三味擣末取雞子開一孔取黃和藥却內雞子中封合其頭還令雞覆(據此第本改)復(出作覆)之藥成以綿裹塞所聾耳中取差為度 外臺卷二十二葉八至九 右方未本卷數

鼻

療中息肉通草散方

通草 細辛 蕤人 雄黃研 皂莢去皮子炙各一分 白礬二分燒 礬石三分泥裹燒半日研 藜蘆三分炙 地膽三分 瓜蒂三分 巴豆十枚去皮 蘭茹三分 地楡三分

右十三味擣篩末以細辛白芷煎湯和散傅(本作付)息肉上又以膠清和塗之取差

療鼻中息肉方

生地膽一枚 細辛 白芷末

右三味以地膽押取汁和藥以塗貼息肉上取消乃止以地膽汁於竹筒中盛當上灌之即消無生者乾即酒煮汁用之 外臺卷二十二葉二十至二十一 右二方未本卷數

療鼻中不通利窒塞者香膏方

當歸 芎藭 青木香 細辛 通草 蕤核人 白芷各二

右七味切以羊髓微火煎白芷色黃膏成去滓以小豆

許內鼻中日再以差為度

療人鼻塞不通皂莢散方

皂莢一分炙去皮子 細辛 辛夷 蜀椒 附子炮各等分

右五味擣末以少許吹鼻中或以綿裹塞之即通

療鼻窒塞不通得喘息皂莢散方

皂莢去皮子炙 菖蒲各等分

右二味以末綿裹塞鼻中暮卧之乃著甚良 外臺卷二十二葉二十三至二十四 右三方並未本卷數

治齆鼻鼻中息肉不得息方

礬石六銖 藜蘆六銖 瓜蒂二七枚 附子十一銖 葦蘆半兩

右五味各搗篩合和以以小竹管吹藥如小豆許於
鼻孔中以綿絮塞鼻中日再以愈為度○案千金方無藜蘆僅四味
千金方卷六上葉十七

齒痛方

療齒痛方
取楊柳細白皮卷如指大含嚼之以汁漬痛齒根數
過即差○大觀本草卷

又方
獨活三兩 芎藭 當歸 蓽撥 黃芩 甘草 細辛
各二兩○案原有芎藭至細辛每藥均注二兩據與本草本改 雞舌香一兩
右八味切以水五升煮取三升去滓含之取差外臺卷二十二
葉二十九至三十
右二方並未本卷數

療齒中風疼痛齲腫芎藭湯方
[redacted]
細辛一兩 芎藭二兩 附子一兩炮
右三味切以水六升煮取二升去滓含之少許冷即吐卻
日三四度勿嚥汁外臺卷二十二葉三十四
右方未本卷數

療齒痛有孔不可食飲面腫莽草湯方
莽草七葉 猪椒九個○案原作蜀椒據宋本與本草本改
右二味以漿水二升煮取一升適寒溫含滿口冷即吐
之日二三含之

療齒齲痛有孔方
取雄雀屎以綿裹內齒孔中日二易之外臺卷二十二葉四十三
至四十四
右二方並未本卷數

療牙齒根摇擬欲墮者齲齒方
取生地黃綿裹含之微嚼汁味盡棄之乃更含之外臺
卷二十二葉四十八
右方未本卷數
治牙齒風齲以柳枝剉一升大豆一升合炒豆炮盡於
器盛之清酒三升漬之經三日含之頻吐無大觀本草卷
係草

口瘡方

療口瘡湯方
細辛 甘草 桂心各三兩
右三味切以酒一升煮取六合含之
黃芩湯療口瘡喉咽中塞痛食不得入方
黃芩 黃連 甘草炙 黃蘗各一兩
右四味切以水三升煮取一升含之冷吐取差

又方
大青四兩 山梔子 黃蘗各一兩 白蜜半升○案曰蜜疑白蜜之誤
四右味切以水三升煮取一升去滓下蜜更煎一兩沸
含之取差止

牀麻散主口瘡方

牀麻六分　黄蘗六分〇案原脱六分二字據宋本補

右二味擣末以綿裹含之 外臺卷二十二第五十三至五十四 右四方並未辛數卷

口臭方

療口臭方

甘草二兩炙　細辛二兩末

右二味臨卧三指撮以酒服之甚良 外臺卷二十二第五十七 右方未辛數卷

卒魘方

主卒魘方

以髑帶左索縛其肘後男左女右用餘稍急絞之又縛牀脚乃詰問其故 外臺卷二十八第十三 右方原出崔氏云古今录驗同

自縊急救方

仲景云自縊死旦至暮雖已冷必可療暮至旦小難也恐此當言陰氣盛故也然夏時夜短於晝又熱猶應可療又云心下若微温者一日以上猶可活皆徐徐抱解不得截繩上下安被卧之一人以脚踏其兩肩手少挽其髮常弦弦勿縱之一人以手按據胸上數動之〇案此字本作重之一人摩捋臂脛屈伸之若已殭但漸漸強屈之并按其腹如此一炊頃氣從口出呼吸眼開而猶引按莫置亦勿苦勞之須臾可少桂心湯及粥清含與之哉〇案原脱哉字據肘後本補令濡喉漸漸能嚥乃稍止耳向時〇案原脱耳向時三字據肘後本補兼令兩人各以管吹其兩耳彌好此最善無不活者并皆療之 外臺卷二十八第三十九 右方原出仲景云古今録驗同

療自縊死方

急手掩其口鼻勿令內氣稍出二時許氣猥〇案原脱猥字據肘後本補至即活 外臺卷二十八第四十 右方原出范汪云古今録驗同

又方

懸牽其頭髮塞兩耳勿令通氣以葱葉刺鼻中兩人極力痛吹之噏其兩脚踵跟〇案原脱跟字據肘後本補即活矣

可塞鼻而吹口活也 外臺卷二十八第三十九 右方原出備急云古今录驗同

熱暍方

療熱暍方

令人口噤心前令暖易人為之 外臺卷二十八第四十二至四十三 右方原未辛卷數

療熱暍方

可飲熱湯亦可用少乾薑橘皮甘草煮飲之稍稍嚥勿頓使飽但以熱土及熱灰土擁其上佳 外臺卷二十八第四十二 右方原出千金云古今录驗同

溺死方

療溺死一宿者尚可活方
以皂莢末綿裹內下部中須臾出水則活
又方
倒懸死人以好酒灌鼻中立活外臺卷二十八葉四十三右二方並出肘後云古今錄驗同
療溺死方
屈死人兩腳著人肩上以死人背向生人背負持走吐出水便活已上備急方亦治凍死已上肘後方外臺卷二十八葉四十四右方原出備急方肘後方云古今錄驗同
冬天墮水凍死四肢直口噤裁有微氣出方
以大器中多熬灰使煖囊盛以薄其心上冷即易之心煖氣通目則得轉口乃開可溫尿粥清稍稍含之即活若不先溫其心便持火炙其身冷氣與火相搏則死外臺卷二十八葉四十五右方原出肘後云古今錄驗同
入井塚悶冒方
入井塚悶冒方
凡五月六月井中及深塚中皆有伏氣入中令人鬱悶殺人如其必須入中者先以雞鴨雜鳥毛投之直下至底則無伏氣毛若徘徊不下則有毒氣也亦可內生六畜等置中若有毒物其即死必須入不得已者

先以酒若無以苦酒數升先灑井塚中四邊畔停少時然後可入若覺中有此案原作些據匯寧本改氣鬱悶奄奄欲死者還取其中水灑人面令飲之又以灌其頭及身體即活若無水取他水用也外臺卷二十八葉四十五右方原出小品
雜食不消方
療新中雜食痞實不消心腹堅痛方
取水三升煮白鹽一升令消分服取吐必差外臺卷三十一葉四十九右方未著卷數
中毒方
療食鯸鮧傷毒欲死方
取鮫魚皮燒之無鮫皮取〇敗壞刀裝取燒飲服之〇案壞原作壞據宋本改又無皮壞刀裝取六字匯寧本作無鮫皮取一枚六字鯖倉谷切〇案原脫倉谷切三字小注據匯寧本補魚皮也食諸鮑魚中毒亦用之外臺卷三十一葉五十五右方未著卷數
療諸食毒方
取桑黃心破作一斷者釜中令水出三寸煮取二斗澄清微火煎得五升宿不食服之日三合則吐瘕未差更作羸者減之外臺卷三十一葉五十七右方未著卷數
辨五大毒
辨藥有五大毒不可入口方經曰夫藥有大毒不可入口

案推衍道云鴆一作鵗蓋是因下文瀆又鵗也

鼻耳目即殺人一曰鉤吻生崖二曰鴆狀黑雄雞生山谷

中一名雉三曰除命赤色著木懸其子生山海中四曰海

薑狀如龍赤色生海中五曰鴆羽狀如鸛雀黑頭赤足遇

其毒解之則活卒無藥可飲小便外臺卷三十一葉六十七至六十八 右方未

著卷數

小兒方

赤湯療二十五種癇吐痢亦熱百病不乳哺方

大黃五兩 當歸 芍藥 黃芩 栝樓 甘草炙 桂心

人參 赤石脂 牡蠣 紫石英 麻黃去節各二兩

右十二味搗篩令調盛以韋囊八歲兒以乾棗五枚用

水八合煮棗取五合兩指撮藥入湯中煮取三沸去滓

與兒服之取利微汗自除十歲用棗十枚三指撮藥水

一升煮三沸服之此湯療小兒百病及癇神驗

療未滿月及出月兒壯熱發癇鉤藤湯方

鉤藤一分 蚱蟬一枚去翅熬末湯成下口案原脫熬至下五字據宋本正宗本補 紫胡

升麻 黃芩各二分 蛇脫皮炙二寸 甘草炙 大黃各二分

竹瀝三合 石膏三分碎

右十味切以水一升煮取三合半和竹瀝服一合得利

見湯色出停後服至五十六十日兒一服一合乳母忌

海藻菘菜等。

療百日及過百日兒發癇連發不醒及胎中帶風體冷面青反張宜服麻黃五癇湯方

麻黃去節 羌活 乾葛 甘草炙 枳實各二分炙 杏人二十枚去皮尖碎○案原脫去至尖四字據宋本暨寫本補 升麻 黃芩去腸○案原脫去腸二字據宋本補 大黃各四分 紫胡 芍藥各三分 鈎藤皮一分 蛇蛻三寸炙 蚱蟬二枚炙去翅 石膏六分碎

右十五味切以水二升并竹瀝五合煎取六合每服一合佳外臺卷三十五葉二十四至二十五右三方並未著卷數

小兒夜啼如腹痛方

蜃蟲熬令煙盡 芍藥炙 芎藭熬各等分

右三味擣末服如刀圭日三以乳服之

療小兒夜啼不止腹中痛宜以乳頭散方

黃耆 甘草炙 當歸 芍藥 附子炮 乾薑各等分

右六味為散以乳頭飲兒丸可胡豆三丸大小量之外臺卷三十五葉二十七 右二方並未著卷數

療八歲以上兒熱結痰實不能下食方

大黃十二分 紫胡九分 黃芩 知母各十分 升麻十分 枳實炙 杏人去尖皮熬各六分○案原脫去至熬四字據宋本暨寫本補 芍藥 梔子各八分 細辛二分半 竹葉切一升

右十一味切以水六升煮取一升八合分四服十歲兒分三服以下以意消息多少量之外臺卷三十五葉三十四 右方未著卷數

療小兒霍亂吐痢人參白朮湯方

人參六分 白朮 茯苓各四分 厚朴炙 甘草炙各三分

右五味切以水一升半煮取六合分溫服立効外臺卷三十五葉三十八 右方未著卷數

治小兒嗽鹿角粉大豆末等分相和乳調塗奶上飲兒大觀本草卷

全漢三國六朝唐宋醫方 栖芬室

療小兒嚥其病在咽中如麻豆許令兒吐不能乳哺方

取水銀如黍米與服覺病無早晚水銀下咽便愈以意量之不過小麻子許與則也○案原作可也今據宋本暨寫本改外臺卷三十五葉四十一 右方原未著卷數

療兒重舌欲死方

灸右足踝三壯立愈又灸左右並良

又方

取亂髮燒灰末傅○案原作敷據宋本暨寫本改舌上甚佳外臺卷三十五葉四十三 右二方並未著卷數

小兒亭耳方○案亭原作聤據宋本改

青羊屎暴乾以綿果塞中即差

小兒聤耳有瘡及惡肉數耳中○案原脫中字據宋本暨寫本補雄黃散

方

白麻楷○案楷原作揩據宋本醫寧本改取皮一合花燕脂十顆○案顆原作顙據醫寧本改

右二味擣篩細研敷耳中令滿一兩度止○案原脫止字據宋本醫寧本補又此下原注云方中無雄黃未詳其名中字原脫據醫寧本補外臺卷三十五葉四十七右二方未本卷數

療小兒鼻塞不通細辛膏方

細辛 通草各一分 辛夷人一分半 杏人二分去皮

右四味切以羊髓三合猪脂三合淺火煎之膏成絞去滓取一米粒許大○案醫寧本無一字以內鼻孔中頻易佳○案佳原作差據宋本改外臺卷三十五葉四十八右方未本卷數

療小兒眼痛方

取淡竹瀝拭之

又方

取鯉魚膽傅之○案傅原作點據醫寧本補

又方

以人乳浸黃連點之外臺卷三十六葉十右四方並未本卷數

又方

取車前草汁和竹瀝傅之○案傅原作點據醫寧本補

療小兒熱痢子芩湯方

蘗

子芩十二分　知母　女萎各六分　竹葉切，八分

黃芩　甘草炙，各四分

右六味切，以水二升煮取一升，分服，甚妙

療小兒痢血犀角檗皮煎方

犀角十二分，屑　梁州檗二十分，炙，切

右二味以水三升煮取一升，量大小服之，神良

療小兒蠱毒痢血蘘荷湯方

蘘荷根　犀角屑　地榆　桔梗各二分

右四味切，以水二升煮取九合，去滓，服一合，至再服　外臺卷三十六葉十七至十八　右三方並未本卷數

療小兒渴痢檗皮飲子方

梁州檗皮十二分　栝樓　茯苓各八分　人參六分　粟米二合

右五味切，以水三升煮取一升二合，去滓，分服，量大小與服之　外臺卷三十六葉十九　右方未本卷數

療小兒鼻衄不止方

以馬屎綿裹塞鼻孔中

又方

燒髮灰末吹鼻孔中

又方

單服白馬屎汁三合，甚良　外臺卷三十六葉二十三　右三方並未本卷數

療小兒風臍汁出甘草散方

甘草炙　螻蛄熬，各三分

右二味擣散，以安臍中，差止，甚妙

療小兒臍中汁不差黃蘗黑散方

黃蘗炙，一兩　釜底墨四分

右二味擣和作散，以粉臍中，即差

療小兒臍著濕煖鹽豉熨方

鹽　豉等分

右二味擣作餅，如錢許，安新瓦上炙令熱，用熨臍上，差

止亦用黃蘗末以粉之，妙　外臺卷三十六葉二十七　右三方並未本卷數

全漢三國六朝唐宋醫方　栖芬室

療月內兒發丹方

升麻　黃芩　犀角　大黃別浸　柴胡各二分　石膏三分

藍葉切，三合　梔子八分　甘草一分

右九味切，以水一升二合煮取八合，下竹瀝四合，更煎

取一半，去滓，分三服，甚妙

小兒丹毒方

取慎火草擣以封之，差止

又方

擣藍汁塗之，又藍淀塗之，妙　外臺卷三十六葉二十九至三十　右三方並未本卷數

療小兒頭瘡面上亦有日月(□案原脫月字，據照寧本補)益甚者方

黄連　赤小豆(各等分)

右二味擣末，以臘月猪脂和塗之，即差止(外臺卷三十六葉三十三)

(右方未著卷數)

療小兒惡瘡方

取豆鼓(□案鼓疑豉之誤)熬令焦黄，末，以敷瘡，差止

療小兒惡瘡匝身衆藥所不能瘥之方

取父裩洗取汁(□案裩原作根，據照寧本改)以浴兒，勿使母知，良

療小兒面及身上生瘡如火燒方

取黄米一升，末，以蜜水和塗之，差為度

又方

以赤地利擣末，以粉之，佳(外臺卷三十六葉三十五　右四方並未著卷數)

療小兒陰㿗方

狐陰一具(炙)　飛生蟲十四枚　桂心　附子(炮)　乾薑　蒺藜　消石(一作滑石)　細辛(各二分)　卷栢　桃人(去尖熬，各六分□案原脫熬字，據照寧本補)

右十味擣散，蜜丸大豆許，以飲下五丸，至七丸，再服差止(外臺卷三十六葉三十七　右方未著卷數)

療小兒久痢脫肛方

東壁土(五分)　鼈頭(一枚，炙焦)　五色龍骨(五分)　卷栢(四分)

右四味擣散，以粉敷之，按内之，即差

又方

取鐵精粉敷内之，差(外臺卷三十六葉三十九　右二方並未著卷數)

乳石方

論曰：飲酒則石勢敷行，使絡氣力强，溢腸氣壁王，即頓為陽事，陽事過多便腎虚，腎虚則上熱，熱盛則心下滿，口乾燥，飲隨嘔吐，胃府不和，宜服葛根飲，安穀神，除熱，嘔止渴也。且石藥相得，遞相為用，若石勢不行，則須少飲，若不宜調，歇不復須飲，料量亦與石性同(□案原脫料至同七字，據照寧本補)。若熱盛充滿，往往心腹少脹，欲心下癟，癟不消，或時緊如堅，隨復消者，宜服秦艽湯，得利便差。秦艽湯法

秦艽(三兩，細切)　以牛乳一大升，煮取一小升，去滓，頓服之，得利即差，若老弱，可量氣力進之，其飲食亦宜清冷，不得濁熱，濁熱則使石勢壅塞不行，喜嘔吐，病堅結也，亦能發黄，或小便赤，心堅痛者，亦宜服秦艽湯，得溏泄差，熱氣散後，黄色從徹孜膚，是差候，勿怪，熱散後慓慓寒顫，若困顫，黄復出外者，是謂餘熱欲散也，勿厚覆，但使肌膚中少寒顫，顫即止

若熱解寒不解者，可飲三合熱酒使解

若寒寒醉後頭重耳鳴，滿眼漠漠，心下痛者，可飲二合許清

酒便差亦温宜依此法

若心下結硬腹脹大小便不利者急服前胡大黄湯下之法在下卷小便淋法中 ○行準案此句語氣似出王氏注惟每條均有又字則均指采驗也

若欲狂癖失常者與白薇湯下之法在下卷療癖乾嘔法中 ○案法字以下疑亦王氏注文

若酒熱歇石熱亦不復行心下熱結已消黄從未歇亦無所苦但冷飲食勿進辛辣菜及熱補食若不欲進清冷者可和爍餌勿令大熱

若飲熱歇後石勢虛操飲食入口自覺諸脉中瘙瘙如冷水入者是酒勢不得退注於虛也故也宜積日調冷食兼依服進豬蹄羹通養諸脉自差止

全漢三國六朝唐宋醫方　栖芬室

若頭眩耳鬧宮中有人語心悸恐懼兼憂悸不安四肢以痺或起眠即輒驚以被床狼所逐威勢所掠者方

服淡竹瀝一二升乃至三升差止亦可進白薇湯下之消息稍與冷飲粥常令有食力時進雞心酸棗湯常令對偶安慰之以美言相悦慎不可以惡事驚之

雞心酸棗湯療飲後陽多胃虛發熱積日不食胃中虛熱飲食不已氣入百脉心藏虛[redacted]甚 ○案擬寧本甚作感 令人失常法

雞心十枚 酸棗仁半升 人參一兩 茯神 芍藥各二兩 白薇 枳實炙 知母 甘草炙 桔樓各二兩 生地黄八兩

右十一味切以水一斗煮藥半熟内心煮取三升冷分三服 外臺卷三十七葉三十六至三十八 右方論十則並未知卷數

療動散背腫已自利虛熱不除宜服竹葉黄芩湯方

竹葉切三升 黄芩四兩 小麥一升 芍藥三兩 甘草二兩炙 石膏二兩碎

研 人參二兩 升麻一兩 茯苓二兩法七分 桂心一兩六分 法二分 當歸三兩

乾棗十四枚擘 五味子三兩 生薑三兩 乾地黄一兩 麥門冬三兩去心

知母一兩

右十七味切以水一斗二升煮竹葉小麥取九升去滓内藥煮取三升温分四服 外臺卷三十七葉四十八 右方王燾引

全漢三國六朝唐宋醫方　栖芬室

延年秘録

《延年秘録》解題

《延年秘録》，久佚。《舊唐書》卷四十七記載：『延年秘録十二卷』，而《宋史》卷二百七記載：『延年秘録十一卷』。范老從《外臺秘要》等書中輯出二十卷，包括未分卷内容。由此可知，書中卷數記載雖異，但有一點可肯定，該書在歷史上是存在的。既然有是書，必有作者和成書年代。何時希《中國歷代醫家傳録》『蔣孝璋』條下載曰：『蔣氏曾任唐尚藥奉御，又曰《延年方》蔣孝璋處，《外臺秘要》引。』在范老輯稿中許多方下注有張文仲處，更多處注蔣孝璋處。但《延年方》與《延年秘録》是否為同一書？假如是，那么作者和成書年代依據何先生之意見便已解決；反之，據目前掌握的資料，難以斷定。盡管如此，因范老所輯材料本身對中醫學者有參考作用，故暫且不詳細考證其作者生平里籍，而將范老輯佚稿情况略加説明。

范老輯稿總共二十卷，均無卷名。每卷中都包括許多病證和對應的治療方藥。如卷一中包括胃虚、盜汗、神情恍惚、補益等内容，每個病證下均列出方藥。卷二中只有補益一類内容。既然第一卷中已有補益内容，為何再列一卷？這需要深入研究。卷三熱風冲頭面。卷四眼、齒。卷五咳嗽、風虚多汗等。卷六霍亂、嘔吐、胃虚不食、五膈等。卷七諸痢、小便赤紅等。卷八缺。卷九傷寒、天行（上）等。卷十天行（下）、溫病、諸黄、諸風熱、癧瘍等。卷十一骨蒸、虛煩不眠、汗等。卷十二中風。卷十三赤白疹。卷十四婦人。卷十五心腹痛、腰痛。卷十六痃癖、積聚、痰飲（上）。卷十七痰飲（下）、諸瘧、噫醋、惡心。卷十八缺。卷十九腳氣、喉、惡核瘰癧。未分卷內容詳見影印件。

需要指出的是，《舊唐書》、《宋史》著録卷數和范老輯佚稿卷數相差較大。范老輯佚稿大多來自《外臺秘要》。有的條文下注『右三方並無卷數』。既然無卷數，書末還單有未分卷內容，為什么要列到別的卷里，這令筆者大惑不解。象這種無卷數內容列到有卷數中為數還不少。這就提醒讀者，在閱讀尤其引用這些材料時，一定要看文末的注解，防止出現錯誤。范老的輯稿總體看許多條文據宋熙寧本補改，應該比較權威，對輯復散佚醫書具有較大價值。

延年秘録卷一

胃虛

補胃飲主胃氣虛熱不能食兼渴引飲方

茯苓四兩 人參三兩 橘皮二兩 生薑三兩 薤白切一升 豉五合綿裹

糯米二合

右七味切以水七升煮取三升去滓分溫六服中間任食一日令盡忌酢物張文仲處。○案張文仲處四字原小字旧注據宋本改 明程衍道經餘居刊本王燾外臺秘要方卷八葉三十七上

盜汗

主盜汗夜臥床席衣被並濕方

麻黃根 牡蠣碎之綿裹 黃耆 人參各二兩 枸杞根白皮 龍骨打碎各四兩 大棗七枚擘

右七味切以水六升煮取二升五合去滓分溫六服如人行八九里久中間任食一日令盡禁蒜熱麵等物

療夜臥盜汗方

左顧牡蠣 黃耆各三兩 麻黃根五兩 杜仲二兩

右四味擣篩為散一服方寸匕日三夜一服用敗蒲扇煮取汁下藥禁蒜麵外臺卷十三葉五十至五十一

神情恍惚

急療偏風膈上風熱經心藏恍惚神情天陰心中惛惛如醉不醉方

淡竹瀝三升若熱多用竹瀝冷多用荊瀝 羚羊角屑二分 石膏十分碎綿裹 茯神切六分

右四味以水一升○案原作一斗據宋本改 合竹瀝煮取一升五合去滓食後欲消分為三服常能服之永不畏風發忌酢物

又方

生附子一兩 無灰酒一升

右二味㕮咀附子內酒中經一七日隔日飲之一小合有病出無所怪特忌豬肉生冷醋滑外臺卷十四葉四十二上

補益

生石斛酒主風痺腳弱腰髀疼冷利關節堅筋骨令強健悦澤方

生石斛三斤捶碎 牛膝一斤 杜仲八兩 丹參八兩 生地黃切三升曝令乾

右五味切以絹袋盛以上清酒二斗埴器中漬七日○案埴原作入據宋本改 每食前溫服三合日二夜一服加至六七合至一升忌蕪荑外臺卷十七葉二十八下

鍾乳散主補虛勞益氣力消食強腰腳無比方

鍾乳粉二分 防風二分 人參一分 細辛半分 桂心二銖 乾薑一銖

右六味為散分作三貼每日溫酒服一貼食時服進食

全漢三國六朝唐宋醫方 栖芬室

不用過飽亦不得饑日一服常飲酒令體中醺醺若熱
煩以冷水洗手面即定不用熱食亦不得大冷忌生葱
生菜
單服鹿角膠主補虛勞益髓長肌悅顏色令人肥健方
鹿角膠
右一味擣末以酒服方寸匕日三增至二三匕効
枸杞根釀酒療風冷虛勞方
枸杞根切一石五斗　鹿骨一具炙碎
右二味以水四石並取六斗去滓澄清麴一斗須乾好
糯米一石炊如常法造酒、熟密封頭然後壓取清酒
服之除風補益悅澤人無比 外臺卷十七葉三十一上下右三方并二十三兩方

無卷數今入本卷
服大豆法令人長肌膚益顏色填骨髓加氣力補虛又能
嗜食瘦人肥兩劑即令肥充不可識肥人不得服之方
大豆五升取肥好者一依作醬法料理取黃
右一味擣末以豬肪脂好者錬如法去滓以
膏和豆末作團訖以油帛裹之著於磁器中收之一服
如梧子五十丸細細加至一百丸日再　以酒飲任用
下之一無所禁瘦人不過兩劑即大肥服十日已去食
不知飽也秘驗神方

甘草丸主安養五藏長肌肉調經脈下氣補脾胃益精神
令人能食強健倍力方
甘草四兩炙　人參二兩　白朮二兩　芍藥二兩　黃耆二兩　遠志二兩去心
大麥蘖二兩熬令黃
右七味擣篩為散以真膏和蜜攪調和藥令成丸食後
少時以酒或飲任下五丸如梧子漸加至七丸日再服
長服勿絕盡更合飢止一劑即停多分兩恐難盡又
壞分兩少服盡更常得新藥服忌海藻菘菜桃李雀肉
外臺卷十七葉三十九上下

全漢三國六朝唐宋醫方　栖芬室

延年秘録卷二

補益

常服枸杞補益延年方

春夏採苗葉如常食法秋冬採子根以九月九日採子暴乾。案月下原脫九字據宋本補十月採根取皮作散任服

至於造酒服餌各有常宜及美術爲妙

生枸杞子酒主補虛長肌肉益顏色肥健人方

枸杞子二升

右一味以上清酒二升搦碎更添酒浸七日漉去滓任情飲之

生地黃煎主補虛損填骨髓長肌肉去客熱方

生地黃汁五升 羊膏六合 白蜜七合 酒一升 犛牛酥四合。案犛原作氂據宋本改 生薑汁三合 紫蘇子一升研以酒一升絞取汁 鹿角膠四兩炙末

右八味先煎地黃等三分減一內蜜酥以蜜調入膠末候煎成以瓷盛之酒和服

又方

黃耆三分 人參三分 防風二分 茯神二分 甘草八分

右五味擣篩爲散內前煎中更鍊爲丸服之大效忌海藻菘菜酢物

生地黃煎主補虛損填骨髓長肌肉去客熱方

生地黃汁五升 羊膏六合 白蜜一升 好酒七合 犛牛酥三合。案犛原作氂據宋本改

右五味先煎生地黃汁如稠糖攪不停手次內羊膏蜜鍊如糖煎成可丸丸彈丸日以酒服一枚日服漸至二枚食訖以酒送含嚥並得無禁忌唯禁蕪荑將孝璋處

地黃煎中加補益鎮心強志力方

鹿茸八分炙 人參六分 枸杞子十二分 茯神六分 乾薑三分 桂心三分 遠志二分去心

右七味擣篩細末取前地黃煎一升內藥煎中和擣令

勻丸如梧子大每食前酒下三十丸日再服忌生葱大酢 張文仲處

枸杞子煎方是西河女子神秘有驗千金不傳又名神丹煎服者去萬病通知神理安五藏延年長生并主婦人久病無子冷者有能常服大益人好顏色年如十五時方

枸杞子三升 杏人一升去皮尖研 生地黃三升研取汁 人參十分 茯苓十分 天門冬半斤擣汁乾者末六兩 白蜜五升 牛髓一具無以得。案牛宋本作生酥五升

右九味各別依法料理先煎汁等爲稀餳內諸藥煎候如神膏入水不散即成一服兩匙酒和服之忌鯉魚酢

物當合之時淨潔向善可得延年獲記益心力用王相日合雠此日復須天晴明無風雨成滿日大良文仲云此藥性如冷如熱除風理氣鎮心填骨髓更於方內加白朮令人能食時節既熱又加好日且可五分中合二分多合恐酢壞服覺安穩續合不違忌桃李雀肉等張文仲處 外臺卷十七葉三十二至三十四

淮南五柔丸療虛勞不足飲食不生肌膚三焦不調大便秘澀此藥和腸臟并療澼飲百病方

大黃一斤 前胡二兩 茯苓一兩 細辛一兩 蓯蓉一兩 半夏一兩洗湯 當歸一兩 葶藶子一兩熬 芍藥一兩

右九味擣篩蜜和擣萬杵丸如梧子食前以湯飲下五丸日再服加至十丸忌生菜酢物羊肉餳等 外臺卷十七葉三十七至三十八右方亦出集驗方延年同

主補虛損强陰益氣者 已上宋臣校千金引本書

黃耆 芍藥 桂心各二兩 甘草 當歸 人參各一兩

大棗二十枚 茯苓四兩 生薑 半夏各八兩 防風 芎藭各二兩

右十二味㕮咀以水一斗四升煮取三升每服八合日二服 案北宋本孫思邈千金要方卷十九葉二十三至二十四右方攝錄作按注踈千金黃耆湯方作宋臣云延年秘錄方主補虛損除胃氣者無麥門冬五味子細辛前胡有防風芎藭各三兩

地骨花單服二法 法云 大觀本草卷六葉二十七地黃條圖經引不載其方

延年秘錄卷三

熱風衝頭面

蒺藜子丸療熱風衝頭面癢如蟲行身上時有風瘮出除風熱消瘮兼補益堅筋骨倍氣力充實方

蒺藜子六分 黃耆 獨活 白芷 防風 薯蕷各三分

枳實炙 人參 黃連各四分 葳蕤 地骨白皮各二分

桂心一分

右十二味擣篩蜜和爲丸如梧子一服十丸酒下日二服加至十五丸中間欲服犀角丸及黃連丸並無妨忌豬肉生蔥 張文仲處 外臺卷十五葉四十九下

全漢三國六朝唐宋醫方 栖芬室

眼

療眼赤熱不能得好差此由肝中客熱不絶方

黄連三兩 秦皮三兩

右二味切以水三升煮取一升五合去滓食後温服分二服如人行七八里服禁蒜麺猪肉○案原脱禁至肉五字據宋本幽宰本補

療眼赤飲方

前胡 黄連 秦皮 黄芩 梔子人各二兩打碎○案原作各三兩无打碎二字據宋本改補幽宰本作各三兩打碎 決明子二兩半 蕤人一兩碎

竹葉切一升○案原脱切字據宋本幽宰本補

右八味切以水六升煮取二升五合去滓分三服食後服之忌豬肉

療眼赤方

蕤人 黄芩 梔子人 黄連 秦皮各二兩 竹葉一升切○案原脱切字據宋本補

右六味切以水五升煮取一升六合分三服

療目赤熱方

前胡二兩 防風 決明子 黄連 蕤人各二兩 竹葉一升切○案原脱切字據宋本補

右六味切以水六升煮取二升分爲三服忌猪肉○案原脱忌猪肉三字據宋本幽宰本補

竹葉飲主淡熱○案淡原作痰據宋本改眼赤頭痛方

竹葉一握 犀角屑○案屑原作大字今據宋改小字 升麻 乾葛各二兩 黄芩 麥門冬各三兩去心

右六味切以水六升煮取二升分爲三服

又方

竹葉一握切○案原脱切字據宋本補 麥一升淘 地骨白皮三分切○案原脱切字據幽宰本補

右三味以水五升煮取二升以麥熟爲度食後分二服

全漢三國六朝唐宋醫方 栖芬室

蔣孝璋處此方○案蔣至方六字原小字但注據宋本改 外其卷二十一葉九至十右六方並无卷數

令目明方

瀘療香○案幽宰本瀘療二字缺作口口 取黍米一粒内目眥中當有水出幷目中習習然引風出狀○案狀幽宰本作此 即明之候也常以日中時傅之若似痛以冷水洗之即定以申時傳藥者爲其目至日下便漠漠暗如有物即以藥内中汲出以熟帛拭之以水洗訖便豁然明也此香以單主而病服之益人勝石乳也本云是外國用之明目甚驗天竺沈香中出此 外其卷二十一葉二十右方无卷數

療眼熱暈白瞖覆瞳子方

車前子九分 決明子 黄連各九分 黄芩 秦皮 玄參
沙參 瞿麥 地骨皮 蕤核人各七分 藍實九分
右十一味擣篩蜜和丸如梧子食後飲服二十丸漸加
至三十九差止爲度忌猪肉 外臺卷二十一葉二十八 右方无卷數

主眼熱暈瞖覆瞳子方

柴胡三兩 茯苓 枳實炙 決明子 瞿麥各二兩 黄連別漬
甘草炙 蕤人各二兩
右八味切以水一斗煮取二升七合去滓分再服忌海
藻菘菜猪肉酢物

全漢三國六朝唐宋醫方 栖芬室

又方

黄連 決明子 車前子各九分 黄芩 沙參 人參
地骨皮 蕤人 瞿麥 茯神各七分 秦皮 甘草
澤瀉各五分
右十三味擣篩蜜和爲丸如桐子飲服二十丸日再服
爲度

療眼因赤差後瞖暈方

決明子六兩碎 黄連 蕤人各六兩 黄蘗四分 塩緑三分
右五味擣末更研極細取少許内目中日三四度忌猪
肉

又方

秦皮一兩切 口含原脱切字據醫本補
右一味以水一升五合煮取七合澄清以明用渍散内
目中一如前法 外臺卷二十一葉二十九至三十
塩

療牙齒風齲方

鼠粘子
右一味擣以水四升煮取二升半濾去滓適寒温含之
冷吐別含取差

又方

薏苡根四兩切
右一味以水四升煮取二升含冷易之

全漢三國六朝唐宋醫方 栖芬室

又方

郁李根白皮切四兩 細辛一兩 鹽一合
右三味切以水四升煮取二升半去滓内塩含之取差
外臺卷二十二葉三十九 右三方並无卷數

療風衝牙齒搖動方

東引李根白皮三兩切 郁李根也 蒼耳子三合碎

又方

莽草三兩 細辛一兩 防風二兩 薏苡根三兩
右四味切以水六升煮取三升去滓含漱吐日三五度
差止 外臺卷二十二葉四十一 上右二方並无卷數

欬嗽

紫菀飲主欬嗽方

紫菀　貝母　茯苓　杏人（去皮尖兩人者）　生薑（各三兩）　人參（二兩）　橘皮（一兩去脉）

右七味切以水五升煮取一升五合去滓分温三服如人行七八里（○案原脱八字據與寧本改）更進一服忌葱蒜（麪酢張文仲處）（外臺卷九葉三上）

貝母煎主暴熱欬方

貝母（三兩）　紫菀　五味子　百部根　杏人（去皮尖兩人者研）　甘草（炙各二兩）

右六味切以水五升煮取二升去滓和地黄汁三升生麥門冬汁一升白蜜五合好蘇二合（○案蘇原作酥據與寧本改下同）生薑汁一合又先取地黄麥門冬及湯汁和煎減半内蘇薑汁攪不得停手又減半内蜜煎如稠糖煎成取如棗大含嚥之日三夜再（○案再下原有服字據與寧本刪）忌海藻菘菜鹹物（蔣孝璋處）（外臺卷九葉七至八上）

杏人煎主氣嗽方

好杏人（一升去皮尖兩人者熬）　糖（一合）　蜜（五合）　酥（一合）　生薑汁（一合）　貝母（八合別篩末）　蘇子汁（一升以七小合蘇子研水和濾取汁）

右七味先擣杏人如泥内後六味藥合煎如稠糖取如棗大含嚥之日三但嗽發細細含之忌豬肉（蔣孝瑜處○案瑜原作璋據與寧本改）

療氣嗽煎丸方

貝母　紫菀　百部根（炙）　款冬花　甘草（炙各三兩）　桂心（二兩）

右六味切以水六升煮取一升五合去滓内後藥生地黄汁（三升）　生麥門冬汁（五合）　生薑汁（五合）　白蜜（五合）　酥（五合）　白糖（五合）　杏人（三合去皮尖熬擣作膏）

煎如糖一服一匙日三稍加至三匙嗽定則停忌海藻生葱菘菜蕪荑蒜（酢作醋）鹹食豬肉等

療氣嗽杏人煎方

杏人（五合去皮尖擣研）　生薑汁（二升）　酥（一合）　蜜（三合）

右四味以水三升研杏人取汁内銅鐺中煎攪可減半内薑汁煎如稀糖内酥蜜煎令如稠糖一服一匙日三服夜一服稍加至兩匙忌豬肉

杏人煎主氣嗽方

杏人（一升去皮尖兩人者研濾取汁）　酥（三合）　白蜜（三合）

右三味以水三升研濾杏人令味盡内銅鐺中煎可減半内酥蜜煎二十沸内貝母末四分紫菀末三分甘草

全漢三國六朝唐宋醫方　栖芬室

炙末一分，更煎攪令稀糊，一服一匙，日三夜一服，以欬嗽止爲度。大驗。忌蒜、豬肉。外臺卷九葉十一至十二

紫菀飲，主欬方

紫菀一兩半 貝母二兩 人參一兩 橘皮一兩半 生薑一兩 杏人一兩半，去皮尖兩人者，研

右六味，切，以水二升五合，煮取八合，分三服。欲再服亦得。慎鹹、醋、蒜、麪。蔣孝璋處。外臺卷九葉十七上

療三十年欬嗽七星散方

桑根白皮 款冬花 紫菀 代赭 細辛 伏龍肝各一兩

右六味，擣爲散，取作七星聚，聚如藊豆大，以竹筒口當藥上，一一噏咽之，令藥入腹中。先食訖，即服藥，日三服，後三日不差，復作七聚，以一臠肉炙，令熟，以轉展藥聚上，令藥悉在炙肉中，仰臥，咬咀炙肉汁，令藥力歆歆皆盡。盤咽中藥力盡，吞肉。前後所療，皆不至食肉便愈。若不愈，復作，如初法，必愈乃止。羊牛鹿肉皆可用，勿用豬肉。忌生菜。外臺卷九葉二十一至二十二 右方系出深師，云此方不用楮与芫花根，餘同

療久欬不差方

豬腎一具，去脂膜 椒二十八顆，開口者

右二味，取腎一顆，上作十四孔，取椒內孔中，兩腎揔著

二十八顆了以水淺煮令熟割破細切噉之令盡有驗
張文仲處 外臺卷九葉二十三上
療欬逆上氣時時唾濁但坐不得臥皂莢丸方
長大皂莢一挺去皮子炙
右一味擣篩蜜和服如梧子一丸日三夜一以大棗膏
和湯下之 外臺卷九葉三十五右方原出深師云此并同
紫蘇飲療欬嗽短氣唾涕稠喘乏風虛損煩發無時者宜
服此方
紫蘇 貝母各二兩 紫菀一兩 麥門冬一兩去心 大棗五枚擘 葶藶
子一兩熬令黃別擣 甘草一兩炙

右七味切以水六升煮取二升分為四服每服如人行
七里禁豬魚肉蒜海藻菘菜 外臺卷九葉四十一
百部根飲主肺氣客熱暴傷風寒因嗽不安方
百部根一兩半 天門冬二兩去心 紫菀一兩半 貝母 乾葛
白前 橘皮各一兩 生薑二兩 葱白切三合 豉三合
右十味切以水六升煮取一升七合去滓分溫三服昧
數任情亦可分為四服數間食亦得禁生冷鯉魚蒜 外臺
卷十葉四
天門冬煎主肺熱兼欬聲不出方
生天門冬汁一升 橘皮二兩 生地黃汁五合○案至作五升據照宋本改

白蜜五合 牛酥三合 白糖五合 杏人一升去尖皮研取汁○案至股研取汁三字據
照宋本補 貝母 紫菀 通草各三兩 百部根 白前 甘
草炙 人參各二兩
右十四味切以水六升煮貝母等藥取二升五合去滓
內天門冬地黃汁煎可減半內酥蜜生薑等煎令可丸
稍強取如雞子黃大含嚥之日四五度忌鯉魚蕪荑海
藻菘菜等
地黃麥門冬煎主肺熱兼欬方
生地黃汁三升 生麥門冬汁三升 生薑汁一合 酥二合 白蜜二合
右五味先煎地黃麥門冬薑汁等三分可減一分內酥

蜜煎如稀餳內貝母末八分紫菀末四分攪令調一服
一匙日二服夜一服忌蕪荑
天門冬煎主肺間熱欬咽喉塞方
天門冬三兩去心 麥門冬二兩去心 款冬花一兩 貝母一兩 紫菀二兩
茯苓二兩 升麻二兩 生薑汁二升○案至作三升據照宋本改 蜜一升 酥一合
地黃汁三升
右十一味切以水八升煮七物取一升去滓內生薑地
黃汁煮取一升內蜜酥於銀器中加湯上煎令成煎○案
煎原作丸據照宋本改一服如彈丸一枚含嚥日夜三四五丸忌
醋物蕪荑鯉魚等 顏仁楚處

羚羊角飲主肺熱胸背痛時時乾欬不能食方

羚羊角二兩 貝母 生薑 茯苓各三兩 橘皮 人參 芍藥各二兩

右七味切，以水五升煮取一升八合，去滓，分溫三服，每服如人行八九里久，更服。禁生冷、蒜、麵、醋。外臺卷十葉六至七

療上氣欬肺氣胸痛方

杏人三大升，去尖皮兩人者。○案：原脫「去至者」六字，擄幽寧本補 白蜜一大升 牛酥二大升

右三味，杏人擣碎，於瓷盆中研取汁五升，淨磨銅鐺，勿令脂膩，先傾三升汁於鐺中，刻木記其深淺，又傾二升汁以後，火煎減至於所記處，即內白蜜及酥，還至木記處，藥乃成，貯於不津瓷器中。每日三度，以煖酒服一大匙，不能飲酒，和粥服亦得。服一七日唾色變白，二七日唾稀，三七日欬斷。此方非但療欬，兼補虛損，去風冷，兼悅肌膚，白如瓠。婦人服之更佳。外臺卷十葉三十七 右方原出救急方，近年秘錄同

風虛多汗

療風虛止汗石膏散方

石膏研 甘草炙，各四分

右二味合擣下篩為散，先食以漿水服方寸匕，日三夜再。○案：再下原有「服」字，擄幽寧本刪。忌海藻、菘菜。○案：菜下原有「等」字，擄幽寧本刪。

療風虛汗出不止方

秦艽 附子炮 石斛 菖蒲 白朮 桂心各三分 麻黃根 防風各五分

右八味擣為散，以酒服方寸匕，日三。忌羊肉、餳、豬肉、冷水、桃李、雀肉、生蔥。外臺卷十五葉二十九下

全漢三國六朝唐宋醫方 栖芬室

延年秘録卷六

霍亂

理中丸療霍亂吐痢宿食不消方

白术二兩 乾薑二兩炮 人參二兩 甘草二兩炙 大麥糵二兩熬令黄。

案熬原作炒並脱令字據宋本並程本改補

右五味擣篩蜜和爲丸以飲服十五丸如梧子大日再服稍加至二十丸忌海藻菘菜桃李雀肉等外臺卷六葉五上

療霍亂吐痢高良薑酒方

高良薑火炙令焦香每用五兩打破以酒一升煮取三四沸頓服亦療霍亂腹痛氣惡外臺卷六葉八右方出備急云延年同

增損理中丸主霍亂下氣能食止洩痢方

人參六分 白术六分 厚朴六分炙 茯苓六分 甘草六分炙 薑屑二分

右六味擣篩蜜和爲丸如梧子大一服十丸飲下酒下亦得加至十五二十丸忌生葱海藻菘菜桃李雀肉大醋外臺卷六葉十上

療霍亂引飲，飲輒乾嘔方。案下一飲字原作後字據宋本改

生薑五兩水五升煮取二升半分二服又煮高良薑飲之大佳外臺卷六葉十八上右方原出千金云延年同

嘔吐噫噦

人參飲主吐方

木蘭湯主熱淡飲○案淡應
作痰據
宋本改
氣兩肋滿痛不
能食

○茯苓飲主風淡○案應作痰據宋本
改氣吐唾水者方
枳實一兩炙 茯苓 白朮
人參各二兩 生薑四兩 橘皮
一兩
半
右六味切以水五升煮
取一升半分三服中間任
食忌桃李雀肉大酢
張文仲處 外臺卷八
葉二十六上

○木蘭湯主熱淡飲○案淡應
作痰據氣兩肋滿痛不
宋本改
食者方
木蘭 枳實炙 黃芩
白朮各三兩 漏蘆根 白歛
升麻 芍藥 桔梗各三兩
生薑 大黃各四兩
右十一味以水八升煮取
二升六合分為三服如人
行三四里進一服忌桃
李豬肉雀肉 一方有玄參三兩
外臺卷八
葉二十八上

人參一兩 橘皮三兩 生薑一兩
右三味切以水四升煮取一升五合分溫三服
麥門冬飲主風邪熱氣衝心、悶短氣吐不下食方
麥門冬二兩去心 人參一兩 橘皮一兩 生薑三兩 羚羊角一兩屑
右五味切以水五升煮取一升五合去滓分溫三服
甘草飲主脾胃冷氣乘心痛悶吐利四肢逆冷或則煩疼
方○案原脫則字據幽寧本補
甘草二兩炙 人參二兩 乾薑四兩 厚朴二兩炙 白朮二兩
右五味切以水五升煮取一升五合去滓分溫三四服
如人行八九里忌海藻菘菜桃李雀肉等 外臺卷六葉四十一下

人參飲主嘔不能食方
人參八分 厚朴六分炙 橘皮六分 白朮八分 生薑八分
右五味切以水四大升煮取一升五合分溫三服忌桃
李雀肉等 外臺卷六葉四十五
○胃弱不食
人參飲主虛客熱不能食惡心方
人參 麥門冬去心 橘皮 白朮 厚朴各二兩炙 茯苓四兩
生薑三兩切 甘草一兩炙
右八味切以水八升煮取三升分為三服日三忌海藻
菘菜桃李雀肉等蔣孝瑜處大効○案蔣至効六字原小字側注據宋本改

厚朴湯療不能食腹内冷氣方

厚朴三兩炙 白朮 人參各一兩 茯苓三兩 生薑五兩 橘皮二兩

右六味切以水四升煮取一升二合分為三服忌桃李雀肉酢物蔣孝瑜處。案蔣孝瑜處四字原小字細注據宋本改 外臺卷八葉三十三

五膈

凡憂膈氣膈食膈寒膈飲膈五病同藥常以憂愁思慮食飲而得之若寒食食生菜便發其病苦心滿不得氣息引脊痛如刺之狀食則心下堅大如粉絮大痛欲吐吐則差飲食不得下甚者乃手足冷上氣欬逆喘息氣短療之。案之原作以據醫方本改九物五膈丸方

麥門冬去心 蜀椒三兩汗 遠志三兩去心 甘草五兩炙 附子一兩炮 乾薑三兩 人參四兩 桂心三兩 細辛三兩

右藥擣篩蜜和微使淖置有蓋器中先食服大如彈丸子一丸置喉中稍嚥之喉中胸中當熱藥力稍盡復含一丸日三四夜一二服服藥七日愈二十日平復若不能含者可一大丸作二小丸盡服之唯夏月含乃益善門冬甘草人參耳其餘不異神良椒當以銅器熬於火上。案於字本作如炒使極熱下置地内椒器中熟攪之須臾汗出便擣合同處。案合同處字本作石曰起椒力有熱亦去其毒氣令有熱也忌海藻菘菜豬肉冷水生葱生菜外臺卷八葉三十八

全漢三國六朝唐宋醫方 栖芬室

延年秘録卷七

諸痢

增損黃連丸主腹内冷食不消及冷痢兼補方

黃連 黃耆各三分 龍骨三分 當歸 甘草炙五分 乾薑 厚朴六分炙 各 地榆 白朮 人參各一分

右十味擣篩蜜丸如梧子大。本大字飲酒任下服十五丸日再服加至二十丸蔣孝璋處。案原作蔣仲璋據宋本改

地榆丸主冷痢不消食腹中脹痛氣滿不能食方

地榆六兩 赤石脂七分 厚朴六分炙。案原脫炙字據宋本補 白朮五分 乾薑六兩 龍骨七分 黃連十分 當歸五分 熟艾五分 烏梅肉六分熬。案原脫熬字據宋本補 甘草四分炙

右十一味擣篩蜜和丸如梧子。案子下原有大字據宋本刪以飲服二十丸。案原脫以字據宋本補日二服加至二十五丸忌豬肉冷水海藻菘菜生冷油膩桃李雀肉等。案原脫忌至等十八字據宋本補

吳爽師。案原作深師據宋本改療冷痢下膿血絞臍痛食不消腹脹方

吳茱萸 乾薑各六分 赤石脂 麴末熬八分。案熬原作炒據宋本改 厚朴炙 當歸各四分

右六味擣篩蜜和丸如梧子空腹以飲下四十丸日再

全漢三國六朝唐宋醫方 栖芬室

吳茱萸 人參 茺蔚 桔梗 甘草炙各四分 枳實炙
枚 乾薑十二分 附子炮八分 蜀椒味二十分熬○案原脫味字據熙寧本補 原作三分
右九味擣篩蜜和丸如梧子空腹飲下七丸日二服漸
加之 外甚卷二十五葉十二至十三右四方中之第三第四兩方元卷數今併本卷
烏梅肉丸主冷白膿痢食不消方
烏梅肉熬熟炙 黃蘗 甘草炙各八分
右四味擣篩蜜丸如梧子以飲服十五丸日三服忌海
藻菘菜○案原脫海藻至菜四字作忌同前據熙寧本刪 外臺卷二十五葉十四下
駐車丸主赤白冷熱痢腹痛方
黃連六兩去毛○案原脫去毛二字據熙寧本補 乾薑二兩 當歸三兩 阿膠炙三兩

全漢三國六朝唐宋醫方 栖芬室

右四味擣篩三年酢八合消膠令鎔和併手丸如大豆
以飲服三十九日再忌生冷滑豬肉冷水○案原脫忌至水八字據
熙寧本補 外甚卷二十五葉三十至三十一
駐車丸主赤白冷熱血痢腹痛者方
黃連六兩 乾薑 當歸 阿膠各三兩
右四味擣篩以三年米醋煮膠令消和藥眾手撚丸如
梧子每以飲下三十九日再服亦療產婦下痢不止者
服之甚驗忌豬肉冷水粘膩等物 外甚卷三十一葉二十四右方原无卷數

小便赤紅

論曰療小便赤色如淺紅花汁此是憂愁驚恐心氣虛熱

於
客邪氣與熱搏於心所以故小便赤○案原脫故字據熙寧本補 心主
南方火王在四月五月六月其色赤驚恐動於心心不受
邪邪即傳於小腸滲入胞中所以小便赤此為微邪其病
猶輕令服丸子可得漸差之既是火火惡於清清即是水
水能滅於火○案原脫於字據熙寧本補 既損心氣即不得食熱及冷
水并勿憂愁如不慎恐小便色赤如血漸可難愈令處乾
地黃丸補心神益脾氣散客熱自然調和小便色即自變
如常第一不得憂愁在心并勿食熱食及冷水等方
乾地黃 黃耆各六分 防風 遠志 茯神 栝樓
子 芩各四分 鹿茸炙三分 龍骨五色者四分 人參五分 滑石十二分

全漢三國六朝唐宋醫方 栖芬室

石韋刮去皮湯漬一宿 當歸各二分 芍藥 蒲黃 甘草炙
戎鹽各三分 車前子八分
右十八味擣篩為末○案原脫擣字據熙寧本補 以蜜及麥膏各半
相和煎冬消散和藥為丸如梧桐子大每食後少時以
粥清下十九日二三稍加至十五二十九以知為度禁
熱食及冷水海藻菘菜蕪荑酢 許孝璋處○案原脫禁至酢十三字據熙寧本
補又案許孝璋疑蔣孝璋之誤
茅根飲子療胞絡中虛熱時小便如血色方
茅根一升 茯苓三兩 人參 乾地黃各二兩○案原脫各字據熙寧本補
右四味切以水五升煮取一升五合去滓分溫五六服

中間任食一日令盡 ○案原脫中至食四字又令盡畫原作食盡據熙寧本改補 忌大蒜蕪荑大酢五辛熱麵菓子物 ○案原忌至物十三字據熙寧本補 外臺卷二十七之葉十四至十五

延年秘錄卷九

傷寒

續命丸療傷寒及癖實痰癊 ○案原作飲據宋本熙寧本改 百病方

大黃五兩 黃連一兩 麻黃五兩去節 甘遂三兩熬 黃芩二兩 芒消二兩 研杏人七十枚去皮尖熬 巴豆一百枚去心熬研 豉一升

右九味擣篩蜜和丸得偈六一日服一丸如小梧子大二日二丸三日六七日六七丸但吐下得汗愈若水癖及痰實服三五丸日二 外臺卷二葉二十右方原出古今錄驗云延年同案原本日二下尚有忌豬肉冷水蘆笋七字推宋本此年同三字在日二下故删焉

療傷寒骨節疼頭痛眼睛疼欬嗽知母湯方

知母二兩 貝母三兩 乾葛三兩 芍藥三兩 石膏四兩碎裹 黃芩三兩 杏人一兩去皮尖及雙人 梔子人三兩擘

右八味切以水七升煮取二升五合去滓分為三服如人行八九里再服忌蒜麵七日 外臺卷二葉二十一至二十二

天行上

療天行頭痛壯熱一二日水解散方

麻黃四兩去節 大黃三兩 黃芩三兩 桂心二兩 甘草二兩炙 芍藥二兩

右六味擣篩為散患者以生熟湯浴訖以煖水和服方寸匕覆取汗或利則便差丁強人服二方寸匕忌海藻生葱菘菜生菜

全漢三國六朝唐宋醫方　栖芬室

梔子湯主天行一二日頭痛壯熱心中熱者方

梔子三兩 黃芩三兩 豉一升綿裹 葱白一握切 石膏四兩碎綿裹

乾葛四兩切

右六味切，以水七升煮取六合，去滓，分溫三服，如人行八九里再服。忌麪酒生冷等物

解肌湯主天行病二三日頭痛壯熱者方

乾葛四兩 麻黃三兩去節 芍藥二兩 黃芩二兩 甘草一兩炙 大棗十二枚擘 桂心一兩

右七味切，以水八升煮取二升半，去滓，分三服，得汗愈。忌海藻菘菜生葱等物。蔣孝璋處。○案蔣孝璋處四字原小字細注，據宋本改

療似天行四五日熱歇後時來時往惡寒微熱不能食者知母湯方

知母二兩 枳實三兩炙 梔子三兩 豉一升熬別裹

右四味切，以水六升煮取二升半，去滓，分溫三服，如人行八里一服。忌蒜麪

療天行五日頭痛壯熱食則嘔者竹茹飲方。○案茹原作茹，據宋本改，下同

竹茹二兩 生薑三兩 黃芩二兩 梔子二兩

右四味切，以水五升煮取一升六合，去滓，分溫三服。忌蒜熱麪等五日

療天行五六日頭痛骨節疼痛腰痛兼痢黃芩湯方

黃芩三兩 梔子三兩 芍藥三兩 豉一升綿裹

右四味以水六升○案原脫以字，據宋本補煮取二升半，去滓，分三服。忌物依前

柴胡湯天行五六日壯熱骨煩疼兼兩脅連心肋下氣脹急硬痛不能食恐變發黃者方

柴胡三兩 枳實三兩炙 栝樓三兩 黃芩三兩 梔子三兩 茵蔯三兩 龍膽二兩 大黃三兩切

右八味切，以水九升煮取二升七合，去滓，分溫三服。忌熱麪蒜外臺卷三葉十二

療天行四五日結胸滿痛壯熱身痛破棺千金湯方已上本書

苦參一兩

右一味㕮咀，以酒二升半舊方用苦酒煮取半升，去滓，併服當吐，如烊膠便愈，神驗。外臺卷三葉十二上右文仲云延年同出

天行四五日結胸滿痛三七

全漢三國六朝唐宋醫方 栖芬室

療天行壯熱頭痛發瘡如豌豆遍身大青湯方

大青三兩 梔子二七枚擘 犀角屑一兩 豉五合

右四味切，以水五升煮取二升，分三服之。○案服下原有服字，據宋本刪

本無所忌

水解散療天行熱氣則生皰瘡疼痛解肌出汗方出翟平卅

麻黃一兩去節 黃芩二分○案原作三分，據宋本改 芍藥二分 桂心二分

右四味擣篩爲散水解服二方寸匕覆令出汗日再服差

者減之忌海藻菘菜生葱 外臺卷三葉三十二右方原出古今錄驗云與此同

療豌豆瘡初發覺欲作者方

煮大黃五兩服之 外臺卷三葉三十一右方原出千金云與此同

葛根飲主熱病勞復身體痛天行壯熱煩悶葛根湯方

葛根一兩 葱白一握 ○案宋本作一握 豉半升 米一合

右四味先切葛根以水九升煮取七升則內葱白更煮

取四升去葛及葱滓訖則內豉及少許米煮取三沸並

漉去米等 津 分四服當有汗出即差明旦又更作服忌豬

肉蒜等 外臺卷三葉四十四

延年秘録卷十

天行下

竹茹飲主痢後得天行 ○案行下原有病字據宋本與事本刪 頭痛三四日

食即嘔吐者方

竹茹二兩 橘皮二兩 生薑四兩 人參二兩 蘆根切一升 粳米一合

右六味切以水六升煮取二升五合去滓分溫五六服

中間任食忌熱麵生冷張文仲處 ○案張至處四字原小字細注據宋本改

療天行熱病七八日成黃面目身體黃心滿喘氣麤氣急

者茵蔯丸方

茵蔯三兩 大黃五兩 梔子人二兩 黃芩二兩 鱉甲炙二兩 常山二兩

芒消二兩 巴豆一兩去皮心熬 升麻二兩 豉三合熬

右十味擣篩以蜜和爲丸如梧子大患者飲服三丸以

得吐利則差忌莧菜生葱生菜野豬肉蘆筍 外臺卷三葉十四上

温病

辟温方

正旦取東行桑根大如指長七寸以丹塗之懸著門

戶上又令人帶之 外臺卷四葉七上

療疫氣 ○案原作屠蘇酒疫氣據宋本改 辟令人不染温病及傷寒歲旦

屠蘇酒方 ○案屠蘇酒三字原作飲之二字據宋本改

大黃 桂心各十五銖 白朮十銖 桔梗十五銖 ○案原脫五字據宋本補 菝

全漢三國六朝唐宋醫方 栖芬室

蜀椒十五銖汗。案原脫五字據㬠寧本補。防風十二銖。案此藥肘後有廣濟
无今據本書補。烏頭三銖炮。案原作各陸銖據㬠寧本改
右八味。案廣濟无防風作七味。㕮咀。案㕮咀原作切字據㬠寧本改。絳囊盛。案
囊原作袋據㬠寧本改。以十二月晦日日中。案日下原脫日中字據㬠寧本補。懸
沈井中令至泥。案原作泥據㬠寧本改。正月朔日平曉出藥。案藥曰原
作旦據㬠寧本改。置酒中屠蘇之。案屠蘇之作煎數沸據㬠寧本改。東向戶中
飲之。案東上原有于字據㬠寧本刪。屠蘇之飲先從小起多少自在
一人飲一家無恙。案恙原作疫據㬠寧本改下同。一家飲一里無恙
飲藥酒三朝還置井中。案三上原有待字還下原有滓字據㬠寧本刪。若能
仍歲飲。案原脫若字據㬠寧本補。可代世無病。案可下原脫代世無病字據㬠寧本補
當家內外井。案外下原有有字據㬠寧本刪。皆悉著藥辟溫氣也。忌
豬肉生葱桃李雀肉等。案原脫忌至等十字據㬠寧本補。右方原出廣濟云近年
有防風十二銖
辟溫氣太乙流金散方。案辟溫氣三字原在流金散下並原脫方字據㬠寧本改補
雄黃三兩　雌黃二兩研入。案原作六兩並原脫研入二字據㬠寧本改補。礬石一兩
半燒令汁盡。案原脫燒至盡四字據㬠寧本補。鬼箭羽一兩半。案原作一兩據㬠寧本改
羖羊角二兩燒屑。案羖原作羚二兩上有燒字並脫炙屑二字據㬠寧本補
右五味擣篩為散。案擣原作治下並脫為散二字據㬠寧本改補。三角絳囊
盛一兩。案囊原作帶據㬠寧本改。帶心前并門戶上。案戶下原有掛字據㬠
寧本刪。若逢大疫之年月初日。案月初日原作以月旦據㬠寧本改。青布

裹一刀圭中庭燒之溫病人亦燒熏之（外臺卷四葉二至三上二方）
並出廣濟。案原作二方肘後據㬠寧本改
辟溫病粉身散方
芎藭　白芷　藁本
右三味等分下篩。案分下原有擣字據㬠寧本刪。內米粉中以粉塗
身
治溫病不相染方
正旦吞麻子赤小豆各二七枚又以二七枚投井中
外臺卷四葉四至五　右二方原出千金
許季山所撰干敷散主辟溫疫疾惡令不相染著氣方
附子一枚一分炮。案原脫一分二字據㬠寧本補。細辛一分　乾薑一分　麻子一分
研　栢實一分
右五味擣篩為散正旦舉家以井華水各服方寸匕服
藥一日十年不病二日二十年不病三日三十年不病
受師法但應三日服歲多病三日一服之忌豬肉生菜
。案原脫忌至菜五字據㬠寧本補。外臺卷四葉六下右方出古今錄驗
主辟溫疫疾惡氣令不相染易豉湯方
豆豉一升　伏龍肝三兩研　小兒小便三升
右三味用小便煎取一升五合去滓平旦服之令人不
著瘴疫天行有瘴之處宜朝朝服（外臺卷四葉八上）

諸黄

療黄瓜蒂湯方

瓜蒂一兩　赤小豆四十九枚　丁香二七枚

右三味擣末，以水一升煮取四合，澄清，分為兩度，滴入兩鼻中。外臺卷四第十六下

療急黄心下堅硬，渴欲得水喫，氣息喘粗，眼黄，但有一候相當，則須服此瓜蒂散。○案：散原作即則是方，據幽本改

瓜蒂二小合　熬○案：原脫熬字，據幽本補　赤小豆二小合○案：原脫小字，據幽本補　二下

右二味擣篩為散，年大人煖漿水五小合，和散一服，滿一方寸匕，一炊久當吐，不吐更服五分匕，水亦減之。若輕病，直吹鼻中兩黑豆粒大，亦得，當鼻中黄水出即歇。并宜灸心厭骨下一寸，名巨闕，灸五七壯，以來初小作炷，在後漸大，仍不得大方梧子。○案：方原作如，據幽本改

吐訖及灸了訖，即渴，仍服麥門冬飲子方

麥門冬四兩　去心　栝樓三兩　竹葉一升　茯苓四兩　麻黄二兩　生蘆根一升　甘草一兩　炙

右七味切，以水七升，煮取二升五合，絞去滓，分溫三服，別相去如人行八九里，久服此飲，渴即止。忌肉麵果子、生冷、酢物、海藻、菘菜等。○案：原脫忌至等十四字，據幽本補。外臺卷四第十九

梔子湯療遍身黄如橘，心肋滿急方

○療歷節風四肢頭面腫方

黃耆十二分 獨活八分 生地黃切三升暴乾 豆豉一升熬 鼠粘子三升暴乾

右五味擣篩為散一服方寸匕飲汁下日二服加至二三匕忌蕪荑蒜麵豬肉 一方無鼠粘子

療歷節風流入腰脚方

獨活六兩 玄參四兩 犀角屑 升麻各三兩 生地黃切三升暴乾 豉三合熬 鼠粘根切三升暴乾

右七味擣篩為散服方寸匕飲汁下日二服加至二三匕忌蕪荑蒜麵豬

崔十四葉二十五二十一

梔子人四兩 黃芩三兩 柴胡四兩 升麻三兩 龍膽草二兩○案袁作三兩 據幽宧本改 大黃三兩 栝樓三兩 芒消二兩

右八味切以水九升煮取二升八合去滓分溫三服相去四五里進一服 外臺卷四葉二十五

諸風熱

○黃連丸主風熱氣發即頭面煩悶不能食兼欠呿眠睡不安方

黃連十二分 人參 茯神各六分 葳蕤七分 豉一合熬 生薑屑三分

右六味擣篩蜜和為丸如梧子一服十丸食上飲汁下日二服加至十五二十丸○案五下原有丸字據幽宧本刪 忌豬肉冷水酢物

葳蕤飲主風熱項強急痛四肢骨肉煩熱方

葳蕤三兩 羚羊角屑 人參各二兩 葱白切一升 豉一升綿裹

右五味切以水五升煮取二升去滓內豉煎取一升五合去豉分溫三服如人行八九里取微汗即差忌蒜麵脂魚 文仲處

葳蕤丸主虛風熱發即頭熱悶不能食方

葳蕤六分 人參 白朮各五分 甘草四分炙

右四味擣篩蜜和為丸如梧子一服十丸食上飲汁下日三服至十五二十丸忌桃李海藻菘菜雀肉等物○文仲處 案

竪事本无物字 外臺卷十五葉三十至三十一 集驗
雞飲截雞九二方主治國征引之文相同惟方名在下
但方與服法均闕詳見新刊延年大觀本草．
卷六葉四十一圖經篆雞條引

療風熱頭痛掣動方

防風 黃芩 升麻 芍藥各二兩 龍骨 石膏碎，各四兩

乾葛三兩 竹瀝二升

右八味切，以水六升和瀝煮取二升六合，去滓，分溫三服，日晚再。忌蒜麵、猪肉、油膩。

療風勞氣吐逆不能食，四肢骨節酸疼，頭痛頂重方

茯苓三兩 枳實炙 橘皮 人參 芍藥各二兩 生薑四兩

右六味切，以水五升煮取三升，去滓，分溫三服，日晚再。

忌麵蒜醋物 外臺卷十五葉三十四

薯蕷酒主頭風眩不能食補益氣力方

薯蕷 白朮 五味子碎 丹參各八兩 防風十兩 山茱萸二升碎 人參二兩 生薑屑六兩

右八味切，以絹袋盛，酒二斗五升浸五日，溫服七合，日二，稍加。忌桃李雀肉等 外臺卷十五葉三十六至三十七上

療頭風旋不食，食即吐方

前胡三兩 白朮 防風 枳實炙 茯神各三兩 生薑四兩

右六味切，以水六升煮取二升，去滓，分溫三服。忌桃李雀肉酢

療風邪氣未除，發即心腹滿急，頭旋眼暈，欲倒方

芎藭 獨活 防風 白朮 杏人去尖 枳實炙，各二兩

茯神三兩 生薑四兩 羚羊角屑 黃芩各一兩

右十味切，以水九升煮取三升，分為三服，日三。忌桃李雀肉大酢蒜麵等

療風痰氣發即頭旋嘔吐不食防風飲方

防風 人參 橘皮各二兩 白朮 茯神各三兩 生薑四兩

右六味切，以水六升煮取三升，去滓，分溫四服，中間任食，一日令盡。忌大酢、桃李、雀肉、蒜麵等物 外臺卷十五葉四十九下

塗 風瘙

全漢三國六朝唐宋醫方 栖芬室

塗風瘙蒴藋湯方

蒴藋根切 蒺藜子 羊桃切 楮枝切 茺蔚子 石鹽各半升 辛夷人 礬石各三兩

右八味切，以水一斗煮取三升，去滓，內鹽攪令消，用塗風瘙上下，塗之。一方有茺蔚 ○案小島氏云 案茺蔚當是白茺蔚

又方

取枳實以醋漬令濕，火炙令熱，適寒溫用熨上，即消

文仲處 外臺卷十五葉四十二下

蒴藋膏主身癢風搔瘾方

蒴藋根切 蒺藜子各一升 附子 獨活 犀角屑 薔薇根

白芷 防風 苦參 及已、升麻 白薇 防已
各三兩 川椒 莽草 青木香 蛇床子 蛇銜草各二
兩 茺蔚子切一升 枳實炙五枚 茵芋二兩半切
右二十一味切以苦酒漬令淹匝一宿明旦銅器中炭
火上用豬膏五升煎令三上三下以候白芷色黃膏成
絞去滓內不津器中用摩風瘮
茺蔚浴湯主身癢風搔或生瘾瘮方
茺蔚 蒺藜 羊桃 蒴藋根苗得六 漏蘆蒿各一斤 鹽三斤
右六味切以水三石煮取二石五斗去滓內鹽令消適
寒溫先飽食乃入浴能良久浸最好每至夜即浴浴訖
即臥慎風 出外臺卷十五葉四十四至四十五右二方原出第十三卷
牡丹膏主項強痛頭風搔瘮癢風腫方
牡丹皮 當歸 芎藭 防風 升麻 防已 芒
消各六分 芍藥 細辛 乾薑 犀角屑 漏蘆 蒴藋
零陵香各四分 杏人去兩人皮尖碎 梔子人 黃芩 大黃
青木香各三分 竹瀝二升
右二十味切以竹瀝漬一宿醍醐三升半煎於火上三
下三上候芍藥黃膏成絞去滓以摩病上
犀角竹瀝膏主風熱發即頭項脈掣動急強及熱毒瘮癢
方

犀角十二分屑 升麻八分 蒴藋根 秦艽 獨活 白及紫
及原作芨據照手本改 菊花 白术 防已 白芷 當歸
防風 芎藭 青木香 寒水石碎 苦參 漏蘆根
各四分 蒺藜子二合 莽草二分 枳實二枚四破 梔子人七枚 竹瀝三升
吳藍一兩
右二十三味切以竹瀝漬一宿明旦於炭火上和豬脂
五升煎令九上九下以候白芷色黃膏成絞去滓內於
不津器中用摩風瘮日三 外臺卷十五葉四十五至四十六右二方原出第七卷
療風瘮癢悶搔之汁出生瘡洗湯方
苦參一小斤 漏蘆根一小斤 枳實五小兩 蒺藜一小斤 楮莖葉
一小斤嫩者
右五味切以清漿水二升煮取一大升以綿沾拭瘡上
日八九度乾以粉粉拭處瘥
枳實丸主風熱氣發衝頭面熱皮膚生風瘮癢癢盛生瘡
不能多食方
枳實炙 蒺藜子 苦參各六分 人參四分 獨活 天門冬
去心 菌桂各三分 白术
右八味搗篩蜜和丸如梧子一服十丸用薄酒下日二
加至十五丸忌蒜麵鯉魚桃李雀肉生蔥
升麻犀角膏療諸熱風毒氣瘮衝出皮膚搔即瘾瘮赤起

全漢三國六朝唐宋醫方 一 栖芬室

兼有黄水出後结為膿窠瘡。案瘡字原本作痛巡湯主之方
升麻 犀角屑 白斂 漏蘆 枳实炙 連翹 生虵
銜草 乾薑 芒消研湯成下各二兩 黄芩三兩 梔子二十枚擘
蒴藋四兩 玄參三兩
右十三味切以竹瀝二升漬一宿以成鍊猪脂五升煎
令竹瀝水氣盡绞去滓内芒消攪令凝膏成用摩患處
日五六度益佳 外其卷十五葉四十七至四十八 右二方之第三方 無卷數

瘰癧

瘰癧瘍方
苦酒於瓦甌底磨硫黄令如泥又取附子截一頭又
磨硫黄上使熟将脚先以布拭瘍上數過乃以藥傅
之即令驗瀉歸處 外其卷十五葉五十上 右方原出集驗云與本同

下

延年秘録卷十一

骨蒸

桃奴湯主伏連鬼氣發即四肢無力日漸黄瘦不好不惡
不能食方。案原脱食字據避寧本補
桃奴 茯苓各三兩 鬼箭羽 芍藥 人參 橘皮各二
兩 生薑四兩 檳榔七枚 麝香一分別研
右九味切以水九升煮取二升七合去滓内麝香温分
為三服如人行八九里久忌大酢生冷五辛 外其卷十三葉二十五右
方原出第十七卷中今入本卷

療鬼氣骨蒸氣日漸羸方
獺肝十六分炙 人參 沙參 丹參各三分 鬼臼 苦參各分
右六味擣篩蜜和丸如梧子大一服十丸飲汁下日三
服加至十丸禁生冷猪魚肉生血等物

五香丸主天行瘟疫惡氣熱毒心肋氣滿脹急及疰鬼氣
等方
青木香 犀角屑 升麻 羚羊角屑 黄芩 梔子 人
參各六分 沉香 丁香 薰陸香各四分 麝香 鬼臼各二
分 大黄 芒消各八分
右十三味擣篩蜜和丸如梧子一服三丸飲下日三服
加至七丸以差止禁蒜麪猪魚 外其卷十三葉四十至四十一

全漢三國六朝唐宋醫方 栖芬室

虛煩不眠

酸棗飲主虛煩不得眠并下氣方

酸棗仁二升 茯苓三兩 人參三兩 生薑一兩半 麥門冬一兩去心 橘

皮二兩 杏人二兩去尖碎 紫蘇二兩 苗○案原脱苗字據宋本醫心方本補

右八味切以水七升煮取一升半分再服忌大酢

酸棗飲療虛煩不得眠肋下氣氣衝心方○案氣下原脱氣字據宋本醫心方本補

酸棗人一升 人參二兩 白朮二兩 橘皮二兩 五味子二兩半 桂心

一兩 茯神二兩○案原作茯苓據醫心方本改 生薑四兩

右八味切以水八升煮取二升半去滓分三服忌桃李

雀肉生蔥酢物蔣孝璋方

酸棗飲主虛煩不得眠方

酸棗人一升 茯神二兩 人參二兩 生薑三兩

右四味切以水五升煮取一升二合去滓分再服忌酢

物蔣孝璋處

茯神飲療心虛不得睡多不食用此方

茯神四兩 人參三兩 橘皮二兩 甘草一兩半炙 生薑二兩 酸棗人一升

右六味切以水一斗煮取二升去滓分三服忌海藻菘

菜酢物蔣孝璋處 外臺卷十七葉四十八下至四十九上

汗

澤瀉湯療大虛煩躁止汗治氣方

澤瀉 茯苓各二兩 牡蠣熬 白朮各一兩 生薑半升

右五味切以水八升煮取二升分服一升日再服忌桃

李雀肉酢物等○案原脱忌至等八字據醫心方本補

都梁散療汗出如水及汗出衄血吐血小便血欲死方

都梁香二兩 紫菀 人參 青竹茹 蓯蓉各一兩 乾地

黃二兩熬令燥

右六味擣下篩水服方寸匕不効須臾再服忌蕪荑

療大病後虛汗不可止方

杜仲 牡蠣熬等分

右二味擣下篩向暮臥以水服一錢匕午前汗止者不

再服之令人乾燥若汗不止者復服一錢不過再必

愈有驗天行及百病後虛吸滿汗逆溫之無不止者

療大病後虛汗出不禁者方

粢粉 豉等分熬焦炒 故竹扇如手掌大燒取灰

右三味合擣以絹囊盛粉傅之止最驗當先熬末粉之

粉散療大病後身體虛腫汗出止汗方

麻黄根三兩 防風 乾薑 細辛各二兩 白歛一兩

右五味合下篩以粢粉五升熬令黄合和以粉身忌生

菜○案原脱忌生菜三字據醫心方本補 外臺卷二十三葉五十九至六十上

汗後遂漏不止其人惡風小便難四肢微急○案肢原作肢據熙寧本改難以屈伸桂枝加附子湯方

大棗十三枚擘 附子一枚大者炮去皮破八片○案原脫大者二字又脫去至片五字並據熙寧本補 桂心三兩 芍藥三兩 生薑三兩 甘草二兩炙

右六味切以水七升煮取三升溫服一升忌豬肉冷水海藻菘菜生菜○案原脫忌至菜十一字據熙寧本補 外臺卷二十三葉五十八下右方原出集驗云與寧同此本張仲景傷寒論方

延年秘錄卷十二

中風

療偏風半身不遂冷痹疰等方

桃人一千七百枚去兩人尖皮以好酒一斗三升並大升斗浸經二十一日出桃人暴乾擣令極細堪作丸即止日別再服，服別三十丸還將浸桃人酒服之

禁食豬肉蒼耳餘並不禁

小續命湯主偏風半身不遂口眼喎不能言語拘急不得轉側方

麻黃去節 防己 附子炮去皮 芎藭 桂心 黃芩 芍藥 人參 甘草炙各一兩 杏人四十枚去皮尖兩人 生薑四兩切 防風一兩半

右十二味切以水八升煮取二升六合分為三服隔五日更服頻進十劑病不盈乃至二十劑忌海藻菘菜生葱豬肉冷水 外臺卷十四葉四十一至四十二○醫云與寧无防風芍藥有之案宋匡校千金方卷八葉

全漢三國六朝唐宋醫方 栖芬室

延年秘録卷十三

赤白癜

療赤白二癜丸方

白朮五兩一斤 蔓荊子四分 防風四分 附子二分炮 桂心二分

右五味擣篩蜜和爲丸如梧子大酒服十九日二服稍加至十五丸若能作散服一錢匕禁食桃李雀肉青魚鮓豬肉冷水生葱。案原脫禁至葱十五字據聖惠本補 此療風癜正方凡風皆由舊來有風氣所以方中不得不用桂心附子白朮既用一斤附子只有二分後有防風即其防風即能斷附子毒所以一物毒亦無所至伏聽進止

其赤癜。案癜聖惠本作瘀 心家稍虛熱氣相搏其色赤宜作芒硝湯拭之方

芒硝三兩

右一味用湯一升內芒硝令消散以帛子沾取拭癜即漸除湯盡更合 以前二方件赤白癜方許崇處 外臺卷三十葉三十八上下

論曰凡風癜有二先受風冷氣其癜色白厚搔之即破亦手下有道佳膏。案佳原作生據聖惠本改 此是肺家風冷氣宜外洗拭即定方

吳茱萸一兩清酒一升煮取五合以軟帛取汁拭癜處不過三兩度即定如癜處多用盡更合白癜即差

肺藏受寒冷氣所發也

療肺風熱皮膚生風結狀如癜或生風搔火水疥粟粒戰之方

天門冬八分去心 枳實十二分炙 一六八分。案原脫白至分五字據聖惠本補 朮人參六分 獨活 苦參各五分有冷不用

右六味擣篩蜜和爲丸如梧子大食後以飲下七丸日再服漸加十九忌鯉魚桃李蒜雀肉青魚鮓。案原脫鯉至鮓十字作如常法三字據聖惠本改補 外臺卷三十葉三十九上下

全漢三國六朝唐宋醫方 栖芬室

延年秘録卷十四

婦人

療婦人子藏偏僻冷結無子坐藥方

蛇床子三両 芫花三両

右二味擣篩取棗大紗袋盛内產門中令没指袋少長作〇案作至作便作時據宋本改 須去任意臥著慎風冷 外臺卷三十三葉八右方

原出千金四卷中今入本卷

療月水不利閉塞絶產十八年服此藥二十八日有子金城太守白薇丸方

白薇 細辛各五分 人參 杜蘅 厚朴炙 牡蒙 半夏洗 白殭蚕 秦艽 當歸 紫菀各三分 牛膝 沙參 乾薑各二分〇案原作三分據宋本改 蜀椒汗 附子炮 防風各六分 桔梗 丹參各三分

右十九味末之蜜和丸先食服如梧桐子三丸不知稍增至四五丸此藥不長將服〇案長原作可字據宋本改覺有身則止用大驗忌餳猪肉冷水生葱生菜 外臺卷三十三葉九至十右方原出千金云延年同有桔梗丹參各三分

姙娠十月五藏俱備六腑齊通納天地氣於丹田故使關節人神皆備但俟時而生 外臺卷三十三葉二十至二十一右方原出千金云延年同

療婦人懷姙數傷胎方

鯉魚二斤 粳米一升

右二味如法作臛少著鹽勿著葱豉醋食之甚良一月中頓三過作効安穩無忌 外臺卷三十三葉二十八右方原出廣濟云延年同

療婦人傷娠及胎死腹中胞衣不出產後疾病及諸困謁欲死方

刺取羊血及熱飲之不能者人含吐與之能多益善

若不能咽噉少鹽又水潠其面此方神驗

胞衣不出方

以洗兒水服半升即出

療胞衣不出腹中滿則殺人方

但多服猪膏又大豆一升苦酒一斗煑取三升分三服

又方

呑雞子黃兩三枚解髮刺喉中令得嘔即出若困極死者以水一升煑栝樓一枚三兩沸寫口中汁下即出 外臺卷三十三葉七十上下

增損澤蘭丸主產後風虛勞損黃瘦方

澤蘭七分 防風 乾地黃 當歸 細辛 桂心 茯苓 芎藭 人參 甘草炙 藁本 烏頭炮 麥門冬去心 石斛 紫菀 黃芩各五分 乾薑 栢子人 蕪荑

全漢三國六朝唐宋醫方 栖芬室

人　厚朴炙　蜀椒汗各四分　白术　黄耆各六分　紫石英研
石膏研各八分
右二十五味擣篩蜜和丸如梧桐子以酒下二十至三
十丸忌如常法外臺卷三十四第二十一至三十二右方无卷數
澤蘭丸主產後風虛損瘦不能食令肥悅方
澤蘭七分　當歸七分○案原作十分據幽寧本改　甘草炙七分　藁本三分
厚朴炙三分　食茱萸三分　蕪荑三分　白芷三分　乾薑三分　芍藥三分
石膏八分燉煌者研○案原脱燉至研四字據幽寧本補　人參四分　栢子人四分　桂
心四分　白术五分
右十五味擣篩蜜和丸如梧桐子大酒服十五丸日二

加至二十五丸忌生冷酢滑猪牛肉麪生葱桃李雀
肉海藻菘菜等○案原脱生至等二十字作如常法三字據幽寧本改補　外臺卷三十四第三
二十四右方原无卷數

心腹痛
療心痛茱萸丸方
吳茱萸一兩半　乾薑一兩半　桂心一兩　白术二兩　人參一兩　橘皮
一兩　附子一兩半　蜀椒一兩去閉口者及目汗○案原作蜀椒並原脱去至目六字作一兩出汗
四字據幽寧本改補　甘草炙一兩　黄芩一兩　當歸一兩細切○案原脱細切二字據幽
宋本無
寧本補
右十一味擣篩爲散蜜丸一服五丸如梧子大日三服
稍加至十九○案原脱十九二字據幽寧本補　二十五丸忌猪肉生葱海
藻菘菜桃李雀肉等藥盡更合酒飲無在○案在原作拘據宋本改
全漢三國六朝唐宋醫方　栖芬室
寧本補　食前後任意外臺卷七第二
療冷氣又刺○案又原作久據宋本改　心痛不能食方
當歸　桂心　桔梗　吳茱萸　人參　白术　高
良薑已上各六分　橘皮三分
右八味擣篩爲散蜜和爲丸如梧子大一服十丸酒下
日二服加至十五二十丸爲度忌生葱桃李猪肉雀肉
等
療心痛冷痛腹滿如錐刺及蠱嚙心痛當歸湯方
當歸三兩　桔梗二兩　吳茱萸三兩　桂心三兩　芍藥二兩　大黄二兩
右六味切以水六升煮取三升三合去滓內鶴蝨一兩

攪溫一沸分三服空腹服之微利爲度忌豬肉生葱外臺
卷七葉九上下
療蛔蟲惡吐水心痛鶴蝨丸方
蝨鶴三兩擣篩蜜和爲丸用蜜漿水平旦服二十丸
日只一服各依前不相妨禁肉若不服則得食。案爲脫
各至食十四字據蟲字本補
鶴蝨丸療蛔蟲心痛方
鶴蝨六兩 吳茱萸五兩 橘皮四兩 桂心三兩 檳榔四兩
右五味擣篩蜜和爲丸如梧子大一服二十丸蜜湯下
日二服加至三十丸以蟲出爲度忌生葱外臺卷七葉六至七

療患腹內氣脹雷鳴胸背痛方
丹參。案原有三兩二字小注據宋本刪 枳實炙各三兩 桔梗 白朮
芍藥各三兩 生薑四兩 檳榔人七枚。案原脫人字據宋本補
右七味細切以水九升。案九原作九據宋本改煮取二升七合
去滓分溫三服忌豬肉桃李雀肉生冷油膩魚蒜等
丹參湯療腸鳴發則豐兒作聲方
丹參 茯苓各三兩 桔梗二兩 生薑四兩 細辛 厚朴炙食
茱萸各二兩
右七味切以水八升煮取二升五合去滓分溫三服每
服如人行七八里忌生菜豬肉酢物外臺卷七葉三十四至三十五右二

方末一方方出第四卷中今入本卷
腰痛
療腰痛熨法
菊花二升 芫花二升 羊躑躅二升
右三味以醋拌令濕潤分爲兩劑內二布囊中蒸之如
炊一斗米許頃適寒溫隔衣熨之冷即易熨痛處定即
差
療腰痛大豆熨法
大豆六升水拌令濕炒令熱以布裹隔一重衣熨痛
處令暖氣徹冷即易之 張文仲處

又方
取黃狗皮裹腰痛處取暖徹即定外臺卷十七葉二十上下
療腰卒痛拘急不得喘息若醉飽得之欲死者大豆紫湯方
大豆一升熬令焦
右一味以好酒二升煮豆令熟隨多少飲勿至醉亦云
用酒一升外臺卷七葉二十四至二十五
療腰卒然痛杜仲酒方
杜仲半斤 丹參半斤 芎藭五兩 桂心四兩 細辛二兩
右五味切以酒一斗浸五宿隨多少飲之已上集驗忌生
葱生葱已上本書外臺卷十七葉二十四下

痃癖

白朮丸主宿冷癖氣因服熱藥發熱心驚虛悸下冷上熱
不能食飲頻頭風旋喜歐吐方○案歐原作嘔據宋本醫心方改
白朮六分 厚朴四分炙○案原作兩分據宋本改 人參五分 白芷三分 橘皮
四分 防風五分 吳茱萸四分 芎藭四分 署預四分○案署原作薯據宋本醫
心方本改 茯神五分 桂心四分 大麥糵四分熬○案糵原作蘖據宋本改 乾薑
四分 防葵四分炙 甘草五分炙
右十五味擣篩蜜和丸如梧桐子酒服十五丸日再加
至二十丸忌桃李雀肉海藻菘菜醋物生蔥○案原脫忌至蔥十

三字據宋本醫心方補 外臺卷十二葉五下至六上
療兩痃脹急○案兩痃原作兩肋據宋本醫心方改 兩肋肋滿不能食○案肋滿原作痃滿據宋本醫心方改 兼頭痛壯熱身體痛方
枳實三兩炙 桔梗二兩 鱉甲二兩炙 人參二兩 前胡二兩 生薑四兩
檳榔七枚并子破○案原脫并子破三字據宋本醫心方本補 桂心二兩
右八味切以水九升煮取二升五合去滓分溫三服如
人行七八里久禁生冷魚蒜麵食生蔥○案原脫冷至生六字據宋本醫心方本補
莧菜 外臺卷十二葉九至十上
人參丸主痃癖氣不能食方
人參八分 白朮六分 枳實六分 橘皮四分 桂心六分○案原作七分據宋本醫

心方本改 甘草五分炙 桔梗五分
右七味擣篩蜜和為丸如梧子大一服十五丸酒下日
二服加至二三十丸禁生冷豬肉生蔥雀肉桃李海藻
菘菜○案原脫禁至菘菜十五字據宋本醫心方本補
療炎氣兩肋脹滿痃氣不能食方
白朮三兩 人參二兩 茯苓三兩 枳實三兩炙 生薑五兩○案原作三兩據宋本改
桔梗二兩 桂心一兩半
右七味切以水八升煮取二升五合去滓分溫三服如
人行七八里久忌生冷豬肉魚桃李雀肉醋物生蔥○案原脫忌至蔥十四字據宋本醫心方本補

全漢三國六朝唐宋醫方 栖芬室

桃人丸主痃癖氣浸心脹滿不下食發即更脹連乳滿頸
面閉悶欬氣急者方
桃人八分去尖皮熬○案原脫去至熬四字據宋本醫心方本補 鱉甲六分炙 枳實六分
白朮六分 桔梗五分 吳茱萸五分 烏頭七分炮 檳榔人五分○案原脫人字據宋本醫心方本補
防葵五分 芍藥四分 乾薑五分 紫菀四分 細辛四分
皂莢三分去皮子○案三分原作二分據宋本醫心方改 人參四分 橘皮四分 甘
草四分炙
右十七味擣篩蜜和丸如梧子服十九日再服加至二
十丸忌海藻菘菜豬肉冷水生菜桃李雀肉等○案原脫海至肉十四字作口豬肉莧菜五字據宋本醫心方改補

浸藥酒用下前藥方

紫蘇三兩 牛膝三兩 丹參三兩 生薑六兩 生地黃切三升〇案原脫切字據宋本幽寧本補 香豉三升熬〇案原脫熬字據宋本補 紫菀三兩 防風四兩 橘皮三兩 大麻人一升五合熬〇案原脫熬字據宋本補

右十味細切絹袋盛以清酒二斗五升浸三宿後溫一盞用下桃人丸酒盡更添忌蕪荑

檳榔子丸主腹內痃癖氣滿胷背痛不能食日漸羸瘦四肢無力時時心驚方

檳榔子六分 桔梗四分 當歸四分 人參五分 桂心四分 前胡四分 橘皮三分 厚朴三分炙 白朮四分 甘草五分炙 烏頭四分炮 乾薑四分

茯神四分 鼈甲五分炙 大黃四分 龍膽六分

右十六味擣篩蜜和為丸如梧子大服十丸飲汁下日二服加至十五〇案原脫十五二字據宋本幽寧本補 二十丸酒下亦得忌海藻菘菜猪肉桃李雀肉大酢〇案原脫海至大十一字據宋本幽寧本補莧菜生葱等

療痃癖胷背痛時時欬嗽不能食方

桂心四分 細辛四分 白朮六分 厚朴三分炙 附子五分炮 乾薑五分 橘皮三分 鼈甲四分炙 防葵三分炙 吳茱萸三分

右十味擣篩蜜和為丸如梧子大服十五丸酒下日二服加至二十三丸忌猪肉冷水桃李雀肉〇案原脫猪至肉八字據宋本幽寧本補 莧菜醋物生菜〇案原脫生菜二字據宋本幽寧本補 生葱等

療痃癖發即兩肋弦急滿不能食方

檳榔子六分 枳實六分炙 桔梗四分 鼈甲四分炙 人參六分 白朮六分 桂心三分 龍膽草五分 前胡四分 萎蕤五分 大黃五分 甘草六分炙

右十二味擣篩蜜和為丸如梧子大服十丸酒下日二服加至十五〇案原脫十五二字據宋本幽寧本補 二十丸忌海藻菘菜桃李雀肉〇案原脫海至肉八字據宋本幽寧本補莧菜生葱猪肉等

半夏湯主腹內左肋痃癖硬急氣滿不能食胷背痛者方

半夏三兩洗 生薑四兩 桔梗二兩 吳茱萸二兩 前胡三兩 鼈甲三兩炙 枳實二兩炙 人參一兩 檳榔子十四枚打破〇案原脫打破二字據幽寧本補宋本打字缺損作口破

右九味切以水九升煮取二升七合去滓分溫三服如人行八九里久忌猪羊肉餳莧菜等

療冷痃癖氣發即痃氣急引膀胱痛氣滿不消食桔梗丸方

桔梗四分 枳實四分炙 鼈甲四分炙 人參四分 當歸四分 桂心三分 白朮四分 吳茱萸三分 大麥蘖六分熬〇案原脫熬字據宋本幽寧本補 乾薑四分 甘草五分炙

右十一味擣篩蜜和為丸如梧桐子大一服十九丸酒下日再服稍加至二十九丸禁生葱猪肉莧菜海藻菘菜桃李

雀肉。業原脫海至肉八字據宋本幽事本補等

黃耆丸療風虛盜汗不能食腹內有癖瘕氣滿者方

黃耆五分 白朮六分 鱉甲五分炙 白薇三分 牡蠣四分熬 茯苓六分

桂心三分 乾薑四分 枳實四分炙 橘皮三分 當歸四分 檳榔子六分

人參六分 前胡四分 附子四分炮

右十五味擣篩蜜和為丸如梧子大一服十五丸酒下

日再服加至二十丸忌桃李雀肉。業原脫桃至肉四字據宋本幽事本補

醋物猪肉冷水莧冷水莧菜生菜蔥外甚卷十二第十一至十四下

積聚

療腹內積聚癖氣衝心肋急滿時吐水不能食兼惡寒方

鱉甲六分炙 防葵四分 人參四分 前胡四分 桔梗四分 檳榔子八分

○業原脫子字據幽事本補 白朮八分 大黃八分 枳實四分炙 厚朴三分炙

當歸四分 附子四分炮 乾薑四分 甘草五分炙 吳茱萸三分

右十五味擣篩蜜和為丸梧子大一服十五丸酒下日

再服加至三十丸忌桃李雀肉。業原脫桃至肉四字據宋本幽事本補莧

菜猪肉海藻菘菜。業原脫海至菜四字據宋本幽事本補生冷魚蒜

白朮丸主積聚癖氣不能食心肋下滿四肢骨節酸疼盜

汗不絕方

白朮六分 黃耆六分 牡蠣四分熬 人參六分 茯苓六分 烏頭六分炮

乾薑六分 芍藥四分 當歸六分 細辛四分 麥門冬四分去心 桂心五分

全漢三國六朝唐宋醫方　栖芬室

前胡四分 甘草六分炙 防葵三分 鱉甲四分炙 紫菀三分炙 檳榔

子六分。業原脫子字據幽事本補 桔梗三分

右十九味擣篩蜜和為丸空肚酒下二十丸日再加至

三十丸忌莧菜桃李雀肉。業原脫雀肉二字據宋本幽事本補大醋猪

肉生蔥海藻菘菜生菜。業原脫海至菜六字據宋本幽事本補外甚卷十二第二

十五上下

淡飲上

療左肋下停淡癖飲。業淡原作痰據宋本改結在兩脅脹滿羸瘦

不能食食不消化喜唾乾咽大小便或澀或利。業大下原脫小字

據宋本幽事本補或赤或黃腹中有時水聲腹內熱口乾好飲水

漿卒起頭眩欲倒脅下痛旋復花丸方

旋復花五分 大黃七分蒸 茯苓三分 澤瀉四分 人參二分 桂心

皂莢去皮子炙 附子炮去皮各二分 芍藥四分 蜀椒三分去目汗 乾地黃

四分 防葵取水中浮者 乾薑 枳實炙 杏人去雙人尖皮熬別擣作脂各三

分。業原脫僂至分十二字據宋本幽事本補 作去皮尖三字據宋本幽事本改 葶藶子四分熬令紫色別擣

○業原脫令至擣五字據宋本幽事本補

右十六味擣篩為末內杏人葶藶脂中研研調篩度蜜

和為丸每食後少時白飲服三丸如梧子日二服稍增

以微利為度禁食猪肉魚麵蒜生蔥酢。今既在肋下有

澼氣水飲結聚不散數發則悶刺心痛又未曾服如此

破澼飲藥雖服補藥澼氣不除終是不損恐久積聚更
急飲食減少此方正與澼氣相當更有三兩種毒藥今
商量除訖其方內有附子及別本續命丸有烏頭此並
破澼疾不得不用後聽臨時不丸服烏頭丸澼氣得減
亦未必須服旋復花丸忌酢物生葱豬肉蕪荑外臺卷八葉十
五上
下

延年秘錄卷十七

淡飲下

茯苓飲主心胸中有停痰宿水自吐水出後心胸間虛氣
氣滿不能食消淡氣。案淡原作痰據宋本改令能食方
茯苓三兩 人參二兩 白朮三兩 生薑四兩 枳實二兩炙 橘皮一兩半切
右六味切以水六升煮取一升八合去滓分溫三服如
人行八九里進之忌酢物桃李雀肉等外臺卷八葉五上
萬氏主卒頭痛如破非中冷又非中風是胸膈中淡。案原作痰據宋本改厥氣上衝所致名厥頭痛吐即差療方
常山四分 甘草半兩
右二味切以水七升煮取三升服一升不吐更服亦可
內蜜半升忌生葱生菜海藻菘菜外臺卷八葉二十四至二十五 右方出備急
白朮丸主除風淡。案原作痰據宋本改積聚胃中冷氣發。案發原作每據宋本改發動令人嘔吐食或吐清水食飲減少不作肌
膚方
白朮五分 白芷三分 乾薑 石斛各六分 五味子 細辛
橘皮 厚朴炙 桂心 防風 茯苓 甘草炙各四分
右十二味擣篩蜜和丸如梧桐子服十九飲下日二加
至二十丸忌桃李雀肉生葱海藻菘菜生菜酢物一方有人
參五分 十三味 蔣孝璋處。案原作小細據宋本改

全漢三國六朝唐宋醫方 栖芬室

補瘧门退
丁茪心门復

茯苓湯主風淡氣○案淡字作痰據宋本改發即嘔吐欠呿煩悶不安
或吐淡水者方○案淡原作痰據宋本改
茯苓三兩 人參 生薑 橘皮 白朮各二兩
右五味切以水五升煮取一升五合去滓温分三服中
間任食忌大酢桃李雀肉等
療風痰飲氣逆滿惡心不能食方
人參二兩 枳實炙 白朮各三兩 生薑四兩 桂心一兩半
右五味切以水五升煮取一升五合分温三服忌桃李
雀肉生葱張文仲處○案張至處四字原作小字細注據宋本改 外臺卷八葉二十五
至二十八

前胡湯主胸背氣滿膈上熱口乾痰飲氣頭風旋方
前胡三兩 枳實炙 細辛 杏人去尖皮碎 芎藭 防風 澤
瀉 麻黃去節 乾薑 芍藥已上各三兩 茯苓一作茯神 生薑各四
兩 桂心 甘草炙各二兩
右十四味切以水九升煮取二升六合分三服微汗忌
生葱油滑猪牛肉麵海藻菘菜生葱生菜酢物 外臺卷八葉二
十七下

諸瘧 丁以

療瘧常山丸方 裴右庶送
常山四分 青木香四分南者 蜀漆一分 牡蠣二分熬○案熬字作搬據宋本改

大黄二分 烏梅肉一分熬 丹砂二分研 豉二分熬 知母二分 鱉甲
二分炙 麻黄一分去節
右十一味，擣篩，蜜和為丸，丸如梧子，未發前漿飲服五
丸，訖微吐，後須臾任食，至發更服十丸。忌莧菜、生血
物、生葱、生菜、菜油膩。
療瘧丸方
常山三兩 甘草二分炙 知母四分
右三味，擣篩，蜜和為丸，丸如梧子，未發前飲服十五丸，
臨發服十五丸，得快吐則愈。忌海藻、生葱、生菜、菘菜。外臺卷五葉七上下右二方原出第十五卷中

全漢三國六朝唐宋醫方　栖芬室

療瘧鷄子常山丸方
取鷄子一枚，斷著□案原脫著字據此下本補閒頭出黃及白令
盡，置小鐺子中，又取常山細末，量滿前空殼，又傾鐺
子中，又量白蜜還令滿殼，復傾鐺子中，三味同攪，微
火煎之，勿停手，微冷可丸，則停，丸如梧子，以病人午
時發，巳時服三十丸，欲至發時又服三十丸，用飲汁
下，欲吐任吐之，如前服訖，更不發者不須服之，後禁
脂膩、油麵、生菜、瓜果七日。此方敕賜喬將軍服之，立
効。外臺卷五葉七至八文右方原出必效
療温瘧壯熱不能食知母鱉甲湯方

知母 鱉甲炙 地骨皮各三兩 常山二兩 竹葉切，一升 石膏
四兩，碎
右六味，切，以水七升，煮取二升五合，去滓，分三服。忌蒜、
豬肉、莧菜、生葱、生菜。外臺卷五葉十六至十七
蜀漆丸，主嶺南瘴氣發即熱，久久積勞似瘧，皆主之。
蜀漆 知母 升麻 白薇 地骨皮 麥門冬各五分
烏梅肉 鱉甲炙 葳蕤各四分 石膏八分 甘草三分炙 常
山六分 豆豉一合熬
右十三味，擣篩為末，蜜和丸如梧子大，飲下十丸，日再
服，加至二十丸。此方用無不差，加光明砂一兩神良。忌

全漢三國六朝唐宋醫方　栖芬室

海藻、菘菜、人莧、生葱、生菜。外臺卷五葉二十上
噎醋
療食訖醋咽多噫吳茱萸湯方
吳茱萸五合 生薑三兩 人參二兩 大棗十二枚，破□案原脫破字據此本補
右四味，切，以水六升，煮取二升，絞去滓，分為三服，每服
相去十里久。或中間食，時後能服一劑，銷痰淡破冷□案
原脫或至冷十四字據此本補
損增承氣丸，療背脅支滿，背上時有一答熱，則痛腹脹，多
噫醋咽，氣逆兩脅滿，並主之方
前胡七分 枳實七分炙 桂心五分 乾薑五分 吳茱萸五分 茯苓四分

芍藥六分　厚朴十分炙　橘皮七分○案原作十分據此本改　大黄七分　杏人七十枚去尖皮熬令紫色別擣作脂○案原脫尖人二字又脫熬至脂八字據此本補

右十一味擣篩爲末內杏人脂中研調篩度蜜和丸每服食後少時酒飲任性初服七丸如梧子以氣宣下洩爲度忌生葱大醋　外臺卷六葉四十九至五十上

惡心

白朮丸療惡心數吐水不多能食少心力者方

白朮　乾薑　人參　厚朴炙　桂心各八分○案原作各六分據此本改　細辛　茯苓　當歸　茯神　枳實炙　五味子　附子各六分炮　吳茱萸六分　遠志五分去心　旋復花四分　澤瀉五分

右十六味擣篩蜜和爲丸如梧子酒服二十丸日再服加至三十五丸忌桃李雀肉大酢生菜生葱豬肉冷水　外臺卷八葉三十四

延年秘録卷十九

脚氣

茯苓飲主脚氣腫氣急上氣心悶熱煩嘔逆不下食方

茯苓三兩　紫蘇葉三兩　杏人三兩去尖皮碎○案原脫去至碎四字據此本補　橘皮三兩　升麻三兩　柴胡三兩　生薑四兩　犀角二兩屑　檳榔十二枚并皮子碎

右九味切以水八升煮取二升五合去滓分温三服如人行八里久忌酢物　外臺卷十八葉三十七至三十八上

療得嶺南瘴氣熱煩短氣心悶氣欲絶方

香豉一升　梔子十四枚擘　升麻二兩

右三味切以水四升煮取一升半分爲三服即定也

全漢三國六朝唐宋醫方　栖芬室

嶺南瘴氣面脚腫乍寒乍熱似瘧狀脚腫氣上心悶欬嗽攤緩頑痹方

大麻人一兩綿裹　升麻一兩　射干一兩　菖蒲一兩　甘草一兩炙　麻黄一兩去節　大黄一兩別浸　豉三合綿裹　芒消半兩

右九味切以水六升煮取二升去滓乃內芒消分三服微利一二行解毒熱忌羊肉餳海藻菘菜　外臺卷十八葉五十一上

喉

療喉中熱腫方

鼠粘根切一升

味

右一味以水五升煮取三升去滓分溫三四服忌蒜麵
外臺卷二十三 第二十一下

惡核瘰癧

丹參湯療惡肉核瘰癧諸風氣結聚腫氣諸病並主之方

蒴藋 丹參各二兩 甘草炙 秦艽 獨活 烏頭炮
牛膝各一兩 躑躅花 蜀椒各半兩汗

右九味切以水八升煮取三升溫服一升忌海藻菘菜豬肉冷水

玄參湯主惡核瘰癧風結方

玄參 升麻 獨活 連翹各二兩 木防己 菊花各一兩

右六物切以水八升煮取三升分服一升日三

丹參膏主惡肉結核瘰癧脉腫氣痛方

丹參八分 白歛 獨活 連翹 白及各四分 升麻 蒴藋各六分 防己 玄參 杏人各五分去皮尖

右十味細切以生地黃汁淹漬一宿以鍊成豬膏四升微火煎五上五下藥成絞去滓以摩病處日三四 外臺卷二十三第二十八至二十九

延年秘錄卷末分卷

面藥

面脂方

白朮 茯苓 杜蘅各六分 萎蕤 藁本 芎藭 土瓜根 栝樓各五分 木蘭皮 白殭蠶 蜀水花 辛夷人 零陵香 藿香各四兩 菟絲子八分 梔子花 麝香酒浸綿裹 鷹屎白各三分 冬瓜子人五分 桃人五合令碎並 白蠟三兩 羊脂腎邊者一升 豬脂三升水浸七日日別易水 豬胰一具 白附子四分

右二十五味並細切酒二升取豬胰桃人冬瓜人綿裹內酒中挼令消絞取汁用漬藥一宿別煎豬脂令消去滓以鵝脂羊脂白蠟於鐺中用綿裹內鐺微火煎三上三下藥黃色去滓待澄候凝內鷹屎末攪令勻以塗面

妙

又方

防風 萎蕤 芎藭 白芷 藁本 桃人去皮 白附子各六分 茯苓八分 細辛 甘草 零陵香各二分 當歸 栝樓研各四分 蜀椒五十粒 鸕鶿屎 冬瓜人各三分研 麝香一分

右十七味酒浸淹潤一夕明日以綿薄寬裹之以白鵝脂三升羊脂三升並鍊成者以煎之於銅器中微火上煎使之然沸○案原脫然字據宋本與第本補 勿使焦也乃下之三上

看白附子色黄膏成去滓又入鐺中上火内麝香氣出
仍麝香更以綿濾度之乃内栝樓人桃人冬瓜人等脂
并鷹屎鸕鷀屎粉等攪令調膏成待凝以瓷器貯柳木
作槌子於鉢中研使輕虛得所生光研之無度數二三
日研之方始好唯多則光滑任用 外臺卷三十二葉六至七下右二方无卷数
洗面藥方
萎蕤 商陸根 栝樓 杜若 滑石各八兩 土瓜根
芎藭 辛夷人 甘松香各三兩 黄瓜樓五枚去皮 白茯苓
白芷一斤 木蘭皮 零陵香各三兩 麝香二兩 葦豆一升 冬瓜
人二升去皮 猪蹄三具

全漢三國六朝唐宋醫方 栖芬室

右十八味擣爲散和葦豆以水桃人冬瓜人黄瓜樓子
令碎 ○案令上原有擣之二字據宋本與實本[redacted]刪 以猪蹄汁中挼令散和藥
○案原脱以字據與寶本補 和藥作餅子暴乾擣篩更和猪蹄汁又
捻作餅更暴乾汁盡乃止擣篩爲散稍稍以洗手面妙
外臺卷三十二葉八 右方无卷数
去風令光潤桃人洗面方
桃人五合去皮
右一味用粳米飯漿水研之令細以漿水擣取汁令桃
人盡即休微温用洗面時長用極妙 外臺卷三十二葉八右方无卷数
頭風

松葉膏療頭風鼻塞頭旋髮落白屑風痒並主之方
松葉切一升 天雄去皮 松脂 杏人去皮 白芷各四兩 莽草
甘松香 零陵香 甘菊花各一兩 秦艽 獨活 辛
夷人 香附子 藿香各二兩 烏頭去皮 蜀椒汗 芎藭
沈香 青木香 牛膝各三兩○案各原作合據宋本改 躑躅花一兩
半斤 並剉
右二十一味㕮咀以苦酒三升浸一宿以生麻油一斗
微火煎三上三下苦酒氣盡膏成去滓濾盛貯以塗髮
根日三度摩之
療頭痒搔之白屑起方

全漢三國六朝唐宋醫方 栖芬室

大麻人三升擣碎 秦椒二升
右二味擣内泔汁中漬之一宿明旦濾去滓温以沐髮
訖用後方白芷一斤雞子三枚芒硝一升三味以水四
升煮取三升去滓停小冷内雞子清及消○案消原作硝據宋本改
攪令調更温令熱分爲三度澤頭覺頭痒即作此之不
過三度永除
療頭風髮落或頭面腫痒白屑方
蔓荊子碎一升 防風三兩 寄生三兩 秦椒一兩 大麻人一升 白芷
四兩
右六味切以水一斗五升煮取一斗去滓以洗頭三四

度差加芒硝一升，六妙 外臺卷三十二葉二十六至二十七右三方並无卷數
療頭風白屑風痒長髮膏方
蔓荊子 附子去皮 澤蘭 防風 杏人去皮 零陵香
藿香 芎藭 天雄 辛夷各二兩 沈香一兩 松脂 白
芷各二兩 馬鬐膏 松葉切 熊脂各一升 生麻油四升
右十七味以苦酒漬一宿以脂等煎緩火三上三下白
芷色黃膏成去滓濾收貯塗髮及肌中摩之日三兩度
差
療拔風衝髮、落生髮膏方
松葉切 蓮子草切 鍊成馬鬐膏 桑根皮切各一升 韭根切

蔓荊子碎三合 竹瀝 猪脂各二升 防風 白芷各二兩 辛
夷人 吳藍 升麻 芎藭 獨活 寄生 藿香
沈香 零陵香各一兩
右十九味以桑根煮汁竹瀝等浸一宿以脂等煎之候
白芷色黃膏成以塗頭髮及頂上日三五度妙 外臺卷三十二
葉三十一上下 右二方无卷數
拔白髮
拔白髮良日
正月四日二月八日三月十二廿三日兩日並得四
月十六日五月二十日六月二十四日七月二十八

日八月十九日九月十五日十月十日十一月十日
十二月十日右並以日正午時拔白不得飲酒食
肉五辛經一拔已後黑者更不變 外臺卷三十二葉三十八右方无卷數
澡豆
澡豆洗手面藥豆屑方
白茯苓 土瓜根 商陸根 萎蕤 白朮 芎藭
白芷 栝樓 藁本 桃人去皮各六兩 皂莢五挺去皮子
屑二升 猪脛三具月暴乾 猪蹄四具治如食法爛煮取汁 麵一斗
右十五味取猪蹄汁拌諸藥等暴乾搗散以作澡豆洗
手面妙 外臺卷三十二葉五十至五十一右方无卷數

小兒
療小兒盜汗方
麻黃根 雷丸 牡蠣熬各三兩 甘草炙二兩 乾薑一兩 粱米
一升
右六味搗末以粉身汗即止 外臺卷三十六葉二十四 右方无卷數
乳石
論曰乳者陽中之陰石者陰中之陽乳石從來陰陽精伴
處至陰之窠有正陽伏其中正陽之中後在至陰之囊故
陽生十一月甲子後服乳陰生五月甲子後服石陰陽
發明互相爲用而服之皆理於內不泄於表外也夫人膚

盧皆由風寒腐人全躰常須含象理之有無則禍害不生
乖於時候則危殆立至竊覽古法皆云四月服石此謂淳
學不曉由來按閒承開服石會四四月雖閑而未平六月
謂得寒之弄他皆倣此當以不全实其府不全虛其藏予
入風之道無所滞焉哉有乘觸成痾飲食發疾今并倫次
詳而行之舊論曰○案自舊論曰已下原書提行惟此事本之下有舊字而論上无舊字蓋自舊
論曰已下均為定年秘錄復其舊錄之文後人為之提行今連屬之神農桐君深達藥性所
以相反畏惡備於本草但深師祖學道洪道洪所傳何所
依據云
鍾乳動术令人頭痛目疼术動鍾乳則胷塞短氣海蛤動
乳則目疼氣短雖患不同其療一矣次與上患相忌速服
蔥白豉湯其五石大散自後人發動將療亦依古法乃云
鍾乳與术更互相動本草既無成文但學者穿鑿今但依
頭疼目痛胷塞氣短證候速服蔥白豉湯方
蔥白切一斤 香豉三升綿裹 吳茱萸一升 甘草一兩炙切○案原作三兩
據此事本改
右四味以水一斗半先煮蔥白澄清取八升內藥煮取
三升分三服訖令人按摩搖動口中嚼物然後仰卧覆
以暖衣汗出去衣服湯熱歇即便冷淘飯燥脯等物任
意食之

甘草三兩炙 桂心二兩 豉二升 蔥白半斤○案原作半兩據此事本改
右四味合服如上法若服此已解肺家猶有客熱餘氣
復服桂心湯方
桂心 麥门冬去心各三兩 人參 甘草炙各二兩 蔥白半斤 豉
二升
右六味合服如前法
防風細辛動硫黃令人煩熱脚疼腰痛或嗔忿無常或下
痢不禁防風細辛能動硫黃而硫黃不能動彼始覺發便
服杜仲湯方
杜仲三兩 枳实炙 甘草炙 梔子人十四箇○案箇原作枚據此事本改
李核人去皮各二兩 豉二升
右六味合服如上法若不解復服大麥奴湯方
大麥奴四兩○案兩下原衍一字據此事本刪 甘草炙 人參 芒硝
桂心各二兩 麥门冬去心半斤
右六味合服如上法若服此已解脾腎猶有餘熱氣或
次復服人參湯方
人參 乾薑 甘草炙 當歸各一兩 附子炮一枚
右五味合服如上法
附子白石英兩更相觸若白石英先發令人煩熱腹脹若
附子先發令人嘔逆不食或口噤不開或言語難手足酸

痰初覺宜服生麥门冬湯方

生麥门冬三兩去心○案原作四兩據照寧本改 甘草二兩 麻黄二兩去節 豉二升

右四味切先以水一斗煮麻黄掠去沫訖內諸藥煮取三升分三服之訖○案訖照寧本作別 若按摩取汗候藥氣散溫飯將菜脯等任食若熱未退更服大黄湯方

大黄三兩別漬 甘草二兩炙 梔子二十九枚擘 豉二升

右四味切以水九升煮甘草梔子取二升半然○案然下原有後字據照寧本刪 下大黄盃三四沸去滓分三服得下泄止○案泄原作便據照寧本改 不下當更服一劑若煩熱加細辛一兩若

熱勢未除視腕高而患渴復服桔樓湯方

生桔樓 大麥奴四兩 甘草二兩炙 蔥白半斤 豉二升

右五味合服如上法稍稍一合○案原作一兩合據照寧本改 服之隨仍得一升許便可食少麋動熱○案熱照寧本作口 若已解胃中有餘熱復服芒硝湯方

芒硝 桂心各二兩 通草 甘草炙各三兩 白朮一兩 大棗二十擘○案擘原作枚據照寧本改 李核人二十一擘去皮

右七味合服如上法若腹脹去芒硝加人參二兩

人參動紫石英令人心急而痛或驚悸不得臥或恍惚忘誤失性發狂或惛惛欲眠或憒憒喜嗔或瘥或劇乍寒乍熱或耳聾目暗又防風雖不動紫石英而紫石英猶動防風爲藥中亦有人參緣防風動人參轉相發動令人心痛煩熱頭項強後覺發宜服麻黄湯方

麻黄二兩去節 人參一兩 甘草炙二兩 蔥白切一升 豉一升 大麥奴一把

右六味切以酒五升湯三升煮取三升分三服良

解服人參湯法

人參三兩 細辛一兩炙 白朮二兩 桂心二兩 豉三升

右五味以水一斗煮取三升去滓分三服若腹盛加大黄黄芩梔子各三兩

全漢三國六朝唐宋醫方　栖芬室

若忘誤狂發猶未除服麥门冬湯方在後礜石發下○案發照寧本作法

若心有餘熱氣更服人參湯方

人參 防風 甘草炙各三兩 桂心二兩 生薑切 白朮各二兩○案二字原缺作口據宋本改

右六味合服如上法

桔梗動赤石脂令人心痛寒噤手腳逆冷心中煩悶赤石脂動桔梗令人頭痛目赤身體壯熱始覺發宜溫清酒飲之隨能否○案否原作解據照寧本改 須酒勢行則解亦可服大麥麨方

大麥麨令汗出燥止勿令大焦舂去皮細擣篩以冷

水和服之入審亦佳

礬石無所偏對發則令人心急口噤骨節疼或節節生瘡痒洗太過○案洗原作食 發則多壯熱以冷水洗浴然後用生熟湯五石六灌之食少煖食飲少熱酒行步自勞即服麥门冬湯方

麥门冬去心半斤 豉二升 葱白切半斤

右三味以水七升煮取三升分三服覆煖衣汗出即差一法加甘草三兩人參一兩半千金又有桂心二兩云始覺發即服葱白豉湯用葱白半斤豉二升甘草二兩炙三味以水六升煮取二升半分三服若散發身體卒生瘡即服麥门冬湯外臺卷三十七葉十九至二十三 右論并方並未詳卷數

鍾乳散主補虛勞益氣力消食法

防風 人參各一兩 鍾乳研二分 細辛半分 桂心二銖 乾薑一銖

右六味爲散分作三貼每晨溫酒服一貼食時服一貼食時進不用過飽亦不得過飢常令飲酒使體中薰薰有酒氣若熱煩以冷水洗手面不用熱食亦不得洗浴忌法如常 書○案忌法如常四字原小書細注今據例改大書 外臺卷三十七葉八上

纂要方

《纂要方》解題

《纂要方》為唐·崔知悌撰。崔氏為許州鄢陵（今河南）人，高宗時任中書侍郎、戶部尚書。對骨蒸病研究頗深，指出該病『無問長少，多染此疾；嬰孺之流，傳注更苦。其為狀也，髮乾而聳，……雖目視分明，而四肢無力，或上氣少食，漸就沉羸，縱延時日，終於溘盡。』著有《骨蒸病灸方》一卷、《纂要方》十卷、《產圖》一卷，均佚。佚文可見於《外臺秘要》、《千金方》等醫籍。

關於《纂要方》一書的作者，《舊唐書·經籍志》載：『崔氏纂要方十卷崔知悌撰』；《新唐書·藝文志》載：『崔氏纂要方十卷崔行功』。二書記載作者不同，一為崔知悌，一為崔行功。日人丹波元胤在《中國醫籍考》中考證，《纂要方》作者應為崔知悌。今從之。

范行準輯佚本系從《外臺秘要》、《千金方》等書中輯出，條文下標明佚文出處，有校勘注文，收録方劑約五五〇首，分十卷。卷一為傷寒、天行、諸黃上，收方劑四十九首；卷二為諸黃下、霍亂，收方劑十五首；卷三為嘔、盜汗、諸痢、蟲、疳、消渴上，收方劑三十六首；卷四為消渴下、諸瘧、心腹痛、寒疝、胃反、風疹、癧瘍、白癜風、眼、耳、鼻、牙、唇、諸瘻、咽瘡、胡臭、五痔、諸淋、大小便不通、尿血、中惡、猝魘、鬼擊、屍厥、代指、疣目，收方劑一〇六首；卷五為毒腫瘰癧、九瘻、癰疽、諸蟲、狐刺、湯火、漆瘡、月蝕瘡、甲疽、丁腫、毒腫、魚臍瘡、丹毒、瘑瘡、癬、蟲傷、狂犬咬，收方劑七十三首；卷六為咳嗽、中風、風驚、癇、頭眩、腳氣、水腫，收方劑六十一首；卷七為痃癖、癖、五蒸、灸骨蒸法圖、伏連、疰、鬼氣、無辜，收方劑二十九首；卷八為勞傷，收方劑十二首；卷九為諸瘕、面脂、頭風、澡豆、口脂、造胭脂法、造水銀法、鹿角桃花粉方，收方劑十三首；卷十為求子、妊娠、逆產、橫產、子死腹中、胞衣不出、下乳汁方、產後諸疾，收方劑七十首。

范氏於十卷之後，又有卷十之上，內容為產乳序論、年立成圖法、十二月立成法並圖、推日遊法一首、體玄子為產婦借地法、日曆法、安置產婦法、產難、產暈、小兒初生將護法、小兒變蒸論、小兒藏衣法、浴兒法、剃兒頭法、哺兒法、攘謝法、小兒諸病，收方劑六十一首；卷十之下，內容為血瘕、陰蝕、陰癢痛，收方劑十首。最後有『《纂要方》未分卷』，收録沒有標明卷數的佚文，主要是諸病雜方，收方劑十首。從內容來看，卷十之上與卷十之下可以並入卷十。

○序例

藥品

市門土捻爲丸小兒於苦袜中作白龍之兒 柯刊經史大觀本草卷四葉四十一下陳藏器本草市門土條

東都□□此住作柳撰方之多不錄今上文所引蓋藏器櫽括崔氏之文也

地衣草服之令人明目 大觀本草卷六葉九十三上地衣草條陳藏器本草引

螳音當 螳蟷當主丁腫爲上 大觀本草卷二十二螳螂條陳藏器本草引

丁後

丁工川

纂要方卷一

傷寒

療傷寒五六日中風往來寒熱胸脇苦滿嘿嘿不欲飲食心煩喜嘔或胷中煩而不嘔或渴或腹中痛或脇下痞堅或心下悸小便不利或不渴外有微熱或欬小柴胡湯方

柴胡八兩 半夏洗，半升。○案升原作斤，據宋本改 生薑 黄芩 人參 甘草炙，各三兩 大棗十二枚，擘

右七味切，以水一斗二升煮取六升，去滓更煎取三升，溫服一升，日三服。但胸中煩而不嘔者去半夏人參加括蔞實一枚；若渴者去半夏加人參合前成四兩半、括蔞根四兩；若腹中痛者去黄芩加芍藥三兩；若脅下痞堅者去大棗加牡蠣○案蠣原作礪，據宋本改六兩；若心下悸小便不利者去黄芩加茯苓四兩；若不渴外有微熱者去人參加桂心三兩，溫覆取微汗；若欬者去人參大棗生薑加五味子半升、乾薑二兩。忌羊肉、餳、海藻、菘菜。程衍道朝

經餘居刊本外臺秘要卷一葉二十五至二十六右方原出千金翼云崔氏同

療少陰病二三日至四五日腹痛小便不利下利不止而便膿血桃華湯方

赤石脂一斤半，一半全用，一半篩末 乾薑一兩，切 粳米一升

右三味以水七升煮取米熟去滓服七合〇案服原作取據宋本熙寧本改内赤石脂末一方寸匕日三服 明程衍道經餘居刻本唐王燾外臺秘要方卷一葉二十五上右方原出千金翼云崔氏同

傷寒脉浮發熱無汗其表不解者不可與白虎湯渴欲飲水無表証者白虎湯主之方

知母六兩 石膏一升碎綿裹 甘草三兩炙 粳米六合

右四味切以水一斗二升煮取米熟去米内藥煮取六升去滓分六服日三服忌海藻菘菜 外臺卷一葉二十七右方原出千金翼云崔氏同

療傷寒始得一二日方

便可灸頂三壯又灸大椎三壯各加至五炷〇案炷原作壯據宋本改益良用之驗大椎平肩斜齊高大者是也例不得便頃少取之則非也上接項骨下肩齊在椎骨節上是餘穴盡在其下凡灸刺不得失之毫釐 行準案此下原有大椎已下今崔氏不定高下量小大寸十字疑出王燾案語故刪之又案此方小注云黃帝鍼灸經

療傷寒一日至三日可發汗度瘴散方

麻黃十分去節 桔梗 蜀椒汗 細辛 白术 吴茱萸

防風各四分 烏頭炮 乾薑 桂心各五分

右十味擣篩為散溫酒服方寸匕溫覆取汗或數服得汗乃止若汗出一二日而輕者服此藥皆得汗解若得

全漢三國六朝唐宋醫方 栖芬室

便重者服不能解也然可以二大豆許著鼻孔中覺燥涕出一日可三四著必愈兼辟天行病忌豬肉生葱生菜桃李雀肉等

療傷寒勅色惡寒發热體疼發汗神丹丸方

人參五分 烏頭四分炮 半夏洗五分 茯苓五分 朱砂一分研 附子四分炮

右六味擣為末蜜和丸如大豆每服三丸生薑湯下發汗出令體中濈濈然如汗未出更以熱粥投之令汗出若汗少不解復如前法若得汗足不解當服桂枝湯此藥多毒飲水解其热愈周護軍子期自說天行用之甚良故記之忌豬羊肉大酢生血等物〇案此事本无物字

療傷寒服度瘴散而不汗出者便作葱豉湯方

葱十四莖 豉一升綿裹

右二味以水三升煮取一升頓服溫暖〇案原作煖覆據宋本改取汗出勝度瘴散也

療傷寒服葱豉湯不得汗可服葛根湯方

葱白十四莖 豉一升綿裹 葛根三兩切

右三味以水五升煮取二升分為再服溫覆取汗止〇案原脱止字據宋本熙寧本補汗不出更服余時用此一服輒汗略不再服救數十人甚効

療傷寒前軍府直吏周虎（○案小島氏據本吏作史一本作史）服葛根湯再服不得汗余更視之甚惡寒而拘急更思作麻黃湯以解之方

麻黃二兩去節　葛根三兩　葱白十四莖　豉一升綿裹

右四味切以水七升煮取二升半分三服虎再服快汗愈其疹與周虎相似者服之皆汗十餘人差

療傷寒阮河南蒸法（○案河原作何據宋本改）

薪火燒地良久掃除去火可以水小灑取蠶沙若桃葉桑柏葉諸禾糠及麥麩（○案原作麪此字本作麩據宋本改）皆可趣（○案趣原作取據宋本改）用易得者牛馬糞亦可用但臭耳桃葉欲落時可益收取乾之以此等物著火處令厚二三寸布席臥上溫覆用此發汗汗皆出若過熱當細審（○案細審此宋本作審細）消息大熱者可重席汗出周身輒使（○案使原作便據宋本改）止當以溫粉粉身勿令遇風

療傷寒三五日疑有黃則宜服此油方

取生烏麻清油一盞水半盞以雞子白一枚和之熟攪令相得作一服令盡

小前胡湯療傷寒六七日不解寒熱往來胸脅苦滿默默不欲飲食心煩喜嘔寒疝腹痛方

前胡八兩　半夏半升洗　生薑五兩　黃芩　人參　甘草炙各三兩　乾棗十二枚擘

右七味切以水一斗煮取三升分四服忌羊肉餳海藻菘菜

療傷寒或始得至七八日不大便或四五日後不大便或下後秘塞者承氣湯方

厚朴炙　大黃各三兩　枳實六片炙

右三味切以水五升煮取二升體強者服一升羸者服七合得下必效止

若胃中有燥糞令人錯語正熱盛亦令人錯語若秘而錯語者宜服承氣湯通利而錯語者宜服下四物黃連除熱湯（○案物原作味據宋本改）承氣湯舊用芒消余以有毒故去之數年安穩得下良既服湯亦恐外用生薑兌（讀作銳下同）使必去燥糞若服湯兼兌而並不得下者可依本方加芒消一兩（○案方下宋本並無加字）

薑兌法

削生薑如小指長二寸鹽塗之內下部中立通

又方

以豬膽灌下部用亦立通

前軍督護劉車者得時疾三日已汗解因飲酒復劇苦煩悶乾嘔口燥呻吟錯語不得臥余思作此黃連解毒湯方

全漢三國六朝唐宋醫方　栖芬室

黃連三兩 黃芩 黃蘗各二兩 梔子十四枚擘

右四味切以水六升煮取二升分二服一服目明再服進粥於此漸差余以療凡大熱盛煩嘔呻吟錯語不得眠皆佳傳語諸人用之亦効此直解熱毒除酷熱不必飲酒劇者此湯療五日中神効忌豬肉冷水

大前胡湯療傷寒八九日不解心腹堅滿身体疼痛內外有熱煩嘔不安方

前胡半斤 半夏半升洗 生薑五兩 枳實八片炙 芍藥四兩 黃芩三兩

乾棗十二枚擘

右七味切以水一斗煮取三升分四服日三夜一服忌

羊肉餳等物

凡少陰病寒多表無熱但苦煩憒默默而極不欲見光有時腹痛其脉沈細而不喜渴經日不差舊用四順湯余根其熱○案根原作怪據宋本改不甚用也若少陰病下利而體猶有熱者可服黃連龍骨湯若已十餘日而下利不止手足徹冷及無熱候者可服增損四順湯方

甘草二兩炙 人參二兩 龍骨二兩 黃連 乾薑各一兩○案一原作二據宋本改

附子中形者一枚炮去黑皮

右六味切以水六升煮取二升分再服不差復作甚良

若下而腹痛加當歸二兩嘔者加橘皮一兩忌海藻菘

療傷寒五日以上宜服下　刪

菜豬肉冷水

療少陰病二十日後下不止可服陟厘丸。（藥重原作蘧，據宋本改，下同）

浩京方

陟厘四兩（不用鹹者）　當歸四兩　漢防已三兩　黃連三兩　紫石英三兩（別擣末研）（葉三原作二，據宋本改）　豉三升　厚朴二兩（炙）　苦酒五升

右八味切以二升苦酒漬防已一宿出切炙之燥復內苦酒中盡止又以三升苦酒漬豉一宿小蒸之研絞取汁擣下篩諸藥以酒豉汁和之丸如梧桐子大冷漿水服二十丸，丶極燥乃可服之忌豬肉冷水（外臺卷一葉二十八至三十三下）

療傷寒病啘不止甘草湯方兼主天行

甘草三兩（炙）　橘皮三兩

右二味切以水五升煮取一升去滓頓服之日三四服取差止忌海藻菘菜（外臺卷二葉十一右方原出深師，云崔氏同）

療傷寒衄鼻熱毒去血若去數升者勿療自住若為去血不自住者外以飛雪湯洗內以苦參湯療之飛雪洗之湯方兼療天行

麻黃三兩（去節）　石膏三兩（碎）　芫花一兩（熬）　大黃二兩

右四味切以水一斗半煮取七升去滓洗冷披髮仰臥因以湯淋其額趣令血住止勿何下臥及坐也湯中有

芫花壞人眼勿近之。

療衄鼻苦參湯方

苦參三分 黃連二兩 梔子二七枚擘 大黃一兩 地黃一兩生乾者

右五味切，以水五升煮取一升半，去滓，分再服。吾其年

已療數十人，無不差者。都下地黃難得，遇無，便闕亦

差。忌蕪荑、豬肉、冷水。一方更用石榴花半兩。外臺卷一葉十六至十七行。準案：右二方

據宋本緝明刊誤繫花湯、麥門冬湯二方

療傷寒手足熱瘡欲脫方

取羊屎煮汁以淋之，差止。亦療時疾陰囊及莖腫，亦

可煮黃蘗洗之。外臺卷二葉二十四

療傷寒熱盛小便不利滑石湯方，兼療天行

滑石二兩研 葶藶子一合熬

右二物以水二升煮取七合，去滓頓服之。

又方

擣生葱傅臍下橫文中，燥易之。案：燥下原有則字，據宋本刪

瞿麥湯方。案：瞿原作矍，據宋本改，下同

瞿麥三兩 甘草三兩炙 滑石四兩 葵子二合 石韋三兩去毛令淨盡

右五味切，以水八升煮取二升半，分三服。忌海藻、菘菜

外臺卷二葉三十上

療傷寒後赤白滯下無數阮氏桃花湯方

赤石脂八兩，冷多白滯者減四兩。案：原作加四兩，據宋本熙寧本改 粳米一升 乾薑四兩，冷多白滯者加四兩，切

右三味以水一斗煮米熟湯成，去滓，服一升，不差復作。

熱多帶赤，冷多則帶白。

療傷寒熱利。案：利宋本作痢 黃連丸方

黃連三兩去毛 當歸三兩 乾薑二兩 赤石脂二兩切

右四味擣篩，蜜和丸如梧子大，服三十丸，日三。叔尚書

以療熱痢，是崴傳與東都當方諸軍營，及夏日戍人。案：戍原作成，據宋本改

發者數千餘人，余時亦復用之，亦佳。但時用

之不及諸湯速耳，當服百丸許乃斷。忌豬肉、冷水。外臺卷二

全漢三國六朝唐宋醫方　栖芬室

葉三十四

療傷寒勞復鼠矢湯方。案：矢原作屎，據宋本熙寧本改

梔子二七枚擘 豉五合 鼠屎二七枚兩頭尖者

右三味以漿水二升煮取一升，去滓頓服，數試異驗。外臺卷二葉四十四至四十五

療勞復大青龍湯方

取雞子空殼碎之，熬令黃黑，擣篩，熱湯和一合服之。外臺卷二葉四十二右方名出深師，崔氏同

治傷寒留飲宿食不消駃豉丸方

豆豉一升 巴豆三百枚，今用二百枚 杏人六十枚 黃芩 黃連 大

黃 麻黃各四兩 芒消 甘遂各三兩

右九味末之以蜜和丸如大豆服二丸不得下者增之

此黃素方。案此至方四字據宋匡校注補影刻北宋本原作思邈千金要方卷九葉二十五上

天行

瘵時行數四日而大下。案原脫四字據宋本照宋本補 熱痢時作白通

諸藥多不得止吾思舊方多療傷寒後下痢耳未有尚在

在數日便藥除熱止下者也四順湯熱白通苦溫故吾思

此作湯以救數十人兼主傷寒黃連龍骨湯方

黃連三兩止利除熱 黃蘗三兩止利除熱 熟艾如鷄子一枚除熱毒止利 龍骨二兩止利除熱

右四味切以水六升煮取二升半分三服無不斷者忌

豬肉冷水

其年時行四五日大下後或不下皆患心中結滿兩脅痞

塞胸中氣急厥逆欲絕心起胸高。案原作心胃高起此本作心起高胸據宋本改

手不得近不過二三日輒便死殁諸醫用瀉心湯余用

大小陷胸湯並不得療重思此或是下後虛逆而氣已不

理而毒復上攻毒氣相搏結於胸中縱不下者毒已入胃

胃中不通毒還衝上復搏於氣氣毒相激故致此病療之

當先理其氣次下諸疾思與增損理中丸方

人參二兩 白朮二兩 甘草二兩炙 乾薑六分炮 加栝樓根二兩。案原脫加字據宋本補 枳實四枚 茯苓二兩 牡蠣二兩熬

右八味末之以蜜和為丸服如彈子一丸。案子字宋本匡寅本並訣作口

熟水下不歇復服餘時用此効的神速下喉即折

續復與之不過服五六丸胸中豁然矣用藥之速未嘗

見此然渴者當加栝樓不渴除之下者當牡蠣加不下

勿用余因以告領軍韓康伯右衛毛祖仲光祿王道豫

靈臺郎顧君苗著作商仲堪諸人。案商原作啇據宋本改 並悉用

之咸歎其應速于時枳實乃為之貴難者曰傷寒熱病

理中溫藥今不解之以冷而救之以溫其可論乎余應

之曰夫今詠時行始於項強勅色。案彊原作殭據宋本改 次於

失眠發熱中於煩躁思水後於生瘡下痢大齊於此耳

忌海藻菘菜酢物桃李雀肉等

阮河南療天行七八日熱盛不解艾湯方

苦酒三升 葶藶子二合熬搗 生艾汁取一升無生艾熟艾乾艾亦可用無艾可艾根搗取汁

右三味煎得一升頓服愈若有牛黃內一刀圭尤良此

宜療內有大熱也阮河南曰療天行凡除熱解毒無過

苦醋之物故多用苦參青葙艾葶藶苦酒烏梅之屬此

其要也夫熱盛非苦醋之物則不能愈熱在身中既不

時治治之又不用苦酢之藥如救火不以水必不可得

全漢三國六朝唐宋醫方 栖芬室

此

脫免也又曰今諸療多用辛甜薑桂人參之屬此皆貴
價難得常有此行求之轉以失時而苦參青葙葶藶子
艾之屬所在盡有除熱解毒最良勝於向貴價藥也前
後數參詳用之得病內熱者不必按常藥次也便以青
葙苦參艾苦酒療之但稍與促其間耳無不解外臺卷三葉八至九
療天行數日或十許日而表不解心下有水熱毒相搏遂
嘔時復有欬者增損阮氏小青龍湯方
麻黃二兩去節 芍藥二兩 桂心一兩 甘草二兩炙 細辛一兩
右五味切以水六升煮取二升溫服七合阮本湯方等
分雖未嘗用嫌其太溫余增損其分兩以療十餘人皆
愈忌海藻菘菜生葱生菜等外臺卷三葉二十二至二十三

療天行熱毒攻手足方
豬蹄一具去毛劈碎合葱白一握切以水一斗煮熟
去滓內少鹽以漬之外臺卷三葉三十五
療天行病腹脹滿大小便不通滑石湯方
滑石十四分研 葶藶子一合紙上熬令紫色搗
右二味以水一大升煎取四合頓服兼搗葱傅小腹乾
即易之効外臺卷三葉三十六右方原出集驗云崔氏同無大黃案集驗原有大黃二分切作三味
療煩躁而渴不止惡寒但熱盛者○案但原作仍據宋本既審本改竹葉
湯常用亦佳不徒天行凡虛羸久病及瘥後皆上淡熱者○案淡原作痰據宋本既審本改服之皆妙方
甘草二兩炙 棗十五枚擘 半夏一兩洗 芍藥一兩 前胡三兩 黃芩一兩
小麥五合 人參二兩 粳米一升 知母二兩 麥門冬四兩去心 栝樓一兩
生薑四兩 竹葉一把須以竹篠飲代水煮湯不用其葉○案篠原作蓧據宋本改下同
右十四味切以竹篠飲一斗五升煮取五升分五服○案原作三服據宋本改若非天行而虛羸久病背上痰熱○案上原作生據宋本既審本改亦可服之加黃耆二兩除黃芩減知母一兩除
栝樓用之大効忌羊肉海藻菘菜餳外臺卷三葉四十至四十一

諸黃上

療黃家無藥者可依此方

取柳枝三大升以水一斗煮取濃汁攝半升○案攝既審本作弱一服令盡
療黃兼主心腹脹方○案原脫脹字據小品方校引本草補
蔓菁子數一大合揀使令淨○案原脫數字使字據既審本補
右一味擣碎熟研以水一升更和研濾取汁可得一大
盞頓服之少頃自當轉利或亦自吐腹中便寬亦或得
汗便愈外臺卷四葉十六上
療黃疸年六十以上方
茅根一把細切○案原脫細切兩字據既審本補 豬肉一斤
右二味合作羹盡一服盡當灸臍上下兩邊各一寸半

一百壯手魚際白肉側各一灸隨年壯

療黃疸方

苦胡蘆瓤如大棗許

右一物以童子小便二合浸之三兩食頃取兩酸棗許汁分內兩鼻孔中飾節候與上方同此未常用乃勝瓜蒂散〇案小品氏于云案証類附方引傷寒類要文與此同鼻孔中下有病人深吸氣及黃水出良十字因以飾節候與上方同云云則王刺史之文而上瓜方蓋指千金翼瓜丁散也 外臺卷四葉二十二上右二方未詳卷數

療黃疸百藥不差者方

驢頭一枚煮熟以薑虀啖之并隨多少飲汁 外臺卷四葉二十一右方原出集驗云崔氏同

療男子女人黃疸病醫療不愈身目悉黃食飲不消胃中脹熱生黃衣在胃中有乾屎使病爾方

以成煎豬脂一小升溫熱頓盡服之日三燥屎下去乃愈 外臺卷四葉二十二右方原出延齡云崔氏同

療黃疸身體面目盡黃茵蔯湯太醫校尉史脫方

茵蔯蒿三兩 黃連二兩 黃芩三兩 梔子十四枚擘〇案原脫擘字據此本補

大黃一兩 甘草一兩炙 人參一兩

右七味切以水一斗煮取三升分三服忌豬肉冷水海藻菘菜〇案原脫忌至菜九字據此本補 外臺卷四葉二十四至二十五上

療黃疸者一身面目悉黃如橘柚暴得熱外以冷迫之熱因留胃中生黃衣熱熏上所致方〇案熏此本作重

豬脂一升

右一味成煎者溫令熱盡服之日三燥屎當下下則稍愈便止 外臺卷四葉二十三右方原出肘後云崔氏同

黃家日晡發熱而反惡寒此為女勞得之膀胱急小腹滿身體盡黃額上反黑足下熱因作黑疸大便必黑腹臚脹滿如水狀大便黑溏者此女勞之病非水也腹滿者難療

消石礬石散主之方

消石熬黃 礬石燒令汁盡

全漢三國六朝唐宋醫方 栖芬室

右二味等分搗絹篩以大麥粥汁和服方寸匕日三重衣覆取汗病隨大小便去小便正黃大便正黑也大麥則須是無皮麥者 外臺卷四葉二十九右方原出仲景傷寒論云崔氏同

療黃疸變成黑疸者多死急治之方

取土瓜根汁服一小升平旦服至食時病從小便去則愈不忌先須量病兒氣力〇案兒原作人據此本改不得多服力衰則起不得 外臺卷四葉三十右方原出肘後云崔氏同

瓜蒂三味散〇案此據許仁則方所據之名

瓜蒂七枚 丁香七枚 赤小豆七枚

右藥搗篩末取如大豆分吹兩鼻孔中須臾當出黃水

正以煮蘗汁及生黃良亦可以新汲水和一方寸匕与黃人服或利或吐、利所出亦为煮黃蘗汁天行用此療同 外台卷四葉三十五右方出許仁則云亦与崔氏同

纂要方卷二 諸黃下

茵蔯丸療瘴氣時氣及黃病瘖瘧等方

茵蔯二兩 大黃五兩 豉五合熬 常山三兩 梔子人二兩 鼈甲二兩炙 芒消二兩 杏人三兩去皮熬 巴豆一兩去心皮熬

右九味搗篩蜜和為丸初得時氣三日內平旦飲服每服一丸丸如梧子大以人行十里久或吐或利或汗如不吐及不利不汗更服一丸五里久不吐利汗則以熱飲投之老小以意量減黃病痰癖○案漢原作痰擣宋本與宋本改時氣傷寒瘴瘧小兒驚熱欲發癇服之無不差者療瘴特神驗有人患赤白痢者服之亦差春初有宿熱依上法服之取吐利當年不憂熱病忌莧菜蘆筍野豬肉生蔥生菜 外台卷三葉十至十一

霍亂

理中丸療三焦不通嘔吐不食并霍亂吐逆下痢及不得痢悉主之方

人參三兩 乾薑二兩炮 白朮三兩 甘草三兩炙

右四味搗篩蜜和丸丸○案原脫丸字據宋本與宋本補如梧子平旦取粥清服五丸日再服一方乾薑三兩忌海藻菘菜桃李雀肉等 外台卷六葉四至五

霍亂臍上築者腎氣動也先療氣理中湯去术加桂凡方
加术者以內虛也加桂者恐作奔豚也理中湯方
人參三兩○案原作二兩據宋本幽事本改 甘草炙三兩 白术三兩 乾薑三兩炮
右四味切以水八升煮取三升去滓溫服一升日三夜
一若臍上築者腎氣動也去术加桂心四兩吐多者去
术加生薑三兩若下多者復用术悸者加茯苓二兩若
病先時渴喜得水者○案先上原脫病字據宋本幽事本補 加术合成四
兩半若腹中痛者加人參合前成四兩半若惡寒者加
乾薑合前成四兩半若腹滿者去术加附子一枚炮去
皮破六片服湯後一食頃飲熱粥一升許汗微出自溫
勿發揭衣被也忌海藻菘菜桃李雀肉等外臺卷六葉六右方原出
仲景之 崔氏同

療霍亂吐痢高良薑酒方
高良薑火炙令焦香每用五兩打破以酒一升煮取
三四沸頓服之療霍亂腹痛氣惡外臺卷六葉八右方原出備急
療上吐下痢者名為溫霍亂方
黃牛屎半大升許取水一大升煮三兩沸和牛屎濾
取汁服半升即止犁牛子屎亦佳無牛處常將乾者
相隨亦好用外臺卷六葉十五右方原出必効亦崔氏同
霍亂蠱毒宿食心腹痛冷氣鬼氣方

極鹹鹽湯三升一味霍乱心腹暴痛宿食不消積冷
煩滿者熱飲一升以指刺口令吐宿食使盡不盡更
刺吐訖復飲三吐住靜止此法大勝諸藥俗人以為
田舍淺近法鄙而不用守死而已凡有此疾○案疾原作痰
據宋本幽事本改即須先用之外臺卷六葉十六右方原出千金亦崔氏同
療霍乱不吐不下食氣急而渴方
木瓜一枚切以水四升煮取二升細細飲之更作吐
不止者亦善若渴唯飲此湯佳根莖亦可用此湯令
人吐外臺卷六葉十六右方原出備急亦崔氏同
療霍亂引飲飲○案飲原作後據宋本幽事本改 輒乾嘔方

全漢三國六朝唐宋醫方 栖芬室

生薑五兩水五升煮取二升半分二服又煮高良薑
飲之大佳外臺卷六葉十八右方原出千金亦崔氏同
療兩臂腳及胸脅轉筋者方
取苦酒三升煮漬氈裹轉筋上令少熱○案令原作合據宋本幽事本
改尤佳又以綿纏膝下至足之外臺卷六葉二十右方原出肘後亦崔氏同
霍乱轉筋入腹不可奈何方
以醋煮青布榻之○案榻原作搨並脫之字據宋本幽事本改補 脚膝冷復
復易之外臺卷二十一葉二十至二十一右方原出千金亦崔氏同
療霍乱先腹痛者法
灸臍上一夫○案原脫一夫兩字據幽事本補 十四壯名太倉在心

厥下四寸更度之外臺

療先洞下者法

灸臍邊二寸男左女右十四壯甚者至三十四十壯

名大腸募也

療先吐者方

灸心下一寸十四壯又并療下痢不止上氣灸五十

壯名巨闕正心厥尖頭下一寸是也

療霍亂神秘起死灸法

以物横度病人口中屈之從心鳩尾度以下灸度下

頭五壯横度左右復灸五壯此三處併當先灸中央

畢更横度左右也又灸脊上以物圍令正當心厥又

夾脊左右一寸各七壯是腹背各灸三處

華佗療霍亂已死上屋喚魂者又以諸療皆至而猶不差

者法

捧病人腹卧之伸臂對以繩度兩肘尖頭依繩下夾

背脊大骨宍〇案宍原作空據宋本改中去脊各一寸灸之百

壯無不活者不謂灸肘椎空囊歸已試數百人皆灸

畢即起坐佗以此術傳其子孫世世皆秘之不傳外臺

右五方並出肘後六崔氏同卷六葉二十一至二十三下

巴豆等三味丸方闕案右方見外臺卷六葉三十六許仁則崔氏以芒消代乾薑方亂不明故闕之

外臺要方卷三

噦

療患嘔人參湯方

人參一兩 胡麻人八合令香 均 橘皮二兩 枇杷葉半斤拭毛炙〇案原作炙炙據熙寧本刪

右四味切以水一斗煮枇杷葉取五升汁内人參等三

種煎取三升稍稍飲之外臺卷六葉三十九

盜汗

療盜汗夜睡中即汗汗不休必得風方

麻黄根四兩 小麥各二升

右二味以水一斗二升煮小麥得九升内麻黄根煮之

得三升去滓分為三服常夜服之不過兩劑即止

又方

甘皮 薑各一兩 杏人三兩去尖皮熬 當歸四兩

右四味擣合蜜和丸服如梧子五丸漸漸增之

又方

取死人席緣燒作灰淋汁热洗從頭至足

止汗粉方朱規送

麻黄根 牡蠣熬 敗扇灰 栝樓各三兩 白术二兩

米粉三升

右六味擣諸藥下篩為散和粉攪令調以生絹袋盛用
粉身使日三兩度忌枇杷肉仍灸大椎五六百炷日
灸二七五七任意不限日別灸亦得汗即漸止外臺卷十三葉五十上

諸痢

療水穀痢方

乾薑三分　雞子二枚　小豆二百粒炒令香中食○案原脫中食二字據幽本補
黃連三分

右四味擣篩三味內雞子黃白熟中攪令相得微火上炒
令可丸一服五十丸如小豆大旦以飲服差即停忌食

脂膩生冷豬魚蒜葱○案原脫忌至葱十字據幽本補外臺卷二十五葉三上
冷痢食不消化及有白膿日夜無節度但疑是冷者主之
方○案此擬廣濟引崔氏方同云云方即據廣濟備入

白石脂　乾薑各八分

右二味擣篩為末以湯溲和少許麵作糊和藥併手捻
作丸如食法下不止加乾薑八兩忌如常法外臺卷二十五葉四

治痢無問冷熱赤白久新并痢溫

阿膠二兩炙入吳黃連一兩○案原脫吳字據幽本補　蘗一兩清作清
乾薑二兩入黃無食子二枚久痢腸滑甚者量加至三四枚

右四味擣篩為末以醋錯膠清頓和丸如梧子飲服二
十五丸日再漸加至三十丸老小者以意斟酌禁如常
法一云若冷痢以酒下甚痢以漿飲下外臺卷二十五葉十八至十九

治赤痢黃連丸方

陳倉米四分　黃連四分　乾薑四分

右三味擣篩為末後火炒令色變以內二顆雞子白中
熟和丸如梧子大空腹服五十丸以好無灰酒溫一盞
下之至晚間痢赤色當無白明旦即差更服如前○案原脫重至前四字據幽本補外臺卷二十五葉二十二下

治卒下血不止方

蠶窠中塵一升　黃連五兩　地榆三兩

全漢三國六朝唐宋醫方　栖芬室

右三味擣篩為散酒飲服方寸匕日再服重者夜一外臺卷二十五葉二十四上右方原本出卷數

痢療血數十年方

石灰三大升熬令黃○案熬原作炒據幽本改

右一味以水一斗攪令清澄○案原作澄清據幽本改一服一升
三服止外臺卷二十五葉二十六右方大觀本草附方引之文有異[illegible]

治血痢十年方

石灰三升熬令黃以水一斗攪令清澄一服一升日
三服外臺卷二十五葉三下　大觀本草卷五石灰

馬藺子散療赤白痢腹內疞痛并久水穀痢色白如泔澱

恙主之極重者不過三四日必差方

馬藺子熬一升　地榆根皮八分　厚朴炙八分　熟艾八分　赤石脂
一升　龍骨十分　茯苓十分　當歸十二分○案原脫分字據照寧本補
右八味擣篩為散，服方寸匕，加至四五匕，日再，夜一
白飲服。外臺卷二十五葉三十一至三十二

療下焦虛損，或先見血後便轉○案原脫轉字據照寧本補此為遠血
或痢不痢，伏龍肝湯方

伏龍肝五合竈心土是也研○案原脫竈至也五字據照寧本補　甘草一兩炙　乾地
黃五兩　燒髮灰屑二合　黃芩　牛膝　乾薑　生槲皮○案
照寧本作生槲脉　阿膠各二兩炙
右九味切，以水七升煮七物，取三升，去滓，下阿膠，更煎
取烊，乃下髮分作三服。忌海藻、菘菜、蕪荑。○案原脫忌至荑七字據
照寧本補

療下焦虛寒損，或前便轉後見血，此為近血，或痢下，或不
痢，好因勞冷而發，續斷湯方

續斷　當歸　桔梗　阿膠炙　桂心各二兩　乾薑　乾
地黃　芎藭各四兩　蒲黃一升　甘草二兩炙
右十味切，以水九升煮八物，取三升五合，去滓，下阿膠
更烊，膠烊下蒲黃，分為三服。忌豬肉、海藻、菘菜、生葱、蕪
荑。○案原脫忌至荑十一字據照寧本補　外臺卷二十五葉四十二至四十三右二方並出[illegible]第四卷

全漢三國六朝唐宋醫方　栖芬室

蠱

療蠱方

黃瓜樓根乾者二兩，擣，以淳美酒一升漬，旦去滓。○案
旦字原作一日兩字據照寧本改　溫服之，少時即吐，利蠱即出。○案
原脫出字據照寧本補　後煮粥飲服一兩盞，吐利即斷，不斷即
煮人參、甘草炙、生薑各一兩服之。此根唯南山者好。
外臺卷二十八葉二十四上

犀角丸，療蠱毒百病，腹暴痛，飛尸惡氣腫方

犀角末　羚羊角末　鬼臼　桂心各四錢匕　天雄炮　莽草
真珠研　雄黃研各一兩　麝香半兩研　貝齒五枚燒灰　赤足蜈蚣五枚
炙　射罔如雞子黃三枚○案罔照寧本作肉　巴豆五十枚去皮心熬
右十三味各擣，合篩之，以蜜和為丸，如小豆大，服一丸，
不知，增一丸。卒得腹中痛，飛尸，服如大豆二丸。若惡氣
腫，以苦酒和以塗之，甚良。以絳囊盛，帶之，男左女右臂，
辟惡，可以備急。療蠱為病也。忌豬、雞、蘆筍、生葱、冷水等，如
常法。○案原脫豬至等九字據照寧本補　外臺卷二十八葉二十三至二十四右方並出千金云崔氏同

療蠱毒大神驗方

大戟　桃白皮東引者以火烘之　斑貓去足翅熬等分○案斑原作班據照寧本改
右三味擣篩為散，以冷水服半方寸匕，一服其毒即出，
未出，更一服。蠱並出。李饒州法云奇效。若以酒中得則

以酒服若食中得以飲服之外臺卷二十八葉二十四右方原出必効云崔氏同

斑猫○案原作毛猫本改米一分桃皮大戟各二分和共搗大

米清飲服吐出蟲十日不差服八捻○案肘後作更一服外臺卷二十

八葉二十四至二十五右方原出肘後

在右[illegible]下注

以方入下

療中蠱毒吐血或下血皆如爛肝方

茜根 蘘荷根各三兩

右二味㕮咀以水四升煮取二升去滓頓服即愈又當

自知蠱主姓名外臺卷二十八葉二十六右方原出肘後云崔氏同

以方入上

療中蠱吐血方

雄黃研 丹砂 藜蘆炙各一兩

右三味擣篩爲散旦以井花水服一刀圭當吐蠱毒忌

生血物狸肉 凡蠱有數種而人養作者最多也郡縣

有名章者尤甚今東有句章章安故鄉南有豫章略無

村不有擂○安原脱此字擂蠱事本補餘縣亦有○案原作無縣不尚有擂蠱事本改

不能決此之甚耳乳唯其餘飲食不可噉○案其下原脱飯字擂蠱

事本補乃至目色之已入人類○案入蠱此事本作亦此輩小易療後

有自然飛蠱狀如鬼氣者雖療此諸種得真犀角麝

香雄黃爲良藥人可常帶此亦預防之易有蠱卦文子

產所說並以器皿中蟲爲蠱今省煽○案原作凡擂蠱事本改皿上

安一虫字或作蟲邊大非体也外臺卷二十八葉二十七至二十八右方原出

全漢三國六朝唐宋醫方、栖芬室

第四卷中今移入此卷

療中蠱吐血方

取桑木心剉一斛於釜中以水淹之令上有三寸煮取二斗澄取清又微火煎得五升宿勿食旦服五合則吐蠱 外臺卷二十八葉三十七下 右方原出文仲云崔氏同

療中蠱下血及蠱下羚羊皮湯方 ○案此事本羚作殺

羚羊皮方三寸炙 蘘荷根四兩 苦參 黃連各二兩 當歸 升麻 犀角屑各三兩 ○案原脫屑字據此事本補

右七味切以水九升煮取三升分三服無蘘荷根以茴根代之忌豬肉冷水等物 ○案原脫忌至物七字據此事本補

療中蠱毒瀉血日夜無度腹痛不可忍方

取白蘘荷葉四五枚私內著病人眠卧處席下勿令病人知之若為蠱毒所傷則不肯在上眠即知是蠱毒為病用皂莢三挺炙去皮子打碎用極釅醋四升於甆器中候日正午時漬皂莢又以新白布三尺蓋上布上又橫一口食刀正對病人眠狀下安之至來日午時取藥用蓋藥布濾去滓分三服每服相去如人行十里久若不肯服可將鍼刺兩手大拇指端甲上亦不勞深其鍼且勿拔出病人當自服之藥蠱毒或吐或大便中出除其血即斷腹痛亦除此方用皆驗 外臺

全漢三國六朝唐宋醫方 棲芬室

卷二十八葉三十至三十一

療五蠱毒方

一曰蛇蠱食中得之咽中如有物嚥之不入吐之不出悶亂不得眠心熱不能食方

服馬兜苓根即吐出又服麝香方寸匕亦自消或吐出也

二曰蜣蜋蠱得之背中忽然或哽入咽怵怵如蟲行欬而有血方

服豬肪脂即下或吐或自消也

三曰蝦蟆蠱得之心腹脹滿口乾思水不能食悶亂大喘而氣發方

服車脂半升以來即出 ○案原脫以來兩字據此事本補

四曰科斗蠱同上療法甚驗

五曰草蠱術在西涼以西及嶺南人多行此毒入人咽刺痛求死方

服甘草藍汁即自消

又方

五蠱共一法療之但取產婦胎衣切之 ○案此事本無衣字 暴乾為散水和服半錢匕五毒自消

又方

含水麻嗌汁

又方

五蠱郁服馬兜苓苗似蒲摩草形正直上 ○案興寧本无直字

取雜子大搗為散服半錢匕或云一匕五蠱毒之病

多在喉中常須記之或小醫不識此病言胃冷蚘動

○案興寧本胃作謂无蚘字 或浪稱是注炁剌浪服諸藥枉死

也此由醫生未經歷故也宜令好書別之 ○案原脫好字據興寧本補

外臺卷二十八葉三十二至三十三下

療蠱似蚘方

雄黃研 麝香研

右二味各取大豆許取生羊肺如指大以刀開取雄黃

等末以肺裹吞之 外臺卷二十八葉三十六上 右方原出小品云崔氏同

療腹中有蠱毒令人腹內堅痛面目青黃淋露骨立病變

無常方

爐中取鐵精細研別搗烏雞肝和之丸如梧子大以

酒服三丸日三服甚者不過十日愈微者便愈 外臺卷二

十八葉三十七右 方原出古今錄驗云崔氏同

瘑

療瘑頻用大効方

蚺蛇膽真者研 青木香 石硫黃研 鐵精 麝香各四分

舊用五月五日蝦蟆 麝香臨時分之多少入用緣麝香辟虵毒若先以相和蚺蛇膽即無力也

右六味等分搗篩為散更細研有患取如三棊子和井

花水日再服服訖先令便利了即以後方桃枝熏下部

訖然後取散如二棊子內竹管裏深吹入下部中六日

再老小量減其重者每日一度不用再為之甚良

療痢蟲食下部及五臟方

取桃東南枝細三七枚輕打頭使散以綿纏之又搗石

硫黃為末將此綿纏桃枝撚轉之令末少厚又截一

短竹筒先內下部中仍以所撚藥桃枝熱然熏之 外臺卷三十四葉五十六上下

全漢三國六朝唐宋醫方 栖芬室

晉代之地多五疳蝕人五臟通見脊骨下膿血手足煩疼

四肢無力夜臥煩躁不安面失血色肩胛疼及手足有血而浮

氣或下血乃死治之方 已上據宋臣校注引本書

雄黃 青黛各二兩 苦參三兩 礬石 雌黃 鐵衣 藜

蘆各一兩 麝香二分別研

右八味治下篩以竹管內大孔中酸棗許吹內下部中

日一不過三小兒以大豆許此方極救死 千金方卷十五下葉十八

上右方據千金方補

藥要方卷四　咽痛

[illegible]

療遺溺…方 [illegible]

[illegible]

消渴上

療消渴瘦中焦熱渴方

苦參粉一大斤○案原脫粉字據宋本補　黃連六兩　栝樓五兩　知母五兩

牡蠣粉五兩熬○案原脫熬字據宋本並熙寧本補　麥門冬五兩去心

全漢三國六朝唐宋醫方　栖芬室

右六味並大兩○案原脫並大兩三字據宋本並熙寧本補　各別擣篩為散○案原脫別字據宋本如須少合任量減之擣篩攪使勻○案原脫如至勻十三字據宋本熙寧本補　以牛乳和併手捻為丸如梧子大曝乾日再服飽食訖以漿水下之服二十丸加微利減十丸如食熱麵酒等即加服五丸忌豬肉外其卷十一葉十下

飲水不知休小便中如脂舌乾渴方

黃連五兩　栝樓五大兩○案原脫大字據宋本熙寧本補

右二味擣末以生地黃汁和丸併手丸每食後牛乳下五十丸日再服之忌豬肉外其卷六葉二十上

秘要方卷四　消渴下

療患熱消渴常服有驗方

豉心三兩以釅醋拌蒸乾曝如此者三熬令微黃○案釅原作醶字並脫曝字據宋本熙寧本補

吳黃連三兩○案原脫吳字據熙寧本補

右二味擣篩蜜和為丸每日○案原作日再據宋本熙寧本改　空腹服二十五丸食後又服二十丸又取烏梅十顆以水二小升煎之數沸取湯下前件丸藥如無烏梅以小麥子二升煮取汁替亦得○案原脫替字據宋本熙寧本補

又方

全漢三國六朝唐宋醫方　栖芬室

黃連一斤吳者去毛○案原脫吳者兩字據宋本補　麥門冬五兩去心

右二味擣篩以生地黃汁栝樓根汁牛乳各三合和頓為丸如梧子一服二十五丸飲下日再服漸漸加至三十丸若不頓為丸經宿即不相著也消渴及小便多並是虛損但冷將息即差前件三方崔氏本方中此屬更者故云前件三方○行準案此注文蓋林億等所加　有一方用栝樓黃連並是冷補空腹服忌少腹下冷常喫少許食服之大好忌豬肉蕪荑

療消渴無比方

土瓜根八兩　苦參粉三兩　黃連五兩去毛　鹿茸三兩炙　栝樓三兩　雞膍胵黃皮三十具熬○案膍原作脛據熙寧本改又此藥原在白龍骨下據宋本移此

雄雞腸炙三 牡蠣熬五兩 白石脂研三兩 甘草炙三兩 黄耆三兩
桑螵蛸三七枚炙 白龍骨研五兩
右十三味擣篩爲散一服六方寸匕日再服夜一服以
後藥下之
竹根十兩 麥門冬去心四兩 石膏四兩碎之綿裹〇案原脱碎至裹四字据宋本追字
本補 甘李根白皮三兩
右四味以水一斗二升煮取三升五合以下前件散藥
如雞服可取此藥汁和丸一服六十丸仍還用此藥汁
下之忌猪肉海藻菘菜 外臺卷十一葉二十六至二十七下
諸瘧
療瘧會稽賴公常山湯方
常山三兩 石膏八兩碎綿裹 甘竹葉一把切 糯米一百粒
右四味切以水八升明旦欲服今晚漬於銅器中露置
星月下高淨處橫刀其上向明取藥於病人房門前於
銅器裏緩火煎取三升分三服日欲出一服臨發又一
服若即定不須後服取藥滓石膏裹置心上餘四分置
左右手足心甚驗忌生葱生菜 外臺卷五葉六下
療瘧常山丸方裴右庶匿
常山四分 青木香四分南者 蜀漆一分 牡蠣二分熬〇案熬原作搬据宋本
本改 大黄二分 烏梅一分熬 丹砂二分研 豉二分熬 知母二分 鱉甲

二分炙 麻黄一分去節
右十一味擣篩蜜和爲丸如梧子未發前粥飲服五丸
訖徐吐復須更任食至欲發更服十丸忌莧菜生血物
生葱生菜油膩 外臺卷五葉七上右方出延年云崔氏同
療瘧雞子常山丸方
取雞子一枚斷者〇案原脱者字据宋本補 開頭出黄及白令
盡置小鐺子中又取常山細末量滿前空殼又傾鐺
子中又量白蜜還令滿殼復傾鐺子中三味同攪微
火煎之勿停手傍次可丸則停火梧子次病人午時
發巳時服三十丸欲至發時又服三十丸用飲汁下

全漢三國六朝唐宋醫方 栖芬室

勿吐任吐亦次前服訖更不發者不須服服後禁脂
膩油麵生菜瓜果七日此方勅賜喬將軍服之立效累甚
卷五葉八七至 右方原出必効云崔氏同
蜀漆丸主嶺南瘴氣發作無定積勞似瘧皆主之方
蜀漆 知母 升麻 白薇 地骨皮 麥门冬去心各
五分 烏梅肉 鱉甲炙 葳蕤各四分 石膏八分 甘草炙三分
常山六分 豆豉一合熬
右十三味擣篩爲末蜜和丸如梧子大飲下十丸日再
服加至二十丸此方用無不差加光明砂一兩神良忌
海藻菘菜人莧生葱生菜 外臺卷五葉二十上右方出延年云崔氏同

瘧瘥久遠者不過五六服之未止差常山散方

常山三兩乾漆三兩熬煙盡牡蠣一兩熬桂心二兩○案原作三兩據宋本改

第本橘皮二兩杏人二兩去皮尖熬

右六味擣篩爲散一服方寸匕先發热飲和服若先定

清酒和服之時取未發前一食頃服之棄日唯須晚食

七日內慎如藥法忌生葱生菜外臺卷五葉二十九至三十

療一切瘧大黃丸方

大黃三兩朴消二兩巴豆一兩去皮熬令黑研如泥

右三味擣篩大黃朴消然內巴豆○案然下原有後字據宋本刪以蜜

和擣二千杵丸如梧桐子大米飲下兩丸日二服不斷

再服即差忌蘆笋野豬肉等物外臺卷五葉三十三右方原未著卷數

書瘧法

平旦日未出時閉氣書之先書額上則戴九天次書

兩手心作把九江又書背上從右胛骨下○案胛原作脾據宋

本改向左分作兩行書之一畫九後法南山有一木之下

不流水之中有一魚三頭九尾不食五穀唯噉瘧鬼

急急如律令

又書兩胠心下作後九江

右以前法既不換人又無不差者其有一度書不甚

差可更書之書符必不得脫錯亦不可重點畫不成

也又勿食五辛書瘧法並州滿上人傳云妙不可道

以下二法余用俱效○案自書瘧法以下原作注文今據宋本改大書

又法

令所患人未發前正南北眠頭向南五心并額及舌

上七處閉氣書鬼字則差隨意任東西

又法

總書八行其下七行一準前行通而爲八山題子山

題子山題子山題子準前計更有七行通前爲八行此

符厭瘧鬼一去千里外急急如律令某年某月某州

某縣某鄉某里姓名牒姓名則所患之人也右以手

把符勿開男左女右待過時久然後任開其符仍以火

燒却

全漢三國六朝唐宋醫方　栖芬室

咒瘧法

候病者發日日未出時自執一石於水濱一氣咒云

眢眢圍圍行路兒難捉取瘧鬼送與河官急急如律

令即投石沈於水中勿反顧而去外臺卷五葉三十七至三十八下

心腹痛

療心痛與冷氣痛者特相宜烏頭丸方

烏頭三兩炮附子三兩炮赤石脂三兩蜀椒二兩去目及閉口者汗○案原

作二兩出汗脫去至者六字據宋本熙寧本改刪補桂心二兩乾薑二兩

瘵

右六物擣篩蜜和為丸痛發時溫清酒服三丸如梧子

覺至痛處痛則止若不止加至五六丸以知為度若早

朝服無所覺至午時又服三丸暝又服三丸〇案原脫暝至九◎五字據宋本臨寧本補此方丹陽有隱士出山云得華佗法其藥味同他云〇案原脫他云一兩字據臨寧本補若久心痛每旦服三丸稍

加至十丸盡一劑遂終身不發忌生葱豬肉外臺卷七葉八至九

瘵疰在心腹痛不可忍方

取東引桃枝削去蒼皮取白皮一握以水二大升煮

取半升一服令盡則差乃不定更依前服之無忌

瘵心腹痛不可忍似疰病者或暴得惡疰攪刺欲死桃人

大黃湯

鬼箭羽二兩桃人六十枚去皮尖兩人〇案原脫兩人二字據宋本臨寧本補鬼臼

二兩去皮前橘皮一兩當歸二兩生薑五兩桂心二兩紫胡一兩

朱砂一兩研湯成下原作二兩據宋本改〇案麝香一分研湯成下朴消二兩研湯成下

大黃三兩麤切別浸湯欲熟內之〇案別浸二字原在三兩下至麤切及湯至之七字據宋本臨寧本改補

右十三味切以水九升急火煮取三升溫分三服如人

行相去六七里服但得快利三四行必差忌生葱生血

物外臺卷七葉十上

寒疝

治寒疝心腹脅引痛諸藥不可近者蜜煎烏頭主之
以烏頭五枚大者去芒角及皮四破以白蜜一斤煎
令透潤取出焙乾搗篩又以熟蜜丸冷鹽湯吞下二
十丸如梧子永除

又法

用烏頭蜜汁以桂枝湯五合解之飲三合不知加五
合其知者如醉以為中病 大觀本艸卷十烏頭條圖經引葉十上

胃反

療食則吐或朝食夜吐名曰胃反或氣噎不飲食數年羸
削唯飲水亦同此方 朱霊感錄送

半夏六兩削去皮湯洗○案原脫削至洗五字據宋本幽事本補 人參三兩 生薑
一 橘皮二兩 舂杵頭糠一升綿裹 牛涎一升 厚朴二兩 羚羊角
三兩削

右八味切以水八升煮取三升分溫三服相去十里久
欲頻服者可至三劑氣噎痛去胃開不受食唯飲水之
入吐出積年不差乃至於死人間多有此病此方救療
有效忌羊肉餳粘食

華佗療胃反胃反為病朝食夜吐心下堅如杯往來寒熱
吐逆不下食此為寒癖所作療之神效方
真珠 雄黃 丹砂以上各一兩 朴消二兩 乾薑十累

右五味擣篩蜜丸先食服如梧子二丸小煩者飲水則
解之忌生血物一方有桂心一兩 外臺卷八葉三十至三十一

風癩

療風癩遍身方
麻黃去節 生薑各三兩 防風二兩 芎藭 芍藥 當歸 蒺
藜子 甘草炙 獨活 烏喙 人參各一兩
右十一味切以水九升煮取二升八合絞去滓分溫三
服訖進粥食三日慎生冷酢滑猪肉冷水海藻菘菜 外臺卷十五葉四十一下

癧瘍

全漢三國六朝唐宋醫方 栖芬室

取茵蔯蒿兩握以水一斗五升煮取七升以皂莢湯
先洗癧瘍令傷然後以湯洗之湯冷更溫洗可作三
四度洗隔日作佳不然恐痛難忍 外臺卷十五葉五十一上

白癜風

療白癜風神效方 劉秘監錄送
雌黃七分細研 木蘭皮 白朮各八分 苦參 芎藭 麻黃
去節 山茱萸 甘草炙 狗脊 枳實炙各四分 秦艽 沙參
細辛 牛膝 白斂 人參 當歸 薯蕷 白芷
各五分 防風 附子炮 莫耳子各六分
右二十二味擣篩為散酒服方寸匕日再漸漸加至二

匕忌生葱菜海藻菘菜猪肉桃李雀肉等外臺卷十五葉五十三下

眼

療三五十年眼赤并胎赤方西域法

生烏麻油半雞子許著銅器中以細蟵石磨之使述〻不能研乃止 熟艾三兩 杏人一兩去皮尖 黃連一兩 雞糞一兩 鹽一合 亂頭髮如半棗許大

右七味穿一坑○案原作抗據與本改其形如瓶口小裏大燒使乾別開一小風孔以前藥并艾等一重〻布著坑内狀如灸炷以火燒之將前所磨銅器以蓋坑口煙盡收取銅器上脂煙傅眼背瘡上欲卧時著胎赤三十五十年者不過三兩日差忌猪肉

又方

胡粉六銖 蕤人四銖

右二味先研蕤人使碎内胡粉中更熟研又擣生麻子為燭然○案原作燃據宋本改使著別取猪肪於燭燄上燒使脂流下滴入蕤人胡粉中更研攪使均以錫以綿纏細杖子内藥内承軟點眼兩眥藥須臾冷還於麻燭上燒而用之

療積年赤眼方

取古字錢四十九文重著又取石鹽末填心孔中令滿以五月五日中於石上用烈炭火燒令極赤然後

入内一升醶酢中以傾覆内用四十九重紙封一日去一重去盡然後用一黍米大點眼背中極効外臺卷二十一葉十一下至十二下

療肝虛亡目𥉂𥉂視物不明稀視生花防風補益方

防風 細辛各二兩 芎藭 白鮮皮 獨活各三兩 甘草炙 橘皮去脈各二兩 大棗二七枚去核 甘竹葉一升切 蜜五合

右十味切以水一斗二升煮取四升去滓下蜜更煎兩沸分為四服日三服一服若是五六月熱器貯於冷水藏之忌海藻菘菜生菜外臺卷二十一葉十八至十九 右方原出刪繁方崔氏同

療雀目方

七月七日九月九日取地衣草淨洗陰乾末之酒和服方寸匕日三服一月即愈外臺卷二十一葉二十五下

療醫五十年不差方

貝齒一枚燒 豆豉三十枚 三年苦酒三升

右三味先漬貝齒三宿消盡乃内豉○案乃原作力宋本作力微火煎以膠取三合藥置筒中夜卧時著如小麥大於眥頭明日以湯洗之十日愈

療眼中醫少輕者方

取枸杞及車前子草分等手中熟挼使汁欲出又別取桑葉兩三重裹之懸於陰地經宿乃摘破桑葉取

汁細々點目中不過三五度瞖自消爛

瞖如重者方

取楮白皮暴乾合作小繩子如麤釵腳許火燒作灰

待冷隨便以灰點瞖上不過三五度瞖自當爛張右

司還 外臺卷二十一葉二十七至二十八

療人眼熱冷膚肉瞖方

光明朱砂一兩研 硇砂一兩各大秤研 ○案原脫硇砂大秤二字據北宋本補 漿水

一大升

右三味以五月五日合置銅器中日暴使乾用刀子刮

取以新帛裹之每夜眠時以草筵著一米許 ○案原脫以草筵三字據北宋本補 安眼四眥各一米盡一月聞內外瞖者皆愈忌

生血物 外臺卷二十一葉三十一上

療目淚出方

苦酒一斗 古錢一百五十文

右二味以苦酒漬錢微火煎取三升去錢澄取汁更煎

取七合漸々點著眥中甚良

療目中煙淚出不得開即刺痛方

取石鹽如大豆許內目中習々去鹽以冷水洗數

日差 外臺卷二十一葉三十三下

耳

療耳聾方 鄭少卿云頻用

波律膏一蜆殼 無以大麻脂一合小黑中煎取一蜆殼替之 楓木脂半兩 無以薰陸香替以乳頭香更佳 松脂半兩研 巴豆三七枚去皮熬研 蠟如彈丸大

右五味先擣松脂巴豆一千杵次下大麻油令熟丸如

棗核大一頭尖通中作孔以綿裹塞耳數日一易更互

塞之取差不得併塞 外臺卷二十二葉三至四上

菖蒲散療耳聾方 ○案廣濟方作療耳耳卒痛痛求死者方

菖蒲二兩 附子二兩炮 ○案廣濟作各一分

右二味擣篩以苦酒和丸如棗核許綿裹卧即塞耳中

夜一易之十日有黃水出便差 外臺卷二十二葉四下 ○案廣濟[illegible]右二味以麻油和[illegible]耳中[illegible] 右方係出備急方云崔氏同

全漢三國六朝唐宋醫方 栖芬室

療耳風聾牙關急不得開方

取八角附子二枚醋漬之二宿令潤徹削一頭內耳

中灸上十四壯令氣通耳中即差 外臺卷二十二葉四 右方大觀本草附方引之文稍異 並見以左

療耳聾風牙關急不得開方

取八角附子一枚酢漬之三宿令潤徹削一頭內

耳中灸上十四壯令氣通耳中即差 大觀本草卷十葉三附子條

療蟲入耳方

若甲蟲入耳者以火照之手打木入勿令損之即向

明出之或蚰蜒諸蟲入耳以酢灌之或麻油或人尿

六佳或酥酪更妙（外臺卷二十二葉十五　右方原未注卷數）

療風毒及腰脚并耳聾方

磁石十二兩碎〇案磁原作磁　垂脫石保䕶二字據照宇本改補　石上菖蒲四兩〇案原脫上字據照宇本補　通草三兩　瞿麥二兩　山茱萸三兩　白朮三兩　獨活二兩

四芎藭二兩　薯蕷三兩〇案照宇本作署蕷　甘草二兩炙　附子二兩炮

桂心三兩　生薑五兩　杏人二兩去皮尖熬碎　茯神二兩　人參　前胡各三兩　葱白一升切　竹葉一握　石膏二兩碎綿裹〇案原脫綿裹二字據照宇本補

右二十味切，以水一斗四升煮取二升半，去滓，分三服，宜向暮服之，令兵填火常法，五日禁食羊肉（外臺卷二十二葉十八　右方未著卷數）

全漢三國六朝唐宋醫方　栖芬室

鼻

療鼻中息肉不聞香臭方

燒礬石末，以面脂和，著鼻中，數日息肉隨藥出（外臺卷二十二葉二十上　右方未著卷數）

療鼻齆方

甘遂　通草　細辛　附子一分炮去

右四味擣末，以白雄犬膽丸，少許內鼻中，卒熱淚出，四五升愈〇案本至愈八字據本書千金中下作差字餘同（外臺卷二十二葉二十一下）

牙

療牙疾方

烏頭　獨活　郁李根白皮各一兩

右三味切，綿裹，以好酒一大升半，漬一宿，緩火煎取一升，去滓，看冷熱，漸漸含，良久即吐，却含，取差。齒痛不問風蟲，無不差，必須含吐之，不可咽卻也，有毒恐傷人，單用烏頭獨活亦差

又方

令患人所患牙齒對宅東南桑枝一條，教三姓人於桑枝灸三炷，一炷咒之曰：東方有蟲子，不食五穀，專食牙齒，三姓灸齒痛，蟲自然死，一咒一再拜，即令灸人患人並還〇案令原作合據照宇本改，不得迴頭更看之（外臺卷二十二葉二十六　右二方並未注卷數）

全漢三國六朝唐宋醫方　栖芬室

療牙齒隱隱痛，無問風蟲，搖動，齒斷腳宣露，含此藥效，其斷便生方

取細柳枝擣去皮，剉一升，炒之，內大豆一升，和柳枝更炒，以豆炮聲盡，於瓷器盛之，以清酒三升漬之，經三日含之，頻吐，即無妨，兩劑無不愈，其斷亦生（外臺卷二十二葉四十下）

療牙齒挺出疼痛不可忍方

羊腎脂二合　泔澱二合　牛糞絞取汁一合　甘草半兩生用末之　青黛一大〇案原脫一大三字據照宇本補　熏黃末半兩

右六味相和銅器中微火煎五六沸取東引桃枝以綿
大六枚以綿纏頭點取藥更互熱烙齒斷際隔日又烙
之不過三度看好肉生以差乃止欲烙時淨刮齒牙根
上然後為之不爾肉不生十餘日忌生冷酢酒肉陳臭
一年禁油

療齒濕牙齒脫落刺唇穿破及不覺侵蝕并痔蟨蟲悉療
之方顧參軍授甘家秘之

青黛二兩　雄黃研　朱砂研　莨菪子熬　青礬石　黃礬石
白礬石並燒令汁盡　附子炮　苦參　甘草炙　藜蘆炙　細辛
麝香研各一兩

右十三味搗篩為散有前齒疾稍稍著病上日二三濕
蟨者以井花水平旦抄取半錢匕水中服之（○集抄原作杪字據巡寧本改）蟲以薄綿裹如大豆許著蝕出蟨處日三差止下
部中濕蟨蝕之以苦參甘草作湯和半錢匕灌之良外甚

卷二十二第四十四至四十五

唇

療緊唇方

取頭垢綿裹燒傅之

又方

取屠兒肉机上垢燒塗之（○集机原作几據巡寧本改）

諸。瘻。

又方

燒人屎灰傅之

又方

馬芥亦名刺芥擣取汁日暴令濃先揩瘡使血出以

藥匕塗之亦療刺風 外臺卷二十二葉五十下

海藻散療諸瘻瘻方

海藻八兩洗去鹹汁 貝母二兩 土瓜根二分 小麥麴二分炒

右四味作散酒服方寸匕日三

又方

秫米三升依酒法炊。集秫原作秫據影寫本改

全漢三國六朝唐宋醫方　栖芬室

右一味取圓葉白楊皮十兩去上蒼者慎勿令見風細

切以水五升煮取二升濃汁漬麴末五兩用前件秫米

依酒法釀之熟訖封塞一七日然後空腹服一大盞日

再服三日內即効神驗無比 外臺卷二十三葉三上

療頸下卒結囊漸大欲成瘻海藻酒方

海藻一斤去鹹 清酒二升

右二味以絹袋盛海藻酒漬春夏二日一服二合稍稍

含咽之日三酒盡更以酒二升漬飲之如前滓暴乾末服

方寸匕日三盡更作三劑佳 外臺卷二十三葉一下右方亦出肘後云崔氏同

療三十年瘻疾 已上六字據本書

小麥一升

醇苦酒一升漬小麥令釋漉出暴燥復漬使苦酒盡暴麥燥擣篩以海藻三兩別擣以和麥末令調酒服方寸匕日三禁鹽生魚生菜豬肉（外臺卷二十三葉二右方出小品云崔氏療三十年癭疾）

凡小癭氣癭可差石癭不可治氣癭方

手足手挽癭令離項掐他（勞切○案原脫他勞切三字據原本補）其下根脉斷愈一日一度掐易愈者七日如難差者三七日愈

又方

昆布（二兩洗）海藻（二兩洗）龍膽草（一兩）馬刀（半兩炙）海蛤（半兩研）

大黃（各一）重黃（半兩）

右七味擣蜜丸如梧子大破除日以綿裹一丸含咽津朝暮空腹服忌五辛豬肉

又方

海藻（二兩洗）

右一味以清酒四升漬二宿漉去滓細細暖含咽之盡即更造取差爲度（外臺卷二十三葉七下至八上）

咽瘡

療口咽咽肉瘡痛欬失聲方

桂心（二兩）杏人（去皮尖熬一兩○案原脫去皮尖三字又一兩原作二兩據原本改補）

蕪荑（一兩○案原作黃荑據宋本原本改）

右三味擣末合和綿裹含如杏人許咽汁消盡更含日三夜二忌膩食以外無忌（○案原脫以至忌四字據原本補外臺卷二十三葉二十三至二十四）

胡臭

療胡臭有効方

先用泔清淨洗又用清酢漿水淨洗訖微揩使破取銅屑和酸酢熱揩之不過三四度差

又方

全漢三國六朝唐宋醫方　栖芬室

胡粉　銅青

右二味等分研以人乳和塗腋下若成瘡且停瘡差又塗以差爲度（外臺卷二十三葉五十二上）

五痔

論曰凡痔病有五若肛邊生肉如鼠乳出孔外時時膿血出者名牡痔也若肛邊腫痛生瘡者名酒痔也若肛邊有核痛及寒熱者名腸痔也若大便輒清血出者名血痔也若大便難肛良久肯入者名氣痔也此皆坐中寒濕或房室失節或醉飽過度所得當時不爲患久久不差終歸困人別有大方今單行二要便宜依按用之（外臺卷二十六葉一上）

療大便以出血此腸痔之疾宜服薤白湯方

薤白切七合 羊髓脂一升

右二味，滾火煎令薤白黃，去滓，頓盡，未差更服，即止。得膿血與糞相和即差，便可服後方。○案：原脫「便」至「方」五字，據宋本補

又方

白礬燒汁盡 附子炮去皮 乾姜各一兩

右三味，搗篩，蜜和，飲服二丸至三丸，日二服。忌豬雞、酒、麵、生冷、魚、油膩等。○案：原脫「忌」至「等」十一字，據宋本照寧本補 外臺卷二十六葉九

療患腸痔每大便常有血方

以蒲黃水服方寸匕，日三，差。

又方

礬石熬 附子炮各一兩

右二味，搗篩，蜜丸如梧子，服二丸，酒下，日三，稍增，百日永差，不發。忌豬肉、冷水。○案：原脫「忌」至「水」五字，據宋本照寧本補

又方

以鯉魚作鱠，薑薤食之，任性多少良。○案：附後用鯉魚

又方

常用鯽魚羹及蒸，隨意任之。○案：附後作常食鯽魚 外臺卷二十六葉七至八 右四方並出肘後，前二方同，後二方符

療腸痔方

白薔薇根 枸杞根各二分暴乾

右二味，搗篩為末，服方寸匕，日三，五六日當更不腫，是中病，至差停服，勿止。○案：原脫「至」至「止」七字，據宋本照寧本補

又方

取枳根皮末，飲服方寸匕，日三，亦可煮汁常飲。外臺卷二十六葉八 右二方並出文仲，云崔氏同

療腸痔方

以穀子燒末傳之，深者導之

又方

搗槐白皮作屑粉，以導之

全漢三國六朝唐宋醫方 栖芬室

又方

以蜂房燒灰，礬石熬，和為粉粉之。外臺卷二十六葉八至九 右三方並出備急，云崔氏同

療痔方

雀林草一大握粗切

右一味，以水二大升，煮取一升，頓服盡，三日重作一劑，無不差者。

又方

取駱駝頷下毛燒作灰，取半雞子大，酒和頓服之。外臺卷二十六葉十一至十二

療痔神方
以七月七日多採槐子熟擣取汁重綿絞內銅器中盛庭中高門上暴之二十日以上煎成取如鼠屎大內穀道中日三亦主瘻及百種瘡（外臺卷二十六葉十一右方互千金云崔氏同）
療痔下部痒痛如蟲齧方
胡粉　水銀
右二味以棗膏調勻綿裹夜臥內穀道中導之効
又方
以莨菪子熬令黃黑末以雞子黃和塗之
又方
以杏人熬令黑擣取膏塗之
又方
以蝟皮燒灰傅之又獺肝燒擣散服之
又方
以溫溺令熱○器盛作溺溫（宋本溺寧本改）內少礬石以洗之良（外臺卷二十六葉十五至十六右互方出肘後云崔氏同）
療痔下部如蟲齧方
擣桃葉一斛蒸之令熱內小口器中以布蓋上坐之蟲死即差

又方
掘地作小坑燒令赤以酒沃中擣吳茱萸三升內中及熱以板覆上開一小孔以下部坐上冷乃下不過三度即差
又方
以小豆一升好苦酒五升煮豆令熟出暴乾復內令酒盡止擣末以酒服方寸匕日三
又方
以豬椒子一升酒一升漬經五日稍稍飲一日令盡佳（外臺卷二十六葉十九下至十七右四方互出文仲云崔氏同）
療大便急者血或至一升數合而少血色此是內傷風冷積年多發作痔方
大黃五分　甘遂三分　黃芩二分　乾姜　附子四分炮　桃人三七枚去皮尖　蔥白七莖
右七味以水六升煮取一升半先服半升藥稍安又服半升須臾血發又服半升未斷候發日再作不過三劑差忌豬肉等
又方
煮桃皮李皮萹蓄苦參取汁漬之大佳（外臺卷二十六葉十七上）
療大便血風冷積年多發作痔方

全漢三國六朝唐宋醫方　栖芬室

療大便血風冷積年多變作痔方

燒穭蒿灰淋汁煎熱漬之三五度佳外臺卷二十六葉十七右方引出備急云崔氏同

灸痔法

以繩圍病者項令兩頭相拄展繩從大椎正中量之垂繩一頭當脊正下以墨點訖又量病者口兩吻頭接繩頭正下復點之又量病者口吻為前便中屈繩接前口吻繩頭正下復點之灸使相當於三處並下火重者各五百壯輕者三百壯即愈

又法

令病者平坐解衣以繩當脊大椎骨中向下量至尾株骨尖頭訖再折繩更從尾株尖頭向上量當繩頭即下火○案即下火原作正下即點之五字據幽齋本改高驪州初灸至一百壯得差後三年復發又灸之便斷兼療腰腳外臺卷二十六葉十七至十八上

諸淋

療淋散方

石韋洗刮去毛 大黃研一兩 滑石一兩半 當歸 芍藥

黃芩 冬葵子 瞿麥各一兩 亂髮三團如雞子大燒灰 茯苓一兩半

右十味擣篩為散服方寸匕日二服忌酒麵炙肉油膩

蒜鮓酢及熱物等○案原脫忌至等十四字據幽齋本補外臺卷二十七葉七上

地膚湯療下焦諸結熱小便赤黃數起出少大痛或便血者○案原脫者字據幽齋本補溫病後餘熱及霍亂後當風取熱過度飲酒房勞及步行冒熱冷飲逐熱熱結下焦及散石熱動關格○案散原作亂石據幽齋本改少腹堅胞脹如斗大諸淋服之即通方

地膚草三兩 知母 豬苓去皮 瞿麥 黃芩 升麻 通草各二兩 海藻一兩 葵子一升 枳實二兩炙

右十味切以水九升煮取三升分為三服大小行皆閉者○案行原作便據幽齋本改加大黃三兩婦人房勞腎中有熱小便難不利腹滿痛脈沉細者加豬腎一具若加腎加水一斗半煮取一斗內藥亂○案自若至亂十五字據本書又案亂原作若加豬腎先以水一斗半煮取一斗內藥二亂今據幽齋本刪改外臺卷二十七葉四至五右方出小品云崔氏同

療石淋方

浮石取滿一手擣為末以水三升苦酒一升煮取二升澄清溫服一升不過再服石即便出○案便原脫便字據幽齋本補外臺卷二十七葉十一右方出小品云崔氏同

大小便不通

療大便不通方丈夫婦人同○案原脫丈至同五字據幽齋本補

菖蒲末 石鹽末各二兩○案原脫各二兩三字據幽齋本補

全漢三國六朝唐宋醫方 栖芬室

右二味相和取半匕和烏麻脂少許綿裹内下部中即

通

又方

猪脂一升温酒一服令盡良外臺卷二十七葉二十三上

療小便不通方

取蘆黄大豆許末之内小孔中神良

又方

桑根白皮 猪苓去皮 通草各二兩

又方

雞屎白大淨丸小豆苦酒和服可下不過三四服佳一本

云療淋○案此事本无服佳兩字及无一字

又方

足大拇指奇間有青脈針挑血出灸三壯愈外臺卷二十七葉三十一上

尿血

療卒傷熱行來尿血方

大黄末 芒硝末各半匕

右二味以水和頓服之立止三日内禁大藥法外臺卷二十七葉三十七上

中惡

療卒中惡氣絶方

取真珠書舌作鬼字額上亦書之大良○案原作取真珠研末書鬼字于舌上額上亦書鬼字驗據此事本改

又方

灸右肩高骨上隨年壯良○案原脱良字據此事本補以外臺卷二十八葉三至四

亦療中惡○案四字據此事本補

取葱中央心○案原脱中央心三字據此事本補刺鼻令入七八寸

無苦○案原作刺鼻令入數寸須使目中出血據此事本改使目中血出乃佳

一云耳中血出佳此扁鵲法已上肘後外臺卷二十八葉五

卒魘

全漢三國六朝唐宋醫方 栖芬室

主卒魘方

以靸帶左索縛其肘後男左女右用餘稍急從之又

縛牀腳乃詰問其故

崔氏云行準案三字疑後人所添療卒狂鬼語方以靸帶急急令縛

兩手大指便灸左右脅下屈肘頭尖各七壯須臾鬼

語自道姓名乞去徐詰乃解其手外臺卷二十八葉十三右二方无卷數

鬼擊

蒼公散方

特生礜石燒半日研 皂莢炙去皮子 雄黄研 藜蘆熬

右四味等分擣爲末主療卒鬼擊鬼排鬼刺心腹痛下

療尸厥方。○案原作尸厥方，據照寧本改。肘後又
熨其兩脅下，又取竈中
墨如彈丸，○案原脫又字，竈原作灶，
據照寧本改。以漿水和飲之。○案
以原作大，據照寧本改。須臾三四度
也。○案原脫須至也六字，據照寧本補。以竹
管吹其耳中。○案以上原有更字，
以下原脫竹字，吹下原脫其字，並據照寧本改補。令
三四人更互吹之。又取梁
上塵如小豆許，竹管吹入
鼻孔中。○案原脫又至中十六字，據照寧本
補。外臺卷二十八葉十八
右方原出備急，云崔氏同，
臺六方，據照寧本補

血便死不知人，及卧魘，嚙脚踵不覺者，諸惡毒氣病。取
前散如大豆許，以管吹入鼻中，得嚏則氣通便活。若未
嚏，復更吹之，得嚏為度。此藥能起死人方。○案原脫方字，據輯本
補。漢文帝太倉公淳于意方。此以療大厥○案原作以上方療
凡前病，據照寧本改。深勝餘方，亦用諸病，則不若玉壺等方。○案原作
若別病不若玉壺丸等，法據照寧本改。外臺卷二十八葉十六下右方原本刪節

尸厥

論曰：凡尸厥為病，脈動而形無所知，陽脈下墜，陰脈上爭，
榮衛不通，其狀如死，而猶微有息，其息不常，人乃不知，欲
殯斂者，○案斂原作殆，據照寧本改。療之方

急，可以蘆管吹其兩耳，極則以氣吹之，立起。若人氣
極，則可易人吹之。○案原脫則字，據照寧本補。外臺卷二十八葉十九上

代指

論曰：代指者，是五藏之氣使然，流注於十二源，經脈熱衝
手指，不還即代指也。
當取熱湯，急浸之即出，使滿七度，便以冷水中浸之，
訖，又復浸之，如此三度，已塗羊膽，愈。未成膿，此方甚
效。或以豬膽盛代指漬之，差。本方云漬訖封桂末，便愈。○案原脫云下原脫
漬字，訖下原有乾字，並據照寧本刪補。外臺卷二十九葉四十四下

疣目

疣目方

取月晝日平旦井花水月生一日煮作湯塞竈突北面南向洗咒曰日晝水月初湯塞竈突北干疣死百疣亡凡七度洗及咒甚良

又方

先布紙一張於床上卯以筆點疣一下還點紙一下無問多少皆一一點每點即咒曰紙亦爛疣亦散點一遍訖乃深埋點紙於屋溜下久當疣散

又方

以蜘蛛網絲纏之自落良

又方

盜取一酸酒醅以摩疣上○案醅原作醱據延慶本改下同咒曰疣疣不知羞一酸醅洗你頭急急如律令滿七遍久即自愈 外臺卷二十九葉五十上至下

纂要方卷五　毒腫瘰癧

大五香湯療毒氣苦肌肉中腫痛結脉寒熱如瘰癧痛不可近急者數日殺人苦心煩悶便當急速與湯并以滓薄脉腫上方

青木香　雞舌香　沉香　升麻各五分　藿香　犀角屑　吳茱萸　桂心　麻黃　甘草炙各三分　薰陸香四分　細辛二分

右十二味㕮咀以水七升煮取二升分三服不差復合若毒毒惡宍加附子中形者一枚炮令坼入破用忌生蔥菘菜海藻豬肉冷水生菜五辛

五香湯療毒腫瘰癧方

麝香研　青木香　雞舌香　藿香　薰陸香　當歸　黃芩　升麻　芒硝各分三　大黃五分

右十味㕮咀以水六升煮取二升去滓內硝分二服相去如人行七八里再服諸疰注惡氣亦療 外臺卷二十三葉三十二至三十三

九瘻

療九種瘻方

芫青二十枚去足翅熬　地膽十枚去足羽熬　斑貓三十枚準上　生犀如棗核大

屑牛黄（大豆核）蜈蚣一枚（肥大者折取）豉心四十九粒
大蚯蚓一寸半（微火熬）（口案原脫）
杏（心字據此壽本補）大豆黄卷一百枚（生用）
右八味擣篩蜜丸如梧子初欲服藥少夜食明旦飲服
二丸須臾可煮斷漿薄粥稍稍飲之其瘻出有形狀
皆從小便出至日西甚虛悶可煮湯飡葛粉菁羹醬食
之其餘脂膩（昔甫）酸月一切口味（口案一切此本作一名）五辛果子之
類並不得食人強隔日一服人弱兩日一服以藥以瘥
差出兵為度若差仍作二十日許將息藥勢尽豫合勿
使斷絕藥氣不服將息便不須服忌豬肉冷水（口案原脫忌至
水五字據此卅字本補）（外臺卷二十三葉四十三上下）

療瘻方
槲白皮（切取五升）
右一味以水八升煮令泣泣絞去滓重煎令成膏日服
半棗許漸加至一棗許亦著瘡上並忌患瘡唯宜煮飯苜
蓿鹽醬又不得多食之（外臺卷二十三葉四十七下）

癰疽

蛇銜膏療癰腫疥血瘡後血積耳目暗等牛領馬鞍瘡方
蛇銜一兩　大黄一兩　附子（去皮）　當歸　芍藥　細辛　黄
芩　大戟　椒（去月汗口案月疑目之誤）　莽草　獨活各一兩
薤白十四莖

右十二味並切之以苦酒淹之一宿以不中水成煉豬
膏二升煎銜藤一兩合膏煎名就銜膏今又有龍草和
蛇銜而葉大耳亦有取其根合煎者亦名就銜膏（外臺卷二
十四葉二十九至三十右方原在第二卷中今移入本卷）

療發背及諸瘡久不差有効方
先以甘草湯洗瘡裛拭極乾（口案原脫裛字據燬宋本補）乃嚼胡
麻傅上乾即易從旦至日西去胡麻更取黄連末滑
石末中半相和以傅瘡上數數易明日又依前傅胡
麻及黄連等末更不須洗瘡不過六七日即差

連翹湯療患瘡腫而渴方

連翹　蜀升麻（各二兩）　黄芩（三兩）　枳實（二兩炙）　乾藍（三兩）　芍藥（二兩）
玄參（二兩）　白歛（二兩）　甘草（二兩炙）　羚羊角（二兩屑）　通草（二兩）
黄耆（二兩）　大黄（三兩）
右十三味切以水八升煮取二升半分三服利一兩行
後更服去大黄乾藍即不利忌海藻菘菜（[illegible]子四）

犀角飲子方
犀角（二兩屑）　羚羊角（三兩屑）
右二味以水八升煮取三升渴即飲盡更作之時甚恐
壞著井底甚妙

五香連翹湯療惡瘡熱毒腫恐惡毒氣入腹兼取利以洩

蠱氣方

連翹三兩　蜀升麻二兩　薰陸香二兩　淡竹瀝一升　麝香一分研

青木香二兩　丁香一兩　獨活二兩　寄生三兩　射干二兩　甘草二兩

沈香一兩　大黃四兩　朴消一升別漬

右十四味，切，以水一斗，煮取二升半，絞去滓，然後內大黃、朴消、竹瀝，更煮一兩沸，去滓，內麝香，分溫三服，服別相去如人行十里久，以得利一二行為度。慎雞、豬、魚、蒜、生冷、酢滑、油膩、麵食、小豆、五辛、蔡菜等。外臺卷二十四葉四十五至四十六

腹中痞痛，煩毒不安，或脹滿，不思飲食，小便澀，此病多是腸癰，人多不識，婦人產後虛熱者多成斯病，縱非癰疽，疑是便服此藥，無他損也。

薏苡人一升　牡丹皮三兩　桃人三兩　瓜瓣人二升　芒消二兩

右五味，㕮咀，以水六升，煮取二升，分再服。千金方卷二十三葉十三

右方采攝宋臣校注，云崔氏有芒消二兩，云腹中痞痛云云，又案千金本方四味，今并芒消以故五味，惟芒消例多湯成下，今云㕮咀，殊未安，惟無他文可證，故仍之。

蚘諸蟲

療蚘蟲方

取綠蠶蛹汁，空腹飲之良。若非綠絲時，即須收蛹曝乾，患者擣篩，取意斟酌多少，和粥飲服之。

全漢三國六朝唐宋醫方　栖芬室

又方

波斯鶴蝨三兩〇案原脫波斯二字，據宋本醫心方補

右一味，擣散，以肥豬羊肉但得一色，以蔥豉為臛汁，無旦空腹服〇案醫心方本元脫字，以臛汁和一方寸匕，頓服，稍多飲臛汁佳。若不能散服，即以蜜和為丸如梧子，一服十丸，還以此臛汁下之。假令明旦服，今日未欲即勿食〇案未欲原作暮字，據醫心方本改，明旦服藥訖，還至巳時為佳。要服此丸散使盡，已後三十日勿雜食，永差。外臺卷二十六葉四十至四十一上

療白蟲諸方不差方

取石榴東引根，令患人以手大指與第三指滿握一握〇案滿下原脫握字，據醫心方本補，兩頭出者，擿留之。又取乾脯肥者如手大一片，細劉，以水四升漬之一宿，明旦煮取一升，去滓，分三服，如人行十里久，每欲服，先嚼脯一片，然後飲藥，并令人以手按患人腹，令藥易當都服了，有頃當日便蟲出〇案日原作自，據醫心方本改。服藥以月一日至五日以前，是蟲頭向上，服之得力，無問多少皆得出盡。若雖出未盡，更合一劑，永愈。

又方

東引茱萸根一大握，切　麻子一大升

右二味，先擣麻子極碎，又盆中熟研，以水一大升更和

研絞取濃汁以浸茱萸根一宿明旦煮兩三沸頓服如
不頓服分再服至如明旦頓服藥〇案原脫如字據此本補今日
午後便不得食仍須先喫一斤肥乾脯噉汁然後服藥
服一劑去蟲不盡停一日更作服一劑永差以一月日
勿食脂膩魚肉血物 外臺卷二十六葉四十四至四十五

療白蟲方

取榧子一百枚去皮火然啖之〇案火此本作只 能食盡
佳不能者但啖五十枚亦得經宿蟲消自下無忌 外臺
卷二十六葉四十四上右方原出救急云崔氏同

狐刺

療狐刺方

取好豉心以瓷為限但覺被刺即熟嚼豉以薄之少
頃看豉中當見毛不見又速嚼豉敷薄之以盡逮夜
勿絕〇案原脫逮字據此本補 但以毛盡為能

又方

熟搗杏人〇案熟原作熱據此本改 細研煮一兩沸承熱以浸
刺處數數易之大良 外臺卷二十九葉二十九至三十右二方並未本卷數今移此

療狐尿刺人腫痛欲死方

以熱桑柴灰汁漬之冷復易永差 外臺卷二十九葉二十九下右方原出肘後云崔氏同

湯火

卒被火燒苦劇悶絕不識人方

取新熱小便飲一升及冷水和蜜飲之口噤不開者
可拗開灌之其悶善然後療外乃善 外臺卷二十九葉三十二下右
方原出集驗云崔氏同

療湯火瘡無問大小秘要方

取狗毛碎剪烊膠和之以遍封瘡上一封之後比至
痂落亦不痛 外臺卷二十九葉三十五下

療湯火瘡無問大小秘要方

新熱牛糞塗之良 外臺卷二十九葉三十五下右方原出文仲云崔氏同

全漢三國六朝唐宋醫方　栖芬室

療湯火瘡無問大小秘要方

取粟熬令焦黑投水中攪之良久澄取汁重以和糖
以敷瘡上並滅瘢 外臺卷二十九葉三十五至三十六上右方原出救急云崔氏同

漆瘡

療漆瘡方

頻以鹽湯洗之大良

又方

以馬尿洗之差止 外臺卷二十九葉三十九上下右二方原未本卷數今入此卷

療漆瘡方

取蓮葉乾者一斤以水一斗煮取五升洗瘡上日再

外臺卷二十九葉三十八下 右方原出删繁云崔氏同

療漆瘡方

搗韭根以泥塗之煮韭葉洗之佳 外臺卷二十九葉三十九下右方原出備急崔氏云 崔氏同

月蝕瘡

療大人小兒卒得月蝕瘡方

於月望夕取兔矢仍內蝦蟇腹中合燒為灰末以敷瘡上差止 外臺卷二十九葉四十二右方原出肘後云崔氏同

療月蝕瘡方

救月蝕鼓皮如手許大一片以苦酒三升漬一宿以塗瘡上或云燒作灰脂和敷之

又方

虎頭骨二兩碎 浮萍屑一兩

右二味以猪脂一斤煎取骨黃成膏以塗瘡上

又方

茱萸根　地榆根　薔薇根

右三味各等分為散作湯洗瘡取藥粉瘡上 ○案粉原作塗據宋本改 日三

又方

然燭臨瘡使燭熱氣相及瘡即差 外臺卷二十九葉四十二至四十三

右四方並出集驗云崔氏同

甲疽

夫甲疽之為病或因割甲傷肌或因甲長侵肉成瘡腫痛復緣靴窄研損四邊腫焮黃水出侵淫相染五指俱爛漸漸引上腳趺泡漿四邊起如火燒瘡日夜倍增萬醫所不能療之方

綠礬石五兩形色似朴消而綠色

右一味置於鐵板上聚炭封之以囊袋吹令火熾即沸流出色赤如融金者沸定汁盡去火待冷收取挼為末色似黃丹先以鹽湯洗瘡拭乾用散敷瘡上唯多為佳裹著訖以軟帛纏裹 ○案帛原作綿據醫心方本改 當日即汁斷瘡乾若患急痛即塗少酥令潤每日一遍鹽湯洗濯有膿處則洗使淨其痂乾處不須近每洗訖敷藥如初似急痛即塗酥 ○案醫心方本作酥 五六日即覺瘡上痂漸剝起但依前洗敷藥十日即瘡漸漸總剝痂落其軟處或更生白膿泡即搽破敷藥自然總差神驗無比刑部張侍郎親嬰此病所經六十餘日困頓不復可言在京眾醫並經造問皆隨意處方了無效驗唯此法得效如神今故錄之以貽好事者 外臺卷二十九葉四十五至四十六上。大觀本草卷三礬石條圖經引葉十三上文大同僅敘處文字小異今不復錄。

全漢三國六朝唐宋醫方　栖芬室

丁腫

凡是丁腫用之齊州榮姥方後方

白薑石二十五兩 牡蠣十兩 枸杞根白皮四兩 茯苓三兩

右四味細篩合和先取新枸杞根切六升水一斗半煮

取五升去滓內狗屎二升攪令調勻澄取清和前一藥熟

搗捻作餅子陰乾取兩刃針當頭直刺瘡痛徹拔出刮

取藥末塞孔中拔針出即內藥勿令歇氣并遍封瘡上

頭即腫起針挑根出重者半日以上即出或已消爛挑

根不出自差勿憂之其病在內者外當有腫相應並皆

惡寒發熱疑有瘡者以水半盞刮取藥如梧子五枚和

服之日夜三四服外自消也若須根出服藥後一日以

上以雞羽剔吐出根從不出根亦自消爛在外者亦日

夜三四遍敷藥○案此字本无四字根出以來數勿停生肉易差

若犯者取枸杞根切三升以水五升煮取三升去滓研

藥一錢匕和枸杞汁一盞服之日二三服并單飲汁枸

杞汁一二盞○案原作三盞據此事本改 孫佳外臺卷三十葉十五至十六右方原出千

金云崔氏同

療丁腫

單用白薑石末和雞子清傅之丁自出亂髮灰之亦

善 大觀本草卷五薑石條圖經引葉三十下

毒腫

五香湯療毒腫方

麝香研 青木香 雞舌香 藿香 薰陸香 當歸

黃芩 升麻 芒硝各三 大黃五分

右十味切以水六升煮取二升去滓入芒硝令烊分為

二服相去六七里久无療諸卒尸注惡氣也

療惡腫犀角湯方

薰陸香 青木香 雞舌香 藿香 犀角各二分屑

沈香二分 升麻七分

右七味切以水六升煮取二升半去滓分三服其間消

息以意量之毒腫不然者腫殺人也○案原脫毒至也九字據此事本補

烏膏療一切瘡引膿生肌殺瘡中蟲方

烏麻油一升清者 生黃丹二兩研之 薰陸香一兩頭末亂者 松脂半兩

○案原脫末字據此事本補 末蠟半兩鍊淨 以上並大升大兩○案原脫鍊至兩九字又脫

據此事本補又蠟此事本並作臘下同

右五味先煎油三分減一停待冷次內黃丹更上火

緩煎又三分減一又停待冷次內薰陸香末不冷即恐溢

沸出候香消盡次下松脂及蠟看膏稍稠即以點鐵物

上試之斟酌硬軟適中乃罷先問所患瘡是熱即減薰

陸及松脂若瘡冷久不差此消於冷依方煎之其貼杖

全漢三國六朝唐宋醫方 栖芬室

瘡者油若一升地黃汁半合黃丹二大兩鼠一小兩餘
準上法此膏不須硬（外臺卷三十葉二十五至二十六右三方並出崔氏卷中）

魚臍瘡

療魚臍毒瘡腫方

瘡初生之時針白刃柔米許大當中黑如蟻四畔赤
至四五日之後疾痛不可忍似潰不潰雖至潰破膿
出迴轉還滿疾痛不止者便是其候取獨顆蒜以水和
封腫處及瘡上即得膿出止痛消腫慎口味與患丁
腫同必至差莫浪雜犯觸（○案原脫必至觸八字據醫心方本補）

又方

取瞿麥和生油熟擣塗之亦佳（外臺卷三十葉三十至三十一右方本草附方引之文稍異見九左）

治魚臍瘡毒腫

瞿麥（二字原无以臆補）燒灰和油傅於腫上甚佳（大觀本草卷八葉二十五下瞿麥條附方引）

預春水蛭啗瘡法（文缺　大觀本草卷二十二水蛭條陳藏器及陶隱居並言崔氏有預以水蛭一葉十八陳藏器之說惜未著其法於篇也）

丹毒

論曰丹毒一名天火肉中忽有赤如丹塗大者如手掌甚
者竟身痒微腫又白丹肉中起痒痛微虛腫如吹癮疹起
亦有雞冠丹赤起大者如錢小者如麻豆粒如雞冠上澀
一名茱萸火丹有水丹由體熱過水濕搏之結丹晃晃黃
赤色如有水在皮中喜着股及陰處此雖小疾不治令人至
死療之皆用升麻膏方

升麻　白薇　漏蘆　連翹　芒硝各二兩　黃芩　蛇
銜　枳實各三兩　梔子二十枚　蒴藋四兩（○案蒴藋原作藋據醫心方本補）

右十味擣碎令細細然（○案原脫細然字據醫心方本補）以水三升漬
半日豬脂五升煎之候水竭氣去滓乾器中收之量取
敷丹毒上頻塗敷之以差止並及熱瘡腫皆用之（○案丹上原有凡種二字據醫心方本刪）亦忌如常內宜服漏蘆湯（外臺卷三十葉三十二至三十三右方亦出千金云崔氏同）

療丹毒或發背及諸腫方

取馬齒草熟擣敷之數數易勿住若得藍淀和之更
良

又方

以生羊牛肉貼數數易之良

又方

鼠粘草根勿使見風及犬見洗去土熟擣以敷腫處
葉絞取汁飲之佳

又方

茺蔚草蛇銜草慎火草相和熟擣敷之

又方

擣鯽魚敷之數數易之良 本方之鯽魚傳之口案原脫本至之八字據醫寧

本補 外臺卷三十葉三十五至三十六上

瘑瘡

療瘡積年不差瘡汁浸四畔好肉後復成瘡瘡色赤黑痒

不可耐搔之血汁出者方口案血原作並據醫寧本改

黄連 黄檗 豉心各三分擣爲末一方加蔓菁子亦有加杏人者与黄

連等分 胡粉 水銀 油脂以上三物擣篩之和之爲泥

右六物若慮水銀不散可内掌中唾之和唾研之自當

散訖然後攪胡粉等以塗瘡上仍取黄連末粉之此瘡

多有黄汁著藥候汁徹即易之以差爲度 外臺卷三十葉四十四上

癬

療乾濕癬方

取楮葉面著癬用匙背打葉葉碎取換可三四度換

即差亦可以用一葉唯熟打使極碎取裹之勿令碎

葉裹即差

療乾癬積年生痂搔之黄水出每逢陰雨即痒方

取巴豆肥者一枚炭火上燒之令脂出即於斧上以

指研之如杏藝法口案藝原作蓺據醫寧本改以塗癬上薄敷之

不過一兩度便愈

療乾癬諸治不差者方

但看癬頭有痱瘰子處取以小艾炷灸之差 外臺卷三十葉四十八下

蟲傷

禁蛇法 路安滿所傳

有人被蛇螫者從外不得自來但有報人至前使之

坐問被螫何處即面已地依左右緊掐頭指內第一

節曲文頭側上仍心想口暗誦曰

囓蛇頭掐蛇目泥蛇御踏蛇足訖則放前人去待極

全漢三國六朝唐宋醫方 栖芬室

遠然後緩緩放所掐處即差

路安滿禁蛇法

五月五日從門東刺向南三步九跡四方取氣訖重

向南方取氣切切誦後咒文四十九遍於後任所

行用其遮吒呵迦吒僧禁吒嘆鈎吒蛇毒蛇嘆斂嚴

蛇毒攔若欲誦咒時須在月建上立喚被螫人當前

立定然後背足行七步仍頓足迴身向被螫人立掐

指二所如了乃誦咒七遍即放所患者歸可一炊久

放掐目也若不解咒蛇致死乃放掐目誦云吾庭前

有木而足口案有原作者據醫寧本改無夜枝鳳皇在上資斯速

出放汝去攝汝毒命東收急急如律令 外臺卷四十葉三上下

療被蚝螫毒方

生椒三兩 好豉四兩

右二味以人唾和搗令熟用薄傷處須臾即差

又方

取獨顆蒜截兩頭著螫處一頭大作艾炷灸之以此可愈未愈更灸以差為度

又方

取狼牙草六月已前用葉已後用根生咬咀以葉裹塘火炮令熱用塗可易之

又方

取醋草熟搗以傅螫處〇案傅原作敷據宋本改下同 仍將幘幞頭裹之數易其醋草似初生短嫩苜蓿苗是

又方

取遠志嚼令碎以傅之并內一片子於所螫瘡孔中數易之 外臺卷四十葉七上下

療蜈蚣螫人方

趁雄雞令走以雞嘴氣呵之〇案嘴原作觜呵原作阿據宋本並改數易雞立差 外臺卷四十葉十五上 右方未本卷載

療蠼螋螫人方

取人尿嚼以敷痛處立差又以黄丹塗之差

又方

濃削桂心醋磨塗之立定

又方

滴蠟燭熱脂於螫處三兩度易之 外臺卷四十葉十七上

療蠼螋螫毒方

搗蒜塗之 外臺卷四十葉十五右 方原出廣濟云崔氏同

療蠼螋螫人方

溫湯浸之 外臺卷四十葉十七右 方原出備急云崔氏同

療蠼螋尿瘡習習然黄水出者方

又方

取韭搗取汁以塗之

又方

煮甘草湯洗之

又方

嚼桂塗之

又方

絞馬屎汁洗之

又方

嚼麻子塗之

又方

令患人於日裏立側近作沸湯後取以淋患人影令

當所患瘡處六七度仍遣人熟嚼蒜以噀人(患)影中

患處口中餘蒜氣可真噀患人瘡上愈 外臺卷四十葉二十一至

二十二

下

療溪毒方

取大蒜十枚合皮安皮熱灰中 ○案安下原脱皮炮字據幽草本補

令熱刀切斷頭以柱所著處 毒 外臺卷四十葉三十一 右方原出千金云崔氏同

狂犬咬

療狂犬咬人方

凡被狂犬咬即急嗍去血急吐之勿錯嚥之然後擣

全漢三國六朝唐宋醫方　栖芬室

杏人和大蟲牙擣作餅子貼瘡上頓灸二七壯從此

以後每日灸一兩壯貼杏人餅子灸之須要滿百日

乃止百日內必莫使瘡差 ○案瘡字原刊空缺據宋本幽草本補 如無

大蟲牙可單用杏人亦得狂狗咬人每至七日即合

一發值至七日即須擣韭汁服一大合日更服之縱

非至七日但一日兩日服一兩合 ○案但原作俱據宋本改 大妙

如冬月無可取韭根擣汁服之又三兩日取杏人一

合擣碎熟研濾取汁和大蟲牙末無牙葉骨亦可用

熟煎取一大升汁又燒竹瀝一合以和杏人酪汁更

煎一兩沸分三服一日使盡又取所咬犬腦以塗瘡

熟煎取一大升汁又燒竹瀝一合以和杏人酪汁更

煎一兩沸分三服一日使盡又取所咬犬腦以塗瘡上

大佳取大蟲牙齒末或大蟲皆脂塗之更佳 ○案更原作便

據幽草本改

又方

以大蟲骨灰和杏人膏以塗之甚良 外臺卷四十葉三十八至三十

九 右二方未著卷數今入此卷

全漢三國六朝唐宋醫方　栖芬室

臺要方卷六

欬嗽

三十年以來呷欬并療之方

莨菪子新者 南青木香真者 熏黃無石臭者

右三味等分搗篩為散以羊脂塗青紙一張以散藥著紙上卷裹之平旦空腹燒藥頭令烟出吸取十嚥日中時復吸十嚥日晚後吸十嚥七日內禁生冷酢滑三日則差外臺卷九葉十三上

治積年欬嗽喉中呀聲一發不得坐臥方

紫菀 桑根白皮 貝母 五味子 百部各五分

欵冬花 皂角各四分 杏人各八分 蜈蚣二枚 麻黄二兩 芫根白皮二兩半○案以上據宋臣注

右十一味末之蜜丸飲服十丸如梧子大日再稍加至二十丸已上千金方以煮棗湯送之已上本書卷十八葉十五千金方卷○案宋臣校云崔氏無半夏射干乾薑橘皮兜鈴細辛白石英用麻黄二兩芫根白皮二兩半以煮棗湯送之故千金原云凡十六味今據之改為十一味

療久欬不差熏法

欵冬花

右一味每旦取如雞子許用少許蜜拌花使潤內一升鐵鐺中又用一瓷椀合鐺椀底鑽一孔孔內插一小竹筒並竹筆亦得其筒稍長作椀鐺相合及插筒處皆麪埿之勿令漏煙氣鐺下著炭火少時欵冬煙自從筒中出則口含筒吸取煙嚥之如覺心中少悶須暫舉頭即將指頭捻筒頭勿使漏煙氣吸煙使盡止凡如是三日一度為之待至六日則飽食羊肉餺飥一頓則永差外臺卷九葉十四至十五上

療欬方

杏人一升去尖皮兩人熬 蘇子汁五合○案蘇子搗宋本改作生薑汁五合

蜜五合白蜜令沫盡

右四味先搗杏人作脂訖內諸藥和合攪調三四沸藥成含嚥如棗大日三四忌蒜麪外臺卷九葉十七上

療積年欬喉中啞聲方

芫花根白皮六分切熬令焦黑 貝母十二分 欵冬花六分 百部根八分 杏人十分去尖皮熬 皂莢四分去皮子炙 五味子六分 蜈蚣半枚炙

桑白皮六分 麻黃八分去節 紫菀八分 ○案子下原有大字據此本刪

右十一味搗篩蜜和為丸如梧子一服五丸日再服加至十五丸煮棗汁送之外臺卷九葉二十三

療肺熱而欬上氣喘急不得坐臥身面腫不下食消腫下氣止欬立驗方

葶藶子二十分熬別搗令如脂○案原脫別至脂四字據此本補 貝母六分 杏人二十

分去皮尖熬別擣○案原脫去至擣六字作十二分炒四字據照寧本改補 紫菀六分 茯苓
五味子各六分 人參 桑白皮各八兩
右八味擣篩蜜和丸以梧子一服十九日二服甚者夜
一服漸漸加至二三十丸煮桑汁送之若腫盛者○案
腫原作腥據照寧本改 宜服此藥若小便不利者宜服後方忌酢
物
又方
葶藶子二十分熬令變色別搗極熟○案原脫令至熟七字據照寧本補 杏人什二分去尖皮熬別擣○案原脫去至擣六字據照寧本補 茯苓六分 牽牛子八分熬
右四味擣篩蜜和為丸如梧子許每服八九日再夜一
服○案原脫服字據照寧本補 漸漸加至二十丸煮桑汁送之忌
醋物

療上氣欬嗽長引氣不得臥或水腫或遍體氣腫或單面
腫或足腫並主之方
葶藶子三升微熬
右一味擣篩為散以清酒五升漬之春夏三日秋冬七
日初服如胡桃許大日三夜一冬日二夜二量其氣力取
微利為度如患急困者不得待日滿亦可以綿細絞即
服其葶藶單莖向上葉端兩角○案兩原作而據照寧本改 角麁且
短又有一種苟芥草葉近根下作岐生角細長採時必

須分別前件六種病狀發動各不同始決至困並歸於
水但人腹內有塊及兩邊皆有者或當心有塊稍壯大 晴
者並是水病○案照寧本作少病 即此藥必須得好新熟無灰酒
者始可用經日多者惡不堪用前件病皆是熱服藥唯
須慎酒麵生冷雞豬魚肉大困及不得小入口斷之老
少任意量力必須好差平復始可停藥此方神驗服藥
以傷多悶亂者作土漿飲即定外臺卷十葉二十五至二十六○案右方因經
本草引之至前件六種而止（六種作二種）今並錄以下
療上氣欬嗽長引氣不得臥或遍體氣腫或單面腫或足
腫並主之

全漢三國六朝唐宋醫方 栖芬室

葶藶子三升微火熬搗篩為散以清酒五升漬之
冬七日夏三日初服如桃許大日三夜一冬日二
夜一量其氣力取微利一二為度如患急困者不
得待日滿亦可綿細絞即服其葶藶莖向上葉端
出角角麁且短又有一種苟芥草葉近根下作奇
生角細長取時必須分別前件二種也鄭大觀本草卷十葶藶
應驗葉十八 圖經引
療上氣暴欬方
紫蘇莖葉切二升○案原脫切字據照寧本補 大豆一升
右二味以水四升煮大豆次下紫蘇煮取一升五合分

晝

中風

為三服晝二夜一忌醋鮐鹹酸油膩等 外臺卷十葉二十六下右方千
全方卷十八葉三十二下宋臣校注引之文異例不重录
小續命湯療卒中風欲死身体緩急口目不正舌彊不能
語奄奄惚惚神情悶亂諸風服之皆驗不令人虛方出小品
余昔任戶部員外忽嬰風疹便服此湯三年之中凡得四
十六劑風疾迄今不發余曾任殿中少監以此狀說何名
醫咸云此方為諸湯之最要
麻黃去節 人參 黃芩 芍藥 芎藭 甘草炙 杏人去
尖皮碎兩人 桂心各一兩 防風一兩半 附子一枚大者炮 生薑五兩
右十一味切以水九升煮取三升分為三服甚良不差

合三四劑必佳取汗隨人風輕重虛實也有人腳弱服
此方至六七劑得差有風疹家天陰節變輒合之可以
防瘖也忌豬肉冷水海藻菘菜生葱
續命湯方
麻黃去節 茯神 生薑各三兩 附子炮 防己 甘草炙各一
兩半 芎藭 細辛 白鮮皮 杏人去皮尖兩人碎 人參
羌活 桂心各三兩
右十三味切以水八升煮取二升八合去滓分三服服
別相去八九里許覆取汗可服三劑間五日一進慎如
藥法本方云間五日一進若老弱虛羸非間十日以上

療暴得風四肢攣縮枯
細不能行動用大豆蒸
貴人不能辦藥者可依
此方
取大豆三大升 ○宋本脫大字擬宋本補 淨揀擇淘之瀝
出蒸之待氣溜下甑傾
二大升酢甕中相攪
令遍於密室內地上設
鋪席一帛帕傾豆著
帕上仍以五六重錦衣
覆豆令病人於豆上臥
以被覆之蓋豆汗出衝衝
却除衣令一人於被內
引挽攣急處却除衣
盡豆冷收取更著甑
中依前法蒸熟下甑
復著床上酢和豆一
準前法用鋪設每一
收豆作二升荊瀝湯
與病人飲饑即任食
日兩度夜一度如此經
三日三夜即休忌風
外臺卷十九葉二十四
至二十五右方原出第
二卷中今移入此卷

大十七卷

不可數服忌猪肉冷水海藻菘菜生葱生菜大酢 外臺卷十四葉九至十上

痹心虛寒風半身不隨骨節離解緩弱不用便利無度口
面喎斜薑附湯方
乾薑 附子炮各八兩 麻黃去節 芎藭三兩 桂心各四兩
右五味切以水九升煮取三升三日一劑忌猪肉生葱冷
水 外臺卷十四葉三十四上右 方原出千金云崔氏同
療風邪虛悸恍惚悲傷或夢寐不安鎮心湯方 此方入卷七卷
茯神 半夏洗 生薑各四兩 羚羊角屑 當歸 人參
防風 芎藭 杏人去皮尖 桔梗各二兩 龍齒碎綿裹 石膏

全漢三國六朝唐宋醫方　栖芬室

碎各三兩綿裹 防已 桂心各一兩半 竹瀝一升
右十五味切以水一斗煮減半內竹瀝煎取二升八合
去滓分溫三服相去如人行十里久 ○宋本無人字 忌酢物
羊肉猪肉餳生葱等物 ○宋本無羊肉兩字
別離散療男子女人風邪男夢見女女夢見男交觀日久成
勞穢心悲憂恚怒喜無常日漸羸瘦連年歲月深久難療或
半月或數月日復發者方 此方入卷七卷
楊上寄生三兩炙 菖蒲 細辛 附子炮 乾薑 薊根
一云芋根 天雄炮 桂心各一兩 白朮二兩 茵芋二兩炙
右十味合擣下篩以酒服半方寸匕日三 不飲酒用童

子小便調服合棗句令婦人雞犬見之句令病人見合

棗見者令邪氣不去禁之為驗忌生葱生菜豬羊肉桃

李雀肉餳等物（外臺卷十五葉八至九上 ○醫心本無物字）右方原出第七卷中今入此卷

療五藏六腑（風驚）血氣少亡魂失魄五藏晝夜不安惚惚善悲

心中善恐怖如有鬼物此皆發於大驚及當風從高墮落

所以療之十黃散方

雄黃五分熬 人參五分 蜀椒五分汗 大黃四分 朱砂三分研 乾薑

四分 黃蘗二分 山茱萸二分 細辛二分 黃耆三分 澤瀉三分 黃連一分

蒲黃一分 桂心五分 麻黃一分去節 黃孫一分牡蒙也一方云黃昏○案牡原作壯

欅皮三分 黃環三分 黃芩三分

右十八味擣篩為散未食溫酒服一方寸匕日三稍增

至二匕服此散體中筋力強者不須增人參氣力羸劣

可增人參五分合十分忌豬肉冷水生菜生葱生血物

等（外臺卷十五葉十七至十八）右方原出深師云崔氏同

大鎮心丸療風癇及風邪不散方（癇）以上本書

乘睛一具酒漬一宿炙 防風 秦艽 防葵 龍齒研 黃芩

雄黃 防己 山茱萸 [illegible] 鐵精研 鬼臼

人參 大黃 銀屑研 乾薑 牛黃研各四分 寒水

石六分研 羌活 升麻 遠志 白鮮皮 細辛 白

風驚

療熱風驚掣心忪悸

[illegible]悸風邪狂叫妄走者

服此湯亦差本四味用

之極効方

茯神三兩去皮 杏人三兩去皮尖兩人切

升麻 白鮮皮 沙參

[illegible]冬二兩 龍齒六兩 寒水石

一斤碎綿裹 石膏二十兩碎綿裹

生麥門冬去心四兩

右九味切以水一斗二升煮取三升去滓溫

分為三服（○醫心方作分溫服）

相去十里若甚者（以下）

[illegible]水三升內竹瀝三升

先用水煮九沸然後

內竹瀝煮取三升服

[illegible]上性忌醋物（外臺卷十五葉十四至十五上）

全漢三國六朝唐宋醫方　栖芬室

薇 貫眾 麝香 兕角屑各三分 茯神 石膏研 天雄炮各三分 蛇蛻皮一尺炙 蜂房二分炙 鴟頭三枚炙

右三十二味擣篩蜜和酒服十五丸日二服加至三十丸忌酢物生菜豬肉冷水 外其卷十五葉二十三至二十四 右方見千金云崔氏云療風癇及風邪有鴟頭三枚炙無茯苓餘並同

療暴得驚癇立驗 朱四云極効

吊藤皮 茯神 黃芩 升麻 白鮮皮 沙參各二兩 龍齒三兩 石膏八兩 蚱蟬七枚去翅炙 研湯成內 寒水石六兩碎研裹 甘竹瀝一升 二升湯熟內之

右十味切以水九升煮取三升溫分三服相去六七里久若小孩子患棄須減量取多少細細飲之立差忌酢物

療大人風引少小驚癇瘈瘲日數十發醫所不能療除熱鎮心紫石湯方

紫石英 滑石 白石脂 石膏 寒水石 赤石脂各八兩 大黃 龍骨 乾薑各四兩 甘草炙 桂心 牡蠣熬各三兩

右十二味擣篩盛以韋囊置於高涼處大人欲服乃取水二升先煮兩沸便內藥方寸匕又煮取一升二合濾去滓頓服之少小未滿百日服一合熱多者日二三服

全漢三國六朝唐宋醫方 栖芬室

每以意消息之紫石湯本無紫石英○案本上有一字據此字刪紫石英貴者可除之永嘉二年大人小兒頻行風癇之病得發例不能言或發熱半身掣縮或五六日或七八日死張思惟合此散所療皆愈忌海藻菘菜生葱 外其卷十五葉二十六至二十七上

頭眩

療忽頭眩運經久不差四肢漸羸食無味好食黃土方

白朮三斤 麴三斤

右二味擣篩酒和併手捻丸如梧子暴乾飲服二十枚日三忌桃李雀肉等

療風眩翻倒無定方

獨活六兩 枳實三兩炙 石膏碎綿裹 蒺藜各四兩

右四味切清酒八升煮取四升頓服之以[illegible]覆取汗覺冷又內鐺中○案鐺字本作鎗據此改溫令熱熱又熨之即差

療頭痛眼眩心悶陰雨彌甚方

當歸 山茱萸各一兩 防風 柴胡 署預各二兩○案署本作薯 雞子二枚熟去皮打黃碎

右六味擣下篩用雞黃和散令調酒服方寸匕日三 外其卷十五葉三十六上下

腳氣

療脚氣夏月須食瓜及瓜飲子方

生瓜一枚如棒許大去蒂四破以水五升煮令爛去滓○案名脫如至大四字據崔本補　白术二兩　生薑一兩

右三味切二物以前汁煮取二升去滓分三服禁食桃李雀肉等生瓜照是東术瓜

療脚氣毒遍内外煩熱口中生瘡者方

服紫雪强人服如兩棗大弱者减之和水服當利熱毒若經服石發熱毒悶者服之如神驗三黄湯十劑

外臺卷十八第十六下右二方前方注云出第六卷中此方无卷數

側子酒療脚氣不隨方

側子四兩炮　生石斛八兩　磁石八兩碎　獨活三兩　秦艽三兩　甘草三兩炙　紫蘇莖一握　前胡四兩　防風三兩　茯苓八兩　黄芩三兩　五味子四兩　防風三兩　桂心二兩　丹參三兩　蜀椒二兩去汗　山茱萸四兩碎○案名脫桂字據崔本補　芎藭二兩　細辛二兩　當歸三兩　白术四兩　乾薑三兩　薏苡人一升三合

右二十三味並切絹袋貯以清酒四升浸五日一服四合日再稍稍加至八九合温飲慎生冷猪肉鷄麵其中間覺熱渴得飲豉酒豉酒須蔥菓之忌海藻菘菜桃李雀肉生葱生菜及酢物等

煮散方

地骨白皮十二分○案名脫白字據崔本補　麻黄六分　杏人八分去皮尖　防己六分　黄芩十分　羚羊角屑八分　茯苓十二分　澤瀉六分　細辛五分　薏苡人二十分生○案名脫生字據崔本補　石斛十分　人參六分　白术六分　大黄六分　磁石二十分　丹參十分　犀角屑八分　蔓荊子十二分　甘草十分炙　桂心六分　生薑十二分　前胡八分

右二十二味擣以麁篩篩度攪使極調三兩爲一劑以後藥汁二升煮取一升頓服之日服一劑以小便利爲度忌海藻菘菜生葱菜桃李雀肉酸等物

小飲子法用煮散

大棗五枚　桑根白皮五兩　白前二兩　橘皮二兩

右四味切以水五升煮取二升將煮前散煮散法

若脚氣上入少腹少腹不仁即服張仲景八味丸方

乾地黄八兩　澤瀉四兩　附子二兩炮　薯蕷四兩　茯苓三兩　桂心三兩　牡丹三兩去心　山茱萸五兩

右八味擣篩蜜和爲丸如梧子酒服二十丸漸加至三十丸仍灸三里絕骨若脚數轉筋灸承山若脚脛内稍不仁灸三陰交忌猪肉冷水生葱醋物蕪荑

脚氣雖差至冬季常須服側子酒方

側子二兩炮　乾薑二兩　石斛八兩　丹參三兩　牛膝二兩　甘草二兩炙　防風三兩　乾地黄四兩　芎藭二兩　當歸三兩　桂心三兩　五味子三兩　白术二兩　秦艽三兩　防己二兩　椒二兩汗　獨活三兩　山茱萸四兩　細

全漢三國六朝唐宋醫方　栖芬室

辛二两 黄芩二两 茯苓四两 附子一两炮

右二十二味切，絹袋貯，以酒三斗五升浸，秋冬七日，春

夏五日，一服四合，日二，細細加之，以知為度。忌食羊鹿

麞肉雞〻口食忌海藻菘菜猪肉冷水桃李雀肉生葱

生菜蕪荑酢物外臺卷十八第二十三至二十五下

旋覆花湯 療脚氣衝心欲死者服之救痛困急此方最先

旋覆花二两 犀角二两屑 紫蘇莖一握 桂心一两 赤茯苓三两

橘皮二两 生薑三两 前胡四两 乾棗七枚擘 白前一两 香豉七合綿裹

右十一味切，以水八升煮取二升四合，分三服，相去十

里久，以下氣小便利為度。忌生葱酢物

全漢三國六朝唐宋醫方 栖芬室

治脚氣瘴痺不仁，兩脚緩弱，脚腫無力，重者少腹氣滿，胸

中痞塞，見食即嘔，或兩手大拇指不遂，或兩脚大拇指不

遂，或小便澀，第一療氣滿嘔逆不下食，旋覆飲子方

旋覆花二两 橘皮二两 生薑三两 紫蘇莖一握 茯苓三两 香豉一升

綿裹 大棗十枚擘

右七味切，以水八升煮取二升四合，分三服，服別相去

十里久，日一劑，凡服五劑，上氣不下，小便澀者加桑根

白皮四两。慎生冷猪肉蒜麵魚粘食。若其服此飲二三

劑，氣下訖，即須服大犀角湯，第一方十四味者是也。服

當小便利為度。若其胸膈中氣滿者，加半夏四两，湯洗

待服内氣和脚腫散消皮膚猶少陽帛者宜服犀角麻黄湯一二劑五日後然服之忌生葱酢等物。案此方外臺卷十八第四十七十卷引本方名犀角[illegible]二劑[illegible]一味[illegible]八味名犀[illegible]角[illegible]湯[illegible]方[illegible]注[illegible]氏名小犀角湯今本方無是名未知何故

大犀角湯療脚氣毒衝心變成水身體遍腫悶絶死者方

犀角屑二兩 桑根白皮四兩 白术二兩 桂心二兩 香豉一升 無鹽者。案原脱無鹽者三字據幽齋本補 防己二兩 紫蘇一兩 据前胡四兩 橘皮二兩 黄芩三兩 茯苓三兩 大棗十枚擘 生薑一兩

右十三味切以水九升浸一宿煮取二升七合或水一斗煮取三升分爲三服服相去如人行十里久以下氣利小便爲度忌酢物桃李雀肉生葱等。案外臺卷十八第四十八引千金本方有桂復[illegible]二兩爲十四味云出[illegible]范汪同[illegible]文服法文亦異今[illegible]方[illegible]于[illegible]酸酒方之後

犀角麻黄湯方

犀角屑二兩 麻黄二兩去節 甘草一兩炙 茯苓二兩 防己二兩 黄芩一兩 石膏三兩碎綿裹。案原脱碎綿裹三字據幽齋本補 附子一兩炮 白术一兩 芎藭一兩 防風一兩 當歸一兩 生薑三兩 細辛一兩 桂心二兩

右十五味切以水一斗先煮麻黄去沫訖取汁八升下諸藥煮取二升七合分三服相去十里久服訖覆取汗待三四日後若其皮膚不仁差即停不差宜更服之不得過三劑即差差訖脚中無力者宜服獨活犀角湯三二劑。案原作二三 即愈忌海藻菘菜酢物豬肉冷水桃李雀肉生葱生菜等。案原脱忌至等二十字據幽齋本補

獨活犀角湯

獨活三兩 犀角二兩屑 石斛二兩先煮 丹參二兩 側子一兩炮 防風
二兩 防己二兩 芎藭二兩 生薑三兩 當歸二兩 芍藥三兩 茯苓四兩
桂心一兩半 甘草二兩炙
右十四味切以水一斗煮取二升七合去滓分三服相
去十里久服訖任卧不須取汗凡服三二劑隔五日一
服初服此藥覺腹內氣散兩脚有力行動無妨或可即
停又可常服香豉酒灸三里穴絶骨各三百壯忌海藻
菘菜猪肉冷水生葱酢物等○案原脱忌至等十四字據幽寺本補

香豉酒方

取香豉一斗以酒三斗漬三日取飲任性多少利即
減之不利任性其中用橘皮生薑調適香味任意服忌
復作以差為度外臺卷十八葉四十一至四十三下

夫脚氣之疾先起嶺南稍來江東得之無漸或微覺疾痺
或兩脛腫滿行起屈弱或上入少腹不仁或時冷時熱小
便秘澀喘息氣衝喉氣急欲死食嘔不下氣上逆者皆其
候也若先覺此證○案若原作是據幽寺本改先與小犀角湯○案原作犀角
旋復湯方據方後小注改
犀角三兩屑 旋復花二兩 橘皮三兩 茯苓二兩 大棗二十枚擘 香豉
一升綿裹○案原脱綿裹二字據幽寺本補 紫蘇一握 生薑三兩
右八味切以水八升煮取二升七合分三服相去十里

久服之以氣下小便利為度如其不下服後大犀角湯
忌酢物崔氏名小犀角湯

大犀角湯方

犀角二兩屑 旋復花二兩 白朮二兩 桂心二兩 防己二兩 黃芩二兩
生薑三兩 香豉一升綿裹 橘皮三兩 茯苓三兩 前胡四兩 桑根白皮
四兩 紫蘇一握 大棗十枚擘
右十四味切以水九升煮取二升七合分三服相去十
里久取下氣為度若得氣下小便利脚腫即消能食若
服湯訖不下氣急不定仍服後湯忌桃李雀肉生葱酢
物外臺卷十八葉四十八右二方據千金云以上二方並出崔氏

療脚氣遍身腫方

大豆二大升以水一斗煮取五升去豆 桑根白皮一握切 檳榔二七枚碎
茯苓二兩切
右四味將三物以前豆汁浸經宿煮取二升絞去滓添
酒二合內藥中隨多少服之或不利或剩服利多減量
服之○案原脱或至之十二字據宋本補又案宋本作或不利即剩服利多量減服之忌酢物
療遍身腫小便澀者用麻豆方主之療脚氣腫
烏豆一斗水四斗煮取一斗半去豆 桑根白皮五升切 大麻子二升熬研碎
右三味以豆汁內藥煎取六升一服一升日二服三日
令盡

又方

烏豆五升　桑根白皮切，四升　二物以水二斗，煮取一斗半，去滓

大麻子人熬，一升　橘皮二兩　蜀升麻二兩（〇案原脫蜀字，據幽齋本宋本補）

杏人二兩（去皮尖，拍〇案原脫去至拍四字，據幽齋本補，拍幽齋本作搗，餘同）　丹參三兩

生薑二兩，切

右九味，切，將七物內桑皮豆汁中，煮取四升，朝二服，

相去如人行三里，食久重消，進食，食消又更進二服

療脚氣及腰腎膀胱宿水及痰飲桃花散方

收桃花陰乾，量取一大升，但隨虛滿，不須按捺，擣為

散，紗羅下之，溫清酒和一服，令盡，通利為度，空腹服

之，須臾當轉，可六七行，但宿食不消化等物，總瀉盡，

若中間覺饑虛，進少許軟飯及糜粥，無在（〇案原脫無在二字，

據幽齋本補）。極安穩，不似轉藥虛人，廢朝謂但覺腰脚輕

快，使人勇躍（〇案原作踊，據宋本改），食味倍佳，脚先腫者，一宿

頓消，以囊中貯物，係都相似，又無毒，易將息，唯忌胡

葉（〇案葉原作蒜，據宋本幽齋本改）猪肉三月，內腹虛大，都消息，慎

生冷、酸滑、五辛、酒、麵及粘食、肥膩，四五日外，諸食復

常

余見古方論云：脚氣但腫，不悶硬，服利藥，法令人渴，但腫

縱不服利藥，亦遣人渴，宜利方

取大麻子熬令香，和水研取一大升，別以三大升水

煮一大升赤小豆，取一升汁，即內麻汁，更煎三五沸，

渴即飲之，次拉任取安穩，饑時噉豆亦佳，而利小便

止渴，消腫大良。穀葉及桑白皮熬炙為飲，飲之亦良。

腫盛力弱不堪大藥者，取牛乳一小升，烏牛尿一小

升，無烏牛尿，用黃者亦得，和調，分三服，相去十里久，

小便大利，脚腫可頓消，若一劑不除，隔一二日更服，

氣力好者，依前服，羸弱者每日平旦唯一服六七合，

以差乃止，忌雜肉。（外臺卷十九葉一至三上）

療脚弱獨活湯方

獨活三兩　生石斛三兩　白朮一兩　防風一兩半　茯苓四兩　白前一兩

羚羊角二兩　芎藭二兩　桑根白皮二兩　黃芩三兩　附子一兩，炮

生薑三兩　桂心一兩　防己一兩

右十四味，切，以水九升，煮取二升五合，去滓，分三服，相

去十里久服，隔四日一劑，宜服兩劑佳，慎生冷、酢滑、猪

魚、蒜、桃、李、雀肉、生蔥。（外臺卷十九葉十四上）

水腫

療水病方

烏豆一大升，粒小者　桑根白皮五大升，細切（〇案原脫大字，據幽齋本補）

右二味，以水五大斗（〇案原脫大字，據幽齋本補）和煮，可有一斗汁

○案原脫有字據醫心方本補濾去滓於銅器中重湯煎如餳可作丸
即成可患人每服取利小便爲度其小便復舊色身上
腫除候中熱煩可服之禁忌及死牛馬肉油膩麪酒
等經數日得食羊頭肉兎肉水病忌食羊頭蹄此云得食恐誤也

療水病洪腫氣脹不消食方
乾香薷五十斤陰用濕者亦得○案稿脫陰至得六字據醫心方本補
右一味細剉內釜中以水淹之出香薷上數寸煮使氣
兩盡去滓清澄之漸火煎令可丸服五丸如梧子日三
稍加之以小便利爲度也無所忌

療水病身腫方

鯉魚一頭極大者去頭尾及骨唯取肉
右一味以水二斗赤小豆一大升○案原脫大字據醫心方本補和魚
肉煮可取二升以上汁生布絞去滓頓服盡如不能盡
分爲二服後服溫令煖服訖下利利盡即差慎牛肉白
酒生冷麪豬魚油酪藥滓埋之勿令人食外臺卷二十葉七至八上

療大腹水病身體腫上氣小便澀赤臍深頭上有兩大脈
動喘稠不得眠睡每腫先隨腳腫亦有在前頭面腫或大
便澀者服此藥大佳若先患大便利臍凸腹大脹手掌平
滿即不可治○案原作即不可服此藥方據醫心方本刪改
大棗四十枚肥不口者先以煖水浸令軟以炊飯蒸乃剝去皮核○案原作四十枚飯蒸剝去皮核

據醫心方本改補葶藶子五兩取苦者熬令紫色杏人三兩不取合歡者以湯撞去皮熬令黃色去尖○案
原脫不至皮十字又脫去尖兩字據醫心方本補
右三味先擣葶藶子一萬杵○案[illegible]醫草本作杵爲之乃擣杏人
三百杵訖擣和合春青擣一萬杵藥成平旦空腹服八
九日晚食消更服五丸以飯汁下之三日後每旦服五
九日晚服三丸如棗核大便利未得服此藥○案[illegible]醫方本作
來若已服藥次忽患痢既先食二三口飯然後喫藥若
利過多傳藥即可爛煮小豆勿以鹽食之忌鹹粘脂膩
及大熱熱物等唯得食秔粟米飯及淡醋不得喫稀粥
唯得喫飯但如欲食粥即稠煮不得遣大便利一方加黃犬[illegible]
糞○案蠱寅本作盤外臺卷二十（第十三

治大腹水腫氣息不通命在旦夕者方
牛黃二分昆布海藻各十分牽牛子桂心各八分葶藶
子六分熬椒目三分
右七味末之別擣葶藶爲膏[illegible]蜜和爲丸蜜湯
服十丸○案原作合和丸之飲服十丸據本書改日二稍加小便利爲度
大良[illegible]千金方卷二十一葉二十四○案宋臣校注云崔氏云蜜和爲丸蜜湯服又案外臺卷二
十引千金六方不注崔氏文

療風水腫蠱氣遍身方
楮白皮三兩桑根白皮四兩橘皮一兩紫蘇四兩生薑四兩大豆

三升

右六味切以水九升煮取一大升〇案原脫大字從去擬熙寧本補
溫溫為四服與三劑佳百日內忌鹹酢外臺卷二十第十五上

療水氣方

葶藶子三兩

右一味以物盛於甑上蒸令溫徹上即擣萬杵自堪為
丸不須蜜和又不得以少蜜和之一服五丸漸加之
七丸以微利為度得利即停不可多服令人不甚能食
若氣發又服之得利氣下定即停此方療水氣無以加
蕭駙馬時任太常卿患水腫見在名醫患療不差唯服

此丸得平復故記〇案大觀本草附方引此方文有異錄如下

洞水氣

葶藶三兩以物盛甑上蒸令熟即擣萬杵若丸得丸如
梧桐子不須蜜和一服五丸漸加至七丸以得微利
即佳不可多服令人不堪美食若氣發又服之得利
氣下定即停此方治水氣無比蕭駙馬患水腫惟服
此得差〇大觀本草卷十葶藶條第十九上

葶藶子療水氣極效方

取葶藶子一合熬令色紫擣碎別研如麵取大棗二
十顆去核以水一大升煮棗取半升汁去棗滓內葶
藶子并棗汁於銅器中緩火煎令堪成丸平旦
空腹頓服盡必不能頓者分為兩服以利兩行差至
日午宜食乾飯慎如藥法外臺卷二十第二十八上

療水腫盛滿氣急喘欬小便澀如血者方

桑根白皮六兩　澤漆葉切二升　白朮二兩　生薑四兩　郁李人六兩
杏人二兩　橘皮二兩　玄參三兩

右八味切以水九升急著火煮取四升溫分四服相去
六七里久或利黃水三五升及小便利為候即差者可
頻服三四劑佳忌桃李雀肉青魚酢等外臺卷二十第三十九下

療上氣大便澀方

葶藶子熬四兩　牽牛子熬一兩　杏人二百去皮尖〇案原作二百顆熬脫去皮尖三字據熙寧本刪補　大棗四十枚〇案枚下原有去皮兩字據熙寧本刪　芒消一兩
牛酥一合

右六味擣一萬杵更別著牛酥〇案熙寧本無著字乃更擣一萬杵空心服
八丸〇案心原作腹據熙寧本改用漿飲下羞先禁鹽醬等物〇案鹽原作鹹據熙寧本改

全漢三國六朝唐宋醫方　栖芬室

療上氣大便秘澀方

杏人五兩熬去皮尖〇案熙寧本無熬字又脫去皮尖三字據熙寧本補　印城鹽三兩
乾薑三兩

右三味擣篩以餳汁和之令得相著作兌可長一寸餘

如指大兩頭尖仍以蒼耳汁裹之於風日中暴令少乾內
下部中時時易之○案原脱下一時字據幽寧本補 不過一二易即有
惡物下氣上口即定亦下食內藥痛時少須忍之深內
少頃亦不大痛急出時物乃出痛忍之不得然可使轉
○案然原作後使原作便據幽寧本改 時出膿及惡物多大便不嘿任停
之○案原脱任字據幽寧本補 外臺卷二十葉四十[illegible]上

療一切腫方

取紅藍花熟擣揉○熟原作熱幽寧本作熱 擣取汁服之不過再三
服便愈服之多少量腫大小而進花汁也

療小腸已上少腹連臍硬氣上悶方

苦瓠子一兩

右一味以麵裹作餛飩法其麵勿著鹽○案勿幽寧本作切 作二
七枚湯中煮待浮漉出及煖吞之以不下以湯汁下之
飲禁生冷酢滑及肉油膩佳若恐虛者牛乳服之以此
隔日作漸加至三七枚以小便利為度候小便若太多
即歇一二日以腹腫消即止○案宋臣按千金翼云崔氏用子作餛飩服二七枚 卷三十二葉十九苦瓠丸方
若恐虛者牛乳服之以此隔日作服漸加至三七枚以小便利為度小便若太多即一二日停

療水病差後口中習習熱瘡方

先以鐵鐺中著水一小斗煮金器不問多少煎取二
小升出金取金水著病人口中○案幽寧本著作若 含之久應
敘言語有要事方可吐出勿嚥之穀藥[illegible] 外臺卷二十葉四十一至四十二上

纂要方卷七

痃癖

療痃癖積冷發如錐刀所刺鬼疰往來者方

烏頭八分炮 人參八分 桂心八分 附子八分炮 乾薑八分 赤石脂八分 朱砂三分研

右七味擣篩蜜和為丸如梧子以煖酒服七丸稍稍加
之至十九慎生冷醋滑豬魚雞蒜小豆油膩牛馬肉生
血物生葱等○案原脱慎至等二十二字據宋本幽寧本補

療癥癖方

鼠屎一大合熬令黃濕者熱乾者不須熬即用○案原作一合炒令黃據宋本幽寧本刪補

右一味以水二升煮五六沸及熱澄取汁置椀中急內
硇砂一小兩○案硇原作碙據宋本幽寧本改 乃蓋頭經宿明日平旦
溫為兩服稍晚食無所忌 外臺卷十二葉八至九上

癖

療宿癖時腹微滿不能食調中五參丸方

人參 沙參 玄參 丹參 苦參各一兩 大黃四兩 附子一兩炮 巴豆四十枚去心皮熬○案原脱去心皮熬四字據宋本幽寧本補 蜀椒一合去目汗○案原脱去目汗字據宋本幽寧本補 乾薑半兩 防風一兩 䗪蟲十五枚熬 葶藶一合熬

右十三味擣下篩蜜和為丸如梧子先食服一丸日三

忌野猪肉○案原脫野字據宋本並事本補蘆笋生血物等○案原作等物據宋
本改
療癖飲并醋咽吐水及沫食飲不消氣逆脹滿方
大腹檳榔十兩其子熬賣者末之○案原脫大腹兩字又脫其至之七字據宋本並事本補
高良薑三兩桃人一升去皮兩人者熬別擣如脂○案原脫去至脂十字據宋本並事本補
右三味和擣絹篩以白蜜和丸酒服以彈丸二枚日再
服漸加至四五丸加減任意但量之外臺卷十二第十至十一
曾青丸療久六七積聚留飲宿食天行傷寒者服之二十日
愈久服令人延年益壽殷仲堪云○案脫仲堪宋本作浩仲堪惟並事本亦作殷
仲堪故照原書稿髓曾青丸療久癖積聚留飲宿食天行傷寒欬

逆消渴隨病所在久病羸瘦老小宜服藥或吐或下或汗
出方
曾青二分寒水石三分朴消二分茯苓三分大黃三分附子三分炮
巴豆二分去心皮熬○案原缺心至熬四字據宋本補並事本補
七七味各異擣下篩巴豆消石○案石原作相宋本作不今據並事本改合
擣六千杵次內附子擣相得次內茯苓擣相得次內大
黃擣相得次內曾青擣相得次內寒水石擣相得次內
蜜和擣千杵大人服大豆二丸五歲以下以麻子一丸
二三歲兒以黍米一丸以服藥以薄粥清下當覆臥
令汗出吐下痰發作服二丸霍亂服三丸泄痢不止服

一丸可至二丸一方用曾青三分忌猪肉冷水蘆笋大
酢外臺卷十二第六至七右方藥出古今錄驗云崔氏同
療腹中癥癖兼虛熱者不可用純冷專瀉藥宜鼈藥攻之
方
鼈甲八分炙龜甲八分炙爭耳八分金色者炙大黃八分吳茱萸八分
防葵八分附子四分炮
右七味下篩蜜和為丸如梧子飲藉苦酒服廿丸○案苦並事本作若日再服漸漸加一丸以微泄為度無所忌日晚服
馬莧汁三四合以差為期亦是一單煮○案煮並事本作煎此汁
服煎藥更佳馬齒菜即馬莧也忌猪肉冷水

溫白丸療癥癖等一切病方
紫菀三分吳茱萸三分菖蒲二分柴胡二分厚朴二分炙桔梗二分
皂角三分去皮子炙烏頭十分熬茯苓二分桂心二分乾薑二分黃連
二分去毛○案原脫去毛兩字據宋本並事本補蜀椒二分汗巴豆二分去心皮熬○案
原作一分據宋本改又脫去心皮三字據宋本並事本補人參二分
右十五味合擣下篩和以白蜜更擣二千杵丸如梧子
一服二丸不知稍增至五丸以知為度心腹積聚久癥
癖塊大如盃椀黃疸宿食朝起嘔吐支滿上氣時時
腹脹心下堅結上來搶心傍攻兩脅徹背連胸痛無常
處繞臍絞痛狀如蟲咬又療十種水病八種痞塞反胃

吐逆飯食噎塞或五淋五痔或九種心痛積年食不消
化或婦人不產或斷緒多年帶下淋瀝或痃癖連年不
差又療一切諸風手足頑痺不知痛痒或半身疼痛或
眉髮墮落又療七十二種風又療三十六種遁注或癲
或癇或婦人五邪夢與鬼交通四肢沉重不能飲食昏
昏默默只欲取死終日憂愁情中不樂或恐或懼或悲
或啼飲飲食無味月水不調真似懷孕連年累月羸瘦困
弊〇案原作樂據宋本醫心方本改遂至於死或歌或哭為鬼所亂莫之
知也但服此藥者莫不除愈臣知方驗使合藥與婦人
服之十日下出癥癖虫長二尺五寸三十餘枚下膿三

全漢三國六朝唐宋醫方　栖芬室

升黑血一斗青黃汁五升所苦悉除後月有子臣兄隨
馬被傷腹中有積血天陰即發羸瘦異常久著在床命
在旦夕臣與藥服之下如雞肝黑血手大一百片白膿
二升赤黃水一升許其病即差臣知方驗謹上禁生冷
餳醋豬羊魚雞犬牛馬鵝肉五辛蒸麵油膩豆及糯米
粘滑鯉臭之屬外臺卷十二葉十五至十七上右方亦出千二卷中原轉入此卷中之…其卷二十三葉二十二至二十三重出又見宋…

療癥癖悶癖方

令患人平坐取麻線一條繞項向前垂線頭至鳩尾
橫截斷即迴線向後當脊取線窮頭即點記乃別橫
度口吻吻外截卻即取度吻線中摺於脊骨點處中

心上下分之各點小兩頭通前合灸三處其所灸處日別灸七壯以上十壯以來滿十日即停看患人食稍得味即取繩迴度口吻於脊中點處橫分灸之其數一准前療法仍看脊節穴去繩一二分亦可就節穴下火乃相去遠者不須就節穴若患人未損〇案本作損攷案本可停二十日外還依前灸之仍灸季肋頭二百壯其灸季肋早晚與灸脊上同時下火也

灸閃癖法

其癖有根其根有著脊者有著膊上者遣所患人平坐熟看癖頭仍將手從癖頭向上尋之當有脈築築然向上細細尋至膊上至築築頭當膊即下火還與前壯數無別王丞云背上恐不得過多下火只可細細日別七炷以來

療癖左右相隨病灸法

第一屈肋頭近第二肋下即是灸處第二肋頭近第三肋下亦是灸處左右各灸五十壯一時使了

灸癥氣法

從乳下亦數至第三肋下共乳上下相當稍似近肉接腠骨〇案腠原作腰擬照本改外取六孔亦是灸處兩相俱灸初下火各灸三壯明日四壯每日加一壯至七壯

凡癥堅之起多以漸生而有覺便牢大者自難療也腹中微有結積便害飲食轉羸瘦療多用陷冰玉壺八毒諸大藥今上取小小易得者方

大黃半斤 朴消半斤〇案肘後作三兩 蜜一升半〇案肘後作一斤

右三味合於湯上煎可丸如梧子服二十丸日再服外臺卷十二第二十一

本方據肘後補

還從三壯起至三十日即罷

右前兩種灸法若點時拳枕枕〇案枕枕原作点字據宋本改即拳脚枕枕〇案原脫枕枕兩字據宋本與外臺本補灸若舒脚點時還舒脚灸外臺卷十二第十九至二十一

五蒸

療五蒸夫蒸者是附骨熱毒之氣皆是死之端漸庸醫及田野之夫不識熱蒸體形狀妄注神祟以相疑惑蒸盛總變為疳而致死者不可勝記其蒸有五請敘陳之一曰骨蒸早起體涼日晚便熱煩躁不安食都無味小便赤黃忽忽煩亂細喘無力或時腰痛兩足逆冷手心常熱蒸盛傷內乃變成疳食人五藏若大便澁方

可服芒消一服一方寸匕日再服亦可擣苦參蜜和為丸如梧子大一服七丸日再以飲送之無忌以体輕涼為度

二曰脉蒸其根在心日增煩悶擲手出足翕翕思水口唾白沫卧便浪語或驚恐不安其脉又數此蒸若盛亦變為疳傍脇時悶或痢不止方

苦參　青葙各二兩　艾葉　甘草炙各一兩

右四味切以水四升煮取一升半分為三分用羊胞盛之以葦灌下部中若不利取芒消一方寸匕和冷水合

和服之日再服忌[illegible]酒蒜粘菜。案粘原作松，據幽亭本改
三曰皮蒸其根在肺必大喘鼻乾口中無水舌上白小便
赤如血蒸盛之時胸中滿悶或自称得疰手掩兩脅不得
大歎徹背連胛疼眠寐不安此蒸毒傷五藏口便唾血方
急與芒消一兩以水一升半和令為三服三日服止
訖以冷水浸手以熨背髆間及腋下并胸上及痛處亦
可舉髆指灸側腋下第三肋間腋下宣中七壯立止
四曰肉蒸其根在脾体熱如火煩躁無汗心腹鼓脹食飲
無味食訖便嘔小便如血大便秘澁蒸盛之時或体腫目
赤不得安牀方

大黃一兩半切如小豆大以水一升浸一宿明旦絞
取汁一服五合許微利即止若熱不定亦可服芒消
一方寸匕日三以体涼為度
五曰内蒸所以言内蒸者必外寒内熱把手附骨而熱也
其根在五藏六腑之中其人必因患後得之骨肉自消食
飲無味或皮燥而無光蒸盛之時四肢漸細。案肢原作枝，據幽亭本
改足趺腫起方
石膏十兩研如乳粉法水和服方寸匕日再以體涼為
度外臺卷十三業二至四上
療骨蒸以灸骨蒸法圖淋方

桜

取枯朽骨碎五大升一切骨皆堪用唯洗刷刮不得遣微有土氣但似有土氣即不差病
柳柳三大斗剉枯棘針三大斗桃枝三大斗剉
右四味以清水五大石煑之減半乃接出汁。案接原作濾，據幽亭本改又案接疑據之誤別取清漿兩大石投釜中和骨重煑三兩
沸然後搃漉出淨拭釜取此前後湯相和更報煖隨次
取用使患者解髮令散以此湯濺頂淋之其湯令熱但
不破肉為準一舉淋湯遣尽若覺心悶即喫三兩口冷
飯如不能坐即卧淋淋湯之時自當大汗汗出少處仍
偏淋之務取汗匀以袪惡氣淋訖可食一大椀熱葱豉
粥仍暖覆取汗汗解以粉摩身速手足使周遍患重者
不過再淋欲重淋時量氣力淋此湯若飲之尤佳外臺卷十三業五上

全漢三國六朝唐宋醫方　栖芬室

灸骨蒸法圖
夫含靈受氣禀之於五常攝生乖理降之以六疾至若岐
黃廣記抑有舊經攻灸單行罕取今術骨蒸病者亦名傳
屍亦謂殗殜亦稱伏連。案幽亭本作復連亦曰無辜丈夫以癖氣
為根婦人以血氣為本無問少長多染此疾嬰孺之流傳
注更苦其為狀也發乾而聳或聚或分或腹中有塊或腦
後近下兩邊有小結多者乃至五六或夜卧盜汗夢與鬼
交通雖目視分明而四肢無力或上氣食少漸就沈羸縱

延時日終於溘盡余昔忝洛州司馬當三十日〇案當原作常據幽單本改灸活一十三人前後差者數過二百至如狸骨獺肝〇案狸骨原作狸頭據幽單本改徒聞曩說金牙銅鼻罕見其能未若此方扶危拯急非止單攻骨蒸又別療氣療風或瘴或勞或邪或癖患狀既廣救愈亦多不可具錄略陳梗槩又恐傳授訛謬以誤將來今故具圖形狀庶令覽者易悉使所在流布頒用家藏未暇外請名醫傍求上藥還魂反魄何難之有遇斯疾者可不務乎

灸骨蒸及邪但夢與鬼神交通無不差之法

使患人平身正立取一細繩令於腳下緊踏男左女右其繩前頭使與大拇指端齊後頭令當腳根後即引向上至曲脷中〇案脷原作膕據幽單本改大橫文使截繩使斷又使患人解髮分兩邊使見分頭路仍平身正坐乃取向所截繩一頭與鼻端齊引向上絡頭通過〇案絡原作路據幽單本改逐脊骨引繩向下盡繩頭點著又別取小繩一頭與脣端齊合口處一頭向上至鼻底便截斷將此短小繩於前所點處中摺橫分兩邊兩頭各點記使與中央初點處正橫相當此小繩兩頭是灸處當脊初點者非灸處只借為度其點拭卻

又法

使患人平身正坐稍縮髆取一繩繞其項向前雙垂共鳩

翻

尾齊即截斷鳩尾是心岐骨人有無心岐骨者可從胸前兩岐骨下量取一寸即當鳩尾仍一倍斷繩向後取中屈處恰當喉骨其繩兩頭還雙垂當脊骨向下盡繩頭點著又別取一小繩令患人合口橫度兩吻便割斷還於脊上所點處橫分點如前其小繩兩頭是灸處長繩頭非灸處拭卻以前總通灸四處日別各灸七壯以上二七以下其四處並須滿二十壯未覺効可至百壯乃停候瘡欲差又取度兩吻小繩子當前雙垂繩頭所點處逐脊骨上下中分點兩頭如橫點法謂之四花此後點兩頭亦各灸百壯此灸法欲得取離日量度訖度即下火唯須三月三日艾為佳療差百日以來不用雜食灸後一月許日患者若未好差便須報灸一如前法當即永差外臺卷十三葉十下至十二下

全漢三國六朝唐宋醫方　栖芬室

伏連

斷伏連解法

先覓一不開口葫蘆埋入地取上㐫日開之煮取三匙脂術內其中又剪紙錢則將向新塚上使病鬼面向還道背塚坐以紙錢及新綵圍塚及病人使遍別將少許紙錢圍外與五道將軍使人一手捉葫蘆一手於坐傍以一刀穿地即以葫蘆坐所穿地及坐葫蘆了使一不病人捉兩當鏁拍病人背咒曰伏連伏連解伏連伏連不解刀鏁解又咒曰生人持地上死鬼持地下生人死鬼即各異路咒訖令不病人即擲兩鏁於病人後必取二鏁相背不背更取擲取相背止乃並還勿反顧又取㐫日令病人騎城外車轍面向城門以水三升灰三重圍病人又作七箇不𩛮餅與五道將軍咒曰天門開地戶閉生人死鬼各異路今五㐫之日放捨即歸咒訖乃還莫迴頭此法大良（外臺卷十三葉二十四至二十五上）

疰

金牙散主邪魅心腹刺痛病狀與前方同（○案此謂與前集驗方同也）

金牙（別研）雄黃（研）丹砂（研）礜石（泥裹燒半日）寒水石 芫青熬 巴豆（去心皮熬）朴硝 桔梗 茯苓 人參 貫衆 附子（炮）蜀椒（去汗目）露蜂房（炙）龍骨 乾薑 牡桂 烏頭（炮）石膏（研）莽草（炙）蓯蓉 大戟 芫花（熬）防風 雞骨（炙）商陸根 大黃 細辛 蜥蜴（炙）玉支（一作玉泉○案此事本元一至泉四字小注）貝母（一作牙子即狼牙也○案原无即至也四字小注）

右三十二味搗下篩酒服五分匕日三忌豬肉冷水生菜生血肉大醋蘆筍（外臺卷十三葉三十三至三十四）

金牙散療江南三十六疰人病經年羸瘦垂死服之皆差并帶之能殺鬼氣逐尸疰諸惡癘不祥悉主之方（出胡洽）

金牙（研）曾青（研）消石（研）礜石（泥裹燒半日）石膏（研）莽草 玉支（一作玉泉）雄黃（研）朱砂（研）寒水石 龍骨 蛇蛻皮（炙）芫青（熬）當歸 龍膽 大黃 細辛 防風 大戟 芫花（熬）冶葛（炙○案冶原作野據與事本改）蓯蓉 天雄（炮）茯苓 附子（炮）烏喙（炮）乾薑 人參 桔梗 桂心 蜀椒（去汗目）貫衆 巴豆（去心皮熬）狸骨（炙）蜂房（炙）鸛骨（炙各一兩）

右三十六味擣篩為散以酒服一錢匕漸增五分匕日三并以三角絳囊貯散方寸匕以繫頭及心上大良一方加蜈蚣蜥蜴雌黃鑑鼻麝香毒公合四十二味忌豬肉生血物生菜冷水大醋蘆筍（外臺卷十三葉三十四至三十五上）

療尸疰鬼疰者葛氏云即是五尸之中尸疰又挾諸鬼邪為害也其病變動乃有三十六種至九十九種大略令人

全漢三國六朝唐宋醫方 栖芬室

寒熱沈沈嘿嘿不的知其所苦而無處不惡累年積月漸
沈頓滞以至於死後復注易傍人乃至滅門覺以此候者
宜急療之方
獺肝一具
右一味陰乾擣末水服一方寸匕日三如一具不差更
作 外臺卷十三葉三十五 本方原出備急○崔氏方作下系有姚氏云神良五字今刪
療江南三十六疰丸療時疰滅門絶族族盡疰遞中外滅
盡後易親友方
雄黄研二分 麥門冬去心三分一方用天門冬三分 皂莢去皮子炙 莽草炙各二分
鬼臼二分 巴豆去心皮熬二分
右六味擣篩蜜和為丸如小豆服二丸日一服忌鯉魚

野猪肉蘆茹
療凡療人久疰室家相傳乃至滅族方
雄黄研二兩 馬目毒公鬼臼也 丹砂研 莽草炙 藜蘆熬各二兩
巴豆八十枚去心皮熬 皂莢一兩去皮子炙 真珠一兩研
右八味擣篩蜜和丸如小豆一服二丸吐下惡蟲數十
枚忌野猪肉蘆茹生血物 外臺卷十三葉三十六至三十七
蜀金牙散療鬼疰風邪鬼語尸疰或在腰脊流無常處不
喜見人意志不定面目脱色目赤鼻張脣焦爪甲黄方
金牙一分研 蜈蚣炙 蜥蜴石上者炙 附子一枚炮 人參一分 蜣蜋

全漢三國六朝唐宋醫方 栖芬室

七枚炙 徐長卿 芫青炙 斑猫去翅足熬各十四枚 雄黄研一分 桂
心四分 鬼臼二分 野葛一分炙 毒公一分 蕪荑仁二分 石長生 椒
去汗目 大黄 甘草炙 蛇蛻皮炙 露蜂房炙 曾青無蘆青代
別研 真珠別研 丹砂各二分 鬼督郵 烏頭炮 狼毒各二分
石膏研五分 藺茹一分 蘼蕪 鬼箭 藜蘆炙 鸛骨炙
雷丸 乾漆熬 龜甲炙各二分 狼牙四分 亭長七枚炙 貝母二枚
凝水石二分 牛黄別研 胡燕屎四分 桔梗二分 鐵精一分研
消石二分研
右四十五味擣篩為散先食酒服一刀圭日再不知稍
增之有蟲隨大小便出也忌猪肉冷水生葱海藻菘菜

生血物狸肉 外臺卷十三葉二十七至二十八下
主鬼疰小腹痛不可忍 □案吳氏救急云崔氏用桃根白皮治疰在心腹痛不可忍者 外臺卷十七葉三十二上
取東引桃根枝削去蒼皮取白皮一握水二升煮取
半升服令盡老人未盡定再服 大觀本草卷二十三桃核仁條附方引葉氏

鬼氣
療鬼氣辟邪惡阿魏藥安息香方
阿魏藥即涅盤經云央匱是也服法旦取棗許大研
之為末又取牛乳一大升煎之五六沸停令熱定取
鴨子許大和攪服之更以餘乳盡盡飲之取盡至暮
又取安息香亦如棗許大分如梧子還以熱牛乳服

全漢三國六朝唐宋醫方 栖芬室

之令尽。每日旦暮常然。若無乳者，即以煮肉汁服之。患
久者不過十日，近者不過五日，不過三十日不發便
停。此以食脯肉之屬，但是一切菜不得近之，特忌特
忌。禮部孫侍郎家中有此病，所在訪問，有人從梁漢
來，云官人百姓服此得効者十餘家。孫侍郎即令依
方進服，七八日即効，便以此法傳授親知，得驗者非
一。余時任度支郎中，欲廣其効，故錄之。外臺卷十三葉四十上下

療夢與鬼神交通及狐狸精魅等方

野狐鼻炙　豹鼻炙，各七枚　狐頭骨炙，一具　雄黃　膃肭臍
鬼箭羽　露蜂房炙　白朮　虎頭骨炙，各一兩　阿魏華二兩
炙驢馬狗駝牛等毛各四分，燒作灰，若骨蓋加死人腦骨一兩炙

右十五味並大秤兩，擣篩為散，攪使調勻，又先以水煮
松脂候烊，撥取以和散，和散之時，勿以手攪，將虎爪攪
和為丸，如彈丸，以薰患者，欲熏之時，蓋覆衣被，勿令藥
煙泄外，別擣雄黃為末，以藉藥燒，藥每度一丸，熏香法
其藥燒了，於床下燒，盡彌善。忌桃李雀肉等。外臺卷十三葉四十五

無辜

無辜閃癖，或頭乾瘰癧，頭髮黃聳分去，或亦痢，亦羞諸狀
既多，不可備說，大黃煎丸方

大黃九兩，錦文新實者，若微朽即不堪用，削去蒼皮乃秤

療小兒無辜閃癖瘰癧或頭乾黄聳或下痢乍差諸狀多者皆大黄煎主之

大黄九兩錦紋新實者若微朽亦不中用削去蒼皮乃擣搗篩爲散以上好米醋三升和之置銅椀中於大鐺中浮湯上炭火煑之火不用猛又以竹木篦攪藥候任丸乃停於小瓷器中貯兒年三歲一服七丸以梧子日再服常以下青赤膿爲度若不下膿或下膿少者稍稍加丸下膿若多丸又須減病重者或至七八剂方盡根本大人小兒以意量之此藥惟下膿病結不令兒利須禁食毒物食乳者乳母亦同忌法

太觀本草卷十大黄條圖經引第十六上

外臺卷十五第七葉

鎮心湯別錄散入此

外臺兒卷六第六頁七頁

右一味擣篩爲散以上好米醋三升和之置銅椀内於大鐺中浮湯上炭火煑之火不用猛火以竹木篦攪藥候堪丸乃停於小瓷器中密貯兒年三歲一服七丸次梧子日再服常以下青赤膿爲度若不下膿或下膿少者稍稍加丸下膿若多丸又須減病重者或至七八剂方盡根本大人小兒不等以意量之此藥唯下膿及宿結不令兒痢禁牛馬驢雞豬魚兔肉生冷粘滑油膩小豆蕎麥乳母亦同此忌 ○案右方圖經引之文有異今並采以存

療無辜腦後兩畔有小結者方

凡無辜之病此結爲根欲療者先看結之大小然後取

全漢三國六朝唐宋醫方　栖芬室

細竹斟酌就得此結便截竹使斷狀如指環形仍將此竹籤結自然不得轉動以火針針結子中央作兩下去針訖乃塗少許膏藥無者雜油亦得經停三兩日又如前熨針更經一兩日當膿水自出若不出復如前針候膿潰盡結便自散從法多用刀子頭割者緝之割無辜比來參詳殊不如針之以絕根本恐患者不出故復存重說之 外臺卷十三葉四十七至四十八下

纂要方卷八

勞傷

黄帝問五勞七傷於高陽負高陽負曰一曰陰衰二曰精
清三曰精少四曰陰消五曰囊下濕六曰腰背一作脅苦痛
七曰膝厥冷不欲行骨熱遠視淚出口乾腹中鳴時有熱
小便淋瀝莖中痛或精自出有病如此所謂七傷一曰志
勞二曰思勞三曰心勞四曰憂勞五曰疲勞此謂五勞黄
帝曰何以治之高陽負曰石韋丸主之方

石韋　蛇床子　肉蓯蓉　山茱萸　細辛　遠志
柏子人　昌蒲　杜仲　天雄　牛膝　續斷　赤
石脂　防風各三兩　栝樓根二兩半

右十五味末之夷膏若蜜和丸酒服如梧子三十丸日
三七日愈二十日百病除長服良千金方卷十九葉三十一下右方宋臣校云崔氏無礜石茯苓澤瀉桔梗署預有栝樓根二兩半云白水侯方行淮藥此方外其差十七葉二頁足古今錄驗引素女方藥味多寡互有出入今千金方為十九味除崔氏引白水侯方所无者為十五味錯如上方

腎瀝湯療五勞六極八風十二痺補諸不足之方

猪腎一具去脂膜　附子四分炮　芎藭四分　牡丹四分　桂心四分　茯苓八分　乾地黄六分　人參四分　桑螵蛸八分炙　磁石八分研如粉　牡荊子八分　當歸四分　黄耆八分　菖蒲八分

右十四味切以水一斗七升煮腎取一斗一升去腎內
藥煎取四升分四服忌羊肉餳冷水酢生葱蕪荑胡荽

治丈夫五勞七傷百病○案病字原本作年無不補之乾漆散方

乾漆八兩熬令烟斷　蓯蓉八兩　石斛八兩　枸杞子一升　乾地黄十兩
遠志皮五兩　續斷五兩　菟絲子五兩　天雄三兩炮　桂心三兩

右十味擣篩為散每旦服一匕暮一匕酒飲皆得忌豬
肉冷水蕪荑○案冷水二字原在生葱蕪荑下據宋本改

七味乾漆散方韋都水服不踰月光悅倍常療虛羸無比

乾漆三兩熬烟斷　乾地黄八兩　芍藥二兩　蓯蓉二兩　五味子二兩
食茱萸四兩　枸杞子四兩

右藥擣篩為散酒服方寸匕漸加至二七日二服以知

全漢三國六朝唐宋醫方　栖芬室

為度忌蕪荑

五落散主五勞六極七傷八不足衰急形脅脹滿背痛頭
眩四肢重腰脊彊環臍腹痛小便或難或數劇者大便去
血歙歙少氣手足煩熱臥不能牽起○案牽原作舉據宋本改起
行不能久立有病若此名曰內極或生悲憂恐怖生熱或
飽食飲酒房室自極陽氣虛竭目鳴消渴甚則手足浮腫
逆害飲食名曰內消五勞七傷視病所苦加其藥方

大黄六分　麥门冬七分去心○案冬原作久據意改　栝樓五分　白薇七分
甘草五分炙　當歸十分　乾地黄七分　山茱萸七分　桑螵蛸七分炙
石斛九分六安者　茯苓五分　桂心三分　鐵屑三分研　厚朴三分炙

茱萸卜二
右十五味合擣篩以白蜜一斤棗膏一斤並之以溫湯
浸之和溲切疎有前藥令為乾飲狀藥悉成又別取牛膝
五兩肉蓯蓉六兩附子三兩炮三物合擣下篩內諸藥
和令相得以酒服之方寸匕日三不知稍增之長肌肉
補不足久服益氣力若少氣加力加石斛消渴加栝樓○案
栝原作括據宋本醫寧本改止痛法頃大囊急加芍藥腹中痛下膿血
加厚朴四兩炙四肢酸疼加當歸歛〻少氣加天門冬
白薇一名五若散忌海藻菘菜生葱蕪荑酢物鯉魚等
落腎散一名腎著散療腰背痛少腹攣急痛難白汗出○案

白原作伯據宋本醫寧本改耳聾陰㿗腳冷皆其病候方
羊腎一隻作腑炙燥○案隻原作雙據宋本醫寧本改　磁石研六分　天門冬五分
去心　人參二分　防風三分　天雄炮三分　龍骨五分　茯苓三分原作一分○案
據宋本改　續斷七分　肉蓯蓉五分　玄參三分　乾地黃四分　桑白皮三分
白膠炙五分　乾漆熬五分
右十五味下篩空腹以大麥飲下二方寸匕日五六服
忌鯉魚豬肉冷水蕪荑酢等物
枸杞酒療五內邪氣消渴風濕下胸脇間氣頭痛堅筋骨
強陰利大小腸填骨髓長肌肉破除結氣五勞七傷去胃
中宿食利耳目鼻衄吐血內濕風疰補中逐水破積瘀膿

惡血石淋長髮傷寒瘴氣煩躁滿悶虛勞喘吸逐熱破
血及腳氣腫痺方
用米一石為一劑黍糯並得計常釀酒米一石用麴一斗此加五升始佳其麴用唯須上好者末之
○案麴原作麯據醫寧本改
枸杞三十斤去赤皮寸剉之以水一石浸之三日煮取五斗汁
生地黃二十斤洗去土細切共米同炊之
秋麻子三斗微熬細杵蒸氣出以枸杞湯淋取汁　豆豉二斗以枸杞湯煮取汁
右四味地黃一味共米同蒸之三物藥汁總合得五斗
分半漬米饋半及麴和釀飯如人肌溫總和一酘蓋甕
口經二七日壓取封泥後經七日初一度釀用麻子二

全漢三國六朝唐宋醫方　栖芬室

斗多即恐令人頭痛服酒慎蕪荑生冷陳宿豬犬雞魚
麵蒜油膩白酒房室等服經一二七日將息病退外臺卷十
七葉十至十三上案外臺卷三十一葉四十四上引崔氏枸杞酒方藥味同而文有小異今不更錄
腎瀝湯療腎臟虛勞所傷補益方李子豫增損
羊腎一具切　黃耆二兩　乾薑四分　當歸二兩　甘草二兩炙　黃芩二兩
遠志二兩去心　五味子三合　芍藥三兩　澤瀉二兩　人參二兩　茯苓二兩
大棗二十枚擘　桂心二兩　防風二兩　麥門冬四兩去心　乾地黃三兩
右十七味切以水一斗九升先煮腎減四升即去腎入
諸藥煮取三升二合汲去滓空腹分服八合日三忌生
葱酢物海藻菘菜蕪荑等外臺卷十七葉三十上

地黃酒療虛羸令人充悅益氣力輕身明目方雍州高長史得効

生地黃肥大者一石二斗擣以生布絞取汁四斗四升　杏人一斗去尖皮復入熱擣末　大

麻子一斗熬擣末　糯米一石暴乾　上麴一斗五升暴乾細剉

右五味先以地黃汁四斗四升浸麴候發炊米二斗作

飯冷暖如人肌酘麴汁中和之候飯消更炊米一斗作

飯酘如前訖又取杏人麻子末各一升二合半和飯攪

之酘麴汁中待飯消依前炊米飯一斗以杏人麻子末

各一升二合半一如前法酘之凡以此可八酘訖待酒發

定封泥之二七日壓取清每溫飲一升漸加至二升日

再服令人能食久飲之去萬病婦人服之更佳無子者

令人有子忌蕪荑〇案本方與外臺卷三十一第五十四至五十五重

療虛羸無比署預丸方

署預二兩　蓯蓉四兩　牛膝二兩　菟絲子二兩酒漬　杜仲二兩　五味

子六兩　澤瀉二兩　乾地黃三兩　巴戟天二兩　茯神三兩本方作茯苓

山茱萸二兩　赤石脂二兩

右十二味擣篩以蜜和丸如梧子食前以酒下二十丸

至三十丸日再夜一服無所忌唯禁大醋蕪荑蒜陳臭

物服之七日令人健四體潤澤脣口赤手足暖面有光

澤消食身體安和音聲清明是其驗十日以外長肌肉

其藥通中入腦鼻必酸疼不可怪若欲求大肥加燉煌

石膏二兩若失性健忘加遠志一兩少津液加柏子人

一兩一月許即充足之外臺卷十七第三十四至三十五右二方未擧卷數

淮南五柔丸療虛勞不足飲食不生肌膚三焦不調大便

秘澀此藥和腸藏并療痰飲百病方

大黃一斤　前胡二兩　茯苓一兩　細辛一兩　蓯蓉一兩　半夏一兩湯洗　當

歸一兩　葶藶子一兩熬　芍藥一兩

右九味擣篩蜜和擣萬杵丸如梧子食前以湯飲下五

丸日再服加至十丸忌生菜酸酢物羊肉餳等外臺卷十七第

三十七至三十八上右方亦出集驗云崔氏同

狂犬咬

全漢三國六朝唐宋醫方　栖芬室

療狂犬咬人方

凡被狂犬咬即急嗍去血急吐之勿錯嚥之然後擣

杏人和大蟲牙搽作餅子貼瘡上灸二七壯從此

以後每日灸一兩壯貼杏人餅子灸之須要滿百日

乃止百日內必莫使瘡差〇案瘡字原刊空缺據宋本暨寧本補以無

大蟲牙可單用杏人亦得狂狗咬人每至七日即合

一發值至七日即須擣韭汁服一大合日再服之縱

非至七日但一日兩日服一兩合〇案但原作大女俱據宋本改

如冬月無可取韭根擣汁服之又三兩日取杏人一

合擣碎熬研濾取汁和大蟲牙末無牙齒亦可用

纂要方卷九

諸瘕

療鼈瘕方

大黃六銖 乾薑半兩 附子九銖炮 人參九銖 䗪蟲大一寸者七枚熬○案此藥原在細辛下據宋本移 側子半兩炮 桂心六銖 貝母半兩 白术一兩 細辛十八銖

右十味擣下篩以酒服半方寸匕日三忌生菜生葱桃李雀肉○案原脫生至肉八字據宋本與寧本補 猪肉冷水 外臺卷十二葉三十六下

療虵瘕大黃湯方

大黃半兩 芒消如雞子一枚 烏魚骨三枚○案原作烏鰂魚骨據宋本改 黃芩半兩 皂莢六枚如猪牙者炙去皮子○案此二藥原在甘草下據宋本移 甘草如大指一尺炙

右六味㕮咀以水六升煮之三沸下絞去滓內芒消適寒溫盡服之十日一劑者作如上法欲服之宿無食平旦服當下病也忌海藻菘菜○案原脫忌至菜五字據宋本與寧本補 外臺卷十二葉三十七上

面脂

蠟脂方○案蠟與寧本作臘

白蠟十兩煉令白○案蠟宋本作鑞與寧本作臘白原作自據宋本與寧本改 桃花 莵絲子 白芷 木蘭皮 細辛 辛夷人 白茯苓 土瓜根 栝樓根 白附子 杜蘅 桃人去皮杏人去皮各三分 蔓菁子油二升半 羊髓 牛髓 鹿髓脂各一合

右十八味並細切以苦酒漬一宿用上件併臘油髓脂等煎如面脂法其蔓菁油酒在煎煎令出然始下○案原然作後據宋本與寧本改下同 蠟髓訖內諸藥候白芷色黃膏成任用每以澡豆洗面然以塗之

常用臘脂方

蔓菁油三升 甘松香一兩 零陵香一兩 辛夷人五分 白术二分○案原作二升據宋本改 細辛五分 竹茹一升 竹葉切五合 白茯苓三分 蘼蕪花三分 羊髓半升以水浸去赤脈鍊之 麝香任意多少○案原作任炙據宋本改補

右十二味切以綿裹酒浸經再宿絞去酒以脂中煎緩火令微似沸○案原脫微似兩字據宋本補 三日許香氣極盛膏成乃鍊蠟令白○案蠟宋本作臘與寧本作臘 看臨熟下臘調軟硬得所○案軟原作況據宋本與寧本改 貯用之 外臺卷三十二葉五至六

頭風

松脂膏療頭風鼻塞頭旋髮落復生長髮去白屑方

松脂 白芷各四兩 天雄 莽草 躑躅花各一兩 秦艽 獨活 烏頭 辛夷人 甘松香 零陵香 香附子 藿香 甘菊花各二兩 蜀椒 芎藭 沈香 牛膝 青木香各三兩 松葉切一升 杏人四兩去皮碎

右二十一味切以苦酒二升半漬一宿用生麻油九升

全漢三國六朝唐宋醫方 栖芬室

微火煎，令酒氣盡，不然喫，去滓，以摩頂上髮根下，一摩
之。每摩時，初夜卧摩時，不用當風，晝日依常檢校東西
不廢，以差為度。
蓮子草膏，療頭風白屑，長髮令黑方
蓮子草汁二升　松葉　青桐白皮各四兩　棗根白皮三兩　防
風　芎藭　白芷　辛夷人　藁本　沉香　秦艽
商陸根　犀角屑　青竹皮　細辛　杜若　蔓荊子
零陵香　甘松香　白朮　天雄　柏白皮各二兩
楓香各一兩　生地黃汁五升　生麻油四升　猪鬃脂一升　馬鬐膏一升
熊脂二升　蔓青子油一升

右三十味，細切，以蓮子草汁并生地黃汁浸藥再宿，如
無蓮子草汁，加地黃汁五小升。○案：加原作如，據宋本改　浸藥
於微火上，內油脂等，和煎九上九下，以白芷色黃膏成，
布絞去滓。欲塗頭，先以好泔沐髮，然後以傅頭髮。○案：然，原作後，
據宋本改　摩至肌。又洗髮，取棗根白皮剉一升，以水三
升煮取一升，去滓，以沐頭髮，塗膏。外臺秘要卷三十二葉二十九至三十一
右二方原出第二卷中
澡豆
澡豆，悅面色如桃花，光潤如玉，急面皮，去䵟䵳粉刺方
白芷七兩　芎藭五兩　皂莢末四合　○案：原作四兩，據宋本改　萎蕤　白朮

各五兩　蔓荊子二合　冬瓜人五兩　梔子人三合　栝樓人三合　蓽豆
三升　猪胰一合　桃人一升，去皮　鷹屎三枚　商陸三兩，細剉
右十四味，諸藥擣末，其冬瓜人、桃人、梔子人、栝樓人別
擣，以泥其猪胰、鷹屎，合擣令相得，然後下諸藥，更擣令
調，以冬瓜瓤汁和為丸。每洗面，用漿水，以此丸當澡豆
用訖，傅面脂，如常妝飾，朝夕用之，亦不避風日。外臺秘要卷三十二
葉五十上。右方原未著卷數
口脂
燒甲煎香澤合口脂方
蘭澤香半斤　零陵香一斤　甘松香五兩　吳藿香六兩　新壓烏麻

全漢三國六朝唐宋醫方　栖芬室

油一升
右五味，並大斤兩，揀擇精細，煖水淨洗，以酒水漬使調勻，
經一日一夜，並著銅鐺中，緩火煮之，經一宿，通前滿兩
日兩宿，唯須緩火煎訖，漉去香滓，澄取清，以綿濾攪訖，
內著瓷坩中，勿令香氣洩出，封閉使如法。
沉香一斤　丁香　甲香各二兩　○案：二，原作一，據宋本補　麝香
薰陸香　艾納香各半兩　白膠香　蘇合香各一兩
右八味，並大斤兩，令別擣如麻子大，先鍊白蜜，去上沫
盡，即取沉香等於漆盤中和之，使調勻，若香乾，取前件
香澤和，使勻散，內著瓷器中，使實，看瓶大小，取香多少

別以綿裹以塞瓶口停急量之仍用青竹篾三條棧之
即覆瓶口於前件所燒香罌瓶口上仍使兩口上下相
合然後穿地埋香罌瓶口共地平覆合香瓷瓶令密乃
以濕紙纏瓶口相合處然後以麻擣泥瓶口邊厚三寸
盛香瓶上亦令遍厚一寸以炭火繞瓶四邊緩炙使↓
薄乾然後始用糠火馬糞火亦佳燒經三宿四日勿得
斷火看之必使調勻不得有多少之處香汁即下不勻
三宿四日燒訖即住火其香澤火傷多即焦令帶少生
氣佳仍停經兩日使香餅冷訖○餅原作餅宋本熙寧本改擂然後
始開其上瓶擿除卻更取別瓶內一分香於瓶中燒之
一依前法若無別瓶還取舊瓶亦得其三分者系並燒
訖未得開仍經三日三夜停除火訖又經兩日其甲
煎成訖澄清斟量取依色鑄瀉其沈香少即小著系擇
只一遍燒上香瓶亦得好味五升銅鐺一口銅鉢一口
黃蠟一大斤右件蠟置於鐺中緩火煎之使沫銷盡然
後傾鉢中停經少時使蠟冷凝還取其蠟依前銷之即
揉紫草一大斤用長竹著挾取一握置於蠟中煎取紫
色然後擢出更著一握紫草以此爲度煎紫草盡一斤
蠟色即足若作紫口脂不加餘色若造肉色口脂著黃
蠟紫蠟各少許若朱色口脂凡一兩蠟色中和兩大豆

許朱砂即得但擣前件三色口脂法一兩色蠟中著半
合甲煎相和著頭點置竹上看堅柔得所瀉著竹筒中
斟酌凝冷即解看之
煎甲煎先須造香油方
零陵香　藿香各一兩並剉之以酒拌微濕用綿裹內烏麻生油二升緩火一宿後去滓
將油安三升瓶中掘地作坑埋瓶於中瓶口向地面平　沈香一斤　小甲香八兩
麝香三兩　蘇合香一兩
右六味並擣如大豆粒以綿裹內一小角瓶中用竹篾
封其口勿令香漏將此角瓶倒挂土中瓶口內以紙泥
泥兩瓶接口處不令土入用泥泥系瓶上厚六七分用
糠火一石燒上瓶其火微微不得烈使糠盡並乃成矣
外某卷三十二葉五十四至五十六下

造燕脂法

造燕脂法
準紫鉚一斤別擣　白皮八錢別擣碎○粟原作入擣宋本改八　胡桐淚半兩
波斯白石蜜兩碟
右四味於銅鐵鐺鋗中著水八升急火煮水令魚眼沸
內紫鉚又沸內白皮訖攪令調又沸內胡桐淚及石蜜
總經十餘沸紫鉚並沈向下即熟以生絹濾之漸漸浸
疊絮上好淨綿亦得其番餅小大隨情每浸訖以竹夾

如乾脯獵於炭上炙之燥復更浸浸經六七遍可成若
得十遍以上益濃美好外臺卷三十二葉五十七至五十八上
霜
造水銀法

造水銀霜法

水銀 石硫黃 伏龍肝各十兩細研 鹽花一兩鹽末是也

右四味以水銀別鐺熬石硫黃碎爲五並別鐺熬之良久水銀當熱石硫黃○案硫原作流據宋本改消成水即併於一鐺中和之宜急傾併併不急即兩物不相入併訖下火急攪不得停手若停手即水銀別在一邊石硫黃即灰死亦別在一處攪之良久硫黃成灰不見水銀即與伏龍肝和攪令調并鹽末攪之令相得別取鹽末羅於鐺中令遍底厚一分許乃羅硫黃伏龍肝鹽末等於鐺中次覆蓋餅勿令全遍底羅訖乃更別羅鹽末覆之亦厚一分許即以盆覆鐺以灰鹽和土作泥塗其縫勿令乾裂之即塗之唯令不泄氣火氣飛之一復時開之用火先後緩急開訖以老雞羽掃取皆在盆上凡一轉即可分舊土爲四分以一分和成霜研之令調又加二兩鹽末準前法飛之訖棄其土又以鹽一分土和飛之四分凡得四轉及初飛與五轉每一轉則棄其土五轉而土盡矣若須多轉更用新土依前法飛之七轉而可用之外臺卷

卷三十二葉五十八至五十九

鹿角桃花粉方

鹿角粉方

取角三四寸截之乃向爐竈底燒一遍去心中虛惡者并除黑皮訖擣作末以絹篩下水和帛練四五重置角末於中絞作團大小任意於炭火中熟燒即將出火令冷又擣碎作末還以水和更以帛練四五重絞作團如此四五遍燒之擣碎皆用水和已後更三遍用牛乳和燒擣一依前法更擣碎於瓷器中用玉鎚研作末將和桃花粉佳

桃花粉方

光明砂 雄黃 熏黃並研末 真珠末○案珠原作硃據臨寧本改 鷹糞 珊瑚 雲母粉 麝香用當門子 鹿角粉無問多少各等分

右九味研以細爲佳然中鹿角粉多少許無妨外臺卷三十二葉五十九下至六十上

全漢三國六朝唐宋醫方 栖芬室

纂要方卷十

求子

療月水不利閉塞絕產十八年服此藥二十八日有子金城太守白薇丸方

白薇　細辛各五分　人參　杜蘅　厚朴炙　牡蒙　半夏洗　白殭蠶　秦艽　當歸　紫菀各三分　牛膝　沙參　乾薑各二分○案原作丹參三分據醫心方本改　蜀椒汗　附子炮　防風各六分

桔梗

右十九味末之蜜和丸先食服如梧子桐三丸不知稍增至四五丸此藥不長將服○案長原作可據醫心方本改覺有身則止用大驗忌餳猪羊肉冷水生葱生菜　外臺卷三十三葉九至十右方原出千金云崔氏同有桔梗丹參各三分合成為十九味

姙娠

半夏茯苓湯療姙娠阻病心中憒悶空煩吐逆惡聞食氣頭眩重四肢百節疼煩沈重多臥少起惡寒汗出疲極黃瘦方

半夏洗　生薑各五兩　旋復花一兩　橘皮二兩　茯苓三兩　細辛　芎藭　人參　桔梗　甘草炙各二兩　芍藥二兩　乾地黃三兩

右十二味切以水一斗煮取三升分三服忌猪羊肉餳粘菜海藻生菜蕪荑　外臺卷三十三葉二十二　右方未牽卷數

神驗胎動方○案此方為文仲引徐王方今刪去徐王効三字

當歸六分　芎藭四分

右二味以水四升已上之仲米醋二升煎二十沸服已上本書若胎死即出此用神驗血上心腹滿者如湯沃雪[illegible]

右方據文仲補[illegible]

安胎寄生湯療流下方

桑上寄生五分　白朮五分　茯苓四分　甘草十分炙

右四味切以水五升煮取二升半分三服若人壯者可加芍藥八分足水二升若胎不安腹痛端然有所見加乾薑四分即安忌海藻菘菜酢物桃李雀肉等　外臺卷三十三葉二十六右方原出文仲云崔氏同

療婦人懷姙數傷胎方

鯉魚二斤　粳米一升

右二味如法作臛少著鹽勿著葱豉醋食之甚良一月中頓三過作效安穩無忌　外臺卷三十三葉二十八右方原出廣濟云崔氏同

療姙娠漏胞方

乾地黃四兩　乾薑二兩

右二味擣篩酒服方寸匕日再服

又方

乾地黃擣末以三指撮酒服之不過三服甚良　外臺卷三十三葉三十三○案千金方卷二葉二十引此方文有異字醫注云崔氏取雞血和藥中服今無此七字

全漢三國六朝唐宋醫方　栖芬室

療妊娠體腫有水氣心腹急痛滿方
茯苓 白朮各四兩 旋復花二兩 杏人去尖皮 黃芩各三兩
右五味切以水七升煮取二升半分二服服別溫飲之
○案原脫服別溫三字據證類本補 忌桃李雀肉酢物等 外臺卷三十三葉二十八下
治妊娠患瘧湯方
恒山二兩 甘草一兩 黃芩三兩 烏梅十四枚 石膏八兩
恒山 竹葉各三兩 石膏八兩 糯米一百粒 千金作粳米
右四味㕮咀以水六升煮取二升半去滓分三服第一服取未發前一食頃服之第二服取臨欲發服之餘一服用以塗頭額及胸前五心藥滓置頭邊當一日勿近水及進飲食過發後乃進粥食 千金方卷二葉二十四右 方據千金方補宋臣校註云集驗 案外臺卷三十三葉十二引此方不云崔氏同

逆產
療逆產方
鹽塗兒足底又可急搔爪之并以鹽摩產婦腹上即愈
又方
鹽和粉塗兒兩足下即順矣
又方
又彈丸二枚擣末三指撮溫酒服 外臺卷三十三葉十六 十四至六十五右三

方原出小品云崔氏同
療逆產方
燒錢令赤內酒中飲之
又方
夫陰毛二七枚燒以豬膏和丸如大豆吞兒手即持丸出神驗
又方
朱書左足下作千字右足下作黑字
又方
生不出手足先見燒蛇脫皮末服刀圭亦云三指撮面向東酒服即順

全漢三國六朝唐宋醫方 栖芬室

又方
真丹刀圭塗兒腋下
又方
以手中指取釜底墨煤交畫兒足下順出 外臺卷三十三葉六十五右 方原出集驗云崔氏同
療逆產維產數日不出者方
取桃人中破書一片作可字一片作出字還合吞之
療逆產方
取車肚中膏畫腋下及掌心

療逆產胞衣不出方
取竈屋上墨塵酒服之 外甚卷三十三葉六十六 右三方原出刪繁云崔氏同
橫產
療橫產及側或手足先出方
可持麤鍼刺兒手足入二分許兒得痛驚轉即縮自
當迴順 外甚卷三十三葉六十六 上右方原出小品云崔氏同
療橫生方
取梁上塵三指撮酒服之 外甚卷三十三葉六十六 右方原出集驗云崔氏同
療縱橫不可出方
用菟絲子末酒若米汁服方寸匕即出車前子亦好

服如上法
又方
服水銀如大豆一枚 外甚卷三十三葉六十六下 右二方原出文仲云崔氏同
子死腹中
療子胎在腹中恐死不下方
當歸 芎藭各二兩
右二味以好釅醋二升煮藥二十沸頓服之若胎已死
即下如胎未死即便安穩也
療子死腹中又姙兩兒一兒活一兒死令腹中死者出生
者安此方神驗萬不失一

鱉爪一升 甘草二尺炙切 阿膠三兩炙
右三味以東流水一斗先煮二味取三升去滓內膠令
烊頓服不能頓服分再服若人困拔口下藥入即活煎
藥宜東向竈以茅葦薪煮之
療姙身熱病子死腹中欲出之方○案欲原作又據幽宙本改
烏頭一枚
右一味細擣水三升煮取大二升稍稍摩臍下至陰下
胎當立出
又方
以苦酒濃煮大豆一服一升死兒立下不能頓服再

服之亦得
療子胎在腹內已死方
甘草一尺炙 蒲黃一合 筒桂四寸 香豉二升 雞子一枚
右五味切以水六升切以水六升煮取一升頓服胎胞
穢惡盡去大良 外甚卷三十三葉六十七至六十八
療子死腹中方
真珠二兩酒服盡立出
又方
取竈下黃土三指酒服之立出當著兒頭上
療胎死在腹中方

取三家雞卵各一枚三家鹽各一撮三家水各一升
合煮令產婦面東向飲之立出
又方
取瞿麥一斤〇案瞿原作矍據盛宋本改 以水八升煮取二升分
再服不出更服
又方
葵子一升阿膠五兩〇案阿膠上原有阿字據盛宋本刪 水五升煮取二
升頓服出悶目又服 外臺卷三十三葉六十六至六十七右五方原出集驗云崔氏同
療或半生胎不下或子死腹中或半著脊及在草不產血
氣上遶心母面無顏色氣欲絕方

猪膏一升白蜜一升淳酒二升
右三味合煎取二升分再服不能隨所能服之
子死腹中不出方
以牛屎塗母腹上立出
又方
榆皮切一升〇案原作一兩據盛宋本改 熟朱一兩〇案朱原作珍珠據盛宋本改
右二味以苦酒三升煮取一升頓服死兒立出 外臺卷三十三葉六十六至六十七右三方原出文仲云崔氏同
療子死腹中方
取未麻子二升煮令沸飲之 外臺卷三十三葉六十九上右方原出救急云崔氏同

胞衣不出
療胞衣不出方
取夫單衣蓋井上 東竈突中土豆中立出
療胞衣不出方
取苦酒服赤朱一兩〇案原作赤米據盛宋本改
又方
雞子一枚苦酒一合和飲之即出
又方
當戶燒黍穰即出 外臺卷三十三葉六十九至七十右四方原出廣濟云崔氏同
療胞衣不出方

取皂莢擣末著鼻孔中嚏即出
又方
鹿角末三指撮酒服之 外臺卷三十三葉七十上右二方原出小品云崔氏同
療婦人傷娠及胎死腹中胞衣不出產後疾病及諸困謁
欲死方
刺取羊血及熱飲之不能者人含吐之與飲多益善若
不能咽嗽少塩又水潠其面此方神驗
胞衣不出方
以洗兒水服半杯即出
療胞衣不出腹中滿則殺人方

但多服猪膏又大豆一升苦酒一斗煑取三升分三
服
又方
呑雞子黃兩三枚解髮刺喉中令得嘔即出若困極
死者以水一升煑栝樓（螻蛄）一枚三兩沸寫（服）口中汁下即
出 案原作一水一升煑栝樓一枚三兩沸寫口中汁下即出據本書改 外臺卷三十三葉七十右四方原出延年秘錄前三方云崔氏同
並四方據延年補
療胞衣不出并兒橫到死腹中母氣欲絕方
半夏二兩洗 白歛二兩
右二味擣篩服方寸匕小難一服橫生二服到生三服
兒死四服亦可加代赭瞿麥各二兩

又方
小豆麥相和濃煑汁飲之立出
療胞衣不出方
取灶單當戶前燒之 外臺卷三十三葉七十一上 右三方原出救急云崔氏同
療胞衣不出令胞爛牛膝湯方
牛膝四兩 滑石八兩 當歸三兩 通草六兩 葵子一升 瞿麥四兩
右六味切以水九升煑取三升分三服忌牛狗肉 通草一方
作蕣草
又方
服蒲黃如棗大良
又方
生男吞小豆七枚生女吞二七枚
又方
生地黃汁一升苦酒三合煖服之不能頓服再服之
又方
澤蘭葉三兩 滑石五兩屑 生麻油二合
右三味以水一升半煮澤蘭取七合去滓內滑石生麻
油頓服之 外臺卷三十三葉七十一至七十二 右五方原出必効云崔氏同
下乳汁方

全漢三國六朝唐宋醫方　栖芬室

療乳汁不下方
鼠肉五兩 羊肉六兩 麞肉八兩
右三物〇案物原作味據崔本改 合作臛噉之勿令食者知 外臺卷三
十四葉五上
療婦人乳無汁方
以母猪蹄四枚治如食法以水二斗煑取一斗去蹄
土瓜根通草漏蘆各三兩以汁煮取六升去滓內葱
白豉如常法著少米煮作稀葱豉粥食之食了或身
體微微熱有少許汗佳乳未下更三兩劑甚驗 外臺卷三
十四葉三上右方原出廣濟云崔氏同

療乳無汁方

土瓜根末酒服半錢匕乳日下如流水〻

下乳汁方〇案汁字原脱據延年本補

母猪蹄一具麤切以水二斗煮令熟餘五六升汁飲之甚良

又方

猪蹄二枚炙搥碎 通草八兩切

右二味以清酒一斗浸之稍稍飲盡不出更作

又方

栝樓根切一升酒四升煮三沸去滓服半升日三良

又方

栝樓青色大者一枚熟搗以白酒一斗〇案原作一斗據小島氏從千金方校改煮取四升去滓溫飲一升日三若無大者用小者兩枚無青色者黄色者亦好外臺卷三十四葉三至五上右五方並出千金云崔氏同

產後諸疾

羊肉湯療產後腹中心下切痛不能食往來寒熱若中風乏氣力方

羊肉三斤 當歸 黄芩 甘草炙 芎藭 防風各二兩 芍藥三兩 生薑四兩

右八味切以水一斗二升煮羊肉減半煮藥取三升分溫三服忌如常法外臺卷三十四葉十八至十九右方原出千金云崔氏同

療產後虛羸喘乏或乍寒乍熱狀如瘧名爲蓐勞猪腎湯方

猪腎一具去脂四破 香豉一升綿裹〇案原脱綿裹二字據延年本補 白粳米一升

葱白一升切 人參 當歸各二兩

右六味切已上廣濟以水三斗煮取五升適寒溫便飲之已上本書外臺卷三十四葉二十四至二十五上右方據廣濟補

大豆紫湯主婦人產後中風困篤或背強口噤或但煩熱苦渴或頭身皆重或身癢劇者嘔逆直視此皆因風冷濕

所爲方

大豆三升炒令炮斷〇案原脱令炮斷三字據延年本補預取器盛清酒五升沃熱豆中訖漉去豆得餘汁盡服之溫覆取微汗出身体才潤則愈一以去風二則消血結云已上小品如中風口噤加雞屎白二升和豆熬更佳已上本書外臺卷三十四葉二十五至二十六右方據小品方補

甘草湯治在蓐中風背強不得轉動名曰風痓方

甘草 乾地黄 麥門冬 麻黄各二兩 芎藭 黄芩 栝樓各三兩 杏人五十枚 葛根半斤 前胡三兩

右十味㕮咀以水一斗五升酒五升合煮葛根取八升

去滓，内諸藥，煮取三升，去滓，分再服。一劑不差，更合良。千金方卷三第九下。右方宋臣校云：崔氏有前胡三兩。今據備原方九方合改十味。

治産後卒淋、氣淋、血淋、石淋，石葦湯方

石葦二兩　榆皮五兩　黄芩二兩　大棗三十枚　通草二兩　葵子二升　白朮三兩

右七味，㕮咀，以水八升，煮取二升半，分三服。千金方卷三第二十九下。右方據宋臣校注，原方有甘草二兩、生薑三兩，今據校注刪存此方。

治産後渴不止，栝樓湯方

栝樓根四兩　人參三兩　麥门冬三兩　大棗二十枚　蘆根五兩　乾地黄二兩

右六味，㕮咀，以水一斗二升，煮取六升，分六服。千金方卷三第三十下。右方據宋臣校注補，原方人參下有甘草二兩，蘆根原作土瓜根，今據校注改存六味。

纂要方卷十之上

產乳序論

夫人生壽夭雖有定分，中間枉横，豈能全免？若調攝會理，或可致長生；若將護乖方，乃胎乳傷促。且中人之性，識異弘遠，言及產育，情多鄙之，都未知此道幽深，博施處廣。僕襄帷之暇，頗敦經史，遠乎藥術，彌復關懷。今歷選群方，集申短思，苟非切要，詎能載録？晚述職孤戒，案戒原作城，據縣寧本改。空莊四絶，尋醫訪道，理闕多疑，豈得坐而相守，以俟其斃？此書所記，故録於此，蓋擬備諸私室，未敢貽厥將來，必有以為要，亦不隱也。余因披閲巒公調氣方中，見巒公北平陽道慶者，其一妹二女，竝皆產死，有兒婦臨月，情用憂慮，入山尋余，請覓滑胎方。余報言少來多遊山林，未經料理此事，然當為思量，或應可解。慶停一宿，余輙憶想畜生之類，緣何不聞有產死者？婇女偏生，賤婢獨產，亦未聞有產死者。此當由無人逼佐，得盡其分理耳。其產死者，多是富貴家，聚居女婦輩，當由兒始轉時，覺痛便相告報，傍人擾擾，令其驚怖，驚怖畜結，生理不和，和氣一亂，痛切唯甚。傍人見其痛甚，便謂至時，或有約髻者，或有力腹者，或有次水潠面者，努力強推，兒便暴出，畜聚之氣，一時奔下不止，便致運絶，更非佗緣。至且以此意語慶，慶領受無所

聞然猶苦覓迎向家乃更與相隨停其家十餘日日晡時
見轂云兒婦腹痛似是產候余便教屏除床案遍一房地
布草三四處懸繩繫木作衡○案衡原作衍據醫心方改度高下令得蹲當腋得憑當
衡下敷慢氈恐兒落草誤傷之如此布置訖令產者入位
語之坐臥任意為其說方法各有分理順之則全逆之則
死安心氣勿怖強此產亦解人語語訖閉戶戶外安床余
共慶坐不令一人得入時時隔戶問之何似答言小痛可
忍至一更令爛煮自死牝雞取汁作粳米粥粥熟急手攪
使渾渾適寒溫勸令食三升許至五更將末便自產聞兒
啼聲始聽人入產者自若安穩不異云小小痛來便放體

長吐氣痛即止蓋任分和氣之効也慶問何故須食雞肉
汁粥答云牝雞性滑而濡庶使氣滑故耳問何不與肉答
云氣將下恐肉不卒消為妨問何故為粥答云若飢則氣上
氣下則速產理不然令氣上故耳慶以此為產術之妙所傳
之處無不安也故知蠻夷隱思妙符神理然則日遊反支
之類復何豫哉但以婦人怯弱臨產驚遑若不導以諸法
多恐志氣不安所以檢諸家方法○案檢原作撿據醫心方改下同備題
以左其間取捨各任量裁
凡婦人產雖必須先檢此書推所投月日知犯忌者須豫
慎不得犯之其次應○案此據醫心方本作次應須帳幕皮褥藏衣等物之

類並單擇吉入月即須依之若不豫備臨急周遽○案遽原作用
摘此事率必以闕唯舊經事者始達此言豫備不虞古之
本段
善教也
凡產者雖是穢惡然將痛之時及未產已產皆不得令死
喪汙穢家人來視之必產難若已產者則傷子
凡產法唯須熟忍不得逼迫要須兒痛欲出然後抱腰傍
人不得驚擾浪作形勢但此事蠻夷法中已經商略無用
師巫妄述已作橫相牽挽失其本性今故重述特宜防也
年立成圖法○案小島氏校云案據目錄圖字疑衍
女人年十三　行年在庚申反支在正月七月禍害在南方絕命在東南生氣在西南坤宜唤西南

全漢三國六朝唐宋醫方　栖芬室

黃衣師看產產婦宜著黃衣臥西南首懸尸在辰戌日開肚在辛八壯在甲○案壯此據寧本作肚甲原作申據此寧本改
女人年十四　行年在己未反支在八月二月禍害在西南絕命在西南生氣在南方宜唤南方
赤衣師看產產婦著赤衣臥南首懸尸在卯酉日開肚在壬八壯在癸○案原作行年在己亥此寧本作己未今據小島氏校改
女人年十五　行年在戊午反支在三月九月禍害在西北朝絕命在東北艮生氣在北方坎宜唤北方
黑衣師看產產婦宜著黑衣臥北首懸尸在寅申日開肚在癸八壯在壬
女人年十六　行年在丁巳反支在四月十月禍害在東北艮絕命在西北乾生氣在東方震宜唤東方
青衣師看產產婦宜著青衣臥東首懸尸在丑未日開肚在申八壯在辛
女人年十七　行年在丙辰反支在五月十一月禍害在東方震絕命在北方坎生氣在東北艮宜唤東

北方黃衣師看產：婦宜著黃衣臥東北首懸尸在子午日閉肚在乙八壯在庚

女人年十八行年在乙卯反支在六月十二月禍害在北方坎絕命在東方震生氣在西北乾宜喚西北方黑衣師看產：婦宜著黑衣臥西北首懸尸在巳亥日閉肚在丙八壯在丁

女人年十九行年在甲寅反支在正月七月禍害在東南巽絕命在南方離生氣在西方兌宜喚西方白衣師看產：婦宜著白衣臥西首懸尸在辰戌日閉肚在丁八壯在丙

女人年二十行年在癸丑反支在二月八月禍害在西方兌絕命在西南坤生氣在東南巽宜喚東南方青衣師看產：婦宜著青衣臥東南首懸尸在卯酉日閉肚在庚八壯在乙

女人年二十一行年在壬子反支在三月九月禍害在南方離絕命在東南巽生氣在西南坤宜喚西南方黃衣師看產：婦宜著黃衣西臥南懸首尸在寅申日閉肚在辛八壯在甲

女人年二十二行年在辛亥反支在四月十月禍害在西南坤絕命在西方兌生氣在南方離宜喚

全漢三國六朝唐宋醫方　栖芬室

南方赤衣師看產：婦宜著赤衣臥南首懸尸在丑未日閉肚在壬八壯在癸

女人年二十三行年在庚戌反支在五月十一月禍害在西北乾絕命在東北艮生氣在北方坎宜喚北方黑衣師看產：婦宜著黑衣臥北首懸尸在子午日閉肚在癸八壯在壬

女人年二十四行年在己酉反支在六月十二月禍害在東北艮絕命在西北乾生氣在東方震宜喚東方青衣師看產：婦宜著青衣臥東首懸尸在巳亥日閉肚在甲八壯在辛

女人年二十五行年在戊申反支在正月七月禍害在東方震絕命在北方坎生氣在東北艮宜喚東北黃衣師看產：婦宜著黃衣臥東北首懸尸在辰戌日閉肚在乙八壯在庚

女人年二十六行年在丁未反支在二月八月禍害在北方坎絕命在東方震生氣在西北乾宜喚西北方白衣師看產：婦宜著白衣臥西北首懸尸在卯酉日閉肚在丙八壯在丁

女人年二十七行年在丙午反支在三月九月禍害在東南巽絕命在南方離生氣在西方兌宜喚

西方白衣師看產：婦宜著白衣臥西首懸尸在寅申日閉肚在丁八壯在丙

女人年二十八行年在乙巳反支在四月十月禍害在西方兌絕命在西南坤生氣在東南巽宜喚東南青衣師看產：婦宜著青衣臥東南首懸尸在丑未日閉肚在庚八壯在乙

女人年二十九行年在甲辰反支在五月十一月禍害在南方離絕命在東南巽生氣在西南坤宜喚西南黃衣師看產：婦宜著黃衣臥西南首懸尸在子午日閉肚在辛八壯在甲

女人年三十行年在癸卯反支在六月十二月禍害在西南坤絕命在西方兌生氣在南方離宜喚南方赤衣師看產：婦宜著赤衣臥南首懸尸在巳亥日閉肚在壬八壯在癸

女人年三十一行年在壬寅反支在正月七月禍害在西北乾絕命在東北艮生氣在北方坎宜喚北方黑衣師看產：婦宜著黑衣臥北首懸尸在辰戌日閉肚在癸八壯在壬

女人年三十二行年在辛丑反支在二月八月禍害在東北艮絕命在西北乾生氣在東方震宜喚

全漢三國六朝唐宋醫方　栖芬室

東方青衣師看產：婦宜著青衣臥東首懸尸在卯酉日閉肚在甲八壯在辛

女人年三十三行年在庚子反支在三月九月禍害在東方震絕命在北方坎生氣在東北艮宜喚東北方黃衣師看產：婦宜著黃衣臥東北首懸尸在寅申日閉肚在乙八壯在庚

女人年三十四行年在己亥反支在四月十月禍害在北方坎絕命在東方震生氣在西北方乾宜喚西北白衣師看產：婦宜著白衣臥西北首懸尸在丑未日閉肚在丙八壯在丁

女人年三十五行年在戊戌反支在五月十一月禍害在東南巽絕命在南方離生氣在西方兌宜喚西方白衣師看產：婦宜著白衣臥西首懸尸在子午日閉肚在丁八壯在丙

女人年三十六行年在丁酉反支在六月十二月禍害在西方兌絕命在西南坤生氣在東南巽宜喚東南方青衣師看產：婦宜著青衣臥東南首懸尸在巳亥日閉肚在庚八壯在乙

女人年三十七行年在丙申反支在正月七月禍害在南方離絕命在東南巽生氣在西南坤宜喚

西南方黃衣師看產〻婦宜著黃衣卧西
南首蹶尸在辰戌日閉肚在辛八壯在甲
女人年三十八行年在乙未反支在二月八月禍害在西
南坤絶命在西方兑生氣在南方離宜喚
南方赤衣師看產〻婦宜著赤衣卧南首蹶尸在卯酉日
閉肚在壬八壯在癸○業京作三月穩毀寧本敗
女人年三十九行年在甲午反支在三月九月禍害在西
北乾絶命在東北艮生氣在北方坎宜喚
北方黑衣師看產〻婦宜著黑衣卧北
首蹶尸在寅申日閉肚在癸八壯在壬
女人年四十行年在癸巳反支在四月十月禍害在東北
艮絶命在西北乾生氣在東方震宜喚東方
青衣師看產〻婦宜著青衣卧東首
蹶尸在丑未日閉肚在甲八壯在辛
女人年四十一行年在壬辰反支在五月十一月禍害在
東北艮絶命在西北乾生氣在東方震宜喚
東方青衣師看產〻婦宜著青衣卧東
首蹶尸在子午日閉肚在乙八壯在庚
女人年四十二行年在辛卯反支在六月十二月禍害在
東方震絶命在北方坎生氣在東北艮宜

喚東北黃衣師看產〻婦宜著黃衣卧東
北首蹶尸在巳亥日閉肚在丙八壯在丁
女人年四十三行年在庚寅反支在正月七月禍害在北
方坎絶命在東方震生氣在西北乾宜喚
西北方白衣師看產〻婦宜著白衣卧西
北首蹶尸在辰戌日閉肚在丁八壯在丙
女人年四十四行年在己丑反支在二月八月禍害在東
南巽絶命在南方離生氣在西方兑宜喚
西方白衣師看產〻婦宜著白衣卧西
首蹶尸在卯酉日閉肚在庚八壯在乙
女人年四十五行年在戊子反支在三月九月禍害在西
方兑絶命在西南坤生氣在東南巽宜喚
東南方青衣師看產〻婦宜著青衣卧東穩毀寧本敗
南首蹶尸在寅申日閉肚在辛八壯在甲○業辛京作申
女人年四十六行年在丁亥反支在四月十月禍害在南
方離絶命在東南巽生氣在西南坤宜喚
西南方黃衣師看產〻婦宜著黃衣卧西
南首蹶尸在丑未日閉肚在壬八壯在癸
女人年四十七行年在丙戌反支在五月十一月禍害在
西南坤絶命在西方兑生氣在南方離宜

喚南方赤衣師看產〻婦宜著赤衣卧南
首蹶尸在子午日閉肚在癸八壯在壬
女人年四十八行年在乙酉反支在八月十二月禍害在
東北艮絶命在西北乾生氣在東方震宜
喚東方青衣師看產〻婦宜著青衣卧東
首蹶尸在巳亥日閉肚在甲八壯在辛
女人年四十九行年在甲申反支在正月七月禍害在東
方震絶命在北方坎生氣在東北艮宜喚
東北方黃衣師看產〻婦宜著黃衣卧東
北首蹶尸在辰戌日閉肚在乙八壯在庚
凡禍害絶命上產婦不可向之大小便又不得向處犯者
凶產後血不止
凡生氣之上宜產婦向之坐令兒長壽母子俱吉
凡閉肚之上臨月及已產未滿月皆不得向其處大小便
及棄不淨水犯者令人閉塞難產失顏色腹痛血淋黃令
臍絞痛咽喉不利凶

全漢三國六朝唐宋醫方　栖芬室

凡八壯之地產婦盧帳門不得向之間又不得於其處產
令閉塞難產大凶
凡運鬼力士犯者令產婦運悶至欲產日宜解袋口即易
產吉
凡反支月不得使血露污地或令子死腹中或產不順皆
須先布灰草然後敷馬驢牛皮於其上產吉
凡蹶尸之日不可攀繩宜懸馬轡攀之吉
凡行年本命相俱坐攀轡吉
十二月立成法並圖

正月三月五月七月九月十一月福德在丙壬
二月四月六月八月十月十二月福德在甲庚
夫人臨產必須避諸凶神逐月空福德之地若神在外於
舍內產若在內於舍外產今於　福德及空地為產帳其
舍內福德處亦依帳法

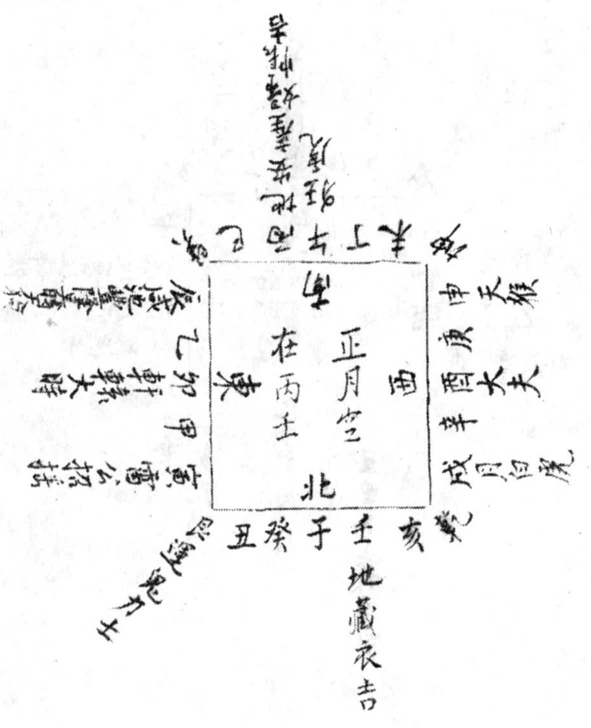

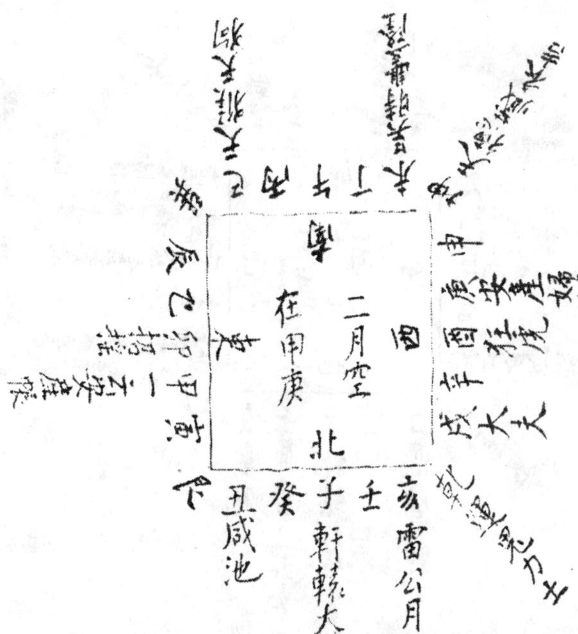

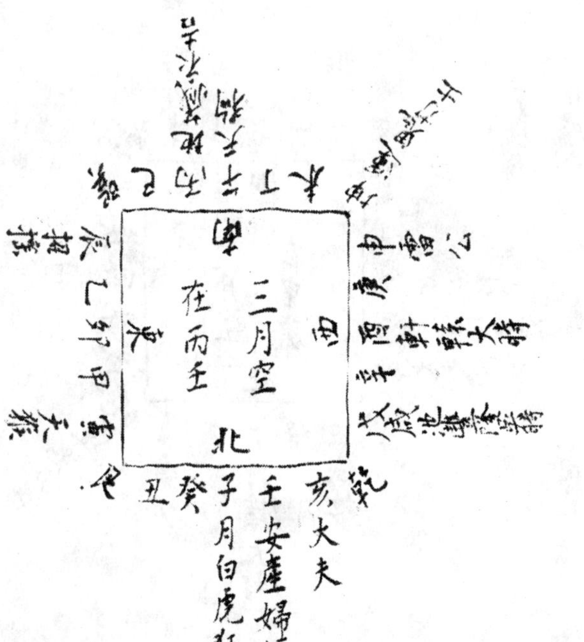

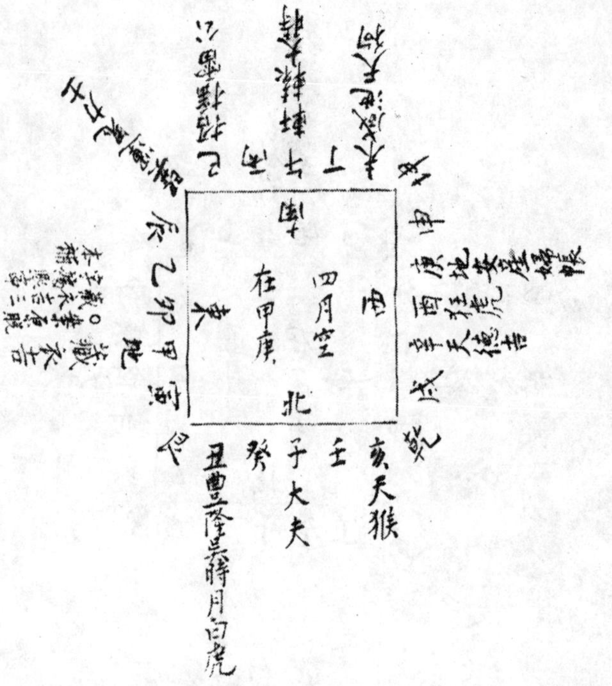
四月空
在甲庚
北
東
亥天猴
壬
子大夫
癸
丑豊隆吴時月白虎

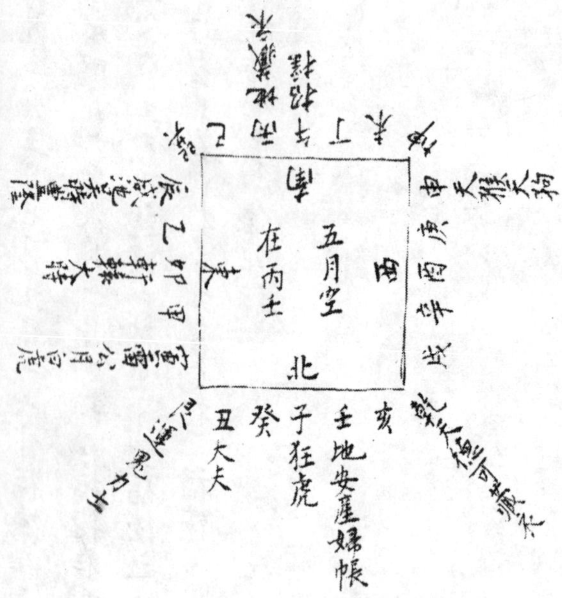
五月空
在丙壬
北
東
亥
壬地安産婦帳
子狂虎
癸
丑大夫

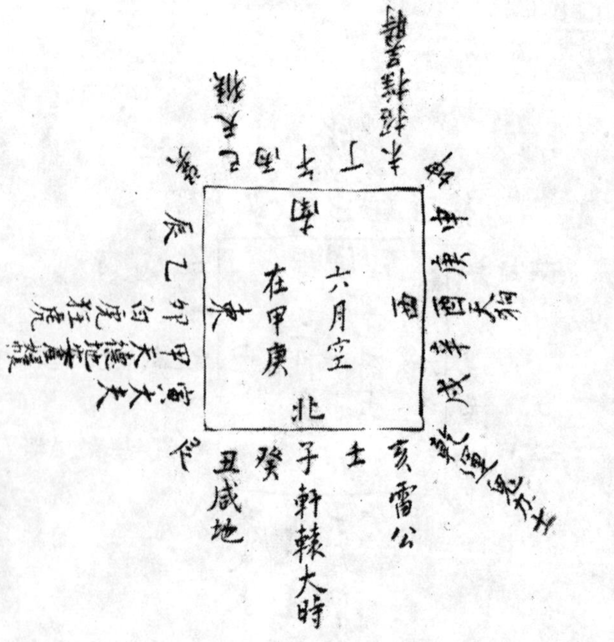
六月空
在甲庚
北
東
亥雷公
壬
子軒轅大時
癸
丑咸地

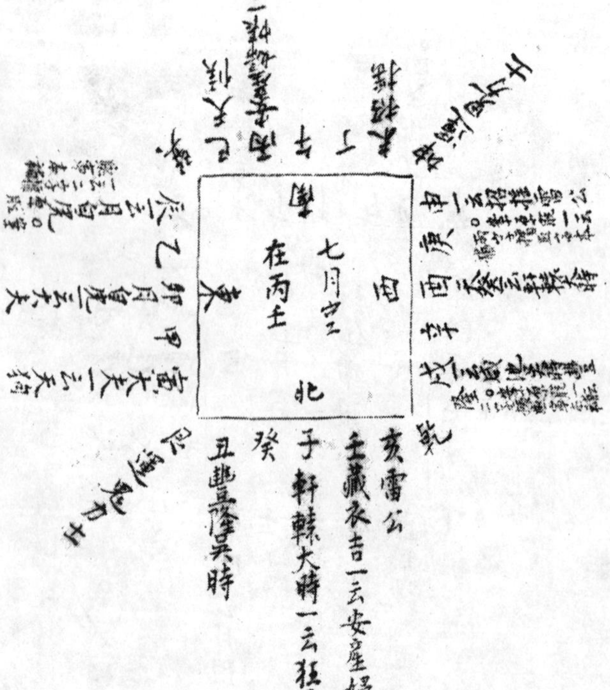
七月空
在丙壬
北
東
亥雷公
壬藏衣吉一云安産婦帳
子軒轅大時一云狂虎
癸
丑豊隆吴時

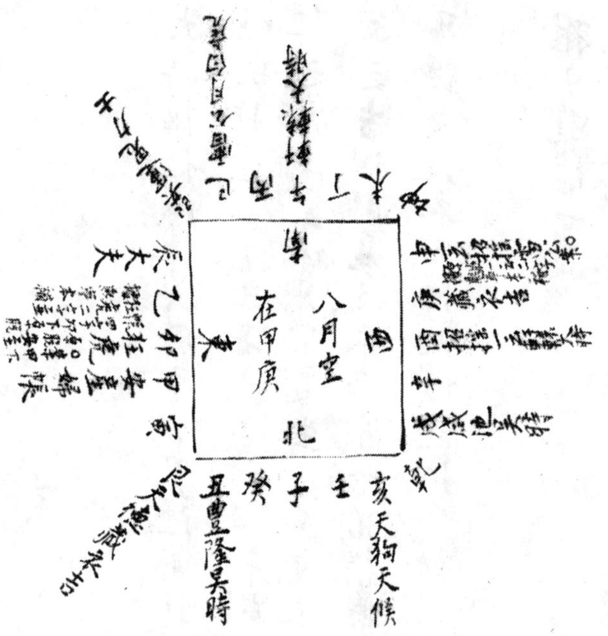
八月空
在甲庚
西
北
東
南
亥天狗天候
壬
子
癸
丑豐隆昊時
寅
甲
卯
乙
辰大夫
丙
午
丁
未
坤
申
乾

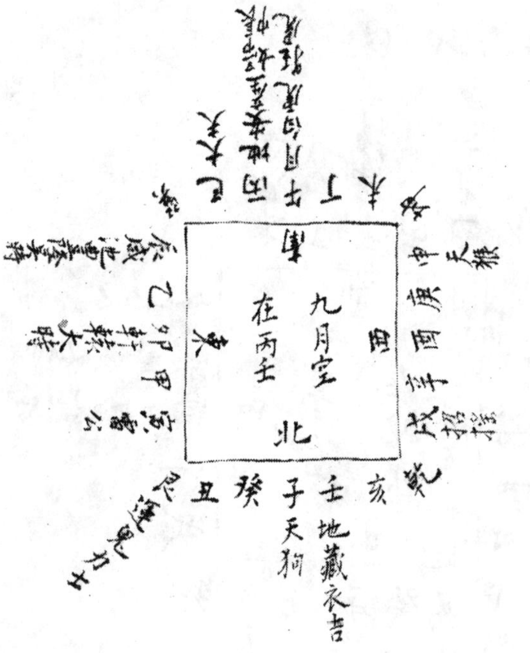
九月空
在丙壬
西
北
東
南
亥
壬地藏衣吉
子天狗
癸
丑
寅雷公
甲
卯軒轅大時
乙
辰
丙
午
丁
未
坤
申
乾

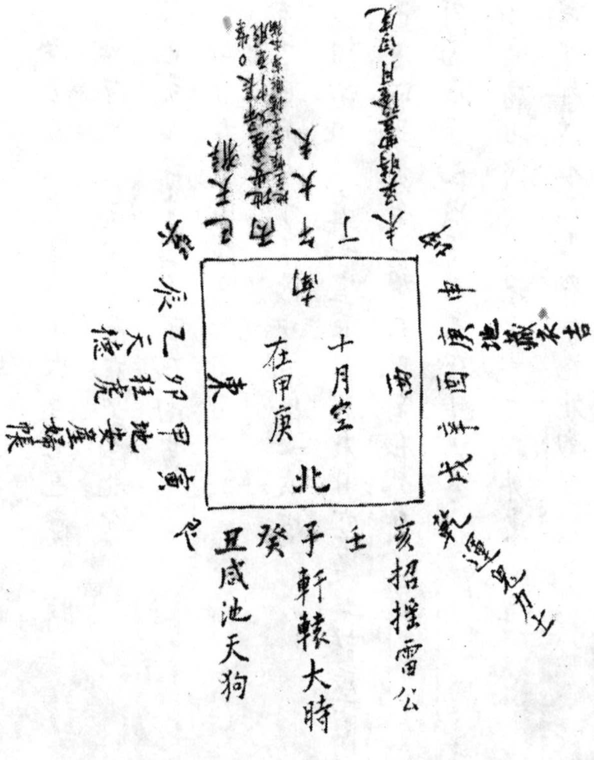
十月空
在甲庚
西
北
東
南
亥招搖雷公
壬
子軒轅大時
癸
丑咸池天狗
寅
甲
卯招搖
乙天德
辰
巳
丙
午
丁
未
坤
申
乾

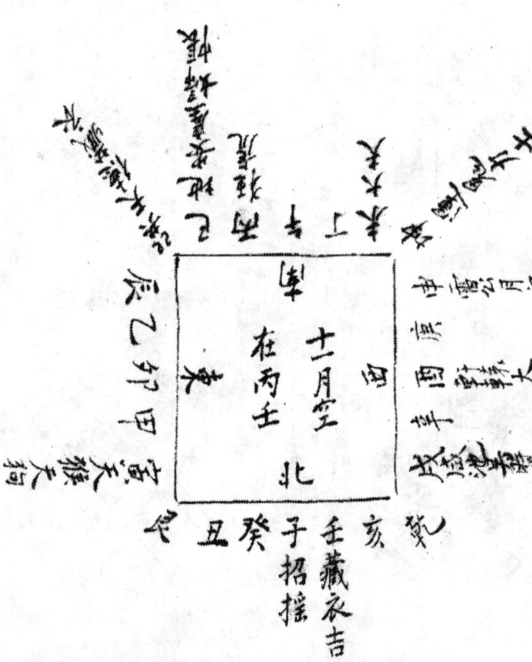
十一月空
在丙壬
西
北
東
南
亥
壬藏衣吉
子招搖
癸
丑
寅天狼天狗
甲
卯
乙
辰
巳
丙
午
丁
未
坤
申
乾

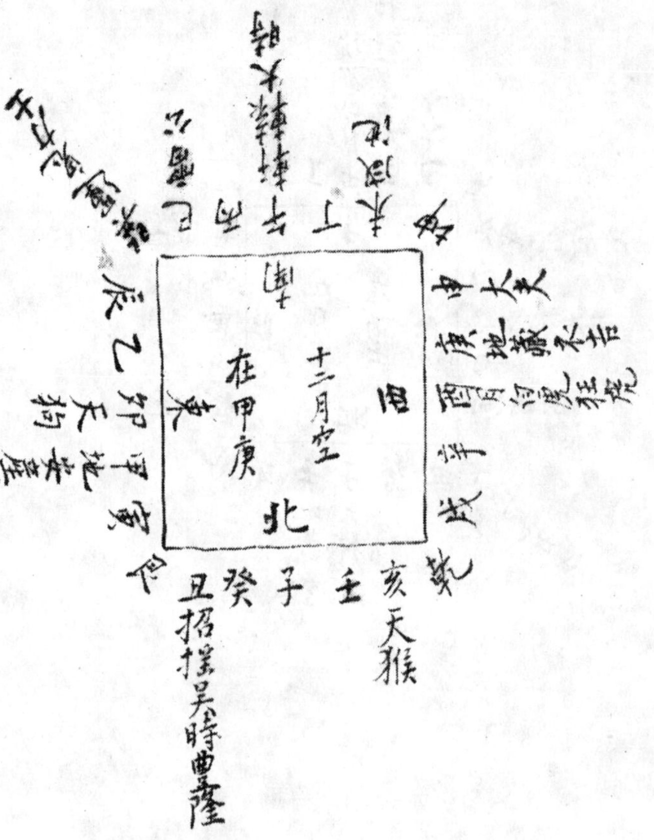

大時招搖咸池吴時雷公豐隆軒轅月白虎大夫狂虎天候天狗運鬼力士等十三神日〇案日與寧本作月別具注如圖産婦犯之大凶宜依月空處坐吉其兒衣亦依天德月空之處藏之吉但臨産及未滿月皆不得在懸户閉肚之上小便亦不得棄浣衣不淨水慎之仍不得以雜物幹其上

推日遊法一首

日遊圖

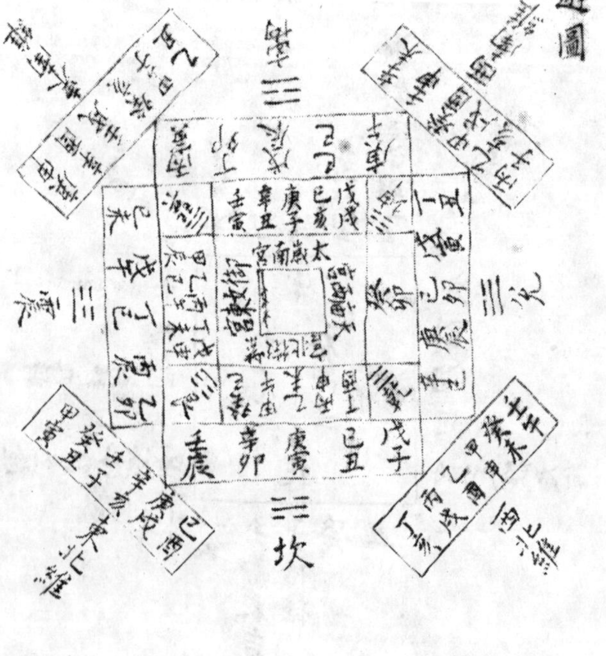

常以癸巳日入内宫一十六日至己酉日出

癸巳甲午乙未丙申丁酉在紫微北宫

戊戌己亥庚子辛丑壬寅在南宫

癸卯一日在天廟西宫

甲辰乙巳丙午丁未戊申在御女東宫

右日遊在内産婦宜在外别於月空處安帳産吉

己酉庚戌辛亥壬子癸丑甲寅在外東北維

乙卯丙辰丁巳戊午己未在外東方

庚申辛酉壬戌癸亥甲子乙丑在外東南維

丙寅丁卯戊辰己巳庚午在外南方

辛未壬申癸酉甲戌乙亥丙子在外西南維
丁丑戊寅己卯庚辰辛巳在外西方
壬午癸未甲申乙酉丙戌丁亥在外北維
戊子己丑庚寅辛卯壬辰在外北方
右日遊在外宜在内產吉凡日遊所在内外方不可向之產㐫

體玄子爲產婦借地法

東借十步　西借十步　南借十步
北借十步　上借十步　下借十步

辟方之中總借四十餘步此中產婦安居無所妨礙無所畏忌諸神擁護百鬼速去急急如律令

右件法入所投月○案件原作借入原作及據幽寧本改即寫一本貼產婦所居正中北壁上更不須避日遊反支及諸神等比頻用有驗○案此原作此據幽寧本改故錄耳

日曆法

甲子日在内面向東北西南二角吉　乙丑日在内面向西南西北東南三角吉
丙寅日在内面向西南西北二角吉　丁卯日在内面向西南西北二角吉
戊辰日在内面向西南西北二角吉　己巳日在内面向西北東北二角吉
庚午日在内面向西北東北二角吉　辛未日在内面向西北東南東北三角吉
壬申日在内面向東南東北二角吉　癸酉日在内面向西北東北東南三角吉

甲戌日在内面向東南西南二角吉　乙亥日在内面向東北西南二角吉
丙子日在内面向西南東北二角吉　丁丑日在内面向西南西北東南三角吉
戊寅日在外面向西北西南二角吉　己卯日在外面向東南西南西北三角吉
庚辰日在内面向東北西北二角吉　辛巳日在内面向西北西南東北三角吉
壬午日在内面向西南東北二角吉　癸未日在内面向東南東北二角吉
甲申日在内面向東南西北二角吉　乙酉日在内面向東南西北東北三角吉
丙戌日在内面向東北西南二角吉　丁亥日在内面向東北西南東南三角吉
戊子日在内面向西北東南二角吉　己丑日在内面向東南西南西北三角吉
庚寅日在内面向東南西北二角吉　辛卯日在内面向東南西北二角吉
壬辰日在内面向西南東北二角吉　癸巳日在外面向西南東北西北三角吉

全漢三國六朝唐宋醫方　棲芬室

甲午日在外面向西南西北二角吉　乙未日在外面向東南西北東北三角吉
丙申日在外面向西北東北二角吉　丁酉日在外面向西北東南東北三角吉
戊戌日在外面向東北西南二角吉　己亥日在外面向東北東南西南三角吉
庚子日在外面向東南東北二角吉　辛丑日在外面向東南西北西南三角吉
壬寅日在外面向東南西南二角吉　癸卯日在外面向東南西南西北三角吉
甲辰日在外面向西南西北二角吉　乙巳日在外面向西北西南東北三角吉
丙午日在外面向西南東北西北三角吉　丁未日在外面向西北東南東北三角吉
戊申日在外面向西北東北二角吉　己酉日在外面向東南西北東北三角吉
庚戌日在外面向東北東南二角吉　辛亥日在内面向東南西南二角吉
壬子日在内面向東南東北西南三角吉　癸丑日在内面向東南西南二角吉

甲寅日在內西向東南西北二角吉　乙卯日在內面向東南西南西北三角吉
丙辰日在內面向西南西北東北三角吉　丁巳日在內面向西南西北東北三角吉
戊午日在外面向西南西北東北三角吉　己未日在外面向西北東南東北三角吉
庚申日在內面向西北東南東北三角吉　辛酉日在內面向西北東南東北三角吉
壬戌日在內面向東南西北二角吉　癸亥日在內面向西南東北二角吉○案據小島氏校據戊寅日己卯日兩外字當作內專據上文戊寅己卯日途在外故產婦宜在內也又己酉日庚戌日二外字當作內戊午日己未日二外字當作內偶誤見上文
凡日厝十二辰並有神殺禁忌不可向產日別須簡看
凡甲乙日生子勿著白衣宜著黑衣吉卧無西首勿庚辛日起　丙丁日生子勿著黑衣宜著青衣卧無北首勿壬癸日起
戊己日生子勿著青衣宜著赤衣卧無東首勿甲乙日起　庚辛日生子勿著赤衣宜著黃衣

卧無南首勿丙丁日起
壬癸日生子勿著黃衣宜著白衣卧無四角首勿戊己日起

安置產婦法

凡欲產時先以朱砂點產婦項後宛宛中又點鼻孔間柱
兩傍宛宛中牛穿振處即向產處咒之曰此地空間安居
產婦某姓就此吉處諸神樆蔽百鬼速去莫相觸忤三咒
之訖即燒火於產處四方以井華水四點亦置產處四方
各橫刀於水上其刀淨磨拭之○案淨原作浮據延寧本改　又法捉一
刀子先向產處咒曰一尺刀子七寸刃拒以反支而治運
如此三咒訖釘刀子著產婦處地上然後坐產外臺卷三十三葉四十二至六十一上

產難

凡婦人產後死生之候母面赤舌青者兒死母活母面赤
舌青○案原作舌赤據延寧本改　口中沫出者母死兒活母脣口青口
兩邊沫出者母子俱死外臺卷三十三葉六十一上下
療難產三日不出者方
取死鼠頭燒作屑井花水服
又方
槐子十四枚蒲黃一合內酒中溫服須臾不生更服

全漢三國六朝唐宋醫方　栖芬室

之
又方
吞生雞子黃三枚并少苦酒
又方
吞皂莢子二枚亦效外臺卷三十三葉六十一下右四方原出廣濟云崔氏同
療產難歷日氣力乏盡不能得生此是宿有病方
赤小豆二升　阿膠二兩
右二味以水九升煮豆令熟取汁內膠令烊一服五合
不覺不過再服產
又方

又方

取馬銜一枚覺痛即令左手持之

又方

取槐東引枝手把之

又方

手捉鷹鶻頭甚驗外臺卷三十三第六十二上右四方原出小品云崔氏同

若日月未至而欲產者方

末知母蜜和丸兔屎大服一丸痛不止更一丸

又方

取夫衣帶五寸燒作灰酒服立下外臺卷三十三第六十二下右二方原出集驗云崔氏同

療難產方

取槐子吞三枚

又方

取鑿柄入孔裏者案鑿燒宋本作鑿燒末酒服之立下

又方

弓弦三寸箭簳二寸各燒末酒服之

又方

取羚羊角屑燒末酒服之

若母已死兒子不出方

但以水銀如彈丸格口內喉中捧起令下食頃又

捧令起子便產

又方

搗蒲根絞取汁一二升灌口中此亦治母生子死驗

療母子俱死者產難及胎不動轉者方

榆白皮三兩　葵子五兩　甘草炙　桂心各一兩

右四味切以水四升煮取二升服一升須臾不產更服一升忌海藻菘菜生蔥

產難數日欲絕秘方

書奏作兩行字凡二十字文曰案曰原作日據影宋本改帝乙生子司命勿止即出其胞及其子無病其母封其中央以朱印之令產婦持之

全漢三國六朝唐宋醫方　栖芬室

產難六七日母困方

取好膠二兩清酒一升半微火烊膠內新雞卵一枚鹽一寸匕相和頓服即產不產更服

產難母以死不知人事方

用陳葵子末三指撮酒服口噤者去齒下藥即愈立驗外臺

療婦人產難方

書紙四坐為備附為魚女屬母兒屬夫急急如律令即產婦吞之又書兩道兩手各執一凡書三本外臺卷三

十三葉六十二下至六十四上
右十一方原出備急云崔氏同

療產難方

取廁前用草二七枚燒作屑服之已上並出救急云崔氏同日用

籌三字據本書

又方

取牛屎中大豆書一片作入字一片作出字還合吞
之良外臺卷三十三葉六十四上下 右方並出救急云崔氏同

療難產方

令夫唾婦人口中二七過立下外臺卷三十三葉六十四下 右方並出千金云崔氏同

產暈

凡暈者皆是虛熱血氣奔逆腹中空所致欲分免者○案免疑
作娩據事本改血暈第一須先取驗醋以塗口鼻仍置醋於傍使聞
其氣兼細細飲之此為上法如覺暈即以醋噴面蘇來可
飲醋仍少與解之一云仍少與水解之

凡產後忽悶冒汗出不識人者是暴虛故也方

取破雞子吞之便醒若未醒可與童子小便一升甚
驗丈夫小便亦得切不得用病人者
若久不識人或時復發者此為有風因產血氣暴虛風行
脈中故也若產後去血多者尤增此疾與雞子不醒者可
急與竹瀝汁一服五合須臾不定復與五合頻服三
五服立差外臺卷三十四葉十三上下

療產乳暈絕方

以惡血服少許良

又方

以服洗兒水三合良

又方

覺暈即用三股麻繩長五六尺繫產婦右腳膝上令
人捉兩頭急挽得醒徐徐解之外臺卷三十四葉十四上下

療產乳暈絕方

全漢三國六朝唐宋醫方 栖芬室

半夏一兩洗搗篩丸如大豆內鼻中即愈外臺卷三十四葉十四下 右方原出文仲

療產乳暈絕方

生赤小豆搗為散取東流水和方寸匕服之不差再
服外臺卷三十四葉十四下 右方原出救急云崔氏同

小兒初生將護法

小兒初生○案幽字本作前生便以綿裹指拭口中及舌上青泥惡
血此為之玉衡衡亦作若不急拭啼聲一發即入腹成百病
矣

療兒生不作聲方

取爐水一盞灌之須臾自當啼

兒生不作聲者此由難產少氣故也可取兒臍帶向身卻捋之令氣入腹仍呵之至百度啼聲自發

又方

以葱白徐徐鞭之即啼

又方

小兒初生（案宋本作亦生）即當舉之舉之遲晚則令中寒腹內雷鳴乃先浴之然後斷臍不得以刀子割之須令人隔單衣物咬斷兼將暖氣呵七遍然後纏結所留臍帶當令長至兒足趺上（案趺原作跌據宋本改）短即中寒令兒腹中不調常下痢若先斷臍然後浴者則臍中水中水則發腹痛其臍斷訖連臍帶中若有蟲宜急剔去撥之不爾當入兒腹成疾矣

兒中水及中冷則令兒腹中絞痛夭糺（案原作丩據宋本改）啼呼面青黑此是中水之過兒尿清（一云畫青）者冷也與兒臍中水即同方

當灸粉絮熨之不時治護臍至腫者當隨輕重重者便灸之乃可至八九十壯若輕者臍不大腫但出汁時時啼呼者但擣當歸末和胡粉傅之（案傅原作敷據宋本改）仍灸絮日日熨之至百日乃愈以啼呼止為候

兒初生法

全漢三國六朝唐宋醫方 栖芬室

宜用父故衣裹之若生女宜以母故衣勿用新帛切須依之令兒長壽

一晬之內兒衣皆須用故綿帛為之善兒衣綿帛特忌厚熱慎之慎之

兒洗浴斷臍訖襁抱畢（案襁原作繃據宋本改）未可與朱蜜宜與甘草湯

取甘草可中指一節許碎以水二合煮取一合以綿纏沾取兒吮之可得一蜆殼入腹止兒當快吐吐去心胸中惡汁也如得吐餘藥更不須與若不得吐可消息計如饑渴須臾復與之若前所服及更與並不得吐者但稍稍與之令盡此一合止得吐去惡汁令兒心神智惠（案原作慧據宋本改）無病也吮一合盡都不吐者是兒不含惡血耳勿復與之乃可與朱蜜以鎮心神安魂魄也

小兒初生三日中須與朱蜜不宜多多則令兒脾胃冷腹脹喜陰癇氣急變噤痓而死也與朱蜜法

以真朱精練研如大豆以赤蜜一蜆殼和之以綿纏沾取與兒吮之得三沾止一日令盡此一豆許可三日與之則用三豆許也勿過過此則傷兒與朱蜜訖可與牛黃如朱蜜多少也牛黃益肝膽除熱定精

神止驚辟惡氣除小兒百病三日後應開腸胃助穀
神可研米作厚飲如乳酪厚薄以大豆粒多與咽之
咽三豆許止日三與之滿七日乃可與哺也則用旦旦斯也○白白
兒生十日始哺如棗核二十日倍之五十日如彈丸百日
如棗若乳汁少不得依此法當用意少少增之若至
至二十日而哺者令兒無病兒若早哺之及多者令
兒頭面身體喜生瘡瘡愈而復發令兒尪弱難長乳兒
不用太飽飽則令吐候兒吐者乳太飽也當以空乳
乳之即消夏不去熱乳令兒嘔逆冬不去寒乳令兒
欬痢乳母嫁兒當先以手按散其熱氣勿令乳汁奔

出以令兒噎如噎即使奪其乳令得氣息定復乳之
如是十反五反視兒饑飽以爲度之一日之中幾乳
而足以爲常準又常捉去宿乳也乳母與兒卧當以
臂與兒枕之使乳與兒頭平乃可乳之令兒不噎母
欲睡即奪去其乳勿令填兒鼻約乳不知饑飽約○案約原
作口據宋本改忌之
兒初生著口噤不開不收乳方
赤足蜈蚣半枚去足炙令焦末研之絹篩以猪乳二
合和之分三四服與之差
兒著口噤體熱者方

煖竹瀝二合分四五服之
兒新生慎不可逆灸灸之忍痛動其五脉因喜成癎是以
田舍小兒任其自然皆無此夭也
兒初生有鵝口者其舌上有白屑如米劇者鼻外亦有療
之法
以髮纏筋頭沾井花水揩拭之三旦如此便去不者
可煮栗荴汁令濃以綿纏筋頭沾拭之無栗荴煮栗
水皮如井花水法 外臺卷三十五葉二至五上

小兒初受氣論

論曰凡小兒初受氣在娠一月結胚二月作胎三月有血

脉四月形體成五月能動六月筋骨立七月毛髮生八月
藏腑具九月穀氣入胃十月百神備而生矣生後六十
日目瞳子成咍笑應和人○案原作始笑應知人據宋本作咍笑應知人據宋本改
百五十日任脉生○案任原作百據宋本改能覆反百八十日尻
骨成能獨坐二百一十日掌骨成能匍匐三百日臏骨成
能獨倚三百六十日爲一期膝骨成乃能行此其定法若
有不依期者必有不平之處

小兒變蒸論

小兒生三十二日一變六十四日再變變且蒸九十六日三
變百二十八日四變又蒸百六十日五變百九十二日六

變又蒸二百二十四日七變二百五十六日八變又蒸二
百八十八日九變蒸三百二十日十變又蒸此小變蒸畢
也後六十四日又蒸蒸後六十四日又一大蒸蒸後百二
十八日又一大蒸此大小蒸都畢也凡五百七十六日乃
成人所以變蒸者皆是榮其血脈改其五藏故一變畢輒
覺情態忽有異也其變蒸之候令身熱脈亂汗出目睛不
明微似欲驚不亂哺上唇頭小白泡起如珠子耳冷尻亦
冷此其診也單變小微兼蒸小劇先期四五日便發發後
亦四五日歇凡蒸平者五日而衰遠至七日九日而衰當
變蒸之時慎不可療及灸刺但和視之若良久熱不已可
微與紫丸熱歇便止若於變蒸中加以天行溫病或非變
蒸而得天行者其診皆相似惟耳及尻通熱口上無白泡
耳當先服黑散以發其汗汗出溫粉粉之熱當歇便就差
若猶不都除乃與紫丸下之其間節度甚多恐悠悠不能
備行今略疏其往要者如此

黑散方

麻黃一分去節　大黃一分　杏人二分去皮尖熬令變色

右三味先擣麻黃大黃為散杏人別擣如脂乃細細內
散又擣令調和訖內密器中一月兒服如小豆大一枚
以乳汁和服之抱令得汗汗出溫粉粉之勿使見風百
日兒服如棗核以兒大小量之為度

紫丸方

代赭　赤石脂各一兩　巴豆三十枚去心皮熬　杏人五十枚去皮尖熬

右四味擣代赭等二味為末巴豆杏人別擣如膏乃內
二味合擣三千杵自相和若硬入少蜜更擣密器中盛
封之三十日兒服如麻子一丸與少乳汁令下喉食頃
後○頃[illegible]宋本熙寧本並作頓與少乳勿令多至日中當小下熱除
若未全除明旦更與一丸百日兒服如小豆一丸以此
準量增減也小兒夏月多熱喜令發疹二三十日輒一
服甚佳此丸無所不治代赭須真者若不真以左顧牡
蠣代之忌豬肉蘆筍　外臺卷三十五葉六下至八下

小兒藏衣法

凡藏兒衣法

兒衣先以清水洗之勿令沙土草汙又以清酒洗之
仍內錢一文在衣中盛於新瓶內青帛裹之○帛原作綿據宋本熙寧本改其瓶口上仍密蓋頭且置便宜處待滿三
日然後依月吉地向陽高燥之處入地三尺埋之瓶
上土厚一尺七寸惟須牢築令兒長壽有智惠○築原作[illegible]據熙寧本改若藏衣不謹為豬狗所食者令兒癲狂蟲蟻
食者令兒病惡瘡犬鳥食之○犬原作大據宋本熙寧本改令兒

兵死近社廟傍者令兒見鬼近深水溝池令兒溺死
近故竈傍令兒驚惕近井傍者令兒病聾盲年道以
衢巷者令兒絕嗣無子當門戶者令兒聲不出耳聾
著水流下者令兒青盲棄於火裏者令兒生爛瘡〇案
爛原作癘據宋本改著林木頭者令兒自絞死如此之忌皆須
慎之

安產婦及藏衣天德月空法

正月天德在丁月空在丙壬 二月天德在坤月空在甲庚 三月天德在壬月空在丙壬
四月天德在辛月空在甲庚 五月天德在乾月空在丙壬 六月天德在甲月空在甲庚
七月天德在癸月空在丙壬 八月天德在艮月空在甲庚 九月天德在丙月空在丙壬

十月天德在乙月空在甲庚 十一月天德在巽月空在丙壬 十二月天德在庚月空在甲庚
凡藏兒衣皆依此法天德月空處埋之若有遇反支者宜
以衣內新瓶盛密封塞口掛於宅外福德之上向陽高燥
之處待過月然後依法埋藏之大吉

又法

甲寅旬日十日不得藏埋兒衣以瓶盛密封安置空
處度十日而藏埋之〇小島氏云案甲寅旬日蓋謂甲寅至癸亥十日也

又法

甲辰乙巳丙午丁未戊申此五日亦不藏兒衣還盛
瓶中密塞勿令氣通掛著兒生處過此五日即埋之
亦不得過兩出日

又法

甲乙日生兒丙丁日藏衣吉丙丁日生兒戊己日藏
衣吉戊己日生兒庚辛日藏衣吉庚辛日生兒壬癸
日藏衣吉外臺卷三十五第十至十一

浴兒法

初生浴兒良日此謂初生浴兒以後重浴亦吉寅卯酉日
大吉壬午丁未癸巳日凶

浴兒虎頭骨湯主辟除惡氣兼令兒不驚不患諸瘡疥方

虎頭骨五大兩無頭身骨亦得碎〇案原作補五兩脛大亦無至碎八字據宋本照字苦

全漢三國六朝唐宋醫方 栖芬室

參四兩 白芷三兩
右三味切以水一斗煮為湯內豬膽汁少許適寒溫以
浴兒良

療兒若卒客忤中人吐下不乳哺面青黃色變弦急者以
浴之方

取錢七十文以水三斗煮令有味適寒溫浴兒良

療兒生三日浴除瘡方

桃根 李根 梅根各八兩
右三味切以意著水多少煮令三四沸以浴兒

療少小卒寒熱不佳不能服藥六物莽草湯浴兒方

菴草　丹參　虵床子　桂心各三兩　菖蒲半斤○案菖原作菖

雷丸一斤據宋本改

右六味㕮咀以水三斗煮三五沸適寒溫浴兒避目向

陰處

療少小身熱二物李葉湯方

小注據宋本改

李葉無多少以水煮去滓以浴兒忌準前○案忌準前三字原

又方

白芷煎湯浴兒佳根苗皆得

又方

苦參湯浴兒良

凡尋常浴兒不得別療諸病只就浴者方

湯熱添少許清漿水一撚鹽浴兒浴訖以粉摩兒既

不畏風又引散諸氣

兒不用數浴數浴多背冷令兒發癇其湯必適寒溫得所

療少小壯熱不能服藥宜此十二物寒水石粉散方

寒水石　芒消　滑石　石膏　赤石脂　青木香

甘草炙　大黃　黃芩　芎藭　麻黃去節　牡蠣熬

右藥各等分搗篩以粉一升和藥屑三合復下篩以粉

粉兒日三熱退即止　本方有防風無牡蠣

少小盜汗三物黃連粉方

黃連　牡蠣熬　貝母

右藥各等分搗篩以粉粉兒良　外臺卷三十五第十一至十三

剃兒頭法

初剃兒頭良日寅丑日吉丁未日凶

哺兒法

初哺兒良日以平定成日大吉其哺不得令鹹

又方

寅丑辰巳酉日良

又方

男戊己日不得女丙丁日不得　外臺卷三十五第十三右四方無卷數

禳謝法

全漢三國六朝唐宋醫方　栖芬室

軒轅者乾神天正相使者風伯犯之令兒驚吐可取桑枝六寸埋生處大吉

雷公者震神太陰使者天鼓犯之令兒煩悶腹滿謝之以三家屠肉為餅於產處謝之大吉

咸池者坎神天之開師使者犯之令兒啼不止用羊脯酒於生處謝之吉

攝提者艮神天之東明使者天僕也害氣犯之令兒下寒下熱大腹以白魚二枚於生處謝之又大豆一升投井中亦大吉

搖招者坤神天上使者犯之令兒驚啼不止以酒餅生處謝之即愈

天候者巽神天一執法使者犯之令兒腹脹滿服以白魚二枚於生處謝之吉

吳時者離神天一將軍遊擊使者犯之令兒驚腹痛用馬脯五寸於生處謝之吉又以白魚五枚并炙餅埋

其生處吉

大時者小兒神小時北斗使者犯之令兒腹脹下痢解之以酒脯於生處謝之又以大豆一升投井中吉

犯月殺者令兒驚啼用丹雄雞血於生處謝之吉○案令兒至作小兒據宋本改

犯白虎者用稻米一升雞子三枚於生處謝之吉宋本亦得

犯大夫者用羊肝三枚及稻米一升於生處謝之吉又用雜斑羊脾宋本亦得○案脾原作皮據宋本改

犯日遊者令兒口噤急欲死者用三屠家肉麥飯於生處謝之吉外其卷三十五葉十四右據謝法十二頁無元卷數

揀乳母法

乳母者其血氣為乳汁也五情善惡悉血氣所生其乳兒者皆須性情和善○案宋本作知善形色不惡相貌稍通者若求全備不可得也但取不狐臭癭瘻氣嗽瘑疥癡癃○案癃宋作瘻據宋本與寧本改白禿瘻瘍瀋唇耳聾齆鼻癲癇無此等疾者便可飲兒師見其身上舊灸瘢即知其先有所疾切須慎耳外其卷三十五葉十四右方未舉卷數

小兒諸病

療未滿月及出月兒壯熱發癇鈎藤湯方

鈎藤一分 蚱蟬一枚去翅熬末湯成下○案原脫熬至下五字據宋本補 柴胡 升麻 黃芩各二分 蛇蛻皮二寸炙 甘草炙 大黃各四分 竹瀝三合 石膏三分碎

右十味切以水一升煮取三合半和竹瀝服一合得利見湯色出停後服至五十六十日兒一服一合兒母忌海藻菘菜等已上古今錄驗若連發不醒加麻黃一分去節已上本書乳母忌海藻菘菜已上古今錄驗外其卷三十五葉二十四至二十五右方據古今錄驗備急大觀本草卷十四鈎藤條圖經云崔氏方療小兒驚癇諸湯飲皆用鈎藤皮指右方之類

療小兒五驚夜啼五驚丸○案原作龍角丸據本書改

龍角 黃芩 大黃各二分 牡丹皮一分 蚱蟬一枚 牛黃小豆大五枚

右六味搗篩蜜和丸如麻子少小以意增減之甚良外其卷三十五葉二十七至二十八右方據廣濟方補

療小兒痢血犀角樺皮煎方

犀角十二分屑 梁州樺皮二十分炙切

右二味以水三升煮取一升量大小服之神良外其卷三十六葉十八上右方出古今錄驗云崔氏同

療小兒疳痢渴瘦方

取樁木根乾末之粟米搗粥煮飲汁○案原作搗粥莖脫煮飲汁三字據宋本改補

右二味以蜜和作丸服五丸至七九十九以差為度外其卷三十六葉十九右方出廣濟云崔氏同

療小兒疳痢困垂死方

益母草

右一味煮食之取足差止甚妙○案原脫止字又脫甚二字據宋本補

外其卷三十六葉二十上右方出廣濟云崔氏同

全漢三國六朝唐宋醫方 栖芬室

纂要方卷十二之下

血瘕

療婦人血瘕痛方

乾薑 烏賊魚骨各一兩炙 桃人一兩去皮尖熬

右三味擣散酒服二方寸匕日二

又方

取古鐵秤鎚或大斧頭或鐵杵以炭火燒令赤投好

酒三升中稍稍飲之○案永樂大典卷之一萬四千九百四十九婦人證治二十五

葉四下引本草崔氏上二方鎚作槌餘同惟後一方未引

又方

桂末溫酒服方寸匕日二 外臺卷三十四葉四十二至四十三

陰蝕

療陰蝕洗搨湯方

甘草炙 乾漆各一兩熬 黃芩 乾地黃 芍藥 當歸各二

兩 龜甲五兩炙

右七味切以水七升煮取半去滓以綿帛內湯中以搨瘡

處良久即易日二度每搨湯可行十里許即裛乾捻

取甘濕散薄付瘡上使遍可經半日又以湯搨搨訖如

前傅藥其內甘濕散是蚺虵膽等六味者是在余廉甘

濕卷中○案余原作俞據延寧本改 余家婢遇此疾就甘家療○案就甘

全漢三國六朝唐宋醫方 栖芬室

家三字作百方二字據延寧本改補 不差蝕處作兩瘡深半寸余於涓子

方中檢得此甘草湯方仍以甘濕蚺虵膽散用不經

七日瘡乃平復甚効凡救十八人○案凡原作九據延寧本改 手下

即活遇斯疾者請廣流布傳之 外臺卷三十四葉五十五至五十六

陰痒痛

療陰痒痛不可忍方

取蒜隨多少水煮作湯洗之日三

又方

取狼牙虵牀子煮作湯洗日三

又方

取吉人燒作灰承熱○案承原作乘據延寧本改 綿裹內陰中良

外臺卷三十四葉五十九上

療陰痒似有蟲狀煩悶真丹散方

真丹一分研 礬石二分燒研 芎藭四分

右三味爲散以穀囊盛著陰中蟲當死盡

陰痒有蟲方

取雞肝去脂及熱內陰中蟲當盡死 外臺卷三十四葉五十九下

療合陰陽輒痛不可忍方

黃連六分 牛膝 甘草炙各四分

右三味切以水四升煮取二升洗之日三四度差止 外臺卷三十四葉六十二下

纂要方末卷

諸病雜方

耆婆萬病丸　七種癖塊　五種癲病　十種疰忤　七種飛尸　十二種蠱毒　五種黃病　十二時瘧疾　十種水病　八種大風　十二種𤸷痺　并風入眼頭暗膜膜　及上氣咳嗽　喉中如水雞聲　不得卧　飲食不作肌膚　五藏滯氣　積聚不消　擁閉不通　心腹脹滿　連及胸背　鼓脹氣堅結　流入四肢　或復又心○案又心疑作叉心，據醫心本改膈氣滿　時定時發　十年二十年不差　五種下痢　府蟲　蛔蟲　寸白蟲　諸蟲　上下冷熱　久積痰飲　令人多睡眠　消瘦無力　蔭入骨髓　便成滯疾　身體腫　飲食嘔逆　腰腳酸疼　四肢沉重　不能久行久立　婦人因產　冷入子藏　藏中不淨　或閉塞不通　胞中瘀血　冷滯出流不盡　時時疼痛為患。○案疼原作疼，據醫心方本改或因此斷產　并小兒赤白下痢　及胡臭　耳聾鼻塞等病　服此藥以三丸為一劑　服藥不過三劑　萬病悉除　說無窮盡　故稱萬病丸　以其牛黃為主　故一名牛黃丸　以耆婆良醫　故名耆婆丸方

牛黃　麝香　犀角　朱砂　雄黃並研　芫青去頭翅足熬，本方七枚○案底本無頭字　黃連　人參　禹餘糧　大戟炙　芫花熬　茯苓　乾薑　桂心　當歸　芎藭　芍藥　甘遂熬　黃芩　蜀椒汗　細辛　巴豆去皮心，別搗熬　前胡

紫菀　蒲黃　葶藶子熬　蜈蚣三節，各一兩，炙　石蜥蜴一寸，炙

右二十七味　並令精細　上牛黃　麝香　犀角　朱砂　雄黃　禹餘糧　巴豆別研　餘者合搗篩之　以白蜜和　更搗三千杵　極熟　密封之　除破日　平旦空腹以酒服三丸如梧子　微下三五升惡物為良　若卒暴病　不要待平旦　無問早晚　即服　以吐利為度　若不吐利　更非他○案原脫非他兩字，據醫心本補加一丸　或至三丸五丸　須吐利為度　不得限以丸數　病強藥少　即不利吐　若其發遲　以熱稀粥一杯發之　若吐利不止　即以酸飯兩三口止之　服藥忌陳臭生冷　酢滑粘食　大蒜　豬魚　雞狗　馬驢肉　白酒　行房　七日外始得　一日服二日補之　得食新米韭菜汁作羹粥臛飲食之○案菜醫　原本作胃三四頓大良　亦不得全飽　產婦勿服之　吐利以後　常須閉口少語　於無風處溫床暖室將息　若旅行卒暴無飲　以小便送之　若一歲以下小兒有疾者　令乳母服兩小豆　亦以吐利為度　近病及卒病皆用多　積久病即少服　常取微溏利為度○案右方原為三十一味　有黃芩　桑白皮　桔梗　防風等四味　據醫本書刪

卒病欲死　服三丸如小豆　取吐利即差

卒得中惡口噤　服二丸如小豆　和煖水一合灌入口　令下　令微利即差

五疰鬼刺客忤　服二丸如小豆　不差　後日更服一丸

全漢三國六朝唐宋醫方　栖芬室

男女邪病歌哭腹大如妊身服二丸如小豆日三夜一服間食服之
猫鬼病服小豆三丸不差更服
蠱毒吐血腹痛如刺服小豆二丸不差更服以差止
瘧病未發前服三丸未差更服
諸疾飲者服三丸如小豆不差更服
次癖服三丸如小豆日三服皆間食常令微溏利為度
宿食不消服二丸如小豆取利
癥瘕積聚服二丸如小豆日三服皆間食以利差止
拘急心腹脹滿心痛服三丸如小豆未差更服
上氣喉逆胸中滿不得臥服二丸不差更服

大痢服小豆一丸日三
疳濕以一丸如杏人和酢二合灌下部中服小豆二丸差
水病服三丸如小豆日再間食服之差止人弱隔日服
頭痛惡寒服小豆二丸覆取汗
傷寒天行病服二丸小豆一日三間食服
小便不通服小豆二丸不差明日更服之
大便不通服三丸如小豆大又內一丸下部中則通
耳聾聤耳以綿裹如棗核塞耳中差
鼻衄服二丸如小豆並不差
癰腫丁腫破膿內一丸如麻子日一敷之根自出亦服二丸差

犯丁腫血出以猪脂和塗有孔內孔中差止
瘑瘡以酢泔洗訖取藥和猪脂塗之
漏瘡有孔以一丸如小麥內孔中和猪脂敷
痔瘡以藥塗綿內孔中別易差止
瘰癧以酢和塗上差止
癬瘡以布揩令汗出以酢和塗上日一易差止
胸背腰脅腫以醋和敷腫上日一易之服二丸如小豆
諸冷瘡積年不差者以酢和塗之亦餅貼之
惡刺以一丸內瘡孔中即差
蝮蛇螫以少許內螫處若毒入腹心煩悶欲絕者服三丸如小豆大

蠍螫以少許塗之
蜂螫以少許敷之差
婦人諸疾胞衣不下服二丸如小豆大
小兒驚癇服一丸如米許以塗乳令嗍之看兒大小量之
小兒客忤服一丸如米和塗乳頭令嗍之以意量之
小兒乳不消心腹脹滿服一丸如米許塗乳頭令嗍之取差　外臺卷三十一第十八下至
二十下右方據千金補
治百病療癖鬼疰一切痛並主之方
黄芩　吳茱萸　烏頭　柴胡　厚朴　桔梗　皂
黄連　人參　桂心　乾薑　甘遂　蜀椒　巴豆

[illegible]

右十五味合擣篩以白蜜和更擣千杵丸如梧桐子大

五香散療疰忤邪氣或熱或寒時氣在骨節間似痛似劇

兼主百病方

沈香　丁香　麝香　薰陸香各　鬼箭羽　當歸

豆蔻人各四分　牛黃　鬼臼　橘皮　金牙各三分燒　犀角

屑　羚羊角屑　大黃各六分　升麻　桔梗　桃人去尖皮熬

光明砂研　安息香各二分研○案此安息香本作安悉香

右十九味擣篩為散以湯飲酒隨病服一方寸匕日再

服病差即停亦丸如梧子服十九

全漢三國六朝唐宋醫方　栖芬室

備急散療卒中惡心痛脹滿欲吐短氣方

大黃二兩　桂心四分　巴豆一分去心皮熬研○案原脫心字據亟寧本補

右三味擣篩為散取一錢匕以湯七合和服當吐下亦

愈甚妙

紫雪散療脚氣毒遍內外煩熱口中生瘡狂易叫走及解

諸石草藥毒發邪熱卒黃等瘴疫毒癘卒死溫瘧五尸五

注心腹諸疾絞刺○案原作腹絞刺據亟寧本刪改　切痛蠱毒鬼魅野道

熱毒小兒驚癇百病方

黃金一百兩　寒水石　石膏各三斤一本用滑石　玄參一斤　羚羊

角屑　犀角屑　沈香　青木香各五兩　丁香一兩　甘草八兩炙

壹

右十味切以水三斗煮取一斗去滓取硝石四升芒硝

亦可用朴硝十斤投汁中微火煎以柳木篦攪勿住手

候欲凝入盆中內朱砂三兩麝香一兩急攪即成霜雪

紫色以水和一二分服之量性多少熱病毒老小○案原脫

量至小九字據亟寧本補　以意加減一劑十年用之神妙脚氣亂石

天行熱病等服之若神

仙人鍊絳雪療一切病肺氣積聚欬逆嘔吐膿血丹石毒

發天行時氣一切熱病諸黃疸等心風昏亂心忪健忘四

肢煩熱頭痛眼赤大小便不通煩悶不安骨節疼痛赤白

痢血痢熱毒痢宿食不消化心腹脹滿出氣不得下一切

全漢三國六朝唐宋醫方　栖芬室

痢血痢熱毒痢宿食不消化心腹脹滿出氣不得下一切

諸毒藥脚氣等飲酒多醉困久劇不差孩子驚癇等亦上

和水服之並依一切諸病隨所和酒服之方

朴硝十斤　升麻三兩　大青　桑白皮　槐花各二兩　犀角屑

羚羊角屑各一兩　蘇方木六兩　竹葉兩握○案握原空缺據亟寧本補　訶

黎勒三十枚　山梔子三十枚　檳榔人二十顆　朱砂半大兩研

右十三味以水二斗漬一宿煎取一斗去滓入鍋內朴

消鍊烊攪勿住手候欲凝出於盆中攪入朱砂麝香訖

雪成收於埴器中密封有疾量取之和水服之以利病

除身輕目明四肢調適療一切病神驗老小量之上云入朱

砂麝香未見分兩　外臺卷三十一五
葉三十至三十二右四方未擧卷數

陳元膏會稽太守𢡖惠翊○案惠原作恩據甄寧本改下同又案唐武后所造新字惠字本作𢡖其形也此未明
昧死再拜上書

皇帝陛下恩幸得典郡視事六年處地下濕身病苦痺飲食衆少醫療不差命在旦暮蒼梧道士陳元賣藥於市惠諸生出見從取藥對火隨病摩之○案原脫諸至之十三字作取藥摩之四字據甄寧本改補日至耳十五日平復惠男吏隨馬苦為腰痛天陰雨轉發惠取元膏摩之復愈惠妻年四十五苦心腹積聚得病三年惠復作元取膏摩之六日下宿食即愈惠甥下邳少苦頭眩惠取膏摩三日鼻中下水二升所病即愈惠知元膏驗謹取元本方奏上

當歸三兩一方隴西者　生地黃二斤擣取汁　附子三兩十二銖去皮○案原脫十至皮五字據甄寧本補　細辛二兩　桂心一兩　天雄三兩去皮　乾薑二兩半七銖○案原脫十七銖三字據甄寧本補　丹砂一兩研　芎藭二兩　雄黃二兩半研　烏頭三兩七銖去皮○案原脫七至皮四字據甄寧本補　苦酒三升　白芷一兩　松脂半兩　不中水猪脂十斤鍊去滓

右十五味㕮咀以地黃汁苦酒漬一宿取猪脂內諸藥微火煎之令十五沸膏成去滓內朱砂等末熟攪勿令婦人雞犬孝子惡不具足人小兒等見有人苦脅背痛○案苦原作若據甄寧本改服之七日所下狀如雞子汁者二升即愈又有人苦脅下積聚如杯○案又原作久杯原作杯均據甄寧本改摩藥十五日即愈又有人苦臍傍氣如手摩之去病中黃積者升許即愈有人患腹切痛時引背痛數年以膏摩之下如雞子者三十枚即愈又有婦人苦月經內塞○案苦原作若據甄寧本改無子數年膏摩少腹並服如杏子一枚十日下崩血二升即愈其年便有子又療風瘙腫起累累如大豆以膏摩之五日即愈老少患腳膝冷痛摩之五日便愈又有人苦頭項痛○案苦原作若據甄寧本改寒熱瘰癧摩頭及病上即愈又有人患面目黧黑消瘦是心腹中病服藥下如酒糟者一升餘即愈內外諸風及腹中積聚可服之百病無不愈所療人無數不可盡記

烏膏一切瘡引膿生肌殺瘡中蟲方

烏麻油一升生清者○案原脫生清者三字據甄寧本補　黃丹上好者二兩炒之　蠟一兩鍊　薰陸香乳頭者一兩末　松脂半兩末入上淨漉　大升兩

右五味緩火煎油三分減一下鉛待消乃內黃丹更上煎之又三分減又停待冷乃內薰陸香末上火煎候鉛盡又內蠟及松脂看膏稍稠即點於鐵上試斟酌硬軟適中乃羅先閉所患瘡以熱泔除薰陸及松脂瘡久不差此法於冷即依方合其貼杖瘡者油若一升地黃汁半合和煎黃丹二大兩蠟一小兩餘準上法其膏

不須硬也外臺卷三十二葉三十三下至三十五下

神明膏主諸風頑痺筋脉不利疥癬○案疥原作療據熙寧本補諸瘡痒方

前胡 白朮 白芷 芎藭並切 椒去目 吳茱萸各一升

附子三十枚去皮切 當歸 細辛 桂心各二兩切

右十味以苦酒漬一宿令浥浥然以成煉猪膏一斗微火煎十沸以未九上九下候附子白芷色黃絞去滓膏成病在外摩之在內以酒服如棗核大疥癬等瘡皆摩之並去諸風病亦摩折傷被打等已上屈藥漬酒浸服之法方亦大療諸病已上本書外臺卷三十一第三十三上右方據廣濟補

蒼耳酒療大風惡疾皮一切諸風乃至骨髓中毒風令人充悅方

蒼耳和莖葉花實刈取剉一石八月收○案原脫刈字據熙寧補 牛膝根切一升○案原脫切字據熙寧本補 松葉切二斗五粒者○案原脫松葉字五粒者據熙寧本補 商陸根切一斗白色者○案原作切字 鼠粘根切一斗○案一斗原作二升據熙寧本改原脫切字據熙寧本補

右五物皆剉訖量之以水兩石五斗煮取六斗汁如釜小可分煮之即分三斗汁將浸麴一斗二升高量其麴加於常法五分為藥力貴麴故也餘三斗汁留將拌饙料糯米一石二斗分作五酘淨淘乾漉以上並大斗第一酘一日炊四斗米取藥汁九升拌饙麴細切生地黃三斗和米下之第二酘三日炊三斗米取藥汁七升拌饙熟與杏人一斗去皮尖碎和擣如泥下之第三酘五日炊二斗米取藥汁六升半拌饙熟取大麻子一斗○案原作木麻子據熙寧本改擣碎和下之第四酘七日炊二斗米取藥汁四升半拌饙熟取胡麻一斗擣碎和下之第五酘九日炊一斗米取藥汁三升拌饙下之

右以前五酘訖須候米消盡乃炊酘之未必要須隔日其酒如米少味薄更炊一二斗米下之使味足然後去糟取清依常法飲半升不能者可量性多少常使有酒氣逼夜飲最是所宜此酒縱犯風疾飲之補養益精神

全漢三國六朝唐宋醫方 一 栖芬室

令人充健

烏麻地黃酒療風虛補不足除百病已試大効方

六月六日麴四升淨刷剉之如棗許大○案原脫刷至大八字據熙寧本補

烏麻油六斗五升出口州赤色者是如無別用巨勝替之以脫去皮乾暴脫烏麻法以冷水浸經一宿出之置箕中瀝水令盡舂之即皮自脫去耳 生地黃四斗洽熟湯洗待水氣盡便切之便取生地黃一石以水一石和煮麤布絞去滓即取汁六斗又以蠟及麻子塗瓮內蒸之令乾並三味並用大斗大升適寒溫得所澀內瓮中浸之○案原脫並至所十一字據熙寧本補 丹參

生石斛 牛膝 杜仲 萆薢 生薑各二斤 人參八兩

以上並藥秤之○案原脫以至之七字據熙寧本補

右七味切以生絹袋盛同内前蒸熟地黄汁甕中浸封閉七日外更取烏豆四大斗摩使光淨分作四度微熬令香取無灰重醞酒二斗八升三度淋豆豆一熬三淋之訖並去豆留汁十二度淋豆取淋酒别器中盛然後更爲麴汁等物及諸藥並出在大甕中以物開頭及更將酒此甕重蒸甕看冷暖還内麴汁及藥等安在甕中其日即用八斗精糯米炊作飯如常釀酒法醱酒即以淋豆酒投在甕中封閉經一兩宿看米消盡又炊四斗糯米飯醱之此後更封閉經七日其酒即熟任性飲多少量之不限時候常微微覺身潤（中）夜稍加少許或汗出佳避風及忌房室特禁毛桃蕪荑生菜熱麺並酢蒜牛肉沮物醞初酒法待此酒熟即將此酒更重醞

右麴依當家常用法每一斗麴用熟水一斗一升浸炊酒飯即量熟湯多少用沾飯如凡釀酒法更不得加生水每一斗米酒爲佳釀重醞酒法待此酒熟即將酒二斗八升淋豆

右每一斗麴以熟水一斗浸其酒米每一斗饙料以料（案原脱以料二字據此常本補）以四斗清酒淋其饙然後炊飯使熟更不得加水其所洗甑洗手盆甕等皆須用此酒還投釀甕中

釀藥酒法。（案原與上文投釀甕中連屬今依例别行）

右欲和藥酒時先盛五斗許藥在甕底然後加五斗許飯每次如此斟酌至半即内藥袋其藥袋上亦使藥飯相参以至於盡然始開封

封閉藥酒甕法

右封閉甕頭用紙七重布一重其釀酒室唯造酒得入自外猫犬婦人不得輒入室中（外臺卷三十一葉四十一至四十四上　案此下又有枸杞酒地黄酒兩方以与外臺卷十七所引者重複僅文字稍有異同已入八卷不録）

全漢三國六朝唐宋醫方　栖芬室

崔氏產書

產難

魘 ○案原作魘據巡甹本改 幽 [符]

已上三符主產難產婦吞之吉

[符] ○案原作[符]據巡甹本改

產難燒此符水和服之吉

[符]

產

逆產橫生吞此符 明程衍道校錄居刊王燾外臺秘要方卷三十三葉七十二上云右出崔氏產書

必效方

《必效方》解題

《必效方》為唐·孟詵撰。孟氏為汝州梁縣（今河南臨汝）人，早年舉進士，睿宗在藩時，召充侍讀。長安間授同州刺史，故人稱孟同州。少好方術，通曉醫藥，尤精食療與養生。嘗至侍郎劉萩之家，見御賜之金，曰：『此藥金也。若燒火其上，當有五色氣。』萩之試之，果然。武則天因此貶詵為臺州司馬。晚年致仕歸伊陽之山隱居，但以藥餌為事。撰有《補養方》三卷、《必效方》十卷，均佚。其《補養方》經張鼎增補，改名為《食療本草》三卷，現存抄本殘卷及近人輯佚本。關於《必效方》的卷數，歷代史志記述不一，有三卷和十卷之不同。《中醫大辭典》、《中醫人物詞典》、《中醫人名辭典》『孟詵』條下記載均為『《必效方》三卷』。《舊唐書·經籍志》載：『孟氏必效方十卷孟詵撰』；《新唐書·藝文志》載：『必效方十卷』；《通志·藝文略》作十卷，似應十卷本為是。此外，《宋史·藝文志》載有『僧文宥必效方三卷』，當為另一同名著作。

范行準輯《必效方》六卷，系從《外臺秘要》、《經史證類大觀本草》輯出，有校勘注文，條文下標明佚文出處，收載方劑約二九〇首。卷一為天行、諸黃、瘧、咳嗽、上氣，收方劑三十二首；卷二為霍亂、嘔噦、胃反、噎、魚骨哽、骨蒸、水腫、諸痢、下血，收方劑四十五首；卷三為癖、諸風、腰痛、腳氣、腋臭、五痔、諸淋、大小便、蠱毒，收方劑五十七首；

卷四為闢鬼魅，陰瘡、金瘡、傷折、漆瘡、甲疽、滅瘢、惡瘡、反花瘡、癬、婦人，收方劑五十一首；卷五為心痛、腹脹、氣瘻、諸瘻，收方劑十五首；卷六為蛔蟲、狐刺、丁瘡、蟲傷、獸傷，收方劑二十九首。卷六之後還將未標明卷數的《必效方》方藥佚文匯集在一起，稱之為『《必效方》未分卷』，主要有消渴、眼、耳、鼻、牙、口舌、發背、猝死、丸方、髮、禿瘡、小兒等內容，收方劑六十首。

必効方巻一

天行

療天行一二日者方

麻黃一大兩去節

右一味以水四升煮去沫取二升去滓則著米一匙及豉爲稀粥取強一升先作生熟湯浴淋頭百餘椀然後服前粥則厚覆取汗於夜最佳○案圖經引此方同見衍刊傷寒備急大觀本草卷八葉十八下麻黃條

療天行病經七日以上熱勢彌固大便澁祕心腹痞滿食飲不下精神昏亂恍惚狂言浪語脉細沉衆狀之中一無可救宜決計服此鼈甲湯方

鼈甲二兩炙 細辛二兩 桂心二兩 白朮二兩 生薑四兩 呉茱萸二兩 白鮮皮二兩 附子一兩炮 枳實二兩炙 茵蔯二兩 大黃三兩切

右十一味切以水八升煮取二升六合去滓分三服二別相去如人行五里進一服忌生葱生菜莧菜猪肉桃李雀肉等

療天行十日以上腹微滿讝語或汗出而不惡寒體重短氣腹滿而喘不大便繞臍痛大便乍難乍易或見鬼者大承氣湯方

大黃四兩 厚朴半斤炙 陳枳實五枚炙 芒消三合

右四味切先以水一斗煮二味取五升去滓内大黃復煮取二升去滓内芒消煎令三兩沸適寒温分再服得下者止不下更服之外臺祕要方卷三葉十六至十七右三方原出第三卷中

療天行嘔吐不下食方

取臘月兔頭并皮毛燒令煙盡擘破作黑灰擣羅之以飲汁服方寸匕則下食不差更服燒之勿令大耗○案圖經作頻用皆効無○案圖經作火耗無所忌此用頻効外臺卷三葉二十三上大觀本草卷十七葉二十一下兔條圖經

療天行病後因食酒麪肺中熱擁遂成欬不止方

桑白皮十二分 桔梗十分 肥乾棗二十一枚擘 麻黃六分去節 曹州葶藶子十[illegible]分熬令紫色各爲膏湯成下

右五味切先以水四升煮桑白皮等四味可取一升半去滓下葶藶子膏更煎三五沸去滓分温五服空心食後服或利勿怪忌猪肉油膩生冷果子等物外臺卷三葉二十九

上右方无卷數

療天行勞復鼠矢湯方

雄鼠屎五枚兩頭尖者 豉一升 梔子二十枚擘 枳實三枚中破炙令黃

右四味以水五升煮取二升四合分四服相去十里久若覺大便澀加大黃二兩外臺卷三葉四十四

諸黃

療一切黄蒋丸處得其文遠使得黄服此極効茵蔯湯及
丸方○案蔯原作陳據外臺本改下同
茵蔯四兩　大黄三兩　黄芩三兩　梔子三兩擘
右四味切以水五升煮取三升分為三服空肚服之不
然下篩○案下原作搗據外臺本改蜜和為丸飲服二十丸稍稍加
至二十五丸日二三○案原脱日二三三字據外臺本補量病与之重者
作湯勝服丸日一服忌羊肉酒麪熱物等以差為限小
便黄色及身黄者並主之
療諸黄眼已黄亦差瓜蒂散方
丁香一分　赤小豆一分　瓜蒂一分　一方加秫米一分

右三味擣末温水食前頓服使盡則當利并吐黄水不
差更服外臺卷四葉十七上下
療急黄疸内黄等○案原作等黄據外臺本改大黄湯方
大黄三兩麤切○案原作三兩切據外臺本改補　芒消二兩
右二味以水二升生漬大黄一宿平旦絞汁一升半内
芒消攪服須臾當快利差外臺卷四葉十八至十九
黄疸身眼皆如金色但諸黄皆主之方
取東引桃根細切如筋若釵股以下者一握取時勿
令見風及婦人并雞犬等見之以水一大升煎取弱
一小升○案弱原作搦據外臺本改又案小葛氏云證類引傷寒類要搦字无適寒温

空腹頓服服後三五日其黄離離如薄雲散唯眼最
後差百日方平復身黄散後可時時飲一盞清酒則
眼中易散不則散遲忌食麪猪魚等肉此方是徐之
才家秘方其姪珍惠説密用外臺卷四葉二十五
療癄黄眼睛黄汗染衣涕唾黄方
好黄蒸二大升
右一味每夜以水二大升浸微煖令熱○案微煖原作煨煖據外臺本
改勿令沸銅器中平旦絞取汁半升飲之飲汁須臾則
飲冬月微煖服夏冷飲每夜則浸依前服之亦得每夜
小便中浸白帛片○案外臺本无白字取色退為驗兩方並極効

忌麪羊肉猪魚
療癄黄汗染衣涕唾黄者方
取蔓菁子擣細羅○案羅原作末據外臺本改平旦以井花水和
一大匙服之日再漸加至兩匙以知為度每夜小便
裏浸少許帛各書記日色漸退白則差不過服五升
以來必差李潤州傳極効外臺卷四葉二十六至二十七
女勞之黄氣短聲沈者宜服此方
取婦女月經布和血衣○案外臺本无布字燒作灰以酒空腹
服方寸匕日再服不過三日必差外臺卷四葉三十上
依前梔子等五味湯服之取利利後病勢不歇經六七日

又合秦艽牛乳二味湯服之方

秦艽六兩 牛乳一升

右藥切秦艽，以牛乳煮之，可三分減一，去滓，帶煖頓服。

今盡極驗，西域法也。外臺卷四葉三十五上右方原出許仁則云必効用案右方之前尚有二方所謂依前梔子等五味湯者謂此方之前有梔子等五味湯方也惟前二方無必効用之語故但録是方

瘧

療瘧雞子常山丸方

取雞子一枚，斷者案原脫者字據與畫本補開頭，出黃及白，令盡，置小鐺子中，又取常山細末，量滿前空殼，又傾鐺子中，又量白蜜還令滿殼，復傾鐺子中，三味同攪，微火煎之，可停手，微暖可丸，則停。丸如梧子，如病人午時發，巳時服三十丸，欲至發時又服三十丸，用飲汁下，欲吐任吐，亦不前就服，更不發者不須服。服後禁膩脂油麵生菜瓜果七日。此方勅賜喬將軍服之立効。

療瘧不差虎骨常山丸方

虎頭骨炙 常山 甘草炙 鼈甲炙 烏梅熬 萎蕤 白薇 升麻 茯苓 石膏研 知母 麥門冬去心 豆豉熬 地骨白皮

右十四味，各等分，合擣，蜜和丸如梧子大，未發前日晚空肚服二十丸，至發日平旦服四十丸，如人行十里，食白粥一椀，欲發時亦服三十丸，三日內慎生冷，萬無一觸，不吐，自差。魏右史處得，云奇効。忌海藻、菘菜、大酢、生葱、生菜、莧菜。

療瘧常山酒丸方

常山切，一兩 獨頭蒜一顆，去根莖，橫切 糯米一百粒 烏豆一百粒 清酒一升

右五味，病未發前一日，以酒浸藥於椀中，以白紙一張覆之，椀上橫一刀，欲發時三分飲一分，如未吐，更服一分，得吐則差。忌生菜、生葱。外臺卷五葉七至八上

咳嗽

療欬方

棗二十顆，去核 豉一百粒 桃人一百二十顆，去皮尖、兩人者，熬令色黃

右三味，合擣為丸，如棗大，含之，無不差。

又方

雞子白皮十四枚，熬令黃 麻黃三兩，去節

右二味，擣成散，每服方寸匕，日二，食後飲下之，無所忌。

又方

麻黃三兩，去節 紫菀二兩 貝母三兩，去心

右三味，擣篩，蜜和丸如杏核，綿裹含，稍稍嚥汁，盡更作。

全漢三國六朝唐宋醫方 栖芬室

日四五度

又方

杏人一百二十枚去皮尖熬 豉一百枚 乾棗四十枚去核

右三味合擣如泥丸如杏核含嚥令盡日七八度盡更

作 外臺卷九葉十七至十八

療欬嗽積年不差者胸膈乾痛不利方

紫菀一大兩 杏人四十九枚去皮尖 酥一大合 蜜一大合

右四味紫菀及杏人各別擣先煮酥蜜攪令和內紫菀

杏人研破塊煎十餘沸藥成出瓷器中每日空腹服一

彈丸細細含嚥之忌酒麵及豬肉等凌空道士得此方

傳効不復可言

又方

莨菪二分以水淘去浮者水煮令芽出焙乾炒令黃黑色 酥一雞子許 大棗七枚

右三味鐺中煎令酥盡取棗去皮食之日二

又方

生薑五兩 餳半大兩

右二味取薑刮去皮如筭子切之置餳中微火煎薑使

熟食使盡則差段侍郎用之極効

又方

款冬花

右一味和蜜火燒含取煙嚥之三數度則差

又方

取莨菪子三指撮吞嚥之日五六度光祿李丞自

服之極効神 外臺卷九葉二十三至二十四

療上氣唾膿血方

灸兩乳下黑白際各一百壯良 外臺卷九葉三十六

上氣

療上氣方

半夏洗 茯苓各四兩 橘皮 白朮各三兩 生薑五兩 檳榔十顆

右六味切以水一斗清一宿煮取二升七合分三服更

全漢三國六朝唐宋醫方 栖芬室

加甘草三兩 人參二兩 前胡三兩 紫蘇一兩忌羊肉餳桃李雀肉

醋物 外臺卷十葉二十上

療上氣欬嗽腹滿体腫方

取楸葉三升

右一味煮三十沸去滓煎堪作丸如小棗子以竹筒內

下部立愈 外臺卷十葉二十六

療瘶病 ○案原脫瘶字據盛本補 喘息氣急喉中如水雞聲者無問年月

遠近方

皂莢肥者兩挺 好酥用大秤一兩 ○案原脫用大秤三字據盛本補

右二味於火上炙去火高一尺許以酥細細塗之數翻

覆令得所酥盡止以刀輕刮去黑皮然後破之去子皮
筋脉擣篩蜜和為丸每日食後服一丸丸熟三日一服
訖取一行微利以不利明旦〇案明旦原作時細據巠寧本改補細量
加以微利為度日止一服忌如藥法外臺卷十葉二十九
主上氣腹脹心胸滿并欬不能食方段明府云極効
枇杷葉一握去毛炙 檳榔三七顆大并皮子碎〇案原脫大至碎五字據巠寧本補 生
薑仁二 高良薑二兩 蜜二合 酥二合
右六味切以水二大升煮取一大升湯成後內酥蜜更
煮三五沸分溫三服每服如人行八九里久甚重者三
兩劑任意食之外臺卷十葉三十六至三十七

療上氣欬嗽咽逆不下食氣上方
橘皮 紫菀各三兩 人參 茯苓 柴胡 杏人去皮尖兩
人者各二兩〇案原脫兩至兩六字據巠寧本補
右六味切以水六升煮取二升分為三服患冷加生薑二
兩患熱加麥門冬三兩去心不能食加白朮二兩厚朴
二兩炙忌醋物桃李雀肉等外臺卷十葉三十九

必効方卷二

霍亂

理中散主霍亂及轉筋吐痢不止方
青木香六分 桂心八分 厚朴炙八分 甘草炙八分 白朮八分
乾薑十分炮 附子炮六分
右七味擣篩為散飲服兩錢匕如人行五六里不定更
服一錢匕差止忌海藻菘菜生蔥豬肉桃李雀肉等
又方
若熱霍亂〇案宋本無亂字則渴心煩欲得冷水喫則宜
恣意飲冷水及土漿取足定止外臺卷六葉五上下

霍亂臍上築者腎氣動也先療氣理中湯去朮加桂凡方加
朮者以內虛也加桂者恐作奔豚也理中湯方
人參三兩〇案原作二兩據宋本改 甘草炙三兩 白朮三兩 乾薑炮三兩
右四味切以水八升煮取三升去滓溫服一升日三夜
一若臍上築者腎氣動也去朮加桂心四兩吐多者去
朮加生薑三兩若下多者復用朮悸者加茯苓二兩若
病先時渴喜得水者〇案若下原脫病字據宋本補加朮合前成
四兩半若腹中痛者加人參合前成四兩半若惡寒者
加乾薑合前成四兩半若腹滿者去朮加附子一枚炮
去皮破六片服湯後一食頃飲熱粥一升許微汗出勿

温勻發揭衣被也忌海藻菘菜桃李雀肉等外臺卷大葉六右方原出

仲景云又錄同

療霍亂水痢腹中雷鳴無不差烏梅黃連散方

烏梅肉三兩黃連三兩熟艾葉三兩赤石脂二兩當歸三兩甘草三兩附子二兩炮阿膠三兩碎熬令黃然後末○案原脫碎至末七字熬作炒字據宋本熙寧本改補

右八味擣篩為散有患者每服二方寸匕疑熱則飲下疑冷則酒下忌海藻菘菜豬肉冷水外臺卷六葉十上

療上吐下痢者名為濕霍亂方

黃牛屎半大升許取水一大升煮三兩沸和牛屎濾

取汁服半升即止犁牛子屎亦佳無牛處當將乾者相隨亦好用

四神丸主霍亂冷實不除及淡飲○案淡原作痰據宋本熙寧本改百病無所不主方

乾薑一兩桂心一兩附子一兩炮巴豆六十枚去心皮熬研如脂○案原脫去至脂七字據宋本熙寧本補改作六十枚熬

右四味末之蜜和為丸如小豆大飲服二丸取快下不下又服一丸忌生蔥野豬肉蘆筍外臺卷六葉十五右二方第一首原出第三卷中第二方原出第四卷中今並併入本卷

霍亂湯方

圖經引必效方以童
子小便煮服不過三
升止差 大觀本草卷十一 葉二十三下蘆根

糯米二升，擣取泔飲，訖則定。若不渴，不須。一方：渴者服之并當飽。又云：研糯米取白汁，恣意飲之，以差為度 涇陽崔尉云奇効，偏主乾霍亂

療霍亂後渴，口乾，腹痛不止者，厚朴桂心湯方

厚朴四兩，炙 桂心二兩

右二味，切，以水四升，煮取一升二合，絞去滓，內分六合，細細飲之，服了如其渴欲得冷水，盡意飲之 張氏傳少 蔚常服忌生葱 外其卷六葉十六至十七右 二方 前一方出第三卷中 末方出本卷

主霍亂腳轉筋入腹方

以手拗所患腳大拇指，灸當腳心下急筋上七壯

又方

木瓜子根皮合煮湯服之 外其卷六葉二十一下至 右二方亦作並出第三卷中 櫁 宋本此亭本作 並出第二卷中 櫁段

若轉筋入腹中如轉者方 日葉葉脫如字 擂 宋本此亭本段

取雞屎白一方寸匕，水六合，煮三沸，溫頓服，勿令病者知 外其卷六葉二十右方 崔氏附後云必效同

嘔噦

療嘔噦方

取蘆根五兩，切，以水五升，煮取三升，頓服，兼以童子小便一合，不過三服則差 外其卷六 葉四十

腹脹入此原稿包本 西卷第三頁

小麥湯主嘔吐不止方
小麥一升洗擇完用○案原脫擇完用三字據醫心方本補 人參四兩 青竹茹二兩半
茯苓三兩 厚朴四兩炙 甘草一兩炙 生薑汁三合
右七味以水八升煮取三升分三服忌海藻菘菜酢物
○案原脫物字據醫心方本補
凡服湯嘔逆不入腹者方
先單煮炙甘草三小兩以水三升煮取二升服之得
吐但更服不吐益好消息定然後服餘湯則流利更
不吐也忌海藻菘菜外臺卷六第四十二
理中散主食後吐酸水食羹粥酪劇方

乾薑二兩 食茱萸二兩
右二味作散酒服方寸匕日三溫服勿次服之當酢水
差外臺卷六第五十六
胃反
人參湯主胃逆不消食吐不止方
人參 澤瀉 桂心各二兩 橘皮 甘草炙 黃耆各三兩
茯苓四兩 生薑八兩 麥門冬二升去心 半夏一升湯洗○案原脫洗字據醫心方本補
補 大黃一兩半
右十一味切以水一斗二升煮取三升二合服八合日
三夜一服若羸人服六合已下去大黃忌海藻菘菜酢

物生葱羊肉餳

療胃反朝食夜吐夜食朝吐諸藥療不差方

羊肉去脂膜作脯以好蒜齏空腹任意多少食之立

見效驗

療胃吐水及吐食方

大黃四兩 甘草二兩炙

右二味切以水三升煮取一升去滓分溫再服如得可

則隔兩日更服一劑神驗千金不傳忌海藻菘菜 出本卷中

果備實論方 外臺卷八 葉三十二至三十二上

療胃反方

昔在幼年經患此疾每服食餅及羹粥等物須臾吐

出正觀中許奉御兄弟及柴蒋等家時稱名醫奉勅

令療罄竭口馬所患終不能瘳漸羸憊候絕朝夕忽

有一術士 口案忽本作衛 據服黃本改 而云服驢小便極驗此日

服二合然後食唯吐一半晡時又服二合人定時食

粥吐便即定迄至今日午時奏知之大內中有五六

人患胃反同服用一時俱差此藥稍有毒服時不可

過多承取尿及熱服二合病若深七日以來服之良

後來療人並差 外臺卷八葉三十一右 方是出救急 必效同

治心下堅痛胃反寒病所作久變成肺痿方 已上 本卷

真珠　雄黃　丹砂以上研各一兩　朴消二兩　乾薑十累
右五味擣篩蜜丸先食服如梧子二丸小頃者飲水則
解之忌生血物一方有桂心一兩。案已上據葛氏方備外其卷八葉三十至三十一上

噎

主噎方
鐵捺大椎口案照本作大椎　盡力則下仍令坐之
又方
以酢煮麪糊啖之則差此只可一兩日差欲其久絕
者取澳為丸如彈子酢中煮鹽於水中澤却及熱則
食二十九神驗不過三兩度則差大効

半夏湯主噎方
生薑四兩　半夏洗一升　石膏四兩碎　小麥一升完用　吳茱萸一升　赤
小豆顆二十　大棗二十一顆　人參　甘草炙　桔梗　桂心各二兩
右十一味切以酒二升水八升煮取三升分三服忌豬
羊肉海藻菘菜餳生葱等
又方
杏人二兩去尖皮並兩人熬口案原脫並至熬四字據照本補　桂心二兩
右二味末之蜜和丸含之如棗核許稍稍嚥之臨食先
含之極効口案原脫張字據照本補　忌生葱外其卷八葉四十六
療卒食噎不下方
取老牛涎沫如棗核大置水中飲之終身不有噎外其
卷八葉四十八右方原出備急云必效同

魚骨哽

療魚骨哽方
含水獺骨立出
又方
魚網覆頭立下千金云燒灰服半匕外其卷八葉五十四

鯁

療鯁方
取車下李人數滿進去皮依進入口中鯁

骨蒸

主骨蒸病小便方
取三歲童子小便五升並取一大升以三匙蜜和為
兩服中間如人行二十里服此以後再自小便即取
服之仍去前後取中央者病輕者二十日病重者五
十日二十日以後當有虫蚰蜒兒其蟲在身當處出
俱令人去五步十步間病人小便臭者無不差台州丹
仙觀張道士自服非常神驗外其卷十三葉十上下
療瘧癖氣壯熱兼欬久為骨蒸驗方
柴胡四兩　茯苓　白术　枳實炙各三兩

右四味切以水七升煮取二升半分為三服積熱不歇即加芒消六分取利熱除之後每三日服一劑差後每月一劑肥白終身永除忌桃李雀肉大酢外臺卷十三葉五十四

水腫

療水腫方

皂莢一挺去皮子炙 烏餳五兩

右二味以酒二升煮取六沸絞去滓頓服之即史○案須疑宋本作即小便二三升腫消忌一切肉及麪生冷醎酢食一周年

又方

取苦瓠一枚

右一味以水一石煮一炊久去滓煎汁令堪丸如胡豆一服二丸當小便下後作小豆羹飯慎勿飲水効外臺卷二十葉五至六

諸痢

療水穀痢方

小豆一升煮 臘二兩

右三味和頓服之即差○案大觀本草卷二十五葉四赤小豆條附方斗門方云治水穀痢小豆一合和蠟三兩頓服差

又方

樓藺皮燒灰

右一味研以水和服三方寸匕外臺卷二十五葉三下至四上

白痢方

麻子汁

右一味以汁煮取菉豆空腹飽服極効

又方

黃連末

右一味以水和每服三七即差外臺卷二十五葉十四至十五

療赤痢方

香淡豉半大升○案原脫大字據熈寧本補 黃連一大兩○案原脫大字據熈寧本補

全漢三國六朝唐宋醫方 栖芬室

右二味以水一升半浸豉一日濾取汁碎黃連薄綿裹豉汁中煎取強半升空腹頓服不止桑泉蔣尉云効外臺卷二十五葉二十二

療患熱血痢方

粳米一升研

右一味研碎令米盡取汁可一大升於新磁瓶中盛取油絹密閉頭繫內著井水中令至明飲之傳与人無不差者外臺卷二十五葉二十五上

主赤白痢方

黃連二兩 阿膠四片

右二味以好酒二大升合黃連煮十五沸漉出滓然後
内膠令烊溫分三服忌豬肉冷水〇案原脫豬至水五字據醫心方本補（外
其卷二十五葉三十一上）
療冷痢方
取莨菪子熬令黃色
右一味擣為末和臘月豬脂更擣令熟為丸綿裹如棗
許大以内下部中〇案原脫中字據醫心方本補困痢出即更内新者
不過三度即差（外其卷二十五葉三十二下）
療積久痢成疳灌方
樗根一握淨洗刮白皮擣絞取汁三合取時勿令見風日〇案原脫日字據醫心方本補麻子
脂二合燒如車脂酢泔淀一合〇案原作二合據醫心方本補椒四分汗豉二合

右五味以水六升取椒豉和煮絞取汁二升和樗汁麻
油泔淀等三味分為兩分用一分灌腸一日更取餘者
復灌其藥欲用時溫溫即得忌酒肉油麵雞豬魚醬惟
食煮飯蔥白爛煮蔓菁芥等五六十日外鹿脯多少下
飯亦得神効〇案原脫忌至効三十六字據醫心方本補
療痢初較後膿血或變純白或成魚腦五十日以上或一
二年不差變成疳所下如泔淀方
生羊肝一具
右一味取太酢一年以上者米麥並中年深者〇案者醫心方本作唯佳取羊肝剝去上皮膜〇案剝原作則據醫心方本改柳葉切朝旦
空腹取肝手拈取酢中出吞之覺心悶則止不悶還服
之一日之間能不食御飯盡一具羊肝者大佳不然除
飽吞已外料理以生肝以薑虀下飯如常法食之日食
一具肝不滿過二三具即永差後一月不得食熱麵油
膩腥臊豬魚雞肉等
療疳痢久不差羸瘦著牀欲死方
新出羊糞一升淨揀〇案原脫淨揀三字據醫心方本補
右一味以水一升漬經宿明旦絞汁頓服之至日午如
得食煮飯〇案原脫至至飯八字據醫心方本補極重者不過三服
全漢三國六朝唐宋醫方　栖芬室
療疳注丈夫婦人小兒久痢百方療不能差此方最効
丁香　麝香　黃連各等分
右三味擣篩為散以杏及核大取竹筒吹入下部小兒
及孩子〇案及原作取據醫心方本改量力減之不過三四迴差積年
久疳痢不差悲光州云〇案悲原作蔡據醫心方本改常用奇効
療久痢變成疳下部瘡生惡瘡惡寒壯熱者方
桃白皮切一升槐白皮亦然〇案亦然原作一升據醫心方本改苦參切五合
艾三月三日者五合熬〇案原脫三至熬八字據醫心方本補大棗十枚破〇案原脫破字據醫心方
本補
右五味以水五升煮取二升半去滓内熊膽棗許大攪

令匀取二升灌下部餘三分服外臺卷二十五葉三十四下至三十六上右五十

方中一至第四四方原出第三卷中第五方未審卷數今並係入本卷

療痢兼渴方

麥門冬去心三兩 烏梅二七枚碎。案原作二大枚據聖濟本改補宋本作二七枚无碎字

右二味以水一大升半。案半原作者據宋本聖濟本改煮取強半絞

去滓待冷細細咽之即定仍含之外臺卷二十五葉四十四上

下血

治卒下血

小豆一升搗碎水三升絞汁飲之大觀本草卷二十五葉四下赤

小豆條附方引

必効方卷三

癖

病癖方

取車下李人微湯退去皮及人者。案原无者字據本草圖經補與

乾麵相拌。案拌原作[illegible]據圖經改搗之為餅。案搗圖經作擣如猶乾

和淡水如常溲麵作餅。案原无作餅二字據圖經增大小一如病人

手掌。案大小原作人小據聖濟本及圖經改為二餅微炙使黃勿令至

熟空肚食一枚。案肚圖經作腹當快利如不利更食一枚

或飲熱粥汁即利。案圖經无即利二字以快利為度。案圖經无快

字至午後利不止。案利圖經作痢即以醋飯止之利後當

虛病未盡者量力一二日更進一服以病盡為限小

兒亦以意量之不得食酪及牛馬肉等。案原无等字據圖經增

無不効但病重者李人與麵相半輕者以意減之。案

原无之字據圖經增病減之後服者亦任量力頻試差神効

。案圖經作頻試神驗大觀本草卷十四葉十七郁李人條

全漢三國六朝唐宋醫方 栖芬室

又方

大黃十兩

右一味搗篩醋三升和煎調內白蜜兩匙煎堪丸如梧

子一服三十丸以利為度小者減之

又方

牛黃三大豆許 麝香一當門子大 朱砂准麝香 生犀角小棗許別擣末

以上四味並研令極細湯成後內之

大黃一兩 釣藤一兩 升麻一兩 甘草半兩炙 鱉甲半兩炙 丁香五十枚

右十味切以水三升先煮大黃等六味取強半升絞去

滓內牛黃等四味和絞分為三服每服如人行十里久

忌如藥法若利出如桃膠肉爛等物是病出之候特忌

牛馬肉其藥及水並是大兩大升此藥分兩是十五以

上人服若十歲以下斟量病減之忌莧菜海藻菘菜生

血物等外臺卷十二第二至三上 癖

練中丸主癖虛熱兩脅下痛惡不能食四肢酸弱口乾唾

滯稠粘眼澀頭時時痛并氣衝背膊虛腫大小便澀小腹痛

熱衝頭髮落耳鳴彌至健忘服十日許紀事亦少時無禁

忌方

大黃一斤 朴消十兩 芍藥八兩 桂心四兩

右四味擣篩蜜和為丸如梧子平旦酒服二十丸日再

稍加至三十丸以利為度能積服彌佳從利不虛人神

良忌生葱

鱉甲丸主癖氣發動不能食心腹脹滿或時發熱方

鱉甲八分炙 白朮十分 枳實八分炙 芍藥六分 麥門冬八分去心 人

參八分 前胡六分 厚朴六分炙 □桑原脾 炙宜擷宋本臨章本補

末卷中亦有
諸風可互參併
為一門

右八味擣篩蜜和為丸如梧子飲服二十丸漸漸加至

三十丸愈即酒服極効禁生物粉酪油膩等亦忌桃李莧菜

雀肉〇案原脫生至忌九字又脫桃至肉四字據宋本與第本補外臺卷十二葉十四至十五葉

療腹滿癖堅如石積年不損者〇案原无者字據圖經增方

取白楊木東南去蒼皮護風〇案原脫護風二字據宋本與第本並圖經補

細剉五升熬令黃酒五升淋訖即以絹袋盛滓還內

酒中密封再宿每服一合日三〇案三原作二據圖經改外臺卷十二

葉十七至十八大觀本草卷十四葉四十八水楊條圖經引

諸風

療風入耳角弓反張及婦人風方

烏豆二升熬令聲絕酒三升內鐺中急攪以絹濾頓

服取汗不過三劑極重者和雞糞合熬若口不開者

灌之良外臺卷十四葉二十三

療熱風衝頂熱悶方

訶梨勒一枚大者取芒消三指一合酒升

右三味擣訶梨勒為細末并芒消於醋中攪令消摩塗

熱處日一二度外臺卷十五葉三十二右方至此近効

腰痛

寄生散療腎虛腰痛方

桑寄生　鹿茸炙　杜仲

右三味各一分作散酒服方寸匕日三服

又方

鹿茸炙作散酒服方寸匕一味任多少為之 外臺卷十七葉二十二上

腎虛腰痛治之方

牡丹二分去心口崇本作丹皮据宋本此實本改 萆薢三分 白朮三分 桂心三分

蒐胡荽桃李雀肉等卅

療腰痛少氣陰弱寒冷小便清冷瀝滴陰下濕癢少腹急

無子息方

甘草十四分炙 續斷三分 麥門冬三分 署預三分 附子三分炮 乾薑二分 棘刺四分

右七味擣篩酒服方寸匕日三忌猪肉冷水海藻菘菜

一方無乾薑 外臺卷十七葉二十一至二十二 右二方原出小品云必效同

療積年腰痛方

取一枚令病人端腰立杖以杖頭當臍中分以墨點

訖迴杖於背取墨點處當脊量兩口吻折中分灸兩

頭隨年壯妙 外臺卷十七葉二十六右方无卷數

療腰腎病膿水方

牛膝六分 檳榔人七枚 防己六分 牽牛子八分熬

右四味擣篩為散空腹以酒下三錢匕以宣瀉即差如

利三五行即以醋飲止之慎生冷油膩蒜等物後以補

腎氣湯丸也 外臺卷十七葉二十九右 右方无卷數

腳氣

療腳氣方

蒼耳子五升 赤小豆二升 鹽一斤

右三味以水一石五斗緩火煎取五六斗去滓別貯取

受斗半鐺於前泥四面開一畔入火處鐺內著所煎汁

圍浸腳緣令沒踝鐺下微著炭火常令溫溫以汁漸盡

不沒踝續續添使沒浸時仍於密房中牀前遮閑為垂

腳恐風不能久坐之仰臥亦得連夜浸之彌佳浸經三

日外其飲食飲常苦饑便食任食此一劑藥汁盡必差

不過用半汁即可覺漸可一日兩日食一頓生猪肉鱠

大精○案小島云大精蓋大良之義千金〻側子酒方後彌精亦彌良之意耳 此方甚良

全漢三國六朝唐宋醫方 栖芬室

又方

取上好椒未經蒸者取三大斗分為兩袋袋以布作

長八寸椒須滿實勿使虛即以醋漿水三大升鹽一

大升內在漿中即煮椒袋可經十餘沸即止其鐺瓷

底仍微著火勿使冷又取冷醋漿一大升安貯盆中

即取前件袋一枚內於冷漿盆裏患人於床上坐垂

腳床下盆安地上將兩腳踏盆中熱袋上其椒袋冷

熱令可忍覺椒袋冷次即換取釜中热袋還准前盆
中以腳蹋之冷如還於舊釜中以火溫使熱更互用之
其床前可去氈席到地勿使風吹腳如兩腳至膝以
來掌風不出行頭項及四腳手体汗。掌汗原作於擾據寧本改
腹中如雷鳴氣下即休蹋椒袋待汗開覺心氣悶可
取冷飯喫二三口以鹿脯下勿食豬羊肉魚及臭穢
又不得食粳米如須和羹可以蘇和蒜生薑合皮喫
麵餅蒜葱醬豉醋等並得食踏袋得汗已後覺微利
勿怪之此是病狀通洩之候若不差隔日三日二迴
取舊湯袋依前法踏之得汗還止覺腹中後空能食
起即停如未覺損終而後始以差為度白桑葉那之
亦可不相妨

又方

伯椹桑葉切細取大斗一石以斗量縱剩亦非事。
原脱以至事八字據寧本補如無葉即取軟條還細剉取一石以
清水一石五斗於一釜中和上件一石白桑椹葉即
火煮使常沸其湯可有五斗許即濾却葉更煎可有
二斗以來移於鐺中又煎取三升以下二升以上似
稠餳即止每旦空腹服一匙至日晚又服一匙如喉
不能下可和羹和粥和食能喫不喉能服一七日以

○案吴原作大據宋本改

上即覺四肢通暢下洩氣洩氣以後兩脚腫勿怪此得藥力是病差候此法已經療五六十人以上異種神効

又方

吴半夏三兩淨削去皮　生薑汁三升

右二味水五升煮取二升去滓空腹一服尽每日一劑三劑必好禁羊肉餳此方梁公家出方始有本奇異神効外臺卷十八葉十七至十九

主脚氣數發通身滿妨氣急者方

取大麻子一升碎以小便二升煮取一升去滓頓服之外臺卷十九葉五上下

硇砂牛膝三物散○案硇原作碙據宋本與寶本改下同

硇砂　牛膝　細辛各三兩

右藥為散酒和服方寸匕日再服四五服即効此方勅賜慕容寶節將軍服者云神効蘇恭脚氣方云是婆羅門法外臺卷十九葉九　右方原出張文仲

白楊皮酒主脚氣偏廢及主一切風緩風手足拘攣並効方

取白楊東南面皮去地三尺以上者蒼皮勿令見風細切熬令黃赤色即止內不津器中以酒浸隨皮多

少每冬酒浸皮三二寸乃以泥封冬月二七日春夏

一七日開飲晝二夜一隨性多少有酒氣爲度得春

○業要作 據宋本改 脊口爲佳瘡可者飲至一石若重者乃至

兩石以差爲度酒唯須不灰其白楊不得取丘塚者

服每日一兩行嘔溏利外臺卷十九葉四十上

腋臭

療腋臭方

好硇砂二兩○業硇要作磠據宋本改 好白礬熬 蜜陀僧各三兩 酢

酪二兩干去○業要脫干去二字據宋本補 胡粉二兩 金屑八銖 錫

生銅屑各二分

右八味並研令細酢一升新銅器中盛藥密封廿一日二

七日看上青綠色鬱鬱然其藥即成還須研令極細至

用時若乾更以好酢和藥以塗病處若有毛先拔去○坐

拔[redacted]本作拔 以石灰水淨洗拭使乾以布揩令微赤可作

瘡一日一塗洗遠不過十日即待腋瘡差訖更取銅屑

細研成粉塗[redacted]病處日五六即止病差終身不得帶麝香

食胡荽

又方

取五月五日承露百草陰乾火燒爲灰 用井華水和

灰爲團重火鍊如燀灰色鍊訖即以釅酢和爲餅厚

如掌大小徑二寸以來即於兩腋下挾即易夹一時
身連頭並悶二日後若病不差復著藥微發亦不甚
臭還依法療之永斷

金錯屑塗法

錯金屑一銖 銀錯屑一兩 赤銅屑 香附子 胡粉 錢錯屑各一兩 三年醋三升

右七味以羊酪一升於銅器中煮得二沸以塗腋之

又方

三年醶醋二升 碎銅一斤 鹽半合 灰二合

右四味浸藥攪藥色青即塗腋下日三四塗三日小愈

又方

一月全差

大銅錢二七文 白梅二七個 鹽一升

右三味以五月五日水一升共置瓶子裏掛戶上百日
畢可取用塗不得婦人爲塗藥食粘食蒜發

又方

以酢五合內銅器中以錢十四文胡粉五銖置中泥
頭七日後以粉十銖和之訖去腋下毛日再傅之合
藥勿令人見祕之

又方

醶醋浸青木香置腋下夾之即愈

又方

錢三七文 胡粉三兩 馬齒草三兩鹿莖 青木香二兩 大酢半升

右五味切先以醋漬錢五六日然後總漬諸藥一物煮
五六沸置埳○案埳原作埳據外臺本改中先以石灰汁洗病處拭乾
訖塗之以差爲度 外臺卷二十三葉五十三至五十五

療胡臭漏腋有天生胡臭有爲人所染臭者天生者難療
爲人所染者易差然須五年○案五原作三據外臺本改傅白礬散勿
止并服五香丸乃可得差勿言一度傅藥即差止可傅藥
時暫得一度差耳凡胡臭人通忌食芸薹○案外臺本作芸薹 五辛
療之終身不差胡臭方

辛夷 芎藭 細辛 杜蘅 藁本各二分○案分原作三分據外臺本改

右五味㕮咀以苦酒漬之一宿煎三日取汁傅之欲傅
臨時○案臨時欲至臨時五字據外臺本補 以差爲度 外臺卷二十三葉五十 右方亦出千金

全漢三國六朝唐宋醫方　栖芬室

[illegible]

療[illegible]

[illegible]

白羊根[illegible]

五月[illegible]

○藥坑原作坑壙，照宋本改，下同

五痔

五痔脱肛方

以死蛇一枚指大者，濕用，掘地作坑，燒蛇，取有孔板（右方原在卷中）覆坑坐上，蟲盡出。（外臺卷二十六葉七，大觀本草卷二十二蛇蛻條葉十上引，同蟲部熱本）

蟲出下有也字，餘並同

療腸痔方

搗槐白皮作屑，熱以導之。（外臺卷二十六葉九。右方亦出備急，文小異同）

熨痔法痔頭出或疼痛不可堪忍方

取枳實煻灰中煨之，及熱熨病上，盡七枚立定，瘥即熨之，永除也。○案右方本草附方引之，方藥有異，录如下

熨痔，痔頭出或痛不可忍

枳殼於煻灰中煨熱，微熨，盡七枚立定，瘥即熨之。（大觀本草卷十三枳殼條葉二十下附方）

又方

以麝香當門子、印成鹽相和，以手塗痔頭上，若令人著亦佳。其痛不可忍者，不過兩度永瘥。

又方

以野豬肉炙食，十頓即瘥。三方云斉劾

又方

取五月五日蒼耳子陰乾擣末水服三方寸匕日三
差乃止
又方
以二十年久鐵綻（○案綻原作綫，據宋本、聖惠本改）袋口燒作灰令
和水服
痔正發疼痛方
以蔥和豬膽煮湯置盆中坐浸之須臾即當痛止
又方
以狸肉作羹食之或作脯食之不過三頓無不差
又方
以肥大棗一顆剝去赤皮取水銀掌中以唾研令極

熟塗棗上內下部中差
又方以
以萹蓄根葉擣汁服一升一兩服差
又方
薑屑二兩小秤（○案原脫小秤二字，據聖惠本補）
右一味以水三大合煮之取一合去滓溫空腹服隔日
再服忌豬肉蒜等
又方
倚死竹色黑者取之折斷燒為灰篩和粥飲服之方

寸匕忌牛肉餘無所忌（外臺卷二十六第十二至十三）
療痔及諸蟲方
石榴根東引根（深者取）一握
右一味勿令見風拭去土剉又取鹿脯四指大一片炙
兩畔令熟搥細擘（○案細原作碎，據聖惠本改）以水三升煮取一升
適寒溫空腹頓服之其患痔盛發者服即定諸蟲無問
赤白並出差（外臺卷二十六第十九下）
諸淋
療淋方
取牛耳中毛燒灰服半錢匕立愈（外臺卷二十七第五。右方原出集驗）

療五淋方
白茅根四斤剉之以水一斗五升煮取五升去滓分
三四服（外臺卷二十七第十上）

大小便

療大便不通方

牛膠一條（廣二寸長四寸）葱白一握

右二味用水二升和煮消盡去滓頓服之

又方

濕瓜蒂七枚（○案濕瓜蒂宋本並作濕瓜蒂）綿裹內下部[illegible]

時醬瓜亦得（外臺卷二十七第二十三）

葛氏療卒關格大小便不通支滿欲死二三日則殺人方

鹽以苦酒和塗臍中（○案鹽宋本無臍字）乾又易之（外臺卷二十七第二十二）

（十七右方亦出備急必效同）

療小便不通或利[illegible]（○案宋版或利二字據宋本補）不得服滑藥急悶

欲絕方

鹽二升大鐺中熬以布帛裹（○案帛宋本作綿據宋本改）熨臍下

按之小便當漸通也（外臺卷二十七第三十一下）

蠱毒

療蠱毒大神驗方

大戟　桃白皮（東引者以火烘之）　斑猫（去足翅熬等分○案斑宋本作班據宋本改）

右三味擣篩為散以冷水服半方寸匕一服其毒即出

未出更一服蠱並出李饒州法云奇効若以酒中得則

以酒服若食中得以飲服之（○案右方國從引之文有異今並錄如下）

全漢三國六朝唐宋醫方　栖芬室

主蠱毒用大戟桃白皮東引者以大火烘之斑猫去足

翅熬三物等分擣篩為散以冷水服半方寸匕其毒即

出不出更一服蠱並出此李饒州法云奇効若以酒中

得則以酒服以食中得以飲服之（大觀本草卷二十三第二十七桃核人條）

又方

胡荽根擣取汁半升和酒服之立下

又方

取未鑽桐子二七枚擣碎為末煖水半盞和攪頓

服之令盡即當欲吐抑之勿吐若耐不得即大張口

吐之其毒即出（亡記服稀粥勿食諸肉）輕者但服七

枚差無問年月深淺非常神効勿輕之

試蠱法

取銀匙若筯或釵含之經宿色黑即是不黑者非（外臺卷二十八第二十四至二十五）

主蠱毒神驗

以根絞汁半升和酒服之立下又治熱氣結滯經年（○案熱氣宋本作熱）

數發以半斤五月五日採陰乾水七升煮取一升半

去滓分服未差更服春夏葉秋及冬根莖並用亦可

預備之（外臺卷二十七第十一　大觀本草卷二十七第六胡荽條）

療中蠱毒吐血或下血皆如爛肝方

巴豆一枚去心皮熬致粒三　釜底墨方寸匕

[illegible]右三味擣令作三丸飲下一

丸須臾當下蠱盡不下更服一丸外臺卷二十八葉二十六右方原出肘後

效云必同

全漢三國六朝唐宋醫方　栖芬室

療陰瘡及濕痒槐樹北面不見日處一大把水二升煮取一升洗之三五遍次復燒若湯遠恐衝風即以米粉粉之即効大觀本草卷十三槐實條葉十附方

必効方卷四

辟鬼魅

辟鬼魅方

虎爪 赤朱 雄黃 蟹爪

右四味擣令碎以松脂融及煖和爲丸不然硬正朝旦及有狐鬼處焚之甚効以熏巫人即神去王三師云奇効忌生血物 外臺卷十三葉四十四

陰瘡

療陰瘡邊如粟粒生瘡及濕痒方

以槐北面不見日處白皮一大握鹽三指一撮以水二大升煮取一升洗之日三五遍適冷溫用若湯遠恐衝風即以米粉和塗之神効 大觀本附方引之文異另見下

療陰瘡有二種一者作臼 ○ 案原作白據宋本幽齋本改 膿出名曰陰蝕瘡二者但赤作瘡名爲熱瘡若是熱瘡用此方

取黃蘗黃芩各一兩切作湯洗之用黃蘗黃連末粉之 ○ 案此字宋本元之字 云神良

又方

以黃連和胡粉末敷之必効

又方

紫茶末一分 ○ 案茶宋本作茸 荷葉一斤 煨灰

右二味爲末以鹽漿水洗訖敷之三五度即愈

又方

取傅水竇乾卷地皮敷之神效 是長安鄭承恩用之得效 外臺卷二十六葉三十四至三十五上

療陰生瘡膿出作臼方

高昌白礬一兩

右一味擣細研之，鍊猪脂一合，於瓷器中和攪作膏，取槐白皮切作湯洗瘡上，拭令乾，即取膏敷上，及以楸葉貼上，不過三兩度永差（外臺卷二十六葉三十三至三十四）

主著硇砂方

取雞子一枚，煮熟，剝取肉，更用生雞子二個傾取白和熟研令細，以帛果之（○案帛原作綿，據宋本補）立定（李饒州云奇効）

又方

甘草　黃藥　白礬（燒令汁盡）

右三味（○案三原作二，據宋本改）為末敷之（外臺卷二十六葉三十五下）

金瘡

療被斫筋斷者續筋方

旋復根擣汁瀝瘡中，仍用滓封瘡上，即封裹之，十五日即斷筋便續矣，更不須開易。此方出蘇景仲家獠奴用効（外臺卷二十九）

療金瘡中風角弓反張者方

取杏人碎之，蒸令餾，擣絞取脂，服一小升，許兼以摩瘡上，即差（○案大觀本草附方引之，文稍異，異錄如左）

治金瘡中風角弓反張，以杏人碎之，蒸令溜，絞取脂，服一小升，兼以瘡摩効（大觀本草卷二十三末，人按係葉三十二上）

又方

取蒜一大升，破去心，以無灰酒四升煮蒜令極爛，並滓服一大升以來，須臾汗如雨出則差

療口噤不能語方

蔓菁子淨洗一升，擣令細，粘手，撮為炷，以灸瘡上一兩度，熱徹即差，兼服後方

療因瘡著風方

雞糞一合，烏豆二升，熬令淨，二味相和，於鐺中熬令焦黑，及熱瀉出，以酒二大升淋之，與服，隨多少，令盡取汗，差，如無汗更作服

療因瘡著風角弓反張方

取莨菪根，可瘡大小截令平，如無大者，並縛數根，粘瘡，以為限，猪脂一大合，鹽末一雞子黃大，和膏，於火上溫之，令膏鹽相得，不用過熱，熱即傷肉，以炷瘡上，灸即易之，為兩炷於塘器中燒之，更相用，以差

止驗

又方

生雞子　烏麻油（○案油原作沙，據宋本改）　二味合煎，稍稠，待冷以封瘡上（外臺卷二十九葉二十三至二十四上）

傷折

續斷筋方

取旋復草根淨洗去土擣量瘡大小取多少薄之。案薄原作敷，據宋本改日一易之以差爲度外臺卷二十九葉九右方原出救急

柒瘡

療漆瘡方

取七葉草。案原作漆姑草，據宋本改擣汁二分和芒硝一分塗之若無芒硝即朴硝最妙炙韭熨之効

又方

濃煮杉木汁洗之數數用即除小兒尤佳外臺卷二十九葉三十九左四十

療卒得漆瘡方

煮柳葉湯適寒溫洗之老柳皮尤妙。案原脫老字，據宋本補

以雞子黃塗之乾即易

外臺卷二十九葉三十七右方原出肘後亦出必效同

甲疽

療甲疽赤肉生甲邊上裹甲者方

取瓜州礬石燒令沸定末敷之濕即刮却更著日數易即消散寳宣城緯云効亦主雜瘡有蟲有黃水若得吳白礬石亦佳若無雞矢礬亦好

療甲疽瘡腫爛生腳指甲邊赤肉出時差時發者方

黃耆二兩　藺茹三兩

微

右二味切以苦酒浸一宿以猪脂五合微火上煎取三合絞去滓以塗瘡上日三四兩度其息肉即消散外臺卷二十九葉四十六

滅瘢

滅瘢方

禹餘粮　半夏

右二味等分末以雞子黃和之先以新布拭瘢上令赤以塗之勿令見風二十日滅矣十年瘢無不愈平復如故

療灸瘡及金瘡凡百瘡瘢皆令高者平下者起方

雞屎白　鷹屎白各二分　辛夷人四分　白附子　杜若各三分　細辛二分

右六味下篩以赤蜜少少和先以布揩瘢破塗之日二差後忌五辛小豆油膩及酢飲酒等若慎口味如大小淺深無不差。本無杜若有桂心外臺卷二十九葉五十六上下

惡瘡

療惡瘡方

熱蚕腫以瓮近下鑽孔盛水令水射腫又以雞子清封腫上熱即易之

又方

取茺蔚臭草擣汁服一雞子許滓封腫熱即易之甚
良
又方
擣地松汁服之五日兩服即差止
又方
大黃　石灰　赤小豆分等
右三味擣末以苦酢和塗之效 外臺卷三十第二十六至二十七上
瘡反花瘡方
反花瘡
柳枝葉以水煎成膏如稠餳塗之良

全漢三國六朝唐宋醫方　栖芬室

又方
取馬齒草燒灰敷之頻貼差止
又方
塩灰敷之神驗 外臺卷三十第二十九上
癬
療癬方
淳甲煎塗之愈好口脂亦得
又方
附子一枚炮　大莢皂一枚炙　九月九日茱萸四合
右三味爲散揩癬上令汁出敷之乾癬苦酒和塗之 外臺 [illegible]

卷三十第四十六
婦人
療胞衣不出令胞爛牛膝湯方
牛膝四兩　滑石八兩　當歸三兩　通草六兩　葵子一升　瞿麥四兩
右六味切以水九升煮取三升分三服忌牛狗肉
又方
服蒲黃如棗大良
又方
生男吞小豆七枚生女吞二七枚
又方
生地黃汁一升若酒三合煖服之不能頓服再服之

全漢三國六朝唐宋醫方　栖芬室

又方
澤蘭葉三兩　滑石屑五兩　生麻油二合
右三味以水一升半煮澤蘭取七合去滓內滑石生麻
油頓服之 外臺卷三十三第七十一至七十二
療婦人妬乳癰瘡速愈五物雄黃蘭茹膏方
雄黃　白斂　雌黃　蘭茹各一分並切　亂髮如雞子一枚
右以豬脂半斤合煎三沸去滓乃內亂髮髮盡藥成以
塗瘡不過十日差 外臺卷三十四第八 右方无卷數
療婦人乳癰方

覺痛色未變時以飼猪米研汁飲之即差仍取猪槽

木厚火匙兩火炙數數熨上

療婦人乳癰丹參膏方

丹參　白芷　芍藥各二兩

右三味㕮咀以苦酒淹經宿又取猪脂半斤微火上煎

之白芷黃膏成去滓以膏塗上甚良

療癰上須貼膏方

黃耆八分　白芷　大黃各五分　當歸　續斷各四分　薤白二合

切　松脂十二分　薰陸香　蠟各十分　猪脂一升　生地黃汁七合

右十一味切內地黃汁中漬半日內猪脂中微火上煎

三上三下白芷色黃膏成布絞去滓剪帛如癰大小塗

帛貼癰上日四五度易之終身無苦極効外臺卷三十四葉十一至

十二右三方並無卷數

療產後腹痛方

羌活四兩切酒二升煮取一升分服○案右方本觀左卅引之方有

吳茱萸下

治產後腹中絞刺疼痛

羌活二兩酒二升煎取一升去滓為二服大觀本草卷六羌活

條葉五十二下

又方

兔頭炙令熱以熨產婦腹內刀絞痛者熨之立定

療痛不可忍方

取一苦瓠未經開者亦覺痛即開○案原脫亦至即四字開下原

有之字據醫心方補　去子訖以沸醋酢投中蓋熱隨痛熨冷即

換極甚効外臺卷三十四葉二十上右三方無卷數

療婦人新產後赤白痢心腹刺痛方

薤白切一升　當歸二兩　酸石榴皮三兩　地榆根四兩　粳米一合

本加厚朴一兩　阿膠　人參　甘草炙　黃連各一兩半

右十味切以水六升煮取二升分三服忌海藻菘菜蕪

荑○案原脫海至荑六字作如常法三字據醫心方本改外臺卷三十四葉二十八下右方無卷數

全漢三國六朝唐宋醫方　栖芬室

療產後痢日五十行者方

取木裏蠹蟲糞鐺中炒之令黃急以火沃之稀稠得

所服之差止獨孫祭酒訥方外臺卷三十四葉二十九下右方無卷數

療崩中方

丁香一百顆　好酒一大升

右二味煮取三兩沸去滓頓服

療婦人崩中無久近悉主之方

伏龍肝一斤先於盆中以水二斗研令澄清取一斗二升用煮諸藥　小薊根　寄

生○案原作桑寄生據醫心方本改　續斷　地榆　艾葉各三兩　阿膠

當歸　赤石脂研　厚朴炙各二兩　生薑五兩

右十味切以伏龍肝水煮取三升绞去滓分三服忌如常法
外台卷三十四第四十九
上右二方无卷数
療婦人帶下方
取兔皮燒令煙斷為末酒服方寸匕妙外台卷三十四第五十三
右方无卷数

必效方卷五
心痛
療心痛方
當歸末酒服方寸匕頻服
又方
生油半合温服差外台卷七第二至三
療九種心痛一蟲心痛二注心痛三氣心痛四悸心痛五食心痛六飲心痛七冷心痛八熱心痛九去來心痛悉主之并療冷衝上氣落馬墮車附子丸方
附子一兩炮 巴豆人一兩去心皮熬 人參一兩
生狼毒一兩炙令極香 食茱萸一兩 乾薑一兩
右六味擣末蜜和空腹服如梧子三丸一日一服弱者二丸卒中惡心痛口不能言連年積冷流注心胸痛者亦服之好好將息神效不傳。案高脫不傳二字據宋本與本補 忌野猪肉蘆筍外台卷七第三至四 右方至此千金
療蛕於沿切作蛕非。案原脫於至非六字據宋本補此本蛕作蛕非饒同心痛方
取鰻鱺魚淡炙令熟與患人喫一二枚永差飽食佳
又方
熊胆如大豆和水服大効
茱萸丸方

全漢三國六朝唐宋醫方 栖芬室

吴茱萸一升 桂心二两 當歸二两
右三味擣篩蜜和丸如梧子酒服三十丸日再服漸加
至四十丸以知為度忌生葱
丁香散方
丁香七枚 頭髮灰一棗許
右二味並末和酒服之
鶴虱檳榔湯方
鶴虱二兩 小兒用一兩 大腹檳榔二七枚 切碎皮子 ○案原脱大腹二字又脱切至子
四字並據宋本改
右二味以豬肉汁六升煮檳榔取三升去滓內鶴虱末

右二味以豬肉汁六升煮檳榔取三升去滓內鶴虱末
先夜不食明旦空腹頓服之須臾病下及吐水亦差神 宋本
効七日禁生冷酢滑大蒜 ○案原脱滑至蒜四字據宋本補 外臺卷七第七至八
心痛徹背背痛徹心烏頭赤石脂丸主之方
烏頭一分炮去皮 ○案原作二分據宋本改 附子一分炮去皮 赤石脂二分 乾
薑二分 蜀椒一分汗
右五味擣篩蜜和丸先食服如麻子大一服三丸少少
加之忌豬肉冷水 外臺卷七第十一上右方亦出千金亦名必効用
療卒心痛人參湯方
人參 桂心 梔子擘 ○案原脱擘字據宋本補 黄芩 甘草各一
兩炙
右五味切以水六升煮取二升分三服則愈奇効忌海
藻菘菜生葱 外臺卷七第十四至十五
療三十年心痛方
桃人七枚去皮尖兩人熬 ○案原脱兩人熬三字據宋本四庫本補
右一味研湯水合頓服酒服亦良 外臺卷七第二十上
腹脹入第十二卷中
青木香丸主氣滿腹脹不調不消食兼冷方
青木香六分 檳榔人六分 ○案原脱人字據宋本四庫本補 大黄十二分 芍
藥五分 訶梨勒五分 枳實五分炙 桂心四分
全漢三國六朝唐宋醫方 栖芬室
右七味擣篩蜜和丸如梧子飲服十五丸左側 ○案原脱左側
二字據四庫本補 漸漸常加以利為度不限丸多少不利者乃
至五十六十九亦得韓同識頻服大効古今常用 ○案韓至
用十一字原在葱字下小字作注據宋本改 忌生葱
療腹脹滿堅如石積年不損者方
取白楊東南枝去蒼皮護風細剉五升熬令黄酒五
升淋訖則以絹袋滓還內酒中密封再宿每服一
合日三 外臺卷七第三十二至三十三右二方亦出第二卷

氣癭
主氣癭方

白頭翁半兩 昆布洗十分 海藻洗七分 通草七分 玄參 連翹
各八分 桂心三分 白歛六分
右八味擣篩蜜丸以梧子五丸若次用酒服禁蒜麵豬
魚生菜 外臺卷二十三葉八上

諸瘻

療諸瘻方
先以泔清溫水洗〇案水原作洗據宋本改以綿拭之取葵葉微〇案宋本附方作水〇案宋本附方作菜
火煖貼之瘡引膿不過三二百葉〇案宋本作三二百葉膿盡出即肉生忌〇案宋本葉上有葵字
雜諸魚蒜房室〇案原脫忌至室七字據宋本補王丞頻用大奇効
外臺卷二十三葉四十八 无王丞已下六字餘同
右方无卷數大觀本草卷二十七葉冬葵子條葉二

全漢三國六朝唐宋醫方 栖芬室

必効方卷六

蛔蟲

療蛔蟲方
茅豆三升煮取濃汁麻子一大升研取汁一升以下
然後取麻子汁半升〇案宋本无麻子汁三字作薑汁半升薑疑蓋之誤和
豆汁一升更煖令溫、正發即炙羊肉脯令熟先含
嚥汁三五嚥即服之須臾即吐出或利其蟲已消如
帛攪〇案原作綿據宋本改煉帶三二百條如未盡更服即永絕
鄭參軍云頻試無不差者一方服麻子汁効 外臺
卷二十六葉四十一

狐刺

主狐刺痛如烏啄者方〇案啄宋本作叫
生栝樓香豉二味等分搗之爲餅敷患處乾即易之
効 段家方 外臺卷二十九葉三十
治狐尿刺螫痛杏人細研煮一兩沸承熱以浸螫處數數
易之 大觀本草卷二十三杏核人條葉三十二附方

丁瘡

療丁瘡方
取舊廁清筱取汁青竹[redacted]茹燒作灰
右二味研和清攪一百遍稀稠成膏刺瘡四邊令遍先
以唾和麵圍瘡四面寫藥漸漸令滿其中仍三五度換

全漢三國六朝唐宋醫方 栖芬室

之時時瘡即爛以針挑之拔去根不差止未出更著之
神効
又方
蜂窠七枚露者 真緋手掌大。案照亭本无掌字 亂髮拳大
右三味各燒爲灰作末酒一小升和頓服之差止未差
更作之外臺卷三十葉二十一上
蟲傷
療蛇咬方
五月五日前七日即齋不得食飲酒肉五辛仍先向
桑下覓莵葵先知處記之至五月五日中時先手摸
桑木陰一遍仍著上摸索之訖即以口齧取莵葵嚼
使熟以唾塗手熟揩令遍五月七日潔齋如後七日
内亦不得洗手後有蛇蝎螫者以手摩四齧之即差止
又方
燒桑刀麝香少許和刀上以烙嚙處令皮破即差
又方
生蠶蛾陰乾爲末傳嚙處。案傳原作數據宋本改孔中數易之
其蛾有生子者妙
又方
麝香 雄黃 半夏 巴豆

右四味等分爲末傳之。案傳原作敷據宋本改
又方
先以唾塗咬處熟揉生大豆葉封之。案揉宋本作桑 外臺卷四十葉六右五方无卷数
療蜂螫方
擣青蒿封之亦可嚼用之
又方
近用薄荷挼貼之大効蜀中用驗外臺卷四十葉十四上
療蜂螫人方
取人溺新者洗之差外臺卷四十葉十三上
療蜈蚣螫人方
割雞冠取血塗之差
又方
嚼大蒜若小蒜或桑白汁以塗之亦以麻鞋底土揩
之。案揩原作指據宋本改 外臺卷四十葉十四右二方並出肘後亦少動同
療蠍咬人方
溫酒以漬之又擣鼓作餅如錢大貼螫處以艾灸七
壯
又方。案又方二字原脱據宋本補並提行 又原書問被咬人云已下與七壯連屬
問被咬人云是物遺報云蠍螫即語云没亓苦謗訖

全漢三國六朝唐宋醫方 栖芬室

即私向一處翻一丸還安舊勿使其人知迴更問差
未遣報云差訖即痛止神効 外臺卷四十葉十七至十八上

療蠍螫人方

余乃任遭此毒手指痛苦不可忍諸法療皆無効有人見令以冷水漬指亦漬手即不痛水微暖便痛即以冷水漬小暖即易之餘處冷水浸故布以搨之此實大驗 外臺卷四十葉十五下至十六 右方今出集驗云必効同

療惡蚝已洪腫者并差方

取楝木根并皮切一升以水三升和煮取二升適寒溫浸洗瘡冷即易再三差

乾薑 水銀 猪脂臘月者

右三味擣令相得即置丸○案丸宋本作九匙向椀中燒以竹筒籠上熏所腫處未熏先取雨露然後熏即差

又方

取胡葱於塘火中煨令軟即出○搵○案原缺即字搵據宋本補以紙隔手挼令破以搨瘡上以痛定為度李饒州多用神効○案原缺州字小島氏校作夫字據宋本補 外臺卷四十葉二十二至二十三右 三方並出第十六卷今入此卷

療射工毒方

白雞屎白者二七枚以水湯和塗瘡上 外臺卷四十葉二十四右
方云出備急云必効同

療射工毒中人寒熱發瘡偏在一處有異於常方

取赤莧合莖葉擣絞取汁服一升日再三服 外臺卷四十葉二十五下右方原出集驗云必効同

療沙蝨方

初著有赤點如米以鹽和麝香塗之差 外臺卷四十葉三十四右
方无卷數

獸傷

療狂犬咬方

梔子皮燒灰 石硫黃末

右二味擣為末傅瘡○案傅原作敷據宋本改日一易

全漢三國六朝唐宋醫方 栖芬室

又方

取蚯蚓糞水和之泥以封之上有毛以毛盡即差

又方

驢屎汁飲一升即差

又方

杏人切去尖 豆豉各一兩 韭根一握淨洗

右三味擣為餅可瘡大小厚一二分貼咬處大作艾炷以灸餅上熱徹即差

又方

虎骨 石灰

右二味以臘月猪脂和作餅子暴乾搗末以敷之○案傅原作敷據宋本改良外臺卷四十葉三十九至四十

療馬咬人及踏人作瘡毒腫熱痛方

取馬鞭梢三尺○案梢原作稍據宋本監本改鼠矢二七枚○案矢原作屎據宋本監本改燒末以猪膏和塗之立愈外臺卷四十葉四十至四十一右方原出千金云必効同

全漢三國六朝唐宋醫方 栖芬室

療卒狂言鬼語方
灸其足大拇指爪甲下三壯
即止 外臺卷十五葉一右方秦出肘後文必效同
右方據醫心方本補

急

必効方末分卷

消渴

神方消渴人宜常服之

乾地黃八兩 署預四兩 茯苓三兩 山茱萸五兩 澤瀉四兩 牡丹皮三兩 附子炮三兩 桂心三兩

右藥擣篩蜜和丸如梧子大酒下十九少少加以知為度忌猪肉冷水蕪荑胡荽酢物生葱○案宋下宋本有與字 外臺卷十一葉三十一右方原生近効云必效同

療虛勞下焦虛冷不甚渴小便數黃耆建中湯方

黃耆三兩 桂心二兩 人參二兩 當歸二兩 芍藥三兩 生薑八兩 膠飴八兩 大棗三十枚

右八味切以水一斗煮七物○案物原作味據宋本醫心方改 取三升去滓下飴烊銷分三服若失精加龍骨一兩白斂一兩忌生葱 外臺卷十七葉五十九 右方无卷數

眼

主眼風赤久赤○案原脫赤字據醫心方本改 胎赤方

銅鋕鑼一尺以下面者一枚著石鹽末如杏人許油脂半雞子許相和合鹽取柳枝如箸一握懸東廂一頭用研油脂三日狀如墨取熟艾如雞卵大 行準案卵疑作卵形似之譌 剜地作小坑置几於下安艾著火合銅鋕鑼

於上其下仍令通氣火盡即咸蓋頭欲用時以綿纏
杖子頭點取藥著兩眥頭經夜著即卧蘇六方云頓
用甚効
療積年風赤眼方
取生油生猪脂胡粉各等分和研傅眼中二日內赤
總除外臺卷二十一葉十二至十三右二方无卷叙
療眼暴赤方
雞舌香二七枚原作二十枚據宋本臨寫本改 乾棗二七擘○案二七原作二十據宋本臨寫本改
黃連二七枚碎○案二七原作二十據宋本臨寫本改
右三味以水半大升○案大原脫大字據宋本臨寫本補煎五六沸澄取

清點目中總差○案原脫總字據臨寫本補多著令人目明韋永傳
之○案原作韋永傳三字在忌猪肉下宋本作韋丞傳之據臨寫本改忌猪肉
目暴赤熱毒方
蕤人一分擣成膏 吳黃連一分 雞子白一枚
右三味以綿裹二味內雞子白中漬一宿塗眼四五度
厚則洗之外臺卷二十一葉十四上下右二方无卷叙
車前草湯洗方○案車宋本作連
車前草切半升 乾藍五兩 淡竹葉三合
右三味切以水三升煮取二升綿濾去滓用上好鹽半
刀圭內湯中攪令調取冷洄洄用洗眼一刀圭者准丸

如兩大豆大外臺卷二十一葉十六下右方原出刪繁云必效同
洗眼湯去熱氣漢漢視物不見并翳方
秦皮 黃蘗皮 蕤人各三分 細辛二分 茺蔚子三分 黃連
四分 古銅錢七文
右七味切以水二升煮取八合平旦洗目忌生菜
青葙子丸主眼風闇有花方
青葙子 槐子 覆盆子○案盆原作盤據臨寫本改 地膚子
菥蓂子 車前子各五分
右六味擣篩蜜和丸如梧子日服十五丸忌五辛豬雞
牛羊肉魚蒜麪酢外臺卷二十一葉二十二右二方无卷叙

蔓菁子散主青盲瞳子不壞者治十得九方○案臨寫本作主十得九方
蔓菁子六升蒸之看氣遍合甑下以釜中熱湯淋之即
暴乾如是三度訖擣篩清酒服二方寸匕漸至加三
匕隨雨日勿合散壞百日刱愈神効甚良外臺卷二十一葉二
十四至二十五右方无卷叙
療眼熱努肉及赤痒方
黃連一兩碎 竹葉一兩切
右二味以水一升半煎取半升置銅器中湯上煎似稀
餳止卧時點眼中熱淚出乃差止外臺卷二十一葉三十一右方无卷叙
朱砂散主人眼中有黑白花遮眼上下方

光明砂六分，研 地骨皮白，五分 車前子三分 龍腦香六分 決明子五分

右五味擣篩，細研如粉，少少傅之。外臺卷二十一葉三十八下右方无卷數

耳

療耳聾方

以好神明膏如棗核許○案如原作好，擩瑚寧本改 內耳中，日一度。頻著以差，三五日以篦子挑耳中塞，或痒，取差六

治蟲入耳中

又方

取杏人七枚，去皮，搥碎，爲三分，以綿裹，各於中著一裹，塩如

小豆許，以器承於飯甑中蒸之，候飯熟，出一裹，令患

捻之，差爲度

又方

雞矢白半大升，淨擇碎，熬令黃色○案原脫大字，又脫淨擇碎三字，擩瑚寧本補 烏豆一大升，熬令爆聲絶○案原脫大字，擩瑚寧本補

右二味，先取無灰酒二升，及熱以沃中○案中原作之，擩瑚寧本改 良久，濾去滓，分溫服，厚取汗，其耳如鼓鞞，勿訝

療耳聾神驗方

取純烏羊新濕糞和杏子脂、石塩末

右三味，研，滿耳孔中塞，勿令風入，乾即易之，乃至七日

畀○

二七日，耳內有聲漸大，即以葦筒長二寸內耳孔裏，四畔以麪塞，勿令氣出，以麪薄餅子裹筒頭，以艾灸上，從平一度灸三壯爲始，耳內即有爲塞乾膿出，來間內裹滿痕痛，即出之，即差。但有塞即須挑却，還依前法，乃至一日兩日，差即停，以後常用亂髮塞之，甚驗。外臺卷二十二葉五至六右四方无卷數

耳聾有膿方

鯉魚腸一具，切 酢三合

右二味，合擣，以布裹塞耳，兩食頃，當悶痛，有白蟲出，更著新者，蟲盡乃止，取差，無蟲者，擇去蟲，還可用，良。外臺卷二十二葉七上右方无卷數

全漢三國六朝唐宋醫方　栖芬室

療鼻中清涕生塞肉方

細辛六分 附子五分，炮 甘遂六分 通草五分 乾薑四分 吳茱萸三合 桂心四分

右七味，擣篩末，蜜丸如杏人，綿裹塞鼻，臥時著，即淨出，日三，避風，以差爲度，或以帛裹頭，甚妙，良。外臺卷二十二葉二十右方无卷數

療鼻塞多清涕方

細辛 蜀椒 乾薑 芎藭 吳茱萸 皂莢去皮尖 附子各三兩 猪膏一升三合

牙。

右八味切㕮咀以苦酒浸一宿以猪脂煎候附子色黄
去滓膏成凝以綿裹少許導巢中并摩頂 外臺卷二十二葉二十四
下右方无卷數
療鼻內熱氣生瘡有膿臭并有蟲方
礬石燒一兩 生地黃三兩 苦參一兩
右三味切以水八合煮取三合以綿㶊之微微點鼻中
日三五度差止 外臺卷二十二葉二十五至二十六右方无卷數 牙
療牙疼方
取皂莢子擣末以綿裹如彈子大兩顆於截酢中煮
熱熨於牙疼處齒之冷即易日三五度以差爲度

又方
取桃李槐並白皮各等分以酒煮含之取定 外臺卷二十二
葉二十七上下右二方无卷數
療牙齒疼痛方
防風 附子 蜀椒各二兩 莽草一兩炙
右四味擣篩爲散溫清酒一盞和少許含勿嚥汁以酒
漱口十年患亦差止
又方
獨頭蒜煨之乘熱截一頭以熨痛上轉易之亦主蟲
痛

礬石散療牙齒疼痛風齲 齲羽切說文齲齒蠹也。案原脫齲至也九字據此字本補
蟲食挺根出齒已落者方
礬石燒令汁盡 藜蘆炙 防風 細辛 乾薑 白朮 椒
汗 甘草炙 蛇床子 附子炮各八分
右十味擣篩爲散溫酒半升內散方寸匕攪調含之漱
吐勿嚥之日三度差百日齒已痕者還生每食時當以
空酒漱去惡氣然後喫食
療牙齒疼肉宣露風疼効方
莨菪子擣末綿裹著痛上吐却汁勿嚥之良
又方
獨活擣七兩。案原作十兩據寧本改 生地骨白皮切三升 細辛一兩
楓柳皮一兩 甘草炙二兩

全漢三國六朝唐宋醫方 栖芬室

右五味切以水五升煮取一升細細含勿咽冷即吐之
外臺卷二十二葉三十二[illegible][illegible]右五方无卷數
近貴勝共傳䘌齒方
細辛 當歸 甘草炙 蛇床子各一兩 青葙子三兩
右五味擣以綿裹如大豆著齒上日三勿嚥汁差止
䘌齒方韋給事處得之
每見月拜咒云月阿姑䘌齒蟲枯月阿姨䘌齒蟲死
以差即止 外臺卷二十二葉三十三至三十四右二方无卷數

殺齒蟲方

雄黃末以棗膏和爲丸塞牙孔中以膏少許置齒燒

鐵篦烙之令徹熱以差止一方有附子一枚　外臺右方卷二十二葉三十七

无卷數

療風齒疼痛方

取屋間蜂窠（炙）一枚椒七粒

右二味以水一升煎取半升含之或斷腫勿怪之　外臺卷二十二葉四十右方无卷數

療牙風疼方

取東墻下朽骨削之如疼牙齒許大於塘灰中煨燒

令熱於所痛處齧之冷即易之

牙齒痛并蟲蝕方

以水煮露蜂房細辛各等分含之即差止

療牙疼及頭牙斷風腫口急不開面目虛腫皆驗○都雷切　案驗

原作頤並脫都雷切三字據醫方類聚補

起者方

蒴藋五兩以水五升煮取四升去滓　蜀椒一兩　吳茱萸　獨活　烏賊

魚骨　桃膠各一兩　桂心半兩　酒一合

右八味切以水二升煮取八合投蒴藋汁及酒更煎取

一小升去滓含之就痛處日三以差止爲度　外臺卷二十二葉四十七上下右三方无卷數

口舌

口瘡方

黃芩　芍藥　羚羊角屑　黃蘗　大青　苦竹葉二兩　升麻三兩

右七味切以水七升煎取二升去滓內蜜二合攪含冷

吐以差止　外臺卷二十二葉五十三右方无卷數

療舌忽然瘇滿口方

以釜下煤和鹽等分以塗舌腫令遍漉清水塗之取

差止　外臺卷二十二葉六十三右方无卷數

發背

全漢三國六朝唐宋醫方　栖芬室

療發背及諸瘡久不差有効方

先以甘草湯洗瘡○案原脫「拭」字據醫方類聚補拭極乾乃嚼胡

麻傅上乾即易從旦至日西去胡麻乃取黃連末滑

石末中半相和以傅瘡上數數易明日又依前傅胡

麻及黃連等末更不須洗瘡不過六七日即差　外臺卷二十四葉四十五右方原出崔氏云必効同

卒死

卒死或先有病痛或居常倒仆○案原脫「仆」字據醫方類聚補肘後作寢臥至臥五字據醫方類聚補

奄忽而絕皆是中惡之類○案類原作𩔗據醫方類聚改療方

取葱中央心○案原脫中央心三字據醫方類聚補刺鼻令入七八寸○案

療尸厥方

剔左角髮方寸燒灰○案寸下原有匕字灰原作末並據幽齋本刪改以酒和○案原脫以字據幽齋本補灌令入喉中○案原脫中字據幽齋本

補

立起外臺卷二十八葉十七右方原出集驗云出范同又載六方至作肘後又方今據幽齋本改

七八寸原作數寸據幽齋本改無苦○案無苦原作須字據幽齋本改補使目中血出乃佳一云耳中血出佳此扁鵲法同後云吹耳中葛云○案云原作氏據幽齋本改吹鼻別為一法外臺卷二十八葉五右方原出肘後

丸方

玉壺丸主萬病與麝香丸同効方

雄黃研 朱砂研 巴豆去心皮熬 附子炮去皮 特生礜石燒半日研 藜蘆各三兩炙

右六味擣篩蜜和丸如小豆以飲服二丸得利病差小兒黍粟一丸以意量之

青木香丸療一切氣腹脹滿心痛氣冷食不消方

青木香 檳榔人各六分 芍藥 枳實炙 訶梨勒皮各五分○案梨原作藜據幽齋本改桂心四分 大黃十二分

右七味擣篩蜜和丸如梧子飲下十五丸以意增減之常令溏利甚効

五補七宣者麗正殿脩書學士李公所傳之○案原脫之字據幽齋本補

補

公名子昭字雲卿趙郡人幼志道法以棲名山往來茅嵩山經三十載云五補七宣丸方

人參 茯苓 地骨皮 乾地黃 牛膝等分

右五味擣篩蜜和丸如梧子空腹以酒飲下三十丸稍々增至五十丸日再此是五補丸服至五日十日及半

月日覺氣擁即服七宣丸服経二三日覺氣散還服五
補丸若病候未退即稍〻增之常自審以取調適決須
五補及七宣丸並須合服之夫人所疾皆因風不宣散
即成擁滯熱風若氣不流行、成痃癖冷氣轉生衆病
皆因此由尋其本源都為不閑将理覺虛則補覺風氣
擁即利〻了腰背更虛且凡是利藥皆急服便遠過未
能蓄滅諸病凡是補藥皆滞服未見効先覺風氣發動
明知宣補必藉兼行故其人按余二法名曰五補七宣
所以安五七魄鎮五藏堅骨髓養神明久服長生百病日
去髮黑行及奔馬

七宣丸方

大黃十五兩 枳實炙 青木香 柴胡 訶梨勒皮各五
桃人六兩去尖皮熬 甘草炙四兩
右七味搗篩蜜和丸如梧子以酒服二十丸稍加至五
十丸病在下空腹服病在上食後服之以宣利為度增
減以意量之若風氣結聚宿食不消兼沙石皮毛在腹
中服経七八日乃盡出下似牛涎魚腦等若病深痼則
須半月或一月專服之不用五補丸若積年腰膝疼痛
寒冷如氷石脚氣衝心憒悶将死頭旋暗倒肩背重悶
心腹脹滿胸膈閉塞風毒腫氣連及頭面及大小便或

鼆。
皯。

利澀脾胃氣不理不能飲食夜臥脚時筋脉拏痛恍〻
然眠寢不安等疾以飲服之盡差皆妙功効不可具說
如前十數種病攻擊。案原脫攻擊二字據匯事本補 則須服七宣丸
自外輕病不妨與五補丸兼服循環不輟補養無限不
問男女老小並可服餌但須量其力細察候之加減服
若是初生孩子可與三丸五丸稍〻加之取通利其二
方當須隨久常服不限春夏秋冬朝夕行止勿間藥
性。案鼆匯事本無鼆字 甚善禁及常法 外臺卷三十一葉二十五至二十七右四方無卷數

療鼆皯令面白悅澤白附子膏方
白附子 青木香 丁香各一兩 商陸根一兩 細辛三兩 酥半兩 羊脂三兩 橐陀脂一兩研 金牙三兩
右九味以酒三升漬一宿煮取一升去滓內酥。案酥宋本匯事本作酥 煎一升膏成。案原脫成字據宋本匯事本補 夜塗面上旦起溫水洗不得見大風日差 外臺卷三十二葉十八右方無卷數

沐髮

沐髮方
取生柏葉細剉一斗煮取湯沐髮妙

又方
取杏人烏麻子二味擣以水投濾取汁並擣用甚妙
外臺卷三十二葉二十八右二方無卷數

染白髮方
揀細粒烏豆四升
右一味以醋漿水四斗煮取四升去却豆以好灰汁淨洗髮待乾以豆汁熱塗之以油帛裹之經宿開之待乾即以熊脂塗揩還以油帛裹即黑如漆一塗三年不變妙驗
又方
擣木槿葉以熱湯和汁洗之亦佳 外臺卷三十二葉三十九右二方无卷數
療頭一切風髮禿落更不生主頭中二十種病頭眩面中風以膏摩之方

蘭茹三兩半去皮 細辛 附子各二兩 桂心一兩半
右四味擣篩以猪膏勿令中水去上膜及赤脉二十兩擣令脂銷盡藥成擣訖仍研恐其中有脂膜不盡以生布絞捺取以瓷器貯之先用桑柴灰汁洗髮令淨方云桑灰兩日洗待乾以藥摩須令入肉每日須摩如非十二月合則用生烏麻油和極効 外臺卷三十二葉四十三右方无卷數
禿瘡
主禿癘方
以童子小便煖用洗之揩令血出取白鍚糞五合熬末和醶醋令調塗之即差
主禿方
取三月三日桃花開口者陰乾與桑椹等分擣末以猪脂和以灰汁洗然塗藥○案然原作後據宋本醫宋本改差
又方
柳細枝一握取皮 水銀大如三豆○案三原作小據醫宋本改 皂莢一挺碎
右三味以醋煎如餳以塗之 外臺卷三十二葉四十六至四十七右三方无卷數
小兒
釣藤湯療小兒壯熱時氣驚悸并熱瘡出方
釣藤 人參 蚱蟬炙 子芩各一兩 蛇蛻皮炙三寸 龍齒四分碎○案原脫碎字據醫宋本補 防風 澤瀉各二分 石膏一兩碎

竹瀝三合
右十味切以水二升并竹瀝煎取七合細細服之以差為度
茯神二分○案此藥原在釣藤下據宋本醫宋本移原无二分二字據醫宋本補 蚱蟬炙去翅二分 龍骨碎○案原脫碎字據醫宋本補 杏人十二枚去皮尖碎○案原脫去至碎四字據醫宋本補 蛇蛻皮三寸炙末入 牛黃一兩大豆許研○案此藥原在蚱蟬上據宋本改
右九味切以水二升煎取六合去滓下牛黃末分六服消息服之令盡差 外臺卷三十五葉二十五至二十六右二方无卷數
小兒夜啼方
以日未出時及日午時仰卧著於臍上橫文○案橫原作橫

攟此事本改屏氣以朱書作血字其夜即斷聲効外臺卷三十五

葉二十七上 右方无卷數

主小兒乳霍亂方。案原脫乳字攟宋本此事本補

取廁屋戶簾燒灰研以飲服一錢匕

又方

訶棃勒一枚

右一味先煎沸湯研一半許与兒服立止再服神妙外臺卷二十五葉三十八 右二方无卷數

療小兒大便不通方

灸兩吻各一壯

又方

猪苓一兩

右一味以水少許煮雞矢白一錢匕與服立差

主小兒大小便不通妨悶方

白蜜一合

右一味以鏡中熬為丸。案原脫以鏡中三字攟此事本補內下部中即通小便不通嚼生葱以綿裹少許內小便道中即通外臺卷三十六葉十五 右三方无卷數

療小兒一歲以上二歲以下赤白痢久不差雞子餅方。案此事方雞子餅作但雞子餅

雞子二枚取白胡粉兩錢熬。案原脫熬字攟此事本補蠟一棗許。案原蠟作虫一兩攟此事本改又蠟此事本作臘

右三味於鎗中熬令消。案原脫於鎗中三字又令下原作蠟並攟此事本改補

雞子胡粉候成餅平旦明空腹与喫可三頓痢止外臺卷三十六葉十六上 右方无卷數

療小兒久痢無問冷熱疳痢悉主之方

棗一枚去核勿令皮破內胡粉令滿

右二味。案原脫二味二字攟此事本補於炭火中燒令如炭於瓷器中研之以米飲和分服之一歲以下分服之不過三服。案服此事本作顯差王郎中處得之此方傳用甚妙外臺卷三十六葉二十一右方无卷數

全漢三國六朝唐宋醫方 栖芬室

療小兒項上瘰癧方

以榆白皮爛擣如泥封之頻易外臺卷三十六葉三十三右方无卷數

廣濟方

《廣濟方》解題

《廣濟方》為唐玄宗李隆基撰。成書於開元十一年（公元七二三年）。《唐會要》卷八十二載：『開元十一年九月七日，親制《廣濟方》頒示天下。』天寶五年（公元七四六年）唐玄宗又詔令天下，敕郡縣長官從《廣濟方》選取一些常用的藥方公佈於村坊要路口，以便藥方普及應用。《全唐文》卷三十三記有刋《廣濟方》詔：『朕頃所撰《廣濟方》，救人疾患，頒行已久，計傳習亦多。猶慮單貧之家，未能繕寫，閭閻之內，或有不知。倘醫療失時，因致橫夭，性命之際，寧忘惻隱。宜令郡縣長官，就《廣濟方》中逐要者，於大板上件録，當村坊要路榜示。仍委採訪使勾當，無令脫錯。』《舊唐書·玄宗紀》有『頒上撰《廣濟方》於天下，仍令諸州各置醫博士一人』的記載。以上文獻中多次出現『親制』、『朕頃所撰』、『上撰』等字樣，表明此書應是玄宗李隆基組織編撰而成。《新唐書·藝文志》載：『玄宗開元《廣濟方》五卷』，此書應以五卷為是。

范行準輯佚本據《外臺秘要》、《醫心方》、《經史證類大觀本草》、《千金方》輯成。不分卷，條文下標明佚文出處，有校勘注文。除不同版本相互校勘的注文外，還有許多注文闡述范氏觀點。例如卷四：吃力伽丸方『白蜜前志沫』，范氏注云：『前志沫疑為煎去沫之誤。』

范氏分卷，卷一：傷寒、天行、諸黄、瘧、嘔、諸痰飲、噎、癖結、消渴、風、風癇、風毒、頭風、脚氣，收方劑七十八首。卷二：心腹脹、咳嗽、肺脹、上氣、癖、痃癖、諸癥、氣癭、喉痹，收方劑六十首。卷三：求子、妊娠、産難、産後、雜病，收方劑五十九首。卷四：霍亂、九種心痛、寒疝腹痛、賁豚、骨蒸、白虎、勞傷、諸痢、五痔、諸蟲、諸淋、膀胱急妨、小便不通、中惡、蠱毒、墮傷，收方劑一〇三首。卷五：癧瘍風、白癜風、眼、耳、齒、唇、口、咽喉、瘰癧、瘻、癰疽、漆瘡、月蝕瘡、疣贅疵黑子、滅瘢痕、丁腫、惡瘡、瘑瘡、疥癬、蟲傷，收方劑一〇四首。卷六：疝、金創，收方劑三首。卷十：溫瘧，收方劑二首。最後有『《廣濟方》未分卷』，收録沒有標明卷數的佚文，主要有諸瘡癢方、面皯、冷氣、頭風、生髮、小兒等，收方劑四十三首。全書收録方劑四五〇余首，較馮漢鏞所輯《廣濟方》方劑數量多出一倍左右，足見內容之豐富。

今人馮漢鏞輯《廣濟方》，二〇〇余方，不分卷，無校勘注文。從書中注明的佚文出處看，馮氏系自《外臺秘要》、《醫心方》、《政和經史證類備用本草》、《千金方》、《普濟方》、《鷄峰普濟方》、《肘後方》、《蘇沈良方》中輯出。人民衛生出版社一九九三年出版。

序例

藥品

紫衣長髮也 大觀本草卷十三陳藏器本草拾遺宗衣條葉五十三

石荊一名水荊主長髮 大觀本草卷十四本草拾遺石荊條葉五十五

廣濟方卷一

傷寒

麥奴丸療傷寒五六日以上不解熱在胸中口噤不能言唯欲飲水爲敗傷寒醫所不療方

麻黃去節 大黃 芒消 竈突中墨 黃芩各二分 麥奴 梁上塵 釜底墨各一分

右八味擣篩蜜和如彈丸以新汲水五合研一丸病者渴欲飲水但極飲冷水不節升數須臾當寒寒訖汗出則愈若日移五丈不汗依前法服一丸以微利止藥勢盡乃食當冷食以除藥勢一名黑奴丸小麥黑勃名爲麥奴是也 外臺秘要卷一葉三十八右方原出古今錄驗云廣濟同

療傷寒因食勞復頭痛壯熱梔子湯方

梔子十四枚擘 香豉一升綿裹 葱白切一握 粟米三合 雄鼠屎兩頭尖者二七枚燒令煙絶末 〇案原脫兩至者四字據宋本殿本補

右五味以水八升煮取二升三合去滓内鼠屎分三服服別相去如人行六七里須利内芒消五分忌麪炙肉蒜等物 外臺卷二葉四十一

天行

天行壯熱煩悶發汗麻黃湯方

麻黃五兩去節 葛根四兩 梔子二七枚擘 葱切一升 香豉一升綿裹

右五味㕮咀，以水八升先煮麻黃、葛根三兩沸，去沫，內諸藥，煎取二升五合，絞去滓，分為三服，別（服）相去如人行五六里更進一服，不利，覆取汗，後以粉粉身，忌風及諸熱食（外臺卷三葉四）

療天行病壯熱，食則嘔逆，前胡湯方

前胡一兩　麥門冬三兩，去心　竹茹二兩（○案茹原作橘，據宋本改）　橘皮一兩　甘草一兩，炙　生薑二兩　生地黃四兩，切

右七味切，以水七升煮取二升三合，絞去滓，分溫三服，服別如人行六七里進一服，忌海藻、菘菜、蕪荑、熱麪、豬犬肉、油膩（外臺卷三葉二十二）

療天行壯熱欬嗽，頭痛心悶，前胡湯方

前胡　升麻各八分　貝母　紫菀各六分　石膏十二分，碎，綿裹　麥門冬八分，去心　杏人三十枚，去尖皮兩人　竹葉切，一升　甘草二分，炙

右九味切，以水八升煮取二升五合，絞去滓，分溫三服，相去如人行六七里進一服，不吐利，差，忌海藻、菘菜、油膩、豬魚等

療（療）天行肺熱欬嗽，喉有瘡，地黃湯方

生地黃切，一升　麻黃　玄參　芍藥　柴胡　麥門冬去心，各八分　貝母六分　竹葉切，一升　白蜜一合

右九味切，以水九升煮取三升，絞去滓，內蜜，再上火煎三沸，含咽其汁，勿停，中間不妨食，不利，忌蕪荑、熱麪、豬犬肉、油膩

療天行後乍寒乍熱，昏昏不省，覺胷下痛，百節骨痛，欬不能下食，兼口舌乾生瘡，柴胡湯方

柴胡八分　升麻六分　芍藥六分　黃芩六分　甘草五分　石膏十二分，碎，綿裹　○案葉原作藥，據宋本改　生麥門冬六分，去心　葱白十分（○案原作半握，據宋本改）　香豉六合，綿裹　生薑六分　竹葉切，一升，洗

右十一味切，以水九升煮取二升五合，絞去滓，分溫三服，服別相去如人行六七里進一服，不吐不利，差，忌海藻、菘菜、熱麪、油膩（外臺卷三葉二十八）

全漢三國六朝唐宋醫方　栖芬室

療天行熱氣，惡心頭痛，壯熱，大小便澀，柴胡散方

柴胡八分　茵蔯十分　青木香十分　黃芩八分　土瓜根十分　白鮮皮八分　梔子人十分，擘　大黃四二十分　芒消十二分

右九味擣為散，平辰空肚以新汲水服五六錢匕，少時當一兩行微利（○案一原作三，據宋本改），利後煮葱豉稀粥食之，熱如未歇，明辰更服四錢匕，熱歇停藥，忌熱食、豬犬肉、油膩等

療天行惡寒壯熱，頭痛，大小便赤澀，不下食飲，柴胡湯方

柴胡七分　茵蔯七分　大黃二分，別浸　升麻七分　梔子四枚，擘　芒消四分，湯成下　芍藥七分　黃芩十二分

右八味切以水四升先漬少時(藥)猛火煮取一升五合
分溫三服、別相去如人行六七里喫一服以快利爲
度第二服則利更不須服之忌熱食炙肉蒜粘食 外臺卷三
葉三十五
至三十六

療患天行熱氣差後勞發頭痛如初病者鼠矢湯方

雄鼠屎三七枚熬末湯成下 乾葛二兩 梔子十四枚擘 蔥白一升 豉八合

右五味切以水三升煮取一升七合去滓內鼠屎末分
溫二服、別相去如人行六七里微汗內消不利忌如
藥法

療患數日復勞發者枳實湯方

枳實三枚炙 梔子十四枚擘 蔥白一升切 香豉半升 鼠屎二七枚

右五味以水一斗煮取二升五合分溫三服、別相去
如人行六七里進一服內消不利忌如藥法 外臺卷三葉四十三

全漢三國六朝唐宋醫方　栖芬室

諸黃

療五種黃方

丁香七枚 瓜蒂七枚 赤小豆七枚

右散取暖水一雞子許和一錢匕服之忌諸熱食 醫心方卷十治黃疸方第廿五葉三十六案右方外臺卷四葉十七救急引之文異藥同例不重錄

療急黃身如金色瓜蒂散方

赤小豆二七枚 丁香二七枚 黍米二七枚 瓜蒂二七枚 麝香

療疫氣○案原作屠蘇酒辟疫氣據醫心方卷十四改令人不染溫病及傷寒歲旦屠蘇酒方○案屠蘇酒三字原作飲之二字據醫心方改

大黃 桂心各十五銖 白朮十銖 桔梗十五銖○案原脫五字 菝葜 蜀椒十五銖汗○案原脫五字據醫心方補 烏頭二銖炮○案原作六銖據醫心方改

右七味○案原作八味因蜀椒下原有防風一兩據醫心方刪 㕮咀○案㕮咀二字原作切據醫心方改 絳囊盛○案囊原作袋據醫心方改以十二月晦日日中○案日下原脫日字懸沈井中令至泥○案泥原作泥據醫心方改正月朔旦平曉出藥○案旦原作日據醫心方改置酒中屠蘇之○案屠蘇之原作煎數沸據醫心方改東向戶中飲之○案東上原有于字據醫心方刪屠蘇之飲先從小起多少自在一人飲一家

無恙○案恙原作疫據一心方本改下同
寄飲一里無恙飲藥酒
三朝還置井中○案三朝上原有
待字逕下原有將字並據醫方本刪 若能仍
歲飲據醫方本補○案原脱若字可代
世無病○案可下原脱代字據醫方本補
當家內外井○案外下原有皆字據醫方本刪 皆悉著藥辟溫氣也
忌豬肉生葱桃李雀肉等○案原脱忌至等十字據醫方本補
辟溫氣太乙流金散方○案辟溫二字原作流金並原脱方字並據醫方本改補
雄黃三兩 雌黃二兩研入○案原作六兩並原脱研入二字據醫方本改補 礬石一兩半燒
鬼箭羽一兩○案原作一兩半據醫方本改○案原脱燒至羽四字據醫方本補
羖羊角二兩炙屑○案羖原作羚二兩上原有燒字又原脱炙屑二字據醫方本刪改
右五味擣篩為散○案擣下原作治並脱為散二字據醫方本補 三角絳囊盛一兩○案囊原作袋據醫方本改 帶心前并門上戶○案戶下原有
若逢大疫之年月朔旦○案月初日原作以月旦據醫方本刪
青布裹一刀圭中庭燒之溫病人亦燒熏之○案熏原作薰 外臺卷四葉二至三○案右二方原作肘後據醫方本改 本以醫方本又云出第一卷中

薰陸香等分別研入○案原脫入字據與字本補 青布燒之方寸
右七味擣篩為散飲服一錢匕則下黃水其黃則定忌
生冷熱麵粘食陳臭等 一方止三味 外臺卷四葉十八下
療黃疸遍身面悉黃小便如濃梔子汁茵陳丸方
茵陳四兩 黃芩三兩 枳實二兩炙 大黃三兩
右四味擣篩蜜丸空腹以米飲服如梧子二十丸日二
服漸加至二十五丸微利為度忌熱麵蒜蕎麥粘食陳
臭物 一方有升麻三兩 外臺卷四葉二十三上
療癖黃身面眼俱黃小便如豉汁色茵陳散方
茵陳四兩 白鮮皮三兩 栝樓四兩 黃芩三兩 梔子四兩 芍藥三兩

全漢三國六朝唐宋醫方　栖芬室

青木香三兩 紫胡三兩 枳實三兩炙 黃連三兩 紫雪八兩 土瓜根
三兩 大青三兩 大黃十兩
右十四味擣篩為散煮茅根飲待冷平旦空腹以茅根
飲服五錢匕一服少間一兩行微利利後煮稀葱豉粥
食之利多以意漸減常取微溏利通一兩行為度黃止
忌豬肉冷水魚蒜粘膩及熱食 外臺卷四葉二十六

瘧

療瘧常山散方
常山五兩 升麻二兩 蜀漆一兩
右三味擣篩為散一服二錢匕和井華水煮米半合頓

服少間則吐、訖則差忌生葱生菜及諸菓子生冷油
膩等物
療瘧常山湯方
常山三兩
右一味切以漿水三升浸經一宿煎取一升欲發前頓
服之後微吐差止忌生葱生菜 外臺卷五葉二案右方醫心方文稍異錄次左
療瘧方
恒山三兩
以漿水三升浸經一宿煎取一升欲發前頓服之微
吐差止無所禁忌 醫心方卷十四治諸瘧方第十三葉二十八下

噦
療卒乾嘔不息方
破雞子去白吞中黃數枚則愈
又方
生葛根絞取汁服一升
又方
甘蔗汁溫令熱服一升日三服 一云甘草汁 外臺卷六葉三十八右三 方原並出第三卷中今入此卷
療噦嘔不止橘皮湯方
橘皮一升 生薑八兩 甘草二兩炙 枇杷葉四兩炙令香熟去毛○案原作四兩拭去毛蜜炙據照宋本改
右四味切以水五升煮取二升五合絞去滓分溫三服
每服相去如人行六七里進一服內消忌海藻菘菜○案原脫進至消五字據照宋本補 外臺卷六葉三十九
療噦逆不能多食方
訶梨勒三兩去核熬○案熬原作煨據照宋本改
右一味擣為散蜜和丸空腹服二十丸日二服以知為
度利多減服無所忌○案右方大觀本草引之文稍異並錄次左
治噦逆不能食
訶梨勒皮二兩去核熬為末蜜和丸如梧桐子
大空心服二十丸日二服 大觀本草卷十四訶梨勒條葉九上

療噦逆不下食腹中氣逆豆蔻子湯方
豆蔻子七枚碎 生薑五兩 人參一兩 甘草一兩炙
右四味切以水四升煮取一升五合去滓分溫二服相
去如人行五六里進一服內消不利○案原脫進至利七字據照宋本補
忌海藻菘菜
療兩脅下妨噦逆不下食柴胡湯方
柴胡八分 茯苓八分 橘皮六分 人參六分 厚朴八分炙 桔梗六分
紫蘇五分 生薑十六分 訶梨勒七枚去核煨 甘草五分炙
右十味切以水八升煮取二升五合絞去滓分溫三服

服別相去如人行六七里進一服不吐利忌海藻菘菜
酢物猪肉等
療患身體煩疼頭痛喫食嘔逆不得食柴胡湯方
柴胡十分　茯苓八分　枳實八分炙　白术八分　生薑八分皮切一升合　麥門
冬八分去心　甘草六分炙
右七味切以水六升煮取二升三合絞去滓分溫三服每
服相去如人行六七里忌海藻菘菜酢物桃李雀肉熱
麵炙肉油膩
療虛熱嘔逆不下食食則煩悶地黃飲子方
生地黃汁六合　蘆根一握　生麥門冬一升去心　人參八分　白蜜三合
橘皮六分　生薑八分一方云生薑汁一合
右七味切以水六升煮取二升去滓下地黃汁分溫三
服以人行四五里進一服不利忌蕪荑生冷麵炙肉蒜
麵猪肉蒜粘食
療煩熱嘔逆不下食食則吐出麥門冬湯方
生麥門冬三兩去心　青竹茹三兩　茅根五兩　甘草一兩炙　生薑五兩
人參一兩
右六味切以水七升煮取二升五合去滓分溫三服如
人行六七里進一服不吐利忌海藻菘菜外臺卷六葉四十三至四

五十

療脾胃中冷氣每食即嘔吐方
人參二兩　甘草一兩炙　橘皮一兩　葱白三兩　生薑三兩
切以水七升煮取二升三合絞去滓分溫三服忌生冷
油膩猪肉海藻醫心方卷九治嘔吐方第十六葉二十九至三十
療吐酸水每食則變作醋水吐出檳榔散方
檳榔十六分　人參六分　茯苓八分　橘皮六分　蓽撥六分擬
右五味擣篩為散平晨空腹取生薑五大兩合皮擣絞
取汁溫內散方寸匕攪調頓服之日一服漸加至一匕
半若利多減以微通泄為度忌酢物生冷油膩猪魚等
○案右方醫心方引之文有異並錄為左
療吐酸水每食即變作酸水吐出方
檳榔人十六分　人參六分　伏苓八分　橘皮六分　畢撥六分
擣篩為散平晨空腹取生薑五兩大合皮擣絞取汁溫
內散方寸匕攪調頓服之日一服漸加至一匕半若利
多減以微通泄為度忌生冷油膩猪魚醫心方卷九治噎酢方第十五
葉二十八
療常吐酸水脾胃中冷茯苓湯方
茯苓十二分　橘皮十二分　白术八分　人參六分　桂心六分　甘草八分
炙　紫蘇十分　生薑十二分　檳榔七枚合皮子碎○案原脫合至碎四字據照本補
右九味切以水九升煮取二升半絞去滓分溫三服五

服以人行七八里未好老三兩日更服一劑老小取微
利忌生葱酢物桃李雀肉海藻菘菜
療嘔吐酸水結氣築心白术散方
白术八分 茯苓八分 吳茱萸四分 橘皮六分 蓽撥四分 厚朴八分炙
檳榔十分 人參六分 大黃十分
右九味擣篩爲散空腹煮薑棗湯服方寸匕日二服漸
加至二匕半覺熱服少飲食三兩口壓之忌酢物桃李
雀肉等
療心頭結氣連胸背痛及吐酸水日夜不止茯苓湯方
茯苓四兩 厚朴四兩炙 橘皮二兩 白术二兩 生薑十兩

右五味切以水九升煮取二升七合絞去滓分溫三服
每服相去如人行七八里須利加檳榔末一兩半湯欲
熟時內之甚安穩三日服一劑頻服五六劑可則停忌
酢物桃李雀肉等 一方有吳茱萸人參各二兩
外甚危六葉四十八至四十九
療胸脅氣脹滿噫食心下妨虛熱脹手煩疼漸羸瘦不能
食四肢無力枳實丸方
枳實六分 厚朴四分 前胡四分 青木香八分 麥門冬十二分 赤茯
苓八分 苦參六分 芍藥六分
右八味擣篩爲末蜜和丸如梧子以飲空腹下二十九
丸漸加至三十丸日二服不利忌生冷菜熱麵油膩炙肉
酢蒜
療胸脅滿塞心背撮痛走注氣悶宜服此柴胡湯方
柴胡六分 當歸六分 青木香六分 犀角屑六分 檳榔十顆和子碎 甘草炙
枳殼麩炒 鱉甲炙各三分 甘草二分炙
右六味切以水七升煮取二升半絞去滓內麝香末分
溫三服如人行四五里須利爲度忌海藻菘菜生菜熱
麵蕎麥猪魚蒜
療胸脅間伏氣不下食臍下滿柴胡湯方
柴胡三兩 枳實三兩 生薑三兩 白术三兩 甘草一兩炙 檳榔七個合子

全漢三國六朝唐宋醫方 栖芬室

碎 □ 茱萸服一合子碎
三字擬參本改本補
右六味切以水六升煮取二升絞去滓分溫二服二服別
如人行六七里進一服小須人微利忌生冷菘菜腥海藻菘
菜桃李雀肉等 外甚危七葉四十三至四十四
療心頭痰積宿水嘔逆不下食前胡丸方
前胡 白术 甘草炙各五分 旋復花一兩 人
參 麥門冬去心六分 枳實炙 大黃各四分
右九味擣篩蜜和爲丸如梧子大空肚以酒下二十丸
漸加至三十丸日再服不利忌桃李雀肉海藻菘菜熱

麪炙肉魚蒜粘食生冷等物

療心胸中痰積氣噎嘔逆食不下方

柴胡　橘皮各六分　茯苓各十分　人參　麥門冬去心　雞蘇八

分　生薑十二分　檳榔人四分末湯成下

右八味切以水八升煮取二升五合絞去滓分溫三服

服别相去如人行七八里進一服未差三日更服一劑

以利爲度忌酢物生冷油膩粘食 外臺卷八葉三上

諸淡飲

療飲氣淡膈○案淡原作痰據宋本函宗本改食則嘔吐方

茯苓八分　橘皮六分　甘草炙四分　生薑八分　雞蘇六分　人參四分

右六味切水五升煮取一升五合去滓分溫二服服别

相去如人行六七里進一服不利忌海藻菘菜酢物 外臺卷八葉二十六至二

脾胃病

脾胃病

療脾胃氣微不能下食五内中冷時微下痢方

白朮八兩　神麴末五兩熬香○案原脫熬香二字據函宋本補　甘草二兩炙切○案原脫

切字據函宋本補　乾薑二兩　枳實二兩炙

右五味擣篩蜜和丸空腹溫酒服如梧子二十丸日二

服漸加至三十丸腹中有痛加當歸二兩忌熱麪海藻

菘菜桃李雀肉等 外臺卷八葉三十二至三十三

主脾胃中熱消渴小便數骨肉日漸消瘦方

黃連 麥门冬各十二分去心 苦參 栝樓 知母 茯神
土瓜根各八分 人參 甘草炙各六分
右九味擣篩蜜和丸每食後少時煮蘆根大麥飲服如
梧子二十丸日二服漸加至四十丸不利忌海藻菘菜
猪肉冷水酢等物
主胃氣冷弱食則吐逆從朝至夜不得食々入腹則脹氣
滿急大便出飯粒飲故帶酸氣而羸計月漸困者方
吳茱萸二兩 白术三兩 人參 乾薑 甘草炙 五味子各二
兩 麴末 麥糵末各五合熬令黃色○案原脫厚朴熬至色四字據宋本醫方補
一兩半 桂心一兩

右十味擣篩為散空腹煮生薑湯服方寸匕一日三服
漸加至二匕忌生葱桃李雀肉海藻菘菜外臺卷八葉三十三至三
十四

噎

療噎胸脅氣滿每食氣噎通氣湯方
半夏洗 生薑各六兩 橘皮 桂心各三兩切
右四味切以水八升煮取二升五合絞去滓分溫三服
服相去以人行六七里服忌羊肉生葱餳等外臺卷八葉四十三

癖結

療癖結心下硬痛巴豆丸方

巴豆三枚去心皮 杏人七枚 大黃如雞子大 擣篩蜜丸空腹
以飲服如梧子七丸日一服醫心方卷九治癖食方第八葉二十上

療膈上熱膈下冷日西身體攣疼噤食不下夜臥不安方
苦參六分 龍腦三分 芍藥四分 黃連六分 栝樓四分 青葙子四分
大黃二分 黃芩四分 枳殼二分炙○案殼當是穀之誤 芒消二分
擣篩蜜丸每食後以飲服丸如梧子十四丸日二醫心方卷
九治上熱下冷不食方第十二葉二十六

消渴

療脾胃中虛熱消渴小便數骨肉日漸消瘦方

麥門冬十二分去心 苦參粉八分○案原脫粉字據宋本醫方補 栝樓八分
知母八分 茯神八分 土瓜根八分 甘草六分炙 人參六分
右八味擣篩蜜和丸每食少時煮蘆根大麥飲服如梧
子二十丸日再漸加至三十丸不利○案原脫不利二字據宋本醫方
補忌海藻菘菜豬肉大酢外臺卷十一葉十至十一
療口乾數飲水腰脚弱膝冷小便數用心力即煩悶健忘
方
麥门冬十二分去心 牛膝六分 龍骨八分 土瓜根八分 狗脊六分
茯神六分 人參六分 黃連十分 牡蠣六分熬碎 山茱萸八分 菟絲子
十二分酒漬一宿○案菟原作兔據醫方改 鹿茸八分炙

右十二味擣篩爲末蜜和丸每服食後煮麥飲服如梧
子二十九日二服漸加至三十九不利口案忌臘不利兩字據宋本照
常本補忌生菜熱麵豬牛肉蒜粘食陳臭酢物等
療消渴口苦舌乾方
生麥門冬五兩去心口案忌臘生字據宋本照常本補 茅根切一升口案忌臘切字據
宋本照常本補 栝樓三兩切 烏梅十顆去核 小麥三兩 竹茹一升切口案忌
臘切字據宋本照常本補
右六味以水九升煮取三升去滓細細含咽分爲四五
服忌熱麵炙肉外臺卷十一葉十一至十二
療消渴肌膚羸瘦或虛熱轉筋不能自止小便數方

栝樓六分 黃連六分 漢防己六分 鉛丹六分研
右四味擣篩爲散每食後取酢一合水二合和服方寸
匕日三服當強飲水須臾惡水不復飲矣外臺卷十一葉十一上右
方出肘後云廣濟同
療消渴兼氣散方
栝樓三兩 石膏三兩研 甘草三兩炙口案忌臘炙字據宋本補 甘皮二兩
右四味擣篩爲散食後煮大麥飲服方寸匕日二夜一
服漸加至二匕不利口案忌臘不利二字據宋本照常本補忌熱麵海藻
菘菜

療消渴麥門冬湯方

生麥門冬二兩去心 茅根切二升 栝樓五兩 生薑五兩 蘆根二切
升 石膏六分碎 小麥二升口案右藥次第據宋本[illegible]改
右七味切以水二斗煮取六升去滓一服一升渴即任
意飲未差更作不利外臺卷十一葉二十六上
黃連丸主消渴方
黃連宣州者一斤去毛 生地黃十斤
右二味擣絞地黃取汁漬黃連出暴之燥復內之令汁
盡乾擣之下篩蜜和丸如梧子服二十九日三服食前
後無在口案忌臘食前至在五字據照宋本補亦可散以酒服方寸匕日三
服盡更令作即差止忌豬肉蕪荑外臺卷十一葉二十五右方出文仲

全漢三國六朝唐宋醫方 栖芬室

倉公當歸湯主賊風口噤角弓反張身體強直方
當歸 細辛 防風各六分 獨活三兩 麻黃十分去節 附子四分
炮去皮
右六味切以清酒八升水四升合煮取四升分爲四服
口不開者校口下湯一服當蘇再服小汗三服大汗忌
豬肉生蔥外臺卷十四葉十七右方出千金云廣濟同
療風著口面喎語不多轉方
生地黃汁一升 竹瀝一升 獨活三兩切
右三味相和煎取一升頓服之未正更進藥一劑無所

忌外臺卷十四葉二十七上

療風失音不得語方

羌活十分 甘草炙 人參各二分 荊瀝 竹瀝 生地黃汁各二升

大附子一枚炮八分

右七味切諸藥內三汁中煎取一升六合去滓分溫二服未差四五日更進一劑取微利忌熱麵海藻菘菜豬肉冷水蕪荑魚蒜粘食外臺卷十四葉二十九上

療卒風口面喎僻半身不隨不轉竹瀝湯方

竹瀝三升 防風 防己 升麻 桂心 芎藭 羚羊角屑各二兩 麻黃四兩去節

右八味切以水四升合竹瀝煮取二升半分為三服三日服一劑常用忌生葱外臺卷十四葉三十四右 方原出千金云廣濟同

療偏風麻子湯方

大麻子一升淨擇水漬一宿 麻黃去節 防風 生薑 橘皮 荊芥 芎藭各三兩 桂心二兩 石膏五兩碎綿裹 竹葉洗 葱白各一握 豉心一合 蜀椒三十枚汗去目 杜仲五兩 獨活四兩

右十五味切以水二斗煮麻子令牙出去滓取一斗先煮麻黃三沸去沫內諸藥煎取三升去滓空腹頓服之盡令覆取汗以粉粉身勿衝風此藥補必不虛人亦不利有患風痹及大風者不過三四劑忌生葱生菜熱麵

蕎麥豬魚笋一切陳臭物

療偏風不隨服補麻子湯後次服枳實丸方

枳實炙　防風　羌活　人參　羚羊角屑各六分　甘菊花

乾葛　薏苡人　桂心各四分　茯苓　升麻　黄連

乾地黄各八分

右十三味擣下篩，蜜和丸，丸如梧子二十

丸，加至三十丸，日再，忌生葱、酢物、豬肉、冷水、蕪荑、生菜、

熱麵、蕎麥、雞魚、蒜、笋、陳臭物。外臺卷十四葉三十九至四十

下二方，大正所從應十卷引作附下

療癱瘓風及諸風手足不隨腰脚無力方

驢皮膠五兩炙令微起

右一味，先煮葱豉粥一升，別貯；又香豉二合，以水一

升煮豉，去滓，内膠，更煮六七沸，膠烊，以餳頓服之，及煖

喫前葱豉粥，任意多少，以喫令人嘔逆，服頓三四劑即

止。風益差，忌熱麵、炙豬肉、魚、蒜。○案大觀本草引此方文有異，今並録於左

療癱瘓風及諸風手脚不遂腰脚無力者

驢皮膠炙令微起，先煮葱豉粥一升，別貯；又以水

一升煮香豉二合，去滓，内膠，更煮六七沸，膠

烊，以餳頓服之，及煖喫前葱豉粥，任意多少，以冷

喫令人嘔逆，頓服三四劑即止。禁如藥法。大觀本草卷十

六阿膠條圖經引　葉十一

療熱風癱瘓常發者方
羌活二斤 穀子一升五合水中取沉者
右二味擣篩為散，酒服方寸匕，日三服，稍加之。無忌。外臺
卷十四第三十六至三十七
療風邪狂亂失心安神定志方
金銀薄各一百和合 石膏研 龍齒研 鐵精研 地骨白皮
茯神 黃芩 生乾地黃 升麻 茯苓 玄參
人參各八分 虎睛一具微炙 牛黃 生薑屑各四分 麥門冬十分
去心 枳實炙 甘草炙 葳蕤 芍藥各六分 遠志去心 栢子人

全漢三國六朝唐宋醫方　栖芬室

白鮮皮各五分
右二十四味擣篩為末，蜜和為丸，食訖少時，煮生枸杞根汁服，如梧桐子二十丸，日二服，漸加至三十丸，不利。忌
熱麵、海藻、菘菜、蕪荑、炙肉、醋、蒜、粘食、陳臭、油膩。外臺卷十五第五
療熱風驚悸安心久服益年鎮心丸方
茯神 人參 龍齒研 升麻 石膏研 黃芩 茯苓
麥門冬八分去心 銀屑二百研 虎睛一具炙 松實炙 白斂 玄
參 芍藥 葳蕤 甘草炙各六分 生薑二分
右十七味擣篩蜜和丸，每食訖少時，以飲服如梧子十
五丸□藥子下原有大六字據道本刪 日二服，漸漸加至三十丸，不利

忌海藻、菘菜、醋、蒜、麵、粘食、陳臭等物。外臺卷十五第十一至十二
療心虛熱風上衝頭面，心悸急時時驚，四肢煩，腰膝冷，邪
氣發神不定犀角丸方
犀角屑 防風 人參 升麻 防葵 檳榔人各五分
青木香 光明砂研 牛膝八分 龍齒炙 鐵精研各六分
露蜂房炙 銀箔三分研
右十三味擣篩蜜和為丸，以梧子，酒下二十丸至二十
五丸，日再服，不利。忌生血物、熱麵、蕎麥、炙肉、葵、蒜、粘食等
外臺卷十五第十六
風癇

全漢三國六朝唐宋醫方　栖芬室

療癇疾積年不差得熱即發水銀丸方
水銀 鉛各熔 麥門冬去心 烏蛇脯炙 鐵精研 乾地黃各八分
龍角研 人參 防風 子芩 升麻各六分 熊膽四分研
右十一味擣篩蜜和丸如梧子，食以飲，以生驢乳汁下二
十丸，漸漸加至三十丸，日再，不利。忌蕪荑、生菜、熱麵、蕎
麥、炙肉、蒜、粘食。外臺卷十五第二十三
療風癇卒倒嘔沫無省覺方
麻黃去節 大黃 牡蠣熬 黃芩各四兩 寒水石 白石脂
石膏研 赤石脂 紫石英 滑石研各八兩 人參 桂
心各二兩 蛇蛻皮炙一兩 龍齒研六兩 甘草三兩炙

右十五味擣篩為散八兩一薄以絹袋盛散以甯水一
卅五合煮取一薄取七合絞去滓頓服之日一服一方
水二卅煮散方寸匕取一卅去滓服之少小百日服一
合甚多者日二服三五日一服忌得本方無麻黃龍齒
蛇蛻皮忌海藻菘菜生葱熱麵蕎麥豬肉蒜臘粘食

又方

吊藤皮　麻黃去節各二分　龍齒六分研　銀一斤　寒水石
梔子擘　知母　石膏碎綿裹　杏人去兩人皮尖研各十二分　升麻
十分　子芩十四分○案原作十分據延年本補　蛇蛻皮炙七寸　蚱蟬四枚去翅炙
柴胡十分　芍藥　沙參各八分　生葛汁五合　蜜七合　牛黃大如
豆粒十枚煎成研下之
右十九味切以水六升煮竹瀝二升合煮取二升四合
絞去滓內杏人脂葛汁蜜於微火煎攪不停手令餘二
升三合成三四歲一服二合五六歲一服二合半日再
服稍增兒若大便澀者加大黃十分慎熱麵炙肉魚蒜
粘食油膩冷水　外臺卷十五第二十五

風毒

療風毒發即眼睛疼腳從中指疼連肘邊○案從原作縱據延年本改
牽心裏悶○案裏原作裹據延年本改　兩肋脹少氣力喘氣急欲絕不
能食黃耆丸方

全漢三國六朝唐宋醫方　栖芬室

黃耆　黃連各七分　防風　甘草炙各五分　五加皮　白鮮
皮　枳實炙各四分　升麻　車前子　苦參炙　麥門冬去心
葶藶子熬　巨勝各六分
右十三味擣篩蜜和丸如梧子空腹以酒浸大豆下二
十丸漸加至三十丸日二服不知增之忌海藻菘菜豬
肉冷水熱麵炙肉蕎麥　外臺卷十五第二十七

頭風

療熱風頭旋心悶衝風起即欲倒方

麥門冬去心　山茱萸　茯神　苦參各八分　地骨皮　署
預　人參　蔓荊子　沙參　防風　芍藥　枳實
大黃各六分　甘菊花　龍膽各四分
右十五味擣篩蜜和丸每食訖少時以蜜水服丸如梧子大
二十丸日二服漸加至三十丸不利為度慎熱麵炙肉蒜
豬肉魚粘食

療頭面熱風頭旋眼澀項筋急強心悶腰腳疼痛上熱下
冷健忘方

肉豆蔻十顆去皮　人參　犀角屑　枳實炙各六分　黃連　白朮
大黃各八分　甘草炙　苦參　旋復花各四分　檳榔人十顆
右十一味擣篩蜜和丸如梧子以酒飲服二十丸漸加
至三十丸日三服無問食前後服之不利忌生菜熱麵

蕎麥麵蒜猪肉海藻菘菜桃李雀肉等

療心虛感風頭旋心忪痰飲築心悶憒憒惚惚不能言語

宜微吐痰此候極重秦艽飲子吐方

秦艽　常山　人參　羚羊角屑各二兩　甘草三兩生用

右五味切以水六升煮取二升淺去滓分溫二服日再

如人行四五里久進一服取快吐不利忌生菜生葱熱

麵蕎麥猪肉魚海藻菘菜

貼頂膏療頭風悶亂鼻塞及頭旋眼闇皆主之方

草麻去皮　杏人去皮尖兩人　石鹽　芎藭　松脂　防風

右六味等分先擣石鹽以下四種為末別擣草麻杏人

相次入訖即臘紙裹之有病者先灸百會三壯訖剃去

黑毛使淨作一帛貼子栽大於灸處塗膏以貼上兩日

三日一易之甚瘥於後必爛破膿血出乃帛貼之如爛

柿蔕火者良一方用膠魚膏七物相和外臺卷十五葉三十八至三十

九右四方並出第一卷中惟末方貼頂膏云出第三卷中今移入此卷

腳氣

療腳氣衝心悶洗腳漬湯方

蘗穰一石內釜中

右一味多煮取濃汁去滓內椒目一斗更煎十餘沸漬

腳三兩度如冷溫漬洗差止無所忌

療腳氣急上衝心悶欲死者方

檳榔人三顆細末○案脫人字據此當本補　生薑汁三合　童子小便二升新者不須煖

右三味攪頓服須臾即氣退若未全差更服最佳利三

兩行無所忌

療腳氣心煩悶氣急臥不安方

半夏一升湯洗去滑　生薑八兩　桂心三兩　檳榔人一兩半末○案原脫人字據此當補

右四味切以水八升煮減半內檳榔人末煎取二升八

合絞去滓分溫三服服別相去如人行五六里進一服

微利為度忌羊肉生葱粘食餳等物○案原脫忌至物十字據此當本補

療腳氣攻心悶腹脹氣急欲死者方

全漢三國六朝唐宋醫方 · 栖芬室

吳茱萸三升　木瓜切二合　檳榔二十顆碎　竹葉切二升

右四味以水一斗煮取三升分三服得快利即差忌生

菜麵蕎麥蒜等物

療腎氣虛風腳氣衝心痛氣下墜小便數膝冷腰疼時時

心悶氣急欲絶四肢無力射干丸方

射干六分　昆布八分洗　通草四分　犀角屑六分　杏人一分去皮尖熬　漢防

己八分　茯苓六分　青木香八分　旋復花四分　白頭翁四分　獨活六分

葶藶子八分熬

右十二味擣篩蜜和丸如梧子酒下二十丸漸加至三

十丸日再服不利空腹服煮檳榔桑根白皮下更佳忌生

菜熱麵蕎麥蒜炙肉粘膩腥醋物外臺卷十四八葉三十九至四十

心腹脹痛并鼓脹

療心腹脹滿膨下堅硬如石疼痛不止芍藥丸方

芍藥　當歸　白术　鱉甲炙各八分　訶梨勒十顆去核熬。案原脫熬字按宋本補　人參各六分　豆蔻　雄原分各四　郁李人十分去皮

右十味擣篩蜜和爲丸如梧子大空肚以酒下二十丸漸加至三十丸日再服不吐不利忌生菜熱麵人莧。案人原作莧據匯事本改　桃李雀肉蒜粘食等物

療鼓脹氣急衝心硬痛。案匯事本无痛字　鱉甲丸方

鱉甲炙　芍藥　枳實炙　人參　檳榔各八分　訶梨勒　大黄各六分　桂心四分　橘皮四分

右九味擣篩爲末蜜和爲丸空肚以酒服如梧子大二十丸漸加至三十丸日二服微利爲度忌生葱莧菜炙肉蒜麵等

療鼓脹氣急通草湯方

通草　茯苓　玄參　桑白皮　白薇　澤瀉各三兩　人參二兩　郁李人五兩　澤漆葉切一升

右九味切以水一斗煮取三升去滓分溫四服服別相去如人行六七里進一服不利忌熱麵油膩酢粘食等

療鼓脹上下腫心腹堅強喘息氣急連陰腫坐不得仍下赤黑血汁日夜不停者茯苓湯方

茯苓二兩　防己一兩半　橘皮一兩　玄參一兩　黄芩一兩半　澤瀉一兩半　杏人二兩半去尖皮兩人熬。案原脫兩人熬三字據宋本補　白术一兩半　大豆一升　郁李人一兩半　桑白皮二兩　澤漆葉切一升　猪苓一兩半

右十三味切以水一斗先煮桑白皮大豆澤漆葉取五升去滓澄去下淀内諸藥煎取二升絞去滓分三服欲者加五味子二兩停一日服一劑忌酢物桃李雀肉熱麵蒜炙肉粘食油膩等。茯苓一云茯神　防己一云防風

療患久心痛腹滿并淡飲不食。案淡原作痰據宋本匯事本改　人參丸方

人參　白术　枳實炙各六分　茯苓六分　厚朴炙六分　青木香六分　橘皮五分　大黄六分　檳榔人六分。案原脫人字據宋本補

右九味擣篩蜜和丸空腹煮生薑棗湯下如梧子二十丸日二服漸加至三十丸不利忌酢物桃李雀肉等

療心腹脹滿柴胡厚朴湯方

柴胡　厚朴炙各十分　茯苓　橘皮　紫蘇各八分　生薑十二分　檳榔五分末

右七味切以水七升煮取二升五合絞去滓分溫三服服別相去如人行六七里進一服微利忌酢物生冷油

膩粘食

療心腹脹滿腹中有宿水連兩肋滿悶氣急衝心坐不得

郁李人丸方

郁李人八分 牽牛子熬六分 甘遂熬四分 防葵三分 葶藶子熬三分

桑白皮 檳榔人各四分 ○案原脫檳榔人四字據宋本補 橘皮 澤瀉二分

茯苓 澤漆葉炙 杏人去皮尖兩人熬各三分 ○案原脫兩人熬三字據宋本亟事本補

右十二味擣篩蜜和丸空腹飲服如梧子五丸日二服

服別一丸 ○案別一丸原作則十丸據宋本亟章本改 漸加至十丸微利為度忌酢物

生冷油膩熱麪炙肉蒜等

療患氣發心腹脹滿兩肋氣急紫蘇湯方

紫蘇一握 訶梨勒皮 當歸 生薑各八分 人參六分 檳榔十顆合子碎 ○案原脫合子碎三字據宋本亟章本補 生地黃汁半升

右七味切以水六升煮六味取二升絞去滓下地黃汁

分溫三服服別以人行四五里溫進一服利三兩行忌

蕪荑生菜熱麪炙肉魚蒜粘食陳臭等 外臺卷七第二十八至三十一

療腹內諸氣脹滿昆布散方

昆布 海藻 人參 玄參 橘皮 各一兩 厚朴炙三兩

芎藭 桂心 乾薑各二兩 小麥一升大醋一升半漬之一宿出曝醋盡止

○案大醋原作米醋據亟章本宋本改

右十味擣篩為散別擣小麥作散合米散一處更擣千

杵酒服方寸匕日三服漸加至二匕不利忌熱麪炙肉

生蔥蒜粘食等物

療冷氣蔓菁人飯粥方

細伐蔓菁人炊為飯氣味嚴勻以麥飯煮粥亦好致

糖粥並任意無所忌

療氣蘇子粥方

蘇子不限多少研取汁作粥依食法著蔥豉薑並

得無所忌

全漢三國六朝唐宋醫方 栖芬室

療氣膀胱急妨宜下氣方

蕪荑擣和食鹽末令調以綿裹如棗大內下部久時

或下惡汁并下氣佳無所忌

療氣昆布臛法

高麗昆布一斤白米泔汁浸一宿洗去鹹味以水一

斗煮令向熟擘長三寸闊四五分仍取蔥白一握二

寸切斷擘之更合熟煮令昆布極爛仍下鹽酢豉糝

調和一依臛法不得令鹹酸以生薑橘皮椒末等調

和宜食粳米飯粳米粥海藻亦依此法極下氣大効

無所忌

療心頭次硬結痛下氣檳榔湯方
檳榔十顆合子碎○案原脱合子碎三字據宋本醫心方補 生薑二兩 青木香各三兩 橘皮 枳實炙 甘草炙 大黃各二兩
右七味切以水六升煮取二升半絞去滓分温三服服別如人行四五里進一服取微利忌生菜熱麺炙肉海藻菘菜等

療一切氣妨悶不能食檳榔丸方
檳榔七顆 芍藥五分 枳實七枚炙 人參五分 大黃十六分 青木香六分 桂心四分
右七味搗篩蜜和丸空腹服如梧子二十丸日再服漸加至二十五丸微泄為度忌生菜熱麺炙肉蒜粘食生葱等物

療氣小芥子酒方
小芥子一升搗碎以絹袋盛好酒二升浸之七日空腹温服三合日二服漸漸加之以知為度酒盡旋旋添之無所忌

療久患氣脹烏牛尿方
取烏牛尿空心温服一小升日一服氣散則止無所忌外臺卷七第三十五至三十七

療氣結築心胸脅悶痛不能喫食訶梨勒散方
訶梨勒四顆炮去核 人參二分
右二味搗篩為散以牛乳二升煮取三四沸頓服之分為二服亦得如人行三二里進一服無所忌

療胸脅不利○案原作不利胸據宋本醫心方改腹中氣急妨悶半夏湯方
半夏一升洗去滑○案原脱去滑二字據宋本醫心方補 生薑一斤合皮切○案原脱合皮切三字據宋本醫心方補 桂心六兩 檳榔人二兩末○案原脱人字據宋本醫心方補
右四味細切以水八升煮取二升四合絞去滓分温五服服別相去如人行六七里進一服快利為度忌羊肉餳生葱油膩

全漢三國六朝唐宋醫方 栖芬室

療胸脅妨○案原作妨悶據宋本醫心方刪胃中客氣大便苦難大黃丸方
大黃十二分 厚朴四分炙 枳實四分炙 芒消八分 杏人六分去皮尖兩人熬○案原脱兩人二字據宋本醫心方補 葶藶子四分熬
右六味搗篩蜜和丸空腹以飲服如梧子十丸日二服稍稍加以大便微調為度忌生冷油膩粘食外臺卷七第四十一

療咽喉乾燥咳嗽語無聲音桂心散方
桂心三兩 杏人三兩去皮尖熬
右二味搗篩為散以蜜和綿裹如棗大含之嚥汁日三

夜二忌生葱油膩。外臺卷九葉八下

療欬嗽上氣喉中如水雞鳴甲乙本有 吅於書墨丸方伏神驗萬不失 今席君懿送

書墨二分 甘遂二分 葶藶子二分熬 前胡五分 大黃五分 巴豆仁二分去心皮熬

右六味擣篩為散，巴豆葶藶別研，蜜和丸如梧子，以白飲清飲，旦空腹服三丸，人弱服二丸，則利水或吐，三日以後更進一服，還如上法，不過三服愈。已上古今錄驗

療欬嗽上氣喉中作水雞鳴。已上本書 禁生冷醋滑豬魚雞麵油酒冷水蒜蘆笋。此藥宜春夏服之，有益之藥，常從少起。外臺卷九葉十三右方據古今錄驗

全漢三國六朝唐宋醫方　栖芬室

五味子湯療逆氣欬嗽胸膈中寒熱短氣不足方

五味子一兩 前胡三兩 紫菀 甘草炙 桂心 生薑各二兩

棗三十枚擘 橘皮○案原作山茱萸 二兩

右八味切，以水一斗煮取七升，絞去滓，服一升，日三夜三。

忌生葱海藻菘菜。外臺卷九葉二十七右方原出古今錄驗 方用橘皮不用茱萸

療欬吐膿血損肺方

人參二分 瓜蒂三分 杜蘅二分

右三味擣篩為散，平旦空腹以熱湯服方寸匕，當吐痰水惡汁一二升，吐已，復煮白粥食，淡水未盡，停三日更進一服，忌生冷油膩豬魚。外臺卷七葉三十六

療積年欬嗽膿血方

莨菪子二分 大棗一百顆青州者

右二味，以水三大升，取馬尾煎之，候令汁盡，取棗，早晨服一枚，日中一枚，日暮一枚，不覺漸加，以乾為度，不吐不利，忌如前法

療欬經年不差，氣喘欲絕，傷肺見血方

桑白皮一升切 白羊肺一具切 芍藥十二分 款冬花六分 茯苓十二分

貝母十二分 麥門冬六分 杏人六分去皮尖熬 脂 升麻十二分 生地黃汁一升 黃芩十二分 蜜一升

右十二味切，以水一斗煮取三升，去滓，內杏人脂地黃汁蜜等，微火上煎，如魚眼沸，攪勿停手，取二升二合，煎成，淨綿夾布濾，每食後含一合，日夜三四度，老小以意減之，細細含之，佳。忌生冷油醋麵魚蒜蕪荑。外臺卷九葉三十九至四十上

全漢三國六朝唐宋醫方　栖芬室

療肺熱欬嗽，涕唾多黏，甘草飲子方

甘草六分炙 款冬花七分 豉心一合 生麥門冬八分去心 葱白一握

檳榔十顆碎 桔梗六分 地黃汁半升

右八味切，以水六升煮取二升，絞去滓，下地黃汁，分溫三服，如人行四五里進一服，不利。忌生菜熱麵炙肉海藻菘菜蒜粘食豬肉蕪荑。外臺卷九葉四十至四十一

療咽喉乾燥欬嗽語無聲桂心散方

桂心六兩 杏人三兩

擣篩，以綿裹一棗大，含細細咽汁，日三夜二，忌生葱油膩。醫心方治欬嗽

療肺氣不足寒從背起口如含霜雪語無聲音劇者吐血

苦參五味子湯方　乳

五味子三兩　大棗五十枚擘　桑根白皮一升　藁本二兩　鍾乳三兩研綿裹○案原脫綿字據幽宰本補　款冬花二兩　雞蘇二兩

右七味切以水九升煮取三升分溫三服每服如人行七八里進一服不利○案原脫不利二字據幽宰本補　忌豬魚炙肉熱麵陳臭等物此方甚良

療肺氣不足逆氣胸滿上迫喉咽閉塞短氣連唾相屬寒從背起口如含霜雪語無音聲劇者唾血腥臭或歌或哭乾嘔心煩耳聞風雨聲皮毛悴面白紫菀湯方

紫菀　五味子　生薑切各　白石英研綿裹　款冬花

桂心　人參各二兩　鍾乳碎綿裹○案碎原作研據幽宰本改　麥門冬去心

桑根白皮各三兩　大棗二十枚擘　粳米一合

右十三味切水一斗五升先煮桑根白皮粳米取九升去滓內諸藥煮取三升去滓分溫三服每服相去如人行七八里久嗽之不利○案原脫嗽之利四字據幽宰本補　忌生蔥熱麵炙肉　外臺卷十第八至九

肺脹

療患肺脹氣急咳嗽○案咳原作欬據幽宰本改　喘麤眠臥不得極重

全漢三國六朝唐宋醫方　栖芬室

恐氣欲絕紫菀湯方

紫菀六分　甘草炙八分　檳榔七枚　茯苓八分　葶藶子三合熬末湯成下○案熬原作炒據幽宰本改

右五味切以水六升煮取二升半絞去滓分溫三服每服如人行四五里久進之以快利為度忌生蔥菜熱麵海藻菘菜大醋蒜粘食　外臺卷十第十

上氣

療上氣方

葶藶子五合熬紫色別擣為泥　桑根白皮切　大棗二十枚擘

右三味以水四升煮取一升絞去滓內葶藶子泥如棗大煮之三分減一頓服以快利為度忌如藥法　外臺卷十第十九

療肺氣炎○案炎原作痰　上氣急○案氣下原脫氣字據幽宰本補　及欬方

紫胡五兩　五味子　橘皮　紫菀　貝母　杏人去尖皮兩人熬各三兩○案原脫去至熬七字據幽宰本補　麻黃四兩去節　甘草炙　黃芩各二兩

右九味細切擣令極碎每服取麥門冬一兩去心生薑半兩切竹葉一兩半以水二升五合先煮麥門冬生薑竹葉有一升五合內散二兩煮取一升二合絞去滓分二服平旦空肚服之一服日晚食消後服之每日作一劑不利○案原脫不利二字據幽宰本補　忌油麵豬大肉小豆粘滑酸

全漢三國六朝唐宋醫方　栖芬室

鹹海藻菘菜外臺卷十葉三十二案右方舊出第三卷中今移入此卷中

療上氣脉熱欬嗽多涕唾方

白前八分 生麥門冬十分去心 貝母 石膏碎綿裹○案原脫碎綿裹三字據照寧本補 甘草炙五味子 生薑六分 黄芩五分 杏人四十顆去皮尖兩人者○案原脫去皮尖兩人者六字據照寧本補 淡竹葉切一升 白蜜一匙

右十一味切以水七升煮取二升七合絞去滓內白蜜更上火煎三沸分溫三服每服如人行五六里須利三兩行湯成後宜加芒消八分 忌熱麵炙肉油膩醋食海藻菘菜等外臺卷十葉四十○案原脫等字據照寧本補

療上氣欬嗽兼水氣癖氣方

葶藶子熬 貝母 桔梗 鱉甲炙 防葵各六分 白术 茯苓 大戟 枳實炙 紫菀 旋覆花 杏人去皮尖熬○案原脫去皮尖熬四字據照寧本補 橘皮各四分 芫花各二 大黄十分 皂莢一分炙去皮子

右十六味擣篩蜜和為丸空腹以飲服如梧子五丸日二服漸漸加至十丸以微利為度 忌桃李雀肉莧菜醋物豬肉陳臭等外臺卷十葉四十四

癖

療腹中癖氣方

牛膝八分 桔梗六分 芍藥六分 枳實炙八分 白术六分 鱉甲炙八分

全漢三國六朝唐宋醫方 栖芬室

茯苓八分 人參六分 厚朴炙六分 大黃六分 桂心六分 檳榔人六分○案原脫人字據照寧本補

右十二味擣篩蜜和丸空肚溫酒服如梧子二十丸日二服漸加至三十丸老小微利 忌生冷油膩小豆粘食莧菜桃李雀肉大醋○案原脫桃至大醋五字據宋本照寧本補 生蔥豬肉外臺卷十葉一至二

療癖結心下硬痛巴豆丸方

巴豆三枚去心皮熬 杏人七枚去尖皮熬○案原脫皮熬二字據宋本照寧本補 大黃如雞子大

右三味擣篩大黃取巴豆杏人別擣如膏和大黃入蜜和丸空肚以飲服如梧子七丸日一服漸加以微利下病為度 忌生冷油膩小豆野豬魚蘆筍等○案原脫小至等八字據宋本照寧本補外臺卷十二葉三

痃癖

療痃癖氣兩脅妨滿方

牛膝汁八分 桔梗八分 芍藥八分 枳實八分 人參六分 白术八分 鱉甲八分 茯苓八分 訶梨勒皮八分 柴胡六分 大黃十分 桂心六分

右十二味擣篩蜜和丸如梧子空肚酒飲及薑湯任服二十丸日二服漸加至三十丸利多即以意減之常取微通泄為度 忌生硬難消油膩等物及莧菜桃李雀肉

猪肉冷水生葱。一方用五加皮，無人參。○案：原脱桃至葱十字，據宋本、醫學本補。外臺卷十二葉八

療痃氣方

牛膝六分 芍藥六分 桔梗六分 枳實六分，炙 三分 厚朴六分，炙 橘皮四分

茯苓六分 人參五分 葶藶子五分，熬 訶梨勒六分，熬 柴胡六分 ○案：原作八分，據宋本改。 檳榔六分 四 大黃六分

右十三味，搗篩，蜜和丸，空肚煮大棗飲服如梧子二十丸，日再，漸漸加至三十丸，以利多以意減之。忌生硬難消物及油膩猪肉醋物。外臺卷十二葉九

療癥癖痃氣不能食兼虛羸瘦四時常服方

牛膝六兩 生地黃九兩 當歸三兩 桂心二兩 白茯苓六兩 ○案：原作內茯苓，據

全漢三國六朝唐宋醫方　栖芬室

宋本、醫學本刪。 遠志三兩，去心 五味子五兩 麴末五合，熬令黃 ○案：麴下原有炒字，據宋本、醫學本刪。 大麥蘖末一升五合，熬黃 ○案：此藥原在茯苓之下，據宋本移。 白朮三兩 人參三兩 茯苓六兩，一方三兩

右十二味，搗篩為散，空腹溫酒服方寸匕，日二服，漸加至一匕半。夏中煮生薑及檳榔飲下，加麥門冬六兩。不利 ○案：原脱不利二字，據宋本、醫學本補。 此方甚宜久服，令人輕健。忌桃李、雀肉 ○案：桃李雀肉原作牛[illegible]肉二字，據宋本、醫學本改補。 生葱、蕪荑、酢物、牛犬肉 ○案：蕪至肉七字原作蘿蔔等三字，據宋本、醫學本改補。外臺卷十二葉十

療腹中痃氣癖硬，兩脅臍下硬如石，按之痛，腹滿不下食，心悶欬逆，積年不瘥，鱉甲丸方

鱉甲八分，炙 牛膝五分 芎藭六分 四 防葵四分，襄州者 ○案：原脱襄州者三字，據宋本、醫學本補。 大黃六分 當歸六分 乾薑六分 桂心四分 細辛四分 附子四分 甘草四分，炙 巴豆二七枚，去心皮，熬 ○案：原脱去至熬四字，據宋本、醫學本補。

右十二味，搗篩，蜜和丸，平旦空腹溫酒下如梧子四丸，日三服，漸加，以微利一兩行為度。忌海藻、菘菜、猪魚、生犬肉、生菜 ○案：原脱海至菜十一字，據宋本、醫學本補。 生葱、蘆筍 ○案：原脱蘆筍兩字，據宋本、醫學本補。 莧菜 外臺卷十二葉十七下

諸癥

療鱉癥服白馬尿方 ○案：醫心方無服白馬尿四字

白馬尿一升五合，溫服之，令盡瘥。○案：醫心方卷十六引[illegible]癥方卷九葉十八同

全漢三國六朝唐宋醫方　栖芬室

又方

白馬尿一升 雞子三枚，破取白

右二味，於鐺中煎取三合，空腹服之，不移時當吐出病。無所忌。

療鱉癥鱉爪丸方

蟹爪八分 附子三分，炮 麝香三分，研 半夏六分，湯洗十遍 ○案：原脱湯至遍四字，據宋本、醫學本補。 生薑四分，屑 鱉甲六分，炙 防葵六分 郁李人八分 ○案：原作八合，據宋本改。

右八味，搗篩，蜜和為丸如梧子，空腹肚以酒下二十丸，日再服，以知為度。忌生冷、油膩、熱麪、蕎麥、陳臭、粘膩、羊

機過

肉餳○案原脫油至餳十三字據宋本與本補　豬肪肉莧菜外臺卷十二葉三十二

療米瘕其疾常欲食米若不得米則胸中清水出方

雞屎一升　白米五合

右二味合炒取米焦擣篩為散用水一升頓服取盡少時

即吐吐出瘕如研米汁碎若無瘕即吐白沫痰水乃憒

米不復食之無所忌禁○案原脫禁字據宋本補

療米瘕久不療羸瘦以至死方

葱白兩虎口切　烏梅三十枚碎

右二味以水三升宿漬烏梅使得極濃清晨啖葱白隨

飲烏梅汁令盡頃之心腹煩欲吐即令出之三晨療之

當吐去米瘕差無所忌外臺卷十二葉三十三至三十四右二方原出千金

療食瘕病食魚差方

有一人食飯七升并猪脂餅羊齏○案宋本作齏不論數因於

道中過飢○案原作饑據宋本改急食生葱須臾吐出一宍薄

而圓○案宋原作寶據宋本與繞畔有口無數即以

食投之立消又食飯七升乃止吐此物後其人食病便

愈此名食瘕無忌外臺卷十二葉三十四案右方醫心方引之文稍異今並錄於左

療食瘕方

有人一食飯七斗并半猪餅燔並不論因苦飢於

葱中過飢急即食生葱須臾吐出一宍薄而圍繞

畔口無數即以食投之立消盡飯七斗乃止吐此物後其人食痾便愈此名食瘕無所忌。醫心方卷十治食瘕方第十五葉二十二

療髮瘕乃由人因食而入久即胷間必有虫上下去來唯欲得飲油方

油一升

右一味以香澤煎之大鎗鐺貯之安病人頭邊以口鼻臨油上勿令得飲及傳之鼻面並令有香氣當叫喚取飲不得與之必疲極眠睡其髮瘕當從口出飲油人專守視之并石灰一裹見瘕出以灑灰手捉瘕抽出須臾抽盡即是髮也初從腹出形如不流水中濃菜隨髮長短形亦如之無忌。案右方醫心方引之文稍異並錄於左

療髮瘕唯欲飲油方

油一升

右香澤煎之大鈷鏻貯安病人頭邊令口鼻臨油上勿令得飲及傳鼻面並令香氣叫喚取飲不得必當疲極眠睡髮瘕當從口出飲油人守視之并捉石灰一裹見瘕出以灰粉手捉瘕抽出須臾油盡即是髮也初從腹出形如不流水中濃菜隨髮長短形亦如之醫心方卷十治髮瘕方第十一葉二十下

療胷喉間覺有瘕蟲上下偏聞葱豉食香此是髮虫故也方

油並葱豉令香二日不食張口而臥將油葱豉置口邊虫當漸出徐徐以物引去之無所忌外臺卷十二葉三十四至三十五。案右方醫心方引之文稍異今並錄於左

療胷喉間覺有瘕虫上下偏聞葱豉食香此是髮虫故也

油並葱豉置口邊行術二日不聞食張口而臥油煎葱豉以置口邊虫當漸出徐徐拘物引去之無所忌醫心方卷十治髮瘕方第十二葉二十一上

療蟲瘕由嚙蟲在腹生長為蟲瘕方

故敗箆子一枚　故梳子一枚

右二味各破為兩分各取一分燒作灰末之又取一分以水五升煮取一升用頓服前末盡少時當病出無所忌外臺卷十二右方[illegible]出千金亦廣濟同

療蛟龍病三月八月近海及水邊因食生芹菜為蛟龍子生在芹菜上食入人腹變成龍子須㪅之其病發似癲面色青黃少腹脹狀如懷妊宜食寒餳方

寒食強餳三升。案原作強餳據宋本改日三服之吐出蛟龍有兩頭及尾開皇六年又賈橋有人喫餳吐出蛟

龍大驗無忌 外臺卷十二葉三十七案右方醫心方卷十治蛇瘕方第八金葉十八引

千金方云廣濟方同之云治蛟龍病方開皇六年有

人二月八月食芹得之其病發似癲面色青黃服寒

食強餳三升日二吐出

龍蛟有兩頭大驗

氣癭

療氣癭氣胸膈滿塞咽喉項頸漸麤昆布丸方

昆布二兩洗去鹹汁 通草一兩 羊靨二七枚炙○案靨原作醫七原作具並據聖濟本補

海蛤一兩研 馬尾海藻一兩洗去鹹汁

右五味蜜丸如彈子細細含咽汁無食許後○案原脫無至後四

字據聖濟本補 忌生菜熱麵炙肉蒜笋

療冷氣咽喉噎塞兼癭氣昆布丸方

昆布八分洗 乾薑六分 犀角六分 吳茱萸四分 人參八分 馬尾

海藻四分洗 葶藶子四分熬○案原作六分據聖濟本改 杏人八分去皮尖熬

右八味擣篩蜜丸如梧子空腹以飲服忌生冷熱麵炙

肉魚蒜笋粘食○案原脫熱至笋粘食七字據聖濟本補 陳臭等餘忌同

‥前

療氣妨塞方

昆布三兩洗 松蘿 通草 柳根鬚各三兩近水生者

右四味擣篩蜜丸如彈丸大以海藻湯浸細細含之咽

盡勿停忌擧重生嗔憂悲等

療癭細氣方

昆布十二分洗 馬尾海藻十分洗 杏人八分去皮尖熬○案原脫去至熬四字據

聖濟本補 通草 麥門冬去心 連翹子各六分○案原脫子字據聖濟本補

乾薑 橘皮各六分 茯苓八分 松蘿三分

右十味擣末以綿盛含之○案聖濟本無擣至盛五字乃以蜜微

嚼藥袋子汁出入咽中日夜勿停着○案原脫着字據聖濟本補 有

問荊加四分佳忌慎及勞油膩粘食 外臺卷二十三葉六至七

喉痺

療喉痺急疼悶妨不通方

馬蘭根切一升○案程本作馬蘭根馬蘭疑是馬蘭根 通草二兩 玄參三兩

右七味切以水八升煮取二升去滓細細含咽之一日令

盡得破膿慎熱麵炙肉蒜

全漢三國六朝唐宋醫方 栖芬室

療喉痺方

馬藺子八分 牛蒡子六分

右二味擣為散每空腹以煖水服方寸匕漸加至一匕

半日再 外臺卷二十三葉十四至十五

療咽喉中塞鼻中瘡出及乾嘔頭痛食不下方

升麻 通草 黃蘗 玄參各八分 麥門冬十分去心 竹茹

前胡各六分 芒硝十分

右八味切以水八升煮取二升五合去滓內硝溫分三服

別如人食頃得利去硝

又方

生雞子一顆開頭取白去黄著米酢拌煻火煨沸起（大觀本草作塘灰）

擎下沸定更三度成就熱飲酢盡不過一二即差（擎下有擲字）（瞎，外臺作塘灰）

卷二十三葉十八葉右方大觀本草

卷十九雞卵條葉五下

廣濟方卷三

求子

療無子令子宮内灸方（丸）

麝香二分研　皂莢十分塗酥炙削去黑皮子　蜀椒六分汗

右三味擣篩蜜丸酸棗人大以綿裹内産宮中留少綿

出覺憎寒不淨下多即抽綿線出却丸藥一日一度

換之無問晝夜皆内無所忌

又方

蛇床子　石塩　細辛　乾薑　土瓜根各四兩

右五味擣散取如棗核大以綿裹内子宮中以指進之

依準前法〇案原脱準字據皇宋本補中間病未可以不得近丈夫

餘無所忌

療婦人百病斷絶緒産白薇丸方

白薇　細辛　厚朴炙　椒汗　桔梗　鼈甲炙各五分　防風

大黄　附子炮　石硫黄各六分研　牡蒙二分　人參　桑上寄

生各四分　半夏洗　白殭蚕　續斷　秦艽　紫菀

杜仲　牛膝　䖟虫去翅足熬　水蛭各二分　紫石英研　朴消

桂心　鍾乳　當歸各八分

右二十七味擣篩蜜丸空腹温酒服如梧桐子十五丸

日二漸加至三十丸不吐不利忌生冷油膩餳生血物

療

外臺卷三十三葉五至六

人莧生葱生菜猪肉冷水粘食陳臭〇案已上三方并一二兩方出本卷第三方出第二卷中今入此卷

坐導藥方

皂莢一兩炙去皮子 大黃 戎塩 礬石燒 當歸各二兩 五味子 乾薑各三兩 細辛三兩 蜀椒汗二兩 葶藶子 苦瓠各三分 砒霜二分

右十二味擣篩以絹袋子如中指許大長三寸盛之令滿內子門中坐任意勻行走急小便時即出之仍易新者一日當下青黃冷汁汁盡止即可幸御但有子若未見病出亦可至十日安之外臺卷三十三葉七至八右方要出千金翼第五一方又有砒霜三分廣濟同

療廣久無子白薇丸方

白薇 牡蒙 藁本各五分 當歸 乾地黃各七分 芎藭 人參 柏子人 石斛 桂心 附子 五味子 防風 吳茱萸 甘草 牛膝 桑寄生各六分 薑黃七分 禹餘糧八分 秦椒二分汗

右二十味擣篩蜜丸如梧桐子空腹酒下二十丸加至三十丸日再服不利忌生葱生菜熱麵蕎麥猪肉葵菜蕪荑莼菜海藻粘食陳臭物等

療久無子斷緒少腹冷疾氣不調地黃湯方

乾地黃 牛膝 當歸各八分 芎藭 卷柏 防風各六分 桂心 牽牛子末各三分

右八味切以水六升煮取二升三合去滓分三服〻別和一分牽牛子末服如人行四五里更進一服以快利止忌熱麵蕎麥炙肉生葱蕪荑蒜粘食等物外臺卷三十三葉八

妊娠

主安胎〻痛漏肚痛方

當歸 芎藭 阿膠炙〇案此章本元阿字 人參各一兩 大棗十二枚擘

右五味切以水三升酒四升合煮取二升半分三服五日一劑頻服三四劑無所忌外臺卷三十三葉二十四

療婦人姙娠動胎腰腹痛及血下方

當歸三兩 葱白切一升 芎藭三兩 艾葉二兩 鹿角膠二兩炙 苧根三兩

右六味切以銀汁一斗煮取三升絞取滓內膠上火膠烊分三服〻別相去如人行六七里未好更傳一日更進一劑無所忌外臺卷三十三葉二十六下

療婦人懷姙數傷胎方

鯉魚二斤一頭 粳米一升

右二味如法作臛少著塩勿著葱豉醋食之甚良一月中頓三過作効安穩無忌外臺卷三十葉二十八

療妊娠傷寒頭痛壯熱支節煩疼方
前胡 知母各三兩 石膏五兩 大青 黃芩 梔子各一兩
葱白切一升
右七味切以水七升煮取二升三合後去滓分三服服
別相去如人行七八里再服不利忌熱麵羊肉外臺卷三十三
葉二十九上
療婦人因損娠下血不止方
當歸 白龍骨 乾地黃各八分 地榆 阿膠 芍藥
乾薑各六分 艾熬四分 牛角鰓十分炙令黃 蒲黃五分
右十味擣篩為散空腹以飲服方寸匕日二服漸加至

全漢三國六朝唐宋醫方 栖芬室

二匕忌生冷油膩豬魚蒜蕪荑外臺卷三十三葉二
十九上
療去胎方
栝樓四兩 桂心五兩 牛膝三兩 瞿麥二兩
右四味切以水七升煮取二升三合去滓分三服服別
如人行八九里進之無忌
又方
取牛膝六七莖綿纏搥頭令碎深內至子宮頭忌生
葱豬牛肉外臺卷三十三葉四十一至四十二
產難

療難產三日不出者方
取死鼠頭燒作屑井花水服
又方
槐子十四枚蒲黃一合內酒中溫服須臾不生更服
之
又方
吞生雞子黃三枚并少苦酒
又方
吞皂莢子二枚亦効外臺卷三十三葉六十一至六十二
若日月未至而欲產者方
取夫衣帶五寸燒作灰酒服立下外臺卷三十三葉六十二右方集出

全漢三國六朝唐宋醫方 栖芬室

集驗云 廣濟同
療子死腹中又妊兩兒一兒活一兒死令腹中死者出生
者安此方神驗萬不失一
蟹爪一升 甘草二尺炙切 阿膠三兩炙
右三味以東流水一斗先煮二味取三升去滓內膠令
烊頓服不能頓服分再服若人困拗口下藥入即活煎
藥宜東向竈以葦薪煮之外臺卷三十三葉六十七至六十八右方出崔氏
療胞衣不出方
末竈突中土三指撮以水服之

又方

取夫單衣蓋井上立出

療胞衣不出方

取苦酒服赤朱一兩〇案原作赤米 據蟻本改

又方

雞子一枚苦酒一合和飲之即出

又方

當戶燒弊褥即出 外臺卷三十三葉六十九至七十

療胞衣不出并兒橫倒死腹中母氣欲絕方

半夏洗二兩 白歛二兩

右二味搗篩服方寸匕小難一服橫生二服倒生三服

兒死四服亦可加代赭瞿麥各二兩

療胞衣不出方

取炊單當戶前燒之 外臺卷三十三葉七十一 右二方並出救急云廣濟同

全漢三國六朝唐宋醫方 栖芬室

療胞衣不出令胞爛牛膝湯方

牛膝四兩 滑石八兩 當歸三兩 通草六兩 葵子一升 瞿麥四兩

右六味切以水九升煮取三升分三服忌牛狗肉

又方

澤蘭葉三兩 滑石五兩 生麻油二合

右三味以水一升半煮澤蘭取七合去滓內滑石生麻

油頓服之 外臺卷三十三葉七十一至七十二 右二方原出必効云廣濟同

產後

療婦人乳無汁方

以母猪蹄四枚治如食法以水二斗煮取一斗去蹄

土瓜根通草漏蘆各三兩以汁煮取六升去滓內葱

白豉如常法著少米煮作稀葱豉粥食之食了或身

体微微熱有少許汗佳乳未下更三兩劑甚驗 外臺卷三十四葉三上 右方 案大觀本草卷十八图經引同葉三上

療乳癰大堅硬赤紫色衣不得近痛不可忍方

大黃 芍藥 楝實 馬蹄炙令黃 等分

右四味搗散酒服方寸匕覆取汗當睡著覺後腫處散

不痛經宿乃消百無失一朝晨更服一匕忌衝風熱食

外臺卷三十四葉八下 右方未著卷數

全漢三國六朝唐宋醫方 栖芬室

療產後血暈心悶不識人或神言鬼語氣欲絕方

荷葉二枚炙 蒲黃一兩 甘草二兩炙 白蜜一匙 地黃汁半升

右五味切以水三升煮取一升絞去滓下蒲黃蜜地黃

汁煖服立瘥止

療產後心悶血氣衝上血暈羚羊角散方

取羚羊角一枚燒成灰末以東流水服方寸匕若未

瘥更服瘥 外臺卷三十四葉十二 右二方並未著卷數

療産後三日患腰疼腹中餘血未盡并手脚疼不下食生地黄湯方

生地黄汁一升 芍藥 甘草各二兩炙 丹參四兩 蜜一合 生薑汁半合

右六味切，以水三升煮取一升，去滓，内地黄汁、蜜、薑汁，微火煎一兩沸，一服三合，日二夜三，利一兩行，中間進食，與藥更進服

療産後惡露不多下方

牛膝 大黄各八分 牡丹皮 當歸各六分 芍藥 蒲黄 桂心各四分

右七味擣散，以生地黄酒服方寸匕，日二，血下止。外臺卷三十四葉十四至十五 右二方未舉卷數

療婦人產後血露不絶崩血不可禁止腹中絞痛氣息急

療蓐痛三十六疾方

亂髮燒灰 阿膠炙各二兩 代赭 乾薑各三兩 馬蹄燒一枚 乾地黄四兩 牛角鰓五兩炙○行準案：鰓疑鰓之誤

右七味擣篩，蜜和爲丸如梧桐子，空腹以飲下二十五丸，日二，至四十丸良。外臺卷三十四葉十六 右方未舉卷數

療産後心胸中煩悶血氣澀肋下妨不能食方

生地黄汁一升 當歸一兩末 生薑汁三合 酒五合 童子小便二升

右五味和煎三四沸，去滓，分服，一日令盡，間食服。○案醫心方引此方文稍異，並録於左

治産後心胸中煩悶血氣澀肋下妨不能食方

生地黄汁一升 當歸一兩末 清酒一合 生薑汁五合

右和煎三四沸，去滓，溫四五合服之，中間進少食。醫心方卷廿三治産後胸脇痛方第廿五葉卅一

血氣煩悶方

取生藕擣絞取汁，飲一升，未定更飲，差止。竹瀝亦得。外臺卷三十四葉十七 右二方並未舉卷數

療産後腹中絞刺痛不可忍方

當歸 芍藥 乾薑 芎藭各六分

全漢三國六朝唐宋醫方 栖芬室

右四味擣散，以酒服方寸匕○案匕字據此本補，日二服

療産後内虛寒入腹，腹中絞痛，下赤，煩毒讝語見鬼羊肉湯方

肥羊肉一斤 當歸 甘草炙 芍藥各一分

右四味切，以水一斗煮羊肉取七升，煮藥取二升，分服

療新産後腹中加弦常堅絞痛無聊方

蜜一升 當歸一兩

右一味末，入蜜中煎點點，目遍宜溫頓服。外臺卷三十四葉十九右 三方並未舉卷數

療產後患風虛冷氣腹內不調補益肥白悅澤方

澤蘭七分熬〇案原脫熬字據此本補　厚朴炙　人參　石斛　蕪荑　人　續斷　防風　桂心各三兩　芎藭　白朮　柏子人　五味子　黃耆　遠志皮各四分　赤石脂六分　乾地黃六分　甘草炙六分

右十七味擣末蜜丸如梧子以酒下二十丸至三十丸日再忌如常法　外臺卷三十四葉二十三右方未著卷數

療產後虛羸喘乏或乍寒乍熱狀如瘧名爲蓐勞猪腎湯方

猪腎一具去脂四破　香豉一升綿裹〇案原脫綿裹二字據此本補　白粳米一升　葱白切一升　人參　當歸各二兩

右六味切以水一斗煮取三升去滓分服已合以意消息忌大肉熱麵蒜　外臺卷三十四葉二十四至二十五

療後腹痛氣脹肋下妨滿不能食兼微痢方

茯苓　人參　厚朴炙各八分　甘草炙　橘皮　當歸　黃芩各六分

右七味擣散以飲下方寸匕日三度漸加至一匕半

療產後下痢赤石脂丸方

赤石脂三兩　甘草炙　當歸　白朮　黃連　乾薑　秦皮各二兩　蜀椒汗　附子炮各一兩

右九味擣篩蜜和爲丸〇案蜜原作塞據此本改　如梧子酒服二十丸日三忌猪肉冷水海藻菘菜〇案原脫猪至菜八字作忌如常法據此本改補　外臺卷三十四葉二十六右二方並未著卷數

療產後赤白痢臍下絞痛方

當歸　芍藥　地榆　龍骨　黃連各八分　艾葉八分　甘草炙八分　厚朴炙八分　黃芩　乾薑各六分

右十味切以水八升煮取二升去滓分溫三服不差止忌生冷油膩海藻菘菜猪魚肉〇案原脫生至肉十九字作忌如常法據此本改補

療產後赤白痢臍下氣痛方

當歸八分　厚朴炙　黃連各十二分　豆蔻五枚去皮　甘草六分炙

右五味切以水五升煮取二升去滓分溫三服差止忌如常法　外臺卷三十四葉二十七至二十八右二方並未著卷數

療產後卒患淋小便磣痛乃至尿血方

冬葵子一升　石韋去毛　通草各三兩　滑石四兩末湯成下　茯苓　子芩各二兩

右六味切以水九升煮取三升絞去滓一服七合差止忌熱麵酢物　外臺卷三十四葉二十九至三十右方未著卷數

療產後小便不禁方

取雞尾燒作灰醫心方作雞毛　酒服方寸匕日三服醫心方作日三

无服字 外臺卷三十四葉三十一右方未差數醫
心方卷廿三治產後小便數方第卅三葉卅二下
療產後遺糞方
取故鷰巢中草燒末以酒下半錢匕治男子 外臺卷三十四
葉三十七右方 未詳卷數
療產後陰道開不閉方
取石灰一升熬令能燒草以水二升投灰中適冷煖
入水中坐漬須臾復易坐如常法用之 外臺卷三十四葉三十八
右方未詳卷數
雜病
治月水腹痛方

當歸 甘草各八兩 芍藥 伏苓 桂心各十二分
以水六升煮取二升絞去滓溫三服服別相去如人
行六七里忌生冷海藻 醫心方卷廿一治月水腹痛方第廿二葉十九至廿上
療崩中去血日數升方
龍骨研 赤石脂研各六分 烏賊魚骨 牡蠣粉 肉蓯蓉
各五分 龜甲炙 芍藥 續斷各八分
右八味擣散飲服方寸匕日三漸加之加乾地黃十分
佳
療崩中下血不止并主男子吐痢血方
取東南引桃枝三握細剉以水四升煮取一升頓服

未差更服良 外臺卷三十四葉四十九至五十右二方未詳卷數
療帶下病方
芍藥七大兩熬令黃黑為散以酒服三錢匕 外臺卷三十四
葉五十二右方未詳卷數
療苦產門癢無計方
蚺蛇膽研 雄黃研 石硫黃研 朱砂研 峭粉研 〇案原有未詳兩字
小注擬刪寧本刪 藜蘆 蕪荑各二分
右七味擣細篩重藥令調以臘月豬脂和如泥取故布
作纂子如人指長一寸半以藥塗上內孔中日一易 〇案
日原作目擬易寧本改 時宜以豬椒根三兩煮湯洗乾拭內藥

全漢三國六朝唐宋醫方 栖芬室

佳 外臺卷三十四葉五十八至五十九右方未詳卷數
療陰下脫出方
皂莢去皮子炙 半夏洗 大黃 細辛各四分 蛇床子六分
右五味擣散薄絹袋盛如指大內陰中日二易又以羊
脂已煎煮 〇案原脫已字擬寧本補 遍塗上以鐵精傅脂上多少
令調以火炙布令煖以熨之斫磁石酒服方寸匕日三
服 外臺卷三十四葉六十右方未詳卷數
療婦人子藏挺出數痛洗方
蛇床子一升 酢梅十四枚
右二味以水五升煮取二升半洗痛處日夜十過良 〇案

右方醫心方引之文稍異並錄以存

療臺後子藏挺出數寸痛方

蛇床子一升　酢梅二七枚

切以水五升煑取二升半洗日夜十度　醫心方卷廿三治產後陰脫方

第卅葉　卅一下

又方

烏頭炮　白及各四分

右二味擣散取方寸匕以綿裹內陰中令入三寸腹內熱即止日一度著明晨仍須更著以止為度　○案日原宋本作月

外臺卷三十四葉六十一

右二方並未舉卷數

廣濟方卷四

霍亂

療霍亂吐痢藊豆湯方　○案藊原作扁據宋本熙寧本改下同

藊豆葉切一升　○案原脫切字據宋本熙寧本補已下同　香葇葉切一升　木瓜一枚切　乾薑一兩切

右四味以水六升煑取二升五合絞去滓分溫三服服別相去如人行六七里並無所忌

療冷熱不調霍亂吐痢宿食不消理中丸方

人參八分　白朮八分　甘草八分炙　乾薑六分　高良薑八分　桂心八分

右六味擣篩蜜丸空腹以飲服如梧子大三十丸　○案服原作下並據宋本熙寧本改補　日二服漸加至四十丸老小以意減之忌生冷油膩生葱海藻菘菜桃李雀肉等物

療霍亂冷熱不調吐痢高良薑湯方

高良薑五兩　木瓜一枚　杜梨枝葉三兩　○案小島氏校云爾雅甘棠郭注今之杜梨

右三味切以水六升煑取二升絞去滓空腹溫三服服別如人行六七里無所忌　外臺卷六葉二至三

療霍亂腹痛吐痢方

取桃葉切三升以水五升煑取一升三合分溫二服

外臺卷六葉七

療霍亂不止方

取酢漿水三升煮取一升五合內米粉一抄攪調分
二服服別相去如人行三四里外臺卷六葉八下
療霍亂心腹痛煩嘔不止厚朴人參湯方
厚朴四兩炙 橘皮二兩 人參二兩 高良薑一兩 當歸一兩 藿香一兩
右六味以水七升煮取二升五合絞去滓分溫三服服
別相去如人行六七里忌生冷粘膩外臺卷六葉十五下案右方醫心方
引之文稍異並無乃左
療霍亂心腹痛煩嘔不止方
厚朴四兩 橘皮二兩 人參二兩 當歸二兩 霍香一兩 高良薑四兩
切以水七升煮取二升五合分溫三服忌生冷粘食

全漢三國六朝唐宋醫方　栖芬室

醫心方卷十一治霍亂心腹痛方第二葉七上
療霍亂吐痢轉筋欲入腹高良薑湯方
高良薑四兩 桂心四兩
右二味切以水七升煮取二升去滓分三服如人行四
五里一服忌生蔥
療霍亂轉筋不止茱萸湯方
吳茱萸一升 甘草二兩炙 乾薑三兩炮 蓼子一把 亂髮一兩燒灰汁洗
卻臟○案宋本无燒字又原脫灰至臟五字據宋本與章本補 桂心二兩
右六味切以水七升煮取二升三合絞去滓分溫三服
服別相去如人行六七里忌生蔥海藻菘菜生冷粘膩

等
療轉筋方
取故綿多取釅醋甑中蒸及熱用裹病人腳冷更易
勿停差止外臺卷六葉十九至二十
吐下而汗出小便復利或下利清穀裏寒外熱脈微欲絕
或發熱惡寒四肢拘急手足厥四逆湯主之方
甘草二兩 乾薑一兩半 附子一枚
右三味㕮咀以水三升煮取一升二合溫分再服強人
與可大附子一枚乾薑至三兩已上千金方若吐之後吸吸
少氣及下而腹滿者加人參一兩已上宋臣校注引廣濟千金方卷二十
葉十五

全漢三國六朝唐宋醫方　栖芬室

九種心痛
療九種心痛蛔蟲冷氣先從兩肋胸背撮痛欲變吐當歸
鶴蝨散方
當歸八分 鶴蝨八分 橘皮六分 人參六分 檳榔十二枚 枳實六分炙 芍
藥六分 桂心五分
右八味擣篩為散空腹煮薑棗飲服方寸匕日二服漸
漸加至一匕半不利忌生蔥生冷物油膩粘食外臺卷七葉三
療諸蟲心痛無問冷熱蛔蟲心痛檳榔鶴蝨散方
當歸 桔梗 芍藥 橘皮 鶴蝨各八分 人參六分

桂心六分 檳榔人十分〇案原脫人字據宋本與真本補

右八味擣篩為散空腹煮薑棗湯服方寸匕漸漸加至二匕不利忌豬肉生葱油膩小豆粘食等〇案小島氏云案此方前療九種心痛方同止桔梗作枳實為異

療蛔蟲心痛積年久不差方

取苦酒五合燒青錢二文令赤安酒中則取雞子白一顆去却錢瀉著酒中頓服之差無所忌

主心腹攪結痛不止仍似有蛔蟲者當歸湯方

當歸 橘皮 細辛 甘草炙 生薑各四分 大黃八分別漬 鶴蝨二分

右七味切以水六升煮取二升分溫三服如人行四五里進一服不利未差三日更作服之忌海藻菘菜生菜 外臺卷七葉四

主冷氣心痛肋下胁鳴轉喉中妨食不多消〇案原脫多字據宋本與[illegible]本補常生食氣噎食心頭住不下桔梗散方

桔梗 當歸 芍藥 茯苓 橘皮 厚朴炙 白朮各八分 草豆蔻子四分 檳榔人六分〇案原脫人字據宋本與真本補 桂心六分 訶黎勒皮六分炙

右十二味擣篩為散空腹煮薑棗飲服方寸匕日二服加至一匕半不利忌生葱豬肉酢物桃李雀肉等一方有枳實不用桔梗 外臺卷七葉八

治冷氣薏苡仁飯粥法

細舂其仁炊為飯氣味欲勻如麥飯乃佳或煮粥亦好自任無忌 大觀本草卷六薏苡仁條圖經引 葉六十三至六十四

療惡疰攝肋連心痛當歸湯方

當歸八分 青木香六分 白檳榔十顆碎〇案原脫白字據宋本與真本補 麝香一銖研

右四味切以小便一大升半煮取六大合絞去滓下麝香末分溫三服服別如人行四五里進一服微微利忌生菜熱麵豬犬肉粘食蒜陳臭物 外臺卷七葉九至十

療心痛癥塊硬築心氣欲絕當歸湯方

當歸 桔梗 芍藥各八分 厚朴炙十分 橘皮八分 人參六分 高良薑十分 桃人五十枚去皮尖兩人〇案原脫兩人二字據宋本與真本補 生薑八分

右九味切以水八升煮取二升五合去滓分溫三服服別相去如人行六七里進一服不利忌豬肉生冷油膩雞魚粘食小豆大蒜 外臺卷七葉十至十一上

療卒中惡心腹絞刺痛氣急脹奄奄欲絕瓜蒂散方

雄黃四兩研 赤小豆四分熬 瓜蒂三分

右三味擣篩為散空肚溫漿水服一錢匕半當吐止不吐加至兩錢匕忌生冷油膩粘食陳臭等

療卒中惡心腹刺痛去惡氣麝香散方
麝香一分研 生犀角二分屑 青木香二分
右三味擣篩為散空肚以熟水服方寸匕立愈未止更
服之不利忌五辛外臺卷七葉十五上
療又心○案又原作久據宋本與本改刺肋冷氣結痛不能食高良
薑湯方
高良薑十分 當歸十分 橘皮八分 厚朴十分炙 桔梗八分 桃人五十
枚去尖皮兩人○案原脫兩 炙皮碎三字據宋本與本補 生薑八分 訶梨勒五分
右九味切以水八升煮取二升八合絞去滓分溫三服
服別相去如人行六七里再服忌猪肉生冷油膩粘食

小豆等外臺卷七葉十八至十九
療心痛三十年不差月上旬殺虫雷丸鶴虱散方
雷丸八分 鶴虱八分 貫衆八分 狼牙八分 桂心八分 當歸八分 檳榔
人八分○案原脫人字據宋本與本補
右七味擣篩為散空腹煮蜜水半雞子許服方寸匕日
二服若重不過三服則差不利忌生葱生冷油膩猪
魚小豆大蒜等外臺卷七葉十九下
療心痛又心○案又疑又之誤撮肋心悶則吐血手足煩疼食飲
不入桃人丸方
桃人八分去皮尖兩人熬○案原脫兩人熬三字據宋本與本補 芍藥八分 訶梨勒

六分 甘草六分炙 延胡索四分 人參六分 檳榔人十四枚○案原脫人字據
宋本與本補
右八味擣篩蜜丸如梧子以酒空腹下二十丸漸加至
三十丸日再服取快利忌海藻菘菜生菜熱麪蕎麥猪
犬肉粘食外臺卷七葉二十一
療心腹中氣時時痛食冷物則不安穩及惡水桔梗散方
桔梗 茯苓各八分 枳實炙 人參 厚朴炙 芍藥 橘
皮各六分 桂心五分 檳榔人八分○案原脫人字據宋本與本補 麥門冬去心八分
右十味擣篩為散空肚煮薑棗飲服方寸匕日三服漸
加至一匕半熱以茶飲下不利忌猪肉酢物生葱生冷
油膩小豆粘食麪熱炙肉等物
療卒心腹痛氣脹滿不下食欲得瀉三兩行佳當歸湯方
當歸 茯苓 桔梗 橘皮 高良薑 檳榔人八分
八分○案原脫人字據宋本與本補 生薑八分
右七味細切以水七升煮取二升三合絞去滓分溫三
服服別相去如人行六七里服訖利三兩行宜停後服
忌猪肉酢物生冷油膩魚蒜粘食小豆外臺卷七葉二十五至二十六
右二方原出第十五卷中今並移入此卷
寒疝腹痛

療丈夫虛勞寒疝腹痛并主產後方
生乾地黃三兩 甘草炙二兩 茯苓二兩 人參二兩 當歸二兩 大棗
十四枚擘○案原脫擘字據宋本與寧本補 白羊肉去脂三斤
右七味切以水三斗先煮羊肉取一斗去羊肉內諸藥
煮取五升內蔥白一把煮取四升絞去滓分溫五服〻
別相去如人行十二三里後乘消進少食〻消服藥忌
蕪荑海藻菘菜酢物餘無忌外臺卷七葉四十四

賁豚

賁豚氣在心吸〻短氣不欲聞人語聲心下煩亂不安發
作有時四肢煩疼手足逆冷方
李根白皮八兩 半夏七兩洗 乾薑四兩 茯苓三兩 人參二兩 甘草
二兩炙 附子一兩炮 桂心四兩
右八味切以水一斗煮取三升絞去滓分三服別相去
如人行六七里忌生冷羊肉餳海藻菘菜油膩酢物生
蔥粘食
療賁豚氣在胷心迫滿支脅方○案胷原作脇據宋本與寧本改
生薑一斤 半夏四兩洗○案原脫洗字據宋本與寧本補 桂心三兩 人參二兩
甘草二兩炙 吳茱萸一兩
右六味切以水一斗煮取三升絞去滓分溫三服〻別
相去如人行六七里不利○案原脫不利兩字據宋本與寧本補 忌生蔥

熱麪羊肉餳粘食海藻菘菜外臺卷十二葉四十五至四十六右方醫心方引之
文稍異並錄於左
療賁氣在胸心迫滿支脅方
生薑一斤 半夏四兩洗 桂心三兩 人參二兩 吳茱萸一兩炙
右以水一斗煮取三升絞去滓分溫三服忌生菜麪
粘食醫心方卷九治賁豚方第六葉十三下

骨蒸

療骨蒸肺氣每至日晚即惡寒壯熱顏色微赤不能下食
日漸羸瘦方
生地黃三兩細切 蔥白細切 香豉 甘草炙各二兩○案原作三兩據與寧本改
童子小便二升
右五味切以地黃等於小便中浸一宿平晨煎兩沸絞
去滓澄取一升二合分溫二服〻別相去如人行七八
里服一劑差止不利○案利原作服據與寧本改 忌海藻菘菜蕪荑
熱麪猪肉油膩粘食等外臺卷十三葉四至五右方醫心方引之文稍異並錄於左
療骨蒸單方肺氣每至日晚即惡寒壯熱顏色微赤不能
下食日漸羸瘦方
生地黃三兩切 蔥白二兩切 香豉二兩 童子小便二升 甘草二兩炙
右地黃等於小便中浸一宿平晨煎兩沸絞去滓澄去
定取一升二合分溫二服忌食熱麪猪肉油膩粘食醫心

全漢三國六朝唐宋醫方　栖芬室

療痃氣骨蒸心忪熱悶風鱉甲丸方

鱉甲炙　芍藥　蜈蚣脯炙　大黃各八分　人參　訶梨勒皮熬　枳實炙　防風各六分

右八味擣篩為末，蜜和丸如梧子，以酒飲下二十丸，漸漸加至三十丸，日再服。不利。忌莧菜、生菜、熱麵、蕎麥、蒜、粘食。外臺卷十三第十四　右方原在第二卷中

療瘦病每日西則弄色○案原作亦色，據幽宋本改　脚手酸疼，口乾壯熱獺肝丸方

獺肝六分炙　天靈蓋六分燒　生犀角四分屑　前胡四分　升麻四分

松脂五分　枳實四分炙　甘草五分炙

右八味擣篩，蜜和丸如梧子，空腹以小便浸豉汁下二十丸，日再。不利。忌海藻、菘菜、生蔥、熱麵、炙肉、魚、蒜、粘食、陳臭等物。

療瘦病方

天靈蓋一大兩炙　麝香半臍　桃人一大抄去皮　朱砂一兩半光明者　好豉一大升熬之

右五味各別擣篩訖，然後總和令調，每晨空腹以小便半升和散方寸匕一服○案幽宋本作二匕　差止。不利。忌生血物。

○案右方醫心方引之，文略異，今並錄於下

療瘦病方

靈天蓋一大兩死人頂骨 麝香半劑 桃人一大抄去皮 生朱沙一兩半光
明者 好豉一大升乾之
右五味各別檮篩訖然後攪和合調每晨空腹以小兒
小便半升和散方寸匕一服忌生血 醫心方卷十三治骨蒸方第十
四葉三十
療腹脹癧病不下食方
柴胡 茯苓各十二分 枳實炙 白朮 人參 麥门冬去心
生薑各六分合皮切
右七味切以水六升煮取一升八合絞去滓分溫三服
服別相去七八里喫一服不利忌生冷油膩小豆粘食
桃李醋物雀肉等
知母丸主瘦病及久痃黃等方
知母 常山各三兩 甘草炙 大黃 麻黃去節 黃芩 杏
人各二兩去尖皮熬 蜀漆洗 牡蠣各一兩熬
右九味擣篩蜜和丸如梧子空心服飲下七丸忌豬肉
及酋酒麵服後心悶即吐是此病出候不唾更漸加兩
丸日與諸人服神驗非一忌海藻菘菜生葱生菜等 此方云是張文仲古嶺公廣傳 外甚
卷十三葉十六至十八
右四方並未查卷數
療婦人腹內冷癖血塊虛脹月經不調瘦弱不能食無顏
色狀如傳尸病方

全漢三國六朝唐宋醫方 栖芬室

麴末二升大麥蘖末二升○案蘖原作藥據醫心方本改 生地黃肥大者切三升
白朮八兩牛膝切三升 桑耳剉三升金色者 薑黃八兩 當歸十四分
生薑二升合皮切 桃人 杏人各二升去皮尖及雙人者熬 近用加橘
皮八兩
右十二味並細切於臼中以木杵擣之以泥內瓶中以
物蓋口封之勿令泄氣蒸於一大石米中飯熟出之停
屋下三日開出曝乾擣為散酒飲服方寸匕○案原脫一字
據醫心方本補 日二服漸加至一匕半不利初服十日內忌生
冷難消之物以助藥勢過十日外即百無所忌任意恣
口食之唯忌桃李若須桃李宜去朮若不能散者蜜丸服
之亦得一服三十丸日二服去病令人能服食肥健好
顏色忌桃李雀肉蒜薤外臺卷十三葉二十一至二十二

療瘦病伏連傳屍鬼氣疰忤惡氣方○案忤醫心方本作悞
斑猫去頭足熬○案斑原作班據醫心方本改 射干根各四分 石膽七分別研
桂心 牛黃各二分別研 犀角三分生者屑 人參二分 石蜥
蜴一枚炙 紫石七分研 蜈蚣四寸炙○案寸原作十據醫心方本改 麝香少許別研
右十一味擣篩為散研相和每日空腹服一寸匕日三
服用井華水二合溫即頓服勿略嘆與白米粥喫好覺
小便澀好以合藥勿使婦人小兒雞狗見忌熱麵果子
五辛酒肉生血生葱

療瘦病伏連辟諸鬼氣惡疰朱砂丸方
光明朱砂一大兩 桃人十枚去皮尖雙人者熬 麝香三分研
右三味研朱砂麝香令細末別擣桃人以脂合和為丸
如梧子其和不飲○案飲原作合據醫心方本改 以蜜少許合成訖清
飲服一七丸日二服不利忌生血物外臺卷十三葉二十四右案原去字
十四卷中今移入此卷右方 醫心方引之文稍異錄如下
療瘦病伏練諸鬼氣惡注朱砂丸方
光明朱砂一大兩碎 桃人七十枚去皮 麝香三分碎
右研朱砂麝香令細末後用桃人香砂為丸如其和
不飲○行案飲當作言力驗反恐也又良再反收也 以蜜少許合成訖

清飲服一七丸日二服夜一服不痢忌雜肉及辛醫心方卷
十三治傳屍方第十 十三葉二十四上
療卒中惡心腹絞刺痛氣急脹奄奄欲絕已上本書
瓜蒂 赤小豆各一分 雄黃二分研
右三味擣下細篩一服五分匕稍增至半錢匕以酪服
藥已上集驗同 外臺卷十三葉二十六上
療初得遁尸及五尸積年不差心腹短氣方
鸛骨三寸炙 羊鼻二枚炙令焦 乾薑一兩 麝香二分研 蜥蜴一枚
炙 斑猫十四枚去翅足熬 雞屎白三兩 巴豆五枚去心皮熬令黑 芫青
二十枚去翅足熬 藜蘆一兩去蘆頭熬令黃

行按此方與外臺卷三十一所引者有異文可互校之

碎

右十味擣篩蜜和丸空腹以飲服如小豆三丸日二服

稍加至六七丸以知為度至利吐忌生冷油膩猪肉蒜

粘食陳臭蘆笋一方無斑猫雞屎有巴豆芫青葪蘆

初得遁尸鬼疰心腹中刺痛不可忍方

青木香六分 丁香六分 鬼箭羽 桔梗 紫蘇 橘皮

當歸八分 生薑十二分 檳榔十四分合子碎 桃梟十四枚去核 ○案此字左

右十味切以水九升煮取三升絞去滓分為三服日晚 无去核兩字

再以快利為度忌如藥法 一方無橘皮桃梟 外臺卷十三第二十七

療傳屍骨蒸殗殜肺痿疰忤鬼氣卒心痛霍亂吐痢時氣

全漢三國六朝唐宋醫方 栖芬室

時氣鬼魅瘴癘赤白暴痢瘀血月閉痃癖丁腫驚癇鬼忤 ○案外臺卷三十一作中小兒吐乳

中人吐乳狐狸○案狸原作魅據外臺本改又案狐狸上外臺卷三十一有大人初字狸下有等病四字 吃力迦丸方 ○案外臺卷三十一作吃力伽丸

吃力迦即白术是○案外臺卷三十一無白字 光明砂研 麝香當門子 訶棃勒皮 香附子

中白 沉香重者 青木香 丁子香 安息香 白檀香

畢撥上者○案撥字原缺作[redacted]據外臺補 犀角各一兩○案外臺卷三十一作犀角一兩 薰陸香

蘇合香 龍腦香各半兩 又有光明砂已下諸小字

右十五味擣篩極細白蜜煎去沫和為丸每朝取井華

水服如梧子四丸於淨器中研破服老小每碎一丸服

之仍取一丸如彈丸蠟紙裹緋袋盛當心帶之一切邪

鬼不敢近千金不傳冷水煖水臨時斟量忌生血肉臘

月令之有神藏於密器中勿令泄氣出祕之忌生血物
桃李雀肉青魚酢等（右方醫心方引之文有異並錄於左　外臺卷十三第十七葉引同五）
療傳屍骨蒸殗殜肺萎疰忤鬼氣卒心痛霍亂吐痢時氣
鬼魅瘴癘赤白暴痢瘀血月閉痃癖丁腫驚癇鬼忤中人
吐乳狐狸吃力伽丸方
吃力伽（白术是）　光明砂（研）　麝香當門子　訶梨勒皮
香附子　沈香（重者）　青木香　丁子香　安息香　檀
香　畢撥　犀角（已上各一兩）　薰陸香　蘇合香
龍腦香（已上各半兩）
右研擣篩極細白蜜煎志沫（於準案煎志沫疑爲煎去沫之誤）和爲丸
每朝取井華水服如梧子四丸於淨器中研破服之老
少每服研一丸服之仍取一丸如彈丸蠟紙裹緋袋盛
當心帶之一切邪鬼不敢近千金不傳冷水煖水臨時
斟量忌五辛臘月合之有神藏於密器中勿令泄氣神
効（醫心方卷十三治傳屍病方第十三葉二十四至二十五）
白虎
療白虎方
犀角屑　當歸　芍藥（各六分）　牛膝　沈香　青木香
虎頭骨（八分炙）　麝香（一分研）　檞葉脉（一握炙）
右九味切以水六升煮取二升六合去滓分溫三服如

人行四五里進一服別加麝香末服之不利忌生菜熱
麵蕎麥蒜（外臺卷十三第四十六葉）
勞傷
療五勞七傷六極八風十二痺消渴心下積聚令人身體
潤服之多情性補益養精方
生乾地黃（十二分）　天門冬（十分去心）　乾薑（六分）　菟絲子（十分酒漬二宿焙乾別擣。案原脫子字據醫方類聚補）　石斛（八分）　當歸（六分）　白术（六分）　甘草（八分炙）　肉蓯蓉（七分）　芍藥（六分）　人參（六分）　玄參（六分）　麥門冬（十分去心）　大黃（八分）　牛膝（六分）　紫菀（六分）　茯苓（八分）　防風（六分）　杏人（八分去皮尖熬）
麻子人（八分）　地骨皮（八分）　椒（三分去目汗）
右二十二味擣篩蜜和丸如梧子空腹酒下二十九日
再服漸加至三十九忌鯉魚海藻菘菜桃李雀肉大酢
蕪荑等（外臺卷十七第九至十葉上右方元希聲）
療臍下冷連腰胯痛食冷物即劇方
牛膝（八分）　當歸（八分）　黃耆（八分）　芍藥（八分）　厚朴（六分炙）　白术（八分）
茯苓（六分）　人參（六分）　橘皮（八分）　訶梨勒皮（八分熬）　桂心（六分）
右十一味擣篩蜜和丸如梧子空腹酒服二十九加至
四十九日再忌桃李雀肉生葱酢物
療腹中冷氣食不消腰胯冷痛者方
檳榔人（八分）　當歸（六分）　牛膝（八分）　芍藥（六分）　枳實（八分炙）　人參（六分）

桂心六分　芎藭六分　吴茱萸六分　橘皮六分

右十一味，擣篩，蜜和丸如梧子，酒下二十丸，至三十丸。若飲酒衝上頭面，宜煮薑棗湯下，飲服亦得。忌桃李、雀肉、生葱。外臺卷十七葉二十六至二十七上

療患腰腎虚冷，脚膝疼痛，背膊〇案膊原作髆，據宋本醫心方改中風氣重聽丸方

石斛五分　五味子六分　牡丹皮六分　桂心四分　白朮六分　丹參六分
磁毛石十分，研　芍藥四分　檳榔人十分　枳實六分，炙　通草六分
細辛四分

右十二味，擣篩，蜜和丸如梧子，空腹以酒服二十丸，漸

加至三十丸，日再。忌生葱、雀肉、桃李、生菜、胡荽。外臺卷十七葉二十七

療下冷腰胯肋下结氣刺痛方

當歸六分　鱉甲八分，炙　桑耳八分，炙　禹餘粮八分，研　白石脂八分
芍藥八分，炙　厚朴六分，炙　吴茱萸六分　茯苓六分　橘皮六分　檳榔人六分　人參六分

右十二味，擣篩，蜜和丸如梧子，空腹以飲服二十丸，日再，加至三十丸。忌人菜〇案菜原作莧，據宋本醫心方改、酢物。外臺卷十七葉二十八右方亦未舉卷數

療虚勞百病腎瀝湯方

羊腎一具，去脂，切八片　茯苓三兩　五味子二兩　肉蓯蓉三兩　牛膝二兩
防風二兩　黄耆二兩　澤瀉二兩　五加皮二兩　地骨皮二兩　磁石六兩
桂心二兩

右十二味，切，以水一斗五升，先煮腎，取一斗，去腎，入諸藥煎取三升，去滓，分温服，服别相去如七八里久，不利。春夏秋三時並可服之。忌生葱、酢物、油膩、陳臭。外臺卷十七葉五十下

療陰痿不起，滴瀝精清，鍾乳酒方

鍾乳三兩，研，絹袋盛　附子二兩，炮　甘草二兩，炙　當歸二兩　石斛二兩
前胡二兩　薯蕷三兩　五味子三兩　人參二兩　生薑屑二兩　牡蠣二兩，熬
桂心一兩　菟絲子五兩合　枳實二兩　生〇案原脱生字，據宋本醫心方補
乾地黄五兩

全漢三國六朝唐宋醫方　栖芬室

右十五味，切，以絹袋盛，清酒二斗漬之，春夏三日，秋冬七日，量性飲之，効。忌海藻、菘菜、猪肉、冷水、生葱、蕪荑、生冷、粘食等。外臺卷十七葉五十三

療虚熱嘔逆，不下食，食即煩悶，地黄飲子方

生地黄汁六合　蘆根一握　生麥門冬一升　人參八分　橘皮六分
生薑八分　白蜜三合

切，以水六升，煮取二升，去滓，下地黄汁、蜜，分温三服，服如人行四五里進一服。不利，慎生菜、炙麵、炙肉、蕎麥、猪

蒜粘食（外臺卷三治壓熱方第廿四葉四十二）

諸痢

療赤白水穀冷熱等痢方

地榆六分　白朮五分　赤石脂七分研　厚朴七分炙　乾薑六分　熟艾四分　龍骨七分　甘草四分炙　黃連十分　烏梅六分熬　人參六分　當歸五分

右十二味擣篩為末，蜜丸，以米飲汁服二十丸如梧桐子大，日三服，加至三十丸。忌海藻菘菜豬肉冷水等（案原脫忌至等十字據興寧本補）（外臺卷二十五葉二）

療水痢及霍亂，崔氏方同，云冷痢食不消化及有白膿，日夜無節度，但疑是冷患，並主之方

白石脂　乾薑各八兩

右二味擣篩為末，以沸湯和少許麵薄糊和藥，併手捻作丸如食法，下不止加乾薑八兩。忌如常法。

療水痢腹中氣方

茯苓八分　白龍骨八分研　訶梨勒皮八分　黃連八分　酸石榴皮八分

右五味擣篩為末，蜜丸，空心以飲服如梧子大三十丸，日二服，差止。忌豬肉油膩生冷等○案原脫忌至等八字據興寧本補（外臺卷二十五葉四至五上）

全漢三國六朝唐宋醫方　棲芬室

療吃痢青白色，腹內常鳴，其痢行數甚疏，出太多，此是冷痢，宜服調中散方

龍骨　人參　黃連　阿膠炙　黃蘗各一兩

右五味擣篩為散，煮米飲服兩方寸匕，日再服○案再原作兩，據興寧本改。忌豬魚冷水蒜炙肉粘食○案原脫忌至食十字據興寧本補（外臺卷二十五葉六至七上，右方醫心方引之，文有異，並錄于左）

療冷痢青白色，腹內常鳴，行數疏出，即大多，調中散方

龍骨一兩　人參一兩　黃連一兩　阿膠一兩　黃蘗一兩

擣篩為散，煮米飲服。忌豬魚蒜炙肉粘食等（醫心方卷十一治冷痢方第廿葉二十七下）

療脾胃氣微不能下食，五內中冷，及微下痢方

白朮八兩　神麴末五兩熬令香○案熬原作炒，並脫令香二字，據興寧本補　甘草炙　乾薑　枳實炙各二兩

右五味擣篩，蜜和丸，空腹以溫酒服如梧子○案原作如梧桐子大，據興寧本刪二十丸，日二服，漸加至三十丸。腹中痛者加當歸。忌熱麵海藻菘菜桃李雀肉等○案原脫忌至等十二字據興寧本補（外臺卷二十五葉十一至十二）

療白膿痢方

甘草炙七分　厚朴十二分炙　乾薑　枳實炙　茯苓各八分

右五味切，以水五升煮取一升六合，絞去滓，分為二服

日再服○案照寧本无服字忌生冷油膩小豆粘食海藻菘菜酢
物等○案原脫忌至等十六字據照寧本補右方醫心方引之其文有小異錄如左
療白膿痢方
甘草六分炙　厚朴十二分炙　干薑八分　枳殼八分炙　伏苓八分
切以水五升煮取一升六合分溫二服忌生冷油膩小
粘食海藻醫心方卷十一治膿血利第廿七葉二十六下
療心腹脹滿不能下食及痢白膿方
厚朴五兩炙　豆蔻五枚　甘草一兩炙　乾薑一兩
右四味切以水五升煮取一升五合絞去滓分為二服
日再忌生冷油膩海藻菘菜○案原脫忌至菜九字據照寧本補外臺卷二十

五葉十三至十四上
療熱毒痢血甚痢行數甚數痢出不多腹中刺痛此是熱
痢宜生犀角散方
生犀角末　酸石榴皮炙　枳實炙令黃各三兩
右三味各異擣篩為散以飲服兩方寸匕○案方原作三據照寧本改
日再差停忌熱食物○案原脫忌字據照寧本補又案右方醫心方引之文稍簡錄如左
療熱毒痢甚數出不多腹中刺痛方
生犀角末三兩　酸石榴皮三兩炙　枳殼三兩炙
搗為散飲服兩方寸匕日再忌熱食醫心方卷十一治熱利方第卄一
葉二十九下

療熱毒痢血片臍下絞刺痛方
升麻　地榆　倩根　黃芩各六分　犀角四分　生地黃八分
梔子七枚擘　薤白八分　香豉二合綿裹○案原脫綿裹二字據照寧本補
右九味切以水六升煮取一升五合絞去滓分溫三服
日再忌諸熱物○案原脫忌至物四字據照寧本補外臺卷二十五葉二十
療血痢黃連丸
黃連　白龍骨炙　禹餘粮　伏龍肝各八分　代赭研
乾薑六分
右六味擣篩蜜和丸飲服三十丸如梧子漸加至四十
丸差止忌豬肉冷水熱食○案原脫忌至食七字據照寧本補

全漢三國六朝唐宋醫方　栖芬室

療痢鮮血方
蒨根○案蒨原作茜據照寧本改　黃連　地榆各八分　梔子十四枚
薤白切　香豉各八分　犀角屑六分
右七味切以水八升煮取二升分為三服日再忌豬肉
冷水○案原脫忌至水五字外臺卷二十五葉二十五
療久患痢不差瓜子礬散方
瓜子礬燒八分　麝香二分研　吳白礬燒六分　雲母粉四分　桂心
二分　龍骨六分　無食子七顆燒　黃連八分
右八味擣篩為散空腹以生薑汁和三錢匕服日再煮
薑湯下

療積年腸痢羸瘦面色痿黃方

石硫黃研 黃連各一兩 艾一兩 蜜一升

右四味，以水二升，先煮黃連、艾，取半升，後内石硫黃末，更煮三五沸，即絞去滓，又内蜜，更煮三五沸，下，分為三服。忌猪、魚、蒜、冷水。○案：原脱忌至水六字，據聖惠本補。外臺卷二十五，葉三十四

療冷熱不調痢膿水方

人參 乾薑 枳實炙，各四分 厚朴炙 龍骨 赤石脂

黃連 苦參各六分 黃芩五分

右九味，擣篩，蜜丸，空腹以飲服如大豆十五丸，日二，漸加服者亦得。○案：原脱服至得四字，據聖惠本補。外臺卷二十五，葉四十一。右方原出第三卷

療百千種雜痢黃連湯方

黃連一兩 乾薑一兩 艾一兩 附子一枚，炮 蜀椒十四粒 阿膠如指大，炙

切，以水五升，煮取二升五合，絞去滓，内膠，更上火煎膠烊，分溫三服。忌生冷、猪肉、蒜。醫心方卷十一，治雜利方第十九，葉二十四

五痔

療五痔方

生槐煎五分 皂角二兩，炙，去皮子 麝香研 鰻鱺魚炙 雄黃研

莨菪熬 丁香 木香各二分

右八味，擣篩，以槐煎和丸，分為五丸，取一淨瓶可一升，以素擣地埋之，著一疊子於瓶上，鑽疊子作孔，内火瓶中，灰蓋之，然後内藥一丸燒之，令安穩。○案：原脱令至穩四字，據聖惠本補。以下部著疊孔上坐，便通汗，其盡一丸藥即止。内痔以藥一丸内下部，立効，仍不及薰。忌魚、熱麵等。

療五痔蝟皮散方

蝟皮炙 鼈甲炙 當歸各六分 黃耆 槐子 大黃各八分

蛇皮一寸，炙 五露蜂房熬，五分。○案：熬原作炙，據宋本、聖惠本、葉本補

桂心各五分 猪後懸蹄甲十四枚，炙

右十一味，擣為散，空腹以米飲服方寸匕，日二，漸加一匕半。不利。忌麵、炙肉、雞、魚、葱、蒜。○案：原脱麵至蒜七字，作乃前方三字，據宋本

全漢三國六朝唐宋醫方 栖芬室

療五痔下血不止方 聖惠本補刪

槐子 五色龍骨 槲葉炙令紫色 乾薑 芎藭 當歸

茜根 吳茱萸各六分 白歛 附子五分，炮 黃耆八分 大黃

十分 猪懸蹄甲十四枚，炙 髮灰四分

右十四味，擣篩，蜜丸，空腹以飲服如梧子二十丸，日二，漸加至四十丸。若利恐多，以意減之。忌生冷、炙肉、猪肉、蒜。○案：原脱生至蒜七字，作忌如前法，據宋本、聖惠本刪補。外臺卷二十六，葉二

療痔下血方

以虵不問多少，並煮肉消盡，去滓，用汁和婆羅粥著

[illegible]年壽濟方二十五止十一葉
引此方无平旦二字

少鹽食之大効一無所忌

黃耆丸方

黃耆　枳實炙各三兩　烏蛇炙　當歸　赤石脂各二兩　蝟皮二兩炙

右六味擣篩蜜丸空腹酒下如梧子二十丸日二服更不加減不利忌麵猪肉魚蒜陳臭物○案名脫不至物十一字據宋本補　外臺卷二十六葉十上

療痔瘻疽瘡方

光明砂別研　麝香當門子別研　蚺蛇皮五月五日者熬

右三味等分研先以鹽湯洗拭乾於瘡上傅少窨以散傅上差止　外臺卷二十六葉十八　右方未詳卷數

諸蟲

療蛔蟲方

酸石榴根東引入土五寸者切二升　檳榔十枚碎

右二味以水七升煮取二升半絞去滓著少米煮稀粥平旦空肚食之少間蟲並死○案並名作便據照宋本改快利効無忌　外臺卷二十六葉二十九右下○案本方醫心方引之文有異並錄於下

治蛔蟲寸白方

取酸石榴根切二升入土七寸東引者　檳榔十枚碎　切水七升煮取二升六合絞去滓著少米煮作

稀糜平晨空腹頓服食之少間出死快利差（醫心方卷七治蛔虫方第十九葉二十三）

療白蟲以馬藺葉大於下部出不盡以刀截斷者令人漸

漸羸瘦石榴湯方

醋石榴根東引者一大握。案原作搤，據醫心方本改　蕪荑三兩　牽牛子半兩熬末

右三味以水六升煮取二升去滓分三服別和牽牛子末每服以人行五里更服服快利蟲亦死出忌生冷猪魚牛肉白酒葵笋等此方神驗

又方

狼牙　白斂各四分　蕪荑六分

右三味擣篩空肚以大醋和以膏温頓服之亦不利。案原脫亦不利三字據醫心方本補　無所忌（外臺卷二十六葉四十一至四十二）

療蛔虫寸白虫方

檳榔人十二分。案原脫人字據醫心方本補　當歸　鶴蝨　蕪荑熬

橘皮各六分　貫衆　雷丸各四分

右七味擣散空腹煮大棗湯服方寸匕日二服漸加至三匕微利無忌（外臺卷二十六葉四十九至五十）

諸淋

療淋未積年比醫療不損得損。案損原作愈據醫心方本改　或十日五

橘

日一發即有可時今年因病更頻數令二十日來不定。案原脫今字據醫心方本補　方

滑石　冬葵子各八分　瞿麥　石韋各五分去毛　蒲黃六分

陳橘皮四分　芍藥　茯苓　芒硝各六分　子芩六分

右十味擣篩為散空腹煮後飲子服方寸匕日二服漸加至一匕半不利。案原脫不利二字據醫心方本補　忌熱麪炙肉醋蒜等

飲子方

桑白皮六分　通草　百合各八分　白茅根十分新者。案十原作一並脫新者二字據醫心方本補

右四味細剉以水四升煮取二升去滓温下前散藥。案醫心方本無前字　口渴者亦得也

療淋小便不通來六七日方。案原脫來字據醫心方本補

滑石五兩　通草三兩　瞿麥二兩　冬葵子一兩　茅根一升　石韋三兩去毛

芒硝二兩

右七味切以水九升煮取二升八合去滓內芒硝分温三服每服如人行六七里進一服以微利為度忌諸熱食物。案原脫諸至物四字作忌如前據醫心方本補（外臺卷二十七葉一至二）

療血淋不絕雞蘇飲子方

雞蘇一握　竹葉一握切　石膏八分碎　生地黃一升切　蜀葵子四分

雞蘇一把竹葉一把石膏八分碎生地黄切一升末湯成下

右五味以水六升煮取二升去滓和葵子末分溫二服

如人行四五里久進一服

療血淋小便磣痛方

雞蘇二兩滑石五兩碎生地黄半斤小薊根一兩竹葉二兩通草

五兩石膏五兩碎

右七味細剉以水九升煮取三升去滓分溫三服如人

行四五里進一服不利忌蕪荑熱麵蒜陳臭物○案原脫不至

物十一字據此方本補外臺卷二十七葉十二至十四上

治血淋方

車前葉搗取汁半升和蜜一匙攪合銷頓服之立差

醫心方卷十二治血淋方第九葉十四下

療熱淋小便澀痛方○案原脫小至痛四字據此方本補

車前草切一升通草三兩葵根切一升芒硝六分湯成下

右四味以水七升煮取二升絞去滓內硝分溫三服，

別相去如人行六七里微利為度忌熱食外臺卷二十七葉十六　案

右方醫心方引之文稍異並錄於左

療熱淋小便澀痛方

車前草切一升通草三兩葵根切一升芒消六分湯成

切以水七升煮取二升去滓內芒消分溫三服忌熱食

醫心方卷十二治淋
方第十六下

此方下本有療膀胱急妨宜下氣昆布臛法
三方以

膀胱急妨

高麗昆布一斤白米泔浸一宿洗去鹹味以水一斗煮令向熟擘長三寸闊四五分仍取葱白一握三寸切斷擘之更合熟煮令昆布極爛仍下鹽酢豉糝調和一依臛法不得令鹹酸以生薑橘皮椒末等調和宜食粳米飯粳米粥海藻亦依此法極下氣大效無所忌 大觀本草卷九海藻條圖經引第十一下

小便不通

療下冷痃小便不通雞蘇飲子方

雞蘇一握 通草四兩 石韋一兩炙去毛 冬葵子半一兩 杏人二兩去皮尖 滑石二兩 生地黃四兩

右七味切以水六升煮取二升半絞去滓分溫三服如人行四五里進一服不利忌蕪荑熱麵炙肉蕎麥麵蒜陳臭物粘食等 集原脫不至等十九字據醫方本補

又方

冬葵子五兩 通草三兩 茅根四兩 芒硝二兩湯成下 茯苓三兩 滑石五兩

右六味切以水九升煮取三升去滓內芒硝分溫三服

服別相去如人行六七里忌炙肉熱食醋蒜等物○案原脫忌至物九字據幽寧本補

又方

秋冬二分 大黃六分 芍藥 當歸 枳實炙 白朮 人參各二分 大麻人四分

右八味切以水六升煮取二升去滓分溫三服要著芒硝六得忌酢物桃李雀肉等○案原脫忌至等八字據幽寧本補 外臺卷二十七葉三十一至三十二

中惡

療卒中惡心腹刺痛去惡氣方

麝香一分研 青木香二分 生犀角二分屑○醫心方無屑字又此藥次於麝香下

右三味為散空心熟水服方寸匕日二立効未已更作不利○案原脫不利二字據幽寧本補 忌如常法外臺卷二十七葉一○案醫心方作為散空腹以熟水服方寸匕立愈 醫心方卷十四治中惡方第二葉五上

蠱毒

療蠱毒方服此升麻散三四日後即服前光砂丸方

升麻 桔梗 栝樓各五兩

右三味擣為散以熟湯洗所患人陰中不淨○案不淨原作耳以濃汁服方寸匕日二服漸加至二匕內消不利○案原脫不利二字據幽寧本補 忌粘食豬肉 外臺卷二十八葉二十二上

墮傷

療從高墮下內損瘀血消血散方

蒲黃十分 當歸 乾薑 桂心各八分 大黃十二分 虻蟲四分去足翅熬

右六味擣為散空腹以酒服方寸匕日再漸漸加至一匕半忌生葱豬犬肉 外臺卷二十九葉二上

療墮損骨肉苦疼痛不可忍方

故馬氈兩段 其氈欲得故膩者於鐺中以酒五六升著一抄鹽煮令熱即內氈於鐺中看氈熱便用裹所損處冷即易之勿令久熱傷肉如是三五遍痛定即止仍服止痛藥散即漸差

療男子虛勞墮傷內損吐血不止欲死面目黑如漆者悉主之方

黃耆 芎藭 當歸 芍藥各三兩 甘草三兩炙 生薑八兩

右六味切以水九升煮取二升五合去滓分溫三服 服別相去六七里不利忌生冷海藻菘菜豬魚○案原脫不至魚十一字據幽寧本補 外臺卷二十九葉五至六上

癧瘍風

療癧瘍風方

石硫黃研，三兩 雄黃研，一兩 硇砂○案硇，原本作硇 附子生用，各二兩

右四味，搗篩為散，以苦酒和如泥，塗瘍處，乾即更塗，以差為度。外臺卷十五葉五十　案右方醫心方引之，方藥有異，互見次下

療癧瘍風方

雄黃一兩 硇沙二兩 附子生，三兩

右為散，苦酒和如泥，塗上。醫心方卷四治癧瘍風第十八葉十九至二十

白癜風

療白癜風方

苦參三斤 露蜂房炙 松脂 附子炮 防風各三兩 梔子人五兩 烏蛇脯六兩，炙 木蘭皮二兩○案原脫二兩二字，據醫心方本補

右八味，搗篩為散，一服一匕，以酒下，日二，宜喫蒿菜，勿食雞肉、豬肉、冷水、熱麵、生菜。

又方

黑油麻一大升 生地黃五兩 大桃人去兩人皮尖，三十枚，熬

右三味，先退去油麻皮，蒸之，日暴乾，又蒸之，如此九度訖，又暴取乾，搗令極碎，然後搗地黃、桃人，雜之，即總相和，加少蜜，令相著，一服一匙，日再服，和酒喫，空喫亦得○案酥本作亦精 食諸脂尤妙，忌蕪荑、熱麵、豬、蒜、油膩等。

又方

礬石研 硫黃研

右二味等分，酢和傅之。外臺卷十五葉五十二至五十三

主下水氣若小便澀水腫氣妨悶不能食海蛤丸方

昆布洗 橘皮 赤茯苓 漢防己 海蛤研 郁李人 桑根白皮 澤漆炙 檳榔人○案原脫人字，據醫心方本補 杏人去皮尖，各四分 大黃炒 葶藶子二十分，微火熬令黃○案醫心方本作二十分熬四字

右十二味，搗篩，蜜和丸，飲服如梧子十五丸，日二服，加至二十五丸，以小便利為度。忌酒、熱麵、炙、煿、大酢。外臺卷二十葉三十九上

眼

療目赤痛○案痛原作病，據宋本改 及胎赤方醫心方同

以蜂蛤累置釜二分，鹽礫一分，夜臥火炙煖，著目眥三四日差止。醫心方作以蜂蛤置釜二分，綠鹽一分，和夜臥時火炙煖，著目眥三四日愈

又方

豬膽和鹽礫五分，點眥效○案醫心方作豬膽和綠鹽亦效。右二方見卷數 外臺卷二十一葉六至七，醫心方卷五治目胎赤方第廿三葉二十一

主令明目方

全漢三國六朝唐宋醫方　栖芬室

三月中取新杏人研脂絞取汁一升石鹽兩大豆大銅器盛之取銅古錢二七文浸之二七日綿注目中夜洗眼用 外臺卷二十一葉十八上

療雀目地膚子丸方

地膚子五兩 決明子一升

右二味擣篩米飲和丸每食後以飲服二十丸至三十丸

又療雀目至暮無所見者栢皮散方

老栢白皮四兩 烏梅肉二兩熬 細辛 地膚子各四兩

右四味擣篩為散每食後清酒服二方寸匕日三四服差 外臺卷二十一葉二十五 右二方並未著卷數

療眯目觑帶灰方○案醫心方無觑帶灰三字

取少許觑帶燒作灰水服方寸匕立出○醫心方[illegible]

療眯目不出深膚瞿麥散方

瞿麥 乾薑各二分

右二味為散以井花水服方寸匕日三不過三眯出

療眯目豬膏塞鼻方

以豬膏如半雞子果鼻孔中隨眯左右著鼻中以喻翁之即便仰卧須臾不知眯處

療麥芒入目不出方

煮大麥汁注眼中即出良○案醫心方煮下有取字無良字餘同 外臺卷二十一葉三十三至三十四 右四方未著卷數 右方○醫心方卷五治稻麥芒入目方引廿九葉二十五

療客熱衝眼赤痛淚出決明湯方

決明子 升麻 枳實炙 柴胡 黃芩 芍藥各一兩

梔子十四枚 竹葉一升 車前草切四升○案原脱切字據醫心方本補 甘草一兩炙

右十味切以水九升煮取二升五合去滓內芒硝溫服分為三服忌海藻菘菜

療先服石熱衝上眼赤方

黃連 苦參 槐子各八兩 蕤人 決明子 黃芩各五分○案原本作二據醫心方本改 麥門冬六分去心 萎蕤 大黃各六分

右九味擣篩蜜和丸如梧子食後以蜜水下二十至三十丸忌豬肉 外臺卷二十一葉三十六 右二方並未著卷數

耳

療耳聾方

生地黃長一寸半肥者 杏人七枚去皮熬令黃色 巴豆七枚去皮熬令黃印成 鹽二顆 髮灰半錢匕

右五味擣研堪丸以蔥涎核人大用綿薄裹內耳中以物推入○案原脱以至入四字據醫心方本補 日一易耳內當痛有水出即去藥直以綿塞耳小內黃水出痛甚不得更著若未差還依前著藥取差 外臺卷二十二葉十至十一上

療耳聾不得聞人語聲方

松脂四分 巴豆二分去皮心熬 麻子人二分 臘二分 熏陸香一分 石鹽

二分

右六味擣爲膏丸如棗核大內耳中三日一易取差外臺卷二

十二葉宋本卷數 一至二葉右二方

療風聾三十年無所聞方

草麻子三分 杏人四分熬 桃人四分去皮熬 巴豆一分去皮熬 石鹽

三分 附子一分炮 熏陸香一分 磁石四分研 菖蒲四分 臘二分 通草

二分 松脂二兩半

右十二味先擣菖蒲石鹽磁石通草附子五物宋本無子字 熏

陸香成末別擣草麻子等四味乃內松脂臘擣一千杵

可捻作丸如棗核大綿裹塞耳中日四五度抽出別捻

之三日一易以差爲度外臺卷二十二葉七至八右方宋本卷數

療耳鳴塞耳丸方

巴豆二枚去皮熬 桃人二枚去皮熬 松脂大豆許

右三味擣作二丸綿裹塞耳中

療耳鳴沸鬧方

吳茱萸 巴豆去皮熬 乾薑 石菖蒲 磁石 細辛

各一分

右六味擣末以鵝膏和少許以綿裹塞耳中以鹽五升

布裹塞之以驢耳門令其煖氣通入耳內治後易之外

此数用差後常以亂髮卷以塞耳中慎風 外臺卷二十二葉九至二十

右二方並未著卷数

療聤耳痒有膿不止菖蒲膏方

菖蒲一兩 狼毒 附子炮不去 石燒 礬石熬汁盡各一兩

右五味擣篩以羊髓和以膏取如棗核大塞耳中以差為

度

療聤耳膿血出方○案醫心方聤作亭餘同

取車轄脂綿裹塞耳中差○案醫心方卷五治聤耳方第四第六亦取車轄脂塞

耳中出膿血急

全漢三國六朝唐宋醫方 棲芬室

療聤耳方

黃連 龍骨 白斂 赤石脂 烏賊魚骨各等分

右五味擣末以綿裹塞耳中無著以綿纏杖子著藥 外臺

卷二十二葉十一 右三方並未著卷數

療耳卒痛求死者方

菖蒲 附子各一

右二味末以麻油和以點耳中立止 外臺卷二十二葉十三 右方無卷數

此方不見

療蟲入耳膿不聞人語聲有膿血出方

黃耆四兩 乾薑三兩 蜀椒一兩

右三味擣末以生地黃擣取汁和用綿裹如棗核大塞耳

中日三夜一以差止 外台卷二十二第十四 右方未序卷數

下二方入前

療耳膿水通耳礬散方

吳白礬八分燒汁盡 麻勃一分 青木香二分 松脂四分

右四味擣末先消松脂然入藥○案然原作後據照寧本改又入照寧本作八末可丸以棗核淨拭以塞耳中取差

療通耳膿水出方

吳白礬八分燒令汁盡末 花臙脂四十枚○案花上原有紅藍二字據宋本照寧本刪

右二味和杵淨拭耳中以杵杵之每拭然後著藥○案照寧本无後字 外台卷二十二第十三至十四右二方未序卷數

療耳鳴或聾漬酒方

菖蒲一斤 通草一斤 磁石一斤碎綿裹

右三物切以清絹盛清酒二斗浸之春夏三日秋冬五日溫服三合漸加之至五六合以下丸藥亦甚良

療兩耳腫膿水出不聞人語聲方

黃耆 升麻 犀角屑 梔子各六分 玄參八分 乾薑 芍藥 人參各四分 大黃八分 青木香 黃芩 芒硝各六分

右十二味擣篩蜜和丸食後少時以枸杞根湯下二十丸漸增之已知為常

療兩耳腫方

青木香 防己 芍藥 玄參 白歛 大黃 芒

硝　黄芩各八　赤小豆各十　紫葛各八

右十味擣散以榆木白皮擣汁和之塗布帛上貼腫取

消 外臺卷二十二葉十六至十七右三方並未著卷數

齒

療牙疼巴豆丸方

巴豆十枚去皮心熬研如膏　大棗二十枚取肉　細辛一兩末

右三味相和研爲丸以綿裹著所疼處咬之如有淨唾吐却勿咽入喉中日三差 外臺卷二十二葉二十六右方未著卷數

療齒痛及落盡石膽傅方

取石膽研以人乳汁和以傅齒痛上或孔中日三兩度止痛除生齒百日復故齒生止每以新汲水漱令淨 外臺卷二十二葉二十八右方未著卷數

療牙齒疼痛牙齦腫痒齒根宣露方

肥松節四　細辛二　蜀椒二　胡桐律四

右四味切以清酒四升煮十沸承熱含之冷即吐却更含差止

療牙疼齒痛方

取槐白皮切一握

右一味以醋一升煮去滓著鹽取少許適寒溫含日三易之 外臺卷二十二葉三十一右二方未著卷數案右方醫心方大觀本草並引之文亦互異今並錄如下

治牙痛方

取槐白皮切一握醋三升煎取二升去滓內鹽適寒溫含之三五日即定也 醫心方卷五治牙齒痛方第六十六葉四十九

療牙齒疼痛

取槐樹白皮一握切以醋一升煮去滓著鹽少許寒溫含之日三易之 大觀本草卷十二槐皮條葉十下

療䘌齒石黛散方

五月五日乾蝦蟇燒灰石黛甘皮各等分擣末以傅齒上取差

療䘌齒及口瘡出食紫藍灰方

取紫藍燒作灰以塗傅之日三五度取差爲度

療䘌齒并蟲積年不差從少至老方

雀麥一名牡姓草似牛尾草一味苦瓠葉三十枚淨洗露一宿平旦取草屈長二寸廣一寸厚五分以瓠葉裹傅作五六十裹子以三年醋漬之至日中以兩裹火中炮令極熱內口中齒外邊熨之冷更易取銅器以水內中解裹於水中洗之即有蟲長三分老者黃色少者白色多即三二十枚少即一二十枚此方甚妙 外臺卷二十二葉三十三右三方均未著卷數

療齒䘌痛方

全漢三國六朝唐宋醫方　栖芬室

療齒䘌痛方

五月五日蝦蟇燒作灰 石黛 甘皮 細辛 白雞屎

麝香 乾薑 熏黃

右八味各等分以薄綿裹少許內蟲齒孔中日三易之

差 外臺卷二十二葉三十五 右方未詳卷數

療挺風齒斷肉欲盡根出恐是疳蟲食斷及耳鼻疳痛方

石黛二兩 細辛 棘刺 菖蒲 香附子 當歸 青

木香 胡桐律 乾薑各四分 青葙子六分

右十味搗為散以半錢匕綿裹就齒痛處含之勿停差

止服後九方一方無細辛 有雞舌香

九方

苦參八分 大黃 黃芩 枳實各六分 地骨皮六分 玄參八分

黃連八分

右七味搗篩蜜為丸食後少時以漿水服一十五丸日

再服至二十丸增減自量之忌蒜麵豬肉 外臺卷二十二葉三十八

右二方未詳卷數

療風齒口氣臭芎藭湯方

芎藭三兩 當歸三兩 獨活四兩 細辛四兩 白芷四兩

右五味切以水五升煮取二升去滓含漱日三五度取

差○案醫心方卷五治齒敗臭方葉六十三引集驗芎藭二兩 當歸二兩 獨活四兩 細辛四兩 白芷四兩以水五升煮取二升去滓含之

齒敗口臭方

取芎藭煮一味含之 外臺卷二十二葉三十八至三十九 右二方未詳卷數

療牙齒疼痛風蟲俱差方

獨活 防風各四兩 芎藭 細辛 當歸各四兩 沈香八分

雞舌香 零陵香各五兩 黃芩十分 升麻八分 甘草六分炙

右十一味搗篩以煉臘少許丸如小豆以薄綿裹當痛上

含有汁嚥亦無妨口臭氣尤妙

療齒痛不問蟲風者方

熏黃一兩 莽草一兩 臘月羊脂 蜀葵莖四枝○案枝原作枚據巫本改

右四味搗熏黃等為末消羊脂鐺中以葵莖蘸脂點藥末注

齒痛處孔中日三五度每令葵莖熱用之良

療牙齒疼蟲痛含湯方

肥松脂三兩 皂莢一枚去皮子炙令黃 石鹽七枚

右三味切以水二升煮取八合去滓溫含冷吐之即差

止 外臺卷二十二葉三十九至四十 右三方未詳卷數

療齒牙風挺出疼痛郁李根湯方

郁李根五兩 芎藭二兩 細辛二兩 生地黃四兩

右四味以水六升煮取二升半去滓先以鹽湯漱口然

後溫含之冷即吐更含取差 外臺卷二十二葉四十四 右方未詳卷數

唇

療緊脣水銀膏方
水銀　雄黃研　青礬研　苦參各二兩去節　緋帛方三寸○案緋帛原作一方攟
亂髮一雞子大　細辛三兩末（京本無　章本改）
右七物以緋帛裹用麻油一斤蠟二兩○案蠟本作臘下同據章本改先
煎苦參細辛以緋帛裹消盡入水銀石黃及蠟候膏成收
凝乃以傅病上取差爲度水銀和石藥兩味研令盡入
煎之
療緊脣瘡久不差石硫黃膏方
石硫黃研　白礬燒　朱砂研　水銀　麝香　黃蘗末各一分
右六味和水銀研於瓷鉢中以水銀盡用臘月猪脂和

全漢三國六朝唐宋醫方　栖芬室

如泥先拭淨然以塗之○案原脫然以二字據章本補　日三五以差
爲度甚良外臺卷二十二葉四十九　右方未詳卷數
口
療口瘡煎方
龍膽　黃連　升麻　槐白皮　大青各二兩　苦竹葉一升
白蜜半升
右七味切以水五升煮取一升去滓下蜜煎之塗口瘡
差
療口舌生瘡含煎方
升麻　大青　射干各三兩　梔子　黃蘗各一兩　蜜八合

乾

薔薇白皮五兩　苦竹葉切一升　生地黃汁五合　生玄參汁五合無
用乾者二兩
右十味切以水六升煎取二升去滓入生地黃汁蜜煎
成一升以綿細細含之取差即止
心腑中熱常患口瘡乍發乍差積年不差方
升麻八分　大青　枳實炙　甘草炙各六分　苦參八分　黃連八分
生乾地黃八分
右七味擣羅蜜丸以水服二十丸日再忌如常法外臺卷二
十二葉五十一至五十二　右三方均未詳卷數
療齒蟲蝕脣鼻齒口及餘處皆効方
石硫黃研　乾漆熬　文蛤燒作灰
右三味各等分細篩之每用臘取胡桃大麝香真核大
研和先拭上惡物血等然後傅之○案原本無後字　日三外臺卷二
十二葉六十一
咽喉

全漢三國六朝唐宋醫方　栖芬室

療咽中生瘡吐血不下食方
生地黃五兩　青竹茹　玄參　雞蘇各二兩　茯苓　升麻
麥門冬去心各三兩
右七味切以水八升煮取二升五合去滓分溫三服服
相去人行七八里不利多服含細細咽亦得忌生冷

熱麪炙肉油酢〇外臺卷二十二葉二十

瘰癧

瘰癧丸方

鸛骨　貍骨炙並　射干　玄參　升麻炙　青木香　沈香　犀角屑　丁香　羚羊角屑　丹參　甘草炙各四分　人參　沙參各三兩　獺肝六分　連翹六分　光明砂二分研

右十七味擣篩蜜丸以飲服十五丸日二服漸加至三十丸空腹服之不利〇案原脱不利二字據聖惠本補　忌生冷油膩血食熱酢熱肉海藻菘菜粘食陳臭生血物等

瘰癧瘻方

連翹　射干　玄參　芍藥　青木香　芒硝　升麻　梔子人　前胡　當歸　甘草炙　大黃各二兩

右十二味切以水一斗煮取三升分三服服別相去如人行六七里快利忌生冷猪肉海藻菘菜蒜酢〇案原脱生至酢十字作忌同前方據聖惠本删補　外臺卷二十三葉二十五

瘰癧瘻息肉結硬薄方

白斂　甘草炙　青木香　芍藥　大黃各三兩　玄參三兩

右六味擣為散少減以少酢和如稀泥〇案泥原作糊據聖惠本改　塗故布貼上乾易之勿停忌豬肉五辛熱肉飲酒熱麪等

瘰癧結核令消散方

黃耆七分　玄參八分　連翹八分　人參　升麻　青木香　伏苓　蒼耳子　甘草炙　朴硝　桂心各四分　枳實炙去瓤　大黃　羚羊角屑　麥門冬去心各五分　鼠粘子　苦參各九分

右十七味擣蜜丸如梧子以酒下十九日夜三四〇案原作日三夜四據聖惠本改　漸加至二三十丸以知為度忌生冷猪肉海藻菘菜酢生葱蒜陳臭等〇案原脱生至等十五字作忌同前方據聖惠本删補　外臺卷二十三葉二十七

瘻

全漢三國六朝唐宋醫方　栖芬室

瘰瘻有九種不過此方

芫青四十枚去首足羽碎〇案原作四足兩字餘脱據聖惠本補　海藻八分洗〇案洗下原有一字據聖惠本删　昆布洗八分　雄黃研八分　狸骨炙三分　牡蠣熬四分　地膽二十枚熬　青木香三分

右八味擣篩為散酒服一錢匕日二服病從小便出穴烟筋忌生冷粘食猪魚肉陳臭物〇外臺卷二十三葉三十四至三十五

治瘻有九種〇案證類本草作五種　不過此方

取芥子擣碎以水及蜜和滓傅喉上下乾易之大觀本草卷二十七芥條葉十五

瘰瘻久不差方

巴豆一兩去皮　大棗一升

右以水五升煮取一升，後去滓，更煎以稠餳，傅瘡上，日三。醫心方卷十六治瘰方第十六葉卅二

癰疽

療癰疽排膿散方

黃耆十分膿多倍　青小豆一分熱口乾倍　芎藭三分肉不生倍　芍藥三分痛不止倍　白歛三分有膿不合倍　栝樓三分若渴小便利倍　甘草三分炙

右七味為散，酒服方寸匕。○案寸原作十，據此寧本改　日三服。不利

忌海藻、菘菜、熱麵、魚、蒜等。一方無白歛、甘草

療發癰疽排膿散方

人參二兩　當歸二兩　桂心二兩　芎藭一兩　厚朴一兩炙　甘草一兩炙

防風二兩　白芷二兩　桔梗一兩

右九味擣篩為散，以酒服方寸匕，日二服。不利若瘡未

合，常服之。忌生菘菜、海藻、生葱、蒜。外臺卷二十四葉八至九

療癰腫膿潰○案膿原作腫，據此寧本改　內服藥外宜貼膏方

松脂一斤鍊者　腊脂三合生　椒葉一兩　白蠟三兩　蛇銜一兩　黃耆一兩

芎藭一兩　白芷一兩　當歸一兩　細辛一兩　芍藥一兩

右十一味，切，以水先煎脂、蠟，烊盡。○案蠟此寧本作臘　內諸藥，三

上三下，白芷色黃，膏成，用煎故帛，可瘡大小塗膏貼上，

日夜各一

療癰腫膿潰瘡中有紫肉硬不消，以此散先頭內蝕之方

石硫黃二分研　馬齒礬石二分熬令汁盡○案二原作一，據此寧本改　漆頭蘭茹二分　麝香二分研

雄黃二分研　雌黃一分研　白礬二分熬令汁盡　丹砂二分研

右八味擣篩為散，攪令調熟，以傅瘡中瘡惡肉上，貼膏，

日二易。外臺卷二十四葉十三　案右方原出第三十卷中，今移入此卷

犀角丸，治一切毒腫癰乳發背，服之止痛化膿為水，遂大

小便出神效方

犀角十二分　升麻一兩　大黃五分　黃芩五分　防風一兩　當歸一分　黃

耆　支子人　乾薑　黃連　人參　甘草各一兩

巴豆廿三枚去心皮熬

全漢三國六朝唐宋醫方　棲芬室

凡十三物，治下篩，以蜜和丸如梧子大，空腹以飲服十

丸，取二三行快利，常服為佳。忌生菜、熱麵、酢、蒜、海藻、豬肉、冷食。醫心方

卷十五治癰疽未膿方第二葉十六

內消散，凡是癰疽，皆宜服之方

赤小豆一升熬，往還七返，內酢中　人參二兩　甘草二兩　瞿麥二兩　白蘞二

兩　當歸二兩　黃芩二兩　脂苓二兩　防風一兩　黃耆三兩　薏苡人三兩

升麻四兩

十二味，酒服方寸匕，日三夜二，長服取差。醫心方卷十五治癰疽未

膿方第二葉十五　右方原出千金，云廣濟方同之

治癰瘡膿血不止，瘡中空虛疼痛，排膿內補散方

防風一兩遠志一兩當歸二兩黃耆一兩白芷一兩甘草一兩桔梗
一兩通草一兩厚朴二兩人參一兩桂心一兩附子一兩赤小豆五合
藭芎、一兩伏苓一兩
凡十五味物治合篩末食溫酒服方寸匕日三夜一醫心
方卷十五治癰疽有膿 云廣濟方同之
方第三葉廿三至廿四右方系出集驗方
療鍾乳及五石等發背毒熱方
黃芩三兩 白鴨屎五合 白蘞一 桂香豉五合
切水六升煮取二升分溫三服醫心方卷十五治癰發
背方第四葉廿八
療熱毒腫方
取牛腸胃燒為灰以大酢和如泥塗上乾易醫心方卷十六
治熱腫方第
七葉十三下

漆瘡方
療漆瘡方
煮椒湯洗頻三五度又嚼糯米敷上乾即易之頻四
五度即差忌熱麵肉飲酒外臺卷二十九葉三十七
案後一方醫心方引之文
載簡並錄
之九下
療漆瘡腫痛方
嚼糯米傅上四五度差忌熱麵飲酒醫心方卷十
七治漆瘡方
第十二葉
二十五
月蝕瘡

療月蝕瘡方
自死青蛙一枚燒作灰○案原脫作字據幽本補 母豬蹄一枚燒灰 甘草末
救月杖燒灰
右四味等分蜜和塗瘡上日二差止
又方
五月五日乾蝦蟇一枚燒灰 石硫黃一兩研○案硫原作
疏據小島氏校
一本改 礬石一兩熬令汁盡
右三味為散以敷瘡上日二差止小兒耳後瘡同用
外臺卷二十九葉四
十一至
四十二
疣贅疵黑子

療疣贅赤黑疵痣黶䵟瘡疽息肉疣結瘤等神效灰煎方
炭灰三升湯拌令溼徹以熱湯漬令半日後則還以
湯淋之○案原脫則字據幽本補稍稍點湯不得太速下即灰
汁不驗候汁下得三二升即內一小鐺中煎令一兩
沸即別取一大兩石灰○案原脫大字據幽本補風化者為佳
恐中溼者須熬令極熱內灰汁中和煎一杖箄攪之
勿住手候如煎餅麪少許細細取成膏急瀉著一瓷
器中攪令冷不然須臾乾燥不堪用常候此煎十分
有一分堪久停但有傷損肉色須臾黯赤黑色痛如
火燒狀若灸瘢發燃即肉痛四為効候○案原脫即
至候七字據

與牽本補 經二十日，餘痂自然脫落無瘢痕，欲衝風冷遠
行，貼烏膏亦神効，痂亦易落，瘡未差間忌小豆、葷、外
縱有瘢亦不凸出。烏膏在二十四卷中。○行淳案：烏膏二字原大書，蓋指外臺卷二十四
卷中也

滅瘢痕

療人面瘢痕滅之方

取白雞以油脂和水煮小麥令熟，飽以飼雞三兩日
大肥，安雞著版上作籠籠之，七日莫與雞食，空飼清
水，七日取猪脂去脉膜，切，啖飼如食，糞皆凝白，開收
煖水取淦瘢上，十度平復舊。欲用塗，以羅葛布揩微

全漢三國六朝唐宋醫方　栖芬室

赤，離離訖，然後塗之。男女俱用効也

療人面及身瘡瘢不滅方

鷹白糞　爛腐骨　原白鹹 各四分　麝香 二分

右四味研令如粉，以葛布揩令赤，微離離，以脂和敷之
日二度，差止。外臺卷二十九、葉五十四

丁腫

療丁腫毒氣，數年藥差方

白馬牙 燒，於赤內米酢中更燒，依前十遍。○案：酢原脫，並脫依至遍四字，據醫心方本補
附子 生用，末。○案原脫末字，據醫心方本補　雄黃 研，半兩，末。○案原脫末字，據醫心方本補
右四味各等分少減。○案少減原作為末，據醫心方本改 以臘月猪脂

和如泥，封腫上，一兩遍即差，根爛其腫當頭，○案原脫根至頭六
字，據醫心方本補 先以針刺至痛處，然可封藥。○案然原作後，據醫心方本改 即
効

又方

爛棘刺三枚，反勾者　丁香七枚，並燒令煙斷，以末滿
月孩子糞和塗腫上，數數，三兩度根爛差

又方

車轄軸脂　白鹽　蔓菁根　釜底墨 等分，末。○案原脫末字，據

療丁腫[illegible]月猪脂數上以醋及水和傅

全漢三國六朝唐宋醫方　栖芬室

之並得。○案醫心方本无醋字，並原作亦，又脫和傅之三字，並據醫心方本改補

療丁腫封藥後宜常服散方

亂髮 急團一升許。○案原作雞子大三字，據醫心方本改　反勾棘針 二升，爛者　露蜂
房 一升　蛇脫皮 一升　絳緋闊赤。○案原作一尺，據醫心方本改

右五味各分作五分，以緋裹之，用麻急纏之，於炭火上燒
如煙欲斷即收，勿令作白灰，末，以酒和空肚服方寸匕
日二夜一，差止。不利。忌生、魚子、小豆、蒜、猪肉、羊肉、魚、蒜
油膩麵等。○案原脫不至等十九字，據醫心方本補

又方

半夏 生用　石灰 等分

右二味擣末以敷瘡上 ◎肇外臺卷三十葉十九至二十

療丁腫犯之重發方

青羊糞一升

右一味以水二升漬少時煮兩沸絞取汁一升頓服盡

所忌 外臺卷三十葉二十三

惡瘡

飛黃散療諸惡瘡腫方

曾青　雌黃　白礬石　磁石　雄黃　丹砂各一兩

右六味各細研依四方色以藥置色處曾青東方丹砂南方白礬石西方磁石北方雄黃中央瓦甑二枚以黃泥下再三過使厚五六分以雌黃屑著下合所諸藥著上後以少雌黃屑覆上以泥密塗際勿令氣泄上須縫穿 ◎灶上原作土據此本改 一宿外常具火無火用二年陳蘆作樵中調火以新布沈水中覆釜上乾復易九十沸止若日暮七十七沸亦足止太熱一斛米飯頃 ◎棗頃原作項據此本改 發出藥惡肉青黑乾不復生汗出無瘢以土釜二枚如上法也 外臺卷三十葉二十四 右方原出第三十一卷中

瘑瘡

療瘑瘡久不差方

豆豉熬令極乾為末先以甘清洗瘡拭乾以生麻油

和之塗傳上。案原脫塗字又傳原作敷據豎本改補　差以油單片裹
之三日開未差更塗差止。案右方醫心方引之文稍略並系於下
療瘑久不差方
取豉熬為末以柑漬洗干拭又和麻油塗上以故
油衣裹三日開醫心方卷十七治瘑瘡方第十三葉二十八上
療諸瘑瘡經年依手搔痱痒引日生不差瘡久則有瘟出
藜蘆膏方
藜蘆六分　黃連八分　礬石熬六分　松脂　雄黃研八分　苦參六分
右六味擣以厚絹下之。案下原作篩據豎本改　用豬脂二升煎
之候膏成去滓入雄黃礬石末攪令和調待凝以敷之

諸瘡經年或搔之汁出不生痂而痒痛者患主之瘑
疥痔。案痔原作痒據豎本改頭瘡六分交動　並瘡者起瘡便生白膿
是也黃爛瘡者起瘡淺但出黃汁若肥瘡是也侵淫瘡
者淺瘡黃汁出兼搔之漫延長不止也瘑瘡者喜著手
足相對痛痒坼裂。案坼原作折小品説拆云拆裂據豎本改　春夏隨差
又方
剉羊桃枝葉
右一味水煮以洗之三四度外臺卷三十第四十三右三方並未註出處數

服石生瘡
石氣發熱身体巚腫面上
瘡出方
寒水石以冷水於椀
中研令汁濃將塗瘡
乾即點勿停醫心方卷廿治服石面上瘡方第十九葉十六下

疥癬
療疥癬惡瘡方

石硫黄六兩白礬十二兩熬并於瓷器中研以烏麻油和稠調以麪餅裹熱研敷之趁炙瘡癬上摩一二百下乾即移摩之取差（外臺卷三十葉四十九）

蟲傷

療毒蛇囓方

取慈孤草擣以薄之即差其草似燕尾者是○案似字照宋本作大効（外臺卷四十葉五案右方以大效醫心方引大觀本草之文異录於左）

治毒蛇嚙方

取慈孤草根擣薄之即差其草生水中如燕尾大効勿輕（醫心方卷十八治蝮蛇螫人方第廿六葉廿七下）

治毒蛇嚙方○（案照宋本囓作嚙）

菰蔣草根灰取以封之其草似燕尾是（大觀本草卷十一菰根條葉十五上　証類本草卷十一葉十六）

療蜘蛛咬方

取生鐵衣以醋研取汁塗之差（○案醫心方卷十八治蜘蛛嚙人方第卅五葉卅三作取生鐵上衣用醋研取汁塗之）

蜘蛛咬作瘡者療不差方

取龍摩草擣以泥封之日二三傅○案原脱傅字毒（據照宋本補）化作膿膿出頻著勿停

又方

桑葉　柏葉（各五月五日採陰乾）　生鐵衣　晚蠶沙

全漢三國六朝唐宋醫方　棲芬室

右四味各等分擣散以生麻油和如泥先炙咬處塗之差（外臺卷四十葉十二）

療蠍螫毒方

擣蒜塗之

又方

半夏以水研塗之立止○（案醫心方立止作立愈餘同）

又方

咒曰一名蕎枝一名薄之傍他籬落螫他婦兒毒氣急去不出他道你愚癡急急如律令（外臺卷四十葉十五下）

又方

塗黄丹之（右半夏及此方並出醫心方卷十八治蠍螫人方第卅四葉卅二）

療蠼螋尿遶腰欲死方

取敗蒲席煮汁塗之○（案醫心方蒲作蒱煮下有取字塗作洗餘同）

又方

扁豆葉擣塗之効○（案醫心方作取扁豆葉擣塗之立効　外臺卷四十葉二十右二方五卷二字未刻據宋本照事本補入五卷二字叔入此卷中醫心方卷十七治蠼螋瘡方第十五葉三十一）

療蠼及蜘蛛嚙方

葶藶子四分　蛇床子四分　莞朱子四分　鹽四分

右擣篩和三年醋以泥塗瘡上日三（醫心方卷十八治蜘蛛嚙人方第卅四葉卅九至卅五）

廣濟方卷六

疝

療疝氣核腫痛方

黃耆 桃人去尖皮熬 山茱萸 五加皮 檳榔人各八分

牛膝六分 茯苓六分 蓯蓉八分 五味子十分 八人參 續斷各六分

桂心八分 遠志去心 石南各五分 海藻洗八分 玄參十分 枳實

炙六分○案原脫炙六分三字據照寧本補 龍骨八分 蒺藜子二十分熬

右十九味擣篩蜜丸如桐子大酒服三十丸日二漸加

至四十丸忌熱麵生葱大酢粘食等物○案原脫忌至物十一字據宋本照寧本補

療腎虛疝氣腰膝冷疼陰囊腫痒狐陰丸方

狐陰炙一枚 木香 蒺藜子 膃肭臍 昆布各六分

牛膝 菟絲子各八分酒漬 桃人去尖皮熬 石斛各十分 檳榔人十枚

右十味擣篩蜜和丸如梧子大空腹以酒下二十丸至

三十丸日再服忌熱麵蕎麥豬魚粘食等物外臺卷二十六葉二十三

金創

療金瘡生肌破血補勞消瘡輕身紫葛湯方

紫葛三握細剉之以順流河水三大升煮取一升二

合去滓空腹分三服若冷以酒一大升水二升和煮之

取一大升不利○案原脫不利二字據照寧本補外臺卷二十九葉二十一

全漢三國六朝唐宋醫方 栖芬室

廣濟方卷十

溫瘧

療溫瘧漸漸羸瘦欲成骨蒸常山湯方

常山三兩 車前葉一握 甘草二兩炙 獼猴骨三兩炙 烏梅肉二兩

天靈蓋一兩燒作灰末 驢糞汁三合

右七味切以水六升煮五味取三升去滓下糞汁天靈蓋末分三服微吐不利忌生葱生菜海藻菘菜麵粘食等

療溫瘧常山丸方

常山 烏梅肉熬 豉 天靈蓋燒各六分 知母 朱砂

蜀漆 大黃各四分

右八味擣篩蜜和丸如梧子空腹以溫酒下二十丸至三十丸日三服並未發前服不吐利忌生葱生菜生血等物外臺卷五葉十五至十六

廣濟方未分卷

神明膏主諸風頑痺筋脈不利疥○案疥原作療據幽本改癬諸瘡痒方

前胡 白朮 白芷 芎藭並切 椒去目 吳茱萸各一升 附子三十枚去皮切 當歸 細辛 桂心各二兩切

右十味以苦酒漬一宿令浥浥然以成鍊豬膏一斗微火煎十沸以來九上九下候附子白芷色黃絞去滓膏成病在外摩之在內以酒服棗核大痃癖等疾皆療之並去諸風痛亦摩折傷被打等外臺卷三十一葉三十三右方名未著卷數

阿魏藥煎方

阿魏四分 豆蔻人七顆細研 生薑十二分 人參八分 甘草八分炙

鼈甲十二分炙 藕汁一升 訶梨勒七枚去核 牛膝一斤 白蜜一升 地黃汁二升

右十一味下地黃等汁並次下藥末微火煎攪勿住攪候如餳於不津器盛每取一匙酒和服之

鹿角膠煎療五勞七傷四肢沈重百事不任協協無力○案協協原作怯怯據幽本改昏昏欲睡身無潤澤腰疼頑痺脚弱不便不能久立胸脅脹滿腹中雷鳴春夏手足煩熱秋冬腰膝冷疼心悸○案應寅本无悸字健忘腎氣不理五藏風虛並悉療之

方

鹿角膠二大斤擣碎作四分於鍾鏄中熬令色黃○案二下原脫大字又鍾字鏄原作鐺至

紫蘇子二升研濾取汁擣燕寧本改補以酒一升　生地黃一斤取汁　生薑一斤

汁　黃牛酥一升○案酥原作穌擣燕寧本作酥　白蜜三斤

右六味先煎地黃汁蘇子汁生薑汁等二十餘沸次下

酥蜜又煎三五沸次以鹿角膠末下之攪令相得膠消

盡煎即成矣以瓷盛之空腹以酒調二合服之日再此

藥補五藏益心力實骨髓生肌肉理風補虛耳聰目明

腰腳甚効驗一兩劑彊健○案彊健原作疆健擣燕寧本改人於披

覽十倍勝於常時○案原脫人於兩字及勝字擣燕寧本改忌羊血蕪

荑○案忌已下五字原小注依例改大書下同

主冷氣益氣力溫中下氣蒜煎方

剝了蒜二升　牛乳五升　牛膝一大斤末

右三味以蒜內牛乳中煎之候蒜消盡攪勿住手下牛

膝末煎成於器中貯之食前以酒和兩匙服忌羊血

地黃煎主婦人丈夫血氣勞骨熱日漸瘦悴方

生地黃汁二升　甘草三兩炙末　豉心一升　葱白切一升　牛酥半斤○案此字本作牛餘(?)　藕汁二升　白蜜一升

右七味以小便六升煮葱豉等取二升絞去滓次下地

黃藕汁更煎取三五沸下酥蜜攪勿住手候似稀餳以

器貯之每服一匙漸至三匙成煎桑枝熱湯調和服

之尤妙桃人湯亦良外臺卷三十一第三十六至三十七右四方並本參出卷數

主脾胃中熱渴欲得飲冷水不下食方

伏苓四兩　甘草二兩　石膏五兩　地骨白皮三兩　茅根切一升

切以水八升煮取二升五合絞去滓分溫三服忌熱麵

熱肉海藻猪蒜醬醫心方卷六治脾病方第十二葉十八上

療腹冷氣不能食及少氣調中丸方

人參五兩　伏苓五兩　甘草五兩　白朮五兩　干薑四兩

擣篩蜜和為丸空腹溫酒服如梧子卅丸日二夜一有

益盡更合不飲酒煮大棗飲下不利忌海藻桃李酢醫心

方卷九治少氣方第四葉十一

全漢三國六朝唐宋醫方　栖芬室

療冷氣不能食及少氣調中丸方

人參五兩　伏苓五兩　甘草五兩　白朮五兩　乾薑四兩

擣以蜜和丸空腹溫酒服如梧子卅丸日二夜一不飲

酒煮大棗飲下醫心方卷九治寒冷不食方第十一葉二十四

面皯

療面皯方

雄黃七分　雌黃五分並以綿裹於紫小中煮一日　光明砂　密陀僧五分

內豬脂中煮沸煮訖注用○案宋本沸作煮　真珠三分研末○案宋本作末研　峭山彩三分(?)

白殭蠶三分　白及三分　茯苓五分　水銀五分研令消盡　和藥末

右十味各研如粉訖相和又研之令勻少減取和豬脂
面脂攪令調每夜用澡豆漿水洗去粧勿衝及犬外臺卷三
十二葉十一至十二 右方未本卷數
療澡豆洗面去䵳䵟風痒令光色悅澤方
白朮 白芷 白及 白斂 茯苓 藁本 萎蕤
薯蕷 土瓜根 天門冬 百部根 辛夷人 栝
樓 藿香 零陵香 雞舌香各三兩 香附子 阿膠
各四兩炒 白麵三斤 楝子三百枚 澡豆五升○案原作華豆據宋本匯寧本改
皂莢十挺去皮子
右二十二味搗篩以洗面令人光澤若婦人每夜以水
和漿塗面○案漿原寧本作將 至明溫漿水洗之甚去面上諸疾
外臺卷三十二葉四十八 右方原未詳出卷數
髮頭風
療頭風白屑痒髮落生髮主頭腫旋悶蔓荊子膏方
蔓荊子一升 生附子三十枚 羊躑躅花四兩 葶藶子四兩 零陵
香二兩 蓮子草一握
右六味切以綿裹用油二升漬七日每梳頭常用之若
髮稀及禿處即以鐵精一兩以此膏油於瓷器中研之
摩禿處其髮即生也 外臺卷三十二葉二十六 右方原未本卷數
療頭風白屑生髮白令黑方

浮木子五升未識已前採時搗末去子以九月九日 鐵精四兩 零陵香二兩
丁香子二兩
右四味細切以絹袋盛用生麻油二升漬經二七日洗
頭訖每日塗之有驗 外臺卷三十二葉三十八至三十九 右方原未本卷數

生髮

生髮方
蓮子草汁一大升 熊白脂一大合 豬鬐膏一合 生麻油一合 柏白
皮切三合 山韭根切三合 瓦衣切三合
右七味以銅器煎之○案銅原作桐據宋本匯寧本改 候膏成去滓收
貯每欲梳頭塗膏令頭肌中髮生黑

生髮膏方
細辛 防風 續斷 芎藭 皂莢 柏葉 辛夷
人各一兩八銖 寄生二兩九銖 澤蘭 零陵香各二兩十六銖 蔓荊子
四兩 桑根汁一升 韭根汁三合 竹葉切三合○案原作六合據宋本匯寧本改
松葉切六合○案原作六升據宋本匯寧本改 烏麻油四大升 白芷六兩十六銖
右十七味以苦酒韭根汁漬一宿以綿裹煎微火三上
三下白芷色黃去滓濾以器盛之用塗摩頭髮日三兩
度 外臺卷三十二葉三十三下 右方原未本卷數
小兒
療小兒驚癇體羸不堪療子母五癇煎方

全漢三國六朝唐宋醫方 栖芬室

鈎藤二分 知母 子芩各四分 甘草炙 升麻 沙參各三分
寒水石六分 蚱蟬一枚去翅足炙 蜣蜋三枚炙
右九味擣篩以好蜜和薄泔著銅鉢於沸湯上調之攪
不停手如飴糖煎成稍稍別出少許一日兒噉之一枚
棗核大日夜五六過服不妨五六日兒噉之三枚一百
日兒噉四枚二百日兒至三百日兒噉五枚三歲兒噉
七枚以意量之 外臺卷三十五葉十六上 右方未本出卷數○行準案大觀本草卷十四鈎藤條圖經引之又廣濟及崔氏方療小兒驚癇諸湯飲皆用鈎藤皮今本方不尔
療小兒五驚夜啼龍角丸方
龍角 黃芩 大黃各二分 牡丹皮一分 蚱蟬一枚炙 牛黃

小豆大五枚
右六味擣篩蜜和丸如麻子少小以意增減之甚良 外臺
卷三十五葉二十七至二十八 右方未本卷數
療少小及大人腹中宿食積成癥癖兩脅妨滿氣息喘急
不能食面黃日漸瘦腹大腸硬不除百病紫雙丸方
代赭研 丹砂研 大黃各八分 青木香 當歸各五分 桂心
四分 犀角屑三分 巴豆六分去心皮別擣○案原脫去至皮擣五字據興寧本補
右八味擣篩蜜和丸如梧子大人小兒量之十歲兒服
大豆二丸六歲者小豆許二丸以下臨時斟酌要瀉病
出為度久疾日一丸以溏泄而已不在猛瀉忌如常法

療小兒痃癖發腹痛不食黃瘦鼈甲丸方
鼈甲炙 郁李人各八分 防葵 人參各五分 訶梨勒皮七顆
大黃四分 桑菌三分
右七味擣篩蜜丸大小量之以酒飲乳服五丸至十九
外臺卷三十五葉三十一至三十二 右二方並未本卷數
療小兒心腹滿喫食不下地黃飲子方
生地黃汁三合 生薑汁三合 訶梨勒皮四分末 白蜜一匙
右四味相和調勻分溫服之微利尤良 外臺卷三十五葉三十六 右方原未本卷數
療小兒霍乱心腹刺痛吐痢方

全漢三國六朝唐宋醫方 栖芬室

茯苓 桔梗 人參各六分 白朮五分 甘草炙 厚朴各四分炙
右六味切以水二升煮取六合去滓溫服之
療小兒霍亂嘔吐不止方
人參六分 厚朴三分炙 陳倉米三分
右三味切以水三升煮取七合去滓分服之 外臺卷三十五葉三十六至三十七 右二方並未本卷數
療小兒天行壯熱欬嗽心腹脹妨方
人參 甘草炙各一分 生地黃 麥門冬去心 茅根各六分
右五味切以水二升煮取七合去滓以意量之分溫與
服忌如常法

又方

麥門冬去心 茅根各六分 甘草炙 人參各二分 紫菀 升麻

貝母 竹瀝各二分

右八味切以水二升煮取八合分服忌如常法外臺卷三十六葉七右二方並未舉卷數

療小兒瘡方

取虵皮燒灰一錢匕和冷水服之

又方

取驢軸下垢膩刮取和麵作燒餅與喫以差止外臺卷三十六葉九右二方並未舉卷數

療小兒熱極病小便赤澀或不通尿輒大啼呼滑石湯方

滑石十六分 子芩十四分 冬葵八分 車前草切一升

右四味以水二升煮取一升一歲至四五歲服一合日再服甚良外臺卷三十六葉十二右方未舉卷數

療小兒赤白痢腹痛方

赤石脂 龍骨 地榆 黃連各四分 厚朴炙 人參各三分 當歸 乾薑各三分

右八味擣散以飲汁服半錢匕日再服之蜜丸以乳汁下三丸至七丸亦佳此方甚妙以意量之

療小兒客忤白痢方

人參六分 厚朴炙 甘草炙各四分 茯苓 桔梗各五分 梁州欅皮八分炙○案欅上系脱梁州二字據照寧本補

右六味切以水三升煮取一升量其大小可一合為度

以差止忌如常法 外臺卷三十六葉十五 右二方並未有卷數

下痢小兒赤白痢の方ト也

已下の方退後

療老小一切痢久成疳方

白龍骨六分 黄連 白石脂 雞矢白熬 胡粉熬 茯苓 阿膠炙各四分

右七味擣篩蜜丸以飲汁下五丸漸加至七丸十丸大小增減服之雞矢一作雞屎礬

退似

療小兒疳痢渴瘦方

取椿木根乾末粟米擣粉煮飲汁○案擣字作壽並脱者飲汁三字據照寧本改補之

右二味以蜜和作丸服五丸至七丸十丸以差為度

退後

療大人小兒久痢成疳方

豉三升熬 葱白一握 桃葉一握 鹽二十顆 苦參五寸 青黛一抄

右六味切以水三升煮取一升二合去滓仰臥灌下部中極妙

退似

療小兒痢困垂死方

益母草

右一味煮食之取足○案系脱足字據照寧本補 差止甚妙○案系脱甚妙二字據照寧本補 外臺卷三十六葉十九至二十右四方並未有卷數右方大数本条引於文吳昇以下

以下四方入上欄

療小兒疳痢困垂死者

取益母草煮食之取足差止甚佳 大觀本草茺蔚子條圖經引箋

三十九上

療小兒熱毒膿血痢方

羚羊角 地榆 阿膠 赤石脂 黃連 當歸各八分 吳藍 茜根 甘草炙各六分 黃芩五分

右十味切以水六升煮取二升半量大小服之甚妙

療小兒熱毒血痢方

犀角十分 地榆六分 蜜三分 地麥草五合

右四味切以水三升煮取二升去滓量大小服之

又方

葱白三兩 香豉三合 梔子錦裹七枚 黃連一兩

右四味切以水二升煮取九合去滓分服

療下鮮血方

取梔子人燒灰末水和一錢匕服之量其大小加減服之 外臺卷三十六第十六至十七 右四方並未參卷數

療小兒顱開不合方

防風六分 白及 柏子人各四分

右三味擣末以乳汁和塗顱上以合為度 外臺卷三十六第二十四至二十五 右方未詳卷數

療小兒臍汁出不止兼赤腫白石脂散方

以白石脂一兩研成粉熬令溫以粉臍瘡甚良 外臺卷三十六葉二十六右方未率卷數

療小兒丹毒方

青藍汁五合 竹瀝七合

右二味相和分為二三服大小量之一合至三合 外臺卷三十六葉二十八至二十九右方未率卷數

療小兒頭面生熱瘡方

黃連 蛇床子 黃蘗各八分 胡粉四分

右四味擣散以麻油和塗瘡遍數之佳 外臺卷三十六葉三十一至三十二右方未率卷數

療小兒風癮浴湯方

柳木空中屑二升 蒴藋根切二升 鹽二合 櫨木切一升

右四味切以水二斗煮取一斗入鹽以洗浴數為之以差止

療小兒壯熱隱癮已服湯丸不清宜服竹瀝湯方

淡竹瀝一升二合 葛根汁五合 牛黃三豆粒研

右三味相和與兒服一歲至五六歲一合至三合五合再服以意增減之 外臺卷三十六葉三十五至三十六右方未率卷數

產寶

画

赏

《産寶》解題

《産寶》為唐·昝殷撰。昝氏為蜀（今四川省）人，通醫理，擅長婦産科和藥物學，官醫學博士。大中壬申（公元八五二年），劍南西川節度使白敏中守成都，其家有因産育而病者，遍訪名醫，値昝殷居成都，出所輯《産寶》一書以獻。《産寶》又名《經效産寶》，原書三卷，五十二篇，三七一方；强調婦女妊娠期以養胎保胎為主，治療方面以調理氣血、補益脾腎為輔，是為我國現存較早的産科專著。原書早佚，《政和經史證類備用本草》、《婦人大全良方》、《醫方類聚》等書保存部分内容。清光緒年間從日本復得影宋刻本。現存日本國影宋刻本、清光緒三年（公元一八七七年）刻本、清光緒十四年（公元一八八八年）刻本、《中國醫學大成》本等。昝氏另撰有《食醫心鑒》三卷，已佚。

本次整理影印范行準輯佚本，系范氏據《醫方類聚》輯出，又與《政和經史證類備用本草》、《千金方》、《宋本産寶》、《婦人大全良方》等書進行校勘，有校勘注文，條文下標明佚文出處。分三卷及續篇，卷一：序論、經脈不通、崩中帶下方、方論、養胎、妊娠安胎方、妊娠食忌方、益氣滑胎令子易産方、妊娠惡阻嘔吐不食方、妊娠胎動不安不常處方、妊娠漏胞下血等方、妊娠忽心腹痛腰痛方、妊娠傷寒熱病防損胎方、妊娠下痢黄水赤白方、妊娠水氣身腫腹内脹滿小便少方、妊娠子煩、妊娠千金令易産方、療難産方、難産令易産方、胎死胞衣不出方等，收方劑一三二首。卷二：療産後心驚中風方、産後余血奔心煩悶方、産後渴不止方、産後淋病諸方、産後虚損方、産後余血上搶心痛方、産後汗不止方、産後冷熱痢方、産後虚羸諸方、療産後煩渴方、療産後煩悶虚損方、産後血瘕方、産後余疾膿血方、療産後大小便數等，收方劑九十八首。卷三：産後小便遺血、産後壯熱方、産後咳嗽方、産後氣痢方、産後血暈悶絶方、産後乳無汁、産後乳結癰方、産後乳汁自出方、産後血結成淋方、許仁則秘方等，收方劑一〇六首。《産寶》續篇：周氏傳授濟急方等，收方劑十三首。全書收載方劑約三五〇首，基本接近原書序文中提到的三七一首方劑這一數字，可見該書内容保存較為完整。

一九五五年人民衛生出版社據清光緒十四年（公元一八八八年）刻本出版影印本。分上中下三卷，另有續編。與范氏輯佚本相比，内容略有差異，如缺少周氏序文等。

產寶方序

周　頲撰

頲聞至靈者人最貴者命人皆知命之所重
而不知養命之方天年未終疾病攻奪嗟乎
世無良醫著述則急難倉卒尋醫其外誤多
矣醫之中惟產難為急子母性命懸在片時
頲勤志方書常思救療每覽名醫著述皆誌
於心且夫男女構精陰陽分氣就中女弱疾
狀頗多蓋其稟柔質以為人有血藏而抱育
姙娠之內導理有常至於飲食之間動靜之

際尤多制忌以節性情及乎既產鮮保安者
蓋是損觸藏府傷動筋骨將理稍失疾患便
生更值愚醫取次下藥致其所苦積漸懸危
日復一日延至于死可不痛哉故易曰天地
之大德曰生則知在天地之間以生育為本
又豈因生產而反危人之命乎自惟攝理因
循藥餌差謬致其產婦不保安全且婦人生
產方二三次血氣未衰飲食易進但能節性
則無病生縱或偶有微疴不雖醫治至於四

五次迨乎七八次傷敗已深血氣衰微子藏
虛弱穢敗內沸風邪外攻若有病生宜須審
療醫若不子細疾便危殆此醫殺之理甚明
矣且仕俗之家婦人產後復乳其子產既損
氣已甚乳又傷血至深蠹命耗神莫極於此
稍失常理便令急醫或以家貧不及厚賂醫
者醫者怠慢須臾困篤呼人之生產非小事
也而醫者圖財侮而致死此醫殺之理又明
矣且夫產前產後血氣未寧一疾苟生百疾

同作古人所以著方論於產乳者正在此也
至若鯉魚阿膠能治胎動芎藭當歸善療胎
痛秖如胎動胎痛非一理也有因母疾而胎
動者痛亦如之此略舉大綱蓋須知醫者之
芍
功也降及地黃益血生薑助氣湯藥止痛黄
者補虛用之得門其効如聖用之失理不如
不醫乃知醫人不可苟作頲以此疾心常思
著方以濟危急而學解不博未能自信所以
偏採產術志在廣行復見昝殷產寶昝子深感切

向為白之誤

據婦人大全良方引

入醫門乃大中歲相國向敏中傷茲婦人多患產難詢訪名醫思救人命或人舉殷相國迎召問其產乳殷乃撰方三卷贄於相國相國重其尚要命曰產寶此方雖存得者甚少頲志在愈疾常恨不家藏一本故輒敢序之盖欲開其衆聽凡五十二篇三百七十一方兼拾昝氏之遺作小論三篇次於序末庶幾姙娠之家自得覽斯為家內明師爾時丁巳歲秋八月序 醫方類聚卷二百二十八 婦人門二十三葉一至三

產寶卷一

序論

大率治病先論其所主男子調其氣女子調其血氣血人之神也不可不謹調護然婦人以血爲基本氣血宣行其神自清所謂血室不蓄則氣和血凝結則水火相刑月水如期謂之月信不然血凝成孕此乃調燮之常其血不來則因風熱傷於經血故血不通或外感風寒内受邪熱脾胃虛弱不能飲食食既不充榮衛抑遏肌膚黃燥面無光澤時發寒熱腹脹作痛難於子息子藏冷熱久而勞損必挾帶下便多淋瀝忽致崩漏經云腹中如塊忽聚忽散其病乃癥血凋不流而搏腹脹時作寒熱此乃成瘕或先後與期雖通而或多或寡究病之原蓋本於此 醫方類聚卷二百六婦人門一葉四十二至四十三 婦人大全良方同

經脉不通

療經脉不通臍下結硬發熱下痢黃瘦此血

瘕也生肉癥方地黃□五斤汁乾漆十分熬酒爲煮或作丸空腹酒下十五丸同上葉八十三至八十四

◎按澁江全善補類聚卷二百七即據此條題作療經候不通方

崩中帶下方

療崩中晝夜十數行衆醫所不能瘥者方

芎藭八兩㕮咀以酒五升煮取二升分三服不飲酒水煮亦得

療崩中不止不問年月遠近方

槐耳燒作灰爲末以酒服方寸匕。類聚卷二百七 證類卷十二葉十二上同

全漢三國六朝唐宋醫方 栖芬室

方論

婦人門二葉十一◎案本卷原闕澁江全善補

古者治婦人別著方論者以其胎妊生產崩傷之異況婦人之病比之男子十倍難療蓋女子嗜慾多於丈夫感病倍於男子加之慾戀愛憎嫉妒憂恚染著堅牢情不自抑所以爲病根深治之難差況懷胎妊娠而挾病也不特避其毒藥仍須審其虛實冷熱而調治之無使妄投湯劑以致夭枉 類聚卷二百十婦人門五葉六

十五 婦人
大全良方同

養胎

夫至精才構一氣方凝始受胞胎漸成形質
子在胎內隨母聽聞所以聖賢傳乎胎教凡
曰娠姙之後才及月餘則須行坐端嚴性情
和樂常處靜室多聽美言令人講讀詩書陳
說禮樂彈弄珠玉按習絲竹耳不入其非言
目不觀其惡事如此則男女生而福壽自厚
忠孝自全若乖此儀則男女或多很劣及壽
不長斯聖人胎教之道爲人父母可不行乎

類聚卷二百二十一婦人門
十六葉二至三

姙娠安胎方

療姙娠三四箇月腹痛時時下血方
續斷八分 艾葉六分 當歸六分 竹茹四分 乾地黃六分
阿膠四分炙 雞蘇四分
右以水七升煎取六合去滓空心服再腹
痛隔日再服
療姙娠六七箇月忽胎動下血腹痛不可忍
方
芎藭八分 桑寄生四分 當歸十二分
右以水一升煎取八合下清酒半升煎取
九合分作三分溫服如人行五六里再服
療姙娠下血時時漏血尽子死方
生地黃汁三合 清酒三合
右相和煎三四沸分溫兩服
療姙娠下血不止血尽子死若因房室下血
名傷胞同此療方生乾地黃壹味爲末酒
服方寸匕日三服夜一服即愈又方生地
黃六分得若腹內冷加乾薑等分依前服此案

全漢三國六朝唐宋醫方 栖芬室

據類聚卷二百二十二葉
二十八千金方下引
療姙娠心頭妨滿兩脇脹不下食方
檳榔三枚 人參四分 柴胡五分 枳殼四分炙 肉豆蔻
二分 生薑二分 桑寄生四分
右以水二升煎取六合分溫三服
療姙娠傷寒頭痛壯熱肢節煩痛方
前胡六分 石膏十二分 大青四分 子芩五分 知母四分

山梔四分　葱白十莖　甘竹茹三分
右以水二升煎取八合食後分溫三服
療姙娠胎動腰痛及下血安胎方
當歸　芎藭四分　葱白貳莖七　艾葉貳分　茅根
六分　鹿角膠六分炙兩湯下
右以水二升煎取八合空服熱喫三服
療姙娠嘔吐不能食兼口痰水方
生蘆根十分　橘皮四分　生薑六分　青竹茹四分　前胡
四分　大腹貳分　檳榔貳分

右以水二升煎取七合空心熱服
療姙娠腸滿腹脹心先痰見飾即吐漸加羸
瘦方
赤茯苓六分　前胡四分　半夏四分　生薑五分　白朮壹分
麥门冬壹分去心　大腹五枚　檳榔五枚　紫蘇莖葉四分
右以水二升煎取八合空心分為三分溫
服
療姙娠恒若煩悶此是子煩宜服此方
麥门冬拾二分　伏苓八分　防風六分　知母六分　竹瀝

三合湯用
右以水二升煎取七合下竹瀝食後分為
二服
療姙娠胎動不安煩悶方
當歸四分　芎藭叁分　阿膠叁分□末入湯　葱白一七莖　豉
八合　桑寄生四分
右以水煎空心服如前
姙娠食忌方
雀肉令子多婬　鯉魚及鷄子令子多瘡

雀肉豆醬令子多野　類聚卷二百二十七婦人門二十二葉四十五
食鷄肉與糯米共食令子生白蟲　食羊肝
令子多厄　食鴨子令子倒生　食兔肉
犬肉令子缺唇無音聲　宋本產寶卷上葉三補
益氣滑胎令子易產方
療姙娠宜服此潤胎益氣令子易產訶子丸
方
訶子皮二分　赤伏苓五分　芍藥四分　厚朴三分炙　大
黃蒸五分　芎藭二分　檳榔八分　茱萸五分

右擣篩為散煉蜜為丸如梧桐子大空心酒下十丸至二十丸自七八箇月服至分解

妊娠惡阻嘔吐不食方

夫阻病之候心中憒憒頭眩眼目四肢沉重懈怠惡聞食氣好喫酸鹹菓實多卧少起三月四月皆多嘔吐百節不得自舉者療之方

人參八分 厚朴炙六分 伏苓十二分 葛根八分 白术十二分 橘皮六分 生薑十分切

右以水七升煮二合分溫三服忌桃李醋等

療妊娠三四月嘔吐不食惡聞食氣方

橘皮二分 青竹茹二兩 生薑三兩 茯苓三兩 白术二兩

右以水六升煮取二升分溫三服忌食如前

療妊娠阻病心中憒悶見食嘔吐憎聞食氣肢節煩疼身体沉重多卧嗜睡黄瘦方

人參 橘皮各八分 麦门冬二十分去心 茯苓十二

婦人大全良方胎動不安云産
寶云婦人姙娠常胎動不安
者由衝任經虚胞門子户受
胎不實故也并有飲酒房室
過度有所損動不安者數墮 卷二
頁二十四
葉七十一

分　生薑伍拾貳　甘草伍小　大棗拾二枚
右以水五升煎取二升分溫三服忌菘菜
酷茅
凡姙娠惡食者以所思食任意食之必愈
姙娠胎動不安不常處方
夫安胎有其二法因母病以動胎但療母疾
其胎自安緣胎有不堅固致動以病母但療
胎則母差其理甚效不可違也胎不動不知
可否者但看母唇口青者兒死母活口中青

沫出子母俱死口舌赤青沫出者母死子活
也
療胎數落而不結實或冷或熱方
黄耆二兩　茱萸一兩　甘草三兩　芎藭二兩　人參　白
朮　乾地黄各三兩
右搗篩爲散空服酒調兩錢匕忌如前
療胎動不安方取好銀煮取水著葱白作羹
食之佳
療胎動下血心腹絞痛兒在腹死活未分服

永類鈐方胎動不安產寶云
治妊娠無故胎動不安腹內絞痛
煩悶
當歸 桑寄生各四兩 川芎參兩 豉
八合 阿膠貳兩 葱白拾四莖
右水二升煮八合下膠烊溫
分二服 一方無豉用銀器煎
類聚卷二百二十七
葉二

胎產救急方云產寶方寄生
葱豉湯治胎動絞痛煩悶
桑寄生 川當歸 川芎
各壹兩 阿膠炒半兩
右剉葱白十四莖豉八合
分八服煎無寒熱不用
豉 類聚卷二百二十四婦人
門十九葉二十六

此湯死即下活即安
當歸三兩 芎藭六兩
右以水四升酒三升煮取三升分為三服
豉
治妊娠二三月上至七八月千金方七八月胎動不
安腰痛已有所見方擣千金方輯
芎藭 當歸各四兩 艾葉二兩 甘草一兩 阿膠三兩
炙
右以水煮取二升分溫三服擣千金方輯 在類聚二百

全漢三國六朝唐宋醫方　栖芬室

二十二葉二十四至二十五
療妊娠擔心下血不止腰腹痛不可忍方
上銀壹斤水壹斗半煎取七升 芎藭 當歸各四兩 生地
黄五兩 阿膠叁兩
右以前銀水煮水取二升分溫三服
療妊娠無故胎動不安腹內絞痛方
葱白切壹斤 阿膠炙叁兩 當歸 芎藭各四兩 桑
寄生貳兩

煎銀水七升以煎前藥取二升半分三服

按茯苓末有分兩

婦人大全良方胎動不安方云
產寶方治胎動安胎鉄罩散
白藥子兩乙 白芷兩半
右為細末每服二錢煎紫蘇
湯調下或胎熱心煩悶
入砂糖少許並熱聚巻二百二十の葉七十り

療妊娠五六月胎痛不安不常處方
白朮叁兩 旋覆花壹兩 厚朴貳兩 黃芩貳兩 芍藥貳兩
芺令黃 生薑 枳殼各貳兩 茯苓
右以水七升煮取二升半食後分五服
療胎動不安方
熟艾二兩 葱白切壹斤 阿膠貳兩炙
右以水四升煮取一升半分二服
又方芎藭二兩 葱白壹升
以水七升煮取二升半分為三服

療妊娠冷熱腹內不調致胎不安方
當歸 乾薑各叁兩 芎藭四兩 艾葉二兩
右以水四升煮取二升分為四服不過兩
劑差
療妊娠經八九箇月或胎動不安因用力勞
乏心腹痛面目青冷汗出氣息欲絶由勞動
驚胎所致也方
釣藤二兩 伏神 人參 當歸各二兩 桔梗叁兩
寄生壹兩

產寶急方云產寶方芎歸
白湯治動胎衝心煩燥悶
兼治橫生倒產上衝下崇
口青黑手足厥冷誤候急
皆治之
川芎 川當歸 人參各兩半
阿膠炒兩 甘草二兩
右剉每五錢水一升葱白
去渣溫服 類聚卷二百二十四葉三十七

右以水五升煎取二升分爲三服忌猪肉
菘菜若煩熱加石膏五兩臨月加桂心二
兩
療妊娠因夫所動困絶方右取竹瀝飲壹升
立愈 証類卷十三葉十同
療妊娠被驚惱胎向下不安小腹痛連腰下
血方
當歸 芎藭各六分 阿膠炙六分 人參六分 艾葉四分
茯苓十分 大棗拾二分

右以水四升煮取二升爲三服
療墮胎忽因倒地忽舉動驚重從積腹中不
安及子死腹中方
芎藭壹兩
右擣爲末服寸匕須臾三服即出
療胎動衝心煩悶欲死安胎止痛方
甘草二兩炙 當歸 芎藭各二兩 人參 阿膠
炙二兩 葱白切壹斤
右以水七升煮取二升分爲三服

胎產救急方滴胎立產寶方川
芎黄耆湯治傷胎腹痛下黄汁
川芎　黄耆等
右剉每五錢秫米炒壹合水
煎服 彭氏卷二百二十四
葉四十

療妊娠忽黄汁下如水膠又如小豆汁方
糯米壹升　黄耆五兩
右以水七升煎取二升分為四服
療妊娠胎動欲落肚痛不可忍方
苧根去黑皮切二升　上銀壹斤
右以水九升煎銀汁取二升入清酒壹升
煎苧根取二升分為三服立安
療妊娠腹內冷痛忽胎動方
薤白切壹升　當歸四兩

右以水五升煎取二升作三服
妊娠漏胞下血等方
療漏胞下血不止胞乾即死
宜急理之方
生地黄汁壹升　酒五合
右二味合煎三五沸分三服頻喫差
療妊娠下血不止血盡子死若因房室下血
名傷胞同此療方生乾地黄壹味為末酒
服方寸匕日三服夜一服即愈

胎產救急方漏胎云產寶方只用膠艾等分入葱白水煎類聚卷二百二十四葉三十九

又方

生地黃汁得若腹內冷加乾薑等分依前服 攟類聚卷二百二十二葉二十八千金方下引

療姙娠無故卒下血不止方 阿膠炙二兩 酒清壹升半煎取壹升作壹服之差

又方 生地黃八兩 擣了以酒浸之絞過去滓分為二服 以止為度

療姙娠下血不止胎上衝心四肢冷悶絕欲死方

青竹茹拳大壹枚 艾葉貳兩 阿膠炙壹兩 白蜜

右以水六升煎取二升內蜜更煎壹兩沸為分二服差

療姙娠下血如月信來若胞乾非但只損子亦傷其母方 證類本姙娠下血如月信通恐胎漏方

乾地黃五兩 乾薑五兩

右以為散酒服三錢匕日夜三四服 證類作伺治調方寸匕先日至服五錢 攟類聚卷二百二十二葉二十八至二十九千金方下引

姙娠忽心腹痛腰痛方

全漢三國六朝唐宋醫方　栖芬室

療姙娠二月三月腹腰痛有所不安方

當歸貳兩 阿膠炙 甘草炙各貳兩 葱白切壹斤

右以水七升煎取二升作三服忌如前

治姙娠四五月忽心腹絞痛大紅棗十四枚

燒令焦 婦人大全良方燒存性

為末以童子小便調下 按類聚卷二百二十二葉三十一婦

人大全良方輯

療姙娠心腹痛不可忍方 鹽壹斤 燒令赤以三 千金翼同

指取一撮酒調服即差 婦人大全良方兩指 同上葉三十一

一斤鹽燒令赤以三指取一撮酒服差 活類の乃

六

全漢三國六朝唐宋醫方 栖芬室

療姙娠遍身忒衝心欲死不能食飲甚効方

白朮五兩 黃芩二兩 芍藥四兩炙 今黃

右以水六升煮取二升半為三服湯胎間

有水泣此痛亦易產

療姙娠卒心痛氣欲絕方

芎藭 當歸 茯苓 厚朴炙各三兩

右以水六升煎取二升分為兩服立愈忌

如前 按類聚卷二百二十七葉四 外臺秘方六引此

療姙娠腰背痛反覆不得如折方 鹿角一枚

長五六寸燒之令赤酒中淬之次又燒淬
以匍碎為度即取酒飲之作散調服亦得
療有所觸動以致腰痛及背痛方
杜仲　五茄皮　當歸各三兩　芍藥炙三兩　芎
藭　人參　萆薢各三兩
右（良方此下有㕮咀）以水七升煮取二升半分為
三服
療姙娠先患冷氣忽衝心腹刺痛如刀刺方
芎藭　人參　茯苓　桔梗各三兩　吳茱萸

當歸各三兩　厚朴炙一兩　芍藥炙一兩
右以水九升煎取三升分為三服氣下即
差
療姙娠患腹痛並胎動方
葱白切一升　人參　厚朴　阿膠　芎藭各二
兩　當歸（婦人大全良方三兩）
右以水七升煮取三升作三服（良方又云一方有甘
草無厚朴川芎）
療姙娠腰痛不可忍方

杏仁原不載分量

治姙娠卒腰痛方　以鹿角截五寸燒令爛赤内酒一大升中浸之冷又燒赤又浸次如此數過細研空心以酒調鹿角末方寸匕服　證類卷十七葉八

五茄皮三兩　杜仲四兩　阿膠　狗脊　防風
芎藭　細辛　芍藥各二兩　萆薢三兩　杏仁
右以水九升煮取二升去滓内膠為三度
服

療姙娠二三月腰痛不可忍痛方
續斷　杜仲　芎藭　獨活各三兩　狗脊
五茄皮　萆薢　芍藥　署藥　訶
子已上六味各八分
右擣為散蜜丸空腹酒下四十九日再服

姙娠傷寒熱病防損胎方
非節之氣傷寒姙娠婦熱毒之氣侵損胞胎
遂有墮胎漏血俱害子母之命

療姙娠傷寒頭疼壯熱若不急理即胎
落方
葱白　前胡　葛根　知母　石膏絲壹
大青　梔子　升麻拾二分
右以水七升煎取二升半作三服

療姙娠壯熱頭痛嘔吐不下食心煩熱方

青竹茹 葛根 知母各三兩 蘆根汁壹升 生麥
門冬去心四兩
右以水七升煎取三升分為三服
療妊娠時氣頭痛腰氣强壯熱方
升麻 大青 前胡 黃芩 山梔子
各二兩 葛根三兩 石膏八分
右以水五升煎取二升半分為三服
療妊娠六七月傷寒熱入腹大小便秘塞不
通蒸熱方

全漢三國六朝唐宋醫方　栖芬室

大黃貳十分 知母 黃芩 伏苓 生薑各八
分 石膏貳十分 梔子仁十枚碎 前胡十分
右以水八升煎取二升半下大黃三兩沸
分為三服
療妊娠傷寒苦熱不止身上斑出忽赤忽黑
小便如血欲絕胎欲落（聖惠方氣急胎欲落方）
梔子人四兩 升麻四兩 大青二兩 石膏八兩碎 葱白
切一升 黃芩 生地黃貳十分
右以水九升煎取三升分三服忌熱麪

麻當是痢之誤

療妊娠患淋小便澁不利小腹水道熱痛方
冬葵子壹升 芍藥二兩 黃芩叁兩 茯苓叁兩 車前
叁兩
右以水七升煎取二升分溫三服差
又方車前五兩 葵根一升
右以水五升煎取壹升半分為二服空溫
服
妊娠下麻黃水赤白方
妊娠下痢皆因誤食生冷肥膩冷即色白熱

全漢三國六朝唐宋醫方　栖芬室

黃赤氣不和赤白相兼攪刺疼痛脾胃不調
之所致也
治妊娠患膿血赤滯魚腦白滯臍腹絞痛不
可忍者方
薤白切壹升 酸石榴皮 黃連各叁兩 ○千金方作黃蘗
阿膠三兩炙 ○千金貳兩 地榆三兩 ○千金四兩
右五味㕮咀以水七升煮取二升半分三
服不瘥更作忌生冷肥膩（千金方無忌生冷肥膩五字）
攝卷二百二十二葉四十七 千金方 後引見千金方在二卷廿七葉

療任娠痢白膿腹內冷方

乾薑四兩　赤石脂六兩　粳米一升熬令黃

右以水七升煮取二升分為三服忌如前

療姙娠腹痛下痢不止方

黃連　石榴皮　當歸各三兩　阿膠二兩炙　艾葉一兩半

右以水六升煮取二升分為二服忌如前

療姙娠下痢腹內痛膿不止方

黃連八分　厚朴六分炙　阿膠六分炙　艾葉五分　當歸六分　黃蘗四分　乾薑五分

右擣篩為散空服以飲服畫匙日三服

療姙娠臍下刺痛大便白晝夜三五十行方

根黃厚者塗白蜜炙令燋方用　大蒜炮令爛熟去皮研用

右以大蒜研為膏用丸根黃末丸如梧桐子大空心空肚粥飲下三十丸日三兩服

極妙

療姙娠痢黃水不絕方

荳蔻五枚和皮用　厚朴三兩炙　黃連二兩

婦人大全良方藏字上有夫姙娠腫滿由六字 二百廿五葉三十

右以水二升煮取壹升頓服忌如前

療姙娠忽被驚奔走急墜胎下血不止兼痛

方

乾地黃四兩 黃當貳兩 阿膠炙貳兩 艾葉貳兩 芎藭

三兩

右以水七升煎至二升半分為三服腹痛

更加杜仲五茄皮二味各三兩

姙娠小氣身腫腹內脹滿小便少方

藏氣本弱因產重虛土不尅水血化散入四

肢遂致腹脹手足面目並皆浮腫小便秘澁

療姙娠身婦人良方无体腫有水氣心腹脹滿小便少方 宋刊本良良方无

茯苓四兩 檳榔人三兩 白术四兩 旋覆花壹兩 杏仁

三兩去尖 郁李仁壹兩

右以水六升煎取二升分溫作二服小便

通即差 參數聚二百二十五葉三十二引婦人良方又二百二十七葉四十引永類鈐方文各有不同

療姙娠四肢皮肉拘急及腫方

桑白皮切叁升 樀陸根拾兩 赤小豆叁升

右以水壹斗二升煎取二味取七升下小

豆更煮令熟先食豆候渴即飲其汁小便
利即差
療妊娠遍身洪腫不能食方
葶藶子(熬十分) 白朮(二十分) 茯苓 桑白皮(各十二分)
郁李仁(八分)
右六味水六升煎取二升分作二服小便利
即差
又方
澤瀉 葶藶子(各三兩) 白朮(六兩) 枳殼(一兩) 茯
苓
右六味水六升煮取二升分為三服小便利
即差(自姙娠安胎方記此出 類聚卷二百二十二婦人門十七葉五十二至七)
四十六
姙娠子煩
夫姙娠而子煩者是肺臟虛而熱乘於心則
令心煩也停痰積飲在心胸之間或衝於心
亦令煩也若熱而煩者但熱而已若有痰飲
而煩者嘔吐涎沫惡聞食氣煩躁不安也大

抵姙娠之人既停痰積飲又虛熱相搏氣鬱
不舒或煩燥或嘔吐涎沫劇則胎動不安均
謂之子煩也(據婦人大全良方引 類聚卷二百二十二婦人門二十葉四)

生產雖為觸穢排比切要清虛要在先看產
圖次檢日遊所在(癸巳日入人家堂己酉日出)然後安排
產婦備辦湯藥不得令人力雜亂大小蒼忙
驚動產婦秖可令親屬壹兩人及看生產婦
人等承接產婦腹痛雖甚且須令伏物徐行
直待兒逼產門方始令坐勿令產婦坐早坐
早則子在腹中雖於轉動遂有橫生倒產不
測之憂若母子才獲分解且不得問是男是
女須速与產母童子小便壹盞令飲不得与
酒緣酒引血迸入四肢兼產母藏腑方虛熱
酒入在腹中必致惛悶又不得与醋墨服之
雖可破氣而又聚血傷肺因成咳嗽皆此由
也若產婦分解之後若有諸病不論巨细並
有方藥醫療不得信任群小妄投藥餌

全漢三國六朝唐宋醫方 栖芬室

凡婦人生產畢且令飲童子小便了不得便
臥且須臾方可仰臥立膝高檔床頭厚鋪茵
褥遮欄四壁使無孔隙免其賊風熱時時令
人從心上擀至臍下如此三日可止宜日食
白粥壹味時飲童子小便一盞七日後方可
少進醇酒并些些鹽味半月之後漸食煮肉
少許三月之後方可食麵仍不得思慮恚恐
有傷亂侍敗血尽臍藏自然安胎在一百日
內慎勿喜怒及用力高聲工巧之勞勞怨之

事不得慢身体和適取次為之脫有觸傷便
難整理又不得用冷水洗濯又不得輒食菓
實又不得夜後獨行緣以以虛恐有驚悸切
了在慎之所有血衣洗不勿於日月下曝曝免
被邪□侵傷又不得濯足恐血氣攻下又不
得刮舌刷齒刮舌傷心及就下低頭皆成血
逆此雖產家慎護之常法也斯所具載蓋備
闕如者尒　類聚卷二百二十七婦人门　二十二葉五十四至五十五

姙娠千金令易產方論第十二　見古逸

夫婦人將產至重者胞衣也凡胞衣不出者
世謂之息胞由產時用力過度已產而體以
疲頓不能更用氣經停之間而外冷氣乘之
則血滿逆否故令胞久不出殆須急與藥救
理不介妨於兒所害兒者胞系連兒臍胞不
出則不得斷臍浴洗冷氣傷兒則成病也
舊方胞衣不損兒者依法截臍而以物繫其
帶一頭所有產時看坐人不用意慎護而牽
拋胞系斷其胞上掩心而夭心命也凡欲產

全漢三國六朝唐宋醫方　栖芬室

時必先脫常所著衣常以籠竈神驗
胎衣不出方取竈下土一大寸研碎用驗醋
調令相得內於臍中續取生甘草湯三四
合服即出
又方槐子拾四枚　蒲黃壹合　以酒煎溫服須臾未
效更壹服
又方生地黃汁十五合　生薑汁十半大合
右煎三五沸頓服之
又方燒鐵杵并錢令赤內酒中飲之

右煎三四沸頓服之

又方 此方见下葉經效方

槐子升最好 槐枝切壹 瞿麦捌分 牛膝捌分 通草拾貳分

白榆切壹大升 冬麻仁壹大升研

右以水伍升煎貳大升去滓下麻仁分三服

以上據宋本產寶卷上葉十五至十六

小品預服散令易產母無疾病未生壹月已

前預服過三十日行步不覺兒生

甘草八分 黄芩二分 大豆黄卷二分熬 粳米壹合 乾薑

全漢三國六朝唐宋醫方 栖芬室

二分 桂心二分 吴茱萸二分 冬麻人二分 搗如泥

右八味擣篩為散空心煖酒調方寸匕忌

生冷肥膩 四字據宋本產寶補 類聚卷二百二十二婦人門十七葉二十三

令易產方 猪脂二合 白蜜壹合 醇酒八合 右相和煎十

沸分為三服 類聚卷二百二十八婦人門二十三葉六十三

易產方

飛生鳥一隻 槐子十四枚 故箭羽十四片燒

右擣篩為散蜜丸梧桐子許覺痛服三十

丸未產須臾再服

此方与前重複

經效方

槐子升最好 槐枝切一 瞿麥六分 牛膝八分 通草十貳分

白榆切壹大升 冬麻人壹大升研成湯下

右以水五升煎取二大升去滓內麻人分

溫二三服 類聚卷二百二十九婦人門二十四葉七十九至八十

小品預服散令易產母無疾病未生壹月已

前預服過三十日行步不覺兒生

甘草八分 黄芩二分 大豆黄卷二分熬 粳米壹合 乾薑

全漢三國六朝唐宋醫方 栖芬室

二分 桂心二分 吴茱萸二分 冬麻人二分 搗如泥

右八味擣篩為散空心煖酒調方寸匕忌

生冷肥膩 四字據宋本產寶補 類聚卷二百二十二婦人門十七葉二十三

易產方

飛生鳥一隻 槐子十四枚 故箭羽十四片燒

右擣篩為散蜜丸梧桐子許覺痛服三十

丸未產須臾再服

療難產方

令易產方

白榆皮十四分 通草十二分 葵子二合 滑石 [illegible]

麥各八分

右以水二升煎取八合分溫三服

又方羚羊角一枚燒刮取末以酒調方寸匕服證類本草卷十七第二十條引此文相同

又方滑石八分葵子一合榆皮十二分牛膝六分

右以水壹升八合煎取六合再服

又方含醋噀面悶即噀之

又方吞槐子七枚即出

又方帶水馬壹枚立出

又方吞雞子白二枚即産

全漢三國六朝唐宋醫方　栖芬室

又方兩手各把壹石鷰立出

又方兔皮和毛燒灰

右以酒調兩錢匕服即産并衣不下者服

之服亦即出

亦服即出服字疑衍文

又方大麻根壹莖

右以水壹升煎取半升頓服立産并衣不

下立出

又方弓弩弦燒灰爲末酒調方寸匕

又方銅弩牙燒令赤投於醋三合內良久頓

服

又方酸漿皮和水少許頓服立差二字紀證類補 證類卷五葉廿

又方麝香壹錢重研和水服

難產死生方

療胎死腹中不出母氣欲絶方水銀二兩頓

吞之兒立出

療產經數日不出或子死腹中母氣欲絶方

瞿麥六兩 通草叁兩 牛膝四兩 榆皮壹升 桂心三兩

右以水九升煎取三升為三服

療子死腹中不出方伏龍肝三錢末

右以酒调服之土當兒頭上戴出

又方朱砂壹兩

右以水煮數沸服之然後取和酒服之立

出◎按宋本產寶卷下有又方水銀貳兩右水煮二三十沸服之立產

滑胎易產方

白蜜 苦酒 猪脂各壹升

右和煎三四沸臨腹痛時以熱酒服三四

錢匕五六服即出

拘宋本作俱古從

又方取夫單衣覆井口即出

又方以弓弩絃縛心下立出證類十二葉四十七同 類聚卷二百二十八婦人门二

十三葉七十四至七十八

療產橫倒不出者本書令夫唾婦口中二七過

立出千金方同上葉六十四 同

難產令易產方

夫產難者內宜稟外宜以法蓋出多門救療

以取其安

療產難方生草數日困乏不能生此為母先

有療經絡拘閉所然

赤小豆二升 膠三挺

右以水九升煎令熟去豆內膠洋令清服

之須臾更壹服◎按此方又見卷上葉六十五

又方令夫從外含水吐着產婦口中即出

療難產疑胎在腹已死方

當歸四兩 芍藥六分

右以水六升煎取二升為二服便安胎已

死即下酒煎亦得神驗

療產困乏腹痛有所見兒及衣不出方
蒺藜子四兩 貝母四兩
右為散酒調服一匙再服以出為度熱水
下藥亦得
療難產方箭一隻燒末以水服之產
又方鱉甲燒末服方寸匕立出
療落胎腹痛方
桂心四分 芍藥 當歸 牛膝 瞿麥各五分
芎藭四分

右八味水壹升七合煎取八合空腹溫服上同
葉七十八至八十◎按數原此下接療姙
娠經五六月胎死腹中或胞衣不出方今
據宋本產寶入胎
死胞衣不出方
胎死胞衣不出方案原無此題今據宋本產寶補
療姙娠經五六月胎死腹中或胞衣不出方
生地黃五兩 牛膝八分 桂心 芎藭 大黃各六
分 朴消八分 蒲黃五分 湯下
右以水二升煎取八合空腹分為二服
療子死腹中不出方

雄鷄糞十一枚

右以水二升煎取五合下米作粥食胎即

出

療姙娠六七月子死腹中不出方

黑豆三合

右以醋一升煎取八合分為三服空腹

療子死腹中毋悶絕方

水銀十二分

右拗口開灌之如口不開於鼻中灌下亦

得子立出同上葉八十

又方

赤小豆

右生吞七枚出若是女即二七枚出據宋本產

寶卷上葉二十一補 証類廿四葉不同

經効理胞衣不出令爛方竈突土三指撮和

煖水服之

又方

牛膝　瞿麥各肆兩　滑石研捌分　當歸貳兩　通草

治胞衣不出取竈下土一寸研碎用好醋調令相得內於臍中續取甘草湯三四合服之出証類卷五葉四

陸兩　葵子壹升

右水伍升煎取貳升分三服溫服 據宋本產寶卷上葉二十一補 按宋本原書此方原在上方上方作又方

崔氏療胞衣不出方

大豆壹升右以苦酒五升煮取三升分為三服

又方吞鷄子三二枚解髮刺喉口令嘔若困極即以水煮螻蛄壹枚三四沸瀉入口中汁下即出

又方大麥

右等分相和煮取濃汁飲之即出

又方赤朱壹兩右研為粉以苦酒和服即出

又方皂角取少許末安著鼻中壹兩度自出

療胞衣久不出腹滿即殺人服此方即爛

桂心　牛膝各叁兩　滑石貳兩　通草　當歸各叁兩　葵子壹升　瞿麥四兩

右以水九升煮取三升分為三服甚效

又方瞿麥四兩　桂叁兩　牛膝五兩　葵子壹升　通草叁兩

秤

右以水三升煎取壹升半分為三服

又方取洗兒水飲之即出

又方

真珠壹兩

右研細苦酒調服之 據宋本產寶卷上葉二十三補

療半產胞衣不出方牛膝八兩　葵子二升右以水七升煮取二升分為叁服須臾即出

療衣半出半不出或子死腹中著脊不下數日不產血氣上衝口方

牛膝六兩　地黃汁八合　葵子壹升　榆白皮四兩

右以水九升煎取叁升分為三服即下 類聚卷二百二十九婦人門二十四葉八十至八十二

治胞衣不下方

燒鐵槌鎚淬酒溫服　燒斧頭立效 胞產救急方同引上葉九十 同 証類云治胞衣不出燒鐵杵鐵鏟令赤投酒飲之 卷四葉三十三

產寶卷二

療產後心驚中風方

產後心悶氣絶，張眼口禁，通身强直，腰背反偃，狀如痫疾，心忪驚悸，言語錯亂，皆是宿有風毒，因產心氣虛弱，風因產發，變為風痙方

防風八分　秦膠六分　茯苓八分　人參六分　當歸八分　獨活六分　漢防己八分　芎藭六分　白鮮皮六分　麻黄八分去節　石膏十二分　甘草六分炙　白薇六分　竹瀝（竹瀝原不載分兩）

右以水七升，先煮麻黄，掠去沫，內諸藥，入竹瀝，取二升半，去滓，分作三服。忌如前

療產後狂語，志氣不定，精神昏亂，此皆心氣虛邪風所致方

茯苓十二分　甘草八分炙　遠志拾分　白薇十分　龍齒十分　人參八分　乾地黄拾二分　防風八分　獨活八分

右以水銀壹大斤，水壹斗五升，煎取七升，下諸藥，煎取三升，分溫三服。忌如前

療產後心虛忪悸不定，妄語謬誤，精神恍惚不主，皆由心虛所致方

人參八分 遠志十分 茯苓十分 甘草炙捌分 芍藥八分
桂心六分 當歸八分 麥門冬十二分去心 大棗十二分
生薑八分
右以水八升煎取三升去滓分溫三服
療產後心氣虛損卒驚狂語或歌哭嗔笑性
氣不定方
上銀壹斤以水捌升煮取壹升半 桂心六分 甘草六分 人參
生薑各捌分 遠志捌分 生地黃二拾分 龍骨拾分細
辛四分 伏神捌分 大棗壹箇

右以銀水煮取二升分溫三服
療產後多虛羸瘦若大汗大痢皆至於死
此重虛故若患中風謬誤惛悶不知人者方
人參 茯苓 羌活 桂心 大棗各拾二分
遠志拾分 竹瀝壹升半
右以水六升煮取三升下竹瀝更煎取二
升分三服
療產後身忽痓口禁面青手腳強急及張
方

竹瀝二升飲之佳
療產後惡寒壯熱日夜三五度發妄語口中
療生時時乾嘔困乏欲絕死方
上銀壹斤以水壹斗五升煎取七升 竹瀝二升半 人參六分
伏神八分 白斂十分 玄參十二分 獨活六分 葛根六分 白
鮮皮六分 防風六分 遠志六分 青竹茹六分
右以銀水竹瀝煎取三升分溫三服忌魚
酒麵
產後餘血奔心煩悶方

全漢三國六朝唐宋醫方 棲芬室

餘血奔心蓋是分解了不便與童子小便並
灕心不及臥太疾並食不相宜之物所致但
能依此方療之無不瘥可
療產後心中虛熱煩悶氣欲絕方
生麥門冬拾二分 甘草五分 大棗拾二分 生薑捌分
茯苓拾二分 竹瀝壹升 人參六分 若逆悶粳米若食少加
五分
右以水六升煎取三升下竹瀝二升為三
服

療產後餘血不盡奔上衝心煩悶腹痛方

生乾地黃 芎藭各三兩 芍藥 枳殼各二兩炙

右擣為散酒服方匕日二服

又方

生藕研汁

右飲貳升甚効

又方

酒清一升 生地黃汁一升

右相和煎一沸分為兩服 右二方據產寶卷中葉四補

全漢三國六朝唐宋醫方 栖芬室

療產後腹內血塊痛不止方

芎藭 當歸 乾薑各二兩 芍藥二兩

右擣為散酒服方寸匕日三服

療產後下血不盡腹內壁痛不忍方

當歸 芍藥 桂心各三兩 桃仁一百二十枚

右以水六升煮取二升分為二服未差加

大黃三兩

療產後血結下不盡心腹絞痛不止方

芎藭捌分 大黃拾分別浸 芍藥八分 黃芩六分 桂心八分

甘草六分炙 當歸拾分 乾地黃拾分 桃仁四拾九枚

右以水七升煮取二升半下大黃更煎三

沸分為三服

療產後先患冷氣因產後發腹痛方

芎藭 當歸 桂心 茱萸 茯苓 芍

藥六分 甘草六分 桃仁拾分去尖

右以水七升煮取二升為三服

療產後心腹切痛不能食乏氣忽熱忽寒方

當歸 芎藭 黃芩 人參 甘草 芍

全漢三國六朝唐宋醫方 栖芬室

藥 防風 生薑各二分 桃仁八拾枚

右以水七升煮取二升內大黃更煎三沸

為三服

產後血不盡腹中陳痛無計方

青木香六分 當歸六分 牛膝 芎藭 黃耆各半

分 芍藥捌分 大黃拾二分浸 芒硝拾二分

右以水七升煎取二升內大黃更煎三沸

作三服

療產後血不止虛羸迨死方

猪黃服二兩
以水二升煎取八合頓服
療產後血泄不止無禁度方乾地黃末以酒
調壹匙頭須臾三四服
療產後餘血攻心或下血不止心悶面青身
冷氣欲絶方新羊血壹盞頓服如不定更
服之立效
療氣血痛欲死方
槐鷄半兩

右搗爲末以酒濃煎頓服立效
療產後餘血作疼痛兼塊者方
桂心　薑黃等分
右搗爲散酒服方寸匕血下盡差
產後渴不止方
療產後渴不止飲水小便數多方
土瓜根　栝蔞根　人參　甘草　牡礪
粉各二兩　大棗拾二枚
右以水九升煮取三升分溫三服

南爲雨之誤

療產後大渴不止方
蘆根切一升　栝蔞三兩　人參　甘草　茯苓各三
兩　大棗拾貳枚　生麥門冬四兩
右以水九升煮取三升爲三服頻服四劑
即差忌菘菜
產後淋病諸方
產後患淋因虛損後有熱氣客於胞中內虛
則起數熱小便澀痛故謂之淋又有因產
損血氣血氣虛則挾熱熱搏於血即流滲於
胞中故血隨小便出爲血淋者九南之淋也

全漢三國六朝唐宋醫方　栖芬室

療產後淋病小便澀痛或血淋者方
瞿麥　黃芩　冬葵子各二兩　通草三兩　大棗
拾二枚
右以水七升煎取二升半分爲二服
療產後血淋方
車前子　瞿麥各四兩　黃芩分兩原闕宋本產寶作叁兩
鬱金末壹兩　咸陽
右以水六升煮取二升內鬱金末分爲三

服

廣濟療產後卒患淋小便澀痛及血淋方

冬葵子叁合 石葦二兩炙去毛 通草叁兩 子芩叁兩

滑石二兩 茯苓叁兩

右以水二大升煎取壹大升下滑石空腹

服

又療(集驗)(集本產宝)產後淋小便痛及血淋方

黃芩五兩 瞿麥貳兩 鯉魚齒百枚 通草叁兩 車前子

貳兩 冬葵子貳合

右以水二升煎取壹升入齒末空腹為二

服

治產後卒淋氣淋血淋石淋方 千金方名石韋湯

石葦 黃芩 通草叁兩 甘草叁兩 千金方各貳兩

榆皮五合〇千金方五兩 大棗叁拾枚 葵子叁兩〇千金方二升

芍藥 千金方 白术 生薑各三兩 千金方有大棗叁拾枚 生薑三兩

右九味㕮咀以水二升煎取壹升空腹 千金

方以水八煮分三服 集驗無甘草生薑

取壹升半 此方顧氏同按宋本產宝此

方據集驗 類聚卷二百三十一

婦人門卅三葉四十至四十一補入〇人〇要求

千金方卷三葉三十九下

經效療產後血淋熱淋方

貝齒貳枚燒為末 葵子貳兩 石膏五兩 滑石叁兩末

右以水二升煎取壹升下兩般末空腹二

服 此方據同上葉四十補入

產後本虛患痢更加羸弱飲食不進便痢無

恒赤白不定蓋因飲食傷於生冷所致也

療產後虛羸下痢膿血腹痛方

黃連 甘草 芍藥 乾薑 當歸 人

參各捌 熟艾伍

右以水七升煮取二升分為三服忌豬鹿

肉

療產後痢不禁止困乏氣欲絕無問赤白水

穀方

黃連 厚朴各叁兩 芍藥 黃蘗各貳兩

右以水五升煎取二升分為二服

療產後痢赤白心腹絞痛羸困方

地榆 石留皮 黃連各叁兩

當歸貳兩 薤白切壹升

右以水七升煮取二升半分為三服

產後腰痛羸瘦補玉門不閉方

療產後少氣無力困乏虛煩方

人參拾二分 甘草八分炙 桂心八分 生地黃貳拾分 茯

苓八分 芍藥八分 麥門冬二拾分

右以水九升煮取三升分溫三服

產後喘息乏氣羸腹內絞痛自汗出方

茯苓 當歸 甘草 芎藭各貳兩 芍藥

全漢三國六朝唐宋醫方 栖芬室

乾地黃各二兩 桂心 生薑各二兩

右以水九升煎取三升為三服

療產後或寒或熱其後以瘦損喘乏名為

蓐勞方宜用蔥豉粳米羊肉煮粥食之兩

度佳

療產後羸瘦不能食者益顏色長氣力方

黃耆 人參 茯苓 當歸 甘草 芎

藭 五味子 白朮各八分 澤蘭葉 橘皮

各六分 訶子 麥門冬各十一分 桂心 乾地黃

拾貳分

右擣為散以蜜丸空腹酒服三十丸日再

服

療產後風虛羸瘦勞損不生肌肉方

黃耆 當歸 芍藥 人參各貳兩 桂心

甘草炙 芎藭各八分 大棗拾枚 生薑八分切

右以水七升煮取二升分為三服

療產後虛勞百骨節疼痛頭疼汗不止方

當歸 人參 生薑各貳兩 黃耆叁兩 豉五合 粳

全漢三國六朝唐宋醫方 栖芬室

米三合 豬腎二具切 薤白切五合

右以水一斗五升煮腎取六升下諸藥取

二升分為三服

又方 豬腎一具 羊腎一具

右著蔥豉作臛如常喫

療產後人虛小腹極痛血氣厥上搶心氣息

乏補益方

黃耆 白朮 當歸 甘草炙各貳兩 生薑四兩

人參貳兩 白羊肉三斤去脂

右以水壹斗九升煮肉取九升下諸藥取
三升分為三服
療產後及傷娠娠後虛勞腹痛方
芎藭各三兩 當歸 芍藥 生薑各四兩
右以水七升煎取二升半為三服
療陰腫下脫肉出玉門閉方右灰一斤熬令黃色右
以水壹斗九升浸灰中停灰澄清重煖以
浸玉門斯須平復如故 此方據卷二百三十一葉四十四補
產後中風方

產後中風由產傷動血氣勞損藏腑未平復
起早勞動氣虛而風邪乘之虛傷之故中
風風邪冷氣客於皮膚經絡但疼痹羸乏不
任少氣又若筋脈挾寒則攣急喎僻挾溫則
縱緩弱若人諸藏恍惚驚悸隨其所傷腑藏
經絡而生病焉深師
張仲文療產後中風寒搜遍身冷直口噤不
識人方
白朮四兩

華當作桑

右以酒三升煎取壹升頓服之效 經效無之效 二字據卷六葉十四
經效療產後風虛頭痛語言時僻方
乾葛 防風 秦艽 麥門冬各八分 芍藥
黃芩各六分 犀角四分 甘草三兩炙
右以水二大升煎取七合分為二服
療產後中風心忪悸或志意不定恍惚言語
錯亂方
人參六分 伏神 麥門冬 羚羊角各八分 白
鮮皮 黃芩 甘草各四分 石膏十二分 淡竹

[redacted]瀝二大合成湯下
右以水二大升煎取七合下竹瀝分為二
服
療產後中風身背拘急如束并渴方
芎藭 芍藥 羌活 羚羊角各四兩 酸棗
仁四兩 防風伍兩 華白皮伍兩
右以水四升煎取二升分溫三服
療產後中風四肢拘束筋節掣疼不得轉側
如角弓張方

麻黄八分去節 生薑 桂心各四分 防風六分 芍藥
六分 芎藭各四分 白术四分 胡竹瀝湯二合下
右以水三升先煎麻黄[麻黄原奪黄字]掠去沫下
諸藥煎取七合下竹瀝更三沸食後三服
服了取微汗為度
療產後中風血氣不散邪氣入藏狂言妄語
精神錯亂腰痛骨疼方
麻黄 伏神各八分 防風六分 白鮮皮六分 杏仁
當歸各四分 桂心四分 芍藥 獨活各五分
右以水二升五合煎取九合空腹熱服

療產後中風身體疼痛四肢羸弱不遂羌活
湯方
羌活 芍藥 黄耆各六分 乾葛 乾地黄
麻黄各八分 甘草 桂心各四分
右以水二升煎取八合先煎麻黄去沫下
諸藥食後熱服覆衣出汗
療產後中風煩渴方
紅花子五合微熬研碎

右以水一升煎一匙頭取七合徐徐呷之。
療產後中風口噤四肢頑疼不任或如角弓
方
羌活 防風各一兩 大豆一升淨揀炒令皮拆
右以水五升先浸二味經宿大豆乘熱投
酒中攪令勻密封一口以湯煮瓶良久服
八合覆衣取汗如急速且以豆淋服羌活
防風亦佳
療產後中風腰背強直時時反張名風痓方

全漢三國六朝唐宋醫方 栖芬室

防風 葛根 芎藭 乾地黄各八分 麻黄
去節甘草 桂心 獨活 漢防己各六分 杏
人去尖十枚
右以水八升煮麻黄去沫內諸藥取三升
為三服
療產後中風口噤潰悶不能言身體痓直方
羌活 防風 秦膠 桂心 甘草 葛
根各三分 生薑一兩 附子一枚炮 杏仁八十枚去尖 麻
黄十分去節

篤為篤之誤

失當是矢之誤

宋本產寶湯下云主產後中風困篤或背強口噤或但煩熱或頭身皆重或身痒劇者嘔吐直視此皆虛冷中風宜飲此

右以水九升煮麻黃去沫下諸藥取二升

為三服

療產後中風口噤痀急困篤腰背強直時時

反折方

大豆壹升 炒令聲絕

右以清酒六升投之煮三四沸去滓飲之

令微醉汗出蓋慎勿觸風風成者難

失白和豆炒之同嚥兼飲竹瀝加

療產後中風口噤不任小大獨活湯方

獨活分四 乾薑分六 甘草分二 生薑分六

右以水二大升煎取壹大升為二服 摘卷二百三十一葉三至四補入

小品大豆湯大豆三升 熬令極熟 右以銅器盛清

酒五升沃之密封良久去豆分為三服服

了覆衣取微汗身才潤即愈今產後皆宜

服之一劑防風二劑消血 摘卷二百三十一葉二補入

鷄糞酒治產後中風及百病并男子中一切

風神效方 摘千金方補

烏鷄糞三升　大豆二升

右先炒豆令聲絶，熬雞糞令黃，以酒壹升

先淋雞糞取汁，淋大豆，壹服壹升，重者凡

四五日服之，極妙。據本書卷二百三十一葉五補入

產後餘血上搶心痛方

夫產後血上搶心痛，由產後氣虛挾宿冷，冷

搏於血，血不消，氣逆上者，則血隨上衝擊

而心痛也。凡產餘血不盡，得冷則結，與氣相

搏則痛，因重遇於寒，血結尤甚。

蜜巖號巖蜜

集驗大蜜巖湯療產後心痛方

乾地黃　當歸　獨活　吳茱萸　芍藥

乾薑　甘草各二兩　細辛壹兩

右以水三升，煎取壹升，空腹分為三服。忌

生菜。

經効療產後氣虛冷，搏於血，血氣結滯上衝

心滿脹，當歸湯方

當歸　桂心　芎藭　吳茱萸　檳榔仁

橘皮　生薑各二兩　芍藥三兩

右以水三升煮取壹升空腹分兩服

千金治產後內虛寒氣入腹腹中絞痛下赤白痢妄語見鬼羊肉湯方

肥羊肉壹斤去脂 甘草炙 當歸 芍藥各壹兩

右以水六升煮羊肉取二升去肉下藥取壹升為二服

千金吳茱萸酒療心腹內外痛方

吳茱萸十二分

右以酒二大升煎取壹大升空腹分為二

服

必效療腹中絞刺痛方

羌活貳大兩

右酒二升煮取壹升去滓為二服

千金治產後渴少氣方

麥門冬貳十分 大棗七枚 生薑 甘草 人參各六分 淡竹葉貳十分 小麥五合 茯苓八分

右以水二升半煎取壹大升去滓分作二服

治產後血氣暴虛汗出
淡竹瀝三合微煖服之
須臾再服 記類十三葉十上

產後汗不止方

產後汗不止夫汗出陰虛而得氣加之裏不虛
表實陽氣獨發於外故汗出為陰虛故令汗
出而陰氣虛弱未平復也凡產后皆血氣虛
故多汗因遇風邪則變為痓

千金治產後風虛汗出不止小便難四肢微
急難以屈伸方

大棗拾二枚 附子 桂心各四分 甘草六分 芍藥
分切生薑六分

右以水三升煮取七合空腹分為二服忌
猪肉冷水生葱

經効治產後汗不止方

黃耆拾二分 白朮 牡蠣熬 茯苓 防風
乾地黃 麥门冬各八分 大棗七枚

右以水二升煎取七合空腹分為二服

產後汗不止粳米粉散方

牡蠣三兩 附子炮壹兩 白粳米粉三升

右為散攪令勻汗出傅之

千金治產後餘疾腹中絞痛不下食瘦乏
當歸 黃耆 芍藥各陸分 乾地黃 白朮
各捌分 桂心 甘草各四分 大棗拾四枚
右水貳升煎取八合空心作兩大服忌生
葱 據宋本產寶卷中葉十七補入

產後冷熱痢方

產後冷熱痢由臟腑虛冷熱之氣入於腸胃
腸胃虛則痢故多冷白痢与青白為冷黃與
赤為熱久不瘥治令人至死陶隱居療產後

《全漢三國六朝唐宋醫方》 栖芬室

餘疾氣疲之腹肚妨痛方
澤蘭七分 當歸六分 芍藥六分 生薑 生地黃各十
二分 甘草六分 大棗七枚
右以水二升煎取七合空腹二服
千金治產後餘疾腹中絞痛不下食瘦乏方
當歸 黃耆 芍藥各六分 乾地黃 白朮
各八分 大棗十四枚 桂心 甘草各四兩
右以水二升煎取八合空腹兩服忌生葱
桃李

婦人大全良方引產寶云療產
後經三臘諸疾退後身虛無力
澤蘭葉炒 細辛 熟乾地黄六錢五
黄耆 當歸 防風各十八分 麥門冬
遠志八分 石膏七分煅 藁本 白芷 川
芎 栢子仁 五味子 甘草各四分略
分 桂心 人參
右為細末煉蜜丸如梧桐子
大空心温酒下三四十丸數服差二
三十六葉十七
又云療產後虛乏不思飲食四
肢皆倦心腹陣痛補虛治氣
人參 芎藭 桂心 甘草 生
姜各二兩 當歸半兩 生地黄二兩
右㕮咀每服三錢水一盞棗三箇
枚煎至七錢去滓温服日三服
同上葉十九

療產後驟瀉不止方婦人大全良方驟血不止續命湯方
白蜜壹匙頭 生薑壹片
右同煎候色赤投童子小便壹升去薑
更煎三四沸分為三服頓服
廣濟理產後腹痛氣脹脇下妨不下食兼微
痢方
茯苓 人參 當歸 甘草各六 生薑
陳橘皮各四兩 厚朴炙八分
右以水二升煮取七合空腹為二服忌如

《全漢三國六朝唐宋醫方》 栖芬室

前
產後虛羸諸方
產後虛羸者因產損傷臟腑勞傷血輕者將
養滿月即差重者日月雖滿氣猶不調和散
患虛羸
廣濟治產後風虛冷氣腹脹不調益悅澤方
澤蘭 桂心 遠志 厚朴炙 石斛 白
芷 續斷 防風 乾薑各六 人參 芎藭 白
术 栢子人 黄耆各四分 甘草 當歸五分

治產後下血虛羸迨死
蒲黃二兩水二升煮取八
合頓服 證類卷七葉十九下

分赤石脂六分乾地黃六分人參六分

右以為散蜜丸空腹酒下五十丸忌如前

千金增減澤蘭丸療產後百病理血補虛勞

方

澤蘭 防風 甘草各七分 附子 白朮

白芷 桂心 細辛各四分 乾薑 麥門冬

名削分 栢子人 乾地黃 石斛各六分 人參

牛膝各五分 厚朴 藁本 兩各叁 當歸 芎藭

各七分

右為散蜜丸空腹酒下二十丸忌如前

桃仁煎療後百病及諸氣補益悅澤

桃仁壹阡二伯枚去皮尖炒熟研如膏

右酒壹斗伍升研濾三四遍如作麥粥法

以極細為佳內長頸小瓶中蜜封頭內湯

中煮一日一夜使瓶口常出湯上勿令沒

熟後以酒服一合日再服 據宋本產寶卷中葉十八補入

療產後煩渴方

產後煩渴夫產水血俱下腑臟燥津液不足

挾虛熱者雖渴可甚效故令渴也

經効理產後血氣心煩渴（此十字據產寶補入）

紫葛（三大兩）

右以水二升煎取一升去滓呷之妙

集驗療產後心煩渴方

瓜蔞根　人參　甘草（各六分炙）　麥門冬（八分）大棗（七枚）生地黃（十二分）

右以水二升煎取八合食後分二服

療產後煩悶虛熱方

全漢三國六朝唐宋醫方　栖芬室

產後煩悶虛熱夫產則臟腑勞傷血氣傷而風邪乘之搏於血使氣不宣而否澁則生熱或肢節煩疼口乾但因生熱其煩悶由產後血氣虛弱未復而氣逆乘之故煩悶也其氣故令腸滿妨不下食方

生地黃汁（一升）　當歸末（一兩）　清酒（五升）　生薑汁（三合）

童子小便（二升）

右合煎三四沸分溫四服中間稟消進食進食消更進藥

經效理血氣煩悶脇肋脹痛方

芍藥（八分）　蒲黃（四分）　當歸（六分）　延胡索（四分）　荷葉蒂（三枚炙）

右以水二升煎取七合下二味末為二服空腹服

又方

生藕

右取汁煎兩沸飲兩服効（據產寶補）

全漢三國六朝唐宋醫方　栖芬室

集驗療產後血氣煩悶方

生地黃汁（一升）　酒（二合）

右合煎三兩沸為二服立効

千金療產後血氣喘急心煩悶不解方

淡竹葉　麥門冬　小麥　茯苓（各二兩）　甘草（一兩）　生薑（各三兩）　大棗（七枚）　心悸加人參（二兩）　食少加粳米（二合）

右以水二升煎取七合食後分為二服

療產後血下不盡煩悶腹痛

羚羊角（二兩炭火上燒作灰）（古方燒作灰）　芍藥（貳兩炒黃）　枳殼

汙為汁之誤

鍚為錫之誤

貳兩炒令焦黄色

右擣羅為散水調方寸匕服之陶產宝補入

產後血瘕方

產後血瘕由產之後有血氣相搏謂之瘕痛

瘕者畜也謂其痛浮瘕無定谿肉若有冷血

氣不治至產血下即少故成此矣方

童子小便三升 生藕汙三升 大地黄汁三升 生

薑汁叁大升

右先煎三味汁三分減二次下薑汁漫火

煎次稀鍚每服壹合煖酒調下

療血瘕痛臍下脹不食方

當歸八分 桂心 芍藥 蒲黄 騏驎竭各六分

延胡索四分

右擣為散空腹温酒下二錢匕

千金療血瘕方

乾地黄壹兩 烏賊骨二兩

右擣為散空腹温酒下二錢匕

又方 鐵秤錘燒赤

泙当是滓之误

捕補之误

右以酒壹升泙之分為二服

產後餘疾膿血方

產後餘疾由產勞傷藏腑不足日月未滿起早勞動虛損不捕為所傷冷氣力疲乏若風冷入於胃胃傷虛冷生血冷極下變白膿膿血相雜冷熱不調為滯痢方

深師方

黃連六兩 烏梅三兩 乾薑二兩

右為散蜜丸空腹飲下三十丸忌如前

廣濟療產後赤白痢臍腹絞痛方

當歸 黃連各八分 艾葉 地榆 甘草炙

龍骨六分 厚朴 黃芩 乾薑各六分

右以水二大升煎取七合空腹為二服

經効療產後赤白痢臍下氣痛方

厚朴六分 當歸六分 肉荳蔻五枚 枳殼六分 甘草五分 訶子六分 薤切三大合

右以水壹升煎取九合空腹分為二服

張仲文療產後赤白痢腹中絞痛方

投疑救之誤下同

黃連 阿膠各壹兩 梔子人三兩 蒲黃壹兩 當歸

黃芩各二兩

右為散空腹米飲下方寸匕日兩服

投急療產後赤白痢腹中絞痛方

阿膠 艾葉各二兩 乾地黃 甘草 當歸

各三兩

右以水煎取八合空腹作二服

必效療產後赤白痢腹中絞痛不下食方

薤白切壹升 當歸 石榴皮 地榆各三兩 粳

米二兩 黃連十二分 黃蘗壹分 犀角四分 黃芩 枳

殼 甘草六分 茜草八分 白蘘荷汁十二分 升麻

義

六分

右以為散蜜丸空腹飲下二十丸

療產後血痢小便不通臍腹痛方

生馬齒莧

右搗汁三大合煎壹沸下蜜壹合攪頓服

右疑杵 右疑是大字 擣汁疑作服 右疑小兒字

右數一千九 葉九下

千金療產後水痢霍亂下痢無度方

白石脂二分 乾薑十二分

尖是失之误

右為散以麵糊丸空腹飲下三十丸

療產後大小便數

產後小便數此由胞内宿有冷因產後冷發

動冷氣入腹虛弱不能制其小便即數也

有遺尿者由產用氣傷於膀胱而冷氣入

於胞胞囊決漏不禁小便故令遺尖因產

難所致也方取雞屎燒

廣濟療產後小便不禁九字據產寶補取雞屎燒作試數作小字末無取雞二字

灰空腹酒服方寸匕証類卷十九葉八上

千金翼療產後小便數及遺尿方

桑螵蛸三十枚炙 鹿茸炙 黃耆各三兩 牡蠣

人參 赤石脂 厚朴二兩炙各

右為散空腹以米飲調方寸匕忌冷茶自療

產後心驚中風方訖此出類聚卷二百三十查婦人门二十六葉五十一至八十產

後小便遺血方類聚原接此方

下今據產寶原書入卷下

數

血下當補方字

產寶卷之三

產後小便遺血

療產後大小便利血方

車前子 黃芩 牡蠣 芍藥 蒲黃

乾地黃各六分

右為散空腹飲下方寸匕忌麪蒜

崔氏療產後血氣滲入大小腸方

車前葉汁一大升 蜜一大合

右相和微煎一兩沸分為二服

又大小便利血方

亂髮燒灰

研如粉飲調方寸匕服

古今錄驗療產後勞傷熱極大小便赤澁方

雞蘇莖 通草各十分 冬葵子三合 芍藥八分 滑石八分

生地黃十二分 芒硝八分湯成下

右以水三升煮取八合空腹分為二服

產後大小便不通方

產後大小便不通腸胃本挾於熱因產又小

便血俱下津液竭燥腸胃痞澁熱氣結於腸
胃故不通
集驗療產後津液渴燥大小便不通方
芍藥 大黃 枳殼炙 麻人（各研 貳兩）
右為散蜜丸空腹煎水下二十丸漸加之
以利為度
經効療大便不通熱氣結於腸胃方
大黃（貳兩） 芒硝（壹兩 成湯下）
右以水一大升煎取六合下硝空腹分為

二服
古今錄驗療產後大便不通方
杏仁（八分 去皮尖 研如膏） 芍藥 大黃（各捌分） 黃芩
芒硝（各六分）
右以為散蜜丸空腹煎水下利為度
千金療產後熱結大便不通方
蜜（五合）
右以火煎令強以水投中良久取之捻如
久取之捻如母指長二寸內下部即通

治卒不得小便 杏仁二七枚去皮尖炒黃末飲服之差（證類本草卷廿三葉三十七）

產後壯熱方
產後壯熱因產勞傷血氣使陰陽不和互相
乘尅陽勝即熱陰勝即寒陰陽相激故發寒
熱又產餘血亦令人寒熱其腹時時痛即是
療產後虛羸喘乏乍寒乍熱狀如瘧名之蓐
勞方
猪腎（壹具 去脂膜 切） 豉（五合 綿裹） 白粱（貳合） 葱白（切 壹升） 人
參（貳兩） 當歸（貳兩）
右以水二升煎取八合分為二服

全漢三國六朝唐宋醫方 栖芬室

療產後乍寒乍熱通溫胃心煩悶方
知母 芍藥（各捌分） 黃芩 甘草（各六分） 桂心
（四分）
右以水二升煎取八合空腹分為二服
經効療產後虛煩頭痛短氣欲死心中亂不
解方
淡竹茹（捌分） 麥門冬（叁分） 甘草（六分） 小麥（二合） 乾葛
（捌分） 石膏（十貳分）
右以水二升煎取八合食後分為二服。（崇）

千金卷三第八葉二有此方 乾葛作生薑 不著作大棗 十四枚

療產後虛熱頭痛方
芍藥拾二分　黃芩　桂心各六分　乾地黃捌分　牡
蠣捌分　茯苓捌分
右以水二升煎取壹升分為二服
產後咳嗽方
產後咳嗽由肺感微寒即成咳嗽而肺主氣
因產後氣虛風寒傷於肺故令咳嗽也
集驗療產後風傷寒咳嗽多痰唾粘方
桔梗六分　款冬四分　生麥門冬十貳分　生地黃拾貳

分　甘草六分　薤白捌　豉二合
右以水二升煎取八合食後良久二服
深師療咳嗽多痰唾粘氣方
前胡　五味子　紫菀　貝母各六分　桑白
皮　麥門冬各八分　淡竹葉貳十片
右以水二升煎取八合食後為二服
療產後咳嗽氣喘方
桑白皮十二分　乾百合　赤茯苓各八分　百部
根　桔梗各六分

右水二升煎取七合　二服
產後氣痢方
妊娠之時脾胃氣挾於冷大腸氣虛因產後
轉加虛損或慢食生冷酒麵便成痢疾赤白
氣不和赤白胃熱或青色冷極也
療產後氣痢不止方
青木香八分　訶子皮八分炙令黃　蘇
右為散空腹飲調服方寸匕
療產後赤白痢方
黃連捌分　阿膠炙六分　赤茯苓　當歸各四分　黃
全漢三國六朝唐宋醫方　栖芬室
蘗四分　乾薑三分
右為散蜜丸空心粥飲下二十丸
療產後水痢方
枳殼四分　厚朴炙　茯苓　黃連各六分　當歸三分
右以水壹升煎取八合空腹分為二服
又方　黃連六分　烏梅肉五分　石榴皮四分　當歸四分　乾
薑三分　赤石脂四分
右為散蜜丸空腹米飲下二十丸

療產後下痢赤白有血方
赤石脂 黃連 地榆各六分 當歸四分 乾薑
甘草各三分 厚朴十二分 薤白七莖
右以水二升煎取八合空腹爲二服
療產後血痢不止方
臭樗根六分
右爲末以水和丸如棗核許以麵裹作餛
飩每度煮二七箇熱吞之
產後血暈悶絕方

產後血暈者其狀心煩氣欲絕是也亦有用
心過多而暈亦有下血極少亦暈若血下多
暈者但煩而已下血少而氣逆者則血隨氣
上掩心心下滿急此二者雖並爲暈而狀候
各異當問其產婦血下多少即知須速投方
藥若不急療則危於命也凡暈者皆血氣乘
虛奔逆上所致也但才分解了燒秤錘紅
不令赤置器中向產母床前帳裏投醋淬之
得醋氣可爲除暈之法也十日內時時作此

法不妨暈者以日月之有暈也
經効產後忽悶冒汗出不識人方
雞子三箇
右破而吞之便醒不醒者可灌男子小便
入腹即醒若久不醒忽時時發者此爲有
風因產血氣暴虛風行脈中若虛去血多
者尤甚
又方馬齒莧
右擣取汁三合煎一沸投蜜一匙攪勻頓

全漢三國六朝唐宋醫方 栖芬室

服若無時乾者亦得
療產後血氣暴虛汗出方
淡竹瀝三合
右微煖服之須臾再服 記數卷十三 葉十同
廣濟療產後血暈心悶不識人忽神言鬼語
氣息欲絕方
生地黃汁壹升 芍藥 甘草 蜜壹合 丹參四分
生薑汁壹合
右以水二升煎取八合下地黃汁等分二

服

療產後惡露不多下腹绞痛方

牛膝六分 牡丹皮 當歸各二分 芍藥 桂心

蒲黃熬四分 大黃八分

右為散空腹煖酒服方寸匕

救急療產後血不盡疼悶心痛方

荷葉熬令黃

右為散以煎水調方寸匕

療初平安血氣煩悶方

童子小便五合 生地黃汁十叁合

右微煎三沸溫溫再服

療產後血暈心悶方

紅藍花十二分 紫葛分切 童子小便叁合 芍藥分切

蒲黃四分成湯下 生地黃汁二合

右以水二升煎取七合下地黃小便三五

沸每服三合

產後血暈心悶亂恍惚如見神鬼方

生益母草汁根汁無得 地黃汁二合 小便壹合 鷄子

三枚

右微煎三四沸下鷄子白攪令散為壹服

療產後血暈狂語不識人狂亂方

童子小便五合 地黃汁二合 紅雪分切 赤馬通七枚

右小便地黃汁浸馬通绞去滓下硝溫為

二服

產後乳無汁

汁下依例有方字

血氣虛弱經絡不調所致也乳急投於地虫

蟻食之令乳無汁可沃東壁土佳

療產後乳無汁方

土瓜根 漏蘆各叁兩 甘草二兩 通草四兩

右以水八升煎取二升分溫三服忌常法

又方通草 漏蘆 土瓜根各二兩 桂心 甘

草各壹兩

右為散飲服方寸匕日三服要煉乳二兩

甚益速下

又方土瓜根治下篩服兩錢匕千金方半錢匕 日三

乳中如流水 撝類聚卷二百三十葉九十五千金方輯補

婦人大全良方引産寶云療産
後無乳汁以豬脂如食法煮
清漿食之驗 藪原卷二百三十六葉四十四

又方母豬蹄切貳枚 通草右以緜裹和煮作羹
食之妙 撝卷二百三十葉九十四補入
又方栝蔞末右以井花水服方寸匕日二服
夜流出 撝卷二百三十葉九十五補入 治藪卷八葉十二同
産後乳結癰方
産婦宜勤去乳汁不宜畜積畜積不出惡汁
内引於熱則結硬堅腫牽急掣急疼痛或渴
思飲其妳手近不得若成膿者多妬乳乃急
於癰宜服連翹湯利下熱毒外以赤小豆末
水調塗之便愈忽數但去乳汁忽小兒手勻
動之忽大人含小嗍之得汁吐之其汁狀如
膿也若産後不自乳兒畜積乳汁結作癰也
療産後妬乳并癰方 治藪之癰下有膿字
蒲黄草
右熟擣傅腫上日三度易之并煎葉汁飲 治藪作二度
之亦佳食之亦得妬及癰並差 治藪無妬及癰字 治藪卷七葉十九下
又方地黄汁塗之熱即易之差
又方

全漢三國六朝唐宋醫方 栖芬室

連翹子　升麻　芒硝各拾　玄參　芍
藥　白[redacted]歛　漢防己　夜干各拾　大黄
拾貳兩　甘草陸兩　杏仁捌拾枚去尖
右水九升煎取叁升下大黄次下硝分叁
服（據宋本產寶卷下第九補入）
療乳癰方（証類作療乳腫）以馬溺塗之立愈（証類卷十七葉四）
療癰疽婦人發乳丈夫發背潰爛生膿血後
虚羸少氣者方
黄耆　地黄　麥門冬　升麻各叁兩　人參
茯苓各二兩　當歸　芍藥　遠志　甘草各壹
兩　大棗拾枚
右以水二升煮取壹升分温二服
療乳頭裂破方丁香末傅之立愈
療乳妬及癰方
葵莖及子
右擣篩爲散服方寸匕即愈（証類無子字　証類卷七葉三）
又方雞矢末
右服方寸匕須臾三服愈（証類卷十九葉八同）

又方皂荚十條

右以酒壹升接取汁入硝石半兩煎成膏

傅之

白當是自之誤

療姤癰不散已成膿慛針令白決破方

白鷄翅

右取苐壹翎各壹莖燒末服之即決

又方雄雀白屎研塗上乾即易之

療乳癰初得令消方

赤小豆　菵草

右等分為末苦酒和傅之愈

療腫癰發背乳四肢虛熱大渴方

竹葉切叁升以水壹斗兩升煮取九升　生地黃六兩　黃芩

人參　芍藥　知母　甘草　茯苓各貳兩

升麻　黃蓍　栝蔞　麥門冬各叁兩　大黃

十貳枚

右以竹葉汁煮取三升渴卽飲之

療乳腫方

升麻　白歛　大黃各叁兩　黃芩貳兩　芒硝貳兩

内湯

右以水二升煎取壹升分為二服忽以縣

温藥帖腫上日夜忽傷即差

又方紵麻根擣傅之愈

又方黄蘗分量

右擣末和雞子白塗之乾即易之立差

又方鹿角石上磨取濁汁塗上乾即易之

又方鹿角燒作灰以酒調塗之立愈

又方粱米粉

右熬令黑以雞子白和如泥以塗帛上帖

之穿作穴以泄癰毒氣易之効（一宋本帖作傅帛）（記數是昔第十同）

產後乳汁自出方

產後乳汁自出蓋是產後身虛所致宜服補

湯以止之若乳多温滿急痛者温熨之

療乳癰始似方

大黄 楝實各二兩 芍藥六分 馬蹄炙六分

右擣為散空腹飲服方寸匕取汗為度

療乳癰初覺有異方

（宋本產寶馬蹄以下缺）

子芩伍分 甘草伍分 桑寄生六分 防風伍分 通草拾分
麥門冬六分 赤芍藥伍分 黃耆伍分 大棗十五枚
右以水壹升煎取九合去滓內乳糖六分
為四服
療乳堅硬方
芍藥 人參 枳殼各叁兩 黃耆 通草各六
分 當歸 桂心各二兩 蒺藜子四分去角 雞骨
右為散空腹酒服方寸匕日再服
產後下乳汁方

產後下乳方
黃瓜蔞一枚取子
右以水壹升煎取六合下酒合并煎分二
服
又方 通草十分 鍾乳六分 麥門冬六分
右為散以酒服方寸匕食後服
又方 漏蘆三分 瓜蔞根四分 蠐螬三分 土瓜根四分
為散酒下方寸匕日三服
產後血結成淋方

療血氣擁結成淋諸方宜以倖勝用之
療氣結成淋小便引痛或如豆汁面目萎黃
方
貝齒末三分 葵子碎壹合 石膏十二分 滑石研八分
右以水二升煎取八合下豬脂汁半合煎
三四沸空腹溫服
療胞不轉小便不通八九日方
滑石十貳分 寒水石搗分 葵子一分
右以水二升煮取九合空腹分三服

全漢三國六朝唐宋醫方 栖芬室

療卒不得小便方
杏仁貳七枚去皮尖熬黃
右和米飲頓服立止
療小便淋澁不通方
葵子 朴硝搗分湯不成下
右以水二升煎取八合下硝分為三服立
通
又方 紫草搗分
右為末以井花水五合頓服立一

許仁則秘方
許氏昔在西京為女秘妙不傳此方於後人
則女婿尋得依狀相傳萬不失壹
療產後若覺血氣不散心腹刺痛脹滿悶喘
息不得食飲方
鬼箭羽叁兩折之如金色良 當歸貳兩 白术叁兩 細辛叁兩
右以無灰酒三升水四升煎取二升分為
二服
療產後若覺惡露下多心悶氣短憎寒無力

不能食方
當歸 艾葉 生薑各叁兩 人參一兩 地榆貳兩
乾地黃四兩
右以水三升煮取壹升分為三服
療惡露下多少得所冷熱得調餘狀但覺腹內
切痛方
當歸五兩 生薑 桂心各叁兩 芍藥貳兩
右以水及酒各五升煮取二升分為三服
療產後諸狀亦無所異但不能食者方

白术五兩 生薑六兩
右以水酒各二升煎取壹升分為二服
療產後更無疾狀但覺虛弱欲得補氣力兼
心腹痛方名曰當歸羊肉湯
肥羊肉壹斤去脂以水壹斗煎取捌升去肉 當歸五兩 生薑六兩
黃耆四兩
右三味以肉汁煎取二升五合分為四服
多風加芎藭二兩有冷加茱萸壹兩有氣
加細辛二兩有熱加生地黃汁二合

療產後雖甚通利唯覺心腹滿悶脇肋脹並
咳嗽喘息不能飲食大便不通眠卧起坐不
安心腹時痛方
白术 當歸 桑白皮 大黃各叁兩 細辛
桂心各二兩 生薑四兩
右以水二升煎取壹升為三服如行七八
里再服服此湯當得利又不宜過多所利
者為不獲已而利之其不然未合令利既
初產後知身皆虛倘藉藥食補之豈宜取

胎產救急方引產寶云治產
後泄瀉不止四服理中圓最效病方
卷二百二十三
葉四十

利此緣病熱既要不利藥以當逐服湯瀉
連氣息安恬利既未止即使須急取三匙
醋飯喫即止止後但須適寒溫將息後取
瘥後飲食之節量其所宜如利諸不減宜
依後方服之
當歸拾分 白术八分 甘草七分 桂心 人參 生
薑各參分 細辛四分 桑白皮六分
右為散蜜丸酒下三十丸
療產後水利方
神麴五合 枳殼 白术 乾薑各六分 赤石脂
十二分
右為散以粥飲調方寸匕
療產後血利方
艾葉參分 阿膠十分 黃連七分 芍藥 黃蘗 甘
草各六分
右為散以粥飲調方寸匕
療產後下膿利方
附子炮 乾薑 甘草各六分 白术七分 黃蓍四分

右為散以粥飲調服

產後目淺久坐視聽言語多或運用氣力遂覺項膊肢節皮肉痛乍寒乍熱此為蓐勞宜服後方

猪腎壹具 去脂 當歸 芍藥 生薑各二兩 桂心壹兩 葱白切參兩

右以水八升煮腎取汁六升下諸藥取二升為二服

產後咳逆方

因產用力氣亂胃口冷熱不知或冷氣入脾胃藥衝錯亂遂成斯患

療產後咳逆氣麤數數不止方

生薑汁壹合 蜜壹合 蘘荷汁壹合

右三味同煎壹兩沸投酒二合更煎放溫分為三服

療產後或患咳逆氣亂心煩方 乾柿壹箇碎之以水十分煎熱呷 記類作煮熱呷 卷廿三葉二十三下

療產後咳逆經三五日不止欲死方

果本子乙卑

桂心末半兩 薑汁三合

右同煎取二合向火煎炙背塗之盡摩令熱時時塗藥汁

又方煎壁鏡窠三四呷之 記類作三五箇呷差 卷廿二葉十四下

療產後覺中風手足不遂言語恍惚多忘精神不足方

獨活 當歸 芍藥 防風 芎藭 玄參各貳分 桂心壹分

右以水八升煮取二升半分為三服覺效

更壹劑漸差須適寒溫將息如不差即以此方作丸每服二十丸有熱加乾葛五兩有冷加白朮五兩有氣加生薑六分手足不穩加牛膝五分萆解三兩黃耆四兩痛加當歸芍藥各二分不食加人參二分玄參三分

療產後虛無餘苦但覺氣虛方

當歸十分 澤蘭八分 防風 黃耆 續斷各六分 乾地黃十分 桂心五分 地骨皮八分 人參五分 芎

棗仁七分
右為散蜜丸酒下二十丸
産後血氣不通當時不甚覺之在産出血少
皆成癥結心便痛硬乍寒乍熱食飲不生肥
肉心腹有時刺痛口乾粘手足沉重有此狀
者宜服此方
當歸 芍藥 甘草 鬼箭羽 牛膝各五
分 白朮 牡丹皮 苦杖各六分 桂心四分 大
黃捌分 虻蟲二七去頭足 水蛭貳分熬 蒲黃六分 烏梅

四分熬 人參五分 朴硝拾貳分 白薇四分 乾地黃七分
右為散蜜丸空腹酒下二十丸日再服
産後腰血桐菓方
赤石脂 五色龍骨 黃連各十分 阿膠六分
白朮五分 黃蘗四兩 黃耆六分
右為散飲下方寸匕
療産後下血不止方
桑耳炙 芍藥炙 地榆 茜根 牛角腮
阿膠炙各六分 艾葉四分 雞蘇四分 白龍骨十二分

右以水二升煎取八合分為二服 自療産後心驚
此出類聚卷二百三十一婦人門二十六葉五十一至百四
産後惡露方
療産後三四日惡露不下吐食吐逆兼壯熱
方
芍藥拾分 知母八分 生薑 當歸 蒲黃各四分湯
下 紅藍花 荷葉七枚 生地黃汁三合
右以水二升煎取七合去滓下地黃蒲黃
煎三四沸空腹三服

療産後七八日惡露下不止方
敗醬 當歸各六分 芍藥八分 芎藭四分 竹茹四分
生地黃拾貳分熬乾 續斷捌分
右以水二升煎取八合空腹溫服
療産後七八日腹痛兩脇滿兼痛方
梗
桔梗 當歸 金寄奴各六分 桂心 橘皮
各四分 芍藥 茯苓各八分 延胡索四分湯 研下
右以水二升煎取八合空腹分為三服
療産後虛勞寒熱如瘧四肢疼痛面色萎黃

宜喫猪腎湯方
猪腎壹具去脂膜 糯米一合淘 當歸四分 知母捌分 葱
白和蒼七茎 芍藥捌分
右以水二升煮猪腎取八合去腎下諸藥
取五合空腹頓服腹訖即臥良久
療產後七日內宿血未散時時衝心迷悶方
荷葉六分 延胡索捌分成湯下 地黃汁二合
右以水二升煮取八合空腹服忌雜肉壹
月日

產後腹中堅硬兩脇脹手足冷心中煩熱
欲飲水乾嘔
羌活 桔梗 敗醬各八分 防風十貳分 桂心
六分 柴胡六分 大黃六分浸過 羚羊角貳分
右以水二升煎取八合空腹三服服了吐
即久更服無服了喫地黃酒切地黃壹升
炒令黑內瓷瓶中下熱酒三升密封煮令
減半任意飲
療產後將息不調乳母少年強為起動衝風

杜

加疑佳

任性冷食成癖結兩肋脇硬痛顆塊忽時時
悶亂不能識人方
桔梗拾貳分 烏犀角六分 芍藥捌分 萎蕤捌分 虎杖
四分 朴消捌分成下湯 桑寄生捌分 桂衡六分 敗醬捌分
桂心四分 防風
右以水二升煎取八合空腹為三服
療產後虛羸方
黃雌雞壹隻背上開 生百合燈叁枚 白粳米飯升
右壹依每常著五味調穰縫背合五味汁

全漢三國六朝唐宋醫方 栖芬室

煮令熟開腹取百合并飯相和作羹食之
肉亦食令盡略臥加
療產後任兩脇餘血不盡腹痛兼嘔吐不下
食方
赤芍藥拾分 茅根八分 桃人拾四枚去皮尖 知母八分 瞿
麥一 桂心 當歸四分 生地黃汁壹合 紅雪四分
成湯下
右以水二升煎取八合分為三服
療產後三膈諸疾退後身虛無力方

澤蘭葉用五分叁 黄蓍六分 藁本四分 當歸六分 白芷
四分 防風六分 芍藥六分 芎藭七分 桂心參分 柏子人
四分 細辛 乾地黄各五合 甘草四分 麥门冬小分
五味子四分 石膏拾分研
右爲散蜜丸空腹酒下二十丸至三十丸
産後虚羸盜汗㿉吐方
生地黄汁叁合 蜜半升 生薑汁半合 藕汁貳合 酒貳合
右合煎空腹温服三度
産後下痢爲渴方

産後下痢爲渴夫水穀之精化爲血氣津液
以養藏腑藏腑虚躁故痢而渴若引飲則痢
難止飜胃小氣脾胃既虚不能飲水水自流
溢浸漬皮膚則令人腫但止其渴痢則差
必効療産後痢而渴飲無度方
麥门冬拾貳分 烏梅拾貳枚碎
右以水壹升煎取七合細細呷之
經効療産後久痢津液虚渴不止方
龍骨拾貳分 厚朴炙 茯苓 黄蓍 麥门

冬 人参各捌分 生薑六分 大棗貳七枚
右以水二大升煎取七合空腹分二服
古今録驗療産後痢日久津液枯竭四肢浮
腫口乾方
冬瓜壹枚
右以黄土泥裹厚五寸煨令爛熟去土擣
取汁服之差
産後腰痛方
腎主腰脚産後腰痛者爲女人腎位繫於胞

産則勞傷腎氣損動胞絡未平復而風冷客
之故腰痛痛未已後忽有娠必致損動所然
胞絡屬腎腎者主腰故也方
獨活 芎藭 芍藥 桂心 續斷 生
薑 桑寄生各六分 當歸 防風各捌分
右以水三升煎取壹升空腹分爲二服忌
生葱
廣濟療産後虚冷血氣流入腰腿痛不可轉
方

敗醬 當歸各八分 芎藭 芍藥 桂心各六
分
右以水二升煮取八合空腹作二服
產後脹滿痛方
產後兩脇脹滿痛由膀胱宿有停水因產惡
露下不盡水壅痞與氣相傳積在膀胱故令
脇肋妨滿氣與水相浸故令痛也
結劫療產後血氣脇肋妨脹痛方
當歸十貳分 芍藥 桔梗 檳榔 枳殼各八

分 桂心 青木香 柴胡各六分
右以水二升煮取八合空腹作二服
療產後惡露下少血氣壅痞脇肋脹痛不下
食乙乾方
蘇方 紫葛各十貳分 芍藥 當歸各捌分 桂心
蒲黃各六分 生地黃汁貳合
右以水二升煮取七合下蒲黃分為二服
差
產後驚悸方

血主心心主血血氣通榮衛臟藏遍循經絡
產皆血藥傷臟藏皆虛心不能統諸藏其榮
衛傷不足即令驚悸恍惚心神不定方
伏神 麥門冬各參兩 當歸 人參 芍藥
酸棗人 黃芩 白鮮皮 甘草各貳兩 大
棗七枚
右以水二升煮取七合去滓放溫食後分
四服
千金治產後暴苦心悸不定言語錯謬恍惚

全漢三國六朝唐宋醫方 栖芬室

皆心所致方
茯苓參分 甘草 桂心 當歸各壹兩 大棗十
枚 生薑六分 芍藥貳兩
右以水三升煮取一升食後為二服 類聚卷二
百三十二婦人門二十七葉一至八
食治
療產後諸痢方者薤白食之唯多益 肥羊
肉炙食之唯多好 羊脂炒薤白空腹
食之佳 類聚卷二百三十八婦人門二十葉七十六

解當是斛之誤

產寶續編

周頲傳授濟急方

頲嘗有人傳授佳効者方頲自曾修合實有大功於人遂刊于卷末普傳天下咸濟急亂

治產後血暈血氣并及滯血不散便成癥瘕兼瀉而色黃腫喘逆惡心頭痛目眩口吐清水四肢羸弱五藏虛怯常日睡多喫食減少漸覺偷瘦年久變為勞疾如此所患偏宜服餌金勝丸方

澤蘭四分 當歸 芍藥 蕪荑 甘草 芎藭各三分 石膏 桔梗 細辛 茱萸 柏子人 防風 厚朴各二分 乾薑 桂心各二分 分半 烏頭 白薇 枳殼 南椒各二分 白朮 白芷 人參 藁本 青木香各壹分半 金釵石解 石頷 蒲黃 茯苓各二分

右以二十八味並州土分兩無差擣末煉蜜丸如彈子丸有所患熱酒研壹丸入口便愈大忌腥臊熱麵豉汁生葱冷水菓子

并死胎不下胎衣在腹並巳炒塩酒研服
如未退更進壱丸神効
治産後諸疾散子方
澤蘭九分 烏頭炮 白薇貳分 石膏八分 乾薑 桂
心五分 細辛 卷柏去土 栢子人 茱萸 防
風去頭 南椒出汗 厚朴炙薑汁 茯苓各四分 白芷
白朮 藁本 人參 五味子 黄耆
丹參各三分 芎藭 當歸 蕪荑 芍藥
甘草各七分
右為末以新瓶器封勿令失氣每服以熱
酒調兩錢匕
傳効理産後壹切疾黑散子
鯉魚皮燒灰 各三兩 當歸 没藥 各壹兩 鉎墨 丈
夫髮灰 各半兩 芍藥 貳兩 桂心 好墨 卷柏
青木香 麝香 各壹兩 蒲黄 貳兩
右以一十二味並依分兩擣為末以乾瓶
黑盛密封勿失氣毋産後以好酒調壹錢
匕頓喫如血暈衝心下血不盡臍下攪刺

疼痛不可忍血塊血癖疾甚日加兩服無
効不勤時候便服切忌冷物菓子粘食
傳効姙娠十個月内不安至臨分解並宜服
此保命丸方 按類聚卷二百三十五婦人良方引周頲傳 按濟急方作保生丸云方與高方同却無……仁有川椒故不復錄今卷此方與高方同並無……
不解 貝母去心 石膏細研如粉 黄芩 桂心
秦椒去目熬出汗 蜀椒去目熬閉 甘草炙 糯米熬 烏豆
卷柏去土 各貳兩 九味 大麻人 乾薑炮 蒲黄 當歸
各四兩
右件藥一十四味並須州土如法修合擣
篩為末煉蜜為丸如彈子大如有姙娠諸
疾喫食減少及氣喘氣痛面目痿黄身体
羸瘦四肢無力手脚浮腫胎藏不安並以
棗湯研一丸服氣痛酒研一丸空肚服忌
腥膻菓子粘食雜肉等 醫方類聚卷二百三十二婦人門二
十七葉八至十
朱砂元治産後塵中有積結成諸疾
黑附子 桂心 白薑 各半兩 巴豆 壹錢 醋浸者去
皮研

全漢三國六朝唐宋醫方 栖芬室

右爲细末入巴豆研停醋煮麵糊元如麻
子大每服三圓至五圓以茶下服之取瀉
爲度
薑粉散療產後此藥兵兒枕除百病
當歸 人參 木香 黄耆 川芎 甘
草 茯苓 芍藥 桂心 知母 大黄
炒草豆蔻 白术 訶子 良薑 青皮
熟地黄少許 附子重半兩壹箇
右除地黄附子外各等分焙乾生薑壹斤

研取自然汁於椀中停留食久傾去清汁
取下面粉腳攤在箬葉上入焙籠焙乾擣
羅爲末偶產後用藥二錢水壹盞薑三片
棗壹箇煎至七分熱服服後產母自然睡
著半日以來睡覺再服全除腹痛每日只
三服至九日不可服肚中冷也
地黄酒治產後百病未產壹月先釀產訖可
服
地黄汁 好麴 好淨秫米各二升

右先以地黄汁漬麴令發準家法釀之至
熟封七日取清者服常令酒氣相接勿令
絕忌蒜生冷鮓滑雞猪肉一切毒物婦人
皆可服之但夏三箇月不可合春秋宜合
以地黄汁并滓內米中炊合用之若作一
碩十碩準此一升爲率先服當歸湯後服
此妙
地黄元治產後腹痛眼見黑花或發狂如見
鬼狀或胎衣不下失音不語心胸脹滿水穀

全漢三國六朝唐宋醫方 栖芬室

不化口乾煩渴寒熱往來口內生瘡咽喉腫
痛心中忪悸夜不得睡產後中風角弓反張
面赤牙關緊急或崩中如豚肝臍腹㽲痛煩
躁恍惚四肢腫滿及受胎不穩唇口指甲青
黑壹方地黄減半當歸壹兩延胡索琥珀各壹兩名琥珀地黄元治狀同
生地黄研取汁留滓 生薑各二斤研取汁留滓 蒲黄 當
歸各四兩
右於銀石器內用慢火取地黄汁炒生薑
滓以生薑汁炒地黄滓各令乾四味同焙

乾為細末醋煮麵糊圓如彈子大每服一
圓食前用當歸酒化下神妙
琥珀散治産後一切危困之疾
琥珀　朱砂　麝香　香墨醋炙　白僵蠶
當歸各一　鯉魚鱗炒焦　桂心　百草霜　白
附子　梁上塵炒令煙出篩過秤各半兩
右為細末炒生薑熱酒調下二錢産後一
切病服之奇效
黑神散治産後諸疾如産卧畢切須用童子

小便調數服除百病如無小便用白湯亦
可
或産勞力過度或下血頗多或微熱惡露來
遲
馬尾大當歸洗焙兩半
右在未産前修製為末如遇産有疾無疾
若産了但用童子小便調服令産婦月後
並無他證果有神効
療産後雖甚通利唯覺心腹滿悶脇脹咳嗽
不能食大便不通服此行坐心腹時痛許仁則秘
方三道
白术　當歸　桑白皮　大黄各三兩　細辛
桂心各二兩　生薑四兩
右㕮咀用水六升煮取壹升分為三服如
人行七八里久再服此湯當得利利又不
宜過□所利者為不獲已而微利之其不
然未合令利既初産後覺身皆虛尚藉藥
食補之豈宜取利此緣病熱既要不利者
以當年服湯得通氣息安帖利既未止即
便須急取三匙醋飯喫即止止後但須適
寒温將息後取瘥復飯食之節量其所宜
如利不減宜依後方服之産後不宜輕易
便投大黄如不得已後人更斟酌強弱而
用之力得穩當
當歸六分　白术八分　甘草七分　細辛四分　桂心　人參　生薑各五分　桑白皮六分
右為末煉蜜圓如梧桐子大空心温酒下

全漢三國六朝唐宋醫方　栖芬室

三十圓

產後血氣不通當時不甚覺如在産出血少皆成瘕結心便疼硬乍寒乍熱飲食不進不生肌肉心腹有時刺痛口乾粘手足沈重有此狀者宜此藥

當歸 芍藥 甘草 牛膝 鬼箭羽 人參分各五 牡丹皮 虎杖 白术分各六 大黄分八 乾地黄分七 朴消分十 烏梅肉炒 白薇 桂心分各四 水蛭炒 蒲黄分各三 䗪蟲十四枚熬

右爲末煉蜜圓如梧桐子大空心酒下二十圓日兩服外臺有赤石脂十分許公在西京爲女秘妙不傳此方於人後仁則女婿尋得依狀相傳萬不失壹餘散歸本門

類聚卷二百三十五婦人门三十葉五十二至五十六婦人大全良方引

近效方

《近效方》解題

《近效方》史志不見著録，作者及撰年不詳。從佚文内容來看，應為唐代著作。原書早佚，佚文保存在《外臺秘要》中。

范行準輯佚本《近效方》系從《外臺秘要》輯出，收方劑近一四〇首。卷一，跌打、金瘡、湯火，收方劑七首；卷三，大風、熱毒腫、瘡腫，收方劑十首；卷九，傷寒、天行，收方劑四首。卷九之後附有《近效方》未分卷之上、中、下，收録沒有標明卷數的佚文。其中，《近效方》未分卷之上為諸黃、諸瘧、霍亂、嘔逆、諸氣、久咳、上氣、消渴方、熱中小便多漸瘦方、祠部李郎中消渴方、將息禁忌論、叙魚肉等一十五件、叙菜等二十二件、叙米豆等九件，收方劑三十六首；《近效方》未分卷之中為鬼魅、白虎、諸風、風疹、轉筋、脚氣、水氣、眼、喉痹，收方劑三十八首；《近效方》未分卷之下為發背、諸痢、諸淋、大小便、甲疽、肉刺、疣子、諸丸方、諸散、諸膏、諸酒、留顔、髮、婦人、小兒，收方劑四十三首。從佚文來看，《近效方》一書當有九卷之多。

近効方卷一

跌打

主
賨汗療折傷内損有瘀血每天陰則疼痛兼療産婦産後
諸疾神効方。案此下原有引開寶本草賨汗主治說當是宋臣所加今刪 三月採益
母草一重擔一名夏枯草
右一味揀擇去諸雜草及乾葉以新水淨洗於箔上攤
曬令水盡則用手捩斷可長五寸以來。案原脫以來二字據與寧本補
勿用刀切即置鑊中量水兩石以來。案原脫以來二字據與寧本補
令草水深三二寸。案原作令水高草則從火煎候三二寸據與寧本改
益母草糜爛水又減耗三分。案原脫又減耗三字據與寧本補 減二分
以上則漉去草。案二下原脫分至取五於斗汁瀉入則四字據與寧本補 取五於斗汁瀉入
盆中澄之半日以下。案原脫以下二字據與寧本補 以綿濾取清汁
盆中滓澱並盡棄之其清汁於小釜中慢火煎取一斗
以來。案原脫以來二字據與寧本補 如稀餳每取梨許大煖酒和服
之日再服和羹粥喫並得如遠行不能將稀煎去即更
鍊令稠硬停作小丸服之七日内則疼痛漸瘳二七日
平復或有産婦惡露不盡及血運一兩服即差其藥兼
療風益心力無所忌鄭長史處吏部李郎中服之得力外臺卷二十九葉五右方无卷數

療墜損方

生地黄一斤分為三分

全漢三國六朝唐宋醫方　栖芬室

右每服取一分熬令焦黄以酒半升煎一兩沸絞去滓
令温煖得所食前日三無所忌馬墜亦療之外臺卷二十九葉六右方无卷數

療墜馬内損方

取廬藁一小兩。案廬原作盧據與寧本改下同 擣為末牛乳一盞
煎五六沸和服李諫議云廬藁以羊肉汁和服一日
内不用喫菜極効外臺卷二十九葉七下案此下有廬藁見陳藏器本草八字小注當是宋臣所加

金瘡

金瘡或壓損斷裂方

剥取新桑皮作線縫之又以新桑皮裹之以桑白汁
塗之極驗小瘡但以桑皮裹即差

金瘡灸瘡火燒瘡等方

蠟如胡桃人。案蠟與寧本作臘 李子一枚橫切人一 薰陸香半合
右四味和擣以猪脂煎以此藥塗帛上貼瘡此方甚効外臺卷二十九葉十九右方无卷數

療瘡因水入痛方

取生葱一束擣以腳踏上須臾更著之差李諫議方給事錄云効外臺卷二十九葉二十五下右方无卷數

湯火

全漢三國六朝唐宋醫方　栖芬室

療火油及天火瘡初出似沸子漸漸大如水泡似火燒瘡赤色熱翕翕須臾浸淫漸多急速者是也方

芸薹菜不限多少擣絞取汁 芒硝 大黃 生鐵衣各等分

擣大黃末相和芒硝等以芸薹汁調如稀糊以禿筆點藥敷瘡上乾即再點頻用極有効闍師云芸薹冬月煮取汁洗亦可（外臺卷二十九葉三十三上右方无卷數）

近効方卷三

大風

婆羅門僧療大風疾並壓丹石熱毒熱風手脚不隨方

消石一大兩　生烏麻油二大升

右二味內鐺中以土墼蓋口以紙泥固際（○案原脫際字據聖惠本補）勿令氣出細細進火煎之其藥未熟氣腥候香氣發即熟更以生烏麻油二大升和之（○案烏麻聖惠本作油麻）更微火煎之以意斟量得所訖內不津器中服法患大風者用火為使在室中重作小紙屋子屋子外然火令病人在紙屋中發汗日服一大合病人力壯日二服服之三七日頭面疱瘡皆滅若服諸藥丹熱發不得食熱物著厚衣臥厚床床風者不兩人共服一劑服法同前不用火為使忌風二七日若丹石發即不用此法（○案原脫若至法九字據聖惠本補）但取一匙（○案但上原有或字據聖惠本刪）內口待消咽汁熱除忌如藥法呂員外處得床風疑（○案原脫床風疑三字據聖惠本補）（外臺卷三十葉五右方无卷數）

熱毒腫

療一切熱毒腫驗方并主乳癰

青木香　紫葛　紫檀　朴硝各二兩　赤小豆一合　蜀升麻　白歛　生礬石各一兩

右八味擣篩，以水和，以麵稀糊，又以榆皮汁和之，亦佳
以布剪，可腫大小，仍每片剪三兩箇小孔子，塗藥貼腫
上，乾即易之 王度支處
貼毒熱腫消方
蔓菁根三大兩〇案原脫大字，據醫心方補 芸薹菌葉根三大兩〇案原脫大字，據醫心方補
右二味擣，以雞子清和貼之，乾即易之，當日消
又方
商陸根 芸薹菌葉根各等分
右二味擣之，依上方貼之，効

療一切熱瘡腫硝石膏方
硝石一斤 生麻油二升
右二味，先煎油令黑臭，下硝石，後火煎，令可稠，餳膏成
以好瓷器中收貯，以塗貼瘡腫，或熱當服少許，妙。用女十
酥煎更良，忌生血物 外臺卷三十葉二十七至二十八右四方並无卷數
療腫
梔子湯，主表裏俱熱，三焦不實，身體生瘡，或發癰癤，大小
便不利方
芒硝四分 大黃四分 梔子 甘草炙 黃芩 知母各六分
右六味切，以水二升煮取九合，去滓，分溫服，忌如常法

此方甚佳。一方芒硝三兩 大黃四兩 梔子二七枚 黃芩
知母各三兩 甘草二兩 右以水五升，煮減半，
下大黃，煮取一升八合
去滓，內芒硝，分三服
療諸色瘡腫神驗方 考功韋郎中處
胡粉熬令赤 小豆熬 糯米 吳茱萸 黃連各一小兩〇案原脫小字，據醫心方補 水銀一分〇案原作二分，據醫心方改
右六味擣篩，以生麻油和，以稀麵糊，然後取水銀於手
掌中，以唾指研熟，訖，入藥中令勻，先拔湯洗瘡，乾拭，以
藥塗之，日再，以差為度。療孩子瘡佳 一云用泔清洗瘡
牛蒡粥療腫方
取牛蒡根二莖，淨洗，煮令爛，於盆中研，令細，去筋脉

汁中，即丁米煮粥，鹹淡任性，服一碗，甚良，無忌 外臺卷三十葉四十右三方无卷數
療熱瘡疥癬痒痛不可忍者方
消石止一物〇案消原作硝，並原脫止字，據醫心方改補 先用泔清洗瘡
去痂，拭乾，看瘡大小，研硝石末，和生麻油，以麵糊，以
塗瘡上，三兩度差
又方
水銀 蕪荑和酥塗之 薑黃塗之 牛李子塗之
醋煎艾塗之 羊蹄根和乳汁塗之 外臺卷三十葉五十上

近効方卷九

傷寒

凡胷中恶痰飲傷寒熱病瘴瘧須吐者方

塩末一大匙

右一味以生熟湯調下須臾則吐吐不快明旦更服甚良 外甚卷[redacted]葉三十四至三十五 右方張文仲引

天行

療天行三日外若忽覺心上妨滿堅硬脚手心熱則變為黄不療殺人秦艽湯方

秦艽一兩 紫草一兩 白鮮皮一兩 黄芩一兩 梔子一兩

右五味切以水一大升半生乳一大升煮取七合分為二服老小以意量之一剤不瘥更喫一劑試有効 外甚卷三葉十八 右方无卷数

療天行壯热嘔逆不下食橘皮湯方

橘皮三兩 生薑四兩 茯苓三兩 宋本作苓 ○案苓

右三味切以水五升煮取一升五合去滓分温五六服

中間任食一日服盡忌大酢蒜麪 外甚卷三葉二十三

主天行後兩脇脹滿方

熬塩熨之如小便澀亦用塩熨臍下火水腫以穀枝汁服愈大効 外甚卷三葉三十六 右方原无卷数

近効方未分卷之上

諸黄

療急黄方

取蔓菁子油一盞頓服之臨時無油則以蔓菁子擣取汁水和之喫亦得候顔色黄或精神急則是此病韋給事試用之有効 ○案韋至効八字原小字細注據幽齋本改 忌蕪荑 ○案原脱忌蕪荑三字據幽齋本補 外甚卷四葉十九 右方无卷数

療黄疸瓜蒂散方

瓜蒂二七枚 赤小豆二七枚 生秫米二七枚 丁香二七枚

右四味擣篩重者取如大豆二枚各著一枚鼻孔中痛縮鼻須臾鼻中瀝清黄水或從口中出汁餘則愈病輕者如一小豆則可一與不瘥間日復頻用効李昌用之立驗傍人或使人以竹筒極力吹鼻中無不死者慎之

療男子女人黄疸病醫療不愈身目悉黄食飲不消胃中脹热生黄衣在胃中有乾屎使病尔方

以成煎猪脂一小升温热頓盡服之日三燥屎下去乃愈 外甚卷四葉二十二 右二方无卷数

療發黄身面眼悉黄如金色小便濃如煮黄蘗汁者衆醫不能療者良驗茵陳湯方

茵陳四兩 黄芩二兩 梔子三兩 升麻三兩 大黄三兩 龍膽草二兩

枳實炙二兩 紫胡四兩
右八味切以水八升煮取二升七合分溫三服若兮絶
羸加生地黃一升梔子加至七兩去大黃以氣力不羸
循下者○案原脫循下者三字據與寧本補依前著大黃取驗忌如藥
法如案原作忌如法據與寧本補不差更作以差為限不過三四劑差隔
三五日一劑出千金翼處得此方神良 外臺卷四葉二十五下右方元老數
女勞疸黃家日晡發熱而反惡寒此為女勞得之膀胱急
小腹滿身体盡黃額上反黑足下熱因作黑疸其大便必
黑腹臚脹滿如水狀大便黑溏此女勞之病非水也療与
黑疸同穀疸食則眩心忪怫鬱不安久久發黃為穀疸並
以前茵陳湯主之方在遍身黃部中 外臺卷四葉三十右方元老數

諸瘧

療瘧間日或夜發者 已上本書
常山三兩
右一味切以漿水三升浸經一宿煎取一升欲發前頓
服之後微吐差止忌生葱生菜 已上廣濟 外臺卷五六二下
療瘧疾補闕嶺南將來極効常山丸方
常山 豉熬 桃人去尖皮熬等分
右三味各擣末先以豉和桃人擣令泥然後下常山末
細攪蜜丸如梧子桐候欲發前一食時酒下四十九頃

決更服二十九以不差更服遠不過三服能信用者無
不差忌生葱生菜
凡嶺南江山防諸瘴癘及蠱毒等常服木香犀角丸方
青木香 犀角屑 羚羊角屑各六分 升麻 玄參 豬苓
檳榔各十分 鼈甲炙 甘草炙各八分 豉二十分熬
右十味擣篩為末蜜和丸如梧子酒飲服三十九日二
服若体熱即去甘草檳榔加大黃二十分忌海藻菘菜
主瘴兼痢無問赤白水穀鮮血瘴皆差黃連犀角丸方
黃連 犀角屑 香豉熬各二兩 龍骨四兩 牡蠣熬二分
右五味擣篩為末蜜和丸如梧子米飲下三十九日三
服差止忌豬肉冷水油膩等

瘴瘧不差蜀漆丸方
蜀漆 青木香 升麻 鼈甲炙 牡蠣熬 朱砂 豬苓
香豉各四分 常山 大黃各八分
右十味擣篩為末蜜和為丸如梧子米湯下十二丸日
二服漸漸差至平復止忌人莧油膩陳臭生血等物 外臺卷五葉二十二至二十三右四方元老數
療久難差瘧常山酒方
常山三兩 鼈甲二兩炙 鯪鯉甲一兩炙 烏賊魚骨一兩炙 烏梅
肉七枚 桃人四十九枚去皮尖別擣如泥 竹葉一握切○案原作切一升據宋本與寧本

豉二合熬令香○案原作三合據宋本改葱白切一升

右九味細切合以酒三升漬經再宿空腹早朝溫服一

合良久取吐如不吐至齋午以來服之四服如不差隔

日更依前服必差差後十日內不得喫冷水粘滑人莧

生菜餅如常梁顆廣○案梁顆廣三字原小書細注據宋本改 外臺卷五葉三十一右

方无卷數

加減療一切瘧無不効此用不過再服入口如神萬不一

失桃人常山丸方

桃人二兩不熬去雙人尖皮 常山二兩 豆豉三兩

右三味各別擣五六百杵又和更擣六七百杵然點好

酒如黑泥○案然下至有後字據宋本與寧本刪伺成丸不飲酒事須酒

下三十丸如梧子未發前服臨發更服三十丸以手捧

之於鼻下嗅取氣便定如不得平復更服三十丸或吐

或微利勿怪亦有不吐利差者吐了仍不得漱口亦不

得喫生葱生菜果子甜物油膩等卻者雖差比來者

○案此原作亦據寧本改不過再三服便差一服差者多其常山

事須直斷者○案山下原脫事字須下直字據寧本補始堪使用桃人

須是毛桃人餘者亦無効致須新美不用陳者取烏梅

三枚作燒稍稍咽三五咽其藥唯一人患則少合不堪

預合無力不效今方有常山一兩桃人五七枚致一合

恬多者佳擣常山作散訖次研桃人作泥別擣豉以酒

擣三五百杵次一處和擣又六百杵以來次去服之醫

人夏侯拯録之○案醫至之七字原小書細注據宋本改 外臺卷五葉三十四至三十五右

方无卷數

霍亂

訶梨勒散療一切風氣痰冷霍亂食不消大便澁方

取訶梨勒三顆擣取皮和酒頓服三五度則差 外臺卷六

葉三十八右 方无卷數

嘔吐

療嘔吐逆方

全漢三國六朝唐宋醫方 棲芬室

白油麻一大合以清酒半升○案升監本作勝煎取三合看

冷熱得所去油麻以酒頓服之立驗無忌

又方

麻人三合熬擣以水研取汁著少鹽喫立効李諫議用有効

外臺卷六葉四十三右二方无卷數

諸氣

燒鹽通一切氣尤療風方

取鹽花以生麻油和之以濕布一片急裹以繩子繫

如打牆鎚許大置瓦子上以炭火四面燒之如火

氣訖更勿加炭待火盡冷訖吹扇去灰收取鹽擣破

婀患心腹脹滿氣隔不通取碁子大含嚥之立差如酱

訶梨勒檳榔及茶湯用此鹽療一切病尤特進用之極效驗

訶梨勒丸療氣脹不下食兼除惡氣方

訶梨勒 青木香

右二味等分搗篩融沙糖和眾手一時捻為丸隨意服之氣甚者每服八十丸日再稍輕者每服四五十丸則得性熱者以生牛乳下性冷者以酒下不問食之前後 禮部蕭郎中處得云自服大効 外臺卷七第三十七上下右二方无卷數

久欬

療久欬兼唾血方

白前三兩 桑白皮 桔梗各二兩 甘草一兩炙

右四味切以水二大升煮取半大升空腹頓服若重者十數劑忌猪肉海藻菘菜 李子釗方 外臺卷[redacted]九第四十右方无卷數

上氣

療久上氣々臥不得方

紫蘇葉二兩 生薑 麻黃去節 杏人去尖皮[redacted]兩人者碎各三兩○案原脫去至碎七字據醫方本補 赤茯苓 桑根白皮 葶藶子各二兩熬 橘皮一兩半

右八味切以水八升先煮麻黃去沫下諸藥和煮取二升七合絞去滓分三服每服如人行七八里久溫服之

果服後丸

又丸方

葶藶子六兩熬令紫色

右一味搗為泥丸如梧子大每食後以米飲下十丸日二服稍加十顆擘碎以水一升煮取五合去滓用下丸甚効 外臺卷十第二十三至二十四右二方无卷數

療上氣腹內脹滿飲食不消欲作霍乱及欬嗽紫蘇子丸方

紫蘇子 橘皮各二兩 高良薑 桂心 人參各一兩

右五味搗篩蜜和為丸每服十五丸酒飲任下若食服

膾等物有生動氣擬似霍亂者以含棗栗許大○案含原作半字據醫本改 細細嚥取汁令消盡應時立愈常有此藥永不患霍亂甚神効也忌生葱猪肉陳臭等物 外臺卷十第四十五右方无卷數

極要 消渴方○案此似係原題

極要 論曰消渴舊來以為難療古方有黃連湯牛膽丸為勝亦不能好差自作此方以来服者皆差服多者即吐水並有更渴之理

療消渴麥門冬丸方

麥門冬五兩去心 乾地黄三兩 蜀升麻五兩 黄芩五兩 栝樓七兩 苦

參八兩　上党人參三兩〇案原脱上党二字據延寧本補　黃連五兩　黃蘗五兩
右九味末之以牛乳和眾手捻作丸子暴乾以飲服二
十丸日二加至五十〇案原脱十字據宋本延寧本補　六十丸忌蕪荑
豬肉冷水
又方
宣州黃連五兩〇案原脱宣州二字據宋本延寧本補　苦參粉一斤〇案原脱粉字據宋本延寧本補　知母五兩　栝樓二兩　麥門冬五兩去心　牡蠣五兩熬
上黨人參五兩〇案原脱上党二字據延寧本補　黃耆五兩　乾地黃五兩
右九味末之以牛乳丸清漿服二十丸日二服加至五
十丸忌豬肉冷水蕪荑　外臺卷十一第六至七　右三方無卷數

極要熱中小便多漸瘦方〇案此似係原題
極要論熱中雖能食多小便多漸消瘦方
生枸杞根切一升〇案生枸杞根原作地骨皮據宋本延寧本改　生麥門冬三兩去心〇案原脱生字據宋本延寧本補　黃連二兩　小麥八合　人參一兩
右五味切以水九升煮取三升八合去滓分為三服間
食服之如不能多服分作四五服無得忌豬肉
又方
人參五兩　麥門冬八分去心　牡蠣粉八分熬〇案原脱熬字據宋本延寧本補　乾
地黃十分　知母八分　苦參二十分　黃連八分　栝樓八分
右八味末之以生牛乳為丸如梧子清漿服十五丸日

再加至四十丸食後服忌蕪荑豬肉冷水
療小便多或不禁方
菟絲子二兩〇案菟原作兔據延寧本改　蒲黃三兩　黃連三兩　消石一兩
肉蓯蓉二兩
右五味兼雞膍胵中黃皮三兩為散服〇案膍原作脞據延寧本改
服方寸匕日三服如行五里久又一服未有不差者忌
豬肉
療小便數多不定〇案定原作之據宋本改　日便一二斗或如血色
秘方〇案原脱秘字據宋本延寧本補
麥門冬八兩去心　蒺藜子三兩　甘草一兩炙　乾薑四兩炮　桂心二兩

全漢三國六朝唐宋醫方　栖芬室

乾地黃八兩　續斷二兩
右七味切以水一斗煮取二升五合分為三服忌海藻
菘菜生葱蕪荑　外臺卷十一第七至八　右四方無卷數
治腎虛熱渴小便多除風濕理石毒止小便去皮膚瘡瘑
中方
升麻四分　玄參五分　甘草四分炙　知母五分　茯苓三分　牡蠣六分熬〇案原脱熬字據宋本延寧本補　漏蘆五分　枳實六分炙　菝葜四分　黃連六分
右十味搗篩飲汁服方寸匕日再服以差為度忌豬肉
海藻菘菜酢物
又方

栝樓八分 茯苓八分 玄參四分 枳實六分 苦參三分○案原脫分字據宋本醫心方補 甘草三分炙 橘皮三分

右七味擣篩,每空腹以漿水服方寸匕,日再服。忌海藻、大酢、菘菜。外臺卷十一葉十八上 右二方並無卷數

渴後數飲,喉逆虛羸,恐成癰疽水病方

茯苓五分 栝樓六分 牡蠣四分 麥門冬六分去心 桑根白皮八分

橘皮三分

右六味擣為散,清水服一方寸匕,日再服。忌酢物。

又方

人參三分 豬苓三分 通草五分 黃連六分 乾麥門冬八分去心○案原脫

乾字據宋本補 栝樓八分

右六味擣為散,漿水送方寸匕,日再服,以差為度。忌豬

肉、冷水、生冷等物。

若已覺渴,液竭身浮氣如水病者方

漢防己六分 豬苓六分 栝樓八分 茯苓四分 桑根白皮十二分 白

朮三分 杏人六分去皮尖熬 郁李人六分 葶藶子十二分熬紫色

右九味擣篩,蜜和丸如梧子,空腹漿水服三十丸,日一

服。腫消小便快下為度。忌酢物、桃李、雀肉等。

葶藶丸療消渴成水病浮腫方

甜葶藶隔紙炒 栝樓人 杏人去皮尖雙人麩炒黃 漢防己各一兩

右四味為末,蜜丸,擣二三百杵,如梧子大,服三十丸,食

前,茯苓湯送下,日三四服。

瞿麥湯療消渴欲成水氣,面目并足脛浮腫,小便不利方

瞿麥穗 澤瀉 滑石各半兩 防己三分 黃芩 大黃各一

分 桑螵蛸炒十四枚

右七味切,每服三錢匕,水三升煮一升,去滓,空心溫服,

良久再服。外臺卷十一葉十八至二十 右五方並無卷數又案宋本醫心方本無葶藶丸瞿麥湯二方

消渴,肝肺熱,焦枯消瘦,或寒熱口乾,日夜飲水,小便如脂

不止欲死方

水飛鐵粉三大兩絕磔者別研入○案原脫大字磔原作燥據宋本醫心方本改補 雞膍胵

全漢三國六朝唐宋醫方 栖芬室

五枚陰乾炙入 牡蠣二兩熬別研如粉入 黃連三大兩去毛○案原脫大字又脫去毛二字並據宋本醫心方本補

右四味擣篩三五度,鍊蜜和丸,飲汁下,丸如梧子大,五十

丸,重者不過食時,輕者手下差,勿傳。忌豬肉。

主消渴口乾方

取黃連為末○案原脫取字又脫為末二字並據宋本醫心方本補 好豉微暴令乾○案原脫好字又脫微字據宋本醫心方本補

右二味一處擣令成丸,食後飲服四十丸,日再,丸稍大

於常藥丸○案於原作如據宋本醫心方本改 常服有効。忌豬肉。

消渴能飲水,小便甜有如脂麩片,日夜六七十起方

冬瓜一枚蜀黃連十兩擣為末○案原脫蜀字又脫擣為末三字並據宋本與寧本補

右截瓜頭去瓤入黃連末火中煨之候黃熟○案黃下原有連字據宋本與寧本刪以布絞取汁一服一大盞日再服但服兩三枚瓜以差為度一方云以瓜汁和黃連末丸如梧子大○案丸原作和據宋本與寧本改以瓜汁空肚下三十丸日再服不差增丸數忌豬肉冷水外臺卷十一第二十至二十一右三方並无卷數又案此下有「任用大牡蠣不計多少以臘日端午日將黃泥裹煅通赤放冷取出為末用活鯽魚煎湯調下一錢」一方疑任用上無又字疑非近效方姑附此俟考

祠部李郎中消渴方

論曰消渴者原其發動此則腎虛所致每發即小便至甜醫者多不知其疾所以古方論亦闕而不言今略陳其要按洪範稼穡作甘以物理推之淋餳醋酒作脯法須臾即皆能甜也足明人食之後滋味皆甜流在膀胱若腰腎氣盛則上蒸精氣氣則下入骨髓其次以為脂膏其次為血肉也上餘別為小便○案上餘原作其餘據宋本與寧本改故小便色黃血之餘也騷氣者五藏之氣鹹潤者則下味也腰腎既虛冷則不能蒸於上穀氣則盡下為小便者也故甘味不變其色清冷則肌膚枯槁也猶如乳母穀氣上泄皆為乳汁消渴疾者下泄為小便此皆精氣不實於內則便羸瘦也又肺為五藏之華蓋若下有暖氣蒸即肺潤若下冷極即陽

全漢三國六朝唐宋醫方　栖芬室

氣不能昇故肺乾則熱故周易有否卦乾上坤下陽阻陰而不降陰無陽而不昇上下不交故成否也譬如釜中有水以火煖之其釜若以板蓋之則煖氣上騰故板能潤也若無火力水氣則不上此板終不可得潤也火力者則為腰腎強盛也常須煖將息其水氣即為食氣食氣若得煖氣即潤上而易消下亦免乾渴也是故張仲景云宜服此八味腎氣丸並不食冷物及飲冷水今亦不復渴○案渴字原空缺未刻據宋本與寧本補比頻得效故錄正方於後耳凡此疾與腳氣雖同為腎虛所致其腳氣始發於二三月盛於五六月衰於七八月凡消渴始發於七八月盛於十一月十二月衰於二月三月其故何也夫腳氣者壅疾也消渴者宣疾也春夏陽氣上故壅疾發即宣疾愈也秋冬陽氣下故宣疾發即壅疾愈也審此二者疾可理也又宜食者每間五六日空腹一食餅以精羊肉及黃雌雞為臛此可温也若取下氣不食肉菜食者宜煮牛膝韭蔓菁又宜食雞子馬肉此物微擁亦可療宣疾也擁之過度便發腳氣猶如善為政者寬以濟猛猛以濟寬隨事制度使寬猛得所定之於心口不能言也又慮醫或令喫栝樓粉往往經服之都無一效又每至椹熟之時取爛美者水淘去浮者滓之○案之下原有下字據宋本與寧本刪候心骨間氣為度此亦甚佳生牛乳煖如

人體渴了細〻呷之亦佳張仲景云足太陽者是膀胱之
經也膀胱者是腎之腑也而小便數此為氣盛氣盛則消
穀大便硬衰則為消渴也男子消渴飲一斗水小便亦得
一斗宜八味腎氣丸主之

神方消渴人宜常服之

乾地黃八兩 署預四兩 茯苓三兩 山茱萸五兩 澤瀉四兩 牡丹皮三兩 附子三兩炮 桂心三兩

右藥擣篩蜜和丸如梧子大酒下十丸少〻加以知為
度忌猪肉冷水蕪荑胡荽酢物生葱○案葱下宋本有與字

先服八味腎氣丸訖後服此藥壓之方

黃連二十分蜀者○案原脫蜀者二字據宋本與寧本補 苦參粉十分 乾地黃十分 知母十[redacted]分○案原作七分據宋本與寧本改 牡蠣八分熬○案原脫熬字據與寧本補 麥門冬十二分去心○案原脫吳字據宋本與寧本補 栝樓七分 一方無餘及數分並同○案原脫及數分三字據宋本與寧本補

七七味擣篩牛乳和為丸如梧子大併手作丸暴乾油
袋盛用漿水或牛乳下日再服二十丸一方服十五丸
患重者渴差後更服一年以來此病特慎麞鹿肉須慎
酒炙肉鹹物喫索餅五日一頓細切精羊肉勿著脂飽
食喫羊肉須著桑白根皮食一方云差後須服此丸一
載以上即永絕根源此病特忌房室熱麵并乾脯一切
熱肉粳米飯李子等若覺熱渴加至二十五丸亦得定
後還依前減其方神效無比餘並準前方忌猪肉蕪荑

將息禁忌論 原題

夫人雖當服餌○案當原作嘗據宋本與寧本改而不知養性之術亦難
以長生養性之道不欲飽食便卧亦不宜終日久坐皆損
壽也人欲小勞但莫久勞疲極也亦不可強所不能堪耳
人不得無夜食〻果即須行步令稍暢而坐卧若食氣未
消而傷風或醉卧當成積聚百病或多霍亂令人暴吐又
食欲得少而數不欲頓而多〻即難消也故善養性者皆先
候腹空積饑乃食先渴而飲不欲觸熱而飲〻酒傷多亦

速吐之為佳亦不可當風所及得扇之皆令人病也才不
逮而思之○案宋本无才不二字傷也悲哀憔悴傷也力所不勝而
舉之傷也○案宋本與寧本並无舉之傷也四字凡人冬不欲極温夏不欲
窮涼亦不欲霧露星月下卧大寒大熱大風皆不用觸冒
之五味入口不欲偏多〻則損人腑藏故曰酸多即傷
脾苦多即傷肺辛多即傷肝鹹多即傷心甘多即傷腎此
是五行自然之理又傷初即不覺久乃損壽耳夫喫生肉
鱠必須日午前即食二味之中其鱠尤腥而冷也午後陰
陽交錯人腹中亦順天時不成癥積亦能霍亂矣
夫人至酉戌時後不要喫飯若冬月夜長性熱者須少食

仍須温軟喫爭訖。案原脫爭字據宋本照寧本補 須挼動令食消散即
不能成脚氣凡衝熱有汗不用洗手面及漱口令人五藏
乾枯少津液又冬夏月不用枕冷物石鐵尤損人木枕亦
損人縱不損人及少年之時即眼暗也

叙魚肉等一十五件

羊肉甚補虛患風及脚氣不用喫嘔食即生薑和煮。案嘔食原作偶食據宋本照寧本改案作偶食是 又猪肉兔肉雞肉牛肉驢馬肉大鯉
鮎魚河肫等並甚不可食之鹿肉微冷少喫麞肉温不可
多喫令人消渴久喫多肉令人血不行野鷄春月以後不
堪喫鰕魚長六七寸以上者。案原脫者字據宋本照寧本補 並益人仍

不要生喫生乾脯不可喫不消化爲蟲

叙菜等二十二件

凡冬辰食之下氣唯脚氣相宜令人六中不可多喫能下
積年藥力甚損人久服令人虛壞筋骨蒿苣令人六中久
食冷骨頭生冷水令人髭髮白蘭香胡荽芸薹三物不益
人也甘菊枸杞茱發丹石少喫即温多即冷紫蘇薄荷荏
葉水蘇温中益人苜蓿白蒿牛蒡地黃苗甚益人長喫苜
蓿雖微冷益人堪久服凡菜皆取熟喫不可生喫損人雖
雖葷不同五辛温中補筋骨可食蔥調者候但少喫無妨
多食令人虛冷韭從二月以後青稍長煮喫甚補至四月

上旬止不可食從七月二十日後可漸堪喫至九月後冷
兼有土氣蘿蔔消食下洩澼甚宜人。案洩原作痢據宋本改 生熟
喫俱善斜蒿不甚益人亦無損蔓菁作虀令黃堪喫芥菜
熱動風傷筋骨蒜傷血損藥不可食葵性滑夏不堪食冬
暴乾熟時煮用。案熟時宋本照寧本作熱時 蘿蔔作虀下之利大小腸
醋醎並傷筋骨尤須節之不可縱性

叙米豆等九件茶酒附。案附下原有之字據照寧本刪

白米甚益人小豆菜豆白豆並動氣仍下津液少喫任意
大豆甚下氣益人久服令人身重蕎麥不可食小麥麵喫
之令人動熱不可頻食之大麥麵甚益人性小冷發癖氣

全漢三國六朝唐宋醫方 栖芬室

粳米性冷南中温。案原作南中温濕温濕二字小書細注宋本照寧本无濕字温字大書今據删改 茶不可多喫熱温煮茶代之酒有熱毒漬地黃丹參大
豆即得飲之以上並是祠部方法亦一家秘寶也。案並原作遂據宋本照寧本改 外臺卷十一葉二十九至三十四上

右二十一味擣篩蜜和丸如梧子桐子飲下三丸以利下（○案原脫以利下三字據聖濟本補）如未下以熱飲投之即利三行後以酢飯止之即定然後煮飯葱薤食之忌冷水猪肉如蚰蜒蜂螫取一丸研和塗之即差精魅狐狸之屬拋磚瓦或如兵馬行夜發者是鬼魅無早晚每日服二丸只三兩日即差仍每日燒一丸熏身體衣服無忌以三五丸用緋絹袋子盛帶左臂上辟大蟲毒蛇精鬼魅氣等病（外臺卷三十一第二十七至二十八右方無卷數）

近効方未分卷之中

鬼魅

大麝香丸療積年心痛尸疰蠱毒（毒字原無據三十一卷加）癥癖氣承心（○案承原作乘據聖本改又三十一卷亦作承）兩肋下有塊溫瘴精魅邪氣或悲或哭蚰蜒蜂等所螫並療之方（○案三十一卷作蚰蜒蝎蜂等方無所字又並療之三字亦據三十一卷補）

麝香（研） 牛黃（研）（○案研字據三十一卷加） 藜蘆（炙） 朱砂（研）（○案研字據三十一卷加） 當歸（○案三十一卷無當字） 茯苓 桔梗 鬼箭羽 金牙 烏頭（炮） 桂心 吳茱萸 貫衆 丹參（各一分） 蜈蚣（去足炙）（○案三十一卷上有二十字足下有炙字） 乾薑 人參 虎骨（各二分）（○案三十一卷作大黃各二分下無人參） 鬼臼（半分）（○案三十一卷無丹參鬼臼二味作二十一味） 芍藥 雄黃（各一分） 巴豆（二十枚去皮熬） 蜥蜴（半枚炙）（○案三十一卷作一枚）

右二十三味擣篩蜜和丸如梧子以飲下三丸至辰時（下有去平二字）下利若不利熱飲投之即利三兩行後冷醋飲止之即差然後煮葱食之忌冷水明日依前服之永差忌熱麵生菜柿子梨等蚰蜒蜂蠆取一丸研破和醋塗之便差精鬼狐狸之屬拋磚瓦或如兵馬行夜發者是鬼魅無早晚每日服前藥兩丸只三兩日服即差仍每日燒一丸熏身作及衣裳宅中燒之亦好無患人以三五丸緋絹袋盛繫左臂上辟虎毒蛇諸精鬼魅等忌狸肉生血物猪肉生葱蘆笋（外臺卷十三第四十四至四十五右方無卷數○案可與左方互參）

白虎

論曰白虎病者大都是風寒暑濕之毒因虛所致將攝失

即

理受此風邪經脉結滯血氣不行畜於骨節之間或在四
肢肉色不變其疾晝靜而夜發發即徹髓酸疼乍歇其病
如虎之嚙故名曰白虎之病也外臺卷十三葉四十六右論无卷數
療白虎方
炭灰五升無炭灰桑灰亦得沙羅之一遍 蚯蚓糞一升擣之 紅藍花七捻佳口
案原脫佳字據巠寧本補
右三味一處攪和熬令熱取好釅醋澆之拌令浥浥以故
布三四重裹分作四分更互當所患處熨之口口案更互原作更畨
據巠寧本改數數轉勿住手按之冷熱得所寧令小熱不得
作冷冷即復熬令熱口案復熬寧本作報又熨之並用後呪法

曰青䖍皮青毛出黄䖍皮黄毛出赤䖍皮赤毛出白䖍
皮白毛出黑䖍皮黑毛出急出吾口神吾口聖唾山山
崩唾石石裂得汝字汝不去斫頭斫頭急急如律令其
呪法先令人唾痛處以手按之不住手便即誦此呪不
限遍數以差為傳當誦呪不得令病人及傍人聞呪須
先淨漱口潔淨良効無比千金不傳
療風毒腫一切惡腫白虎病並差方
取三年釅醋五升熱煎三五沸切葱白三二升煮一
沸許即爪籬漉出布帛熱裹當病上熨之以差為度
療白虎方

猪肉串三 大麻子一合 酒一盞半
右三味和麻子口含噀上將猪肉三串手摩向痛處來
去呪曰相州張如意張得興是汝白虎本師急出呪訖
將肉安床下甚送路頭神驗外臺卷十三葉四十六至四十七右三方无卷數
諸風
薏苡人湯療諸風方
薏苡人五合 萎蕤 生薑 茯神各三兩 生犀角末二兩
烏梅七枚 麥門冬去心 竹瀝各三合 白蜜一合
右九味切以水八升緩煮取二升七合汁絞去滓內竹
瀝白蜜攪調細細飲之不須限以迴數多少亦不限食

前食後亦不限晝夜於暖處又合服亦不限劑數多少
此飲但合服句經尤佳以防風候忌食米醋油脂陳敗
難消等物以前方療暴風手足癱瘓言語蹇澀神情恍
惚遊風散走或出諸四肢痹痺有所不穩似緣風候即
合之十日服一劑甚佳吳昇處外臺卷十四葉八右方无卷數
療熱風衝頂熱悶方
訶梨勒一枚大者 取芒消三錢 醋一升
右三味擣訶梨勒為細末并芒消於醋中攪令消摩塗
熱處日一二度外臺卷十五葉三十一至三十二右方无卷數
白朮附子湯療風虛頭重眩苦極不知食味暖肌補中益

案外臺卷二十一第三葉三十三引近效腎瀝湯入本書本卷之下此方宜移置原方後或刪去待斟

精氣又治風濕相搏骨節疼痛不得屈伸近之則痛劇汗
出短氣小便不利惡風不欲去衣或身微腫者方
白朮三兩　附子二枚炮　甘草二兩炙　桂心四兩
右四味切以水六升煮取三升分為三服日三初服得
微汗即解能食復煩者將服五合以上愈忌海藻菘菜
猪肉生葱桃李雀肉等　此本仲景傷寒論方　外臺卷十五葉三十七下右方元卷數
除風下氣强腰脚明耳目除痰飲理榮衛永不染時疾諸
風著已上本書附腎瀝湯方
羊腎一具　桂心一兩　人參　澤瀉　甘草　五味子　防
風　芎藭　黃耆　地骨皮各二兩　茯苓　玄參　生
薑各四兩已上據千金方補千金　獨活　牛膝各一
有當歸芎藭磁石據宋臣校注刪

全漢三國六朝唐宋醫方　栖芬室

兩半　麥門冬二兩　丹參五兩
為煮散都分二十四貼每貼入生薑一分千金方作薑　杏人十四枚
水三升煮取一升已上本書　外臺卷十九葉二十四至二十五右方據宋臣校千金注補
風癖
療風癖方
生葱一大束三尺以上圍者并根鬚鹽三大升以香
漿水三石煮取兩石並大斗於浴斛中適冷熱浸雖
積年患者不過三兩度浸必差外臺卷十五葉四十三右方原元卷數
療風熱結癖搔之汁出痒不可忍方

麻黄根五兩 虵床子四兩 蒺藜子 礬石各二兩熬 白粉二小升

右五味擣篩生絹袋盛痱即粉之此方甚良外臺卷十五葉四十八上右方无卷數

轉筋

療脚轉筋及渾身轉筋方

煖水稍热於浴斛中坐浸須臾便差如湯沃雪外臺卷十六葉十二右方无卷數

・脚氣

療脚氣方

附子五兩炮 甘草五兩炙

右二味並細剉以水五斗煮取二斗半置盆中以版子闊三寸許橫湯上共水面平脚踏版上以湯捋脚水冷即休此湯可四五度用脚氣永除此方極驗

桑枝療水氣脚氣癰腫兼風氣方

桑條二兩並用大秤大兩○案原作二兩亦用嫩大本四字據四庫本改補又案小島氏校云本草圖經引桑條二兩用大秤大兩以知本大秤兩作七兩

右一味細剉如豆以水一大升煎取三大合空心頓服得多造准此增加先熬令香然後煎每服肚空時服○案原脫時字據圖經補任喫補或如茶湯或羹粥每服半大升亦無禁忌

本方云桑枝平不冷不熱可以常服療遍体風痒乾燥脚

氣風氣四肢拘攣上氣○案原作乜氣據四庫本圖經改眼暈肺氣欬嗽消食利小便久服輕身聰明耳目○案原作輕耳目據四庫本圖經補令人光澤兼療口乾仙經云一切仙藥不得桑煎不○案圖經无輕字據四庫以補服出抱朴子

桑枝細切一小升

右一味熬令香以水三大升煎取二大升一日服盡無問食前後此服只依前方外臺卷十八葉二十二至二十三右三方无卷數

救脚氣衝心此方甚効

檳榔人六顆○案原脫人字據四庫本補

右一味擣篩取童子小便半升微溫和未強半頓服如一炊久不得轉動更取半准前服令盡得通即好甚良

全漢三國六朝唐宋醫方 栖芬室

療脚氣攻肩喘并脚氣衝心方

烏豆二大斗○案原脫大字據四庫本補

右一味以水五大斗煮取有一斗半即休分向兩瓮中以兩脚各於一瓮中浸遣人從膝向下捋之捋百遍以来必差如無瓮取故瓦瓮不滲者亦得極重不過更浸一度必差房倩李用極効

加減青木香丸方

崑崙青木香六分 大腹檳榔人七分○案原脫人字據四庫本補 桂心四分 芍藥六分 枳實七分炙 大黄十分

右六味搗篩蜜和爲丸如梧子大以酒若飲任性服十五丸日二服稍稍加至大便微微通軟爲度忌生葱已前方療一切脚氣發上衝秘悶有所不快即服三兩日取宣通亦療卒心痛腰髖間冷膿水服亦佳吴昇方

療脚氣上衝心狂亂悶者方

赤茯苓十二分 漢防已八兩 芍藥十分 檳榔人十二分 甘草八分炙 郁李人十分 枳實八分炙 春著大黄十四分 冬著牛膝十二分

右九味搗篩蜜和丸如梧子空腹清酒服十五丸日再服漸加至二十丸以微通洩爲度利多減丸矣則去大黄加牛膝若傍中虚弱去大黄加牛膝服亦得其藥皆須州土上好者忌藥服無益忌海藻菘菜酢物生冷油膩雜肉熱麪餅炊飯及陳臭難消之物一切勿食

療脚氣衝心脚氣急及水氣卧不得立驗方

曹州葶藶子四分好者紙上熬令紫色别搗以膏紙裹兩重子合床脚下壓去油○案原脱曹州二字又脱紙上二字又脱别至油十六字據聖惠方補 杏人四分去尖皮兩人切碎紙上熬令黄搗如膏○案原脱去至膏十五字據聖惠方補 甘草四分炙 海蛤四分别研以麪 郁李人四分去皮小如麻子大别搗○案原脱去至搗九字據聖惠方補 漢防已五分 吴茱萸二分 檳榔人六分 大黄七分

右九味搗篩爲散合研令調和取蒸餅中蒸育二分去皮攪和白蜜少許更於臼中搗一千二百杵○案臼中原作日中據聖惠方本改方止空腹一服十五丸以梧子漸漸加至下洩爲度服良久待丸散後可食忌海藻菘菜

准前狀常服方

白蒺藜子取大一升難擣請去角觜去浮怯者熬○案原脱取至熬十六字作一升炒去刺五字據聖惠方本改補 五味子八分 牛膝八分 杏人一小升去皮尖双人切碎熬黄色别搗丸泥然可入和散○案一下原脱小字又原脱至散二十字作一升二字據聖惠方本補 枳實八分 甘草五分炙 人參八分不用亦得 車前子二兩 桑根白皮一兩 通草一兩

右十味搗篩蜜和丸如梧子空腹一服十五丸漸漸加至二十五丸日再服亦得酒飲任情服良久待散可食忌海藻菘菜牛肉熱麪滿珍侍御襄城録留 外臺卷十八葉四十五至四十七右六方並无卷數

療脚氣兩脚腫滿暴破衝心衆醫不差方

小便三大升○案原脱大字據宋本聖惠方補 黍穰三大斤○案原脱秫穰字又脱大字據宋本聖惠方補

右二味相和煮三五沸將浸脚日三四度極神効甚藥於水盆中盛下著火煖之如池覺法周迴泥塞然後浸脚將使汗出立効 外臺卷十九葉七至八右方无卷數

水氣

療水氣方

全漢三國六朝唐宋醫方　栖芬室

全漢三國六朝唐宋醫方　栖芬室

商陸根去皮取白者不用赤色切如小豆一大盞
右一味以水三升煮取一升以上爛即取粟米一大盞
煮成粥仍空腹服若一日兩度服即恐利多每日服一
頓可微利不得喫生冷等外臺卷二十葉二十八下右方无卷數

眼

療眼赤痛眼漠漠方
消石研末於眼四角各點一粟許須臾熱淚出便睡
睡覺以煖水洗又明目

療眼赤痛及眼睛上瘡方
秦皮一大兩以清水一大升於白瓷椀中浸春夏一

食久以上看碧色出即以筯頭纏綿點下碧汁仰臥點
所患眼中仍先從大眥中滿眼著微痛不畏量久三
五度飯間即側臥瀝却熱汁每日十度以上著不過
兩日差忌酢蒜蕎李諫議近効方○案李至方六字原小書細注據宋
本改

勅賜源乾曜赤眼方
生石蜜 朱砂光明者 石鹽 芒消 鹽緑 石決明
去皮細研各六分 蕤人三百顆 黃連宣州者 細辛各一兩 烏賊魚骨
長二寸去甲
右十味擣篩細研欲著時少少取白蜜和置眼兩大角

中如粟豆許大仍不避風日唯破及枯陷者並差萬金
不傳忌猪肉生菜外臺卷二十一葉十下至十一右三方无卷數

療眼中一切諸疾青盲瞖天行風冷熱胎赤淚出常漠漠○案
漠漠熙寧本作膜膜不多見物唯不療睛破餘悉主之方
石膽一兩蒲州解口出光明者○案原脫蒲至出五字據熙寧本補 波斯鹽緑一兩色青
隨雨中量乾不還者是○案雨中原作兩中又脫量字據熙寧本改補 真石鹽二兩 硇砂
二分以上四味各別研○案碙砂宋本作硇砂 秦皮三兩 蕤人三兩研膏○案膏字原作三日
二字據熙寧本改 烏賊魚骨一兩去上甲別研 細辛一兩 防風三兩 馬蹄
決明三兩七孔者仍以煖水刷洗去上細片數過用○案原脫刷字又細片原作細皮據熙寧本改
補鉛丹一兩 黃連三兩□□者○案原脫□□者三字據熙寧本補

右十二味草石藥合擣篩唯似粉仍以重絹羅重篩訖
以白蜜於火上微煖去上沫取下清者加之作塊○案加之
原作和之據熙寧本改 更擣千杵以油臈紙裹之亦取瓷瓶子盛
貯勿使見風可得多年不敗每欲著以兩米許硬和少
許蜜稀稠如熟麪胡○案稠原作攜胡字未刻空缺並據熙寧本改補 簪子頭
分置兩眼眥至夜仰臥枕之合眼至明不掀口含清煖
和一豆許鹽鹽消吐洗眼不避風日未差之前忌食麪
羊肉醬果子葷辛○案原脫葷辛二字據熙寧本補 生菜蘿汁苜蓿蒿
苣蘆菔○案原脫蘆菔二字據熙寧本補 惟羊頭蹄肝冷鹽下飯並不
得食○案熙寧本无食字 至著後復更七日慎之過此一任喫食

○輦喫食原作與食據延寧本校每日一度著藥甚妙外臺卷二十一葉二十一至二

十二右方无卷數

療熱風暴赤瞼爛生瘡或磣或疼或痒或痛久患虛熱遠

視不明常若隔紗看花或服石乳發動冲熱淚出白睛赤

紅腫脹淚裹眼珠皆是腸實熱胃藏已虛宜先服竹葉飲

子治之然後可點藥凡患眼有遮睛疼痛者皆不得以辛

辣藥點之幸請細意詳思不得指手比見捉方點藥未曾

試驗酸毒不諳○桊原脫酸至諳四字據延寧本補各說異能競施衆療徼

有瘡障似瞖者○桊瘡障原作疼障據延寧本改或有庸人不審眼珠厚

薄乃將針穿豆爪甲摩之傷敗非一今輒附數方百無一

失且服之不令吐利點藥不痛不疼將攝既有所洗疾苦

豈能不愈如前病狀宜服此竹葉飲子除風客熱暴磣澀

疼痛赤（睛）目黃淚熱淚兼理石乳天行眼疾方

竹葉一握　乾葛三兩　地骨白皮　蒺藜各五兩　甘草炙三兩

右五味切以水二大升煎取半升去滓內車前子三兩

分三服一日令盡皆食後服之良不過三劑眼中疼痛

歇次得點藥一無疼痛神効前方亦須傳藥抽熱毒風

不然恐至經脈入眼熱深入亦難差也又取羊肝一具

或猪肝亦得猪肉精處亦堪取三斤皆須破作手許大

片厚薄亦如手掌候其疼處或從眼後連耳上頭或有

○案原脫則字據點鈔本補

從眉向上入頭掣痛者火急新汲水中漬令極冷貼其
疼痛脉上及所患部分候肝或肉稍暖微則易之須臾
間其肝肉等並熟如煮者來者豈不是損毒之候出也此
即損眼之禍又恐三辰齋忌之月○案三辰點鈔本作三長無肉以
大豆還作四五替如清肝肉法更互禦之其疼痛忽連
鼻中酸辛者並是難差之候亦宜急覓吳藍莖葉擣如
泥傅痛處亦有差者十得三四凡是此患不宜久忍痛
若深入於眼中漸成痼疾

療眼睛不疼亦不痛上下瞼赤風痒生瘡淚多者宜點此
藥方

雞人去赤皮研四十九枚　胡粉燒看赤變乃全色如棊子許大上火
右二味各別研取好真酥如杏核許大都一處和研令
勻入龍腦香如大豆許大三粒熟研令消○案原脫熟字據點鈔本
補宜油帛裹或銅合子盛之勿泄氣傷風則不堪用或
有小兒胎赤並宜用此方且不疼痛亦不損眼大人久
患赤痛爛瘡者宜先取塩花或好白塩一方寸匕醋漿
水不用純酢中半者○案純酢點鈔本作絕酢一大升煎塩三五沸
則綿濾取汁於夜臥先以清水洗眼次以塩湯洗之拭
令眼乾次以爪甲挑取麻子許多藥塗眼大小眥任眼
開合○案任原作任據點鈔本改須臾少淚出眼中涼冷狀若人吹

不住三日内其赤便差視物漸明退眼中忽有刺眯。案眯原作眯據宙本改毛刺眼者速令一人以鑷子摘去之亦令人眼赤淚多磣痛。案赤令人眼赤淚多原作不剉令眼淚多據宙本改補若不除之遂棄伏無益耳

凡目疾不問少長男女等所忌有五一房室二麵酒三目衝風冷霜雪向日遠視四哭泣嗔怒五終身不用喫生五辛蕎麥葵菜若因疾犯者則疾深難療幸細意將慎有無一失故具五忌也

療眼赤腫熱疼淚出燒人皮肉不可堪忍或石乳發動連睛疼悶不歇不發頭痛熇熇臉赤瘡爛無所見物白膜覆

黑珠或因天行斑毒入眼無所見者一切藥並不可著唯宜用此瀉甚驗萬無一失一方

千歲虆汁一名蘡薁藤汁也不問春秋冬夏比採其莖前去上蒼皮麤細如大母指大者即得截斷可長六七寸取一銅器或瓷器中盛水三五升漬之一食頃其頭白乳汁出可長半寸許取此汁將為細末以小杖子挑取如黍米注目眥任眼開其瞖□然漸消落人耳中塞濕者暴令乾如穀葉汯注□□如小粟許盡夜一兩上注之甚良此方夏侯拯處傳。案原脫為至闕四行傳六十一字據宙本補

瘀眼中一切諸疾青盲翳着天行風赤無端忽不見物悉
主之此方兵部侍郎盧英所傳價重千金
石膽研 波斯鹽緑研 石決明 烏賊魚骨去甲 鉛丹
細辛 濃沙各三分○案小島氏云濃沙硇砂一名見本草 生蕤人三兩 防風
三兩 秦皮二兩末○案末原作支據宋本改 馬蹄決明二兩淨末
右十一味擣散及研避風煮以白蜜鍊濾使淨和訖於
臼中更擣五七千杵以油臘紙重裹之重合盛勿令見
風可經百年不敗合之不欲見雞犬與烏雀婦女及孝
子穢惡之類仍取臘月合之有患取米粒更和上塗次
痛餘夜卧點之衝風行亦不畏每日點以差即止夏侯極處

傳
凡自天行病後皆不得食葵熱麪生五辛蕎麥魚膾毒物
傷目就中更犯房室加之疾痛連眉下疼亦痒翳邊脉弩
微似憎寒愚醫不曉遂妄針灸兼服補藥因兹失明或有
先服英乳之人亦同斯疾宜即將理不得妄服湯丸甘苦
酸辛須知此热亦如腎風虛損人瞳脹大無翳而便失明
假为肝藏热風筋膜遮睛生眚翳宜服甘草平其味之
藥辛酸温热入口發其風毒唯宜傳者眚散热氣自除少
飲湯方攝理不盈三劑日漸痊愈吐利湯鍼灸不得妄施
準狀宜服後方○案原脫準狀二字據盧本補 瘀天行從因犯食無失

明兩翳脉弩熱疾氣頭痛憎寒天陰即發及先食英乳者
方
前胡三兩 生麥门冬五兩去心 竹葉一握 甘草二兩炙 梔子二七枚
乾葛 萎蕤三兩 漏蘆各三兩
右八味切以水三大升煮取一大升分作三服神驗良
忌海藻生菜
鼢鼠土膏療眼疾脉弩連目熱疾不可堪者
取田中鼢鼠土二升○案田中原作口中據盧本改 青木香一兩 大黃
五兩 白歛二兩 寒水石六兩
右五味擣篩為散用熟射白酒和以稠餳出痛弩處摩

全漢三國六朝唐宋醫方　栖芬室

之如手掌許傳之乾即易至平旦午即止神効無比
眼有倒睫毛或析在瞼中○案瞼原作臉以意改下同 聚生刺入白睛
唯覺痒悶漸赤膜起連上下瞼多赤生瘡若弩刺黑睛似
洪出似白翳出若刺著瞳人令眼疼痛碜澁不欲見明連
鼻酸痛○案酸原作駿據盧本改 兼腦弩疾此多損傷宜速救療其
法如左
若欲療之者皆取平晨日未出之際令一眼明人把
鑷子拔之去倒睫毛勿使毛斷連根去之下手十減
八九疼痛立止至夜點前千歲藥汁三五日將息方
得平復點眚生男乳汁良若點辛辣之藥從此傷敗

實可痛哉慎風寒日月光及煙火房室五辛一月內即差

凡星黑睛及瞳人上薄有瘡翳皆不可用辛辣及溫藥洗之並是害眼之兆宜用秦皮湯洗之方

秦皮一兩 梔子人二七枚 淡竹葉一握

右三味切綿裹以水一大升半（o案原脫大字據頤本補）著銅器中煎三五沸以綿濾取洗眼切須淨器物盛之（外臺卷二十一葉三十八下至四十三下右九方並无卷數）

喉痺

療喉痺方

大附子一箇（剉去皮作四片）

右一味以蜜塗火上炙稍熱即含咽汁甘盡又取一片准前含之已作頭即膿出未作頭立消神驗忌豬肉冷水

又方

朴硝一兩 細細含咽汁一食頃差

若腫全盛語聲不出者方

大附子一枚（炮令裂削去皮切如豆 o案原脫令字據頤本補）

右一味含一塊咽汁半食間即差亦得忌豬肉冷水（外臺卷二十三葉十七至十八右三方並無卷數）

惺兒星書

星雄

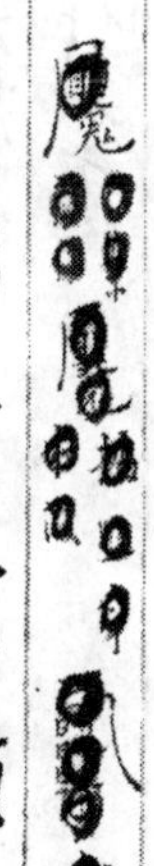

療喉痺喉咽塞喘息不通須臾欲絕神驗方

馬蘭根葉二大兩（o案原脫大字據頤本補）

右一味切以水一大升半煮取一大盞去滓細細喫須臾即通諸名草亦療煎法分兩亦同（外臺卷二十三葉十九右方无卷數）

全漢三國六朝唐宋醫方 栖芬室

近効方未分卷之下

發背

凡發背皆發出自腸胃流入五藏仕流多腑氣爲主或有先服乳石并熱肉麪并失饑房室過度皆作此疾縱多不曾服乳石先代服亦有此病或有下里人服麪過度亦有患者請依後方萬不失一發背亦覺有腫即須審看根硬軟如碩頭一點白燒四邊紫黑色時掣痛增亦不食狀若天行此石癰知是此狀即須當上灸一百壯艾炷大如鼠屎許大凡發背初亦一點白四邊赤色漸亂長大。案漸亂原作寧本改漸漸擴遍或盃盞并碗許大四邊生飯瘡小小瘡如粟米許大亦時時抽掣痛此兩狀皆是死病十日內堪醫。案十日內原作一日內據此寧本改十日以外不濟就中冬月得此病即宜得三五日其發背初覺即須當頭灸二十一壯如盃許大即五孔灸之各二十一壯可服牛旁子枯樓萬粉等二服犀角湯瀉之不然服犀角丸亦得大効也忌梨鯉魚麪酒肉粘水粥冀鴻臚賈騶錄

錄

凡發背候增出壯熱多欲拘束或口乾不用食癰初出不青紫色者毒重赤者輕膿大稀汁者極重膿稠白赤者輕

張道士鼎玄房陵口錄留

療惡寒嗇嗇似欲發背或已生癰腫隱軫起方。案軫原作[illegible]據此寧本改

消石三兩

右一味以煖水一斗和令消待冷取故青布疊三重可似欲赤處方圓濕布搨根堪即換之頻易差

療發背及一切毒腫方

生麻油六合　黄丹二大兩半。案黄丹原脫大字據此寧本補　地膽二兩錢搗碎篩　生栗子四十九枚取大小中者熬進去皮研作篩

右四味和於銅器中盛用炭火重湯煎候沫溢出與器口欲平取小麥一合分二人嚼取筋急內藥中攪使與相和膏成下安銅器於水中成膏訖以故帛塗膏貼所苦處晨夕換膏

療前癰定訖令生肌方　黄四負外云極効

麝香二兩　虵皮灰半兩　生麻油六合

右三味依法和用火重湯上煎十餘沸稀稠前藥相似取故帛塗膏。案帛原作綿據此寧本改　貼瘡上膏漸取瘥滅唯得喫白羊頭肉但是豆並不得喫餘如藥法

療癰腫犀角丸主腸癰乳癰發背一切毒腫服之化爲水神驗方

犀角十二分　蜀升麻　黄芩各四分　大黄五分　防風四分　巴豆二十二枚去心皮熬令黄　人參四分　當歸四分　黄耆四分　乾薑　藍　黄連

犀角丸療癰腫腸癰乳
癰發背一切毒熱腫服之
腫膿化爲水神方
犀角屑十二分 川升麻 黄
芩 防風 人參 當歸
黄耆 乾薑一作乾藍 蓽蔥實
一方無 黄連 甘草炙 梔
子仁各四分 大黄伍分 巴豆四十二枚去心皮熬
右十四味如法擣篩蜜和
更擣三千杵丸如梧子以
飲服三丸至五丸以利爲
度或不利投以熱飲如利
以冷漿水粥止之。老者每
日服一丸以意量之腫消散
爲度若下黄水或腫輕皮
皺色變即是消候忌如藥
法効驗不可論之 外臺卷二十四第二十一葉
八右方 无卷數

甘草炙 梔子仁各四分
右十三味擣爲末別擣巴豆成膏内末和以杵研擣令
相得鍊蜜和擣更擣二三百杵煖湯服三丸丸如梧子得
利三兩行喫冷粥止。老者不利加至四五丸初服取快
利後漸減丸數取鴨溏微泄爲度老小以意增減腫消
及和潤乃止利却黄水即覺輕皮皺色變一切腫皆内
消神驗不可論忌熱麪蒜豬肉蘆筍魚海藻菘菜生冷
粘食以上並主發背 外臺卷二十四第三十八至四十下右 論并備六首无卷數。案方下方五卷

諸痢

療冷痢方
肉豆蔻五顆合皮碎 甘草二兩炙
右二味切以水三升煮取一升半頓服之 戶部李尚書處得云療冷痢極者有効 自用得力

全漢三國六朝唐宋醫方 栖芬室

療久冷痢方
赤石脂擣作末和麪作餺飥。案餺飥原作餬飥，據聖惠本改 空腹
服一碗以下不過兩頓差老人尤佳体中先熱者不
可服之 以上二方新附 外臺卷二十五葉十一上 右二方並无卷數
療痢無問冷熱神驗黄連丸方。案三十卷引此方云黄連丸療痢無問冷熱並之至方
黄連一大兩。案原脱大 茯苓二小兩。案原脱小字據聖惠本補
阿膠一小兩炙。案原脱小字據聖惠本補 又案三十一卷引此方無味同脱字因補正

右三味先擣黃連茯苓爲末以少許水鎔阿膠和爲丸
衆手丸之暴乾量患輕重空腹以飲下三四十丸漸〻
加至六十九不過五六服必差當用之極効〇案三十一葉作水消膠和衆手丸暴乾量病空腹以飲下十五丸日再以差止甚効外臺卷三十一葉
療苦下無問冷熱〇案苦盖當作若及膿血痢悉主之方
生犀角屑　黃蘗各二兩　黃連　苦參各三兩
右四味擣篩爲散以糯米煮作飲莫令生每日空腹服
一方寸匕日再服便差句輕之此方於度支王郎中處得曾用極効肘後考當
録云度侍郎家方産後彌佳　外臺卷二十五葉十八右二方无卷數
治卒下血不問丈夫婦人立効牛角䚡灰散方〇案䚡原作鰓據
肘本改

黃牛角䚡一具燒赤色出火罨青碧〇行寧案此鰓亦當作䚡
右一味爲細散食前濃煮豉汁和二錢匕重者日三神
驗外臺卷二十五葉二十四右方无卷數
療赤白痢日數十行無問老小方
甘草炙二兩
右一味切以漿水四升煮取一升去滓頓服之外臺卷二十五
葉三十二下右方无卷數
新附療久痢及痢痔諸方不差者此方必効
楝樗根白皮不限多少當取時不宜見狗及風〇案不限原作不拘據肘本改
右一味細切擣以泥取細麪〇案原作麪小誤嵩氏改作麪誤捻作餛飩大

如小棗勿令破熟煮吞七枚重者不過七八服皆空腹
服之忌油膩熱麪〇案原脫忌至麪五六字據肘本補
痢痢曉夜無度者方
取樗根濃汁一雞子殻許
右一味以和粟米泔一雞子殻許灌下部再度即差其
驗若神小兒減半用之醫人褚球録上　外臺卷二十五葉三十六右二方无卷數
諸淋
療淋方
葵子一升
右一味以水三升煮取二升去滓分温再服〇案原脫再字據肘

全漢三國六朝唐宋醫方　栖芬室

本補
相去如人行十里無所忌〇案原脫相至忌十字據肘本補
煎茅根飲之亦佳〇案亦至佳七字原小書細注據肘本改
又方
人參炙厚朴炙三分　粟米二合
右三味切以水三升煮取七八合以新布絞去滓分温
三服〻別相去如人行七八里又忌食生冷等物〇案七下
原脫八字又脫久至物七字據肘本補
又方
茯苓　地骨皮各三兩　甘草炙　黃芩　前胡　生薑各二
兩　麥門冬去心八兩　竹葉切一升　蒲黃二兩

右九味切以水九升煮取二升六合。案原脱取字據照本補去
滓分爲三服〻別相去如人行七八里久忌熱麵油膩
海藻菘菜酢物等。案原脱服至等二十三字據照本補 外臺卷二十七葉八右三方
无卷數
療熱淋日夜數十度喫藥不差方。案喫原作服據宋本照本改
空腹服井花水一二升必差常特進鴻臚進用如神
効方。案常下原脱特進二字據照本補 喫水了後行六七百步甚
良 外臺卷二十七葉十六下右方无卷數
大小便
療大便不通方
用猪脂和少蜜於鐺中熱令熟和丸如棗大内下部
中即差 外臺卷二十七葉二十三下右方无卷數
療大小便不通方
合硝石吐去水 外臺卷二十七葉十九右方无卷數
療小便不通數而微腫方
取陳久筆頭燒作灰和水服之 外臺卷二十七葉三十三右方无卷數
療尿淋方
取麻鞋乳帯及粟[redacted]根等唯不用底須七量。案量原作輛
據照本改 以水七升煮取二升分再服 外臺卷二十七葉四十八右方无卷數

甲疽
療甲疽瘡神妙方
雄黃好者細研如粉。案原脱細至粉四字據照本補 蛇皮燒灰
右二味等分更和研之 先以溫泔清浸洗瘡令軟以
尖刀子割去甲角入肉處。案肉原作内據照本改 裹乾取藥末
粟許大以敷瘡上用軟帛裹之。案帛原作綿據照本改 半日許
藥湿即易之一日許即永除其先痛者敷藥訖一口飯
頃。案原脱口字據照本補 即直痛定。案直原作宜據照本改 差訖一二
日勿着窄靴鞋若能斷酒及猪雞魚蒜麪等其効愈速。案
速原作遠據照本改 其藥不過三四度易。案原脱易字據照本補 永差
蕭十四郎中有効 外臺卷二十九葉四十六至四十七右方无卷數
肉刺
療肉刺方
以黑木耳取貼之自消爛又不痛宜以湯浸先微刮
去上者。案先至者六字原作木耳軟三字據照本改補 乃用之 外臺卷二十九葉四
十七右方无卷數
疣子
療疣子法
以墨塗之不過五度即差
又方

全漢三國六朝唐宋醫方 栖芬室

本方本書卷之中
有攝千金方語
附歷湯方宜互參

、以屋溜下水淹死上常給事方 外臺卷二十九凡葉五十一 右二方無卷數

諸丸方

加減麻人丸療積年患氣不能食飲兼食不消化風氣沖

氣熱衝上痃癖氣並乱石氣發動並療之服經三四日

自覺有効方

蜀大黃錦文者四兩 人參二兩 大麻人二兩 訶梨勒皮四兩

右四味擣篩依法以蜜和丸每服十丸二十丸增減以

意量之以瀉利病除亦不損人雍州五長史常服三十

餘年八十歲萬病皆無所忌補理腰脚服經七八日腰

脚先冷者即下膿水腰脚輕健以酒飲下之並得

三黃丸療五勞七傷消渴不生肌肉婦人帶下手足寒熱

主一切熱方

春三月用　黃芩四兩　大黃二兩　黃連四兩

夏三月用　黃芩三兩　大黃一兩　黃連四兩

秋三月用　黃芩六兩　大黃一兩　黃連二兩

冬三月用　黃芩六兩　大黃一兩　黃連三兩

右三味隨時月擣篩蜜和丸如梧子日服七丸諸病悉

除 外臺卷三十一葉二十九至三十 右二方無卷數

諸散

附歷湯煮散主除風下氣强腰脚明耳目除痰飲理榮衛

永不染時氣諸風疾方

黄耆　萆薢　茯苓　五味子　防風　澤瀉　獨

活　玄參　人參　牛膝各六兩　麥門冬去心　地骨皮八分

兩　桂心　甘草炙三兩　丹參五兩

右十五味切，以大豆分作二十四貼，貼著生薑一兩切

杏人十四枚去尖碎，以水三升煮一貼，取一升，去滓澄

清，取九合頓服。每日一貼，晚間以氣下心胷空妙。十服

以後，勿令力不可當，常須護惜將養之。以飲食補之，每年

春夏秋冬服一劑，勝服清氣丸二十劑，永不患風。宜先

有諸病，但并除差。張中丞但服以來，神効不可言。以為

全漢三國六朝唐宋醫方　栖芬室

氣不力不可比。今服不闕，効驗妙。方云腎瀝湯恐誤，用猪腎湯並外臺卷

三十一葉三十二至三十三右方无卷數

諸膏

蓮子草膏療一切風耳聾眼闇，生髮，變白，堅齒，延年，本是

婆羅門方

蓮子草汁三升　生巨勝油一升　生乳一升不食糟者　甘草一大兩末

右四味，和於鍋中，煎之，緩火，才令魚眼沸。○梁才原作

改數攪之，勿住手，看上沫盡，清澄濾，不津器中貯之。數擾恐本作

云本方有青蓮蕊六分　龍腦花三分　鬱金香二分並末

先煎諸藥三分減一，去滓，下汁及油等，膏成，每欲點即仰

諸血

臥垂頭床下一孔中各出如小豆許久乃起有唾唾卽
勿咽之訖卽啜少熱湯飲之經一年白髮盡黑秃處
並出韓衆子處得五用驗 外臺卷三十一葉三十五至三十六 右方无卷數 諸血
地黃煎療肺氣欬嗽補心肺令髭髮不白方
生地黃汁二升 麥门冬汁五升 生薑汁五合 紫菀三兩 貝母
款冬花 甘草炙各三兩
右七味切以水七升煮取三大升去滓却入鍋中下地
黃汁麥门冬薑汁等三十沸下蜜一升煎如餳成矣盛
不津器中冷含丸棗許嚥加量之一方有人參三兩 外臺卷三十一葉三十七至三十八 右方无卷數

五加酒方 諸酒
五加根莖细剉五斗 六月六日麴末斗三 黍米一石糯米亦得
右三味以水五斗共五加同下於大釜中以木度深記
与水平記之卽更添水一石五斗並前計兩石卽下火
益旋旋急火取藥汁減下至木記處卽得以大盆安淨
筐口安大盆底作火筐中安淨布單將淨濾著筐中其盆攝此事方訖
汁在盆中唯有五斗且別盛著封蓋之又重取前滓者
五加滓以水煮之如別有五加添和同煮更佳取此汁
用洮米拌飯炊之如常炊法用前五加濃汁漬麴且如
米五斗釀之餘五斗分為兩酘如常造酒法酒熟壓漉

審封頭每服一盞煖飲之漸加至醉又遠志十兩末
之下釀中益妙玄參及蛇皮肉亦得其糟與已下食之
尤佳

代茶新飲方

黃耆 通草各二斤 茯苓 乾薑 乾葛各一斤 桑根白
皮一斤 鼠粘根三斤 加一斤 生乾地黃 枸杞根 洗忍
冬十二月採枝莖葉 陰乾 温加五加 薏苡人各一兩 菝葜八兩 麥門冬六兩
萎蕤各五兩
右十四味並揀擇取州土堅實上者刮削如法然後秤
大斤兩各各别擣以馬尾羅篩之不用細〇案原脫不用細三字據

熙寧本補 攪令勻調重篩務令相入不令偏併别取黃白楮
皮白皮根相兼〇案併原作並據熙寧本改 細切煮取濃汁和溲令
硬軟得所更於臼中擣别作一竹棬子圍闊二寸半厚
二分以下臨時斟量大小厚薄作之此亦無定象手依
模捻成餅子〇案模原作摸據熙寧本改 中心穿孔日暴乾百餘餅
為一穿亦以葛蔓為繩貫之竹作篾亦得陽挂之〇案原脫
陽字據熙寧本補 通風陰處妙若須煮用以炭火上炙令香熟
勿令焦臼中擣末任隨時取足煎以代茶大都濃薄量
之著少鹽煮之頻揚之即滑美著鹽橘皮蓽撥亦佳〇案
撥原作橃據熙寧本改 除風破氣理丹石補腰腳聰耳明目堅肌

長肉緩筋骨通腠理頭腦閑悶眼睛疼痛心虛腳弱不
能行步其効不可言若患腳氣肺氣痃氣欬嗽入口即
愈患消中消渴尤驗主療既多不復一一具說但服之
立取其驗禪居高士特宜多飲暢腑藏調適血脈少服
益多心力無勞饑飽飲之甚良若臘月臘日合之十年
不敗 外臺卷三十一葉四十五至四十七 右二方並無卷數
留顏

則天大聖皇后鍊益母草留顏方
用此草每朝將以洗手面如用澡豆法面上䵟黷及
老人皮膚兼皺等並展落浮皮皮落著手上如白垢

全漢三國六朝唐宋醫方 栖芬室

再洗再有効淨用此藥已後欲和澡豆洗亦得以意
斟酌用之初將此藥洗面覺面皮手滑潤顏色光澤
經十日許特異於女面經月餘生血色紅鮮光澤異
於尋常如經年久用之朝暮不絕年四五十婦人如
十五女子俗名鍊其此方仙人秘之千金不傳即用
藥一無不効〇案一上原有亦字據熙寧本刪 世人亦有聞說此
草者為之皆不得真法今錄真法如後 行與案今可疑作令
勿傳之五月五日收取益母草暴令乾燒作灰收草
時勿令根上有土〇案收原作取據宋本改 有土即無効燒
之時預以水灑一所地或泥一爐燒益母草良久煨

無斗羅餅，此灰乾，以小熟攪和波之，令極熟，團之如雞子大，作丸，於日裏暴令極乾，訖，取黃土作泥（○案原脫作字，據照補）（亭本）泥作小鑪子，於地四邊各開一小孔子，生剛炭上下俱著，炭中央著藥丸，多火經一炊久，即微微著火燒之，勿令火氣絕，絕即不好，經一復時藥熟，切不得猛火，若藥鎔爲瓷色黃（○案色黃原作黃色，據宋本改），用之無驗，火微即藥白色細膩，一復時出之，於白瓷器中，以玉搥研，絹篩，又研三日不絕，收取藥，以乾器中盛，深藏，旋旋取洗手面，令白如雪，女項頸上黑，但用此藥揩洗，並如雪色，祕之，不可傳，如無玉搥，以鹿角搥亦得，神驗（外臺卷三十二葉十至十一下右 方无卷數）

髮

生髮方

蔓荊子　青箱子　蓮子草各一分　附子一枚，碎　頭髮灰、二七

右五味，以酒漬，內瓷器中，封閉，經二七日藥成，以烏雞脂和，塗之，先以泔洗，然傅之。（○案然原作後，據宋本與章本改）數日生長一尺也（外臺卷三十一葉三十五右 方无卷數）

換白髮及髭方（嚴中書處得，云驗）

熊脂二大兩，臘月者佳　白馬鬐脂一兩，細切，熬之，以綿濾絞汁　婆羅勒十顆

其狀似芙齊子，去皮取汁，但以指甲掐之，（令）（本補）即有汁。（○案芙齊子原作芙齊子，據宋本與章本）　生薑一兩六銖，中熬之　母丁香半大兩，末

右五味，二味擣爲末，其脂鍊濾之，以藥相和，令勻，取一小槐枝左攪數千遍，少傾即凝，或似膏，即拔白髮，以辰日良，以槐枝點藥，拔一條，即以藥令入髮根孔中。（○案根原作眼，據宋本與章本改）以措頭熟揩之，令藥入，十餘日便黑髮生，此方妙（外臺卷三十二葉三十九右 方无卷數）

韋慈氏療頭風髮落并眼暗方

蔓荊實三兩，研　桑上寄生　桑根白皮各二兩　韭根切，三合

白芷二兩　甘松香　零陵香各一兩　馬鬐膏三兩　烏麻油一升

全漢三國六朝唐宋醫方　栖芬室

甘李根白皮汁三（合）　松香葉切，二合，五粒者

右十一味，細切，諸藥內李根汁中，浸一宿，數數攪令調溼，匝已然，內油脂中，緩火煎之，勿令火熱，三五日候煎汁竭，白芷色黃，膏成，去滓，每日揩摩鬢髮及梳，洗其藥，浸淫宿，臨時以綿裹煎之，膏成，去滓，綿濾，以新瓷瓶盛，稠濁者即先用，卻不堪久停，特勿近手，藥壞也。（○案壞原作[illegible]，據宋本與章本改）

宜服防風蔓荊子丸方

防風　黃連　乾地黃各十六分　蔓荊子二十分　甘皮六分　萎蕤十分　甘草八分，炙　茯神十二分　大黃八分，錦文者

右九味擣篩蜜和丸如桐子飲下二十丸稍稍加之以
大腸暢為度㕥更合服除眼中黑花令眼目明以差為
度
劉尚書療頭中二十種風髮禿落摩之即此療頂禿剃似
銅盆者若小髮落不足為難方
蜀椒三兩半 莽草二兩 乾薑 半夏 桂心 𦶎茹 附
子 細辛各一兩 並生用
右八味細擣篩以生猪脂剝去筋膜秤取二十兩和前
件藥令擣令消盡脂其藥成矣先以白米泔沐髮令極
淨每夜摩之經四五日即毛孔漸漸日生軟細白皮毛

十五日後漸漸变作黑髮至一月四十日待髮生五寸
以上任止若至五日不停涂佳好酥及生油和藥亦得
又傷寒鼻塞但以摩之差 外臺卷三十二葉四十[redacted]三 至四十四右三方元卷數又
案宋本刘尚書方上能元又字推王燾他書屬不引其
方且他屬引姚氏陶氏諸方多不冠又字而其方實為
上方書所引者
故依例增入

婦人

療姙娠惡食心中煩憒熱悶嘔吐方
青竹茹 麥门冬去心各三兩 前胡二兩 陳橘皮一兩 茯苓 黄蕉香葉
生蘆根一握取肥白嫩者佳
右五味切以水二大升煮取半大升去滓分再服食後

一服無麥门冬用小麥三合煮之勿令裂即熟。案熱照宋本
作熟四肢煩疼者加地[redacted]晋陸醫人夏侯極錄。案極原作檵四
宋本改 外臺卷三十三葉二十四上右方元卷數
隨胎心腹俱痛及野雞痔瘥後血氣痛並宜丸散中服大觀
本草卷十三葉三十八没藥條海藥引
療血暈絕不識人煩悶方
紅藍花三兩新者佳以無灰酒清半升童子小便半
大升煮取一大盞去滓候稍冷服之新汲水一大升
煮之亦良。案亦良原作良久據小島氏校引證類改
又方

全漢三國六朝唐宋醫方 栖芬室

赤馬糞絞取汁一大盞濕者良若乾者取新汲水
半大盞和研絞取汁頓服亦主人血不止神驗夏侯極錄
外臺卷三十四葉十三至十四右二方元卷數
坐藥主下冷子門痒閉方
吳茱萸 葶藶子熬各二分 蛇床子三分 無食子一枚
又方
遠志二分 蛇床子 五味子各四分 乾薑 蓮花葉各三分
右五味擣散以口中玉泉和兔矢大內陰门中去冷內
熱良 夏侯極錄 外臺卷三十四葉六十三至六十四右二方並元卷數

小兒

古今録驗卷四冊五

涛蘆方

論曰

療小兒誤吞錢在喉中不出方

取麩炭末以指彈入喉中○案原脫以字據出章本補其兒當便咯出妙 外臺卷三十六葉四十六下右方无卷數

全漢三國六朝唐宋醫方 栖芬室